W0326291

Rhumatologie

Chez le même éditeur

Dans la même collection

Anatomie pathologique, par le Collège français des pathologistes (CoPath), 2013, 416 pages.

Cardiologie, par le Collège National des enseignants de cardiologie – Société Française de Cardiologie (CNEC-SFC), 2e édition, 2014, 464 pages.

Chirurgie maxillo-faciale et stomatologie, par le Collège hospitalo-universitaire français de chirurgie maxillo-faciale et stomatologie. 3e édition, 2014, 384 pages.

Dermatologie, par le Collège des enseignants en dermatologie de France (CEDEF). 7e édition, 2017, 472 pages.

Gériatrie, par le Collège national des enseignants de gériatrie (CNEG), 3e édition, 2014, 276 pages.

Gynécologie – Obstétrique, par le CNGOF (Collège national des gynécologues et obstétriciens français). 4e édition, 2018, 768 pages.

Hématologie, par la Société française d'hématologie. 3e édition, 2018, 400 pages.

Hépato-gastro-entérologie, par la Collégiale des universitaires en hépato-gastro-entérologie (CDU-HGE), 4e édition, 2018, 568 pages.

Imagerie médicale – Radiologie et médecine nucléaire, par le Collège des enseignants de radiologie de France (CERF) et le Collège national des enseignants de biophysique et de médecine nucléaire (CNEBMN), 2015, 632 pages.

Immunopathologie, par le Collège des enseignants d'immunologie, 2015, 328 pages.

Médecine intensive, réanimation, urgences et défaillances viscérales aiguës, par le Collège des Enseignants de Médecine Intensive - Réanimation (CEMIR), 6e édition, 2018, 656 pages.

Médecine physique et réadaptation, par le Collège français des enseignants universitaires de médecine physique et de réadaptation (COFEMER). 2018, 6e édition 296 pages.

Neurologie, par le Collège français des enseignants en neurologie (CEN). 2015, 4e édition, 600 pages.

Neurochirurgie, par le collège de neurochirurgie, 2016, 272 pages.

Nutrition, par le Collège des enseignants de nutrition. 2e édition, 2015, 256 pages.

Ophtalmologie, par le Collège des ophtalmologistes universitaires de France (COUF), 3e édition, 2017, 336 pages.

ORL, par le Collège français d'ORL et de chirurgie cervico-faciale, 4e édition, 2017.

Parasitoses et mycoses des régions tempérées et tropicales, par l'Association française des enseignants de parasitologie et mycologie (ANOFEL). 5e édition, 2016, 504 pages.

Pédiatrie, par A. Bourrillon, G. Benoist, le Collège national des pédiatres universitaires, 7e édition, 2017, 1016 pages.

Urologie, par le Collège français des urologues (CFU). 4e édition, 2018, 448 pages.

Santé publique, par le Collège universitaire des enseignants de santé publique (CUESP). 3e édition, 2015, 464 pages.

Rhumatologie

Coordonné par Hubert Marotte,
PU-PH, CHU de Saint-Étienne

6e édition

Elsevier Masson

ELSEVIER

Elsevier Masson SAS, 65, rue Camille-Desmoulins, 92442 Issy-les-Moulineaux cedex, France

Rhumatologie 2018, 6e édition, par le Collège français des enseignants en rhumatologie.

© 2018, Elsevier Masson SAS

ISBN : 978-2-294-76010-5

e-ISBN : 978-2-294-76060-0

Tous droits réservés.

Les figures 10.3 et 28.1 ont été réalisées par Carole Fumat.

Les figures, tableaux et encadrés sans source spécifiée sont soit libres de droits, soit proviennent des fonds des auteurs ou du COFER.

Tous droits de traduction, d'adaptation et de reproduction par tous procédés, réservés pour tous pays. Toute reproduction ou représentation intégrale ou partielle, par quelque procédé que ce soit, des pages publiées dans le présent ouvrage, faite sans l'autorisation de l'éditeur est illicite et constitue une contrefaçon. Seules sont autorisées, d'une part, les reproductions strictement réservées à l'usage privé du copiste et non destinées à une utilisation collective et, d'autre part, les courtes citations justifiées par le caractère scientifique ou d'information de l'œuvre dans laquelle elles sont incorporées (art. L. 122-4, L. 122-5 et L. 335-2 du Code de la propriété intellectuelle).

DANGER

LE PHOTOCOPILLAGE TUE LE LIVRE

Ce logo a pour objet d'alerter le lecteur sur la menace que représente pour l'avenir de l'écrit, tout particulièrement dans le domaine universitaire, le développement massif du « photocopillage ». Cette pratique qui s'est généralisée, notamment dans les établissements d'enseignement, provoque une baisse brutale des achats de livres, au point que la possibilité même pour les auteurs de créer des œuvres nouvelles et de les faire éditer correctement est aujourd'hui menacée. Nous rappelons donc que la reproduction et la vente sans autorisation, ainsi que le recel, sont passibles de poursuites. Les demandes d'autorisation de photocopier doivent être adressées à l'éditeur ou au Centre français d'exploitation du droit de copie : 20, rue des Grands-Augustins, 75006 Paris. Tél. 01 44 07 47 70.

Table des matières

Retrouvez toute l'actualité relative aux Référentiels des Collèges en vous connectant à l'adresse suivante : http://www.blog-elsevier-masson.fr/2018/06/lactualite-referentiels-colleges/

II Entraînement

Rédacteurs

Arnaud Laurent Pr,
Baillet Athan Pr,
Beaudreuil Johann Pr,
Bertin Philippe Pr,
Bouillet Benjamin,
Confavreux Cyrille Pr,
Constantin Arnaud Pr,
Coury Fabienne Dr,
Daviet Jean-Christophe Pr,
Debiais Françoise Pr,
Devauchelle Valérie Pr,
Dupeyron Arnaud Pr,
Edouard Pascal Dr,
Fautrel Bruno Pr,
Gottenberg Jacques-Eric Pr,
Gremeaux Vincent Pr,
Guggenbuhl Pascal Pr,
Hupin David Dr,
Lioté Frédéric Pr,
Mariette Xavier Pr,
Maugars Yves Pr,
Morel Jacques Pr,
Mulleman Denis Pr,
Orravy Maud Dr,
Paccou Julien Pr,
Perrot Serge Pr,
Prati Clément Pr,
Puechal Xavier Dr,
Richette Pascal Pr,
Richez Christophe Pr,
Roche Frédéric Pr,
Salmon Jean-Hugues Dr,
Sellam Jeremy Pr,
Tournadre Anne Pr,
Truchetet Marie-Elise Dr,
Vergne Pascale Pr,
Yelnik Alain Pr,

Avant-propos

Cette sixième édition du référentiel de Rhumatologie par le Collège Français des Enseignants en Rhumatologie (COFER) est une nouvelle mise à jour de toutes les connaissances consensuelles relatives à notre discipline. Elle est le fruit du travail collégial des membres du COFER. Notre spécialité combine un socle clinique et séméiologique à la fois stable et important dans la démarche diagnostique et des évolutions continues dans l'évaluation des malades, dans les stratégies thérapeutiques qui imposent ces mises à jour régulières. Notre spécialité est également à la frontière avec d'autres spécialités comme la médecine physique et de réadaptation ou la médecine interne. Ainsi pour cette sixième édition, certaines questions sont communes au COFMER ou ont été relues par nos collègues de ces spécialités afin d'uniformiser le message destiner à l'étudiant. Cet ouvrage est construit autour des items de l'ECNi avec les objectifs pédagogiques de l'ECNi et ceux plus détaillés de notre Collège. Il est donc destiné avant tout aux étudiants du diplôme de formation approfondie en sciences médicales (DFASM) que beaucoup continuent d'appeler les externes, afin de les aider à la fois dans leur apprentissage de la rhumatologie et dans la préparation de l'ECNi.

Cet ouvrage est également destiné aux médecins d'autres spécialités, en particulier en médecine générale, qui cherchent des informations solides et didactiques à propos des affections rhumatologiques. Cette nouvelle édition s'inscrit dans la continuité des précédentes et s'impose comme le livre de référence dans l'enseignement en rhumatologie.

Professeur Thierry Thomas
Président du COFER

Notes aux lecteurs

Les pictogrammes de l'ouvrage

Le picto ⚠0 indique les « Pas coché zéro » (PCZ).

Le picto en marge d'un niveau de titre, d'un encadré ou d'un tableau indique que les notions abordées ne sont pas requises aux ECNi.

Ce nouveau référentiel a été mise à jour par les experts du domaine.

Les points forts de l'ouvrage

Afin de mieux répondre aux attentes notamment celles des étudiants, chaque chapitre se termine par deux encadrés :

- les « points clés » qui reprennent les notions fortes du chapitre,
- les « notions indispensables et inacceptables » qui reprennent pour les étudiants les points immanquables.

Renvoi vers le référentiel de Médecine physique et de réadaptation

Les items 125, 192 et 193, traités respectivement aux chapitres 9, 18 et 19, sont abordés sous l'angle de la rhumatologie. Pour les aspects de médecine physique et de réadaptation, se référer aux chapitres de la sixième édition de Médecine physique et de réadaptation par le COFERMER.

Ces chapitres sont disponibles en ligne à l'adresse suivante : www.em-consulte.com/e-complement/476010

Abréviations

aAc	anti-autoanticorps
Ac	autoanticorps
ACC	anticoagulant circulant
ACE	antigène carcino-embryonnaire
ACG	artérite à cellules géantes
ACL	anticorps anti-cardiolipide
ACPA	*anti-citrullinated protein antibody* ou anticorps anti-peptide citrulliné
ACR	*American College of Rheumatology*
ACTH	adrénocorticotrophine
AHAI	anémie hémolytique auto-immune
AINS	anti-inflammatoire non stéroïdien
AIT	accident ischémique transitoire
ALAT	alanine aminotransférase
ALD	affection de longue durée
AME	aide médicale de l'État
AMM	autorisation de mise sur le marché
ANA	*antinuclear antibody* ou anticorps anti-nucléaire
ANC	apports nutritifs conseillés
ANCA	*anti-neutrophil cytoplasm antibody*
AP	activité physique
APA	allocation personnalisée d'autonomie
AS	anti-inflammatoire stéroïdien
ASAS	*Assessment of SpondyloArthritis international Society*
ASAT	aspartate aminotransférase
ASDAS	*Ankylosing Spondylitis Disease Activity Score*
ATP	adénosine
AVC	accident vasculaire cérébral
AVK	antivitamine K
BASDAI	*Bath Ankylosing Spondylitis Disease Activity Index*
BASFI	*Bath Ankylosing Spondylitis Functional Index*
BAT	biopsie de l'artère temporale
BAV	bloc auriculoventriculaire
BCR	*B cell receptor* ou récepteur des cellules B
BGN	bacille Gram négatif
BGSA	biopsie des glandes salivaires accessoires
BK	bacille de Koch
BNP	*brain natriuretic peptide*
BP	bisphosphonate
CASPAR	*classsification criteria for psoriatic arthritis*
CaSR	*calcium sensing receptors*
CBP	cirrhose biliaire primitive
CCA	chondrocalcinose articulaire
CDR	coxarthrose destructrice rapide
Cerfa	Centre d'enregistrement et de révision des formulaires administratifs
CGRP	*calcitonin gene-related peptide* ou peptide relié au gène calcitonine
CI	contre-indication
CIVD	coagulation intravasculaire disséminée

CMH	complexe majeur d'histocompatibilité
Cox	cyclo-oxygénase
CPK	créatine phosphokinase
CRP	*C reactive protein* ou protéine C réactive
Cs	coefficient de saturation
DAS	*Disease Activity Score*
DFG	débit de filtration glomérulaire
DFGe	débit de filtration glomérulaire estimé
DHODH	dihydroorotate déshydrogénase
DID	diabète insulinodépendant
DLCO	*diffusing capacity of the lungs for carbon monoxide* ou diffusion libre du monoxyde de carbone
DMARD	*drug modifing the activity of the rheumatic disease* ou traitement de fonds
DMO	densité minérale osseuse
DRESS	*drug reaction with eosinophilia and systemic symptoms*
dRVVT	*dilute Russell viper venom time* ou temps de venin de vipère Russell dilué
DS	déviation standard
DXA	*dual energy x-ray absorptiometry* ou absorptiométrie biphotonique aux rayons X
ECA	enzyme de conversion de l'angiotensine
ECBU	examen cytobactériologique des urines
ECG	électrocardiogramme
EE	épreuve d'effort
EFR	explorations fonctionnelles respiratoires
EI	effet indésirable
ELISA	*enzyme-linked immunosorbent assay* (méthode immuno-enzymatique)
EMG	électromyogramme
EN	échelle numérique
ENA	*extractable nuclear antigen*
EPP	électrophorèse des protéines plasmatiques
EPS	électrophorèse des protéines sériques
EPS	éducation physique et sportive
EPU	électrophorèse des protéines urinaires
ESF	extrémité supérieure du fémur
ESSG	*European Spondylarthropathy Study Group*
ETP	éducation thérapeutique du patient
EULAR	*European League Against Rheumatism*
EVA	échelle visuelle analogique
EVS	échelle verbale simple
Fc	fragment constant
FESF	fracture de l'extrémité supérieure du fémur
FESH	fracture de l'extrémité supérieure de l'humérus
FGF-1 et 2	*fibroblast growth factors 1 and 2*
FISH	*fluorescence in situ hybridization* ou hybridation moléculaire in situ en fluorescence
FLC	*free light chain*
FMF	fièvre méditerranéenne familiale
FR	facteur rhumatoïde
FDR CV	facteur de risque cardiovasculaire
FV	fracture vertébrale
GB	globule blanc
GGT	gamma-glutamyl transférases
GM-CSF	*granulocyte-monocyte colony-stimulating factor*
GnRH	*gonadotropin releasing hormone*

GRIO	Groupe de Recherche et d'Information sur les Ostéoporoses
HADS	*Hospital Anxiety and Depression Scale*
HAQ	*Health Assessment Questionnaire*
HAS	Haute autorité de santé
Hb	hémoglobine
HBMP	héparine de bas poids moléculaire
HCG	hormone chorionique gonadotrope
HDL	*high density lipoprotein*
HELLP	*hemolysis, elevated liver enzymes, and low platelet count*
HG	hémochromatose génétique
HPTH	hyperparathyroïdie
HPV	*Human papillomavirus*
HTA	hypertension artérielle
IASP	*International Association for the Study of Pain*
IDR	intradermoréaction
IEC	inhibiteur de l'enzyme de conversion
IF	immunofluorescence
IFI	immunofluorescence indirecte
IL	interleukine
IM	intramusculaire
IMAO	inhibiteurs de monoamine oxydase
IMC	indice de masse corporelle
IMC	infirmité motrice cérébrale
IMID	*immunomodulatory imide drug* ou médicament immunomodulateur
IMPDH	inosine-5′-monophosphate déshydrogénase
IMWG	*International Myeloma Working Group*
INR	*International Normalized Ratio*
IOA	infection ostéoarticulaire
IPD	interphalangienne distale
IPP	interphalangienne proximale
IRM	imagerie par résonance magnétique
IRSNa	inhibiteur de la recapture de la sérotonine et de la noradrénaline
IS	insuffisance surrénale
ISS	*International Staging System*
IV	intraveineuse
IVSE	intraveineuse à la seringue électrique
KHOALA	*Knee and Hip Osteoarthritis Long term Assessment*
LBA	lavage broncho-alvéolaire
LCS	liquide cérébrospinal
LDH	lactate déshydrogénase
LDL	*low density lipoprotein*
LES	lupus érythémateux systémique
LGL	leucémie à grands lymphocytes
LI	libération immédiate
LKM	*liver/kidney microsomes*
LMNH	lymphome malin non hodgkinien
LP	libération prolongée
MAG	*myelin associated glycoprotein*
MAI	maladie auto-immune
MBG	membrane basale glomérulaire
MCP	métacarpophalangienne

MDRD	*modification of the diet in renal disease*
MET	*metabolic equivalent of task*
MGUS	*monoclonal gammopathy of undetermined significance* ou gammapathie monoclonale de signification indéterminée
MIBI	1-méthoxy-isobutyl-isonitrile
MICI	maladie inflammatoire chronique de l'intestin
MMSE	*Mini-Mental State Examination*
MO	microscopie optique
MPO	myéloperoxydase
MPR	médecine physique et de réadaptation
MTP	métatarsophalangienne
MTX	méthotrexate
NACO	nouveaux anticoagulants oraux
NAD	nombre d'articulations douloureuses
NAG	nombre d'articulations gonflées
NCB	névralgie cervicobrachiale
NEM	néoplasie endocrinienne multiple
NFS	numération-formule sanguine
NMDA	*N-Methyl-D-Aspartate* ou acide N-méthyl-D-aspartique
NNT	*Number Needed to Treat*
NOD	*Nucleotid Oligomerisation Domain*
NSE	*Neuron Specific Enolase* ou énolase neurospécifique
NYAH	*New York Heart Association*
OMS	Organisation mondiale de la santé
PAN	périartérite noueuse
PBH	ponction-biopsie hépatique
PCA	*patient controlled analgesy*
PCC	pyrophosphate de calcium
PDE4	phosphodiestérase 4
PDGF	*platelet-derived growth factor*
PET	*positron emission tomography* ou tomographie par émission de positons
PGE_2	prostaglandine E_2
PGI_2	prostaglandine ou prostacycline I_2
PIH	prescription initiale hospitalière
PNN	polynucléaire neutrophile
PPR	pseudo-polyarthrite rhizomélique
PR	polyarthrite rhumatoïde
PR3	protéinase 3
PSA	*prostate specific antigen* ou antigène prostatique spécifique
PSP	paralysie supranucléaire progressive
PTH	parathormone
PTI	purpura thrombopénique immunologique
PTHrP	*parathyroid hormone-related peptide* or *protein* ou protéine apparentée à la parathormone
RANKL	*receptor activator of nuclear factor kappa-b ligand*
RCO	releveur commun des orteils
RCP	réunion de concertation pluridisciplinaire
RGO	releveur propre du gros orteil
ROT	réflexe ostéotendineux
RQTH	reconnaissance de la qualité de travailleur handicapé
RR	risque relatif
RS3PE	*remitting seronegative symetrical synovitis with pitting edema*

QCD	questionnaire concis sur les douleurs
QDSA	Questionnaire douleur Saint-Antoine
SA	semaine d'aménorrhée
SAA	sérum amyloïde A
SAPHO	synovite, acné, pustulose palmoplantaire, hyperostose, ostéite
SAPL	syndrome des antiphospholipides
SDRC	syndrome douloureux régional complexe
SERM	*selective estrogen receptor modulator* ou modulateur spécifique du récepteur aux œstrogènes
SFETD	Société française d'étude et de traitement de la douleur
SFR	Société française de radiologie
SGOT	sérum glutamopyruvate transférase
SGPT	sérum glutamopyruvate transférase
SLICC	*Systemic Lupus International Collaborating Clinics*
SNC	système nerveux central
SNP	système nerveux périphérique
SOFCOT	Société française de chirurgie orthopédique et traumatologique
SOFMER	Société française de médecine physique et de réadaptation
SpA	spondyloarthrite
STH	somathormone
STIR	*short T1 inversion recovery*
TA	tension artérielle
TCG	tumeur à cellules géantes
TCR	*T cell receptor* ou récepteur des cellules T
TDM	tomodensitométrie
TENS	*transcutaneous electrical nerve stimulation* ou neurostimulation électrique transcutanée
TEP	tomographie par émission de positons ou *positron emission tomography*
TGB	anti-thyroglobuline
TGFβ	*transforming growth factor β*
THM	traitement hormonal de la ménopause
TNFα	*tumor necrosis factor α*
TPHA	*treponema pallidum hemagglutinations assay*
TPO	anti-thyroperoxydase
TRAPS	*TNF receptor-associated periodic syndrome*
TRP	taux de réabsorption du phosphore
TSH	*thyroid stimulating hormone* ou thyréostimuline
tTG	transglutaminase tissulaire
TV	tassement vertébral
TXA2	thromboxane A2
UMS	urate monosodique ou urate de sodium
UV	ultraviolets
VEGF	*vascular endothelial growth factor*
VIH	virus de l'immunodéficience humaine
VRDL	*Venereal Disease Research Laboratory*
VS	vitesse de sédimentation
WOMAC	*Western Ontario and McMaster Universities Arthritis Index*

I

Connaissances

1

Item 52 – UE 2 – Boiterie chez l'enfant

Objectifs pédagogiques

National

- Devant une boiterie chez l'enfant, argumenter les principales hypothèses diagnostiques et justifier les examens complémentaires pertinents.

COFER

- Savoir identifier cliniquement l'origine de la boiterie : cause neurologique, musculaire, articulaire ou osseuse.
- Connaître les principales causes de la boiterie en fonction de l'âge : chez le petit enfant (1 à 3 ans), l'enfant (3 à 8 ans) et le grand enfant (8 à 15 ans).
- Connaître et savoir interpréter les explorations élémentaires pertinentes (biologie, imagerie) à demander devant une boiterie récente.

La boiterie est un motif fréquent de consultation en milieu pédiatrique, elle se traduit par une démarche particulière avec, parfois, un refus total de marcher. Ses causes sont multiples : ostéoarticulaire, neurologique, tumorale, etc. Le caractère fébrile ou non et l'âge de l'enfant sont autant d'éléments qui guideront le diagnostic et les examens paracliniques.

Méconnaître les urgences que sont les infections, et méconnaître une affection maligne restent les hantises du clinicien.

I. Démarche diagnostique devant une boiterie de l'enfant

Le motif de recours est une boiterie en dehors d'un contexte traumatique.

Le symptôme est défini ainsi par le parent : « Mon enfant refuse de se mettre debout, refuse de marcher, boîte, se plaint d'une douleur à la (aux) jambe(s). »

A. Examen clinique

L'examen clinique demeure l'étape essentielle.

L'interrogatoire des parents précise les antécédents familiaux et personnels (hémopathie, trouble de l'hémostase, rhumatisme inflammatoire, maladie génétique, entérocolopathie, virose, prise de médicaments, etc.), les circonstances d'apparition (traumatisme, injection intramusculaire,

© 2018, Elsevier Masson SAS. Tous droits réservés

etc.) et l'ancienneté des symptômes, l'existence d'une douleur mécanique ou inflammatoire, ses irradiations, son retentissement fonctionnel, mais aussi les signes accompagnateurs : une fièvre qui fait craindre une infection, une altération de l'état général, un amaigrissement, des sueurs nocturnes faisant craindre une pathologie tumorale ou une hémopathie.

L'analyse de la marche, réalisée chez l'enfant dévêtu, tente de localiser l'anomalie. L'attitude antalgique se traduit par le refus d'appui, voire de marcher, ou le maintien d'une attitude vicieuse – chez le nourrisson : chercher une asymétrie de gesticulation.

L'examen clinique s'attache à rechercher une anomalie des parties molles (rougeur, gonflement, plaie, amyotrophie, hématome, purpura hémorragique ou vasculaire), une attitude vicieuse. Les mobilités articulaires sont testées : douleur provoquée, limitation, raideur. L'examen rachidien et neurologique, complété d'un testing musculaire, est indispensable, la boiterie pouvant être le premier signe d'une atteinte neuromusculaire chez le petit enfant. L'examen se termine par l'examen général à la recherche d'adénopathies, d'hépato- ou splénomégalie, d'une atteinte projetée d'origine viscérale.

Les signes d'alerte ⚠ relevant d'une consultation urgente sont : un contexte fébrile, une altération de l'état général, une douleur persistante et/ou intense, une impotence fonctionnelle absolue, la constatation d'un gonflement articulaire ou d'une voussure localisée.

B. Examens complémentaires

Des *examens biologiques simples* suffisent en première intention et dans un contexte d'urgence (CRP, numération-formule sanguine), accompagnés selon le contexte de prélèvements bactériologiques (hémocultures, ponction articulaire).

4

Des *radiographies standard*, bilatérales, seront pratiquées de manière dirigée si le point d'appel clinique est évident (douleur, voussure localisée). Chez le nourrisson, en l'absence de point d'appel évident, on prescrit une radiographie du membre inférieur concerné en totalité.

L'*échographie* est utile notamment à la hanche pour rechercher un épanchement intra-articulaire et guider une ponction ou pour étudier une tuméfaction des parties molles.

En cas de doute diagnostique, en particulier dans un contexte fébrile ou de boiterie persistante, la *scintigraphie osseuse* est très utile car elle permet de localiser une lésion, en particulier chez les nourrissons et les très jeunes enfants. Elle peut préciser également une origine traumatique, tumorale, infectieuse ou rhumatismale.

Des *explorations plus poussées* peuvent être discutées en cas de normalité de la scintigraphie ou pour préciser la cause d'une fixation scintigraphique anormale : IRM surtout.

II. Diagnostic étiologique

Les boiteries peuvent relever de causes situées hors des membres inférieurs : douleur projetée, douleur radiculaire.

Le diagnostic est souvent difficile avant l'âge de deux ou trois ans et ne doit pas conclure hâtivement à un « rhume de hanche » qui concerne, en principe, des enfants plus âgés.

Différentes hypothèses étiologiques sont évoquées selon l'âge de l'enfant.

A. Jusqu'à trois ans

Il faut évoquer :

- une *cause mécanique* : chaussures inadaptées, corps étranger plantaire (écharde), pathologie des phanères ;

- un *traumatisme*, très souvent méconnu, à l'origine d'une fracture sous-périostée, fémorale ou tibiale, diagnostiquée par la radiographie, éventuellement répétée, ou complétée d'une scintigraphie osseuse ; la fracture métaphysaire d'un os long ;
- une *infection ostéoarticulaire*, véritable urgence diagnostique et thérapeutique ⚠. De dissémination hématogène le plus souvent, les manifestations cliniques en sont bruyantes et l'impotence fonctionnelle généralement absolue : l'articulation est douloureuse, très chaude et gonflée lors d'une arthrite septique, la douleur est métaphysaire lors d'une ostéomyélite. Les signes généraux sont francs : important syndrome inflammatoire et infectieux, hyperleucocytose. Une porte d'entrée sera recherchée systématiquement mais rarement retrouvée. La spondylodiscite est un piège diagnostique, en particulier chez le nourrisson : la douleur est inflammatoire, réveille l'enfant la nuit, la raideur rachidienne se traduit par un refus de maintenir une position assise (signe du pot) ; la fièvre est souvent peu élevée ou absente et le syndrome inflammatoire biologique très discret ;
- une *atteinte neurologique* ou *neuromusculaire* : en dehors de tableaux cliniques francs (hémiplégie, diplégie, infirmité motrice cérébrale), un retard d'acquisition de la marche, un dandinement, une rétraction ou une fatigabilité sont autant de signes frustes à rechercher ;
- plus rare, la *luxation congénitale de hanche* de révélation tardive, dont le diagnostic est clinique et radiologique.

B. De trois à dix ans

1. Synovite aiguë bénigne, ou rhume de hanche

C'est la plus fréquente des causes de boiterie à cet âge, le plus souvent en hiver ou au printemps. L'enfant consulte devant l'apparition brutale d'une boiterie, d'une douleur inguinale, fessière ou projetée au genou. L'état général est conservé, l'apyrexie est habituelle. La hanche est le siège d'une douleur, rarement intense, d'une limitation de l'abduction et de la rotation interne. Le bilan biologique est rassurant, sans hyperleucocytose, mais une augmentation de la CRP est possible. Ce diagnostic, avant tout clinique, demeure un diagnostic d'élimination. Des radiographies standard de la hanche concernée et de l'autre hanche, de face et de profil, sont toujours indiquées pour ne pas méconnaître une autre cause, en particulier infectieuse. Elles sont le plus souvent normales. La présence d'un épanchement intra-articulaire est fréquente, mieux visible en échographie. En cas de doute diagnostique avec une arthrite septique, l'analyse du liquide synovial s'impose, comportant une étude bactériologique et cytologique. Le liquide articulaire est inflammatoire et stérile. Des douleurs très intenses ou persistantes peuvent faire discuter une ostéochondrite, dont le diagnostic sera éliminé par une scintigraphie. Le traitement consiste en la mise en décharge (délicate chez un enfant de cet âge). Les AINS ont un bon effet antalgique. En cas de douleurs importantes ou persistantes, une mise en traction peut être indiquée. L'évolution est généralement favorable en cinq à dix jours, une radiographie de contrôle au quarante-cinquième jour est conseillée afin d'éliminer une ostéochondrite primitive de hanche débutante et de mettre en évidence d'éventuels troubles trophiques séquellaires. La récidive est fréquente. L'atteinte est bilatérale dans 20 % des cas. En cas d'évolution traînante, le diagnostic d'arthrite rhumatismale devra également être évoqué.

2. Ostéochondrite primitive de hanche, ou maladie de Legg-Perthes-Calvé

La nécrose ischémique de l'épiphyse fémorale supérieure se traduit par une douleur mécanique, tenace et récidivante de l'aine, de la cuisse, voire du genou. L'état général est conservé, les examens biologiques sont normaux. La radiographie faite à un stade évolué révèle un décollement et un liseré de nécrose sous-chondrale donnant l'image « en coquille d'œuf »,

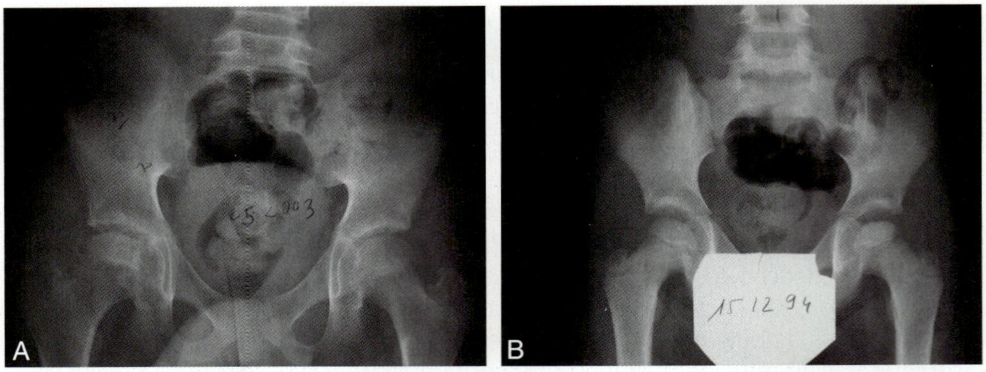

Fig. 1.1. Deux cas d'ostéochondrite primitive de hanche.

A. Hanche droite. Fragmentation de l'épiphyse fémorale avec densification de la zone de nécrose. B. Hanche gauche. Densification globale et déformation de l'épiphyse fémorale.

un noyau épiphysaire dense, une déformation en *coxa vara* (fig. 1.1). À un stade précoce, la radiographie est normale. L'IRM visualise la zone de nécrose osseuse qui est le plus souvent en hyposignal T1 et hypersignal T2. La maladie évolue en deux phases : destruction avec nécrose, collapsus de la tête fémorale, fragmentation, puis réparation de la tête fémorale, avec jusqu'à la fin de la croissance un remodelage de l'articulation. Des séquelles à l'origine d'une coxarthrose précoce chez l'adulte sont habituelles. Le traitement vise à éviter la déformation de la tête fémorale par la mise en décharge prolongée de l'articulation ou par l'intervention chirurgicale.

C. Chez l'enfant de dix ans et plus

1. Épiphysiolyse de hanche

L'épiphysiolyse de hanche consiste en un glissement de la tête fémorale dans le plan du cartilage de conjugaison. Elle survient souvent chez l'adolescent, deux fois sur trois chez le garçon, et est plus fréquente en cas de surcharge pondérale. La douleur et la boiterie sont intermittentes puis durables, mécaniques. À l'inverse, la forme aiguë réalise un tableau de fracture du col fémoral. La marche est en rotation externe, la rotation interne et l'abduction sont limitées. L'état général est conservé, les examens biologiques normaux. Les radiographies du bassin, des hanches de face et de profil strict, comparatives, sont indispensables. Il faut y chercher un déplacement de la tête fémorale ou des signes indirects de glissement : cartilage de conjugaison irrégulier, élargi par rapport au côté sain (fig. 1.2). À un stade plus avancé, de face, la tangente au bord supérieur du col (ligne de Klein) ne coupe plus le quart du noyau céphalique, qui apparaît aplati. De profil, le déplacement est mieux visible. À un stade tardif, le diagnostic est évident : la tête fémorale a basculé. Le traitement est une urgence chirurgicale. Une mise en décharge rapide est indispensable jusqu'à l'intervention.

2. Apophysites

Les apophysites sont plus fréquentes chez l'adolescent sportif ; elles se traduisent par une douleur mécanique au site d'insertion tendineuse. La palpation de l'apophyse et la contraction musculaire contrariée réveillent la douleur. La radiographie peut révéler des signes d'apophysite (fragmentation et densification irrégulière du noyau d'ossification). La plus fréquente est l'apophysite tibiale antérieure ou maladie d'Osgood-Schlatter. Le repos sportif, la physiothérapie antalgique suffisent habituellement.

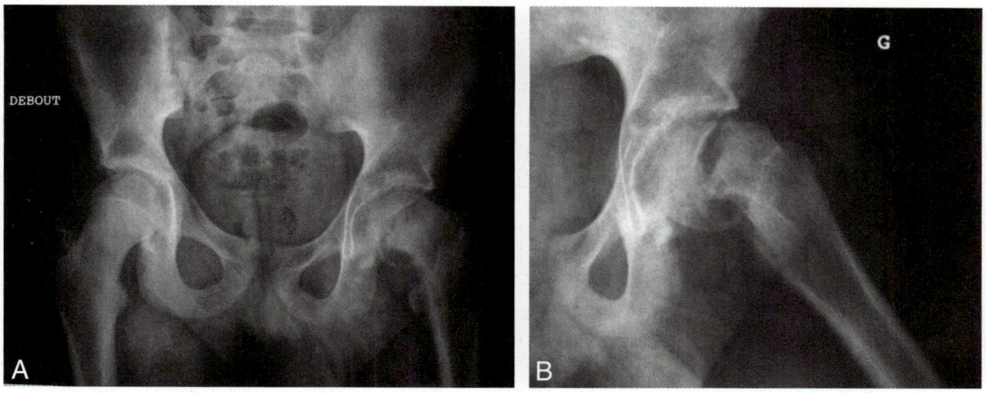

Fig. 1.2. Épiphysiolyse de hanche gauche. Bascule de l'épiphyse fémorale en dedans (cliché de face) et en arrière (cliché de profil).
A. Bassin de face. B. Hanche gauche de profil.

3. Autres localisations d'ostéochondrite

Les ostéochondrites peuvent aussi toucher les genoux (condyles fémoraux) et la cheville (astragale).

D. À tout âge

1. Tumeurs osseuses

Une tumeur peut être révélée par une douleur ou une boiterie. L'interrogatoire recherche une altération de l'état général, des sueurs nocturnes, un horaire inflammatoire avec réveil nocturne. Une douleur inflammatoire d'un membre chez un adolescent ne doit pas être mise systématiquement sur le compte d'un traumatisme sportif et doit faire pratiquer une radiographie standard. La radiographie suffit souvent à orienter le diagnostic en présence d'une rupture de la corticale, d'une plage d'ostéolyse ou d'ostéocondensation. D'autres explorations complémentaires seront alors nécessaires au bilan local et d'extension (examen IRM, scanner). Le diagnostic final n'est retenu qu'après analyse anatomopathologique.

2. Hémopathies et autres tumeurs solides

Deux diagnostics dominent :

- entre zéro et cinq ans : neuroblastome métastatique ;
- à tout âge : leucémie aiguë lymphoblastique.

Les hémopathies peuvent se révéler par des manifestations articulaires mais qui correspondent souvent à des douleurs osseuses.

3. Causes diverses

Elles sont nombreuses. Beaucoup de boiteries transitoires et ne retrouvant pas d'explication claire sont d'origine traumatique mais le traumatisme est passé inaperçu. Ceci justifie, devant une boiterie récente sans cause apparente et sans signe d'alerte infectieux ou tumoral, de se donner un délai d'observation d'au moins quarante-huit heures avant de déclencher des investigations complémentaires.

On peut également évoquer les affections rhumatismales, les troubles statiques des pieds, la pathologie méniscale…

Points clés

- La boiterie est un motif fréquent de consultation pédiatrique dont les causes sont multiples.
- Les causes des boiteries peuvent se situer hors des membres inférieurs (douleur projetée).
- L'examen clinique est l'étape essentielle du diagnostic étiologique d'une boiterie chez l'enfant ; l'âge de l'enfant, l'existence d'une douleur et ses caractéristiques guident le diagnostic et la demande d'explorations complémentaires.
- Toute boiterie dans un contexte fébrile est une infection jusqu'à preuve du contraire.
- À tout âge, une infection ostéoarticulaire, une tumeur ou une hémopathie doivent être éliminées de principe avant d'évoquer les autres diagnostics.
- Le « rhume de hanche » est un diagnostic d'élimination.

Notions indispensables et inacceptables

Notions indispensables

- La boiterie est un motif fréquent de consultation pédiatrique dont les causes sont multiples.
- Les causes des boiteries peuvent se situer hors des membres inférieurs (douleur projetée).
- L'examen clinique est l'étape essentielle du diagnostic étiologique d'une boiterie chez l'enfant.
- L'âge de l'enfant, l'existence d'une douleur et ses caractéristiques guident le diagnostic et la demande d'explorations complémentaires.

Notions inacceptables

- Oublier d'évoquer une cause infectieuse, tumorale ou une hémopathie.
- Considérer comme un « rhume de hanche » toute boiterie.
- Adapter le traitement selon les données radiographiques.

Réflexes transversalité

UE 7

- Item 196 – Douleur et épanchement articulaire. Arthrite d'évolution récente

UE 8

- Item 251 – Obésité de l'adulte et de l'enfant

UE 9

- Item 304 – Tumeurs des os primitives et secondaires

UE 10

- Item 326 – Prescription et surveillance des classes de médicaments les plus courantes chez l'adulte et chez l'enfant (anti-inflammatoires stéroïdiens et non stéroïdiens)

2

Item 91 – UE 4 – Compression médullaire non traumatique et syndrome de la queue de cheval

Objectifs pédagogiques

Nationaux

- Diagnostiquer une compression médullaire non traumatique et un syndrome de la queue de cheval.
- Identifier les situations d'urgence et planifier leur prise en charge.
- Décrire les principes de prise en charge des déficiences, incapacités et du handicap secondaires à une compression médullaire non traumatique et un syndrome de la queue de cheval.

COFER

- Connaître les signes cliniques du syndrome de la queue de cheval.
- Connaître les signes cliniques évocateurs d'une compression médullaire et faire le diagnostic différentiel d'une compression périphérique.
- Connaître les principales hypothèses diagnostiques à évoquer.
- Connaître les examens complémentaires à demander (et dans quel délai).
- Connaître les principes thérapeutiques en fonction de l'étiologie (médicale et chirurgicale) et le degré d'urgence de cette prise en charge.

I. Physiopathologie

Une manière trop simple d'expliquer la physiopathologie est une compression de la moelle ou des racines nerveuses de la queue de cheval. On peut incriminer la compression lorsqu'il y a un facteur osseux ou discal important en cause, saillant dans le canal rachidien au contact des structures nerveuses. Mais ailleurs, ce peut être des phénomènes d'ischémie, de stase veineuse, de perméabilisation de la barrière hématoméningée, de démyélinisation, d'inflammation chronique délétère, d'apoptose des cellules neuronales. Ainsi, les cellules neuronales sont de loin les cellules les plus fragiles. Une ischémie est responsable des premières conséquences

© 2018, Elsevier Masson SAS. Tous droits réservés

dès les 3 premières minutes, avec 50 % de mort cellulaire à 13 minutes et 50 % de paraplégie après 28 minutes d'ischémie (par comparaison, les fibroblastes ou ostéocytes ou kératinocytes peuvent survivre malgré plusieurs heures d'ischémie). On comprend mieux ainsi l'urgence de la prise en charge de ce type de syndrome, sous peine de lésions et de paralysies *irréversibles* rapides.

II. Signes cliniques et neuroanatomie

A. Compression médullaire

1. Physioanatomie

La moelle spinale débute au niveau du trou occipital et se termine par le cône terminal au bord supérieur de L2, avec un décalage entre le niveau vertébral et celui du métamère médullaire. Les nerfs spinaux sortent par les trous de conjugaison de chaque côté. On distingue :

- les fibres sensitives, qui sont constituées de :
  - la voie spinothalamique (sensibilité thermoalgique) : elles croisent à chaque niveau métamérique ; elles cheminent dans le cordon latéral de la moelle du côté opposé,
  - la voie lemniscale (tact épicritique et sensibilité profonde), située dans le cordon postérieur de la moelle, homolatéral ; elles croisent plus haut à la partie inférieure du bulbe ;
- le faisceau pyramidal moteur, qui, après avoir croisé au niveau du bulbe, descend dans le cordon latéral de la moelle.

2. Clinique

Le tableau clinique caractéristique d'une compression médullaire associe :

- un *syndrome lésionnel radiculaire* (douleur de trajet radiculaire, déficit moteur ou sensitif), dont la limite supérieure détermine le niveau de l'atteinte rachidienne. On recherchera des douleurs névralgiques de topographie fixe, qui peuvent être cervicales (névralgie cervicobrachiale) ou dorsales (douleurs intercostales) ou lombaires (radiculalgie des membres inférieurs). L'examen neurologique mettra en évidence une hypoesthésie ou anesthésie, un déficit moteur partiel ou complet, une hypo- ou aréflexie, et dans les formes plus anciennes une amyotrophie ou des fasciculations. D'autres signes peuvent être associés à cette atteinte cordonale postérieure : paresthésies, dysesthésies, douleurs fulgurantes ;
- un *syndrome sous-lésionnel médullaire*, avec atteinte de la moelle sous-jacente privée du contrôle central (déficit sensitif, déficit moteur, signes d'irritation pyramidale, troubles sphinctériens). Les troubles sensitifs à type d'hypo- ou d'anesthésie sont retrouvés dans les territoires sous-jacents au niveau de la compression. Il faudra tester la sensibilité profonde, épicritique et thermoalgique. L'atteinte motrice peut être responsable d'un déficit de la force musculaire, de topographie et d'intensité variables. En général, il s'agit plus d'une paraparésie spasmodique que d'une véritable paraplégie. Le syndrome pyramidal est le plus souvent spasmodique, avec une hypertonie élastique, des réflexes ostéotendineux vifs, diffusés, polycinétiques, une trépidation épileptoïde du pied, un signe de Babinski. Les troubles génitosphinctériens peuvent associer un retard à la miction, des envies impérieuses, une rétention d'urine avec pollakiurie, une constipation, une impuissance. Ces signes, mêmes mineurs, représentent une *urgence* pour éviter la rupture vésicale irréversible, et une sonde devra être posée en urgence devant une rétention d'urine.

  Les formes frustes et incomplètes restent de diagnostic difficile. Ce peut être, par exemple, de simples paresthésies, un trouble de la marche à type de claudication, limitant le périmètre de marche, qui sont souvent trompeurs car indolore ;

- un *syndrome douloureux rachidien*, inconstant, avec des douleurs rachidiennes souvent banalisées, et de niveau difficile à déterminer.

  Le diagnostic est une *urgence* afin de réaliser une prise en charge chirurgicale immédiate pour éviter l'aggravation de lésions neurologiques irréversibles. L'examen de choix est l'IRM du rachis à réaliser en *urgence*.

B. Syndrome de la queue de cheval

1. Physioanatomie

Il correspond à une souffrance des dernières racines rachidiennes lombaires de L2 à L5 et des racines sacrées, qui forment la queue de cheval en dessous du cône terminal de la moelle. Il s'agit d'un syndrome neurogène pluriradiculaire des membres inférieurs et du périnée avec une atteinte périphérique sensitivomotrice, dont il faudra déterminer le territoire (fig. 2.1).

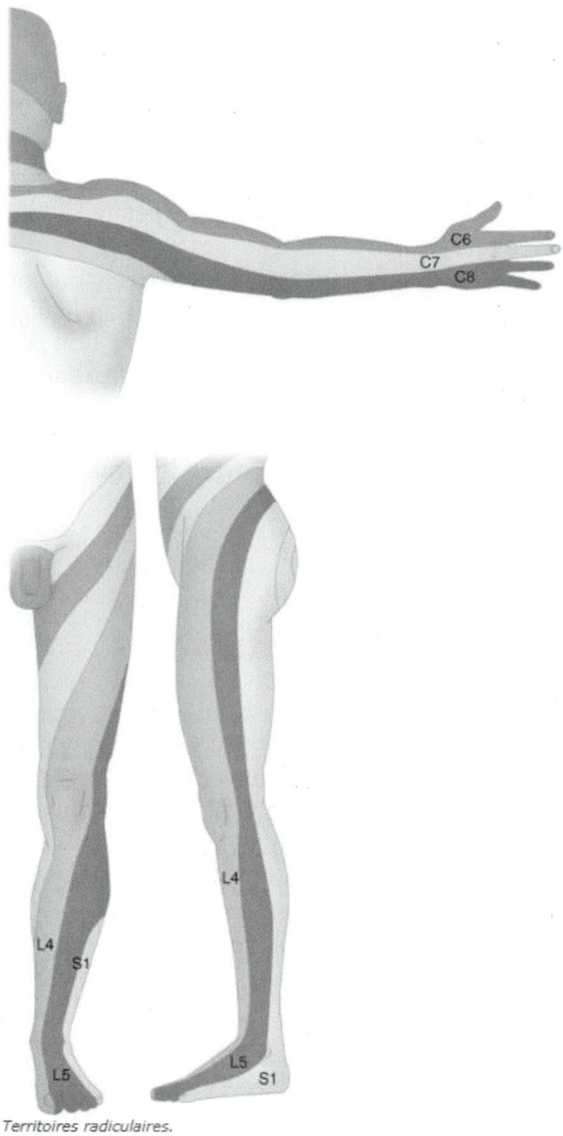

Fig. 2.1. Territoires radiculaires sensitifs cutanés (dermatomes).
Source : Collège des enseignants de neurologie (http://www.cen-neurologie.fr/).

2. Clinique

Le syndrome complet est surtout en rapport avec des formes d'évolution rapide et se manifeste par :

- un *syndrome lésionnel*, souvent initial, donnant le niveau de l'atteinte rachidienne, avec une radiculalgie des membres inférieurs, dont la topographie est la plus haute, associée aux troubles sensitifs ou moteurs correspondants ;
- un *syndrome sous-lésionnel*, associant une paraplégie flasque avec hypotonie, amyotrophie et aréflexie ostéotendineuse ; une anesthésie complète à partir et en dessous du niveau lésionnel ; un syndrome périnéal complet avec incontinence ou rétention d'urine et/ou fuites à l'effort, constipation alternant avec fausse diarrhée, anesthésie en selle, abolition des réflexes périnéaux, impuissance ;
- un *syndrome rachidien*, avec des douleurs focales lombaires, fixes, mécaniques ou inflammatoires, aiguës ou progressives, parfois impulsives à la toux et à la défécation, avec un possible signe de la sonnette à l'appui profond du niveau vertébral en cause, déclenchant la douleur radiculaire. On recherche également une raideur rachidienne, une déformation vertébrale.

On distingue plusieurs types de tableaux en fonction du niveau de l'atteinte lésionnelle :

- forme haute (L2, L3, L4) : caractérisée par des cruralgies et parfois des sciatalgies, qui peut entraîner un déficit moteur et sensitif proximal, une aréflexie rotulienne ;
- forme moyenne (L5, S1) : sciatalgie bilatérale, déficit sensitivomoteur distal, aréflexie achilléenne ;
- forme basse (S2, S3, S4, S5) : atteinte sensitive périnéale, anesthésie en selle, troubles sphinctériens et génitaux.

Les formes chroniques peuvent être incomplètes et peu douloureuses, associées à une amyotrophie et des fasciculations. En fonction de la localisation anatomique et du type du processus causal, différents tableaux cliniques, atypiques et trompeurs, peuvent se présenter, comme un début avec une radiculalgie unilatérale se compliquant secondairement de signes sphinctériens, ou qui ne peuvent se manifester qu'à l'effort ou à la marche prolongée. La recherche d'un syndrome de la queue de cheval doit être *systématique* devant toute radiculalgie, car c'est une *urgence chirurgicale* devant le risque d'incontinence et de paralysies définitives.

III. Explorations complémentaires

Après des radiographies standard, à réaliser au niveau du syndrome rachidien et/ou du syndrome lésionnel, l'IRM est actuellement la technique d'imagerie de référence ⚠ pour explorer une compression médullaire ou un syndrome de la queue de cheval (fig. 2.2). Elle permet de localiser la compression, d'évoquer une hypothèse diagnostique, et d'orienter le geste chirurgical nécessaire. Elle doit être demandée en urgence ⚠, car la prise en charge médicale et/ou chirurgicale doit être très rapide, sous peine d'irréversibilité des lésions médullaires ou de la queue de cheval.

L'analyse du liquide cérébrospinal par ponction lombaire peut être utile lorsqu'un processus inflammatoire ou infectieux est suspecté. Une élévation de la protéinorachie peut être retrouvée.

Le bilan demandé par la suite dépend du contexte, par exemple la recherche d'une néoplasie primitive en cas de métastases, un bilan infectieux devant une spondylodiscite infectieuse.

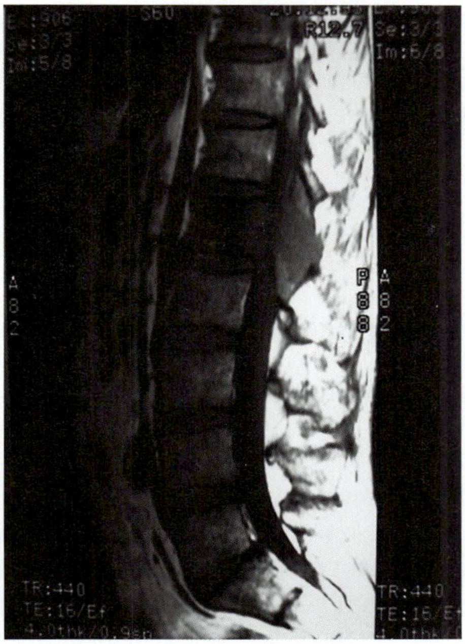

Fig. 2.2. Métastase de L1 (adénocarcinome bronchique).
Hyposignal du corps vertébral et de l'arc postérieur, bombement du mur vertébral postérieur et compression du névraxe (IRM T1).

IV. Principales hypothèses diagnostiques à évoquer (hors traumatisme)

A. Causes extramédullaires

Elles intéressent l'axe vertébral (vertèbres, disques intervertébraux et ligaments correspondants, enveloppes méningées et les éléments nerveux autres que la moelle épinière). On distingue :

- les causes tumorales :
  - origine extradurale, avec surtout les métastases vertébrales, le myélome, les lymphomes, mais aussi de plus rares tumeurs osseuses primitives, malignes (sarcomes, chordome) ou bénignes (angiome, kyste anévrismal, tumeur à cellules géantes). À noter que les angiomes vertébraux sont très fréquents, bénins et le plus souvent asymptomatiques, et que seules de rares formes extensives et évolutives sont en cause. À l'inverse, l'épidurite tumorale associée est de mauvais pronostique,
  - origine intradurale : méningiome, neurinome, ou autres tumeurs plus rares ;
- les causes infectieuses, type spondylodiscite, le plus souvent d'origine staphylococcique ou tuberculeuse, avec un tableau infectieux associé, et parfois des collections abcédées ;
- les causes mécaniques non traumatiques, type hernie discale ou canal lombaire rétréci d'origine arthrosique ;
- les causes diverses : maladie de Paget (avec vertèbre augmentée de volume pouvant de fracturer et rétrécir le canal rachidien), hématome (notamment sous anticoagulation), épidurite tumorale (exceptionnellement isolée et de diagnostic difficile), accident des infiltrations rachidiennes (exceptionnel, avec interdiction d'utiliser des produits floculants particulaires en foraminal ou à un niveau post-opératoire).

B. Causes intramédullaires

Elles restent très rares : syringomyélie, épendymome, glioblastome, astrocytome, hémangioblastome, métastase intramédullaire, malformation artérioveineuse, barotraumatisme.

V. Principes thérapeutiques

A. Prise en charge médicochirurgicale

C'est une *urgence* ⚠ pour permettre une éventuelle possibilité de récupération (très inconstante) et éviter l'aggravation ultérieure. Elle dépend de l'étiologie de la compression :

- intervention chirurgicale :
  - exérèse complète d'une tumeur, cure de hernie discale,
  - exérèse incomplète, ou simple laminectomie de décompression lors de certaines tumeurs malignes, traitement palliatif,
  - stabilisation (arthrodèse) d'une destruction vertébrale s'il y a un risque ou déjà des signes neurologiques de compression médullaire ou de syndrome de la queue de cheval, quelle qu'en soit la cause ;
- traitement médical :
  - causes infectieuses : antibiothérapie adaptée au germe isolé ou probabiliste en cas de cultures négatives, immobilisation du rachis par une orthèse,
  - processus tumoral : chimiothérapie, radiothérapie (complémentaire ou palliative).

B. Prise en charge des déficits et du handicap secondaires

Cette prise en charge relève de la médecine physique et de réadaptation.

1. Objectifs

Ils sont multiples :

- évaluer les conséquences des lésions initiales ;
- prévenir d'éventuelles complications secondaires au décubitus lors d'immobilisations prolongées : risques de surinfection pulmonaire ou urinaire, d'escarre, de thrombophlébite ;
- améliorer les douleurs séquellaires ;
- rééduquer les déficits séquellaires, notamment moteurs, mais également les raideurs articulaires ou attitudes vicieuses ;
- rééduquer voire appareiller les éventuelles incontinences séquellaires ;
- trouver des compensations aux handicaps en rapport avec les déficits acquis (ergothérapie) ;
- assurer une restauration physique, psychologique et sociale permettant la meilleure qualité de vie.

La rééducation fonctionnelle aura pour finalité de trouver la meilleure autonomie possible dans la vie de tous les jours.

2. En pratique

La prise en charge rééducative débute le plus tôt possible, dès la fin de la période de soins aigus, dans une structure spécialisée de médecine physique et de réadaptation, en hospitalisation conventionnelle (séquelles lourdes) ou de jour, ou en hospitalisation à domicile, ou simplement en externe (kinésithérapie) pour les séquelles les plus légères. L'information et l'éducation du patient et de son entourage sont importantes. Pour les formes les plus graves, il faut coordonner l'équipe de réadaptation en collaboration avec les structures de soins (médecin traitant et équipes de soins à domicile), les structures médicosociales et associatives extérieures (associations de patients), et les éventuels réseaux de soins. La rééducation est souvent longue, et prépare le retour dans un lieu de vie, à domicile ou dans une structure adaptée.

Points clés

- La compression médullaire non traumatique et le syndrome de la queue de cheval sont des urgences diagnostiques et thérapeutiques.
- Le diagnostic est clinique, basé sur un examen neurologique exhaustif et précis.
- L'IRM est actuellement la technique d'imagerie de référence lors d'une compression médullaire ou d'un syndrome de la queue de cheval, permettant de localiser la compression et d'évoquer une hypothèse diagnostique.
- Sa prise en charge est une urgence chirurgicale, sous peine de séquelles définitives invalidantes, à type de paralysie et/ou d'incontinence.

Notions indispensables et inacceptables

Notions indispensables

- Recherche systématique devant une radiculalgie.
- Urgence diagnostique et thérapeutique chirurgicale.
- Séquelles motrices et sphinctériennes invalidantes, fréquentes et définitives.

Notions inacceptables

- On ne peut différer la prise en charge avec une imagerie IRM requise qui doit trouver un créneau d'urgence.
- Le chirurgien de garde doit être contacté sans attendre une fin de week-end par exemple.

Réflexes transversalité

- La prise en charge est multidisciplinaire avec le médecin pour le diagnostic, l'imageur pour l'IRM, et le chirurgien pour l'intervention, avec un parcours dans cet ordre et sans discontinuité ni délai.
- Le rééducateur prendra le relais pour la prise en charge des séquelles dans un second temps, éventuellement avec l'aide d'un urologue.

3

Item 92 – UE 4 – Rachialgies

Objectifs pédagogiques

Nationaux

- Diagnostiquer une rachialgie.
- Argumenter l'attitude thérapeutique et planifier le suivi du patient.

COFER

- Connaître les causes rachidiennes et extrarachidiennes de rachialgies selon l'étage, savoir reconnaître à l'aide d'éléments cliniques et paracliniques une dorsalgie symptomatique d'une affection viscérale.
- Savoir reconnaître l'origine rachidienne d'une rachialgie et connaître les signes cliniques pouvant orienter vers la nature symptomatique ou commune des rachialgies.
- Connaître la stratégie de prescription et savoir interpréter les résultats des examens complémentaires biologiques et morphologiques au cours des rachialgies.
- Connaître l'utilité des traitements médicamenteux et physiques au cours des rachialgies communes.
- Connaître les modalités évolutives des rachialgies et les facteurs de passage à la chronicité.

Une rachialgie, qu'elle soit cervicale, thoracique ou lombaire, est un symptôme dont l'étiologie peut être extrêmement variée, même si l'origine dégénérative (souvent dénommée pathologie vertébrale « commune ») est, de très loin, la plus fréquente.

S'il y a une douleur associée du membre supérieur, thoracique, ou du membre inférieur il faut déterminer s'il s'agit d'une douleur radiculaire (*cf.* chapitre 4) ou d'une simple douleur dite « référée », c'est-à-dire une irradiation douloureuse siégeant à distance mais sans caractéristique radiculaire.

Sa gravité potentielle est une compression médullaire (*cf.* chapitre 2), lente dans les formes mécaniques, mais possiblement rapide dans les formes secondaires, et de présentation souvent trompeuse.

Devant toute rachialgie, il convient donc d'éliminer les autres causes possibles avant de retenir le diagnostic de rachialgie commune, d'origine dégénérative ⚠. Cette démarche diagnostique est valable quel que soit l'étage douloureux, mais avec des particularités justifiant d'étudier successivement les trois étages rachidiens. Nous distinguerons à chaque fois les drapeaux « verts », en faveur de l'origine mécanique, les drapeaux « rouges », qui doivent faire rechercher une cause secondaire, et les drapeaux « noirs » et « jaunes », devant faire craindre une chronicité.

Rhumatologie
© 2018, Elsevier Masson SAS. Tous droits réservés

I. Cervicalgies

Les cervicalgies sont des douleurs du rachis cervical extrêmement fréquentes. On distingue le torticolis, qui est un syndrome douloureux cervical aigu avec contracture musculaire associée, et les douleurs cervicales subaiguës ou chroniques, le plus souvent d'origine dégénérative. Il s'agit alors de cervicalgies dites « **communes** », en rapport avec des lésions d'arthrose ou de discopathie.

La cervicarthrose anatomique est possible dès la trentaine, et sa prévalence est très importante, avec plus de 50 % des personnes atteintes après quarante ans, et elle augmente avec le vieillissement. Dans la majorité des cas, elle est asymptomatique, et cette notion doit être présente à l'esprit pour ne pas trop facilement imputer la symptomatologie aux anomalies radiographiques.

A. Cervicalgies dites « communes » d'origine dégénérative (le drapeau est au vert)

On appelle cervicalgies « communes » des douleurs du rachis cervical en rapport avec des lésions mécaniques discovertébrales dégénératives. On les distingue des cervicalgies symptomatiques secondaires, révélatrices d'affections plus rares justifiant d'être reconnues précocement car potentiellement graves.

1. Interrogatoire

a. Caractéristiques des douleurs

Il faut préciser :

- les circonstances de survenue, après un effort, une activité sportive, une activité professionnelle, un traumatisme, une posture ou une mauvaise position, mais les douleurs surviennent également souvent sans cause mécanique retrouvée ;
- leur siège, souvent diffus, mais des localisations cervicales hautes, moyennes ou basses ont valeur localisatrice ;
- les irradiations douloureuses peuvent être trompeuses : souvent latérocervicales et trapéziennes avec des douleurs des épaules associées, interscapulaires ou scapulaires. Des douleurs du membre supérieur, occipitales ou à type de céphalées, devront faire rechercher une irradiation radiculaire. Des pseudo-vertiges voire des vertiges vrais peuvent faire évoquer une insuffisance vertébrobasilaire associée chez les personnes âgées ;
- le caractère impulsif à la toux oriente vers une origine discale ;
- leur rythme, mécanique, mais en fait difficile à déterminer au niveau du cou, lorsqu'elles sont permanentes, jour et nuit, lors d'un torticolis, ou même dans la période subaiguë, avec des douleurs souvent à prédominance nocturne malgré leur origine mécanique ;
- leur mode évolutif, qui peut être émaillé d'épisodes aigus sur un fond douloureux chronique ;
- les épisodes antérieurs semblables, qui pourront être rassurants.

b. Contexte

On vérifie l'absence de signes généraux ou de contexte général particulier.

c. Facteurs de risque

On évalue les divers facteurs de risque : activité sportive, de loisir ou professionnelle, à type de traumatismes ou microtraumatismes répétés, directs ou indirects, ou de postures prolongées ; sédentarité ; troubles de la statique rachidienne ; tabagisme ; génétique (antécédents familiaux). Une prévention adaptée pourra être discutée.

2. Examen clinique

a. Douleurs

Il faut rechercher des points douloureux à la palpation ou à la mise en compression et rotation de la colonne cervicale. Les muscles spinaux sont également douloureux à la palpation, et parfois le siège d'une contracture, voire d'une attitude antalgique (délordose et/ou flexion latérale et rotation).

b. Mobilité

La mobilité du cou (flexion, latéroflexion et rotations) est souvent très réduite en aigu, mais peu limitée dans la chronicité. Elle peut être responsable de craquements.

3. Imagerie

a. Radiographies standard

Devant un simple torticolis, ou une récidive de cervicalgies chroniques connues et déjà explorées, sans aucun drapeau rouge, il n'y a pas lieu de réaliser d'imagerie.

Les radiographies seront réalisées devant des **drapeaux rouges**, ou devant des douleurs rebelles au traitement symptomatique ou évoluant vers l'aggravation. On commence par des radiographies standard du rachis cervical, face, profil, 3/4 droit et gauche (pour voir les trous de conjugaison), et un cliché de C1-C2 de face si les douleurs sont cervicales hautes. Des clichés dynamiques (en flexion et extension de profil) sont utiles s'il y a des antécédents traumatiques.

b. IRM

Elle n'est utile que devant des **drapeaux rouges**.

4. Tableaux cliniques en fonction de l'origine des cervicalgies

a. Cervicalgies d'origine discale

Une origine discale chez les sujets les plus jeunes avec des antécédents traumatiques (coup du lapin, traumatisme crânien ou cervical), même anciens, est à rechercher systématiquement. Le tableau est souvent très algique, avec raideur et contracture cervicales, attitude antalgique, impulsivité. La principale complication est une névralgie cervicobrachiale, très rarement liée à une compression médullaire (*cf.* chapitre 2).

b. Cervicalgies d'origine arthrosique

L'origine dégénérative, la plus fréquente, est suspectée chez les patients les plus âgés, associant à des degrés divers discarthrose, arthrose des zygapophyses et uncarthrose (fig. 3.1), dont la part respective imputable aux douleurs est souvent difficile à déterminer. Le tableau est plus torpide, parfois émaillé d'épisodes plus aigus, souvent sans raideur rachidienne majeure. Le risque est également la névralgie cervicobrachiale, et la gravité un syndrome de compression médullaire lente se manifestant par un canal rachidien rétréci et une claudication d'origine médullaire.

5. Pronostic (drapeaux jaunes et noirs)

Il est favorable, passé les premiers jours pour un torticolis, mais pouvant durer plusieurs semaines ou mois dans les formes subaiguës ou chroniques.

Le contexte biopsychosocial peut influencer le passage vers cette chronicité (**drapeaux jaunes**) :

- dépression ;
- détresse affective, anxiété ;

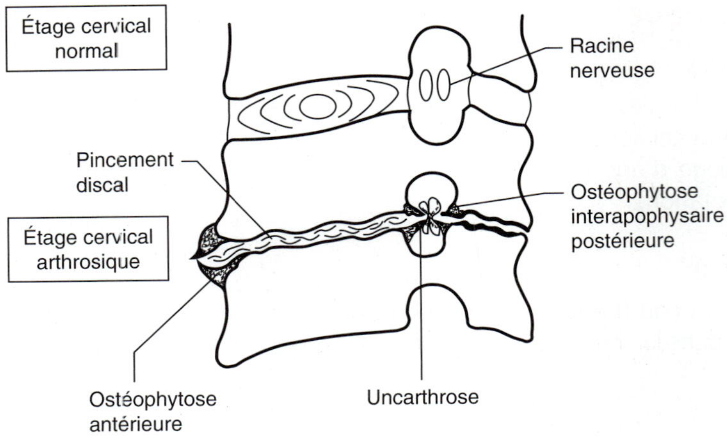

Fig. 3.1. Arthrose cervicale : ostéophytose antérieure, pincement discal, uncarthrose, arthrose interapophysaire postérieure déformant le trou de conjugaison.

- peur de la douleur et du traumatisme ;
- catastrophisme ;
- fausses croyances quant à l'évolution ;
- fausses informations ;
- arrêts de travail prolongés, recherche de bénéfices secondaires ;
- conflit professionnel ;
- conflit familial.

Des facteurs professionnels sont associés à cette chronicité (**drapeaux noirs**) :

- insatisfaction au travail ;
- conflits et litiges avec une assurance, la Sécurité sociale, un expert ;
- excès de sollicitude (famille, médecins) ;
- conditions de travail difficiles sans opportunité de changement ;
- type d'activité professionnelle.

Les patients peuvent avoir le sentiment que le travail est responsable de traumatismes, ou avec ou non des problèmes relationnels avec les chefs et les collègues, et ce peut être un harcèlement, un « burn-out ».

6. Traitement

Il n'y a pas d'indication chirurgicale pour des cervicalgies dites « communes ».

a. Cervicalgie aiguë

Le traitement médical est d'abord symptomatique, avec, dans les formes aiguës, des antalgiques à posologie et force suffisantes, un AINS. Les décontracturants ne sont pas validés. Les corticoïdes sont inefficaces. Le port d'un collier cervical antalgique peut être envisagé, sans autre immobilisation stricte que celle imposée par les douleurs.

b. Cervicalgies chroniques

Dans la chronicité, le traitement symptomatique est moins efficace, associant des antalgiques (niveau 1 ou 2, mais pas 3), un AINS limité aux poussées douloureuses. Des psychotropes peuvent être associés en cas de drapeau noir. Mais la place la plus importante est celle de la rééducation : outre les méthodes antalgiques (massage, chaleur), un travail de proprioception, de renforcement des muscles spinaux, de postures, de tractions douces. Des manipulations peuvent faire céder une contracture musculaire rebelle.

c. Prévention

Elle peut faire l'objet d'étude en milieu professionnel, avec recherche de mesures adaptées avec le médecin du travail. Signalons par exemple les cervicalgies en rapport avec une activité prolongée sur un écran d'ordinateur ou avec un téléphone portable (« text-neck »).

B. Cervicalgies secondaires d'origine non dégénérative (drapeaux rouges)

1. Présentation

Bien que rares (< 1 %), elles sont potentiellement graves, et il faut y penser systématiquement. On est alerté par un début insidieux, une évolution progressivement croissante, un rythme inflammatoire typiquement insomniant, le caractère rebelle aux traitements symptomatiques, l'intensité des douleurs, les localisations multiples ou atypiques, le contexte et les antécédents (tumoraux et infectieux notamment).

2. Drapeaux rouges

On en déduit les drapeaux rouges, qui sont des signes d'alarme à rechercher systématiquement :

- origine ou contexte infectieux;
- origine ou contexte inflammatoire rhumatismal;
- origine ou contexte néoplasique;
- symptomatologie à type de :
  - fièvre, fatigue générale, sudations nocturnes, perte de poids,
  - adénopathies,
  - douleurs nocturnes inflammatoires, de repos;
- immunosuppression, corticothérapie, toxicomanie.

3. Bilan

Après des radiographies standards, c'est alors l'IRM qui s'imposera. Même si elle ne retrouvera fréquemment que des lésions mécaniques avec des présentations parfois atypiques, il ne faut pas passer à côté d'une de ces étiologies graves. Un bilan biologique (VS, CRP, électrophorèse des protides calcémie) est justifié. Une scintigraphie osseuse est à discuter en cas de douleurs diffuses.

4. Étiologies

Les principales étiologies de cervicalgies secondaires à des pathologies non mécaniques sont :

- tumorales : métastase, localisation myélomateuse, tumeur primitive vertébrale;
- infectieuses : spondylodiscite;
- inflammatoires : spondyloarthrite, polyarthrite rhumatoïde, chondrocalcinose, rhumatisme à apatite (calcifications péri-odontoïdiennes ou discales);
- neurologiques : tumeur intrarachidienne ou de la fosse postérieure;
- post-traumatiques : fractures et luxations (clichés dynamiques à distance, sans oublier la charnière cervico-occipitale);
- douleurs référées d'origine ORL ou cervicale antérieur.

II. Dorsalgies

Les dorsalgies sont des douleurs ressenties en regard du rachis thoracique (T1 à T12). Elles sont beaucoup plus rares. Elles ont pour origine le plus souvent des lésions mécaniques du rachis thoracique et des articulations costovertébrales. Mais il ne faut pas méconnaître une atteinte viscérale avec des douleurs référées au niveau du rachis dorsal ⚠.

A. Signes cliniques

1. Interrogatoire

- Il précise les circonstances de survenue, le siège, le rythme, mécanique ou inflammatoire, le mode évolutif, l'absence de signes généraux ou de contexte particulier.
- Les irradiations douloureuses peuvent être en ceinture, plus ou moins bien systématisées.
- Des signes neurologiques (hypoesthésie) auront valeur de syndrome lésionnel.

2. Examen clinique

- Il évalue un trouble de la statique du rachis (scoliose, hypercyphose).
- Il recherche des points douloureux vertébraux et paravertébraux.
- La mobilité est évaluée en flexion et en extension du rachis dorsal et avec la mesure de l'ampliation thoracique.
- L'examen général sera attentif : pleuropulmonaire, cardiovasculaire, abdominal, fosses lombaires.

B. Examens complémentaires

- Des examens complémentaires radiologiques doivent être effectués systématiquement ⚠ : radiographies du rachis thoracique face et profil, debout.
- Au moindre doute et selon le contexte, on fait pratiquer des signes biologiques d'inflammation (VS, CRP, NFS, électrophorèse des protides), une radiographie thoracique, un ECG, une scintigraphie osseuse, une endoscopie œsogastroduodénale, une échographie abdominale ou un scanner, une IRM.

C. Diagnostic étiologique

1. Éliminer de principe une dorsalgie dite « secondaire » d'origine non mécanique

a. Présentation

On est alerté par un début insidieux, une évolution progressivement croissante, un rythme inflammatoire typiquement insomniant, le caractère rebelle aux traitements symptomatiques, l'intensité des douleurs, les localisations multiples ou atypiques, le contexte et les antécédents (tumoraux et infectieux notamment).

b. Drapeaux rouges

On en déduit les **drapeaux rouges**, qui sont des signes d'alarme à rechercher systématiquement :

- origine ou contexte infectieux ;
- origine ou contexte inflammatoire rhumatismal ;

- origine ou contexte néoplasique ;
- symptomatologie à type de :
  - fièvre, fatigue générale, sudations nocturnes, perte de poids,
  - adénopathies,
  - douleurs nocturnes inflammatoires, de repos,
  - immunosuppression, corticothérapie, toxicomanie.

c. Étiologies

Il faudra y penser et rechercher systématiquement attentivement une dorsalgie secondaire à une atteinte dorsale d'origine non mécanique :

- la spondyloarthrite est à évoquer en premier lieu de par sa plus grande prévalence (0,3 %). Les dorsalgies peuvent être révélatrices. Des réveils nocturnes, une raideur matinale, d'autres rachialgies ou enthésites (talon, bassin) inflammatoires, un contexte familial, des signes associés (diarrhée, inflammation oculaire, psoriasis) devront faire évoquer le diagnostic, avec l'aide du terrain HLA-B27 et la mise en évidence d'une sacro-iliite ou d'une enthésite ;
- une spondylodiscite infectieuse (dorsalgies et fièvre) ;
- une fracture vertébrale ostéoporotique (radiographie et contexte de fragilité osseuse) ;
- une tumeur maligne (métastase, myélome, tumeur primitive) ;
- une tumeur primitive osseuse bénigne (ostéoblastome, angiome vertébral, ostéome ostéoïde) ;
- une maladie de Paget (atteinte radiologique caractéristique) ;
- une tumeur intrarachidienne (neurinome, épendymome, méningiome) ;
- une pathologie d'origine viscérale (surtout si la mobilisation du rachis dorsal ne reproduit pas les douleurs) :
  - cardiovasculaire : insuffisance coronarienne (angor, infarctus du myocarde), péricardite, anévrisme ou dissection de l'aorte thoracique,
  - pleuropulmonaire : cancer bronchique, pleurésie infectieuse ou tumorale (mésothéliome, cancer bronchique), tumeur médiastinale,
  - digestive : ulcère gastrique ou duodénal, affection hépatobiliaire, œsophagite, pancréatite ou gastrite, cancer de l'estomac, de l'œsophage, du pancréas.

2. Dorsalgies mécaniques

a. Scoliose

Elle est souvent asymptomatique, évolutive pendant la croissance, maximale à l'adolescence, et justifiant alors une surveillance attentive. Des lésions dégénératives peuvent devenir symptomatiques (interapophysaires ou costovertébrales) avec le vieillissement.

b. Maladie de Scheuermann

C'est une épiphysite de croissance à l'adolescence, altérant les plateaux vertébraux (irrégularités, hernies intraspongieuses), souvent asymptomatique. Elle peut faire le lit de dégénérescences discales ultérieures. La cyphose sénile dite de « Schmorl » est en rapport avec une maladie de Scheuermann qui se complique avec le vieillissement d'une arthrose vertébrale antérieure, aggravant la cyphose dorsale. Mais elle n'est que rarement symptomatique.

c. Hernie discale

Elle est rare au niveau dorsal, parfois post-traumatique, pouvant se manifester par un syndrome lésionnel (douleur en hémi-ceinture) et sous-lésionnel (*cf.* chapitre 2). Elle peut être également asymptomatique.

d. Arthrose costovertébrale

Elle est favorisée par les troubles de la statique vertébrale (scoliose). Elle est de diagnostic difficile, souvent asymptomatique également.

e. Arthrose des zygapophyses

Elle est également favorisée par les troubles de la statique vertébrale et avec une imputabilité clinique difficile à déterminer.

Toute la difficulté est de ne pas méconnaître une dorsalgie d'origine secondaire à une affection plus générale, ou d'origine tumorale ou infectieuse, ou en rapport avec une pathologie plus à distance, et en même temps de ne pas tomber dans la facilité d'un diagnostic mécanique qui reste en fait le plus souvent asymptomatique. L'imagerie est à la fois un support très important à demander au moindre signe associé, et à la fois source d'erreurs en montrant de nombreuses images anormales sans nous permettre d'y associer formellement une douleur ou non.

Certains parleront de dorsalgies « fonctionnelles » devant un bilan négatif. Les dorsalgies ne sont pas comme les lombalgies ou les cervicalgies une localisation caractéristique de ce type de manifestation, et il ne faut pas hésiter à faire appel à divers spécialistes pour compléter le bilan étiologique organique.

D. Traitement

Les causes viscérales ou les dorsalgies secondaires font l'objet de traitements spécifiques à chacune d'entre elles.

Les dorsalgies mécaniques peuvent faire l'objet de traitements symptomatiques et de kinésithérapie. Des infiltrations ciblées sont à peser avec prudence compte tenu des risques liés à ce type de geste au niveau dorsal.

III. Lombalgies

On appelle lombalgies « communes » des douleurs du rachis lombaire en rapport avec des lésions mécaniques discovertébrales dégénératives. On les distingue des lombalgies symptomatiques secondaires, révélatrices d'affections plus rares méritant d'être reconnues précocement car potentiellement graves.

A. Lombalgies « communes » d'origine dégénérative discovertébrale (le drapeau est au vert)

Les lombalgies peuvent être aiguës, c'est-à-dire récentes, ou chroniques, de durée supérieure à 3 mois, avec entre les deux (plusieurs semaines) le terme de subaigu qui peut être utilisé.

Leur prévalence clinique est aux alentours de 70 %, avec un pic vers les âges de 50 à 65 ans, ce qui en fait l'affection la plus invalidante au monde (et dans tous les pays du monde) en termes de nombre de jours de douleurs, de handicap ou d'arrêt de travail. Les récidives sont fréquentes (environ 20 %). Leur coût est majeur pour les sociétés, surtout les formes chroniques (ces 10 % représentant 80 % des coûts).

1. Interrogatoire

Il précise :

- les circonstances de survenue, après un effort, une activité sportive, une activité professionnelle, un traumatisme, une posture ou une mauvaise position, mais les douleurs surviennent parfois sans cause retrouvée ;

- le siège principal de la douleur : douleur lombaire basse, le plus souvent lombofessière ;
- les irradiations douloureuses : région sacrée, épines iliaques postérosupérieures, face postérieure de la cuisse, plus rarement fosse iliaque, région hypogastrique, pli inguinal ;
- le rythme de la douleur « mécanique » : diurne, augmentant avec l'activité ou le port de charges, les efforts, la station debout ou assise prolongée, soulagée par le repos et le décubitus. Toutefois, en période aiguë ou subaiguë, les douleurs peuvent prendre des caractéristiques dites « inflammatoires » : nocturne, réveil matinal prématuré, dérouillage matinal (en général < 1/2 h) ;
- le caractère impulsif à la toux ou à la défécation (orientant vers une origine discale) ;
- l'évolution des douleurs : leur mode évolutif, qui peut être émaillé d'épisodes aigus sur un fond douloureux chronique. Une évolution se faisant vers une aggravation progressive, résistant au traitement médical, peut être inquiétante ;
- les antécédents lombalgiques : des épisodes antérieurs semblables, d'évolution favorable, pourront être rassurants ;
- l'absence de signes généraux ou de contexte particulier.

On identifie les **facteurs de risque** : activité sportive, de loisir ou professionnelle, à type de traumatismes ou microtraumatismes répétés, directs ou indirects, ou de postures prolongées ; sédentarité et surpoids ; troubles de la statique rachidienne ; tabagisme ; génétique (antécédents familiaux).

2. Examen clinique

Le malade est debout, examiné de profil et de dos :

- recherche d'un trouble de la statique rachidienne, dans le plan sagittal (hyperlordose lombaire) et frontal : scoliose ancienne (souple avec gibbosité en antéflexion), attitude scoliotique du fait d'un déséquilibre lombopelvien ancien (souple et disparaissant en antéflexion), attitude antalgique en rapport avec le lumbago du fait de contractures musculaires paravertébrales (raideur importante avec attitude fixée en latéroflexion) ;
- points douloureux à la palpation rachidienne, interépineux ou paravertébraux, diffus ou focaux et de valeur localisatrice ;
- étude des mobilités du rachis lombaire (antéflexion et extension, latéroflexions, rotations), avec souvent raideur dans le lumbago et mobilités subnormales dans la chronicité ;
- recherche d'un syndrome cellulomyalgique, avec des paresthésies ou hyperesthésies au palper et rouler de la peau en regard des zones douloureuses (orientant vers les zygapophyses).

On recherche des douleurs sacro-iliaques, des hanches et des fessiers dans le cadre du diagnostic différentiel.

L'examen neurologique élimine une radiculalgie ou une atteinte de la queue de cheval (*cf.* chapitre 2).

L'examen général est réalisé en fonction des signes associés autres et du contexte.

3. Imagerie

- Au terme de l'examen clinique, aucun examen complémentaire ne doit être systématiquement demandé s'il n'y a pas d'orientation clinique précise le justifiant. Devant un simple lumbago, ou une récidive de lombalgies connues et déjà explorées, sans aucun drapeau rouge, **il n'y a pas lieu de réaliser d'imagerie**. Les radiographies seront réalisées devant des drapeaux rouges ou devant des douleurs rebelles au traitement symptomatique ou évoluant vers l'aggravation.
- On commence par des radiographies standard, du rachis lombaire face et profil debout, et du bassin de face debout (sans les chaussures). On analyse la statique rachidienne (lordose), la dégénérescence discale (parfois discret rétrolisthésis) (fig. 3.2), l'arthrose des zygapophyses, les anomalies morphologiques congénitales (de charnière) ou acquises

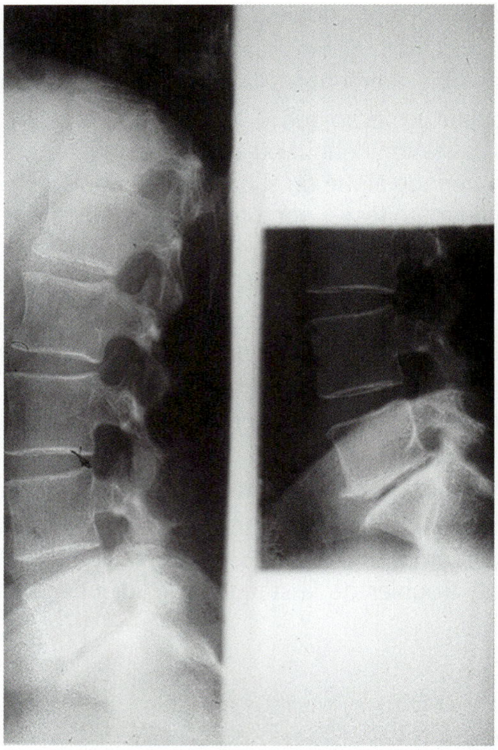

Fig. 3.2. **Discopathie L5-S1 à la radiographie standard.**

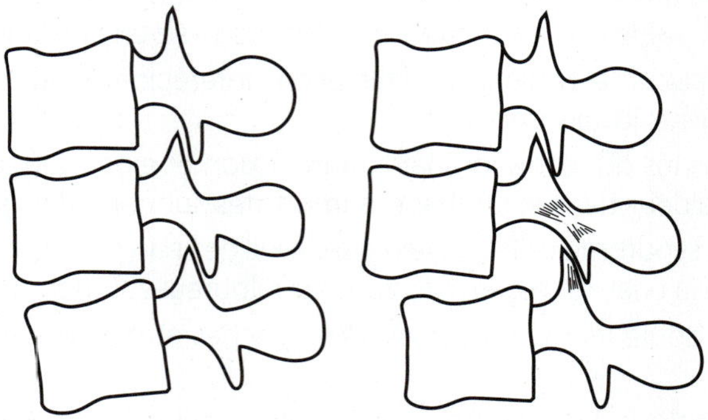

Fig. 3.3. **Rachis lombaire normal et pseudo-spondylolisthésis par arthrose interapophysaire postérieure.**

(antélisthésis, soit par spondylolyse microtraumatique, soit par arthrose des zygapophyses devenues instables) (fig. 3.3).

- Des clichés dynamiques (en flexion et extension de profil) sont utiles s'il y a des antécédents traumatiques ou si l'on suspecte une instabilité discovertébrale.
- Il n'y a pas lieu de renouveler ces clichés standard en l'absence d'élément nouveau.
- Il n'y a **aucun parallélisme radios standard-clinique** : des rachis « épouvantablement » dégénératifs peuvent être « parfaitement » asymptomatiques.
- L'IRM n'est utile que devant des **drapeaux rouges**. Elle peut montrer des signes d'hypersignal discovertébral (classification Modic 1), seul signe d'imagerie corrélé aux douleurs.

4. Tableaux cliniques en fonction de l'origine des lombalgies

La douleur d'origine discale est multifactorielle : fissure ou arrachement de l'*annulus fibrosus*, dégénérescence du *nucleus pulposus*, protrusion saillant en arrière sur une zone richement innervée. Le tableau peut être aigu (typiquement le lumbago) ou chronique.

a. Origine discale

On est orienté vers une origine discale devant les éléments suivants :

- âge 20–60 ans ;
- facteur déclenchant immédiat lors d'un effort ou traumatisme ;
- antécédents similaires rapidement favorables ;
- lombalgie médiane, mécanique, impulsive ;
- contracture musculaire avec attitude antalgique.

La principale complication est une radiculalgie dans le membre inférieur (sciatique le plus souvent), et la gravité une très rare compression de la queue de cheval (*cf.* chapitre 2).

b. Origine arthrosique

L'origine dégénérative est suspectée chez les patients les plus âgés, associant à des degrés divers discarthrose et arthrose des zygapophyses, dont la part respective imputable aux douleurs est souvent difficile à déterminer. Le tableau est plus torpide, parfois émaillé d'épisodes plus aigus, souvent sans raideur rachidienne majeure.

On est orienté vers une origine arthrosique devant les éléments suivants :

- âge > 50 ans ;
- lombalgie médiane ou unilatérale, de caractéristique mécanique pas toujours caractéristique ;
- douleur favorisée par l'hyperextension et le procubitus, et surtout améliorée par l'antéflexion ;
- douleurs référées à distance, sans trajet précis : fesses-cuisses-épines iliaques ;
- hyperesthésie de ces zones douloureuses au « palper-rouler » ;
- présence de facteurs favorisants : hyperlordose et surpoids avec sangle musculaire abdominopelvienne déficiente (syndrome trophostatique), scoliose, dysplasies et instabilités discovertébrales.

Le risque est beaucoup plus rarement une radiculalgie, et la complication principale un canal rachidien rétréci avec une claudication d'origine radiculaire.

5. Pronostic

Il est favorable, passé les premiers jours pour un lumbago, mais pouvant durer plusieurs semaines ou mois dans les formes subaiguës ou chroniques.

B. Drapeaux jaunes

Le contexte biopsychosocial peut influencer le passage vers cette chronicité et décrit sous la forme de drapeaux jaunes :

- dépression ;
- détresse affective ;
- anxiété ;
- peur de la douleur et du traumatisme ;
- catastrophisme ;
- fausses croyances quant à l'évolution ;
- fausses informations ;

- arrêts de travail prolongés, recherche de bénéfices secondaires;
- conflit professionnel;
- conflit familial.

C. Drapeaux noirs

Des facteurs professionnels sont associés à cette chronicité et décrits sous la forme de drapeaux jaunes :

- insatisfaction au travail;
- conflits et litiges avec une assurance, la Sécurité sociale, un expert;
- excès de sollicitude (famille, médecins);
- conditions de travail difficiles sans opportunité de changement;
- type d'activité professionnelle.

Les patients peuvent avoir le sentiment que le travail est responsable de traumatismes, avec ou non des problèmes relationnels avec les chefs et les collègues, et ce peut être un harcèlement, un « burn-out ».

1. Traitement

a. Formes aiguës

- Le traitement est d'abord symptomatique, avec, dans les formes aiguës, des antalgiques à posologie et force suffisantes, un AINS ⚠.
- Les décontracturants ne sont pas validés.
- **Les corticoïdes sont inefficaces** ⚠.
- Le port d'un corset lombaire antalgique peut être envisagé, sans autre immobilisation stricte que celle imposée par les douleurs.

b. Formes chroniques

- Dans la chronicité, le traitement symptomatique est moins efficace, associant des antalgiques (niveau 1 ou 2, mais pas 3), un AINS lors de poussées douloureuses.
- Des psychotropes peuvent être associés en cas de drapeau noir.
- Mais la place la plus importante est celle de la **rééducation** : outre les méthodes antalgiques (massage, chaleur), un travail de proprioception, de renforcement des muscles spinaux et abdominopelviens, de postures, de tractions douces. On pourra insister dans les formes chroniques ou récidivantes sur l'auto-rééducation, à poursuivre sur le long cours, et l'éducation thérapeutique, avec des prises en charge multidisciplinaires associant des séances d'éducation et de conseils, des exercices physiques intensifs et une prise en charge psychologique.

c. Autres prises en charge thérapeutiques

- La **prévention** peut faire l'objet d'étude en milieu professionnel, avec la recherche de mesures adaptées avec le médecin du travail (ergonomie).
- Des manipulations peuvent faire céder une contracture musculaire rebelle.
- La correction d'un trouble statique peut être indiquée (inégalité de longueur de membre si > 2 cm).
- Le port d'un corset en coutil, plus ou moins renforcé, peut être d'une certaine aide en cas de travail de force.
- Les cures thermales peuvent éventuellement être proposées dans des cas de polyarthrose invalidante.

- La perte de poids associée au travail de renforcement musculaire est utile en cas de syndrome trophostatique.
- Des infiltrations cortisoniques peuvent être proposées, au niveau des zygapophyses, sous contrôle radioscopique ou échographique, en poussée inflammatoire arthrosique, ce qui est difficile à évaluer, et de ce fait sans preuve formelle de leur efficacité. De même, la thermocoagulation, permettant de détruire l'innervation des zygapophyses grâce une sonde thermique introduite par voie percutanée sous contrôle radioscopique, donne des résultats inconstants et discutés. Des infiltrations cortisoniques intradiscales ont été proposées avec un certain résultat lors des atteintes inflammatoires de type Modic 1 en IRM.
- L'indication chirurgicale dans les lombalgies reste exceptionnelle ⚠, limitée à des cas avérés d'instabilité discovertébrale. Elle peut proposer une arthrodèse voire une prothèse discale, après concertation multidisciplinaire.

D. Lombalgies secondaires d'origine non dégénérative

1. Présentation

Bien que rares (< 1 %), elles sont potentiellement graves, et il faut y penser systématiquement. On est alerté par le début insidieux et l'évolution progressivement croissante :

- le rythme inflammatoire insomniant ;
- le caractère rebelle aux traitements symptomatiques et l'intensité des douleurs ;
- les localisations multiples ou atypiques ;
- le contexte et les antécédents (tumoraux et infectieux notamment).

2. Drapeaux rouges

On en déduit les drapeaux rouges, qui sont des signes d'alarme à rechercher systématiquement :

- origine ou contexte infectieux ;
- origine ou contexte inflammatoire rhumatismal ;
- origine ou contexte néoplasique ;
- symptomatologie à type de :
  - fièvre, fatigue générale, sudations nocturnes, perte de poids,
  - adénopathies,
  - douleurs nocturnes inflammatoires, de repos,
  - immunosuppression, corticothérapie, toxicomanie.

3. Examens complémentaires

Après des radiographies standards, c'est alors l'IRM qui s'imposera. Même si elle ne retrouvera fréquemment que des lésions mécaniques avec des présentations parfois atypiques, il ne faut pas passer à côté d'une de ces étiologies graves.

Un bilan biologique (VS, CRP, électrophorèse des protides, calcémie) est justifié. Une scintigraphie osseuse est à discuter en cas de douleurs diffuses.

4. Étiologies

Les principales étiologies des lombalgies secondaires à des pathologies non mécaniques sont les suivantes.

a. Vertébrales tumorales

- Essentiellement secondaires : métastases (surtout lytiques, parfois condensantes) et localisations myélomateuses ou d'une hémopathie. La radiographie peut suffire à affirmer le diagnostic de tumeur (lyse, parfois condensation), mais l'IRM est beaucoup plus sensible d'une part, et elle montrera d'éventuelles complications d'autre part (épidurite avec risque neurologique). Une biopsie dirigée (scanner, échographie) pourra être utile si le diagnostic de l'origine de la tumeur n'est pas certain.
- Les tumeurs vertébrales primitives bénignes sont rares et se voient surtout chez l'enfant et l'adulte jeune : ostéoblastome, tumeur à cellules géantes, kyste anévrismal, ostéome ostéoïde, granulome éosinophile, sauf pour l'angiome vertébral, qui est fréquemment retrouvé en IRM, souvent avec une dégénérescence graisseuse associée et rassurante, et avec très rarement des formes symptomatiques et évolutives.
- Les tumeurs vertébrales primitives malignes restent rares : chordome, plasmocytome, ou divers sarcomes. La biopsie dirigée sera indispensable.

b. Tumeurs intrarachidiennes

Elles sont rares, et dominées par le neurinome et le méningiome, qui sont bénins, mais il existe de rares tumeurs malignes graves, type astrocytome ou épendymome. La biopsie à visée diagnostique sera chirurgicale.

c. Étiologies infectieuses

Spondylodiscite, ou plus rarement spondylite, avec un diagnostic bactériologique indispensable.

d. Affections inflammatoires du rachis

- La spondyloarthrite est à évoquer en premier lieu de par sa plus grande prévalence (0,3 %). Les lombalgies sont associées à des fessalgies (sacro-iliite) de caractéristique typiquement inflammatoire : réveils nocturnes, raideur matinale. On recherche des enthésites (talons, bassin, rachis), des signes associés (diarrhée, uvéite, psoriasis), le terrain HLA-B27 et un contexte familial.
- Chondrocalcinose et rhumatisme à apatite peuvent être responsables de calcifications discales, rarement symptomatiques.

e. Fractures vertébrales

Elles peuvent être spontanées ou après un traumatisme modéré, et en rapport avec une ostéopathie déminéralisante, essentiellement l'ostéoporose.

f. Douleurs lombaires référées

Elles peuvent être d'origine abdominopelvienne ou rétropéritonéale, très trompeuses et de diagnostic difficile. Ce peut être :

- un anévrisme de l'aorte abdominale (tableau douloureux chronique, ou aigu lorsque fissuraire) ;
- une pathologie des voies urinaires (lithiase, hydronéphrose, tumeur) ;
- une tumeur digestive (gastrique, rectocolique ou pancréatique) ;
- une pancréatite chronique ;
- une tumeur pelvienne ;
- des adénopathies ou une fibrose rétropéritonéales.

Points clés

- Les rachialgies mécaniques représentent de très loin de par le monde la première cause de handicap douloureux et fonctionnel, d'invalidité professionnelle, avec des coûts et des conséquences personnelles et sociales majeures.
- La question essentielle devant toute rachialgie est de ne pas rentrer dans la facilité du diagnostic d'une douleur d'origine mécanique, tellement fréquente, sans prendre le temps d'éliminer une étiologie secondaire, rare mais souvent grave. L'IRM, après des radiographies standard, est alors l'examen de choix, devant des signes d'alerte, les drapeaux rouges, que l'on doit absolument connaître et rechercher.
- L'arthrose, discovertébrale et/ou des zygapophyses, est la principale étiologie des cervicalgies, extrêmement banale, et d'évolution clinique le plus souvent favorable. La hernie discale est plus rare chez des patients plus jeunes aux antécédents traumatiques. Il n'y a pas d'indication chirurgicale en dehors des complications radiculaires rebelles ou avec complications neurologiques.
- Toute dorsalgie doit faire rechercher attentivement une cause viscérale avec des douleurs projetées ou l'existence d'une affection rachidienne non mécanique.
- Les formes cliniques des lombalgies communes sont : le lumbago, ou lombalgie aiguë, les lombalgies chroniques dont l'origine articulaire postérieure ou discarthrosique est souvent difficile à dissocier car associées.
- Un lumbago typique ne justifie aucune exploration complémentaire en l'absence de drapeau rouge.
- L'arthrose rachidienne et les discopathies sont extrêmement fréquentes sur les examens d'imagerie, mais le plus souvent asymptomatiques, et sans aucun parallélisme radioclinique, en dehors des lésions discovertébrales mécaniques en poussée inflammatoire, dites de type Modic 1 en IRM.
- Il faut rapidement dépister les facteurs de chronicisation lorsqu'une lombalgie perdure plusieurs semaines (contexte biopsychosocial et professionnel, drapeaux jaunes et noirs), car sa prise en charge devient complexe et difficile lorsque sa durée d'évolution dépasse les 6 mois.
- Le traitement des rachialgies communes reste encore le plus souvent symptomatique et kinésithérapique, avec une rééducation axée sur la prévention des récidives et des complications.

Notions indispensables et inacceptables

Notions indispensables

- C'est un problème de santé publique majeur dans toutes les populations du monde entier, et la première cause de handicap douloureux et fonctionnel.
- Drapeaux verts, drapeaux rouges, drapeaux jaunes et noirs : ce n'est pas la mer à boire, mais des notions indispensables à savoir.
- La difficile approche diagnostique à la recherche du mécanisme à l'origine de la rachialgie est souvent gagnante.
- Il n'y a pas de parallélisme radioclinique.
- Le traitement nécessite de toute façon une approche rééducative.

Notions inacceptables

- La facilité : sous prétexte qu'une rachialgie est dans la très grande majorité des cas mécanique, rentrer dans la facilité de ce diagnostic sans analyse plus fine de chaque cas particulier.
- Baisser les bras : sous prétexte que l'on n'a pas toujours les options thérapeutiques radicales ou curatives, laisser le champ libre aux approches paramédicales souvent plus commerciales que scientifiques.
- À l'inverse, utiliser des techniques algologiques lourdes et invasives peut être plus iatrogène que bénéfique, surtout lorsque l'on sait que la majorité des formes chroniques sont associées à des problèmes sociaux et psychologiques.
- L'imagerie trop facile (et coûteuse) : elle ne doit être demandée que pour rechercher un diagnostic différentiel, et non pour objectiver des anomalies dégénératives présentes de toute façon dans l'immense majorité de la population, même asymptomatique.

Réflexes transversalité

- La prise en charge est multidisciplinaire avec un important binôme médecin et rééducateur, et l'aide de professions paramédicales impliquées : kinésithérapeute, nutritionniste, psychologue, médecin du travail.

4

Item 93 – UE 4 – Radiculalgie et syndrome canalaire

Objectifs pédagogiques

Nationaux

- Savoir diagnostiquer une radiculalgie et un syndrome canalaire.
- Identifier les situations d'urgence et planifier leur prise en charge.
- Argumenter l'attitude thérapeutique et planifier le suivi du patient.

COFER

- Connaître la sémiologie (en particulier topographie) des principales atteintes radiculaires du membre supérieur et du membre inférieur (névralgie cervicobrachiale et cruralgie, sciatique L5 et S1) et canalaire (canal carpien), en connaître les signes de gravité.
- Savoir différencier une atteinte radiculaire, d'une atteinte plexique, d'une autre neuropathie dont les syndromes canalaires.
- Savoir distinguer par la clinique et planifier la stratégie d'exploration paraclinique d'une radiculalgie (savoir interpréter les résultats des examens complémentaires) pour distinguer une radiculalgie commune d'une radiculalgie symptomatique.
- Connaître les signes cliniques et électromyographiques et le traitement d'un syndrome du canal carpien.
- Connaître l'étiologie d'une radiculalgie ou d'un syndrome canalaire.
- Savoir traiter une radiculalgie secondaire à une discopathie à court et à long terme.

I. Atteintes radiculaires des membres inférieurs

A. Lomboradiculalgies communes

Une lomboradiculalgie est une douleur partant de la région lombaire ou lombofessière et irradiant au membre inférieur (voire aux deux) selon une topographie métamérique, en rapport avec une atteinte du nerf crural (racines L3 ou L4) ou du nerf sciatique (racines L5 ou S1) (tableau 4.1).

Comme pour les lombalgies, le terme de lomboradiculalgie « commune » ou « non spécifique » s'applique pour les pathologies mécaniques fréquentes (discopathies, arthrose, rétrécissement canalaire) et s'oppose à celui de lomboradiculalgie « symptomatique » en relation avec des affections inflammatoires, infectieuses, tumorales.

© 2018, Elsevier Masson SAS. Tous droits réservés

Tableau 4.1. **Topographie des lomboradiculalgies.**

Racine	Territoire sensitif	Réflexe tendineux	Déficit moteur	Mouvement
L2	– Face interne cuisse		Psoas	Flexion hanche
L3	– Face antérieure cuisse – Genou	Rotulien	Psoas Quadriceps	Flexion hanche Extension genou
L4	– Face antéro-externe cuisse – Bord antérieur jambe	Rotulien	Quadriceps Jambier antérieur	Extension genou Dorsiflexion pied
L5	– Face postéro-externe cuisse – Face postéro-externe jambe – Bracelet cheville, dos pied, 1er orteil		RGO, RCO Péroniers latéraux Moyen fessier	Dorsiflexion orteils Éversion pied Abduction hanche
S1	– Face postérieure cuisse et jambe – Talon – Plante, bord externe pied, 5e orteil	Achilléen	Triceps Ischiojambiers	Flexion plantaire pied Flexion genou

RGO : releveur propre du gros orteil ; RCO : releveur commun des orteils.

1. Lombosciatiques

Les lombosciatiques sont les plus fréquentes des lomboradiculalgies, et sont à l'origine d'une douleur de la face postérieure ou latérale du membre inférieur. Dans le cadre des lomboradiculalgies communes, l'origine discale – hernie discale – est la plus fréquente chez les sujets jeunes (20–40 ans) tandis que l'origine arthrosique est plus fréquente au-delà de 45 ans.

Les deux questions essentielles sont :

- Y a-t-il des signes de gravité nécessitant un avis chirurgical en urgence, et donc une prise en charge hospitalière en milieu médicochirurgical ?
- Est-ce bien une lombosciatique commune ou y a-t-il des éléments atypiques faisant évoquer une lombosciatique symptomatique ⚠ ?

a. Interrogatoire

Le *siège* et le *trajet* de la douleur (ou des paresthésies qui ont la même valeur localisatrice si le trajet douloureux est tronqué) :

- l'irradiation s'accompagne-t-elle de lombalgies ?
- est-elle unilatérale ou bilatérale ?
- a-t-elle un trajet précis ? qui peut être :
  - L5 : fesse, postéro-externe de cuisse, externe du genou, externe ou antéro-externe de jambe, malléole externe ou gouttière prémalléolaire, dos du pied, gros orteil ou deux ou trois premiers orteils ;
  - S1 : fesse, postérieure de cuisse, creux poplité, postérieure de jambe (mollet), tendon d'Achille ou rétromalléolaire externe, talon, plante ou bord externe du pied jusqu'au cinquième orteil.

Parfois la topographie est plus étendue touchant plusieurs territoires : L5 et S1, voire L4 ou des dernières racines sacrées.

Les signes de gravité sont :

- le caractère hyperalgique, c'est-à-dire résistant à des doses usuelles de dérivés morphiniques (Moscontin® ou Skenan® > 30 mg × 2/j) ;
- un déficit moteur, coté à 3 ou moins (tableau 4.2) ;
- des troubles génitosphinctériens : mictions impérieuses ou incontinence urinaire, incontinence anale, dysurie, perte des érections matinales, anesthésie en selle au pic-touche, évocateurs d'un syndrome de la queue de cheval.

Tableau 4.2. Cotation de la force musculaire.

5	Mouvement contre résistance, force normale
4	Mouvement contre résistance, force diminuée
3	Mouvement contre la pesanteur, pas de mouvement contre résistance
2	Contraction et mouvement après annulation de la pesanteur
1	Contraction palpable sans mouvement
0	Absence de contraction

Le *rythme de la douleur* est le plus souvent mécanique dans les pathologies communes, c'est-à-dire principalement le jour, augmentant avec l'activité et s'améliorant au repos. Elles peuvent parfois être inflammatoires, c'est-à-dire nocturne réveillant le sujet la nuit, associées à un dérouillage matinal prolongé ; les douleurs inflammatoires sont plus évocatrices de lombosciatique symptomatique.

Mode de début : brutalement, après un effort pour la lombosciatique commune. Les douleurs insidieuses, progressives et survenues sans facteur déclenchant sont plus en faveur d'une origine symptomatique.

Mode d'évolution : pour les lombosciatiques communes d'emblée maximales, les douleurs tendent à s'atténuer. Les douleurs s'aggravant progressivement sont plus inquiétantes.

Antécédents lombalgiques : épisodes douloureux lombaires, régressifs, peu invalidants pour la lombosciatique commune.

Comme dans toute douleur, la douleur sera quantifiée sur une échelle visuelle analogique ou numérique, en séparant le cas échéant la douleur radiculaire (en général prédominante) de la douleur lombaire.

Ainsi, l'interrogatoire oriente vers une lombosciatique commune ou une lombosciatique symptomatique :

- lombosciatique commune : monoradiculaire (L5 ou S1), rythme mécanique, effort déclenchant, antécédents de douleur aiguë lombaire ;
- lombosciatique symptomatique : pluriradiculaire, rythme inflammatoire, d'intensité croissante, sans lombalgie associée, sans effort déclenchant, survenant chez un sujet âgé.

b. Examen physique

L'examen physique recherche les éléments suivants.

- L'existence d'une *attitude antalgique* : inflexion latérale irréductible du fait d'une contracture lombaire, évocatrice d'une hernie discale.
- Un signe de Lasègue : déclenchement de la douleur radiculaire (et non lombaire) en soulevant le membre inférieur en extension.
- Un déficit moteur par un *testing* analytique des muscles du métamère concerné (*cf.* tableau 4.1). De façon plus globale, la marche sur les talons testant les releveurs du pied (fibulaires) détectera un déficit L5, la marche sur les pointes testant le triceps sural identifiera un déficit S1. Ce déficit sera quantifié (*cf.* tableau 4.2) et permettra d'identifier une lombosciatique grave en cas de déficit moteur coté à 3 ou moins.
- Une atteinte sensitive superficielle au pic-touche (hypoesthésie ou dysesthésie) sans valeur autre que localisatrice, ou profonde, évocatrice d'une atteinte cordonale postérieure. L'atteinte sensitive ne fait pas partie des éléments de gravité d'une lomboradiculalgie.
- Une abolition du réflexe tendineux achiléen, évocateur d'atteinte S1.
- L'existence d'un syndrome de la queue de cheval : hypo- ou anesthésie en selle du côté symptomatique, perte du tonus du sphincter anal, dysurie ou rétention urinaire, incontinence urinaire ou fécale (*cf.* chapitre 2).

Il est important de noter qu'une lombosciatique n'engendre pas de boiterie.

Le tableau 4.3 résume les éléments d'orientation à rechercher devant une lomboradiculalgie.

Tableau 4.3. Les éléments d'orientation pour identifier le mécanisme pathogénique devant une lombosciatique.

Pathologie discale	Atteinte articulaire postérieure	Rétrécissement canalaire
Sujet jeune Mouvement déclenchant Horaire mécanique Douleur max en position assise Impulsivité à la toux Attitude antalgique Signe de la sonnette Signe de Lasègue Trajet monoradiculaire	Sujet plus âgé Horaire mécanique Douleur max en station debout statique Reproduction en extension/rotation	Sujet plus âgé Horaire mécanique Douleur max à la marche Périmètre de marche limité par la radiculalgie

c. Apprécier la gravité

Les lombosciatiques graves sont définies par l'un des trois éléments suivants ⚠ :

- caractère hyperalgique, résistant aux doses usuelles d'antalgiques de palier III (morphiniques : par ex Moscontin® ou Skenan® LP 30 mg × 2) ⚠ ;
- caractère paralysant : déficit moteur coté à 3 ou moins ⚠ ;
- syndrome de la queue de cheval : atteinte des racines sacrées, troubles sphinctériens, anesthésie en selle ⚠.

La présence d'un ou plus de ces éléments nécessite une prise en charge en milieu médicochirurgical en urgence ⚠.

d. Examens complémentaires

Une lombosciatique commune typique chez un adulte jeune ne nécessite initialement aucun examen complémentaire ⚠. Un bilan biologique standard, incluant la recherche d'un syndrome inflammatoire biologique, le compte plaquettaire et un bilan d'hémostase est nécessaire en cas de discussion d'infiltrations rachidiennes.

L'examen radiologique précoce n'est justifié qu'en cas de lombosciatique symptomatique, à évoquer chez un adolescent ou un sujet de plus de soixante-cinq ans, en cas d'antécédent d'infection, de tumeur, en cas de fièvre, de signes neurologiques déficitaires, de tableau clinique atypique. Ces examens d'imagerie seront prescrits au cours du suivi en cas de non-amélioration des douleurs, et de nécessité de traitements de type infiltration ou chirurgie.

Quand les demander ?

Pour une lombosciatique commune non compliquée, les examens d'imagerie en coupe (TDM, IRM) sont inutiles avant d'avoir tenté un traitement médical complet (soit plusieurs semaines, en général six à huit), lorsqu'un traitement chirurgical est envisagé.

On rappelle qu'une lombosciatique grave – hyperalgique, paralysante ou avec syndrome de la queue de cheval – justifie une prise en charge urgente en milieu médicochirurgical, au cours de laquelle une imagerie en coupe sera réalisée (TDM ou le plus souvent IRM d'emblée) afin de préciser le mécanisme lésionnel avant une éventuelle chirurgie.

Lequel (lesquels) demander ?

La TDM permet de bien visualiser les structures osseuses, ainsi que la hernie discale.

L'IRM est plus informative permettant la visualisation de toutes les structures – os, disques, racines – et est de plus en plus souvent privilégiée lorsqu'elle est accessible.

La saccoradiculographie n'est en revanche quasiment plus réalisée.

Qu'en attendre ?

- TDM : recherche de concordance avec la clinique, précise le type de la hernie (sous- ou extraligamentaire, migrée ou exclue) (fig. 4.1 à 4.3).
- IRM : exploration neurologique et ostéoarticulaire complète (fig. 4.4).

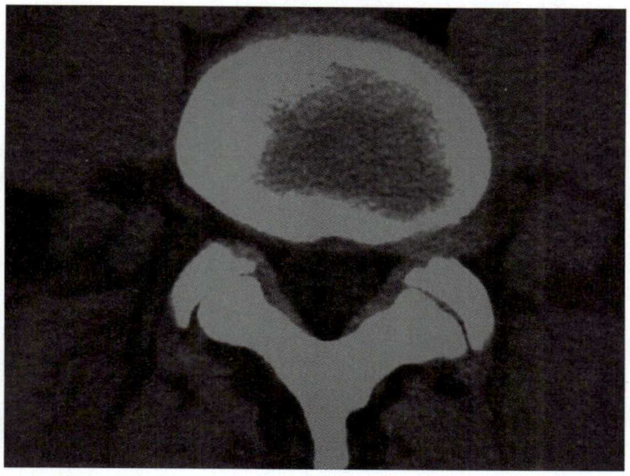

Fig. 4.1. Scanner. Hernie discale L4-L5 foraminale gauche.

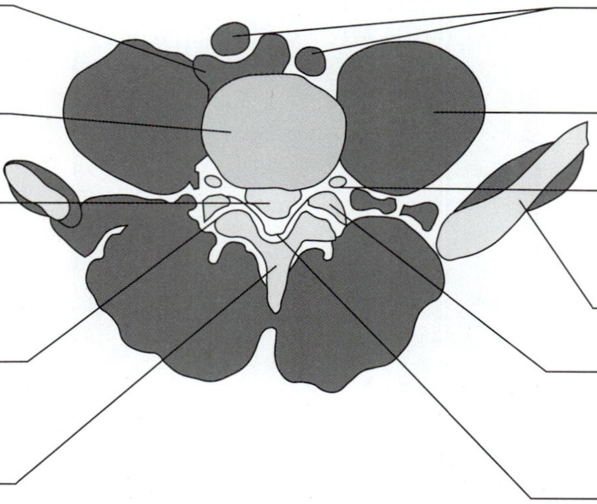

Fig. 4.2. Aspect scanographique du disque intervertébral L4-L5 et des structures adjacentes.

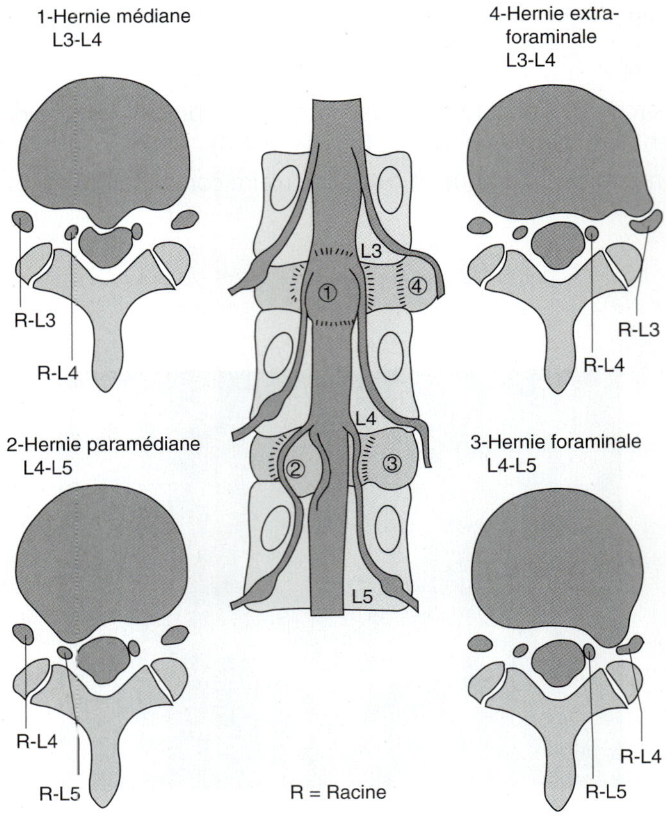

Fig. 4.3. Aspects scanographique et anatomique des principales formes de hernies discales.

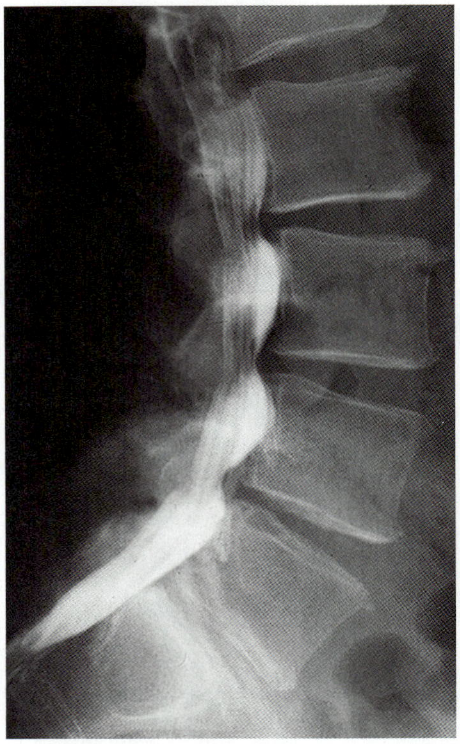

Fig. 4.4. Aspects IRM d'une hernie discale.

e. Traitement

La prise en charge englobe les éléments suivants.

Contexte

En dehors des lombosciatiques graves, la prise en charge peut se faire en ambulatoire.

Symptomatique

Il comprend les traitements antalgiques oraux : antalgiques de palier I ou II, anti-inflammatoires non stéroïdiens, voire décontracturants musculaires pendant quelques jours.

L'adaptation des activités en fonction de la douleur est nécessaire, et des mesures physiques peuvent y être associées telles que l'apposition de chaleur ou la prescription d'une ceinture lombaire.

Important : le repos au lit n'est pas un traitement de la lombosciatique commune.

Étiologique

En cas d'échec du traitement symptomatique, des infiltrations épidurales (injection de dérivés cortisoniques dans l'espace épidural) peuvent être proposées. Plusieurs voies d'injection sont possibles – interépineuses, interlamaires, hiatus sacrococcygien –, réalisables sans ou avec contrôle scopique.

En cas d'échec de ce traitement, une intervention chirurgicale sera proposée afin de résoudre le conflit discoradiculaire, avec une amélioration dans 70 à 90 % des cas (et un risque de douleur lombaire résiduelle).

Kinésithérapeutique

La kinésithérapie n'est utile qu'après régression de la douleur radiculaire. Son intérêt est majeur dans la prévention des récidives de lomboradiculalgies. Elle comprend :

- un renforcement musculaire des muscles érecteurs du rachis (abdominaux et dorsaux) ;
- un travail proprioceptif en délordose et autoagrandissement afin d'améliorer le positionnement rachidien ;
- l'apprentissage d'exercices d'autorééducation que le patient poursuivra à son domicile.

Socioprofessionnel

Des adaptations du poste de travail peuvent être nécessaires pour faciliter la reprise lorsqu'un arrêt de travail a été prescrit. Certaines lombosciatiques L5 ou S1 peuvent être prises en charge au terme d'une maladie professionnelle ⚠.

2. Particularités des lombocruralgies

Moins fréquente que la lombosciatique, la lombocruralgie affecte une des racines du nerf crural.

a. Topographie de la douleur (*cf.* tableau 4.1)

- L3 : partie supéro-externe de la fesse, région trochantérienne, face antérieure de la cuisse au tiers moyen, face interne de la cuisse au tiers inférieur et à la face interne du genou.
- L4 : partie moyenne de la fesse, face externe de la cuisse à sa partie moyenne, tiers inférieur de la face antérieure, face antérieure du genou, face antéro-interne de la jambe le long de la crête tibiale, pour se terminer parfois à la face antéro-interne du cou-de-pied et au bord interne du pied.

La douleur est souvent d'installation brutale, intense, avec des dysesthésies (brûlures, broiement) et une recrudescence nocturne peut être observée même dans les formes communes de lombocruralgie ⚠.

Signe de Léri (en place et lieu du signe de Lasègue)

Sur le patient en décubitus ventral, la douleur à la face antérieure de la cuisse est reproduite lors de la flexion du genou à 90° et de l'extension de la cuisse sur le bassin.

L'abolition (ou la diminution) du réflexe rotulien ne distingue pas une atteinte L4 ou L3. L'hypoesthésie superficielle à la face antérieure de la cuisse, un déficit du quadriceps sont fréquents. L'amyotrophie est fréquente, rapide. Le psoas (L3), le jambier antérieur (L4) peuvent être touchés.

b. Diagnostic différentiel

Toute douleur de la face antérieure de la cuisse n'est pas une cruralgie. Une affection ostéo-articulaire régionale (hanche, bassin, fémur), musculaire (hématome ou abcès du psoas) ou neurologique (méralgie paresthésique) doit être éliminée.

c. Examens complémentaires

Le terrain (sujet âgé), l'intensité de la douleur, la recrudescence nocturne, une altération de l'état général incitent à rechercher des signes biologiques d'inflammation.

La tomodensitométrie ou l'IRM sont plus souvent nécessaires en raison du caractère fréquemment nocturne de la douleur, et de la nécessité d'éliminer une forme symptomatique.

d. Cruralgies extrarachidiennes tronculaires

Diverses causes sont à rechercher :

- vasculaire : anévrisme de l'aorte ;
- musculaire : atteinte du psoas par un hématome, un abcès, un envahissement tumoral par contiguïté (tumeur digestive, gynécologique, rénale ou ganglionnaire) ;
- neurologique : neurinome, schwannome, névrite infectieuse (zona, Lyme, etc.).

3. Particularités du canal lombaire rétréci arthrosique

Les sténoses rachidiennes sont presque toujours acquises (spondylolisthésis arthrosique ou par lyse isthmique, prolifération ostéophytique, hypertrophie des ligaments jaunes, protrusion discale ou discopathies dégénératives), le rétrécissement étant étendu à plusieurs étages ou limité à un seul. Il se majore en lordose, donc en position debout, ce qui explique l'apparition des symptômes lors du redressement du tronc et à la marche. Le mécanisme de la douleur est principalement vasculaire, le rétrécissement engendrant une ischémie relative des racines par compression des artères radiculaires (d'où la douleur claudicante comme d'autres artériopathies).

a. Comment le reconnaître ?

Ce diagnostic est évoqué sur les éléments suivants :

- **type de douleur** : paresthésies ou douleurs des membres inférieurs, souvent bilatérales, de topographie pluriradiculaire, décrites comme des crampes, des sensations de striction des membres inférieurs. Des troubles neurologiques peuvent être décrits : hypoesthésie de topographie radiculaire, sensation de marcher dans du coton ou d'avoir la peau morte (trouble sensitif profond), fatigabilité des membres inférieurs, troubles génitosphinctériens avec incontinence mictionnelle ;

- **facteurs aggravant/améliorant la douleur** : la symptomatologie apparaît quasi constamment à la marche, s'aggravant progressivement jusqu'à imposer l'arrêt après une distance ou une durée stéréotypée. La position antéfléchie en avant permet de réduire les douleurs et de reprendre la marche jusqu'à un nouvel arrêt après la même distance ou durée de reprise. La douleur est améliorée par la marche en antéflexion par exemple lorsqu'on s'appuie sur un chariot dans un supermarché : cela correspond au « signe du caddie » ⚠. De la même façon, la pratique de la bicyclette est souvent indolore.

C'est la caractéristique d'une douleur claudicante, de topographie radiculaire ou pluriradiculaire dans un canal lombaire rétréci (à bien différencier des autres claudications : artérielle à l'origine de douleur des mollets, médullaire à l'origine d'une faiblesse proximale des membres inférieurs dans le cadre d'un syndrome pyramidal sous-lésionnel).

L'**examen neurologique** est assez pauvre (sauf à être pratiqué au décours immédiat d'une activité de marche) : les anomalies peuvent être limitées à une abolition d'un réflexe; la recherche de signes neurologiques après effort est systématique.

b. Comment le confirmer ?

Les radiographies du rachis lombaire ne montrent que des signes indirects : une réduction de la distance interlamaire, une brièveté des pédicules, une visualisation plus nette des interlignes articulaires postérieurs par sagitalisation de ces articulations (les interlignes, normalement orientés à 45°, tournent du fait du développement d'ostéophytes), un spondylolisthésis (qui peut se majorer ou se réduire sur des clichés en flexion et en extension).

La TDM et/ou l'IRM apprécient la forme du canal, qui passe d'ovale normalement à triangulaire ou en forme de T avec le développement d'une arthrose interapophysaire postérieure. Ces examens permettent de faire la part de la composante discale ou d'une ostéophytose dans la compression.

c. Traitement

Le traitement médical est celui de la lombosciatique commune.

Le traitement chirurgical comporte une libération des structures nerveuses et vasculaires par laminectomie et réalésage du canal rachidien. L'importance du geste est fonction du type anatomique et de l'étendue de la sténose. Une stabilisation par vis et plaques, associée à une greffe osseuse est parfois nécessaire sur les gestes extensifs.

B. Lomboradiculalgies symptomatiques

Ce sont les douleurs qui ne sont pas dues à une pathologie discale ou arthrosique mais sont la manifestation d'affections sévères.

1. Anamnèse et examen clinique

L'interrogatoire est le plus important, l'examen clinique étant souvent pauvre. Les caractéristiques cliniques (tableau 4.4) et les antécédents orientent le diagnostic.

2. Examens biologiques et radiographies

Lorsqu'une radiculalgie symptomatique est suspectée, il faut demander des radiographies standard (colonne lombaire face et profil et bassin face) et un bilan biologique (numération-formule sanguine, VS, CRP, électrophorèse des protides), et compléter par d'autres explorations en fonction de l'orientation diagnostique.

Tableau 4.4. Éléments cliniques orientant vers une radiculalgie symptomatique.

Pathologie suspectée	Anamnèse	Examen physique
Spondyloarthrite inflammatoire chronique	Homme, < 40 ans Antécédent familial de spondyloarthrite Antécédent de fessalgies à bascule, talagies, uvéite, psoriasis, diarrhée Horaire inflammatoire des douleurs Sensibilité aux AINS	Douleur sacro-iliaque Psoriasis cutané Atteinte des sacro-iliaques
Fracture vertébrale par ostéoporose ou autre ostéopathie fragilisante	Âge > 60 ans Antécédent d'ostéoporose Traitement par corticoïdes Autre facteur d'ostéopathie fragilisante	Accentuation de la cyphose dorsale, perte de taille
Métastase, lymphome	Âge > 50 ans Antécédent de cancer ostéophile (poumon, rein, prostate, thyroïde) Altération de l'état général Lombalgies à début progressif, sans facteur déclenchant, s'aggravant, de rythme non strictement mécanique	Prostate indurée Tumeur du sein Adénopathies
Spondylodiscite	Facteurs d'immunodépression (diabète, immunosuppresseur) Antécédents de geste sur le rachis (infiltration, chirurgie) Infection évolutive (dentaire, endocardite) Horaire inflammatoire des douleurs	Signes généraux (fièvre, frisson) Plaie ou abcès cutané Raideur rachidienne majeure Souffle cardiaque récent
Tumeur intrarachidienne (neurinome, schwannome)	Horaire inflammatoire des douleurs Douleurs nocturnes cédant à la mise en orthostatisme	Raideur multidirectionnelle Signes neurologiques sous-lésionnels
Méningoradiculites infectieuses (herpès, zona, VIH, Lyme)	Absence de facteur traumatique déclenchant, de syndrome rachidien Contexte infectieux, morsure de tique	Irradiation pluriradiculaire, déficit moteur ou sensitif étendu à d'autres territoires Lésions cutanées

Les radiographies peuvent montrer les signes suivants : sacro-iliite, syndesmophytes (spondyloarthrite) ; fractures vertébrales (ostéopathie) ; lyse vertébrale, « vertèbre borgne » ou fracture vertébrale asymétrique (métastases) ; pincement discal avec érosion des plateaux vertébraux (spondylodiscite).

D'autres explorations seront demandées en fonction des orientations : bilan phosphocalcique, scintigraphie, IRM, biopsie osseuse, prélèvements bactériologiques, typage HLA classe I (B27), voire une ponction lombaire.

C. Synthèse de la prise en charge pour lombosciatique

Une synthèse de la démarche diagnostique et thérapeutique devant une lombosciatique est résumée figure 4.5.

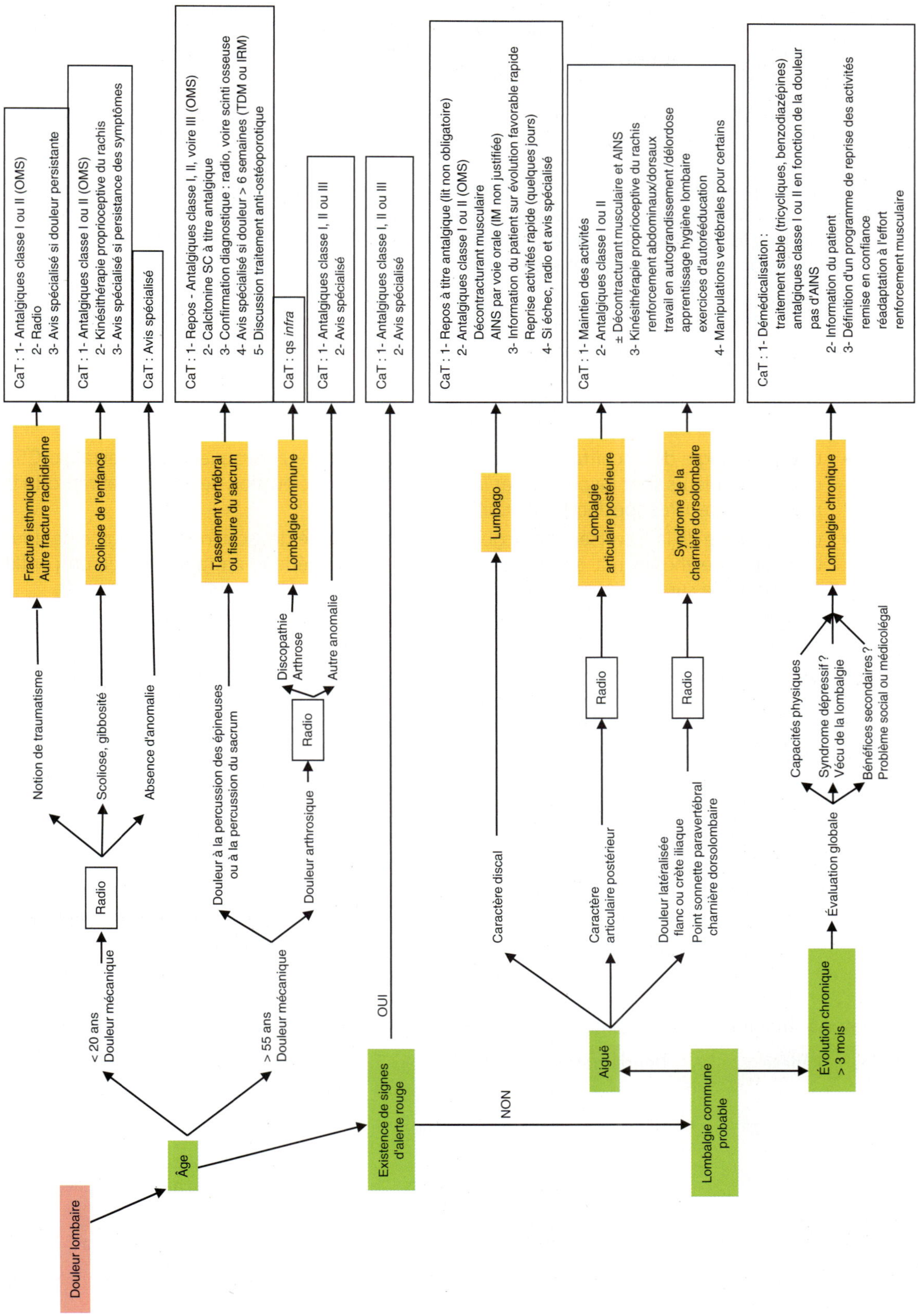

Fig. 4.5. Prise en charge de la douleur du rachis lombaire.

II. Névralgie cervicobrachiale

La névralgie cervicobrachiale est une douleur partant du cou et irradiant dans le membre supérieur selon un trajet radiculaire. Elle traduit la souffrance d'une racine nerveuse cervicale (5e, 6e, 7e, 8e cervicales ou 1re thoracique).

Comme pour les lombalgies et les lomboradiculalgies, on distingue les névralgies cervicobrachiales communes et les névralgies cervicobrachiales symptomatiques (inflammatoires, infectieuses, tumorales).

Parmi les névralgies cervicobrachiales communes, les névralgies d'origine arthrosique, surtout après quarante ans, correspondent à une compression par un élément disco-ostéophytique ; les névralgies cervicobrachiales d'origine discale, surtout chez le sujet jeune, traduisent une compression par un fragment discal.

A. Signes cliniques et diagnostic

Toute douleur du membre supérieur n'est pas une névralgie cervicobrachiale. Il faut éliminer :

- une pathologie de la coiffe des rotateurs (trajet douloureux évoquant une névralgie C5), dont les douleurs sont favorisées par les mouvements en élévation de l'épaule et reproduits par les manœuvres spécifiques de coiffe ;
- un syndrome de la traversée thoracobrachiale ou du défilé des scalènes, à l'origine de douleurs ou paresthésies mal systématisées du membre supérieur, en rapport avec un conflit neurologique sur le plexus brachial au niveau du défilé des scalènes ;
- un syndrome de Parsonage et Turner (trajet C5), douleur sans élément rachidien, en relation avec une névrite virale ;
- un syndrome de Pancoast-Tobias, associant une radiculalgie C8 et un syndrome de Claude Bernard-Horner (myosis – ptosis – énophtalmie), en lien avec une compression nerveuse au niveau du creux sus-claviculaire dans un contexte de lésion de l'apex pulmonaire ;
- une épicondylalgie ou syndrome du canal carpien, pouvant mimer une atteinte C6 tronquée.

Le diagnostic positif repose sur l'association d'un syndrome cervical et d'un trajet douloureux radiculaire (tableau 4.5). Le rachis cervical est examiné en décubitus, les mobilités sont étudiées en flexion, extension, rotations et inclinaisons latérales. L'examen montre une limitation, le plus souvent modérée et élective, des mobilités, rassurante ; beaucoup

Tableau 4.5. Diagnostic topographique d'une atteinte radiculaire du membre supérieur.

Racine	Réflexe	Déficit moteur	Territoire sensitif
C5	Bicipital	Abduction du bras, rotateurs de l'épaule	Moignon de l'épaule, face externe du bras
C6	Styloradial	Flexion du coude (long supinateur), supination, flexion du pouce	Face externe du membre supérieur jusqu'au pouce
C7	Tricipital	Extension du coude, poignet, doigts, pronation	Face postérieure du membre supérieur jusqu'aux 2e et 3e doigts
C8/D1	Cubitopronateur	Flexion et écartement des doigts	Face interne du membre supérieur jusqu'aux 4e et 5e doigts

plus inquiétante lorsqu'elle est importante et globale. Des douleurs et une infiltration cellulalgique (manœuvre du « pincé-roulé ») de la partie supérieure du dos sont fréquentes. L'**examen neurologique des membres supérieurs** permet de rechercher des signes déficitaires, moteurs, sensitifs ou réflexes précisant le territoire, de confirmer le caractère monoradiculaire. L'examen est complété par l'étude du thorax, du cou, des creux sus-claviculaires et axillaires. Un examen neurologique des membres inférieurs est nécessaire pour éliminer un syndrome sous-lésionnel.

B. Distinction névralgie cervicobrachiale commune/symptomatique

Ce sont les caractéristiques de la douleur, l'examen neurologique des membres supérieurs, l'examen du thorax, du cou, des creux sus-claviculaires et axillaires, des membres inférieurs.

Au moindre doute, il faut vérifier l'absence de signes d'inflammation biologique.

Les radiographies (face, profil, trois quarts) analysent les foramens (fig. 4.6).

L'IRM est l'examen de référence en cas de résistance au traitement médical ou de suspicion de névralgie cervicobrachiale symptomatique.

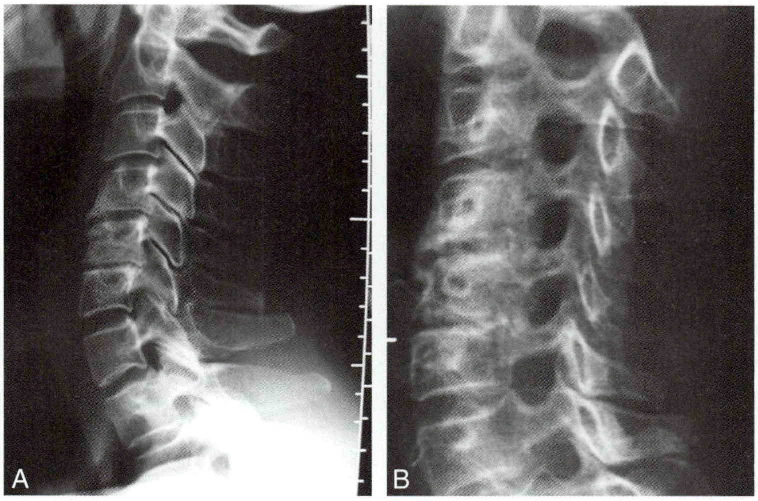

Fig. 4.6. Radiographies du rachis cervical de profil (A) et de trois quarts gauche (B). Uncodiscarthrose C4-C5 et C5-C6 rétrécissant les foramens.

C. Étiologie des névralgies cervicobrachiales symptomatiques

Il peut s'agir d'un traumatisme cervical (fractures, luxations), d'une spondylodiscite infectieuse, d'une tumeur maligne (métastase, myélome) ou bénigne (ostéome ostéoïde, kyste anévrismal), d'un syndrome de Pancoast-Tobias – névralgie cervicobrachiale C8 rebelle, syndrome de Claude Bernard-Horner (myosis, ptosis, énophtalmie), envahissement de l'apex pulmonaire –, d'une méningoradiculite (herpès, zona, Lyme) ou d'une affection neurologique (syringomyélie, neurinome).

D. Traitement de la névralgie cervicobrachiale commune

La prise en charge englobe les éléments suivants.

1. Contexte

En dehors des névralgies cervicobrachiales graves, la prise en charge peut se faire en ambulatoire.

2. Symptomatique

Il comprend les traitements antalgiques oraux : antalgiques de palier I ou II, anti-inflammatoires non stéroïdiens, voire décontracturants musculaires pendant quelques jours. Lorsque ce traitement est insuffisant, une courte corticothérapie orale peut être proposée : prednisone 0,5 à 1 mg/kg/j pendant 3 à 7 jours.

L'adaptation des activités en fonction de la douleur est nécessaire, et des mesures physiques peuvent y être associées telles que l'apposition de chaleur ou la prescription d'un collier cervical.

3. Étiologique

En cas d'échec du traitement symptomatique, les infiltrations de dérivés cortisoniques sont rarement pratiquées en raison des risques de complications neurologiques. Le recours à la chirurgie devient alors la meilleure option, avec une amélioration dans 70 à 90 % des cas.

4. Kinésithérapeutique

La kinésithérapie peut être utile d'emblée. Elle comprend :

- une physiothérapie antalgique (massage, application de chaleur) ;
- des tractions cervicales douces manuelles ou par un matériel de traction ;
- un renforcement musculaire des muscles paravertébraux ;
- l'apprentissage d'exercices d'autorééducation que le patient poursuivra à son domicile.

5. Socioprofessionnel

Des adaptations du poste de travail peuvent être nécessaires pour faciliter la reprise lorsqu'un arrêt de travail a été prescrit ⚠.

E. Synthèse des prises en charge pour névralgie cervico-brachiale

Une synthèse de la démarche diagnostique et thérapeutique devant une lombosciatique est résumée figure 4.7.

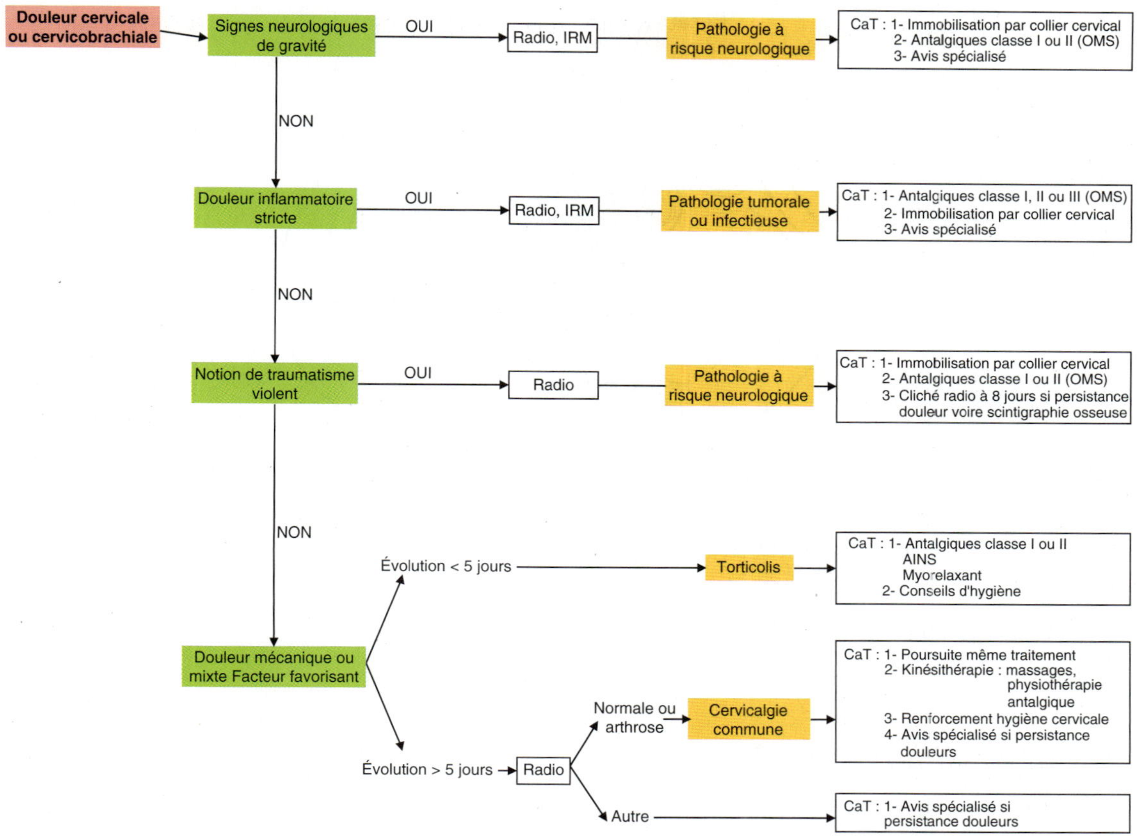

Fig. 4.7. **Prise en charge de la douleur du rachis cervical.**

III. Syndromes canalaires

Les syndromes canalaires correspondent aux manifestations neurologiques liées à l'irritation d'un nerf lorsqu'il traverse un défilé ostéo-ligamento-musculaire.

A. Syndrome du canal carpien

C'est la compression du nerf médian lors de sa traversée du canal carpien. Ce nerf mixte assure la sensibilité de la face palmaire des trois premiers doigts et de la moitié radiale de l'annulaire, de la face dorsale des deuxième et troisième phalanges de l'index, du majeur et de la moitié radiale de l'annulaire, la motricité des muscles de l'éminence thénar (court abducteur, faisceau superficiel du court fléchisseur et opposant du pouce) et des deux lombricaux externes (fig. 4.8). C'est le plus fréquent des syndromes canalaires (1 % de la population), survenant trois fois sur quatre chez la femme (post-ménopause, fin de grossesse) ; bilatéral dans 50 % des cas, il prédomine du côté dominant et est reconnu en tant que maladie professionnelle.

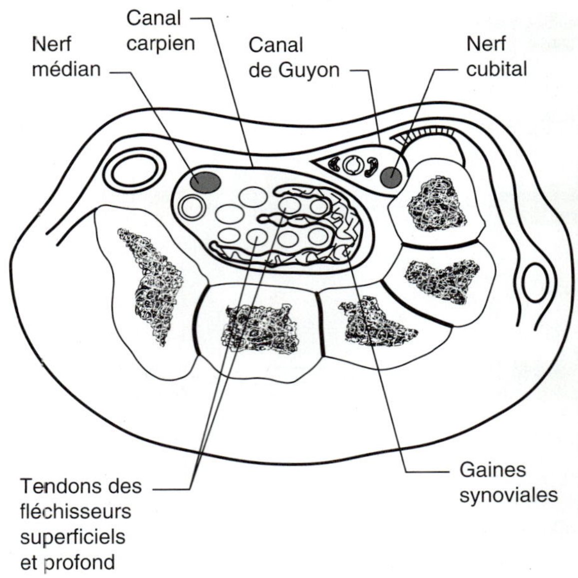

Fig. 4.8. Coupe du canal carpien.

1. Signes cliniques et diagnostic

La forme sensitive, d'installation progressive, la plus fréquente, se caractérise par des acroparesthésies dans le territoire du médian, irradiant à l'avant-bras, avec une recrudescence nocturne, au réveil et lors des activités manuelles, qui disparaissent en secouant la main ou en la trempant dans l'eau chaude. Des manœuvres peuvent les reproduire : percussion de la face antérieure du poignet (test de Tinel), flexion forcée du poignet pendant une minute (test de Phalen). La forme neurologique déficitaire est la forme évoluée. Les paresthésies deviennent permanentes, s'accompagnent d'une maladresse de la main, d'un déficit de la force du pouce (opposant, court abducteur), d'une amyotrophie du versant externe de l'éminence thénar.

Il est important d'insister sur le fait que le diagnostic de syndrome du canal carpien est avant tout clinique.

En cas de doute, c'est l'échographie qui est l'examen désormais le plus utile. Elle montre une augmentation du diamètre du nerf médian, témoignant de sa souffrance.

La radiographie du poignet (face, profil, incidence du défilé carpien) peut parfois mettre en évidence une anomalie osseuse expliquant la compression.

L'EMG est le plus souvent normal dans les formes débutantes, mais peut confirmer l'atteinte du nerf médian au poignet (réduction de la vitesse de conduction sensitive et allongement des latences distales) et le respect des autres troncs nerveux dans les formes prolongées. Il a un intérêt médicolégal en préopératoire.

Il faut éliminer : le syndrome du canal de Guyon (nerf cubital), une atteinte du médian au coude, une radiculalgie C6, une atteinte plexulaire (défilé thoracobrachial).

2. Étiologie

Il est idiopathique dans plus de 50 % des cas. L'étiologie peut être :

- traumatique : cal vicieux, séquelles de fractures du radius, activités professionnelles (tableau n° 57 des maladies professionnelles) ou sportives répétitives ;

- endocrinienne : grossesse, hypothyroïdie, diabète ;
- rhumatismale : ténosynovite inflammatoire (polyarthrite rhumatoïde, parfois 1er symptôme de la maladie), infectieuse (tuberculose), arthrose, kyste synovial ;
- ou par dépôts intracanalaires de microcristaux : goutte, chondrocalcinose, apatite, ou d'amylose.

3. Traitement

Le traitement médical, indiqué dans les formes sensitives pures, associe :

- le port nocturne d'une attelle de repos, immobilisant le poignet et les doigts en position neutre ;
- une injection de corticoïdes dans le canal carpien (entre les tendons du grand et du petit palmaire, en regard du second pli palmaire, aiguille inclinée à 30° en bas).

Le traitement chirurgical – en cas d'échec du traitement médical ou d'emblée dans les formes déficitaires ou avec amyotrophie et les formes compressives – consiste en une neurolyse du nerf médian après section du ligament annulaire antérieur du carpe. Tout prélèvement doit être analysé en anatomopathologie.

Le traitement prophylactique (attelle de fonction, aménagement de poste) est indiqué en cas d'activité professionnelle favorisante (mouvements répétés du poignet, utilisation d'appareils vibrants).

B. Autres syndromes canalaires

1. Syndrome de la loge de Guyon (compression du nerf cubital ou ulnaire au poignet)

Il correspond à la compression du nerf cubital (ou ulnaire) au poignet (à distinguer d'une compression dans la gouttière rétro-olécrânienne au coude) ; beaucoup plus rare que le syndrome du canal carpien, il est le plus souvent idiopathique et peut se manifester par des paresthésies et douleurs du cinquième doigt, reproduites à la percussion du pisiforme, des signes déficitaires à l'éminence hypothénar, des anomalies du nerf ulnaire à l'EMG. Le traitement repose sur la réalisation d'infiltrations de corticoïdes et sur la libération chirurgicale en cas d'échec ou de signes déficitaires.

2. Au membre supérieur

- Compression de la branche postérieure du nerf radial sous l'arcade du court supinateur se traduisant par une « épicondylalgie latérale ».
- Radiculalgie C8-D1 dans un syndrome de la traversée thoracobrachiale.
- Syndrome du nerf suprascapulaire : scapulalgie et amyotrophie de la loge sus-épineuse.

3. Au membre inférieur (plus rares)

- Méralgie paresthésique : compression du nerf cutané latéral (fémorocutané) responsable d'une hypoesthésie en raquette à la face externe de la cuisse.
- Syndrome du canal tarsien : compression du nerf tibial postérieur.
- Syndrome de Morton : nerf digital dans le tunnel intermétatarsien.
- Syndrome d'Alcock : compression du nerf pudendal.

Points clés

- Une lombosciatique discale typique chez un adulte jeune ne nécessite initialement aucun examen complémentaire.
- Une lombosciatique hyperalgique paralysante ou avec syndrome de la queue de cheval justifie une prise en charge en urgence en milieu médicochirurgical, afin que des examens d'imagerie (IRM) soient réalisés en urgence afin de préciser le mécanisme lésionnel. C'est une urgence thérapeutique généralement chirurgicale.
- En cas de lomboradiculalgie discale non compliquée, des examens complémentaires (TDM, IRM) ne seront envisagés qu'après l'échec du traitement médical.
- Toute douleur de la face antérieure de la cuisse n'est pas une cruralgie et il faut éliminer une affection ostéoarticulaire régionale (hanche, bassin, fémur) ou une autre névralgie du membre inférieur (méralgie paresthésique).
- Lorsqu'une radiculalgie symptomatique est suspectée, il faut demander un bilan biologique, des radiographies standard et une imagerie en coupe de type IRM en général.
- Le syndrome du canal carpien, le plus fréquent des syndromes canalaires, se manifeste le plus souvent par des acroparesthésies bilatérales, à recrudescence nocturne, dans le territoire du nerf médian; en dehors d'une forme déficitaire, son traitement est avant tout médical.

Notions indispensables et inacceptables

Notions indispensables

- Devant une radiculalgie, l'horaire de la douleur doit être précisé.
- Devant une radiculalgie, le déficit moteur doit être précisé par un testing analytique des muscles du métamère concerné.
- Une lombosciatique hyperalgique, paralysante ou avec syndrome de la queue de cheval justifie une prise en charge en urgence en milieu médicochirurgical, afin que des examens d'imagerie (IRM) soient réalisés en urgence afin de préciser le mécanisme lésionnel. C'est une urgence thérapeutique généralement chirurgicale.
- Toute douleur de la face antérieure de la cuisse n'est pas une cruralgie et il faut éliminer une affection ostéoarticulaire régionale (hanche, bassin, fémur) ou une autre névralgie du membre inférieur (méralgie paresthésique).
- Le repos n'est pas un traitement d'une lomboradiculalgie commune.
- Devant une lomboradiculalgie symptomatique, la réalisation d'une imagerie en coupes (principalement IRM) est nécessaire pour établir le diagnostic et apprécier le risque de compression neurologique.
- Une douleur dorsale ne peut pas s'intégrer dans une pathologie rachidienne commune.
- Le syndrome du canal carpien, le plus fréquent des syndromes canalaires, se manifeste le plus souvent par des acroparesthésies bilatérales, à recrudescence nocturne, dans le territoire du nerf médian; en dehors d'une forme déficitaire, son traitement est avant tout médical.

Notions inacceptables

- Prescrire le repos devant une lomboradiculalgie.
- Ne pas réaliser d'examen complémentaire devant une radiculalgie d'horaire inflammatoire ou avec des signes de gravité.

Réflexes transversalité

UE 4

- Item 91 – Compression médullaire non traumatique et syndrome de la queue de cheval
- Item 92 – Rachialgie
- Item 94 – Neuropathies périphériques
- Item 118 – Principales techniques de rééducation et réadaptation

UE 5

- Item 125 – Arthrose

UE 6

- Item 153 – Infections ostéoarticulaires (IOA) de l'enfant et de l'adulte

UE 7

- Item 193 – Spondylarthrite inflammatoire

5

Item 107 – UE 4 – Troubles de la marche et de l'équilibre Item 128 – UE 5 – Troubles de la marche et de l'équilibre

Objectifs pédagogiques

Nationaux

Item 107

- Devant un trouble de la marche ou de l'équilibre, argumenter les hypothèses diagnostiques et justifier les examens complémentaires pertinents.
- Savoir rechercher une hydrocéphalie chronique.

Item 128

- Particularités chez le sujet âgé et argumenter le caractère de gravité des chutes et décrire la prise en charge.

COFER

- Savoir dépister les sujets âgés chuteurs : connaître les facteurs de risque de chute et les principales causes de chutes « extrinsèques » (liées à l'environnement) et « intrinsèques » (liées à l'état de santé et à la iatrogénie) chez le sujet âgé et argumenter leur caractère de gravité.
- Connaître les principales caractéristiques de l'épidémiologie de la chute chez le sujet âgé : incidences et complications.
- Savoir mettre en place les mesures de prévention de la chute et de ses complications (adaptation des thérapeutiques, rééducation de l'équilibre et renforcement musculaire, aménagement du domicile) et de ses conséquences chez le sujet âgé (téléalarme, lutte contre le syndrome post-chute).
- Diagnostiquer les troubles de la marche et de l'équilibre chez le sujet âgé, reconnaître les différentes marches pathologiques.
- Savoir reconnaître la sténose acquise du canal lombaire (en connaître l'évolution naturelle, le traitement médical, le pronostic avant et après la chirurgie).

© 2018, Elsevier Masson SAS. Tous droits réservés

I. Sémiologie des troubles de la marche et de l'équilibre

Les troubles de la marche et de l'équilibre sont fréquents en particulier chez les personnes âgées et sont d'origine neurologique, douloureuse et psychique.

A. Troubles de marche et d'équilibre d'origine neurologique

1. *Démarche déficitaire*

Un déficit moteur consécutif à une atteinte du système pyramidal, du nerf périphérique ou du muscle, peut avoir un retentissement sur la marche et l'équilibre.

Ainsi, la démarche de l'hémiplégique est décrite comme la démarche en fauchant, le patient est obligé de décrire un arc de cercle à concavité interne en raison de la contracture et de la paralysie du membre inférieur.

Un déficit moteur intermittent sur une claudication médullaire entraîne une fatigabilité des membres inférieurs à la marche, indolore, associée à un syndrome pyramidal aux membres inférieurs qu'il faut savoir rechercher après avoir fait marcher le patient. Une symptomatologie aux membres supérieurs doit faire rechercher une myélopathie cervico-arthrosique.

Au cours des syndromes pseudo-bulbaires et des états lacunaires chez les personnes âgées, la démarche s'effectue à petits pas, le pied glissant sur le sol à chaque pas avec un ballant automatique des bras conservé.

Lors de l'atteinte d'un nerf périphérique, la démarche se fait en « steppant » ; la parésie du quadriceps rend impossible l'extension de la jambe sur la cuisse et provoque cette démarche caractéristique faite d'extension continue de la jambe atteinte et de flexion compensatrice de la cuisse sur l'abdomen pour porter le pied en avant.

2. *Démarche ataxique*

Celle-ci peut correspondre à une ataxie sensitive, labyrinthique ou cérébelleuse.

L'atteinte cordonale postérieure entraîne une démarche talonnante.

Lors d'une atteinte labyrinthique, la station debout et la marche sont impossibles lors des accès vertigineux. À distance de ces derniers, la marche est précautionneuse et instable avec une déviation latérale de la ligne de marche.

Lors de l'atteinte du cervelet, la personne debout se tient les jambes écartées pour élargir son polygone de sustentation, avec les bras en abduction et à la marche elle progresse en zigzagant et en titubant, réalisant la démarche ébrieuse.

3. *Troubles de la marche du malade parkinsonien*

La démarche parkinsonienne se caractérise par une marche le tronc incliné en avant, les membres en légère flexion avec perte du balancement du bras. À un stade plus avancé, la marche se fait à petits pas avec frottements des pieds et demi-tour décomposé. Cette marche à petits pas peut faire place à un état plus sévère où l'enrayage cinétique de la marche et la rétropulsion vont être responsables de chutes chez la personne âgée. Un syndrome parkinsonien doit faire rechercher des causes iatrogènes, notamment la prise de neuroleptiques ou apparentés, souvent associées alors à des dyskinésies bucco-lingui-faciales.

4. *Astasie-abasie*

L'astasie-abasie se définit comme l'instabilité à la station debout avec rétropulsion spontanée (astasie) et l'incapacité de marcher. Ce trouble de la marche peut être observé chez le sujet âgé en dehors de tout syndrome extrapyramidal et peut être rattaché à l'imagerie cérébrale à une lésion frontale ou une hydrocéphalie ou un état lacunaire, ou être sans cause apparente (astasie-abasie pure).

B. Troubles de marche et d'équilibre d'origine douloureuse

La marche peut être compromise par des douleurs lombaires ou des membres inférieurs. Les causes principales chez la personne âgée sont les suivantes : lombosciatique, canal lombaire étroit arthrosique, coxarthrose et gonarthrose, artériopathie des membres inférieurs, problèmes podologiques. Une démarche dandinante liée à un déficit proximal doit faire rechercher une pathologie musculaire (myopathie), notamment métabolique, inflammatoire ou iatrogène, et également une ostéomalacie.

C. Troubles de la marche et de l'équilibre d'origine psychique

La marche précautionneuse est souvent rencontrée chez les personnes âgées, démarche prudente liée à une anxiété apparue à la suite de chutes et pouvant conduire à une véritable stasobasophobie (*cf. infra*, § II.B.3. Syndrome post-chute). On citera également la marche du dépressif avec un raccourcissement de la longueur de pas, ou la marche hystérique, plus fréquente chez les sujets jeunes.

II. Chutes chez le sujet âgé

A. Épidémiologie

Les troubles de la marche et de l'équilibre peuvent conduire à des chutes.

La chute est un accident fréquent chez la personne âgée ⚠ : 30 % des plus de soixante-cinq ans et 50 % des plus de quatre-vingts ans chutent au moins une fois par an.

Après soixante-dix ans, c'est la première cause de décès accidentel.

Cinq à 10 % des chutes sont responsables de traumatismes osseux.

Parmi les complications traumatiques des chutes, les fractures de l'extrémité supérieure du fémur sont les plus fréquentes. En France, les chutes des sujets âgés sont responsables de 50 000 fractures de l'extrémité supérieure du fémur.

Même en l'absence de traumatisme, l'incapacité pour la personne âgée de se relever est de mauvais pronostic. Un séjour par terre de plus d'une heure est un facteur de gravité avec risque de décès du patient dans les douze mois suivants.

La chute chez le sujet âgé constitue un événement traumatisant sévère indépendamment de l'importance des conséquences du traumatisme ⚠. Le syndrome post-chute survient dans environ un tiers des chutes.

B. Définitions (HAS, avril 2009)

- La chute est définie comme le fait de se retrouver involontairement sur le sol ou dans une position inférieure par rapport à sa position de départ.
- Le caractère répétitif des chutes est considéré à partir du moment où la personne a fait au moins deux chutes sur une période de 12 mois.

C. Conséquences des chutes

1. Conséquences médicales

Les conséquences médicales des chutes sont essentiellement de nature traumatique, avec une mortalité importante. Environ 9 000 décès de personnes âgées de plus de soixante-cinq ans sont associés chaque année à une chute en France. Le risque fracturaire à la suite d'une chute est corrélé à la fragilité osseuse. L'ostéoporose et l'ostéomalacie étant plus fréquentes chez les femmes, le risque de fracture est de ce fait plus élevé chez les femmes que chez les hommes.

Les différentes complications sont listées ci-après.

a. Fractures

Elles compliquent moins de 5 à 10 % des chutes et sont à rechercher systématiquement.

On sépare :

- les fractures majeures (extrémité supérieure du fémur [un tiers des fractures], fracture vertébrale, bassin, extrémité supérieure de l'humérus, plus de trois côtes simultanées) ;
- des fractures mineures (poignet, cheville, crâne…).

b. Traumatismes sans fracture

Plaies, érosions cutanées, hématomes multiples, rhabdomyolyse surviennent dans environ 10 % des chutes et sont lourds de conséquences, aboutissant à une restriction d'autonomie.

c. Complications liées à l'immobilisation

Escarres, déshydratation, bronchopneumopathie, confusion.

2. Conséquences psychosociales

Les chutes sont un motif fréquent d'hospitalisation ou de consultation des urgences des personnes âgées. Après une chute, à moyen terme, une perte d'autonomie ⚠ est observée chez près d'un tiers des sujets qui n'ont pas eu de fractures. La perte d'autonomie est l'aboutissement des répercussions psychomotrices de la chute. Elle résulte à la fois de la peur de chuter, de la perte de mobilité, ou de troubles de la marche et de l'équilibre.

Ainsi, la chute chez la personne âgée se révèle être un facteur qui va engendrer une diminution du champ d'action, de l'espace social, familial, voire corporel. La crainte d'une récidive conduit souvent à « institutionnaliser » le sujet.

Les conséquences psychologiques peuvent s'installer plus sournoisement chez une personne âgée perdant brutalement confiance en elle, se sentant dévalorisée aux yeux de son entourage qui, croyant bien faire, réagit parfois par un excès de surprotection, installant encore plus la personne âgée dans la dépendance et la restriction d'activité.

3. Syndrome post-chute

Le syndrome post-chute se définit par l'apparition, dans les jours suivant une chute chez une personne âgée, d'une diminution des activités et de l'autonomie physique, alors que l'examen clinique et, si besoin, le bilan radiologique ne décèlent pas de cause neurologique ou mécanique ou de complication traumatique. Plus généralement, on entend par syndrome post-chute un ensemble de troubles psychologiques, de l'équilibre et de la marche constaté après une chute. Tout se passe comme s'il se produisait une véritable sidération des automatismes de l'équilibre et de la marche.

On note ainsi :

- à la phase aiguë : peur, anxiété, perte des initiatives, refus de mobilisation, tendance rétropulsive avec flexion des genoux lors du lever du fauteuil aidé par l'examinateur ;

- dans la forme vieillie : syndrome de régression psychomotrice, avec confinement au domicile, peur de sortir et de tomber, rétropulsion à la station debout avec appui du pied sur le talon et orteils en griffe, marche précautionneuse, les pieds aimantés au sol, les mains s'agrippant aux meubles ou à l'examinateur, l'ensemble réalisant la *stasobasophobie*.

L'évolution est réversible si le syndrome post-chute est pris en charge précocement ⚠. En l'absence de prise en charge rapide, spécifique et multidisciplinaire de cette véritable urgence gériatrique, l'évolution se fera inexorablement vers une perte d'autonomie complète.

Les facteurs pronostiques défavorables sont l'incapacité à se relever du sol ou un temps au sol de plus d'une heure ou des antécédents de chutes.

III. Facteurs favorisants et causes des chutes chez le sujet âgé

Les facteurs intrinsèques sont liés au vieillissement normal, à la prise de médicaments et à des processus pathologiques divers, notamment cardiovasculaires et neurologiques ⚠. Les chutes résultent souvent de l'association de plusieurs de ces facteurs, mais la majorité d'entre elles n'ont pas de cause facilement identifiable. Les facteurs extrinsèques sont ceux liés à l'environnement, essentiellement l'habitat ⚠. Le cumul de plusieurs causes conduit à franchir le seuil de défaillance provoquant la chute.

La notion d'un malaise voire d'une perte de connaissance brève au cours d'une chute doit être recherchée à l'interrogatoire. Il faut savoir cependant que cette information est souvent oubliée ou méconnue. De ce fait, la classification des chutes selon l'existence ou non d'un malaise est souvent artificielle.

A. Prise de médicaments

Les médicaments sont un des facteurs de risque des chutes fréquemment retrouvés chez les personnes âgées et agissant par divers mécanismes :

- effet sédatif : barbituriques, benzodiazépines hypnotiques ou non, antalgiques et anticonvulsivants;
- syndrome extrapyramidal : neuroleptiques;
- hypotension orthostatique : antihypertenseurs, dont les bêtabloquants et les diurétiques, L-dopa et agonistes dopaminergiques, antidépresseurs;
- troubles de conduction et du rythme cardiaque : antiarythmiques notamment les digitaliques, diurétiques hypokaliémiants (torsades de pointe), bêtabloquants.

B. Causes cardiovasculaires

- Troubles de conduction auriculoventriculaire et troubles du rythme cardiaque (tachycardies, bradycardies).
- Modifications tensionnelles : l'hypotension orthostatique peut se manifester chez les personnes âgées au lever après le repas, ou après un alitement prolongé, ou du fait de prises médicamenteuses, d'anémie, de déshydratation, d'hémorragie interne. Une hypotension peut être la manifestation principale de certaines nécroses myocardiques non douloureuses du sujet âgé.
- Syncopes d'effort du rétrécissement aortique serré.

C. Causes neurologiques

La plupart des affections neurologiques entraînant des troubles de la marche et de l'équilibre peuvent être responsables de chutes :

- troubles proprioceptifs avec ataxie ;
- syndrome cérébelleux ;
- troubles de l'équilibre d'origine vestibulaire ;
- troubles de l'adaptation posturale : maladie de Parkinson évoluée ; autres syndromes parkinsoniens, en particulier la maladie de Steele-Richardson ou paralysie supranucléaire progressive (PSP) qui est volontiers inaugurée par des chutes ; hydrocéphalie à pression normale ;
- processus expansifs frontaux : méningiomes, gliomes, hématomes sous-duraux bilatéraux ;
- syndromes démentiels et dépression.

D. Causes mécaniques

Notons sous ce terme les chutes au cours d'affection ou séquelle orthopédique ou rhumatologique.

E. Autres pathologies

- Hypoglycémies, surtout iatrogènes.
- Troubles ioniques : dyskaliémie, hypercalcémie, hypocalcémie, hyponatrémie.
- Anémie.

F. Facteurs extrinsèques

Ce sont les facteurs liés à l'habitat et à l'environnement, responsables de chutes accidentelles ⚠.
Des travaux épidémiologiques indiquent de façon concordante une fréquence accrue de chutes chez les personnes âgées sous l'effet des facteurs suivants :

- petit tapis ou moquette mal ou non fixée ;
- descente de lit glissante ;
- chaise ou fauteuil trop bas ;
- pas de porte verglacé ou mouillé ;
- baignoire ou douche glissante ;
- présence d'une marche lors du passage d'une pièce à l'autre ;
- escalier ou logement mal éclairé ;
- animaux domestiques ;
- problèmes vestimentaires : chaussage inadapté ;
- changement d'environnement (hospitalisation, déménagement…).

G. Facteurs de risque prédictifs de récidive des chutes chez le sujet âgé (HAS avril 2009)

Les facteurs de risque prédictifs des chutes peuvent être déduits des facteurs intrinsèques et extrinsèques favorisant les chutes des personnes âgées :

- âge ≥ 80 ans;
- sexe féminin;
- antécédents de fractures traumatiques;
- polymédication (prise de plusieurs classes thérapeutiques par jour);
- la prise de psychotropes, diurétiques, digoxine ou antiarythmique de classe I;
- trouble de la marche et/ou de l'équilibre (*timed up and go test* ≥ 20 secondes et/ou station unipodale ≤ 5 secondes);
- diminution de la force et/ou de la puissance musculaire des membres inférieurs (capacité à se relever d'une chaise sans l'aide des mains; indice de masse corporelle < 21 kg/m^2);
- arthrose des membres inférieurs et/ou du rachis;
- anomalie des pieds;
- troubles de la sensibilité des membres inférieurs;
- baisse de l'acuité visuelle (score d'acuité visuelle anormal aux échelles de Monoyer et/ou de Parinaud);
- syndrome dépressif;
- déclin cognitif (suspecté par un score MMSE et/ou test des cinq mots et/ou test de l'horloge et/ou test Codex anormal).

IV. Conduite à tenir devant une chute chez une personne âgée (selon la HAS, avril 2009)

La conduite à tenir après la survenue d'une chute chez une personne âgée comporte plusieurs temps.

- Rechercher systématiquement les signes de gravité liés aux conséquences de la chute et/ou aux pathologies responsables de la chute car ces signes nécessitent une prise en charge spécifique immédiate.
- Repérer toute personne présentant un risque important de récidive de chute :
  - augmentation récente de la fréquence des chutes;
  - association de plus de trois facteurs de risque de chute;
  - un trouble de l'équilibre et/ou de la marche (*timed up and go test* et/ou station unipodale).
- Reconnaître les trois principales situations à risque de chute grave :
  - une ostéoporose avérée à l'ostéodensitométrie et/ou un antécédent de fracture ostéoporotique;
  - la prise de médicaments anticoagulants;
  - l'isolement social et familial et/ou le fait de vivre seul.
- Évaluer à distance des chutes (au moins 1 semaine), les conséquences psychologiques, psychomotrices et fonctionnelles :
  - la peur de la chute;
  - la restriction des activités de la vie quotidienne;
  - un syndrome post-chute.

A. Interrogatoire

L'interrogatoire de la personne âgée est difficile du fait du déni fréquent ou surtout des troubles de mémoire, d'où l'importance de l'entourage familial et soignant. Il porte sur la dernière chute, mais aussi sur celles dont se souviennent le chuteur et/ou son entourage, notamment celles survenues en présence de témoins.

Questions portant sur les conséquences de la chute

- Y a-t-il eu un traumatisme physique ?
- Le séjour au sol a-t-il dépassé une heure ?
- La personne a-t-elle pu se relever seule après la chute ?
- La personne a-t-elle pu se tenir debout sans aide après la chute ?
- La personne a-t-elle peur de faire une nouvelle chute ?

Questions portant sur la pathologie responsable de la chute

- Y a-t-il eu un malaise et/ou une perte de connaissance au moment de la chute ?
- Y a-t-il eu un déficit neurologique sensitivomoteur constitué ou transitoire ?
- Y a-t-il eu un trouble de la conscience ?
- Y a-t-il eu un vertige (en donnant la définition du vertige au patient : sensation erronée de déplacement rotatoire de l'espace ou du corps dans l'espace) ?
- Y a-t-il eu un état fébrile ou une pathologie infectieuse précédant la chute ?
- Y a-t-il eu prise d'un médicament hypoglycémiant ?

Questions portant sur le risque et le terrain à risque de chute grave

- Y a-t-il eu une augmentation de la fréquence des chutes ces dernières semaines ?
- La personne a-t-elle une ostéoporose sévère ?
- La personne prend-elle un (ou des) médicament(s) anticoagulant(s) ?
- La personne vit-elle seule ?
- La personne a-t-elle des aides à domicile ?

B. Examen clinique

Cet examen clinique doit rechercher :

- les signes cliniques liés aux conséquences de la chute :
  - rechercher des douleurs aiguës à la palpation du rachis, des côtes, des membres inférieurs, une impotence fonctionnelle et/ou une déformation d'un membre inférieur, un trouble de la conscience, et/ou un traumatisme de la face, et/ou une lacération cutanée de grande taille et/ou dépassant l'hypoderme,
  - examiner la capacité à maintenir une posture stable en position debout, en condition statique et dynamique, en évaluant la rétropulsion, l'appréhension à la station debout et la présence d'une rigidité oppositionnelle ou extrapyramidale axiale et/ou généralisée,
  - réaliser deux tests fonctionnels standardisés et chronométrés évaluant la marche et l'équilibre : station unipodale et *timed up & go test*;
- les signes cliniques liés à la pathologie responsable de la chute :
  - ausculter le cœur et les poumons,
  - rechercher un déficit neurologique sensitivomoteur,
  - un syndrome extrapyramidal et une ataxie à l'aide d'un test de Romberg,
  - mesurer la température corporelle.

C. Examens complémentaires

Les examens complémentaires sont demandés selon l'orientation donnée par l'interrogatoire et l'examen clinique. Les examens suivants sont le plus souvent réalisés car les plus rentables : électrocardiogramme et examens biologiques de routine (numération-formule sanguine, glycémie, ionogramme sanguin, créatininémie et créatine phosphokinases). En cas de douleur aiguë et/ou d'impotence fonctionnelle : faire des radiographies osseuses de la zone considérée.

Il est recommandé de ne pas faire une imagerie cérébrale en dehors d'une indication précise reposant sur les données de l'examen clinique.

V. Principales mesures préventives des chutes chez la personne âgée

Chez toute personne âgée, l'instabilité posturale peut être combattue par les mesures suivantes.

Hygiène de vie

- Nutrition équilibrée.
- Activité physique suffisante et régulière, notamment entretien de la force musculaire des membres inférieurs.
- Activité intellectuelle régulière.
- Rompre l'isolement pour une personne vivant seule.

Douleurs

Traitement des douleurs rhumatismales, opération (prothèse) en cas d'arthrose de hanche ou de genou.

Vue et audition

Correction des troubles de la vue (prescription de lunettes adaptées, opération d'une cataracte, détection précoce et traitement d'un glaucome chronique) et de l'audition (appareillage).

Troubles de la marche et de l'équilibre

Identification et traitement de leur cause lorsque cela est possible; évaluation de l'intérêt d'une kinésithérapie (travail de l'équilibre postural statique et dynamique, renforcement de la force et de la puissance musculaire des membres inférieurs), de l'utilité d'une aide technique (canne, déambulateur, voire fauteuil roulant); vérification du port de chaussures adaptées et confortables assurant une bonne stabilité. Des programmes de rééducation fonctionnelle multitâches ont montré une efficacité sur la prévention de nouvelles chutes.

Prescriptions médicamenteuses

Réévaluation régulière des indications des médicaments prescrits, notamment ceux pouvant favoriser les chutes. Une correction d'une carence vitamino-calcique pourrait diminuer le risque de chute. L'introduction d'un traitement anti-ostéoporotique en cas d'ostéoporose avérée.

Habitat

Suppression de tous les facteurs de chutes (les facteurs extrinsèques de chutes) et installation d'une rampe ou d'une barre d'appui dans les toilettes.

L'éducation de la personne âgée et de ses aidants est nécessaire à la mise en œuvre de la prise en charge.

Points clés

- Les chutes chez les personnes âgées sont très fréquentes.
- Les causes sont multiples : causes iatrogènes, troubles du rythme et de la conduction cardiaque, hypotension orthostatique, pathologies neurologiques cérébrales (accidents vasculaires, syndromes parkinsoniens, démence), médullaires ou périphériques, dépression, causes rhumatismales, causes extrinsèques.
- Les associations ne sont pas rares.
- La conduite à tenir consiste à :
  - rechercher une cause identifiable et les possibles complications traumatiques; les examens les plus rentables sont l'ECG, le ionogramme sanguin, la glycémie, créatininémie, créatine-phosphokinases et la numération-formule sanguine;
  - traiter les causes et les conséquences de la chute (fracture, plaie, déshydratation);
  - prévenir le syndrome post-chute, la perte d'autonomie et la récidive des chutes.

Notions indispensables et inacceptables

Notions indispensables

- Les chutes chez les personnes âgées sont très fréquentes. Les **causes sont multiples et souvent intriquées** (ostéoarticulaires, neurologiques ou vasculaires).
- La démarche médicale comporte un premier temps d'**évaluation clinique** (rechercher tous les **signes de gravité** mettant en jeu le pronostic vital et/ou fonctionnel, puis les **facteurs de risque de chutes**).
- Peu d'examens complémentaires sont utiles de façon systématique. Leur prescription doit être orientée par l'évaluation clinique.
- La prise en charge doit être rapide et adaptée, elle est fondée sur une approche multi-interventionnelle déterminée en fonction des résultats de l'évaluation du patient et de son environnement. Elle consiste à :
  - traiter les **causes et les conséquences de la chute** (fracture, plaie, déshydratation);
  - prévenir le **syndrome post-chute**, la perte d'autonomie et la récidive des chutes;
  - proposer en fonction des cas, la **correction des facteurs de risque modifiables** éventuels, l'adaptation du chaussage, l'utilisation d'aides techniques, un programme d'activité physique ou de kinésithérapie, une augmentation des apports de calcium, l'apport de **vitamine D**, et un traitement anti-ostéoporotique.
- L'**éducation du patient** et de son entourage fait aussi partie de la prise en charge.

Notions inacceptables

- Ne pas faire une imagerie cérébrale en dehors d'une indication précise reposant sur les données de l'examen clinique.
- Il n'est pas utile de réaliser, à titre systématique, les examens suivants : EEG, imagerie cérébrale, examen écho-Doppler des artères cérébrales, Holter-ECG des 24 heures, échographie cardiaque. Ces examens ne seront réalisés qu'en fonction des données cliniques et ECG.

Source : Conférence de consensus HAS. Évaluation et prise en charge des personnes âgées faisant des chutes répétées, avril 2009.

Réflexes transversalité

UE 4

- Item 90 – Déficit moteur et/ou sensitif des membres
- Item 91 – Compression médullaire non traumatique et syndrome de la queue de cheval
- Item 93 – Radiculalgie et syndrome canalaire
- Item 94 – Neuropathies périphériques
- Item 102 – Sclérose en plaques

UE 5

- Item 124 – Ostéopathies fragilisantes
- Item 125 – Arthrose

UE 8

- Item 223 – Artériopathie oblitérante de l'aorte, des artères viscérales et des membres inférieurs
- Item 238 – Hypoglycémie chez l'adulte et l'enfant

UE 11

- Item 337 – Malaise, perte de connaissance, crise comitiale chez l'adulte

6

Item 114 – UE 4 – Psoriasis[1]

Objectifs pédagogiques

COFER

- Connaître les particularités cliniques, biologiques et radiologiques du rhumatisme psoriasique par rapport aux autres rhumatismes inflammatoires.
- Savoir chercher les localisations cutanéomuqueuses préférentielles et plus rares du psoriasis.
- Connaître les principales manifestations ostéoarticulaires du psoriasis.
- Connaître les principes du traitement du rhumatisme psoriasique et de sa surveillance.

I. Épidémiologie du rhumatisme psoriasique

L'incidence est de 2 à 6 pour 100000 par an et est maximale entre 30 et 55 ans. Le sex-ratio est de 1 et sa prévalence serait de 0,2 à 0,4 %. Chez les patients souffrant de psoriasis cutané (environ 2–3 % de la population générale), la fréquence du rhumatisme psoriasique est estimée entre 5 et 25 %.

Les études familiales suggèrent une prédisposition associée aux antigènes HLA. Les associations avec HLA Cw*0602 et B17 semblent dépendre de la présence de psoriasis cutané. Le HLA-B27, qui est moins fréquemment rencontré que dans les autres spondyloarthrites, est associé à l'atteinte axiale.

II. Signes cliniques

A. Présentation clinique habituelle de l'atteinte articulaire

L'atteinte articulaire est hétérogène et évolue par poussées. On peut distinguer cinq grands tableaux cliniques, qui sont en fait souvent intriqués ou se succèdent au cours de la vie du patient.

1. Arthrite de l'articulation interphalangienne distale aux doigts et aux orteils

Elle concerne 10–15 % des patients. Elle est souvent isolée et associée à un psoriasis unguéal sus-jacent.

1. Cet item traite du psoriasis uniquement sous l'angle de la rhumatologie. Les objectifs pédagogiques de ce chapitre sont ceux du COFER et ne correspondent pas aux objectifs nationaux.

© 2018, Elsevier Masson SAS. Tous droits réservés

2. Polyarthrites séronégatives symétriques ou asymétriques

Elles concernent 20 % des patients avec, au sein de ces formes, quelques cas d'atteintes diffuses très destructrices. Elles ont une présentation proche de la polyarthrite rhumatoïde car cette forme touche fréquemment les mains. Cependant, l'atteinte asymétrique et prédominante des articulations interphalangiennes distales (très rare au cours de la polyarthrite rhumatoïde), l'absence d'ACPA et de facteur rhumatoïde, ainsi que l'aspect des lésions radiologiques permettent le plus souvent de différencier un rhumatisme psoriasique d'une polyarthrite rhumatoïde. Il existe parfois une atteinte globale « tripolaire » d'un ou plusieurs doigts (atteinte des articulations métacarpophalangiennes, interphalangiennes proximales et distales).

3. Mono- ou oligoarthrites asymétriques

Elles concernent 15 à 40 % des cas. Elles touchent soit les grosses articulations, soit les orteils ou les doigts (atteinte privilégiée des articulations interphalangiennes proximales et/ou distales). L'aspect le plus évocateur est la dactylite qui se présente sous l'aspect d'un doigt ou orteil « en saucisse », et qui associe une arthrite de l'articulation interphalangienne distale, de l'articulation interphalangienne proximale et une ténosynovite des fléchisseurs.

4. Formes axiales, ou spondyloarthrite psoriasique

L'atteinte axiale, qui se manifeste par des rachialgies inflammatoires avec ou sans sacro-iliite, est présente dans environ 20 % des cas. Elle est associée dans la moitié des cas environ à une atteinte périphérique.

5. Formes sévères avec arthrites mutilantes des mains et des pieds

Elle est à présent exceptionnelle mais gravissime car à l'origine d'une destruction des articulations digitales, et notamment d'une ostéolyse des phalanges, créant une rétraction du doigt ou de l'orteil, avec un aspect dit « en lorgnette ».

6. Autres tableaux

D'autres tableaux sont également décrits.

a. Onycho-pachydermo-périostite

C'est une entité radioclinique pathognomonique qui associe un psoriasis unguéal, un épaississement douloureux des parties molles et une ostéopériostite visible à la radiographie ; elle prédomine sur l'hallux mais peut atteindre les autres orteils (fig. 6.1).

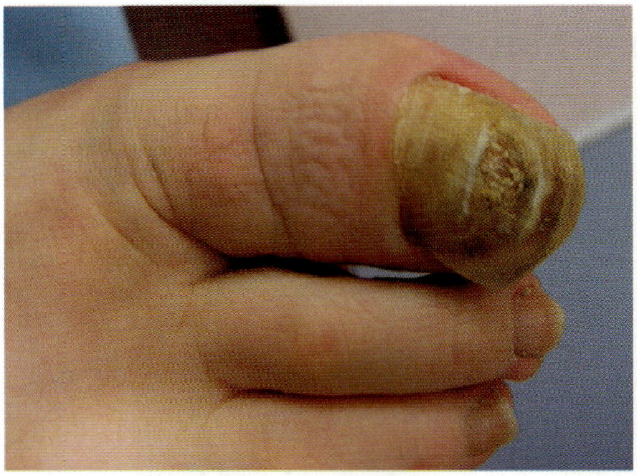

Fig. 6.1. Onycho-pachydermo-périostite psoriasique de l'hallux.
Collection C. Marcelli – Caen.

b. Orteil de Bauer

Il associe une atteinte unguéale de l'orteil et une arthrite de l'articulation interphalangienne distale.

c. Formes à présentation enthésopathique pure

Elles s'expriment par des épicondylites, des tendinites achilléennes ou des calcanéites. Ces formes sont rares.

B. Atteinte cutanée

La distribution des signes cutanés est très variable d'un patient à l'autre ⚠ :

- 90 % ont un psoriasis :
  - préexistant dans environ 75 % des cas,
  - synchrone des manifestations articulaires dans 10 à 15 % des cas;
- chez 10 à 15 % des malades, les signes articulaires précèdent les signes cutanés (il faut savoir rechercher des antécédents familiaux de psoriasis) ⚠. On parle dans ce cas de rhumatisme psoriasique sans psoriasis.

L'aspect habituel est le psoriasis en plaques ou « psoriasis commun », souvent évident (coudes, genoux, sacrum) (fig. 6.2), mais il faut savoir rechercher les lésions psoriasiques plus discrètes autour de l'ombilic, au pli interfessier, sur le cuir chevelu et le conduit auditif externe.

L'atteinte unguéale serait l'atteinte dermatologique la plus fréquente au cours du rhumatisme psoriasique, se caractérisant par une onycholyse distale, une hyperkératose sous-unguéale et un aspect ponctué des ongles dit en « dé à coudre » (fig. 6.3).

Les localisations qui s'associent à un risque plus élevé de développer un rhumatisme psoriasique sont : le cuir chevelu, le pli interfessier et l'atteinte unguéale.

En revanche, le type de psoriasis (vulgaire, en goutte, pustuleux…) ou la sévérité de celui-ci ne semblent pas conférer de risque accru de rhumatisme psoriasique, mais ce dernier point est débattu.

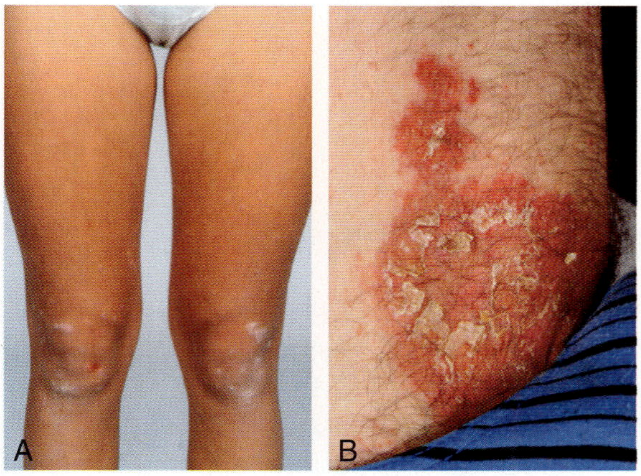

Fig. 6.2. Psoriasis des genoux (A) et des coudes (B).

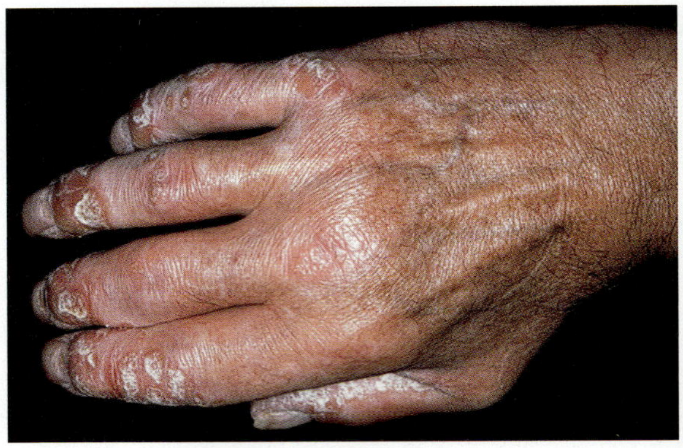

Fig. 6.3. Aspect caractéristique d'une polyarthrite psoriasique avec une « panarthrite » de l'ensemble d'un doigt (doigt en « saucisse ») associée à des lésions psoriasiques cutanéo-unguéales distales.
Collection J. Sibilia – Strasbourg.

C. Manifestations extra-articulaires (sauf psoriasis)

Comme pour les autres spondyloarthrites, des manifestations extra-articulaires sont possibles (uvéite, entérocolopathies inflammatoires, etc.).

D. Comorbidités associées

Très souvent, les patients ayant un rhumatisme psoriasique ont des comorbidités cardiovasculaires : obésité, hypertension artérielle, dyslipidémie et/ou insuffisance coronarienne. Ces maladies doivent être systématiquement recherchées et traitées le cas échéant.

III. Examens biologiques

Il n'y a pas d'élément spécifique :

- les marqueurs d'inflammation sont parfois élevés en cas de poussée évolutive surtout polyarticulaire ;
- le facteur rhumatoïde est en général absent ou présent à taux faible (5 à 15 % des malades) ; les anti-CCP ou ACPA sont habituellement absents – HLA-B27 est présent dans 20 à 50 % des cas suivant la forme (plus fréquent dans les formes axiales).

On retrouve fréquemment chez ces patients des éléments du syndrome métabolique : dyslipidémie et hyperuricémie.

IV. Étude radiologique

A. Caractéristiques générales

Bien qu'appartenant aux spondyloarthrites, le rhumatisme psoriasique possède des caractéristiques radiologiques qui lui sont propres et qui orientent souvent le diagnostic (fig. 6.4).

Il s'agit de l'association souvent évocatrice ⚠ :

- de lésions destructrices (érosion marginale, ostéolyse) ⚠ ;
- et de lésions reconstructrices (hyperostose, appositions périostées, périostite, enthésophytes souvent exubérants, surtout au rachis, ankylose) ⚠.

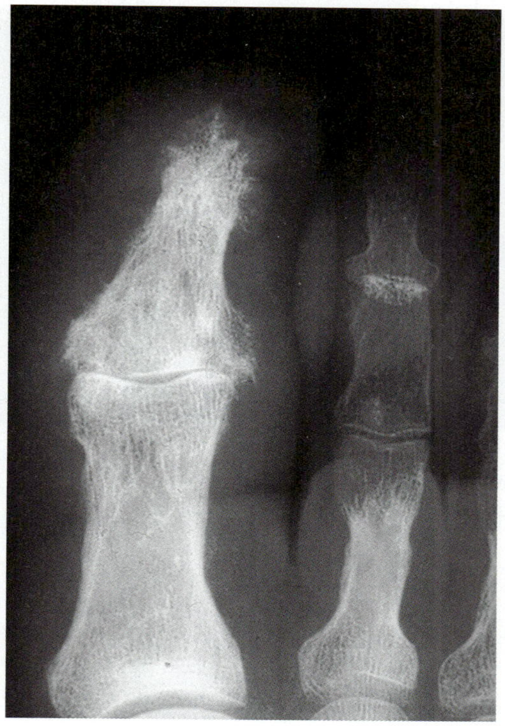

Fig. 6.4. Aspect caractéristique d'une atteinte psoriasique.
Association de lésions érosives, d'appositions périostées et d'hyperostose touchant électivement la dernière phalange (souvent associée à une atteinte unguéale constituant ainsi l'onycho-pachydermo-périostite psoriasique).

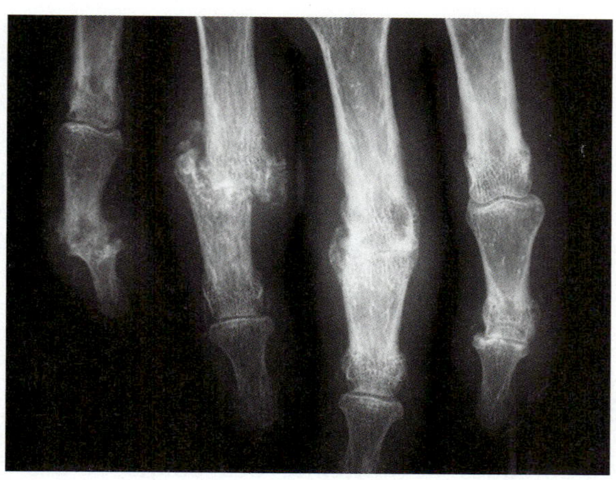

Fig. 6.5. Radiographie de la main droite.
Arthrite à tendance destructrice des articulations interphalangiennes proximales et distales.

L'ostéolyse précède l'ankylose, ce qui illustre le caractère secondaire de l'atteinte synoviale (mais l'ankylose sur une articulation peut coexister avec l'ostéolyse sur une autre). Les images érosives progressent en général de la périphérie vers le centre ; elles peuvent aboutir à l'image classique en « pointe de crayon » (*pencil cup*) (amincissement des têtes métacarpiennes ou métatarsiennes avec cupule de la base de la phalange) ou à une ostéolyse complète (acro-ostéolyse des houppes phalangiennes, arthrite mutilante) (fig. 6.5 et 6.6). Les enthésites

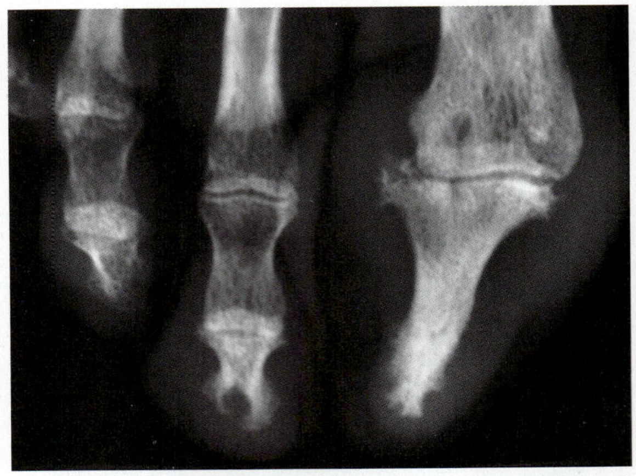

Fig. 6.6. Radiographie de l'avant-pied.
Arthrite de l'articulation interphalangienne de l'hallux et résorption des houppes phalangiennes 1 et 2.

se traduisent ensuite par l'induction d'une reconstruction ostéopériostée (enthésiophytes souvent « grossiers », épais), puis l'ankylose osseuse peut s'installer (parfois de façon asymptomatique), notamment aux articulations interphalangiennes.

B. Atteinte axiale

L'atteinte axiale est similaire à celle observée au cours de la spondyloarthrite axiale : sacro-iliite bilatérale le plus souvent, syndesmophytes, rares érosions vertébrales, prédominance lombaire de l'atteinte.

C. Au pied

Au talon, l'aspect initial est celui d'une érosion postérieure ou inférieure (insertion du tendon d'Achille ou de l'aponévrose plantaire), puis apparaît la reconstruction périostée, puis l'aspect de « pseudo-épine ». Dans les formes évoluées, une périostite engainante et exubérante du calcanéus peut apparaître.

D. Aux orteils et aux doigts

Les aspects radiographiques de l'atteinte des doigts et des orteils sont très variés, associant :

- arthrite érosive, le plus souvent marginale, d'une articulation interphalangienne distale ;
- ostéolyse interphalangienne donnant un interligne anormalement élargi et des surfaces adjacentes très nettement délimitées ;
- ankylose d'une articulation interphalangienne (fig. 6.7) ;
- périostite juxta-articulaire en spicule ou en bande d'un doigt ou d'un orteil ;
- résorption de la houppe phalangienne ou ostéopériostite de la phalangette.

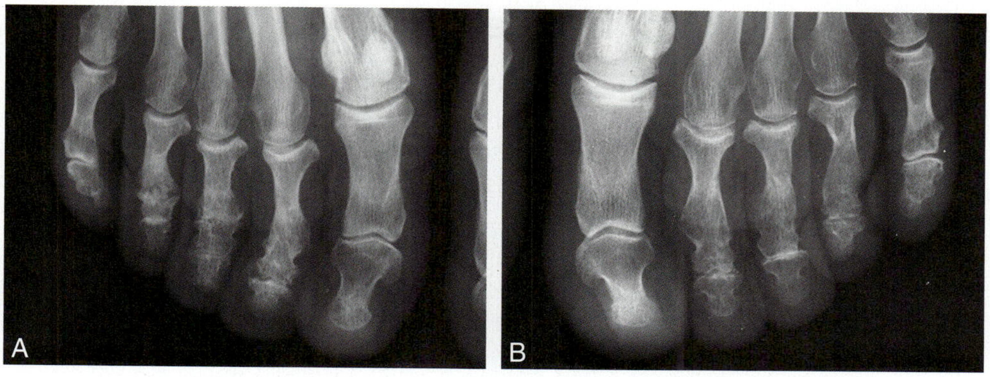

Fig. 6.7. Radiographies de face de l'avant-pied droit (A) et gauche (B).
Arthrite ankylosante des articulations interphalangiennes proximales.

V. Diagnostic différentiel

A. Diagnostic différentiel du psoriasis

Les affections mycosiques, les dyshidroses et la dermite séborrhéique prêtent parfois à confusion et nécessitent l'avis d'un dermatologue.

B. Diagnostic différentiel de l'atteinte rhumatologique

Il s'agit de la polyarthrite rhumatoïde et des autres spondyloarthropathies (*cf.* chapitres 18 et 19) mais également de l'arthrose.

La distinction entre un rhumatisme psoriasique affectant uniquement les mains et une arthrose digitale érosive floride touchant les articulations interphalangiennes distales et/ou proximales est souvent très difficile. Elle repose sur le caractère plus érosif et reconstructeur du rhumatisme psoriasique et la mise en évidence d'érosions généralement centrales au cours de l'arthrose, donnant un aspect « en aile de mouette » aux phalanges.

Le psoriasis étant un facteur de risque de goutte, il convient bien sûr d'évoquer ce diagnostic chez un patient ayant du psoriasis et se présentant avec une arthrite aiguë des membres inférieurs.

VI. Traitement du rhumatisme psoriasique

<u>La stratégie thérapeutique partage quelques points communs avec la polyarthrite rhumatoïde</u> (PR) ⚠ (*cf.* chapitre 18) mais de nombreuses biothérapies du rhumatisme psoriasique ne sont pas efficaces dans la PR : c'est le cas des inhibiteurs de l'IL-17 ou de la voie IL-12/-23 ou IL-23. Le traitement du rhumatisme psoriasique a fait l'objet de recommandations européennes en 2016.

Une étroite collaboration entre dermatologue et rhumatologue est souhaitable, compte tenu de l'intrication de ces deux maladies et des biothérapies communes. Les traitements symptomatiques et locaux suffisent parfois à contrôler les formes limitées et peu sévères de rhumatisme psoriasique. Le plus souvent un traitement de fond doit être instauré. En effet, un bon contrôle du rhumatisme psoriasique s'associe à un pronostic meilleur.

A. Traitements symptomatiques

Ils diffèrent peu de ceux des autres rhumatismes inflammatoires chroniques :

- anti-inflammatoires non stéroïdiens (AINS) : traitement de base à utiliser en première intention, ils n'ont pas d'effet sur la dermatose. Ils ne doivent pas être prescrits au long cours et leur utilisation doit être prudente chez les patients ayant des antécédents cardiovasculaires ;
- antalgiques : très volontiers utilisés ;
- la corticothérapie orale au long cours n'a pas sa place dans le traitement du rhumatisme psoriasique. Exceptionnellement, des bolus de corticoïdes peuvent être réalisés pour les polyarthrites aiguës, qui sont une forme rare de la maladie.

B. Traitements locaux rhumatologiques

Les traitements locaux sont recommandés dans les formes localisées : infiltrations de dérivés cortisoniques, voire synoviorthèses ou chirurgie réparatrice. Ces gestes locaux nécessitent la préparation de la peau en cas de dermatose localisée.

C. Traitements non pharmacologiques

La physiothérapie, l'ergothérapie, la podologie, la kinésithérapie et la prise en charge psychologique font, comme dans la polyarthrite rhumatoïde, partie intégrante d'une prise en charge adaptée et multidisciplinaire.

D. Traitements dits « de fond »

Il existe deux classes majeures de traitement de fond du rhumatisme psoriasique : les traitements de fond dits « synthétiques » (sDMARD pour *synthetic modifying antirheumatic drugs*) et les traitements de fond « biologiques » (bDMARD). Les traitements synthétiques se répartissent en traitements « conventionnels » (csDMARD) et « ciblés » (tsDMARD).

Le choix de telle ou telle molécule est guidé par : la présence ou non et la sévérité de l'atteinte cutanée ; la forme du rhumatisme psoriasique (atteinte périphérique et/ou axiale) ; la présence ou non de maladies associées (uvéite, MICI).

1. Traitements synthétiques conventionnels

- Le méthotrexate a démontré son efficacité sur l'atteinte cutanée. Il est considéré comme efficace sur l'atteinte articulaire aux doses habituellement prescrites dans la polyarthrite rhumatoïde (15–à 25 mg/semaine).
- Le léflunomide, à la dose de 20 mg par jour, est efficace dans le rhumatisme psoriasique (sur l'atteinte articulaire et très partiellement voire pas sur le psoriasis).
- La salazopyrine est aussi recommandée, à la dose de 2 g/j, mais rarement utilisée, car entre autres non efficace sur le plan cutané.

2. Traitements synthétiques ciblés

L'aprémilast est un inhibiteur de l'isoforme 4 de la phosphodiestérase. Il se donne *per os*, et est efficace sur les arthrites périphériques et sur le psoriasis, mais sans doute à un niveau moindre que les biothérapies ci-dessous. D'autres traitements synthétiques ciblés sont en cours d'évaluation. Il s'agit en particuliers des inhibiteurs de JAK.

3. Biothérapies

- Les anti-TNFα ont une efficacité très nette aussi bien sur l'atteinte cutanée que sur l'atteinte articulaire. Ils ralentissent également la progression des lésions radiologiques articulaires.
- Les anticorps anti-IL-17 (secukinumab, ixekizumab) sont une classe thérapeutique très efficace sur le psoriasis. Ils sont aussi efficaces sur les atteintes articulaires périphériques (arthrites, enthésites, dactylites) mais aussi sur les atteintes axiales.
- L'ustékinumab cible une partie commune (p40) à deux cytokines : l'IL-12 et IL-23. Cette biothérapie a démontré son efficacité sur le plan cutané et articulaire (arthrites, enthésites, dactylites).

Les autres biothérapies à venir sont celles ciblant la sous-unité p19 de l'IL-23.

Selon les dernières recommandations européennes, la première ligne de traitement de fond doit être le méthotrexate notamment lorsqu'il existe une atteinte cutanée. Les biothérapies et traitement de fond synthétiques ciblés ne doivent être envisagés qu'en cas d'échec d'un traitement de fond synthétique conventionnel.

Les modalités de suivi du rhumatisme psoriasique sont globalement identiques à celles de la polyarthrite rhumatoïde. En l'absence d'un suivi rapproché et d'un traitement régulièrement adapté, les atteintes, souvent additives dans le temps, tout particulièrement aux mains et aux pieds, peuvent aboutir à un handicap fonctionnel important.

Points clés

- Le rhumatisme psoriasique appartient au groupe des spondyloarthrites mais s'en distingue cependant par des manifestations clinicoradiologiques propres.
- Le rhumatisme psoriasique a des présentations cliniques très polymorphes et peut associer des atteintes axiales et périphériques.
- L'atteinte périphérique prédomine en distalité (articulations interphalangiennes distales, mains et pieds).
- L'association de lésions radiologiques asymétriques, constructrices et destructrices, caractérise le rhumatisme psoriasique.
- La stratégie thérapeutique impose une collaboration avec le dermatologue (traitement de la dermatose). Elle a été précisée dans les dernières recommandations européennes en 2016.

Notions indispensables et inacceptables

Notions indispensables

- Un diagnostic de rhumatisme psoriasis doit être évoqué devant des douleurs inflammatoires et/ou des gonflements des articulations périphériques.
- Connaître la répartition des atteintes articulaires.
- Connaître les localisations du psoriasis cutané associées à l'atteinte articulaire.
- Rechercher un syndrome inflammatoire biologique, de FR et d'ACPA (diagnostic négatif) et réaliser des radiographies des mains et des avant-pieds doivent être systématiques.
- Connaître l'association au syndrome métabolique.
- Connaître les principes de la stratégie thérapeutique.

Notions inacceptables

- Retarder le diagnostic de rhumatisme psoriasique en ne l'évoquant pas en cas d'arthralgies ou d'arthrites en cas de notion de psoriasis.
- Retarder l'initiation du traitement de fond synthétique conventionnel ou l'initiation du traitement de fond biologique ou synthétique ciblé.
- Utiliser de fortes doses de corticoïdes sur une longue durée et ne pas envisager un sevrage des corticoïdes chez les patients ayant atteint l'objectif thérapeutique.

Réflexes transversalité

UE1

- Item 1 – La relation médecin-malade dans le cadre du colloque singulier ou au sein d'une équipe, le cas échéant pluriprofessionnelle. La communication avec le patient et son entourage. L'annonce d'une maladie grave ou létale ou d'un dommage associé aux soins. La formation du patient. La personnalisation de la prise en charge médicale
- Item 3 – Le raisonnement et la décision en médecine. La médecine fondée sur les preuves (*Evidence Based Medicine*, EBM). La décision médicale partagée

UE7

- Item 181 – Réaction inflammatoire : aspects biologiques et cliniques. Conduite à tenir
- Item 188 – Pathologies auto-immunes : aspects épidémiologiques, diagnostiques et principes de traitement
- Item 192 – Polyarthrite rhumatoïde
- Item 193 – Spondylarthrite inflammatoire
- Item 196 – Douleur et épanchement articulaire. Arthrite d'évolution récente
- Item 198 – Biothérapies et thérapies ciblées

UE10

- Item 319 – La décision thérapeutique personnalisée : bon usage dans des situations à risque
- Item 320 – Analyser et utiliser les résultats des études cliniques dans la perspective du bon usage
- Item 323 – Cadre réglementaire de la prescription thérapeutique et recommandations pour le bon usage
- Item 326 – Prescription et surveillance des classes de médicaments les plus courantes chez l'adulte et chez l'enfant

7

Item 118 – UE 5 – Principales techniques de rééducation et de réadaptation

Objectifs pédagogiques

Nationaux

- Connaître le rôle et les compétences des différents professionnels de santé dans le projet de rééducation et de réadaptation d'une personne en situation de handicap.
- Argumenter les principes d'utilisation des principales techniques de rééducation et de réadaptation, planifier le suivi médical et en argumenter l'arrêt.
- Savoir prescrire la massokinésithérapie et l'orthophonie.

I. Rôles et compétences des différents professionnels de santé dans un projet de rééducation et de réadaptation

A. Médecins

Le médecin a la responsabilité de prescrire ou de ne pas prescrire la rééducation. Il doit donc en connaître les indications, les contre-indications et les objectifs. La prescription suppose un diagnostic médical précis et des objectifs clairement énoncés. La réalisation de la rééducation a pour préalable l'établissement d'un programme.

B. Auxiliaires médicaux

La législation distingue sept métiers de rééducation représentés par les masseurs-kinésithérapeutes, les ergothérapeutes, les orthophonistes, les psychomotriciens, les orthoptistes, les pédicures-podologues et les diététiciens. Toutefois, les psychologues, les assistants socio-éducatifs, les orthoprothésistes, les podo-orthésistes, les infirmiers et les aides-soignants sont d'autres auxiliaires médicaux susceptibles d'intervenir dans un programme de rééducation.

© 2018, Elsevier Masson SAS. Tous droits réservés

C. Programmes de rééducation

Un programme de rééducation est adapté à chaque patient. Il est constitué de séances dont il faut définir le type, le nombre total et la fréquence. Ces paramètres confèrent au programme de rééducation son intensité et sa durée. Un programme de rééducation doit être suivi d'évaluation des résultats impliquant le médecin et les auxiliaires médicaux, s'adapter à l'évolution et à la survenue d'éventuelles complications.

Les programmes de rééducation simples impliquent la collaboration du médecin et d'un auxiliaire médical, kinésithérapeute ou orthophoniste essentiellement. Les programmes de rééducation simples sont réalisés en ambulatoire. L'encadré 7.1 regroupe les indications les plus courantes d'un programme de rééducation simple.

Les programmes de rééducation complexes nécessitent l'implication conjointe et la collaboration d'un médecin spécialiste en médecine physique et de réadaptation (MPR) et de plusieurs auxiliaires de rééducation. Les rôles du médecin spécialiste en MPR sont indiqués dans l'encadré 7.2.

Les auxiliaires de rééducation interviennent de façon coordonnée et collaborent aux soins de rééducation ainsi qu'à l'évaluation du patient dans le cadre du programme.

Encadré 7.1

Indications courantes d'un programme de rééducation simple (kinésithérapie ou orthophonie)

- La rééducation des problèmes simples et courants d'orthopédie, de traumatologie, et de rhumatologie comme les conséquences de l'arthrose des membres, la pathologie rachidienne chronique, les pathologies périarticulaires, les entorses de cheville.
- La lutte contre les conséquences de l'immobilité et du décubitus chez les personnes âgées.
- L'utilisation de traitements physiques dans les pathologies bronchiques comme les bronchopneumopathies chroniques obstructives et bronchiolites.
- Le suivi de pathologies neurologiques et de leurs séquelles dont celles des accidents vasculaires cérébraux.
- Le traitement d'une incontinence urinaire de la femme.
- La réalisation d'un bilan et la rééducation d'un bégaiement ou de troubles de l'articulation de l'enfant voire des troubles du développement plus complexes dans le cadre éventuel d'un retard scolaire.

Encadré 7.2

Rôles du médecin spécialiste en médecine physique et de réadaptation

- Diagnostic, suivi médical et traitement des diverses conséquences et complications d'affections pourvoyeuses de handicap chronique.
- Évaluation des éléments constitutifs du handicap (déficiences, limitations d'activités, restrictions de participation) pour prescription de rééducation complexe ou expertise.
- Évaluation du pronostic et de la place de la rééducation.
- Prescription et coordination d'actes complexes de rééducation.
- Aide à l'orientation et à la réinsertion.
- Coordination et suivi de la réadaptation.
- Suivi médical au long cours des personnes handicapées.

II. Objectifs de rééducation et principales techniques mises en œuvre par les professionnels de rééducation et de réadaptation

Les objectifs globaux de la rééducation peuvent être des objectifs de récupération anatomique ou fonctionnelle, d'entretien ou de compensation d'un handicap. Ils nécessitent d'aborder les différents déterminants du handicap – déficiences, limitation d'activités, défaut de participation – pour un patient donné, ainsi que les facteurs contextuels, environnementaux ou individuels aggravants. La rééducation peut avoir pour objectif de :

- réduire des déficiences : la rééducation contribue à la guérison dans de très nombreuses situations : douleurs, déficit moteur, encombrement bronchique, troubles de déglutition… ; mais aussi à la récupération d'une désadaptation cardiaque ou d'une lésion neurologique limitée ;
- réduire les conséquences des déficiences, limitations d'activité et restrictions de participation : lorsqu'une déficience n'est plus réductible, la fonction peut être améliorée ou même totalement restaurée grâce à la rééducation par l'entraînement de compensations et d'éventuels appareillages (par exemple, l'appareillage d'un amputé de membre inférieur permettant la marche et la course à pied).

A. Massokinésithérapie

1. Indications

- La douleur.
- Les œdèmes et troubles trophiques.
- Les raideurs articulaires.
- La faiblesse musculaire.
- L'altération de la commande motrice.
- Les troubles du tonus musculaire.
- Les troubles sensitifs.
- L'instabilité articulaire.
- Les gênes aux déplacements.
- L'intolérance à l'effort.
- Les gênes à la préhension.
- L'encombrement bronchique.
- Les troubles vésicosphinctériens.

En outre, un décret paru en 2006 (décret 2006-415 du 6 avril 2006) autorise les kinésithérapeutes à prescrire un certain nombre de dispositifs médicaux concernant notamment la prévention des escarres et la déambulation.

2. Principales techniques

- Les massages : on distingue les pressions glissées superficielles ou profondes, les pressions statiques utilisées dans les contractures musculaires, le massage transverse profond pour le traitement de certaines tendinites et le drainage lymphatique.
- Les techniques d'entretien ou de récupération d'amplitudes articulaires : il s'agit de postures ou de mobilisations articulaires (à bien distinguer des manipulations articulaires non autorisées dans l'arsenal thérapeutique habituel, qui consistent à entraîner une articulation au-delà de son amplitude physiologique) :
  - postures consistant au maintien d'une articulation dans une position prolongée ;
  - mobilisations actives autant que possible par le patient en l'absence de troubles moteurs ;
  - mobilisations passives : soit manuelles effectuées par le masseur-kinésithérapeute, soit mécanisées par des robots « arthromoteurs ».
- L'entretien ou le renforcement musculaire : il nécessite évidemment une contraction musculaire active de la part du patient et doit se faire contre résistance (pesanteur, résistance

manuelle ou mécanisée). Parmi les principales techniques, on distingue le renforcement isométrique qui se fait sans déplacement articulaire (très utilisé), le renforcement isotonique, contre charge constante, et le renforcement isocinétique, à vitesse constante (surtout en pathologie du sport).

- Renforcement de la sensibilité proprioceptive : il fait appel à des exercices en contraintes articulaires sans le contrôle visuel.
- Réentraînement à l'effort. il fait appel à différents exercices (principalement endurance) adaptés aux capacités du patient et évolutifs.
- Techniques sensorimotrices et de contrôle des mouvements anormaux utilisées en neurologie centrale.
- Techniques de drainage respiratoire.
- Biofeedback : utilisation d'instrument permettant de renforcer la conscience du mouvement exercé par un signal sonore ou visuel.
- Physiothérapie : il s'agit des traitements par les agents physiques :
  - électrostimulation soit pour électrostimulation musculaire dans un but de renforcement ou dans un but fonctionnel, soit stimulation électrostimulation transcutanée (TENS) dans un but antalgique ;
  - ultrasons ;
  - chaleur et cryothérapie ;
  - kinébalnéothérapie : rééducation en immersion qui, en allégeant le poids du corps, a un effet antalgique, permet une mise en charge partielle de fractures ou d'articulations instables et facilite le mouvement en cas de paralysie.

B. Ergothérapie

1. Indications

Pertes d'autonomie dans l'environnement quotidien, liées à des limitations d'activités physiques ou cognitives :

- troubles de la préhension ;
- troubles de la locomotion ;
- troubles des fonctions supérieures (mémoire, praxie, fonctions exécutives, expression, communication).

2. Principales techniques

- Entraînement par activités diverses, professionnelles, domestiques, artisanales, ludiques (jeux sérieux), d'expression, de communication, proches de la vie quotidienne.
- Appareillage transitoire à visée fonctionnelle.
- Confection et mise à disposition d'aides techniques et d'assistances technologiques nécessaires notamment à la communication.
- Aménagement de l'environnement. L'ergothérapeute a un rôle important dans les conseils pour l'aménagement de l'environnement, aussi bien domestique qu'urbain, d'une personne handicapée pour diminuer les restrictions de participation. Il peut s'agir de modifications d'emplacement ou de type de mobilier, de la réalisation de travaux (élargissement de porte, suppression de marche, changement de revêtements de sol…) et l'aménagement domotique pour des personnes lourdement handicapées.
- Éducation.

C. Orthophonie – Indications

Les principaux troubles nécessitant la rééducation orthophonique diffèrent selon l'âge. Ce sont :

- les troubles de la voix (dysphonie) ;
- les troubles de l'articulation (dysarthrie) ;
- les troubles du langage qu'il soit parlé ou écrit ;
- les troubles de la communication dans leurs aspects non langagiers ;
- les difficultés d'intégration scolaire ;
- les troubles de déglutition.

III. Règles générales des modalités de prescription de la rééducation

A. Objectifs thérapeutiques

Le besoin de rééducation ne repose pas sur un simple diagnostic mais sur l'évaluation des déficiences et de leur retentissement, limitations d'activité et restrictions de participation. Ainsi, l'évaluation des besoins conduit le médecin à :

- établir les objectifs thérapeutiques avec le patient ;
- prescrire une rééducation ;
- choisir la modalité ou le champ sanitaire de prise en charge :
  - rééducation externe le plus souvent pour la plupart des pathologies nécessitant une rééducation simple ou en relais de l'hospitalisation,
  - hospitalisation spécialisée dans les situations les plus complexes (exemple après un AVC sévère) en MPR : soit hospitalisation complète soit hospitalisation de jour.

Le choix des objectifs prend en compte les besoins et les aspirations de la personne. Ainsi, un diagnostic d'arthrose de genou ne conduit pas nécessairement à la prescription de kinésithérapie. Ce sont la constatation clinique de certaines déficiences (*flessum*, amyotrophie, douleurs ou instabilité), la plainte du malade qui est souvent de l'ordre de la limitation d'activité (réduction du périmètre de marche, difficulté pour se relever d'un siège bas) ou des restrictions de participation (difficultés à assumer ses obligations professionnelles) et la réponse aux autres thérapeutiques qui conduiront à décider de la prescription de la rééducation et détermineront le choix des outils d'évaluation.

B. Modalités de prescription

1. Prescription de massokinésithérapie

La prescription de massokinésithérapie doit comporter :

- les coordonnées complètes du prescripteur ;
- la date ;
- le nom et le prénom du patient ;
- la nature de la prescription : « massokinésithérapie » ;
- l'indication médicale de la massokinésithérapie
- l'intitulé « kinébalnéothérapie » ou « rééducation en piscine » si cette technique est indiquée ;

- les éventuelles contre-indications (par exemple électrostimulation);
- la mention « À domicile » si nécessaire ou avec transport sanitaire assis ou couché le cas échéant;
- la mention « Accident de travail » si besoin (comme pour toute ordonnance).

Si le traitement est lié à une affection de longue durée (ALD), il faut utiliser la zone adéquate de l'ordonnance bizone.

Si la rééducation doit être effectuée tous les jours, c'est-à-dire pour des problèmes respiratoires, dimanche et jours fériés inclus, il faut le préciser.

Il est conseillé d'associer à l'ordonnance un courrier précisant le diagnostic et tous les éléments du contexte clinique nécessaires.

L'indication du nombre et de la fréquence des séances de massokinésithérapie sur l'ordonnance n'est pas obligatoire. Le nombre de séances de massokinésithérapie peut être établi par le masseur-kinésithérapeute.

Le masseur-kinésithérapeute adresse un bilan au prescripteur à la fin du programme de rééducation.

2. Cas particulier de la rééducation massokinésithérapique couverte par un référentiel de la Haute Autorité de santé

Des référentiels validés par la HAS déterminent, pour quatorze indications de rééducation, le nombre de séances de massokinésithérapie prises en charge par l'assurance maladie au-delà duquel une demande d'accord préalable est nécessaire pour poursuivre le traitement (tableau 7.1). Les autres situations ne sont pas soumises à une demande d'accord préalable.

Si nécessaire, il reste possible d'étendre le nombre de séances prises en charge par l'assurance maladie. Quelques séances avant d'atteindre la limite déterminée par le référentiel, le masseur-kinésithérapeute effectue un bilan. S'il estime qu'une prolongation de la rééducation est nécessaire, il en informe le prescripteur.

À la suite de cette concertation, le masseur-kinésithérapeute peut faire une demande d'accord préalable auprès du service médical de l'assurance maladie, en joignant la prescription (ou sa copie) et l'argumentaire qu'il aura établi pour motiver cette demande de prise en charge des séances supplémentaires. Une non-réponse du contrôle médical à la demande d'accord préalable sous 15 jours vaut accord pour la poursuite du traitement. En cas de refus, celui-ci est notifié au patient par sa caisse d'assurance maladie. Le masseur-kinésithérapeute en est également informé.

3. Prescription d'orthophonie

La prescription d'orthophonie débute par une demande de bilan. La prescription du bilan d'orthophonie est accompagnée si possible, des motivations de la demande et de tout élément susceptible d'orienter la recherche de l'orthophoniste.

Deux types de prescriptions de bilans peuvent être demandés : un bilan orthophonique avec rééducation si nécessaire; un bilan orthophonique d'investigation.

- Bilan orthophonique avec rééducation si nécessaire : à l'issue de ce bilan, un compte rendu indiquant le diagnostic orthophonique est adressé au prescripteur; si des séances de rééducation sont nécessaires, ce compte rendu comprend les objectifs de la rééducation, le nombre et la nature des séances que l'orthophoniste détermine; sauf contre-indication médicale, l'orthophoniste établit une demande d'entente préalable.
- Bilan orthophonique d'investigation : à l'issue de ce bilan, un compte rendu indiquant le diagnostic orthophonique est adressé au prescripteur, accompagné des propositions de l'orthophoniste; le prescripteur peut alors prescrire une rééducation orthophonique; l'orthophoniste établit une demande d'entente préalable.

À la fin du traitement, une note d'évolution est adressée au prescripteur.

Tableau 7.1. **Indications de massokinésithérapie couvertes par un référentiel de la Haute Autorité de santé (à titre indicatif).**

Indications de rééducation	Nombre de séances avant accord préalable	Demande d'accord préalable
Entorse externe récente de la cheville	1 à 10 séances	À partir de la 11e séance
Arthroplastie de hanche par prothèse totale	1 à 15 séances	À partir de la 16e séance
Arthroplastie du genou par prothèse totale ou unicompartimentaire	1 à 25 séances	À partir de la 26e séance
Reconstruction du ligament croisé antérieur du genou	1 à 40 séances	À partir de la 41e séance
Libération du nerf médian au canal carpien	–	Dès la 1re séance
Méniscectomie isolée, totale ou subtotale, par arthroscopie	1 à 15 séances	À partir de la 16e séance
Réinsertion et/ou suture d'un ou de plusieurs tendons de la coiffe des rotateurs de l'épaule, par arthroscopie ou abord direct	1 à 50 séances	À partir de la 51e séance
Prise en charge d'une lombalgie commune	1 à 15 séances pour une série d'actes	À partir de la 16e séance **ou** à partir de la 31e séance si 30 séances pour lombalgie commune ont été prises en charge dans les 12 mois précédents
Prise en charge d'une cervicalgie commune	1 à 15 séances pour une série d'actes	À partir de la 16e séance **Ou** à partir de la 31e séance si 30 séances pour cervicalgie commune ont été prises en charge dans les 12 mois précédents
Après fracture de l'extrémité distale des deux os de l'avant-bras	1 à 25 séances	À partir de la 26e séance
Après fracture avec ou sans luxation, opérée ou non, du coude chez l'adulte	1 à 30 séances pour une série d'actes	À partir de la 31e séance
Après fracture non opérée de l'extrémité proximale de l'humérus	1 à 30 séances	À partir de la 31e séance
Dans le cadre d'un traumatisme récent du rachis cervical sans lésion neurologique	1 à 10 séances	À partir de la 11e séance
Dans le cadre d'une tendinopathie de la coiffe des rotateurs non opérée	1 à 25 séances	À partir de la 26e séance

Source : HAS. Accord préalable et actes de massokinésithérapie (www.ameli.fr).

C. Arrêt de la rééducation

1. Circonstances d'arrêt de la rééducation

L'arrêt de la rééducation comme tout traitement est un acte réfléchi. Lorsque les objectifs ont été clairement définis avec le patient et les auxiliaires de rééducation, l'arrêt de la rééducation ou la poursuite de celle-ci sont aisément prononcés.

L'arrêt est logique :

- lorsque les objectifs sont atteints ou que le patient est devenu asymptomatique ;
- lorsque les objectifs ne sont pas atteints parce que :
  - la prescription n'était pas adaptée : la rééducation n'est pas solution,
  - la rééducation est mal tolérée et n'est donc finalement pas adaptée, même bien faite,
  - le patient n'est pas coopérant.

Parfois, les techniques de rééducation doivent être modifiées.

2. Rééducation d'entretien

Dans certaines situations, une rééducation d'entretien par un professionnel est nécessaire. Il s'agit bien là de rééducation comme par exemple, en cas de forte spasticité d'un malade hémiplégique ou paraplégique. La rééducation d'entretien nécessite alors habituellement un rythme de deux séances par semaine.

Le plus souvent, il faut pouvoir proposer un auto-entretien plutôt qu'un entretien médicalisé. Le masseur-kinésithérapeute apprend au patient un programme d'exercices personnels pour pérenniser les résultats obtenus aussi bien dans les pathologies chroniques de l'appareil locomoteur que dans les pathologies neurologiques si celles-ci ne sont pas trop sévères ou que les troubles cognitifs ne l'empêchent pas. Il s'agit par exemple, de la lombalgie chronique ou de l'hémiplégie peu spastique.

Les programmes d'auto-rééducation doivent être simples et ne comprendre qu'un nombre limité d'exercices. L'intérêt de ces programmes doit être expliqué au patient avec conviction par le médecin et le masseur- kinésithérapeute au besoin à plusieurs reprises.

La prescription discontinue de courtes séries de séances (10 à 15) peut être justifiée :

- pour retrouver un niveau fonctionnel précédent mais qui s'est détérioré au fil du temps ;
- pour réviser la qualité technique des exercices effectués par un patient dans son programme d'auto-entretien.

Les activités physiques encadrées par un éducateur sportif spécialisé sont parfois proposées comme alternatives ou complément d'une rééducation d'entretien.

Points clés

- L'objectif de la rééducation et de la réadaptation est d'améliorer, voire de restituer l'autonomie du patient.
- La rééducation comprend différents moyens thérapeutiques qu'il faut savoir adapter au patient et à la pathologie traitée : physiothérapie, massokinésithérapie, ergothérapie et appareillage.
- Le médecin doit savoir prescrire, suivre et évaluer une rééducation en fonction de la pathologie et du but thérapeutique.

Notions indispensables et inacceptables

Notions indispensables

- Connaître les différentes techniques de rééducations.
- La rééducation fait partie d'une prise en charge globale du patient souvent associée à un traitement médical.

Notion inacceptable

- Prescrire une rééducation sans avoir un diagnostic précis.

8 Item 124 – UE 5 – Ostéopathies fragilisantes

Objectifs pédagogiques

Nationaux

- Diagnostiquer une ostéoporose, évaluer le risque fracturaire.
- Argumenter l'attitude thérapeutique devant une ostéoporose et planifier le suivi du patient.
- Diagnostiquer une ostéomalacie et connaître les principes du traitement d'une ostéomalacie carentielle.

COFER

- Connaître la définition de l'ostéoporose.
- Connaître la définition densitométrique de l'ostéoporose selon l'OMS.
- Connaître les données épidémiologiques et physiopathologiques de l'ostéoporose (FV, FESF et mortalité).
- Connaître les circonstances devant conduire à rechercher une ostéoporose (en particulier fracture du poignet).
- Savoir distinguer l'ostéoporose des autres ostéopathies fragilisantes bénignes et malignes sur des arguments cliniques, radiologiques et biologiques (gammapathies, ostéomalacie et hyperparathyroïdie) chez la femme et chez l'homme.
- Argumenter l'attitude thérapeutique et connaître les éléments du suivi du patient ostéoporotique et planifier ce suivi.
- Connaître les indications, les contre-indications et la surveillance des mesures thérapeutiques préventives et curatives de l'ostéoporose post-ménopausique, masculine et cortisonique : BP, SERM, PTH, anti-RANKL et traitement hormonal substitutif.

I. Définitions de l'ostéoporose

A. Définition de l'OMS

« L'ostéoporose est une maladie généralisée du squelette, caractérisée par une résistance osseuse diminuée prédisposant à un risque élevé de fracture. La résistance osseuse est la résultante de la densité osseuse et de la qualité osseuse (altération de la microarchitecture osseuse notamment) ».

© 2018, Elsevier Masson SAS. Tous droits réservés

Les études biomécaniques montrent que la densité minérale osseuse (DMO) est le déterminant principal de la fragilité osseuse. Les fractures sont « la » complication de la maladie ostéoporotique et constituent toute la gravité de cette maladie.

B. Définition densitométrique de l'ostéoporose

1. Mesure de la densité minérale osseuse

L'absorptiométrie biphotonique aux rayons X (DXA) est la technique de référence pour la mesure de la DMO ⚠. Elle mesure la densité surfacique du tissu minéralisé (et ne permet donc pas de préjuger de la cause d'une densité basse). Les caractéristiques de la DXA sont : temps d'examen de quelques minutes, projection en deux dimensions, faible irradiation, exactitude de la mesure et reproductibilité satisfaisantes. Elle utilise deux faisceaux de rayons X d'énergie différente et permet la mesure de la DMO en plusieurs sites squelettiques dont le contenu respectif en os cortical et en os trabéculaire est différent, tels que le rachis lombaire et l'extrémité supérieure du fémur (ESF) qui sont les sites de fracture ostéoporotique les plus fréquents. Autour de la ménopause, le site lombaire est particulièrement intéressant car la perte osseuse prédomine au rachis dans la période post-ménopausique précoce. En revanche, la mesure peut être artificiellement augmentée par des lésions arthrosiques ou des fractures vertébrales. C'est pourquoi, l'intérêt de la mesure de la DMO lombaire diminue après 65–70 ans. À partir de cet âge, c'est surtout la valeur densitométrique de l'ESF qui est analysée, d'autant plus que le risque de fracture de l'extrémité supérieure du fémur (FESF) augmente alors de façon exponentielle. De nombreuses études épidémiologiques ont validé l'utilisation de la DXA pour l'évaluation prospective du risque de fracture ostéoporotique et ont servi de base à l'établissement de critères densitométriques pour le diagnostic de l'ostéoporose.

Concernant les résultats de la DXA :

- la densité minérale osseuse (DMO) est exprimée en g/cm^1 ;
- le *Z-score* est le nombre d'écarts-types entre la valeur du sujet et la valeur moyenne des adultes de même sexe et de même âge. La densité osseuse, comme beaucoup de variables biologiques, a une répartition gaussienne. Par conséquent, 95 % des individus ont une valeur de densité située entre Z = + 2 et Z = −2 ;
- le *T-score* est le nombre d'écarts-types entre la valeur du sujet et la valeur moyenne des adultes jeunes de même sexe.

2. Évolution de la DMO au cours de la vie

La figure 8.1 montre l'évolution de la DMO lombaire au cours de la vie chez la femme et chez l'homme. Dans les deux sexes, la valeur maximale de la DMO est atteinte en fin de croissance et correspond au *pic de masse osseuse* (entre 20 et 30 ans). Le déterminisme *génétique* est

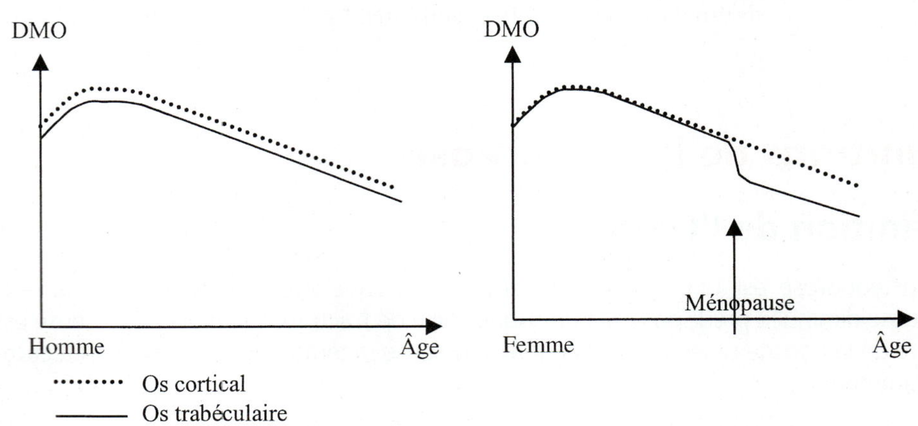

Fig. 8.1. Évolution de la densité minérale osseuse chez l'homme et la femme en fonction de l'âge.

très important. En effet, la variance de la masse osseuse dépend de la génétique dans une proportion de 70 à 80 %. L'activité physique, la puberté, les apports calciques et protéiques sont d'autres déterminants importants de l'acquisition d'un pic de masse osseuse optimal.

Chez la femme, la perte osseuse débute quelques années avant la ménopause et s'accélère nettement lorsque débute la carence œstrogénique. Cette perte osseuse rapide (jusqu'à 2 à 3 % par an au rachis) persiste 3 à 5 ans, puis tend à s'atténuer. La perte osseuse est plus importante pour les sites squelettiques riches en tissu trabéculaire. Chez l'homme, la perte osseuse liée au vieillissement est linéaire. Ainsi, deux mécanismes essentiels s'associent plus ou moins chez un individu pour expliquer la survenue d'une ostéoporose : l'acquisition d'un pic de masse osseuse faible au cours de la croissance et une perte osseuse accrue à l'âge adulte.

3. Définition densitométrique de l'ostéoporose

L'ostéoporose peut être définie à partir du résultat densitométrique ⚠ (tableau 8.1). Deux précautions s'imposent :

- cette définition s'applique seulement après avoir éliminé les autres causes d'ostéopathie fragilisante qui peuvent entraîner une diminution de la DMO mesurée en DXA mais qu'il faut distinguer de l'ostéoporose car les implications thérapeutiques qui en découlent sont différentes. Il s'agit principalement de l'*ostéomalacie*, de l'*hyperparathyroïdie primaire* et des *affections malignes osseuses* (métastases et myélome);
- *elle s'applique théoriquement exclusivement aux femmes ménopausées caucasiennes*. Avant la ménopause, la densité osseuse s'interprète en fonction du *Z-score*. Chez l'homme ≥ 50 ans, il est admis que l'on peut utiliser le seuil diagnostique de *T-score* ≤ –2,5 pour l'ostéoporose. Pour les hommes jeunes, comme pour les femmes non ménopausées, on utilise le *Z-score*.

Chez la femme, la prévalence de l'ostéoporose densitométrique (*T-score* ≤ –2,5) augmente avec l'âge à partir de cinquante ans. Elle est estimée à 39 % à soixante-cinq ans et autour de 70 % après quatre-vingts ans.

Tableau 8.1. Définition densitométrique de l'ostéoporose, selon l'OMS.

Normalité	*T-score* ≥ –1
Ostéopénie densitométrique	–1 > *T-score* > –2,5
Ostéoporose densitométrique	*T-score* ≤ –2,5
Ostéoporose sévère ou confirmée	*T-score* ≤ –2,5 et présence d'une ou plusieurs fractures

II. Épidémiologie

Après cinquante ans, 1 femme sur 2 et 1 homme sur 5 subira une fracture ostéoporotique au cours de leur vie ce qui témoigne de la fréquence de cette maladie. En effet, l'incidence des fractures augmente de façon exponentielle à partir de cinquante ans. En France, il survient chaque année *60 000 fracture de l'extrémité supérieure du fémur* (FESF), environ *35 000 fractures du poignet* (fracture de Pouteau-Colles) et environ *70 000 fractures vertébrales*. À noter que les fractures du poignet ne sont pas toujours de nature ostéoporotique. Les données récentes montrent que le nombre de patients opérés pour FESF continue d'augmenter chez les femmes et surtout chez les hommes en raison du vieillissement de la population. Cependant, l'incidence diminue dans la population féminine.

Certaines fractures dites *sévères* sont associées à un excès de *mortalité*; ce sont les FESF, de l'extrémité supérieure de l'humérus (FESH), des vertèbres, du pelvis, du bassin ou sacrum, de la diaphyse fémorale et du fémur distal, des trois côtes simultanées et du tibia proximal. L'excès précoce de mortalité suivant la survenue d'une FESF est plus important chez l'homme que chez la femme, traduisant la grande fragilité des hommes victimes de ces fractures. En effet, une femme sur cinq et un homme sur trois vont décéder dans l'année qui suit une FESF.

À côté de ces fractures *sévères*, il ne faut pas négliger les autres fractures dites « *non sévères* » (poignet et autres fractures) car elles peuvent témoigner également d'une complication de la maladie. En pratique, toute fracture survenant après un traumatisme à bas niveau d'énergie (comme une chute de sa hauteur) et après l'âge de cinquante ans, doit faire évoquer une ostéoporose sauf en cas de fracture du crâne, de la face, du rachis cervical, des trois premières vertèbres thoraciques, des doigts et des orteils.

III. Physiopathologie

De manière un peu artificielle, il est habituel de distinguer l'ostéoporose primitive, plus fréquente chez la femme (ostéoporose post-ménopausique) des ostéoporoses secondaires, plus fréquentes chez l'homme (> 50 % des cas). Bien entendu, les causes peuvent être intriquées.

A. Physiologie osseuse

Le squelette est composé d'os cortical (majoritaire dans la diaphyse des os longs) et d'os trabéculaire (majoritaire dans les vertèbres). En plus de sa fonction de soutien et de protection de l'organisme, et de levier pour les muscles, le tissu osseux a une fonction métabolique, notamment pour maintenir l'homéostasie calcique. Il existe un remaniement constant de ce tissu (remodelage osseux), beaucoup plus important dans l'os trabéculaire. Le remodelage osseux comporte schématiquement : une phase de résorption assurée par les ostéoclastes, suivie d'une phase de formation assurée par les ostéoblastes. À l'état normal, il existe un équilibre permettant d'adapter la formation à la résorption ; ceci aboutit au renouvellement et à la réparation du tissu osseux. Dans les situations de déséquilibre, augmentation de la résorption (ménopause) ou diminution de la formation (corticothérapie), il existe une perte osseuse.

B. Physiopathologie de l'ostéoporose

- La carence œstrogénique joue, chez la femme mais aussi chez l'homme, un rôle déterminant dans les mécanismes de la *perte osseuse* liée au *vieillissement* ⚠. L'arrêt brutal à la ménopause de la sécrétion œstrogénique ovarienne est responsable, chez la femme, d'une accélération du remodelage osseux et notamment de la résorption, ayant pour conséquences l'amincissement des corticales et des travées osseuses, ainsi que la perforation des travées et la diminution de leurs connexions. Ces mécanismes expliquent la baisse de la DMO et l'altération de la microarchitecture corticale et trabéculaire.
- *Chez l'homme*, au-delà du rôle fondamental de la carence œstrogénique, la diminution progressive, et non brutale, de la sécrétion androgénique testiculaire liée au vieillissement, explique la perte osseuse trabéculaire linéaire et une moindre altération de la microarchitecture osseuse ainsi qu'un moindre amincissement des corticales comparativement à la femme.
- L'*hyperparathyroïdie secondaire* correspond à l'augmentation réactionnelle de la sécrétion de parathormone en réponse à une hypocalcémie, souvent causée par une insuffisance en vitamine D par manque d'exposition solaire et diminution de la capacité de synthèse cutanée liée au vieillissement. Elle entraîne une augmentation du remodelage osseux qui se traduit par une perte osseuse corticale et trabéculaire. La correction de la carence en calcium et en vitamine D permet de prévenir ce phénomène.
- L'*héritabilité* : l'héritabilité de la variabilité du pic de masse osseuse est de l'ordre de 80 % et le risque de survenue d'une ostéoporose est plus élevé chez les descendants d'un sujet ostéoporotique.
- Une *activité physique régulière*, « en charge », augmente le gain de masse osseuse au cours de la croissance et contribue à préserver le capital osseux à l'âge adulte. À l'inverse, l'immobilisation ou l'alitement prolongés induisent une perte osseuse. L'os a besoin de contraintes mécaniques « en charge » pour rester en bonne santé !

C. Facteurs de risque de fracture ostéoporotique

Comme cela a été souligné précédemment, la *diminution de la DMO* est le déterminant principal du risque de fracture ostéoporotique ⚠. Les études épidémiologiques montrent qu'une diminution d'un écart-type de la DMO par rapport à la moyenne pour l'âge multiplie par deux le risque de fracture. Cependant, la valeur de la DMO, ou sa variation sous l'effet d'un traitement, ne permettent d'expliquer qu'une partie de ce risque et il existe un important chevauchement des valeurs de DMO entre les sujets ayant et ceux n'ayant pas de fracture. Ainsi, environ la moitié des fractures ostéoporotiques surviennent chez des patientes qui n'ont pas d'ostéoporose densitométrique ! Il est donc essentiel de prendre en compte d'autres facteurs de risque de fracture !

Pour le clinicien, un certain nombre de facteurs de risque cliniques essentiels pour l'évaluation du risque fracturaire doivent être pris en compte ⚠ :

- un *antécédent de fracture ostéoporotique personnel*, quel qu'en soit le site, augmente significativement le risque de survenue d'une nouvelle fracture, indépendamment de la valeur de la DMO, et cette augmentation est proportionnelle au nombre initial de fractures et à l'ancienneté de la fracture (risque plus important en cas de fracture récente) ;
- le *vieillissement* est un facteur de risque fracturaire primordial, indépendant de la DMO. Chez le sujet âgé, le risque de survenue d'une fracture ostéoporotique, en particulier d'une FESF, est étroitement lié au risque de chute qui augmente avec l'âge ;
- la survenue d'une chute est un facteur de risque majeur de fracture, particulièrement chez les personnes âgées. Parmi les facteurs de risque de chute, on peut citer les *facteurs intrinsèques* et *extrinsèques* (*cf.* chapitre 5).

En pratique, la décision thérapeutique est guidée par une évaluation du *risque individuel de fracture ostéoporotique* ⚠. Ce risque repose sur la prise en compte des facteurs de risque de fracture suivants (*cf.* encadré).

La *corticothérapie*, quel qu'en soit le motif, est à l'origine d'une perte osseuse dont l'intensité dépend de la dose reçue et de la durée du traitement, pouvant conduire à la survenue de fractures avec un niveau de DMO plus élevé que dans l'ostéoporose post-ménopausique.

Les principales *causes médicamenteuses d'ostéoporose* sont : corticoïdes, antiaromatases (cancer du sein), et antiandrogènes (cancer de la prostate)…

Facteurs de risque de fracture

- Âge*.
- Origine caucasienne.
- Ménopause avant 40 ans.
- Aménorrhée primaire ou secondaire.
- Antécédent familial de fracture par fragilité osseuse*.
- Antécédent personnel de fracture*.
- Faible poids*.
- Troubles de l'acuité visuelle*.
- Troubles neuromusculaires*.
- Immobilisation très prolongée*.
- Tabagisme*.
- Corticothérapie*.
- Faible apport calcique.
- Carence en vitamine D.
- Consommation excessive d'alcool.

* Facteurs de risque de fracture ostéoporotique partiellement indépendant de la DMO.

La recherche d'une cause d'*ostéoporose secondaire* est importante ⚠, tout particulièrement chez l'homme mais pas que : corticothérapie, hypogonadisme, hyperparathyroïdie primaire, consommation alcoolique excessive (≥ 3 unités par jour), tabagisme, hémochromatose génétique, maladies de l'appareil digestif (gastrectomie, résections intestinales étendues, entérocolopathies inflammatoires, syndromes de malabsorption, maladie cœliaque…), maladies inflammatoires chroniques en dehors de toute corticothérapie (polyarthrite rhumatoïde, spondyloarthrites…), hyperthyroïdie (ou un traitement trop dosé en hormones thyroïdiennes), anorexie mentale, mastocytose…

Le *score FRAX®* est un outil proposé par l'OMS qui permet de quantifier (en %) le risque de *fractures majeures* (à ne pas confondre avec les *fractures sévères* !) (FESF, humérus, poignets et *fractures vertébrales cliniques*) et de FESF dans les 10 ans et qui a été validé chez les femmes ménopausées et chez les hommes de plus de 40 ans. Le calcul du FRAX® n'est pas utile chez les patientes dont l'indication de traiter est évidente. Le calcul du FRAX® est une combinaison de facteurs de risque d'ostéoporose associés ou pas avec la DMO au col fémoral. Le seuil d'intervention thérapeutique dans l'ostéoporose post-ménopausique dépend de la valeur du FRAX® calculée pour les *fractures majeures* et de l'âge de la patiente. Le calcul du FRAX® peut être réalisé directement à partir du site internet gratuit du FRAX®[2].

IV. Diagnostic de l'ostéoporose

L'ostéoporose doit être évoquée en présence :

- de facteurs de risque cliniques ;
- et/ou lors de la survenue d'une fracture non traumatique ;
- et/ou devant la découverte d'une ostéoporose densitométrique.

A. Fractures ostéoporotiques

La survenue de fractures fait toute la gravité de la maladie ostéoporotique ⚠. Les fractures ostéoporotiques sont classées dans le groupe des fractures par insuffisance osseuse. En effet, on distingue classiquement trois groupes de fractures : les fractures traumatiques, les fractures pathologiques et les fractures de contrainte ; les fractures de contrainte comprennent les fractures de fatigue (ou de stress) et les fractures par insuffisance osseuse.

Toute fracture survenant en dehors d'un traumatisme violent, c'est-à-dire pour une énergie correspondant à une simple chute de sa hauteur, doit faire évoquer le diagnostic d'ostéoporose (sauf les fractures du crâne, du rachis cervical, des trois premières vertèbres thoraciques, des doigts et des orteils). Les plus fréquentes des fractures ostéoporotiques sont la fracture du poignet (fracture de Pouteau-Colles, survenant autour de l'âge de soixante ans), la fracture vertébrale (préférer le terme de fracture à celui, ambigu, de tassement ; survenant autour de l'âge de soixante-dix ans) et la FESF (survenant autour de l'âge de quatre-vingts ans). Ainsi, la fracture du poignet doit être considérée comme un signal d'alarme conduisant à la recherche de facteurs de risque d'ostéoporose et à la réalisation d'une DMO. Attention, toutes les fractures du poignet ne sont pas ostéoporotiques ! Ces trois types de fractures ne doivent pas faire oublier les autres fractures périphériques qui peuvent également révéler une fragilité osseuse et qui sont trop souvent négligées : humérus, côtes, bassin, tibia,…

2. Site internet du FRAX (http://www.shef.ac.uk/FRAX/tool.aspx?country=12).

Une DMO basse isolée n'est pas douloureuse ! Seules les fractures le sont ! Ainsi, devant des rachialgies aiguës ou chroniques, et en l'absence de fracture vertébrale sur les radiographies, d'autres diagnostics doivent être évoqués (rachialgies d'origine dégénérative, infectieuse, ou tumorale). La fracture vertébrale ostéoporotique ne se manifeste pas toujours par des douleurs aiguës. Elle peut être peu symptomatique initialement mais elle est souvent à l'origine de séquelles à type de rachialgies chroniques dues aux déformations. Elle peut au contraire se traduire par des rachialgies aiguës d'horaire mécanique (la douleur est très nettement soulagée par le décubitus strict et elle s'aggrave à la moindre mobilisation) et une impotence fonctionnelle sévère. La douleur s'estompe habituellement en quatre à six semaines. L'état général du patient est conservé et l'examen neurologique est normal (la fracture ostéoporotique du corps vertébral respecte le mur postérieur). Au total, environ deux tiers des fractures vertébrales ne sont pas portées à la connaissance médicale lors de l'épisode fracturaire. En pratique, il est recommandé de pratiquer des radiographies à la recherche de fracture(s) vertébrale(s) en cas de *perte de taille* significative (≥ 4 cm). Il est donc fondamental de mesurer les patients ! En effet, la mise en évidence d'une fracture vertébrale ostéoporotique peut modifier la prise en charge des patients !

B. Ostéoporose densitométrique

Lors de la survenue d'une fracture d'allure ostéoporotique (ou sa découverte sur des radiographies), ou devant la découverte par l'interrogatoire d'un ou plusieurs facteurs de risque d'ostéoporose, la réalisation d'une DMO est nécessaire.

Surtout, la mesure de la DMO peut permettre de faire le diagnostic d'ostéoporose *avant* la survenue d'une fracture en présence de facteurs de risque d'ostéoporose.

Indications d'ostéodensitométrie reconnues et remboursées par l'assurance maladie (à titre indicatif)

- Pour un premier examen dans la population générale, quels que soient l'âge et le sexe :
  - en cas de signe d'ostéoporose : découverte ou confirmation radiologique d'une fracture vertébrale, sans contexte traumatique évident; antécédent de fracture périphérique sans traumatisme majeur (sont exclues de ce cadre les fractures du crâne, du rachis cervical, des orteils, des doigts);
  - en cas de pathologie ou de traitement potentiellement inducteur d'ostéoporose : en cas d'initiation d'une corticothérapie ≥ 7,5 mg/j d'équivalent prednisone pour une durée de plus de trois mois;
  - en cas d'antécédent documenté de pathologie ou de traitement potentiellement inducteur d'ostéoporose : hypogonadisme prolongé (incluant l'androgénoprivation chirurgicale [orchidectomie] ou médicamenteuse [traitement prolongé par analogue de la GnRH], hyperthyroïdie évolutive non traitée, hypercorticisme, hyperparathyroïdie primitive et ostéogenèse imparfaite).
- *Chez la femme ménopausée* (y compris celle recevant un traitement hormonal de la ménopause aux posologies inférieures à celles recommandées) : indications supplémentaires :
  - antécédent de FESF non traumatique chez un parent au premier degré;
  - IMC < 19 kg/m^2;
  - ménopause avant quarante ans qu'elle qu'en soit la cause;
  - antécédent de prise de corticoïdes pendant au moins trois mois consécutifs à une dose ≥ 7,5 mg/kg d'équivalent prednisone.
- Pour un deuxième examen :
  - à l'arrêt d'un traitement anti-ostéoporotique (en dehors d'un arrêt précoce pour événement indésirable) chez la femme ménopausée;
  - chez la femme ménopausée sans fracture, lorsqu'un traitement n'a pas été mis en route après un premier examen montrant une valeur normale ou une ostéopénie densitométrique, une deuxième ostéodensitométrie peut être proposée trois à cinq ans après la première en fonction de l'apparition de nouveaux facteurs de risque.

C. Explorations complémentaires

Elles sont *essentielles* ! Elles ont pour objectif d'affirmer la nature ostéoporotique de la fracture, de mettre éventuellement en évidence une cause d'ostéoporose secondaire et surtout d'*éliminer les autres causes de fragilité osseuse* dont la prise en charge est différente ⚠ (*cf.* § IV.D. Diagnostics différentiels).

1. Explorations par imagerie médicale

Les radiographies standard de la fracture montrent l'existence d'une déminéralisation homogène sans signe d'ostéolyse.

En pratique, l'évaluation morphologique du rachis (par des radiographies le plus souvent) est indiquée s'il existe des rachialgies, et/ou une perte de taille ≥ 4 cm. Il faut savoir « traquer » la fracture vertébrale au cours du bilan de l'ostéoporose !

Au rachis, plusieurs arguments plaident en faveur de la nature ostéoporotique d'une fracture vertébrale :

- fracture située sous la troisième vertèbre dorsale ;
- absence d'ostéolyse (« signe du puzzle » : bien que fracturée, la corticale de la vertèbre peut être suivie sur toute sa longueur) ;
- respect du mur vertébral postérieur et de l'arc postérieur (en particulier les pédicules).

Cependant, aucun de ces signes n'est totalement spécifique. En cas de doute, la réalisation d'un scanner et/ou d'une IRM, permettra de confirmer l'absence de signes évocateurs d'une autre origine, en particulier tumorale.

2. Explorations biologiques

Il n'y a pas de consensus sur les examens initiaux à effectuer systématiquement. On peut proposer de doser initialement :

- hémogramme et vitesse de sédimentation (VS) ;
- électrophorèse des protéines sériques ;
- CRP ;
- calcémie, phosphatémie, créatininémie avec estimation de la clairance selon la formule de Cockcroft ou MDRD ou CKD-EPI ;
- 25(OH)D3.

Ces dosages ont pour but d'*éliminer une ostéopathie maligne* (myélome ou métastases) ou une fragilité osseuse bénigne non ostéoporotique. Au cours de l'ostéoporose ces examens sont le plus souvent normaux. En effet, la *calcémie* et la *phosphatémie* sont *normales* dans l'ostéoporose ! Il n'existe pas de syndrome inflammatoire et la présence d'une gammapathie monoclonale doit faire écarter le diagnostic de myélome. La découverte d'une hypercalcémie dans ce contexte doit faire rechercher une cause maligne ou une hyperparathyroïdie primitive (avec souvent une hypophosphatémie associée).

À ces examens peuvent être ajoutés, dans un deuxième temps, en fonction des données de l'examen clinique et des premiers résultats, des dosages biologiques permettant d'identifier une *cause secondaire d'ostéoporose* :

- une *cause endocrinienne* : PTH (hyperparathyroïdie), TSH (hyperthyroïdie ou surdosage en hormone thyroïdienne lors d'un traitement), cortisolurie des vingt-quatre heures (hypercorticisme), coefficient de saturation de la transferrine (hémochromatose) et chez l'homme la testostérone plasmatique (hypogonadisme) ;
- une *malabsorption intestinale*, notamment la maladie cœliaque d'expression parfois infraclinique. Dans certains cas, on peut être amené à rechercher la présence d'anticorps antitransglutaminase ;
- une *mastocytose*.

Il existe des *marqueurs biologiques du remodelage osseux* capables d'évaluer l'activité de formation osseuse (ostéocalcine, phosphatases alcalines osseuses et les peptides d'extension du procollagène I ou P1NP) ou l'activité de résorption osseuse (télopeptides du collagène : CTX). Ces marqueurs *sériques* n'ont pas leur place dans le diagnostic, ni le bilan initial d'une ostéoporose. Ils sont utilisés par certains lors des traitements par bisphosphonates *per os* pour le suivi à court terme de l'observance de ces traitements. Mais surtout, ces marqueurs sensibles permettent de juger de l'effet pharmacologique des traitements en quelques mois, avant les variations densitométriques, ainsi que de l'observance.

À l'issue de ce bilan, il est exceptionnellement nécessaire de recourir à la biopsie osseuse avec double marquage à la tétracycline. Celle-ci reste indiquée en cas d'ostéoporose fracturaire avec une DMO peu abaissée en l'absence de cause retrouvée, chez des gens jeunes, en cas d'incertitude diagnostique ou de suspicion d'ostéomalacie.

D. Diagnostics différentiels

Devant une fracture d'allure ostéoporotique ou lors de la découverte d'une ostéoporose densitométrique, le *diagnostic d'ostéoporose ne peut être retenu qu'après avoir éliminé* :

- une ostéopathie déminéralisante maligne ;
- un trouble de la minéralisation osseuse comme l'ostéomalacie.

En effet, ces affections peuvent se manifester par une diminution de la DMO, mais leur prise en charge est évidemment différente.

Toute atypie dans la présentation clinique, ou toute anomalie dans les explorations complémentaires initiales, doit faire reconsidérer le diagnostic d'ostéoporose :

- un *myélome multiple* doit être évoqué systématiquement car, dans sa « forme déminéralisante diffuse », il peut parfaitement mimer une ostéoporose ;
- l'hypothèse d'une fracture sur une *métastase vertébrale de tumeur solide* doit être évoquée en cas d'antécédent de cancer ou lorsque la douleur est inflammatoire et que l'état général est altéré. Les radiographies standard et l'imagerie complémentaire (scanner et/ou IRM) apportent habituellement des arguments pour cette hypothèse mais, parfois, seule la biopsie vertébrale en apporte la confirmation ;
- éliminer une *ostéomalacie* (*cf.* § VII. Ostéomalacies). Il s'agit d'un trouble de la minéralisation dont la cause la plus fréquente est une carence en vitamine D. Le diagnostic de la carence en vitamine D repose sur le dosage de la 25-OH-vitamine D. La carence en vitamine D est définie par une valeur de 25-OH-vitamine D < 10 ng/mL (25 nmol/L), l'insuffisance en vitamine D par une valeur comprise entre 10 et 30 ng/mL (25 à 75 nmol/L). Actuellement, le taux de 25-OH-vitamine D recommandé est compris entre 30 et 70 ng/mL (75 à 175 nmol/L) et le risque d'intoxication en vitamine D, qui est exceptionnel, apparaît pour des taux supérieurs à 150 ng/mL (375 nmol/L). L'insuffisance en vitamine D est génératrice d'une perte osseuse, le plus souvent par hyperparathyroïdie secondaire. La carence profonde et prolongée en vitamine D peut être responsable de rachitisme chez l'enfant et d'ostéomalacie chez l'adulte. L'insuffisance (voire la carence) en vitamine D est observée chez les sujets ne s'exposant pas ou peu au soleil, chez les patients souffrant de maladies chroniques telles que les bronchopneumopathies chroniques obstructives, les insuffisances viscérales (cardiaques ou hépatiques), les cancers évolutifs, mais également chez les patients diabétiques, obèses et chez les femmes enceintes.

Bien que de nombreuses études démontrent une association entre ces pathologies chroniques et la carence en vitamine D, le rapport de la HAS (2013) recommande de dépister une carence en vitamine D seulement dans les cas suivants :

- suspicion de rachitisme ou d'ostéomalacie ;
- utilisation des médicaments de l'ostéoporose et suivi des recommandations de l'AMM ;
- situations particulières : personnes âgées faisant des chutes répétées, suivi ambulatoire de l'adulte transplanté rénal, traitement chirurgical de l'obésité de l'adulte.

V. Traitement

A. Mesures générales

Quel que soit l'âge du patient et quel que soit l'objectif poursuivi (prévention de l'ostéoporose ou traitement d'une ostéoporose avérée), les mesures hygiéno-diététiques suivantes doivent toujours être mises en œuvre ⚠ :

- assurer des apports calciques alimentaires satisfaisants de l'ordre de 1 à 1,2 g par jour et un taux sérique de vitamine D normal (≥ 30 g/mL) :
  - si nécessaire par la prescription d'une supplémentation médicamenteuse en calcium (après avoir évalué les apports alimentaires du patient par un questionnaire simple) et en vitamine D,
  - en cas de régime hypocholestérolémiant ou hypocalorique, on peut recourir aux laitages allégés dont la contenance en calcium demeure identique à celle des laitages non allégés,
  - il ne faut pas négliger les apports calciques fournis par certaines eaux minérales fortement minéralisées (Contrex®, Hépar®, Courmayeur®, etc.) qui, de plus, chez les personnes âgées permettent une bonne hydratation ;
- inciter le patient à maintenir une activité physique régulière, en charge ;
- conseiller la suppression du tabac et traiter l'alcoolisme ;
- prévenir ou lutter contre la survenue des chutes +++.

B. Thérapeutiques de l'ostéoporose

1. Traitements disponibles dans l'ostéoporose post-ménopausique

Les traitements anti-ostéoporotiques freinent la résorption osseuse ou stimulent la formation osseuse. Ils diminuent le risque de fracture vertébrale d'environ 40 à 70 % (en fonction des médicaments et de la gravité de l'ostéoporose) et le risque de fracture périphérique de 30 à 40 % (environ 50 % pour le risque des FESF).

a. Médicaments freinant la résorption osseuse

Traitement hormonal de la ménopause

Le traitement hormonal de la ménopause (THM) est indiqué s'il existe des troubles climatériques chez les femmes ménopausées âgées de cinquante à soixante ans. La durée de sa prescription est fonction du rapport bénéfice/risque à discuter avec la patiente. Compte tenu de l'âge moyen des patientes ostéoporotiques, le THM est peu prescrit dans cette indication.

Raloxifène

Le raloxifène appartient à la classe des SERM (modulateurs sélectifs du récepteur aux œstrogènes). Il est prescrit à la dose de 60 mg par jour. Il est contre-indiqué en cas d'antécédent thromboembolique et peut parfois accentuer les bouffées de chaleur. Il freine le remodelage osseux, augmente modérément la DMO et diminue l'incidence des fractures vertébrales. Il n'a pas montré d'efficacité sur les fractures périphériques (incluant l'ESF). Il a été également démontré que le raloxifène pouvait diminuer le risque de survenue d'un cancer du sein.

Bisphosphonates

Les bisphosphonates (BP), alendronate (70 mg en une prise orale par semaine ou 10 mg/j) et risédronate (35 mg en une prise orale par semaine ou 5 mg/j ou 75 mg 1 comprimé 2 jours de suite 1 fois par mois), sont anti-ostéoclastiques et freinent le remodelage osseux, augmentent la DMO et diminuent l'incidence des fractures vertébrales et périphériques dont la FESF. Ils sont contre-indiqués en cas d'antécédent d'œsophagite et nécessitent que les règles d'administration soient scrupuleusement respectées ; particulièrement la prise le matin à jeun avec un grand verre d'eau du robinet en dehors de toute prise alimentaire, médicamenteuse ou calcique sous peine que le médicament ne soit pas absorbé. Les patients ne doivent pas se coucher dans les trente minutes suivant la prise pour éviter les effets secondaires œsophagiens. L'acide zolédronique (5 mg) administré par voie intraveineuse 1 fois par an est efficace pour prévenir les fractures vertébrales et périphériques dont la FESF. Les bisphosphonates augmentent le risque d'ostéonécrose de la mâchoire même si l'incidence de cet événement indésirable est très faible (entre 1/10 000 à 1/100 000 par an). Les patients sous bisphosphonates doivent comme dans la population générale avoir un suivi régulier chez leur dentiste pour traiter les foyers infectieux dentaires chroniques, facteurs favorisants d'ostéonécrose de la mâchoire sous bisphosphonates.

Dénosumab

Le dénosumab est une biothérapie ciblant le RANKL (anticorps monoclonal anti-RANKL) ayant une action inhibitrice de la résorption osseuse. Il s'administre par voie sous-cutanée (à la posologie de 60 mg) tous les six mois. Il est remboursé dans l'ostéoporose post-ménopausique en relais d'un traitement par bisphosphonates ou en cas d'échec ou de contre-indication aux BP. Il est contre-indiqué en cas d'hypocalcémie. Comme les bisphosphonates, il augmente modérément le risque d'ostéonécrose de la mâchoire.

b. Médicaments stimulant la formation osseuse

Le *tériparatide* est un fragment recombinant 1–34 de la parathormone. C'est un traitement ostéoformateur lorsqu'il est administré *quotidiennement* par voie sous-cutanée à la dose de 20 µg pendant une durée de 18 à 24 mois (il n'est remboursé que pour une durée de prescription de 18 mois). Il augmente le remodelage osseux au bénéfice de la formation osseuse et induit une augmentation de la DMO et une diminution de l'incidence des fractures vertébrales et non vertébrales. Il est réservé aux formes sévères : au moins deux fractures vertébrales. Son utilisation est contre-indiquée en cas d'hypercalcémie, de maladies métaboliques osseuses autres que l'ostéoporose post-ménopausique (dont l'hyperparathyroïdie primitive et la maladie de Paget), d'antécédent de radiothérapie et en cas de tumeur osseuse ou de métastases.

2. Chez l'homme

Seuls l'alendronate, le risédronate, l'acide zolédronique et le tériparatide, font l'objet d'une AMM en France et d'un remboursement. Le dénosumab peut être prescrit mais n'est pas remboursé.

C. Indications thérapeutiques

En dehors des mesures générales toujours indiquées dans la prise en charge de l'ostéoporose post-ménopausique, il est parfois nécessaire d'introduire un traitement anti-ostéoporotique. La mesure de la DMO est nécessaire avant toute décision thérapeutique. On peut distinguer plusieurs situations (fig. 8.2 et 8.3).

1. En cas de fracture

- *Devant une fracture sévère* (vertèbre, FESF, FESH, trois côtes simultanées, fémur distal, tibia proximal, bassin), un traitement est impératif quel que soit l'âge si le *T-score* est ≤ –1. En cas de fracture non vertébrale, le choix peut se porter sur un bisphosphonate *per os* ou injectable ou encore du dénosumab (intolérance ou échec des BP) ⚠. En cas de fracture vertébrale, le choix peut se porter sur un bisphosphonate *per os* ou injectable ou du dénosumab, ou du raloxifène (à réserver aux patientes avec un risque de fracture périphérique

En fonction de la diminution du T-*score* (au site le plus bas)	Fractures sévères (fémur, vertèbres, humérus, bassin, tibia proximal)	Fractures non sévères	Absence de fracture et facteurs de risque d'ostéoporose et/ou de chutes multiples
T > -1	Avis du spécialiste	Pas de traitement	Pas de traitement
T ≤ -1 et > -2	Traitement	Avis du spécialiste	Pas de traitement
T ≤ -2 et > -3	Traitement	Traitement	Avis du spécialiste
T ≤ -3	Traitement	Traitement	Traitement

Fig. 8.2. Indications thérapeutiques dans l'ostéoporose post-ménopausique.

Source : GRIO. Actualisation 2016/2017 des recommandations du traitement de l'ostéoporose post-ménopausique (www.grio.org/).

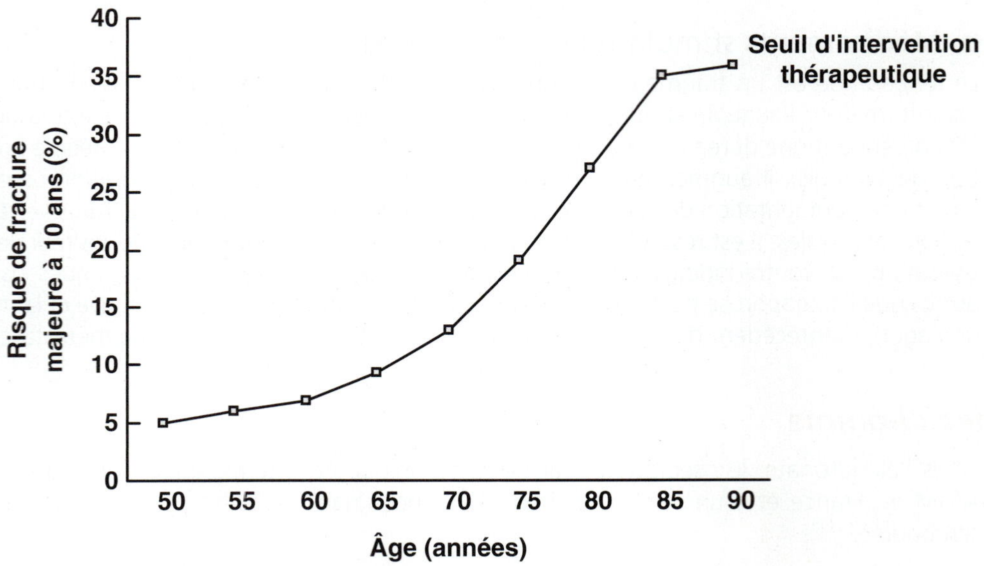

Fig. 8.3. Seuil d'intervention (traitement pharmacologique) selon l'âge en fonction de la valeur du FRAX® pour une fracture majeure au cours de l'ostéoporose post-ménopausique.

Source : Briot K, Cortet B, Thomas T, Audran M, Blain H, Breuil V et al. 2012 update of French guidelines for the pharmacological treatment of postmenopausal osteoporosis. Joint Bone Spine 2012 ; 79(3) : 304–13.

peu élevé), le tériparatide (≥ 2 FV) et le THM (si troubles climatériques et si entre 50–60 ans) ⚠. En cas de *T-score* > –1, l'avis d'un spécialiste de pathologie osseuse et l'usage d'outils de prédiction tels que le FRAX® peuvent être recommandés.

- *Devant une fracture non sévère*, on propose un traitement si *T-score* ≤ –2. Le choix peut se porter sur un bisphosphonate *per os* ou injectable, du raloxifène (à réserver aux patientes avec un risque de fracture périphérique peu élevé), du dénosumab et le THM (si troubles climatériques et si entre 50–60 ans). En cas de *T-score* > –2 et ≤ –1, l'avis d'un spécialiste de pathologie osseuse et l'usage d'outils de prédiction tels que le FRAX® peuvent être recommandés. En cas de T-score > –1, pas de traitement.

2. S'il n'existe pas de fracture

Un traitement est mis en route si *T-score* ≤ −3. En cas de *T-score* > −3 et ≤ −2, l'avis d'un spécialiste de pathologie osseuse et l'usage d'outils de prédiction tels que le FRAX® peuvent être recommandés. En cas de *T-score* > −2, le traitement n'est pas recommandé. Le choix peut se porter sur un bisphosphonate *per os* ou injectable, du raloxifène (à réserver aux patientes avec un risque de fracture périphérique peu élevé), du dénosumab et le THM (si troubles climatériques et si entre 50–60 ans).

3. Au cours de la corticothérapie

En cas de corticothérapie prolongée, le risque de fracture est très élevé, en particulier chez la femme ménopausée. Il est recommandé de proposer une supplémentation en calcium et en vitamine D à tous les patients et de mesurer la DMO en début de traitement.

En cas de corticothérapie prolongée (≥ 3 mois), chez les femmes ménopausées et les hommes ≥ 50 ans, un traitement par bisphosphonate *per os* ou injectable ou du tériparatide (si au moins deux fractures vertébrales) sera prescrit si :

- la dose de prednisone est ≥ 7,5 mg par jour;
- ou en cas d'antécédent de fracture à basse énergie;
- ou si le sujet est ≥ 70 ans;
- ou en cas de *T-score* ≤ −2,5 à l'un des sites mesurés (rachis lombaire et hanche).

D. Prévention des chutes

Il s'agit d'une mesure thérapeutique *fondamentale* pour les patients les plus âgés ⚠.

Il faut absolument repérer les patients « chuteurs » et mettre en place les mesures appropriées en collaboration avec les gériatres pour les patients les plus âgés.

VI. Suivi de l'ostéoporose

A. Suivi clinique

Il est indispensable. Il comporte le recueil des évènements fracturaires, la recherche de nouveaux facteurs de risque et/ou de maladies inductrices d'ostéoporose, l'évaluation du risque de chute (chutes récentes, facteurs de risque de chute). La tolérance des traitements et l'adhésion thérapeutique sont à évaluer également.

La mesure de la taille (une fois par an chez les sujets ostéoporotiques) : les fractures vertébrales sont responsables d'une diminution de la taille.

B. DMO

Une mesure de la DMO peut être proposée dans les 2 à 3 ans après le début du traitement et en fin de séquence de traitement (5 ans pour les bisphosphonates *per os* et 3 ans pour les bisphosphonates injectables et le dénosumab). À la fin de la première séquence de traitement, la poursuite ou l'arrêt du traitement est à évaluer selon certains critères (nouvelles fractures, DMO…).

C. Recherche des fractures vertébrales

L'évaluation morphologique du rachis (radiographies le plus souvent) est indiquée chez une femme ménopausée traitée s'il existe des rachialgies, et/ou une perte de taille prospective ≥ 2 cm.

D. Durée du traitement

La durée du traitement dépend de l'âge, de l'évolution de la densitométrie osseuse sous traitement, de la tolérance osseuse et générale du traitement et de la survenue de fractures sous traitement.

Les traitements ont fait la preuve de leur efficacité antifracturaire dans des études contrôlées de 3 à 5 ans sauf pour le tériparatide (18 mois) mais il est possible d'envisager des traitements prolongés. L'arrêt après une première séquence thérapeutique (entre 3 et 5 ans pour la majorité des traitements) ou en cas de traitements prolongés se fait en appliquant des critères d'arrêt qui sont à adapter au cas par cas.

VII. Ostéomalacies

A. Définition

L'ostéomalacie est une ostéopathie diffuse, raréfiante, fragilisante du tissu osseux caractérisée histologiquement par un important *retard de minéralisation* de la matrice organique nouvellement formée ce qui conduit à une accumulation du *tissu ostéoïde*. Cet excès du tissu ostéoïde donne un caractère mou à l'os diminuant ainsi sa résistance mécanique. Une concentration adéquate en calcium, en phosphore et en vitamine D est nécessaire à la minéralisation osseuse.

Le terme de *rachitisme* est employé pour désigner l'ostéomalacie de l'enfant.

B. Épidémiologie

L'ostéomalacie carentielle d'apport en vitamine D est devenue rare dans les pays développés. Elle s'observe de façon sporadique chez des migrants récents ou des personnes âgées ne bénéficiant pas du fait de leurs conditions de vie d'un ensoleillement ou d'apports alimentaires suffisants. L'ostéomalacie carentielle par malabsorption digestive est celle qui peut être plus volontiers observée actuellement dans la population générale. Les ostéomalacies non carentielles regroupent des causes très diverses. Elles sont plus rares voire exceptionnelles.

C. Étiologies

1. Ostéomalacies par carence en vitamine D

La carence en vitamine D peut être la conséquence :

- d'un défaut d'apport (exposition solaire insuffisante ou régime alimentaire carencé) ;
- d'une malabsorption digestive (maladie cœliaque, résection du grêle, insuffisance en sels biliaires…).

Remarque : des troubles du métabolisme de la vitamine D (défaut d'hydroxylation…) ou la résistance de ses organes cibles à l'action de la vitamine D active (calcitriol ou 1,25-dihydroxyvitamine D) sont d'autres causes d'ostéomalacies en lien avec la vitamine D.

2. Ostéomalacies par troubles du métabolisme du phosphore

Il s'agit essentiellement de la fuite rénale des phosphates par diminution de leur taux de réabsorption tubulaire.

3. Autres causes d'ostéomalacie

L'hypophosphatasie (maladie génétique) et le fluor d'origine tellurique (eau de boisson) sont des exemples d'autres causes.

D. Diagnostic d'une ostéomalacie

1. Arguments cliniques

Les manifestations cliniques sont indépendantes de l'étiologie.

- Douleurs osseuses spontanées, d'installation insidieuse, de rythme mécanique, de topographie pelvicrurale initiale avec une aggravation progressive (augmentation d'intensité, tendance à la permanence et à l'extension topographique thoracique, scapulaire, rachidienne et aux membres).
- Myopathie proximale dans la moitié des cas avec impotence fonctionnelle sans aucun signe neurologique déficitaire.

2. Arguments d'imagerie

Les signes radiologiques peuvent être manquants au début. Leur absence ne permet pas d'écarter le diagnostic. Ils sont indépendants de l'étiologie.

- **Hypertransparence osseuse** avec un aspect **flou « cotonneux »** des contours et de la structure osseuse.
- Les **fissures** ou **stries de Looser-Milkman** : fréquentes et caractéristiques de l'ostéomalacie. Elles peuvent être repérées par leur hyperfixation à la scintigraphie osseuse. Souvent bilatérales et symétriques, il s'agit de bandes claires, radiotransparentes, rectilignes ou sinueuses de 2 à 3 mm de large, interrompant une corticale. Elles sont perpendiculaires à l'axe mécanique de l'os et siègent avec prédilection sur les branches ilio- et ischiopubiennes, les bords inférieurs des extrémités proximales des fémurs (fig. 8.4)…
- Des fractures souvent multiples (fractures vertébrales, fractures des branches ilio- et ischiopubiennes, des côtes…).

La DMO met en évidence une diminution importante de la densité osseuse.

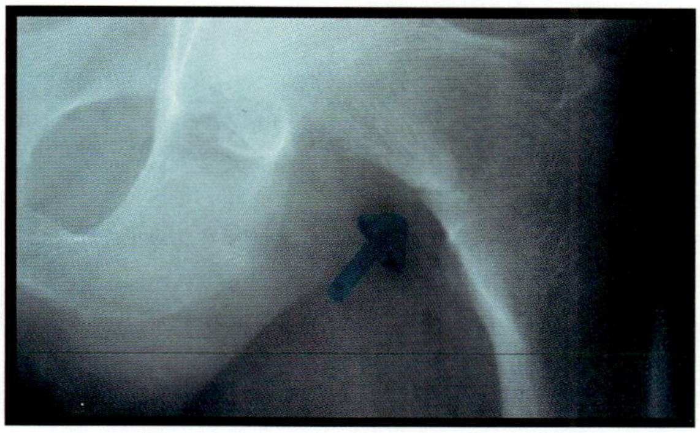

Fig. 8.4. Fissures ou stries de Looser-Milkman du col du fémur.

3. Arguments biologiques

En cas d'ostéomalacie par carence en vitamine D, les arguments biologiques sont de grande valeur diagnostique et caractérisés par :

- une diminution de la calcémie et de la phosphatémie ;
- une augmentation des phosphatases alcalines ;
- un effondrement de la 25-hydroxyvitamine D (forme de réserve) < 5 ng/mL ;
- une hypocalciurie et une hyperparathyroïdie secondaire à l'hypocalcémie.

4. Arguments histologiques

La réalisation d'une biopsie osseuse avec étude histomorphométrique s'impose chaque fois que subsiste un doute diagnostique.

Les principales anomalies constatées sont :

- un excès de tissu ostéoïde ;
- un défaut de minéralisation ;
- des signes d'hyperparathyroïdie fréquemment associés.

E. Traitement d'une ostéomalacie carentielle

Il faut adapter le traitement à chaque étiologie d'ostéomalacie (régime sans gluten en cas de maladie cœliaque par exemple).

Il faut surveiller la calcémie et la calciurie sous traitement.

En cas de défaut d'apport : supplémentation en vitamine D (ergocalciférol ou vitamine D2 ; à titre d'exemple Stérogyl® 5 à 10 gouttes par jour pendant 3 à 6 mois) et en calcium (1 à 2 g/j).

En cas de malabsorption digestive : supplémentation en vitamine D (calcifédiol ou 25-OH-vitamine D3 pour court-circuiter le métabolisme hépatique de la vitamine D) et en calcium (1 à 2 g/j).

Points clés

- L'ostéoporose concerne environ 40 % des femmes ménopausées. Son incidence augmente, surtout en raison du vieillissement de la population.
- Après cinquante ans, l'existence de facteurs de risque cliniques d'ostéoporose fait évoquer le diagnostic d'ostéoporose, justifiant la réalisation d'une ostéodensitométrie.
- La mesure de la densité minérale osseuse par l'absorptiométrie biphotonique aux rayons X, couplée à l'analyse des facteurs de risque cliniques, est le meilleur moyen d'évaluer le risque de fracture ostéoporotique d'un individu.
- La survenue non traumatique d'une fracture fait évoquer le diagnostic d'ostéoporose. L'existence d'une fracture augmente le risque de nouvelle fracture quelle que soit la valeur de la densité minérale osseuse.
- Le diagnostic d'ostéoporose commune ne doit être retenu qu'après avoir éliminé les nombreuses causes d'ostéoporose secondaire et les autres ostéopathies fragilisantes.
- Le traitement de l'ostéoporose peut être préventif ou curatif. Il doit comporter des mesures hygiéno-diététiques et, selon les cas, la prescription de médicaments augmentant la densité minérale osseuse et réduisant le risque de fracture ostéoporotique.

Notions indispensables et inacceptables

Notions indispensables

- L'ostéoporose doit être évoquée en présence (i) de facteurs de risque cliniques et/ou (ii), lors de la survenue d'une fracture non traumatique et/ou (ii) devant la découverte d'une ostéoporose densitométrique.
- Les explorations complémentaires (biologie et imagerie) sont essentielles pour affirmer le caractère ostéoporotique de la fragilité osseuse et éliminer les causes secondaires d'ostéoporose.

Notions inacceptables

- Oublier de réaliser les explorations biologiques avant de débuter un traitement anti-ostéoporotique.
- Oublier que la calcémie et de la phosphorémie sont normales dans l'ostéoporose.
- Oublier que la prise en charge de l'ostéoporose ne se limite pas au traitement médicamenteux. La prévention des chutes, les apports suffisants en calcium et en vitamine D ainsi que le maintien de l'activité physique sont des mesures indispensables.

Réflexes transversalité

UE 8

- Item 266 – Hypercalcémie

UE 9

- Item 304 – Tumeurs des os primitives et secondaires

UE 11

- Item 359 – Fractures fréquentes de l'adulte et du sujet âgé

9

Item 125 – UE 5 – Arthrose

Objectifs pédagogiques

Nationaux

- Diagnostiquer les principales localisations de l'arthrose.
- Argumenter l'attitude thérapeutique, planifier le suivi et apprendre au patient à gérer les différentes composantes, notamment antalgiques, de son traitement (traitement médicamenteux et non médicamenteux).

COFER

- Connaître la définition, l'épidémiologie et les principales étiologies de l'arthrose.
- Connaître la symptomatologie des principales localisations de l'arthrose (genou, hanche, mains).
- Connaître les signes radiologiques en radiographie standard de l'arthrose et leurs valeurs diagnostiques.
- Connaître le profil évolutif, les différentes formes cliniques et radiologiques des principales localisations de l'arthrose.
- Connaître les principes thérapeutiques de l'arthrose et connaître les éléments du suivi d'un patient arthrosique.

I. Pour comprendre

L'arthrose est la principale cause de maladie ostéo-articulaire touchant environ 10 % de la population. Elle affecte principalement le rachis, les genoux, les hanches et les mains. C'est une maladie de l'ensemble des tissus articulaires affectant en premier lieu le cartilage articulaire, mais aussi la membrane synoviale et l'os sous-chondral. Lorsqu'elle devient symptomatique, elle entraîne des douleurs et un handicap fonctionnel. Sa forte prévalence et son retentissement sont à l'origine d'un coût médico-économique considérable, estimé à plus d'un milliard d'euros par an en France. Du fait de la sédentarité qu'elle occasionne et de l'inflammation chronique de bas grade qui lui est associée, une surmortalité cardiovasculaire est observée chez les patients gonarthrosiques.

A. Physiopathologie

Le cartilage articulaire est un tissu particulier puisqu'il est avasculaire, non innervé et qu'il comprend un seul type de cellules : les chondrocytes. Les chondrocytes sont donc responsables à la fois de la production et de la dégradation de la matrice extracellulaire du cartilage. Cette matrice est composée à plus de 80 % d'eau et d'un réseau de collagène et de protéoglycanes, fortement

© 2018, Elsevier Masson SAS. Tous droits réservés

hydrophiles. Ce réseau hydraté est à l'origine des propriétés biomécaniques du cartilage articulaire dont le rôle principal est d'absorber les contraintes mécaniques entre deux surfaces osseuses.

La couche profonde du cartilage, appelée cartilage calcifié repose sur une plaque d'os sous-chondral. Les interactions entre l'os et le cartilage sont très importantes et permettent le passage de nutriments et de différents médiateurs. Enfin, la face interne de la capsule articulaire est tapissée de la membrane synoviale responsable de la production du liquide synovial et donc de la lubrification de l'articulation. Elle apporte également des nutriments pour le cartilage articulaire.

Au cours de l'arthrose, le cartilage fait l'objet d'un déséquilibre entre une synthèse défaillante et une destruction enzymatique accrue de la matrice extracellulaire. Suite à un stress mécanique (traumatisme articulaire, microtraumatismes répétés liés à l'excès pondéral) ou biologique, l'ensemble des tissus articulaires va produire des médiateurs pro-inflammatoires responsables d'une inflammation locale dite « de bas grade » car moins importante qu'au cours de la polyarthrite rhumatoïde. Cette inflammation va induire la production accrue d'enzymes protéolytiques telles que les métalloprotéases, capables de digérer la matrice extracellulaire du cartilage. De plus, les chondrocytes, normalement quiescents, vont rentrer dans un cycle de maturation et se différencier en chondrocytes dits hypertrophiques, responsables de la production d'une matrice plus fragile. Les chondrocytes vont également diminuer en nombre du fait d'une mort par apoptose.

L'arthrose n'est pas une maladie isolée du cartilage ; les autres tissus de l'articulation sont touchés : le stress mécanique ou biologique va induire des remaniements de l'os sous-chondral avec l'apparition d'excroissances osseuses, les ostéophytes, mais aussi des anomalies du remodelage osseux avec l'apparition de plaques de sclérose et à l'inverse de géodes, surtout lorsque l'os sous-chondral est mis à nu, une fois le cartilage détruit. Des microfissures (appelées « microcracks ») vont se produire à l'interface os-cartilage permettant le passage de médiateurs inflammatoires et enzymatiques d'un tissu à l'autre.

Enfin, la membrane synoviale, activée par les débris de cartilage articulaire présents dans la cavité articulaire, est le siège d'une inflammation qui est parfois responsable d'un épanchement liquidien, riche en médiateurs pro-inflammatoires et en enzymes protéolytiques, qui en retour sont susceptibles de favoriser plus encore la dégradation du cartilage.

La douleur est quant à elle un phénomène mal compris dans l'arthrose et complexe puisque le cartilage n'est pas innervé. La physiopathologie de la douleur arthrosique fait donc intervenir l'os sous-chondral, la capsule articulaire mise en tension lors des épisodes d'épanchement, la membrane synoviale et des mécanismes complexes de sensibilisation centrale de la douleur.

B. Facteurs de risque de l'arthrose

L'arthrose primitive est initiée sous l'influence de plusieurs facteurs de risque, qui se combinent à une susceptibilité propre du cartilage à développer une arthrose chez certains individus ⚠.

- Âge : rare avant quarante ans, la prévalence de l'arthrose augmente fortement après soixante ans.
- Le surpoids et surtout l'obésité : l'excès pondéral favorise l'arthrose des articulations portantes (genou, rachis, et dans une moindre mesure hanche) ou non (arthrose digitale). Désormais on considère que le syndrome métabolique est, au-delà de la seule obésité, un facteur de risque d'arthrose (combinaison de l'hypertension artérielle, diabète ou insulino-résistance, dyslipidémie et obésité).
- L'hérédité : il existe des familles où la prévalence de l'arthrose est bien supérieure à celle de la population générale, ce qui est probablement lié à certains facteurs génétiques de susceptibilité (polymorphismes génétiques). Cela se voit notamment dans l'arthrose digitale.
- Statut hormonal : la prévalence de l'arthrose est plus importante chez les femmes que chez les hommes, avec une nette différence après la ménopause.
- Facteurs biomécaniques : port de charges lourdes, microtraumatismes répétés, troubles de l'architecture des membres, congénitaux ou acquis augmentant les contraintes (*genu varum* ou *genu valgum* pour la gonarthrose), antécédent de lésions et/ou de chirurgie ménisco-ligamentaires (ligaments croisés et ménisques du genou).

On considère schématiquement qu'il existe trois grands phénotypes d'arthrose qui regroupent la majorité des patients :

1. arthrose liée au vieillissement ;
2. arthrose métabolique (associée à l'obésité et au syndrome métabolique) ;
3. arthrose post-traumatique.

Par ailleurs, à côté de l'arthrose primitive, on distingue les arthroses dites secondaires car directement dues à toute maladie articulaire au potentiel destructeur (principalement arthrites microcristallines, arthrites septiques, rhumatismes inflammatoires destructeurs tels que la polyarthrite rhumatoïde ou la spondyloarthrite) ou à une malformation de l'articulation elle-même (ex. : dysplasie de hanche) ⚠.

Enfin, à côté de ces arthroses primitives ou secondaires, il existe beaucoup plus rarement les arthroses des maladies monogéniques dues à des malformations articulaires qui s'intègrent dans un syndrome dysmorphique généralisé avec des troubles de la croissance squelettique (chondrodysplasies).

II. Coxarthrose

A. Définition

La coxarthrose est l'arthrose de l'articulation coxofémorale.

B. Épidémiologie

Entre quarante et soixante-quinze ans, la prévalence de la coxarthrose symptomatique en France est de l'ordre de 1 à 5 % de la population, avec une légère prédominance féminine.

La coxarthrose est favorisée dans plus de 50 % des cas par une anomalie, notamment par un vice architectural de la hanche qu'il faudra systématiquement rechercher avec des radiographies (coxarthrose secondaire sur dysplasie). Les autres formes sont considérées comme des coxarthroses primitives.

C. Quand faut-il évoquer le diagnostic ?

La douleur est le motif le plus fréquent de consultation. Elle est fréquemment associée à la raideur, entraînant rapidement une limitation des capacités fonctionnelles dans certaines activités de la vie quotidienne (marche, escaliers, changement de position, habillage, etc.) et une diminution nette de la qualité de vie. Parfois, c'est l'enraidissement de l'articulation qui amène le patient à consulter.

1. Topographie

La douleur la plus spécifique est celle du pli de l'aine.

La douleur peut irradier à la face antérieure de la cuisse ou en antéro-interne, pouvant mimer une cruralgie. Les douleurs externes en regard du grand trochanter (association fréquente avec une tendino-bursite du moyen glutéal), postérieures dans la fesse sont aussi rapportées. Enfin, la douleur peut être dite « projetée » en regard du genou, ce qui peut être trompeur ⚠.

2. Horaire

La douleur est d'horaire mécanique, augmentée à l'effort, calmée par le repos et ne réveillant pas le malade la nuit (sauf aux changements de position). La douleur peut s'accompagner d'une sensation de raideur matinale, avec un dérouillage court, de moins de quinze minutes.

3. Retentissement fonctionnel

Il est essentiel d'évaluer la diminution des capacités fonctionnelles en lien avec l'atteinte de la coxofémorale. Parmi les activités de la vie quotidienne, la marche doit être évaluée de manière systématique (boiterie d'esquive, diminution du périmètre de marche, de la vitesse de marche). Ce sont les limitations des mouvements de rotation de hanche qui occasionnent les incapacités les plus importantes : difficulté à mettre des chaussettes, à enfiler un collant, à s'accroupir, à sortir de voiture ou retentissement sur la vie sexuelle.

Plusieurs indices algofonctionnels sous forme de questionnaires comme le HOOS (*Hip disability and Osteoarthritis Outcome Score*), le WOMAC (*Western Ontario and Mc Master Universities index*) ou l'indice de Lequesne permettent de suivre l'évolution du retentissement de la coxarthrose (tableau 9.1). Avec l'indice de Lequesne est même proposé un seuil (≥ 10–12) incitant à discuter l'indication potentielle de prothèse totale de hanche.

Tableau 9.1. Indice fonctionnel des coxopathies de Lequesne (à titre indicatif).

Évaluation		Cotation
Douleur ou gêne		
Douleur nocturne	Aucune Seulement aux mouvements et dans certaines postures Même immobile, sans bouger	0 1 2
Dérouillage matinal	Aucun ou inférieur à une minute Pendant quelques minutes Plus d'un quart d'heure	0 1 2
Douleur lors du stationnement debout ou du piétinement pendant une demi-heure	Aucune Des douleurs	0 1
À la marche	Aucune Après quelque distance Dès les premiers pas et allant croissant	0 1 2
Gêne lors de la station assise prolongée	Aucune Douleur	0 1
Marche maximale		
Aucune limitation Plus de 1 km mais limitée Environ 1 km (environ 15 minutes) 500 à 900 mètres (environ 8 à 15 minutes) 300 à 500 mètres 100 à 300 mètres Moins de 100 mètres Avec une canne ou canne-béquille* Avec deux cannes ou cannes-béquilles*		0 1 2 3 4 5 6 + 1 + 2
Difficultés pour :		
Enfiler une chaussette ou un collant par devant Ramasser un objet à terre Monter et descendre un étage Sortir d'une voiture Retentissement sur l'activité sexuelle		0 à 2** 0 à 2 0 à 2 0 à 2 0 à 2
Le domaine chirurgical commence lorsque le score est supérieur ou égal à 10–12 points.		

* L'utilisation de 1 ou 2 cannes-béquilles majore le score obtenu.

** La cotation : 0 : sans difficulté ; 0,5 : assez facilement ; 1 : avec difficulté ; 1,5 : avec beaucoup de difficulté ; 2 : impossible.

Source : Lequesne M, Mery C, Samson M, Gérard P. Indexes of severity for osteoarthritis of the hip and knee. Scand J Rheumatol 1987 ; 65 : 85-9.

4. Examen de la hanche

Il doit se faire d'abord en position debout, puis à la marche et, enfin, en position couchée. L'examen clinique doit être bilatéral et comparatif.

- En position debout : on recherche une attitude vicieuse, en *flessum* de hanche (impossibilité d'extension complète de hanche) ou en rotation externe.
- À la marche : on recherche une boiterie : boiterie d'esquive liée à la douleur, boiterie de Trendelenburg par insuffisance du moyen glutéal avec bascule de l'épaule homolatérale, boiterie par déficit d'extension de la hanche, etc.
- En position couchée :
  - il existe une douleur et/ou une limitation douloureuse lors de la mobilisation de la hanche. Au début, les mouvements sont peu limités et la limitation porte sur la rotation interne et l'extension ;
  - on recherche un déficit ou une amyotrophie des muscles de la loge antérieure de cuisse (psoas, quadriceps) ;
  - on examine les genoux à la recherche d'une gonarthrose associée.

Au total, au terme de l'examen, on doit pouvoir affirmer la responsabilité de la hanche dans le syndrome douloureux du creux inguinal, de la fesse ou de la cuisse.

D. Comment faire le diagnostic ?

1. Radiographie

Les radiographies vont aider à confirmer le diagnostic évoqué cliniquement.

L'examen radiographique (fig. 9.1 et 9.2) comprend un cliché de bassin debout de face avec les membres inférieurs en rotation interne à 20° et un faux profil de Lequesne de chaque hanche ⚠ – indispensable, il évalue l'interligne articulaire en avant et en arrière ; l'interligne articulaire normal croît d'arrière en avant.

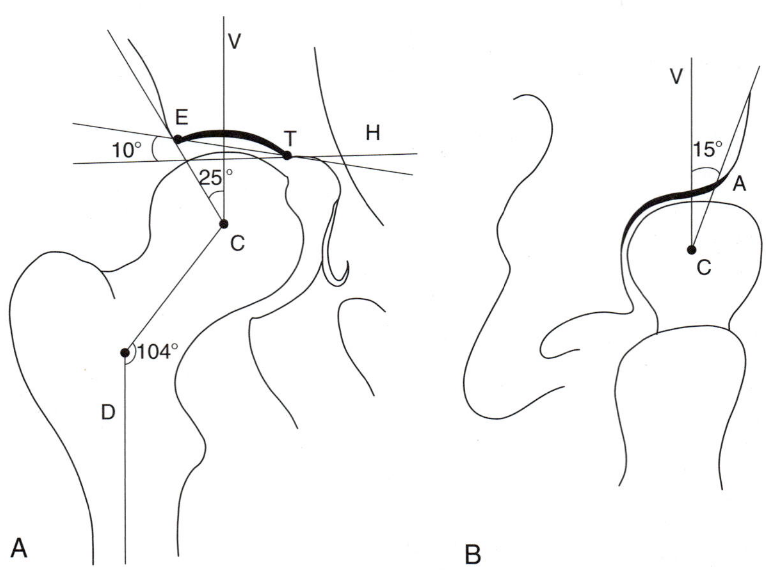

Fig. 9.1. Coxométrie. A. Hanche de face. B. Faux profil de Lequesne.

Angle VCE : couverture externe de la tête (N > 25°). Angle HTE : obliquité du toit du cotyle (N < 10°). Angle CC'D : céphalo-cervico-diaphysaire (N < 135°). Angle VCA : couverture antérieure de la tête (N > 25°). V : verticale. H : horizontale. C : centre de la tête fémorale. D : axe de la diaphyse fémorale. E : point externe du toit du cotyle. T : point interne du toit du cotyle. A : point antérieur du toit du cotyle.

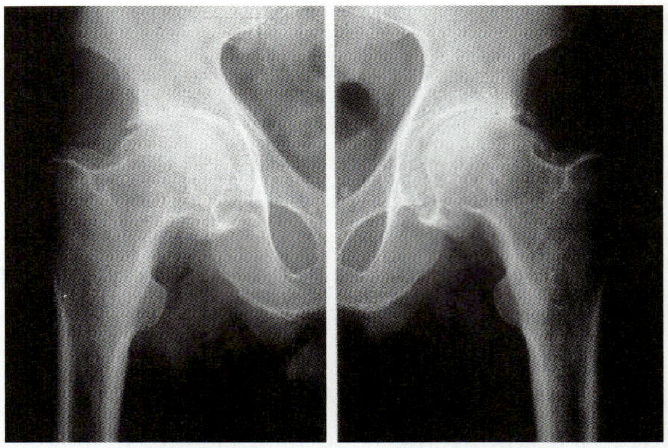

Fig. 9.2. Coxarthrose.

La radiographie permet de détecter des formes dites secondaires de la coxarthrose, liées à un vice architectural (dysplasie). La coxométrie évalue les angles de couverture du cotyle et l'obliquité du col fémoral sur le cliché de face. On définit quatre angles fondamentaux (*cf.* fig. 9.1) :

- angle VCE, couverture externe du cotyle, normalement supérieur à 25° ;
- angle HTE, obliquité du toit du cotyle, normalement inférieur à 10° ;
- angle céphalo-cervico-diaphysaire, normalement inférieur à 135°.

Sur le faux profil de Lequesne, on définit : angle VCA, couverture antérieure de la tête fémorale, normalement supérieur à 25°.

Ces clichés permettent de rechercher un ou des signes cardinaux de l'arthrose (fig. 9.3) :

- le *pincement localisé de l'interligne articulaire* apprécié de façon comparative. Sur la face, il est le plus souvent supéro-externe, plus rarement supérieur global ou supéro-interne. L'interligne sur le cliché de face peut être normal dans les formes débutantes ;
- l'*ostéophytose marginale* : avant-toit, péricéphalique, périfovéale, céphalique postéro-inférieure, « en hamac » sous le col fémoral ;
- l'*ostéosclérose condensante de l'os sous-chondral* dans les zones d'hyperpression, le pôle supérieur de la tête et/ou le toit du cotyle ;
- des *géodes sous formes de lacunes cerclées* en regard du pincement maximal de l'interligne articulaire (zone d'hyperpression).

Dans les formes plus évoluées, on observe des déformations importantes de la tête fémorale, qui perd sa sphéricité.

On peut coter l'importance de l'atteinte radiologique par la classification de Kellgren et Lawrence (qui tient compte du pincement et des ostéophytes) ou par la seule mesure du pincement de l'interligne.

Fait important, il peut exister une dissociation anatomoclinique : l'importance de l'atteinte radiologique n'est pas toujours corrélée avec la douleur et/ou au retentissement fonctionnel.

2. Biologie

Il n'y a pas de syndrome inflammatoire (VS et CRP normales).

L'examen du liquide synovial est inutile dans une coxarthrose typique cliniquement et radiographiquement. En cas de doute diagnostique, l'analyse du liquide articulaire confirme son caractère « mécanique » (< 1 000 éléments/mm^3) et l'absence de microcristaux.

Il n'y a pas de test de routine permettant d'évaluer la dégradation du cartilage.

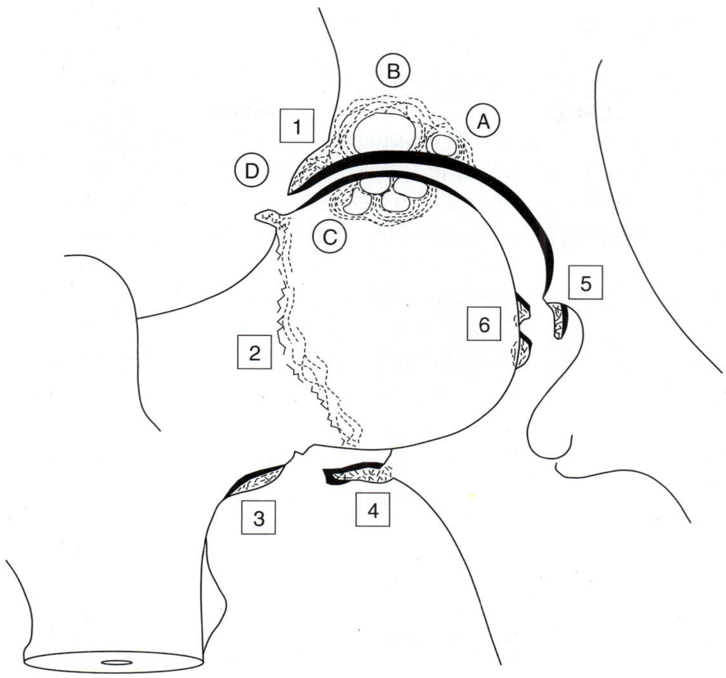

Fig. 9.3. Coxarthrose polaire supérieure.

A. Pincement articulaire supéro-externe. B. Ostéocondensation sous-chondrale. C. Géodes sous-chondrales. D. Ostéophytose. 1. cotyloïdienne ; 2. péricapitale ; 3. cervicale inférieure ; 4. sous-capitale ; 5. de l'arrière-fond du cotyle ; 6. périfovéale.

3. Diagnostics différentiels

Le diagnostic de coxarthrose est, en règle générale, facile : clinique évocatrice et image typique de coxarthrose. Parfois, le diagnostic est plus difficile : il faut discuter principalement :

- une cruralgie (mais tonalité volontiers neurogène de la douleur, diminution ou abolition d'un réflexe rotulien, hypoesthésie de la face antérieure de cuisse) ;
- une ostéonécrose aseptique de la tête fémorale ;
- une tendinopathie du moyen fessier (douleur externe, en regard du grand trochanter) ;
- une fissure ostéoporotique du bassin (sacrum ou branche) ;
- une algodystrosphie de hanche (surtout au 3e trimestre de grossesse).

Dans ces cas, on s'aidera d'examens complémentaires plus spécialisés, au rang desquels l'IRM tient une place de choix. L'arthroscanner peut parfois avoir une place pour préciser une atteinte cartilagineuse coxofémorale non détectée à la radiographie ou une ostéochondromatose secondaire à la coxarthrose.

E. Pronostic

Il existe des grandes variations interindividuelles dans la cinétique d'évolution clinique et/ou radiographique ⚠ : la progression moyenne du pincement articulaire à la hanche est de 0,2 à 0,3 mm par an. Certaines formes de coxarthrose n'évoluent pas (moins de 10 %) ou peu (surtout les formes supéro-internes). À l'inverse, il existe des épisodes de chondrolyse semi-rapide, voire de chondrolyse rapide, correspondant à la coxarthrose destructrice rapide (CDR).

F. Formes cliniques

1. Coxarthrose destructrice rapide

La CDR se définit par un pincement de plus de 50 % de l'interligne, ou de 2 mm en l'espace d'un an. Elle est caractérisée par une douleur de début brutal, très intense, à recrudescence nocturne. Elle se rencontre préférentiellement chez la femme de soixante-cinq ans, volontiers obèse, parfois déclenchée par un traumatisme articulaire ou un surmenage physique. La coxarthrose rapidement destructrice évolue très rapidement vers un pincement global de l'interligne sans ostéophytose. Seule la répétition des clichés (à trois mois d'intervalle minimum) met en évidence la chondrolyse par l'étude du pincement articulaire. L'évolution peut se faire vers l'ostéolyse de la tête fémorale qui perd alors sa sphéricité. Le doute avec une coxite notamment infectieuse ou microcristalline impose la ponction articulaire pour analyser le liquide synovial.

Il existe des formes d'évolution très rapide, soit un pincement de l'interligne de plus de 2 mm en un an, soit semi-rapide de 1 mm en un an, qui surviennent sur des coxarthroses installées. Ces formes ont une présentation cliniquement identique à des coxarthroses rapidement destructrices *de novo* et le diagnostic se fait sur l'évolutivité rapide du pincement de l'interligne articulaire.

2. Coxarthroses secondaires à une anomalie d'architecture

a. Vices architecturaux congénitaux

Dysplasie supéro-externe (fig. 9.4) ou dysplasie luxante

Cette dysplasie est la plus fréquente. Elle est souvent bilatérale et elle est dépistée systématiquement à la naissance. Elle résulte :

- d'une anomalie de l'extrémité supérieure du fémur avec un col trop vertical (*coxa valga*) mise en évidence par le calcul de l'angle cervicodiaphysaire supérieur à 140°, mais aussi anormalement antéversé (*coxa antetorsa*) ;
- d'une dysplasie du toit du cotyle (+++). La coxométrie montre une insuffisance de couverture du toit du cotyle qui ne contient plus la tête en dehors et en avant, avec des angles VCE et VCA inférieurs à 20°.

Les deux anomalies sont souvent associées.

Il existe différents degrés de dysplasie luxante, de la dysplasie simple (avec respect du cintre cervico-obturateur), à la subluxation par rupture du cintre et enfin la luxation complète avec formation d'une néo-articulation au-dessus du cotyle normal.

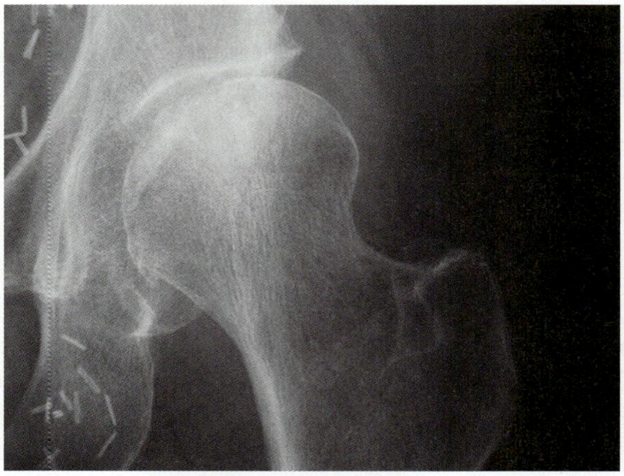

Fig. 9.4. Coxarthrose secondaire à une dysplasie supéro-externe.

Dysplasie interne, ou protrusion acétabulaire (fig. 9.5)

La protrusion acétabulaire est responsable de 5 % des causes de coxarthrose, plus souvent chez la femme et elle est volontiers bilatérale. Le début est souvent plus tardif et l'évolution plus lente que pour une coxarthrose supéro-externe. Cette malformation est mise en évidence par les calculs de la coxométrie : l'angle VCE est supérieur à 35°, l'angle HTE est de 0 à 5°, et, surtout, par la position de la ligne acétabulaire (arrière-fond cotyloïdien) qui déborde en dedans la ligne ilio-ischiatique.

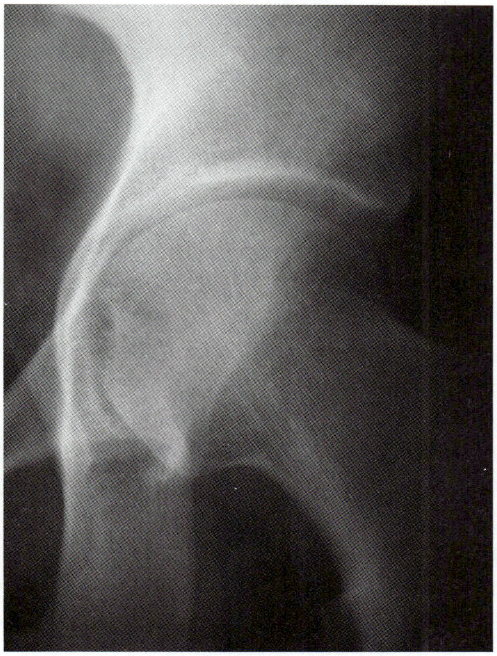

Fig. 9.5. Coxarthrose secondaire à une dysplasie interne.

b. Vices architecturaux acquis

Coxa plana

Elle correspond à des séquelles d'ostéochondrite de l'enfance (également appelée maladie de Leggs, Perthes et Calvé) qui touche préférentiellement les garçons entre cinq et dix ans. Elle correspond à une fragmentation du noyau céphalique avec à l'âge adulte une déformation, dite en « béret basque », de la tête fémorale, parfois bilatérale.

Coxa retorsa

Il s'agit d'une séquelle d'une épiphysiolyse de l'adolescent, volontiers bilatérale, qui survient entre dix et seize ans, souvent chez les garçons obèses. Le glissement de la tête fémorale, en bas et en arrière, peut être évident, ou seulement minime, et la présence d'une ostéophytose du col fémoral supérieur doit attirer l'attention.

3. Coxarthroses secondaires à une autre pathologie de hanche

- Fractures du cotyle ou du toit cotyloïdien.
- Ostéonécroses de la tête fémorale.
- Coxites évoluées secondaires à toute maladie articulaire destructrice (principalement : spondylarthrite, polyarthrite rhumatoïde, arthrite microcristalline, arthrite septique).
- Maladie de Paget.
- Inégalité des membres inférieurs lorsqu'elle dépasse 3 cm.

G. Traitement

1. Traitement médical

Le traitement médical a toujours sa place, quel que soit le terrain, y compris dans les formes évoluées pour limiter le retentissement fonctionnel et associera dans tous les cas mesures non pharmacologiques et pharmacologiques ⚠. Le traitement médical prendra en compte le nombre d'articulations arthrosiques symptomatiques (s'agit-il d'une coxarthrose isolée incitant aux traitements locaux ou s'agit-il d'une coxarthrose dans le cadre d'une polyarthrose ?) ainsi que la présence de comorbidités qui peuvent limiter certaines prescriptions médicamenteuses (AINS notamment).

Le traitement médical comporte :

- des mesures de ménagement de l'articulation douloureuse : éviter les marches dans les périodes les plus douloureuses ; favoriser, par contre, la marche au quotidien en dehors des poussées très douloureuses et la pratique du vélo et de la piscine ; éviter les stations debout prolongées et le port de charges lourdes ; utiliser une canne du côté opposé à la hanche malade ; corriger un excès de poids ; respecter un repos quotidien en position allongée, hanches en extension ;
- la rééducation douce de la hanche, possiblement en balnéothérapie, dont le but est de préserver la mobilité articulaire, la trophicité musculaire et d'éviter la constitution d'un *flessum* ;
- les antalgiques simples de palier I prescrits à la demande en fonction de la douleur et au long cours (paracétamol jusqu'à 3 g par jour). On peut proposer en cas de douleurs rebelles des antalgiques de palier II (codéine, tramadol) et exceptionnellement de palier III (morphine) ;
- un anti-inflammatoire non stéroïdien *per os* en cure courte en l'absence de contre-indication au cours de poussées douloureuses ; on prescrira la posologie efficace la plus faible et le moins longtemps possible et on prendra en compte la présence de comorbidités qui peuvent limiter leur prescription (notamment : maladies cardiovasculaires, antécédent d'ulcère gastroduodénal, insuffisance rénale, maladie hépatique).

Les antiarthrosiques d'action lente et les injections d'acide hyaluronique ont été utilisés dans la coxarthrose, sans preuve réelle de leur efficacité symptomatique.

Les effets du traitement médicamenteux peuvent être mesurés à l'aide de critères bien validés pour le suivi clinique : périmètre de marche, douleur à la marche mesurée sur une EVA, indices algofonctionnels, indices de qualité de vie.

2. Traitement chirurgical

Le traitement chirurgical a deux objectifs :

- ne pas laisser passer l'heure d'une intervention de chirurgie préventive dans les coxopathies luxantes symptomatiques (dysplasie de hanche) du sujet jeune ;
- à l'inverse, ne pas porter abusivement une indication de prothèse de hanche lors d'une coxarthrose évoluée primitive radiographique mais peu symptomatique.

a. Traitement chirurgical conservateur

Il s'agit d'une chirurgie préventive qui doit être systématiquement proposée et discutée en cas de dysplasie luxante douloureuse chez le sujet de moins de cinquante ans avec coxarthrose débutante. Elle vise à corriger précocement la malformation subluxante. Cette chirurgie précoce de correction est proposée à l'issue d'une discussion médicochirurgicale tenant compte du type de la malformation, de l'ancienneté de la douleur et de l'aspect radiographique concernant l'importance de l'arthrose. Il s'agit d'une chirurgie très délicate, qui doit être effectuée par un chirurgien entraîné à ces techniques et permet d'éviter ou retarder la pose de prothèse, ayant une durée de vie limitée, chez le sujet jeune. Ainsi, peut-on proposer :

- une ostéotomie fémorale supérieure de varisation en cas de *coxa valga* ;
- une butée cotyloïdienne ou une ostéotomie du bassin de type Chiari en cas d'insuffisance de couverture de la tête.

La chirurgie est suivie d'une rééducation et d'un arrêt de travail prolongés, qui doivent être pris en compte chez des sujets en général en pleine activité professionnelle.

Ce sont des interventions chirurgicales finalement peu fréquemment proposées.

b. Chirurgie de la prothèse totale de hanche (fig. 9.6)

En aucun cas, l'imagerie seule permet de porter l'indication de la mise en place d'une prothèse de genou car le degré de l'atteinte radiographique ne corrèle pas à la gêne fonctionnelle. Seul le retentissement clinique (douleur et handicap) justifie l'intervention ⚠. On pourra s'aider de l'indice de Lequesne.

L'indication de la mise en place d'une prothèse est simple chez les sujets de plus de soixante ans avec handicap important malgré le traitement médical. L'indication se discute, au cas par cas, pour le malade entre quarante et soixante ans avec un handicap majeur et pour une coxarthrose déjà très évoluée avec un vice architectural chez un sujet jeune.

La durée de vie d'une prothèse est de l'ordre de 20 ans actuellement et pose le problème, pour un sujet jeune, de la mise en place vraisemblable d'une seconde prothèse.

L'intervention est bien standardisée et consiste en la mise en place d'une pièce fémorale faite en alliage métallique et d'une cupule cotyloïdienne fixée dans la cavité cotyloïdienne par l'intermédiaire d'un ciment acrylique.

La prothèse totale de hanche peut présenter plusieurs types de complications :

- les complications aiguës postopératoires : hématome, phlébite, arthrite septique précoce, retard de cicatrisation devant faire rechercher une infection ;
- les complications tardives :
  - la luxation de prothèse (il faudra à titre préventif éduquer les patients pour éviter les mouvements de flexion, rotation interne et adduction excessifs),
  - le descellement prothétique précoce, qui, par définition survient durant la première année et devra faire rechercher une infection, ou tardif (descellement « mécanique » favorisé par l'usure du polyéthylène [complication la plus fréquente]),
  - la détérioration cotyloïdienne,
  - la fissure périprothétique,
  - l'ossification périprothétique.

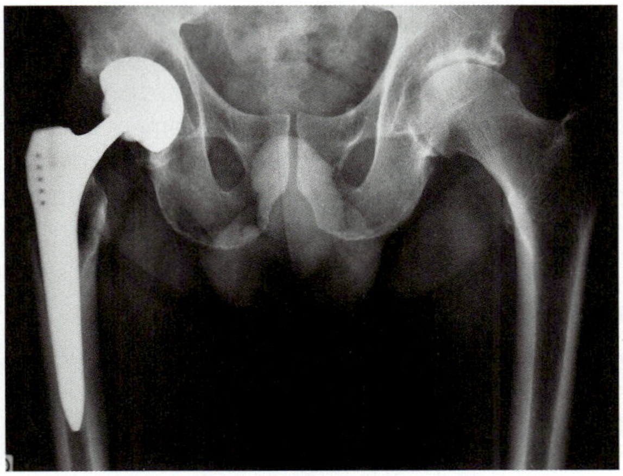

Fig. 9.6. Prothèse totale de hanche à droite et coxarthrose à gauche.

III. Gonarthrose

A. Définition

La gonarthrose est l'arthrose la plus fréquente des membres inférieurs, avec une nette prédominance féminine après la ménopause. Entre quarante et soixante-quinze ans, l'arthrose du genou touche 2 à 10 % des hommes et 3 à 15 % des femmes en France.

Elle concerne différents compartiments :

- l'arthrose fémoropatellaire entre la rotule (ou patella) et le fémur (35 % des cas) ;
- l'arthrose entre le fémur et le tibia, dite « fémorotibiale » avec l'atteinte fémorotibiale interne plus fréquente que celle du compartiment fémorotibial externe (45 à 50 % des cas).

Ces différentes localisations volontiers intriquées (15 à 20 % des cas) réalisent des atteintes uni-, bi- ou tricompartimentales.

Il faudra s'attacher à préciser chez un patient gonarthrosique les compartiments touchés.

B. Arthrose fémorotibiale

1. Épidémiologie

La gonarthrose fémorotibiale est fréquente, particulièrement chez la femme (deux tiers des malades) après la ménopause. La moyenne d'âge est de soixante-cinq ans. Elle est favorisée par les troubles de la statique des membres inférieurs avec notamment un *genu varum* (entraînant une surcharge de pression dans le compartiment fémorotibial interne) ou un *genu valgum* (entraînant une surcharge de pression dans le compartiment fémorotibial externe).

2. Quand faut-il évoquer le diagnostic ?

La douleur est le principal motif de consultation mais la raideur du genou qui apparaît secondairement participe aussi à la limitation des capacités fonctionnelles.

a. Topographie

C'est une douleur souvent décrite de façon diffuse et globale dans le genou. Elle est plus volontiers localisée au compartiment interne en cas d'atteinte fémorotibiale interne.

b. Horaire

Cette douleur est de rythme mécanique, survenant à la marche, à la montée et parfois à la descente des escaliers, lors de la remise en charge depuis une position assise, soulagée par le repos, ne réveillant pas le malade sauf lors des changements de position. Il existe cependant des poussées dites inflammatoires locales (appelées souvent de manière impropre « congestives »), où la douleur s'intensifie avec une recrudescence nocturne des douleurs et la présence d'un épanchement articulaire parfois abondant.

c. Retentissement fonctionnel

Il faut <u>apprécier systématiquement le retentissement fonctionnel</u> ⚠, comme pour la hanche car il peut être très différent selon l'activité du patient (professionnelle ou sportive). Plusieurs indices algofonctionnels sous forme de questionnaires comme le KOOS (*Knee disability and Osteoarthritis Outcome Score*), le WOMAC (*Western Ontario and Mc Master Universities index*) ou l'indice de Lequesne permettent de suivre l'évolution du retentissement fonctionnel. Avec l'indice de Lequesne est même proposé un seuil ($\geq$ 10–12) incitant à discuter l'indication potentielle de prothèse totale de genou.

d. Examen clinique

L'examen du genou se fait debout puis à la marche, puis couché. L'examen est bilatéral et comparatif. L'examen debout s'intéresse aux déviations axiales des membres inférieurs pour mettre en évidence une déformation à type de *genu varum* (« déviation en dedans de la jambe ») ou de *genu valgum* (« déviation en dehors de la jambe »), voire de *genu recurvatum* (genou en hyperextension).

L'examen à la marche permet surtout de rechercher une majoration d'un trouble statique, l'existence d'une boiterie voire la mise en évidence d'un dérobement ou d'un lâchage (flexion spontanée du membre inférieur en position debout, témoignant d'une faiblesse quadricipitale).

En décubitus dorsal, on étudie :

- les différentes mobilités du genou. La flexion du genou (distance talon-fesse) est longtemps conservée dans la gonarthrose. L'existence de craquements est audible et palpable à la flexion traduisant une atteinte du cartilage articulaire ;
- on recherche un épanchement intra-articulaire par la recherche d'un choc rotulien ou d'un signe du flot. La survenue de douleurs intenses avec un horaire en partie inflammatoire associées à un épanchement évoque une poussée inflammatoire locale (« congestives ») ;
- on recherche une tuméfaction dans le creux poplité, à la face interne, témoin d'une bourse synoviale nommée kyste poplité, qui est le signe d'un épanchement important. Le kyste poplité peut se rompre dans le mollet lors de certains mouvements en compression, entraînant une douleur brutale et un tableau de pseudo-phlébite ;
- on évalue le retentissement musculaire en recherchant une amyotrophie du quadriceps (mesure bilatérale et comparative du périmètre de cuisse) ;
- dans les arthroses évoluées, on peut mettre en évidence des déformations plus importantes du genou, avec un aspect globuleux et surtout un *flessum* ;
- on teste les stabilités antéropostérieures (conservées) et latérales (laxité interne ou externe) ; ces dernières sont un élément fondamental dans les indications ultérieures de la chirurgie ;
- on examinera les hanches systématiquement afin d'éliminer une douleur de coxarthrose projetée au genou et de rechercher une atteinte coxofémorale associée.

3. Comment faire le diagnostic ?

a. Incidence radiographique

Les radiographies vont aider à confirmer le diagnostic évoqué cliniquement.

Il faudra systématiquement demander les incidences radiographiques suivantes de manière bilatérale et comparative ⚠ :

- une incidence de face en appui bipodal, rotation nulle, genoux en extension ;
- un profil des genoux ;
- un défilé fémoropatellaire à 30° de flexion ;
- enfin, un examen dit « en schuss » (de face, en charge, à 30° ou 60° de flexion, cliché en postéro-antérieur), qui doit être systématique : il permet de voir le compartiment postérieur – celui qui est le plus précocement atteint – et de révéler un pincement de l'interligne articulaire qui ne serait pas vu sur le cliché en extension.

b. Signes cardinaux de l'arthrose à rechercher (fig. 9.7 et 9.8)

- Le pincement de l'interligne localisé à un des deux compartiments fémorotibiaux (une atteinte des deux compartiments fémorotibiaux est possible dans la gonarthrose primitive, mais se voit aussi dans les arthroses secondaires).
- L'ostéophytose dite marginale externe, mais également interne, appréciée sur le cliché de face.
- L'ostéophytose des épines tibiales visualisée sur le cliché « en schuss ».

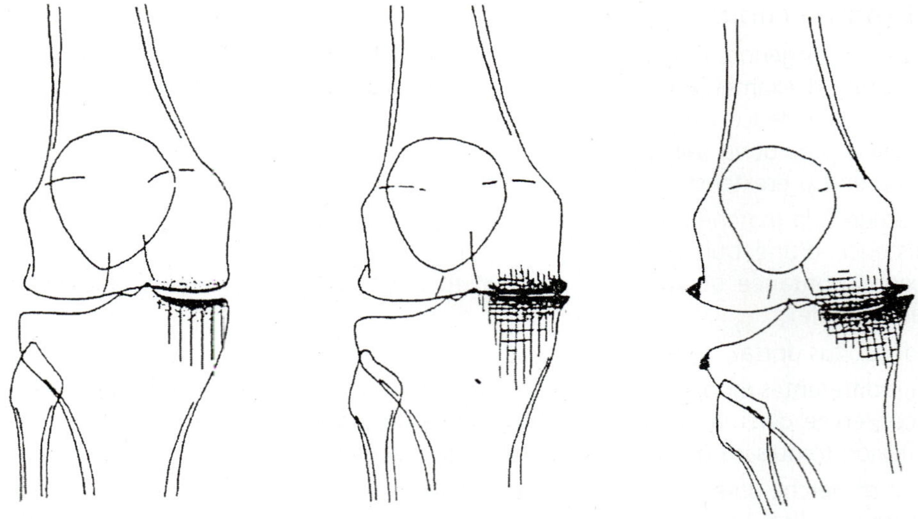

Fig. 9.7. Gonarthrose fémorotibiale interne : évolution radiographique avec apparition d'une déformation en *varus*.

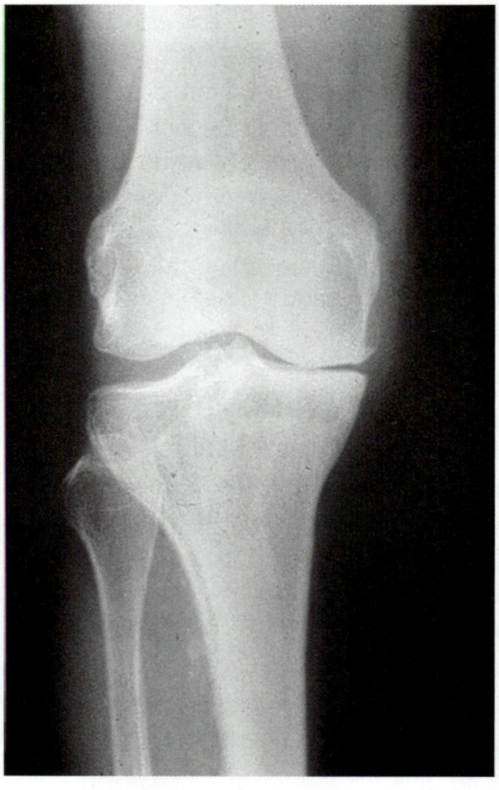

Fig. 9.8. Gonarthrose fémorotibiale interne.

- L'ostéophytose située en avant et en arrière du tibia, sur la face postérieure du condyle et au-dessus de la trochlée, analysée sur le profil.
- La présence d'une ostéosclérose sous-chondrale avec des géodes dans le même compartiment.

On étudie également des déviations axiales qui seront cotées si besoin par une goniométrie.

Un tel bilan permet d'apprécier le caractère uni-, bi-, voire tricompartimental de l'arthrose.

c. Biologie

Il n'y a pas de syndrome inflammatoire (VS et CRP normales).

Il n'y a pas de test de routine permettant d'évaluer la dégradation du cartilage.

d. Diagnostics différentiels

Le diagnostic associant douleur mécanique du genou et anomalies radiographiques compatibles est habituellement facile. Il faudra tout de même se méfier d'une atteinte coxofémorale projetée, d'une atteinte méniscale isolée surtout en cas de début brutal chez un sujet jeune qui décrit des épisodes de blocage, d'une arthropathie microcristalline évoluant à bas bruit (intérêt de la ponction d'un épanchement), d'une ostéonécrose d'un condyle fémoral ou d'une fissure d'un plateau tibial. L'IRM, n'a généralement pas d'intérêt dans le diagnostic et le suivi d'une gonarthrose. Elle n'est pas systématique en pratique courante et n'est réalisée qu'en cas de doute pour éliminer les diagnostics différentiels cités ci-dessus.

4. Pronostic

L'évolution de l'arthrose se fait par poussées et est très variable à l'échelon individuel ⚠. Il existe des périodes douloureuses alternant avec des périodes d'accalmie. Même à un stade radiographique évolué, la gêne fonctionnelle peut ne pas être majeure (discordance radioclinique) mais l'inverse est aussi possible. La plupart des sujets conservent un périmètre de marche suffisant pour des activités de la vie quotidienne. Les activités sollicitant particulièrement les genoux sont en revanche rapidement exclues par les patients (se mettre accroupi, course, saut, etc.).

La présence d'un épanchement synovial à répétition ou chronique est un facteur de mauvais pronostic d'évolution de la gonarthrose.

5. Formes cliniques

a. Gonarthrose destructrice rapide

Au même titre que pour la coxarthrose, il s'agit d'une forme particulière avec une aggravation rapide du pincement articulaire, de plus de 50 % en 1 an. Elle touche particulièrement les patients présentant des épanchements chroniques ou récidivants du genou. Il faut alors rechercher l'existence d'une chondrocalcinose articulaire associée.

b. Secondaires à une autre pathologie (gonarthroses secondaires)

Certaines gonarthroses sont secondaires à une arthrite chronique (polyarthrite rhumatoïde, spondyloarthrite, arthrite septique, arthropathie métabolique), une ostéonécrose, une maladie de Paget. Le contexte clinique et la radiographie standard (montrant typiquement une atteinte tricompartimentale) suffisent en général à évoquer ce diagnostic de gonarthrose secondaire.

6. Traitement

a. Traitement médical

Dans tous les cas, le traitement médical qui doit associer mesures non pharmacologiques et pharmacologiques est de mise car l'aggravation est très progressive, sur plusieurs années, avec des périodes d'accalmie clinique possibles ⚠.

Le traitement médical (pharmacologique et non pharmacologique) prendra en compte le nombre d'articulations arthrosiques symptomatiques (s'agit-il d'une gonarthrose isolée incitant aux traitements locaux ou s'agit-il d'une gonarthrose dans le cadre d'une polyarthrose ?) ainsi que la présence de comorbidités qui peuvent limiter certaines prescriptions médicamenteuses (AINS notamment).

Le traitement médical comporte plusieurs volets :

- des *mesures pour éviter une sursollicitation du genou* : éviter les marches et les stations debout prolongées et utiliser éventuellement une canne en période douloureuse ; en dehors des poussées, il faut favoriser la marche quotidienne et l'activité physique régulière ; corriger un excès de poids (prise en charge nutritionnelle voire chirurgie bariatrique dans les obésités compliquées et/ou morbides) est un élément essentiel de la prise en charge ⚠ ;
- la *rééducation* est une étape importante : elle consiste en une rééducation et un renforcement du quadriceps pour stabiliser le genou et à la lutte contre le *flessum*. Cette rééducation a montré un effet antalgique significatif ; elle doit comprendre un apprentissage d'auto-exercices ;
- les *antalgiques simples de palier I* prescrits à la demande en fonction de la douleur et au long cours (paracétamol jusqu'à 3 g par jour). On peut proposer en cas de douleurs rebelles des antalgiques de palier II (codéine, tramadol) et exceptionnellement de palier III (morphine) ;
- les *anti-inflammatoires non stéroïdiens en topiques locaux* peuvent être efficaces, avec un profil de tolérance satisfaisant ;
- les *anti-inflammatoires non stéroïdiens par voie orale* sont proposés dans les poussées douloureuses de la maladie, notamment en cas de poussée inflammatoire locale congestive. On prescrira la posologie efficace la plus faible et le moins longtemps possible et on prendra en compte la présence de comorbidités qui peuvent limiter leur prescription (notamment : maladies cardiovasculaires, antécédent d'ulcère gastroduodénal, insuffisance rénale, maladie hépatique) ;
- les *infiltrations intra-articulaires de corticoïdes* sont utilisées surtout en cas d'épanchement intra-articulaire ;
- les *infiltrations intra-articulaires d'acide hyaluronique* ont montré un effet antalgique rémanent. Ces gestes sont indiqués lors des gonalgies mécaniques sans épanchement abondant, au maximum 1 fois par an ; du fait d'un bénéfice clinique faible, leur déremboursement par l'assurance maladie a été récemment décidé ;
- le port d'une *orthèse* (genouillère), en particulier de décharge (articulées pour limiter les pressions sur les compartiments atteints) peut avoir un effet antalgique ;
- la *crénothérapie* (cure thermale) peut être proposée notamment en cas de gonarthrose dans un contexte de polyarthrose ou en cas de comorbidités limitant les prescriptions médicamenteuses et a souvent un effet à la fois antalgique et psychologique.

Les antiarthrosiques d'action lente (glucosamine, chondroïtine,) ont longtemps été utilisés au long cours dans la gonarthrose à visée antalgique mais ont été déremboursés insaponifiables d'avocat et de soja du fait d'un bénéfice clinique jugé trop modeste.

b. Traitement chirurgical

Deux objectifs ⚠ :

- ne pas laisser passer l'heure d'une intervention chirurgicale préventive chez un sujet « jeune » avec une déviation axiale ;
- ne pas poser abusivement une prothèse en cas d'arthrose peu symptomatique.

En aucun cas, l'imagerie seule permet de porter l'indication de la mise en place d'une prothèse de genou car le degré de l'atteinte radiographique ne corrèle pas à la gêne fonctionnelle. Seul le retentissement clinique (douleur et handicap) justifie l'intervention. On pourra s'aider de l'indice de Lequesne.

Traitement dit conservateur par ostéotomie de réaxation (fig. 9.9)

L'ostéotomie de valgisation en cas de gonarthrose sur *genu varum* ou l'ostéotomie de varisation en cas de gonarthrose sur *genu valgum* permettent de retarder en moyenne de douze ans la mise en place d'une prothèse totale au genou ; cependant, il s'agit d'interventions lourdes qui ne sont envisageables qu'avant soixante-cinq ans sur un genou stable sans laxité avec une gonarthrose peu évoluée.

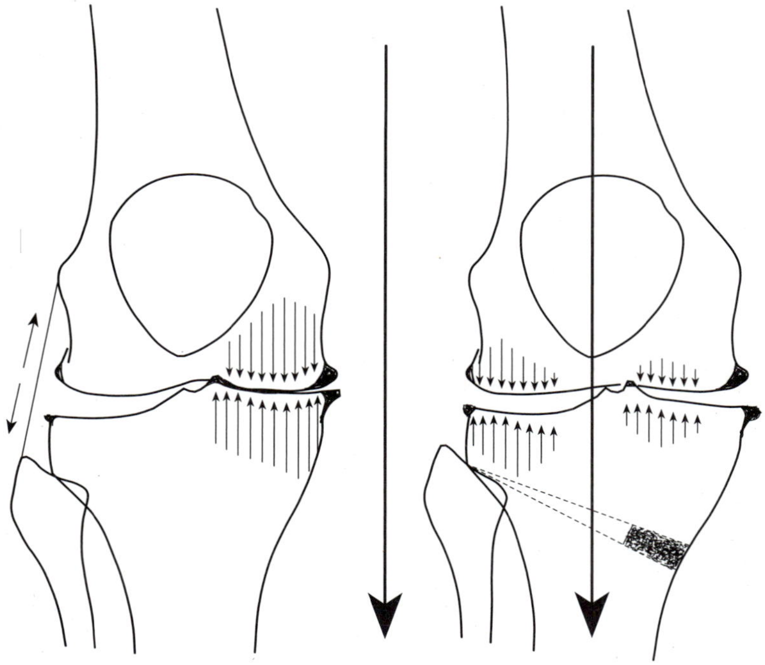

Fig. 9.9. Principe de l'ostéotomie de valgisation « tibiale ».

Prothèses du genou

Ce sont principalement des prothèses totales non contraintes dites à glissement avec plus ou moins conservation du système ligamentaire. Il existe des prothèses unicompartimentales lorsqu'un seul compartiment est touché, sans trouble de l'axe.

L'indication est fonction de la topographie et de l'étendue des lésions. Si l'arthrose est globale, la prothèse totale du genou est le seul traitement chirurgical recevable en cas d'arthrose mal tolérée. Si l'arthrose est unicompartimentale, on privilégie la prothèse unicompartimentale chez un sujet âgé, sans défaut d'axe majeur, sans hyperlaxité. Enfin, si l'atteinte est unicompartimentale mais extrêmement sévère avec des destructions étendues, seul le recours à la prothèse totale est envisageable.

C. Arthrose fémoropatellaire

1. Épidémiologie

L'atteinte est le plus souvent observée chez une femme au-delà de quarante ans, elle est souvent bilatérale et symétrique ⚠, elle intéresse en règle générale le compartiment externe de l'articulation fémoropatellaire. Les principaux facteurs de risque sont la dysplasie fémoropatellaire (subluxation externe de la rotule), la chondromalacie rotulienne (amincissement localisé du cartilage rotulien avec ulcération et fissure visible en IRM ou par arthroscopie) et les luxations de rotule.

2. Quand faut-il évoquer le diagnostic ?

La douleur siège typiquement à la face antérieure du genou. Elle est volontiers déclenchée par les activités plaquant la rotule sur les trochlées fémorales : la descente plutôt que la montée des escaliers, la station assise prolongée, l'agenouillement. À l'inverse, les douleurs sont modestes en terrain plat. Elle peut s'accompagner de signes d'accrochage douloureux, notamment à la marche, et d'épisodes d'épanchement. À l'examen, bilatéral et comparatif, on recherche des signes de souffrance dans le compartiment fémoropatellaire.

La douleur est réveillée :

- à l'extension contrariée de la jambe;
- à la pression de la rotule sur le genou fléchi;
- à la palpation de la rotule;
- à la « manœuvre du rabot » (douleur déclenchée au frottement de la rotule contre la trochlée);
- à la manœuvre de Zohlen : douleur lorsque l'examinateur s'oppose à l'ascension de la rotule lors de la contraction du quadriceps.

Fréquemment, la douleur du genou est plus diffuse et traduit l'atteinte associée d'un compartiment fémorotibial.

3. Comment faire le diagnostic?

Le diagnostic clinique est confirmé par la radiographique, qui comprend :

- incidences axiales à 30° ou 60°;
- incidences de face et de profil des genoux en charge ainsi qu'un cliché en de face en schuss à la recherche d'une gonarthrose fémorotibiale associée.

Les incidences axiales mettent en évidence une diminution ou une disparition de l'interligne externe, associée à une ostéophytose rotulienne trochléenne externe (fig. 9.10).

La rotule est souvent translatée en dehors par usure du cartilage. Cette atteinte externe peut être favorisée par une dysplasie trochléopatellaire (fig. 9.11) (angle trochléen normalement inférieur à 140° sur les incidences fémoropatellaires à 60° de flexion). Il est beaucoup plus rare que l'arthrose fémoropatellaire affecte le compartiment interne.

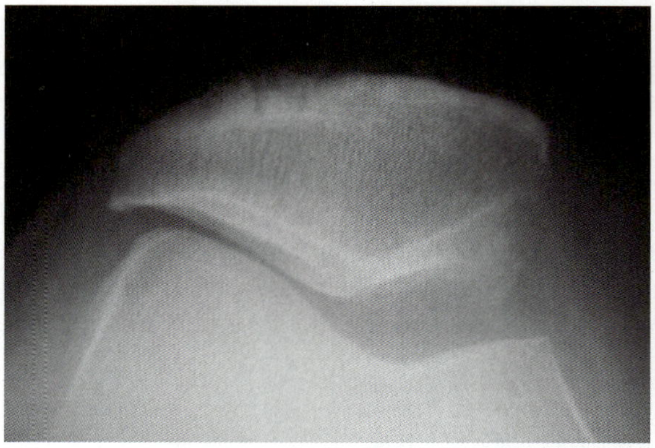

Fig. 9.10. **Arthrose fémoropatellaire avec amincissement de l'interligne externe.**

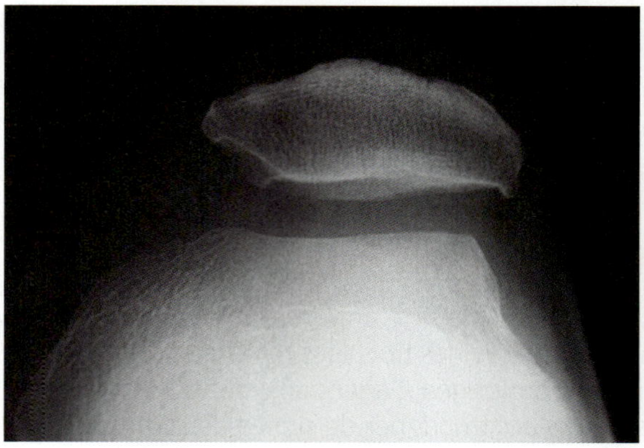

Fig. 9.11. **Dysplasie trochléopatellaire.**

4. Pronostic

L'évolution de l'arthrose fémoropatellaire est variable. Les douleurs sont d'abord intermittentes, puis deviennent gênantes, notamment lors de la pratique de la marche et des activités sportives. Cette arthrose s'associe souvent à une amyotrophie du quadriceps et à un épanchement articulaire, avec parfois un kyste poplité.

5. Traitement

Le traitement est surtout médical ⚠, associant kinésithérapie et traitements antalgiques.

- Le point majeur du traitement consiste en une rééducation isométrique du muscle vaste interne de façon à réaxer la rotule (kinésithérapie qui doit comprendre un apprentissage d'auto-exercices).
- Le genou doit être ménagé durant les phases symptomatiques en limitant la pratique de sports très sollicitants tels que le ski ou la bicyclette.
- On peut pratiquer des infiltrations de corticoïdes lors des poussées inflammatoires locales congestives. L'efficacité des injections d'acide hyaluronique (viscosupplémentation) est non démontrée dans cette indication.

Ce n'est qu'en cas de retentissement clinique important malgré un traitement rééducatif et antalgique bien conduit qu'on envisage une intervention chirurgicale.

Différentes techniques chirurgicales sont proposées (transposition de la tubérosité tibiale, patellectomie, arthroplastie totale de la rotule).

IV. Arthrose digitale

A. Définition

L'arthrose digitale – base du pouce, articulation interphalangienne distale et, moins souvent, articulation interphalangienne proximale – est la localisation la plus fréquente de l'arthrose en général, elle est plus volontiers associée à l'arthrose des genoux, et elle s'intègre parfois dans une polyarthrose.

B. Épidémiologie

Après cinquante-cinq ans, deux femmes sur trois et un homme sur deux présentent des signes d'arthrose à la radiographie des mains. Parmi cette population, 20 % en souffrent, sous la forme de douleurs mécaniques pouvant toucher tous les doigts. L'atteinte des articulations interphalangiennes distales est la forme la plus fréquente, suivi de l'arthrose de la base du pouce (arthrose trapézométacarpienne ou rhizarthrose) favorisée par des microtraumatismes répétés ou par un vice de la statique du premier métacarpien.

C. Quand faut-il évoquer le diagnostic ?

L'arthrose digitale se traduit par le développement, à bas bruit, de tuméfactions nodulaires des articulations interphalangiennes distales, parfois douloureuses, entraînant des déformations importantes : les nodules d'Heberden. L'atteinte des articulations interphalangiennes proximales, est moins fréquente, caractérisée par les nodosités de Bouchard (fig. 9.12).

La rhizarthrose se traduit par des douleurs de la racine du pouce et la partie externe du poignet. Localement la mobilisation de la trapézométacarpienne est douloureuse ; l'articulation est hypertrophiée, parfois le siège d'un petit épanchement. Dans les formes évoluées, on constate un pouce adductus associé à une amyotrophie de la loge thénar (fig. 9.13).

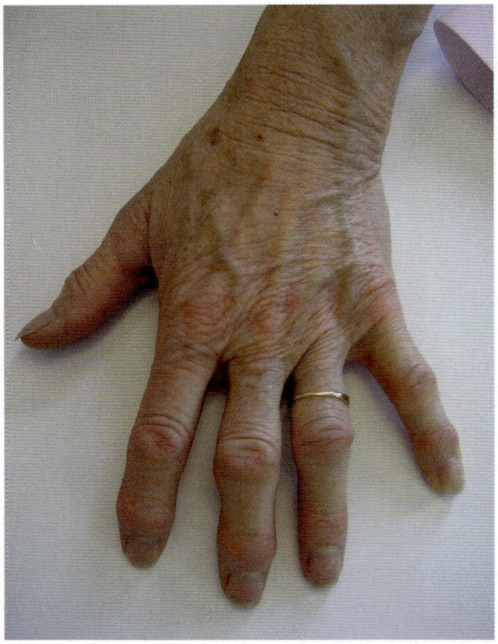

Fig. 9.12. Arthrose digitale – Atteintes caractéristiques des articulations interphalangiennes distales et proximales.
Collection C. Marcelli – Caen.

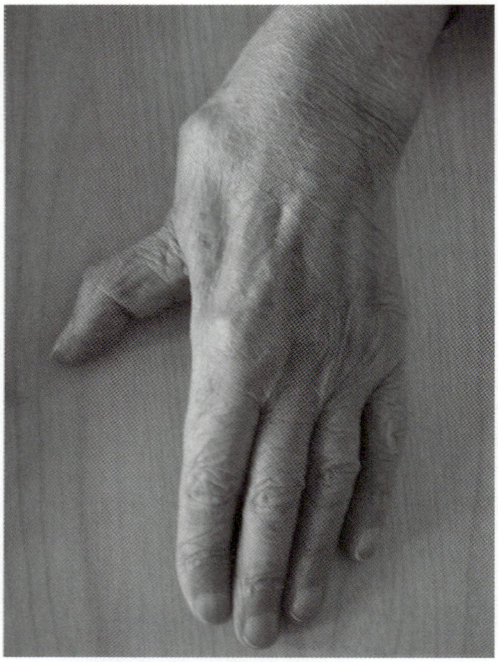

Fig. 9.13. Rhizarthrose – Déformation du pouce avec pouce *adductus*.
Collection C. Marcelli – Caen.

Quand les déformations sont typiques, le diagnostic est purement clinique, sans avoir besoin des radiographies. Les radiographies des mains montrent les signes habituels de l'arthrose aux articulations digitales avec un pincement de l'interligne, une ostéophytose latérale, parfois très exubérante et responsable des nodosités. Il peut exister des géodes sous-chondrales. Sur ces petites articulations, le pincement de l'interligne est souvent global.

D. Pronostic

L'arthrose digitale est parfois invalidante par les douleurs et/ou la gêne fonctionnelle et/ou la gêne esthétique. Certains indices algofonctionnels permettent de quantifier son retentissement comme l'indice de Dreiser ou le score AUSCAN (*Australian/Canadian Hand Osteoarthritis Index*). L'évolution montre une régression et une diminution des douleurs dans le temps au prix de l'installation de nodules, parfois déformants, possiblement handicapants sur le plan fonctionnel dans les gestes de la vie quotidienne.

E. Forme clinique particulière : arthrose digitale érosive

L'arthrose érosive des doigts se traduit par des poussées inflammatoires locales congestives des articulations des doigts caractérisées par des douleurs intenses, inflammatoires avec des réveils nocturnes, évoluant sur plusieurs semaines. Dans les formes les plus inflammatoires, ces atteintes peuvent ressembler à un rhumatisme inflammatoire, en particulier au rhumatisme psoriasique compte tenu des localisations sur les articulations interphalangiennes distales. Ces formes entraînent radiologiquement d'importantes érosions avec des géodes et un pincement total de l'interligne articulaire avec un aspect en « aile de mouette » (fig. 9.14).

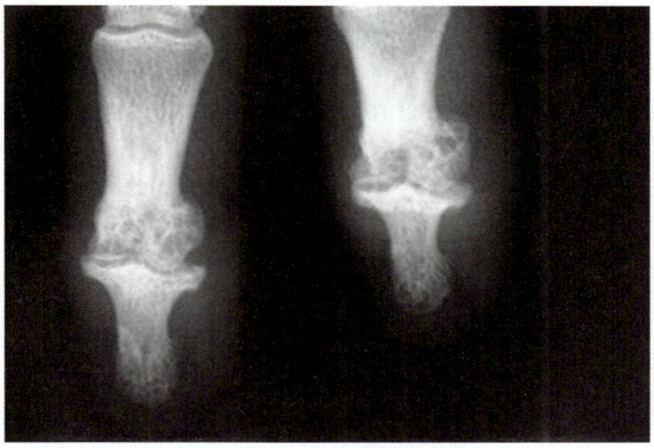

Fig. 9.14. Arthrose digitale érosive touchant les articulations interphalangiennes distales avec aspect en « aile de mouette ».

F. Traitement

Il n'y a pas de traitement véritablement consensuel de l'arthrose digitale. La maladie évolue par poussées douloureuses responsables d'une gêne très importante. À terme, une gêne fonctionnelle parfois considérable peut s'installer en raison d'une déformation vicieuse.

1. Traitement médical

Il fait appel à :

- des antalgiques (paracétamol : jusqu'à 3 g par jour). On peut aussi proposer parfois des antalgiques de palier II (codéine, tramadol) et de palier III (morphine) qui sont rarement utilisés dans l'arthrose digitale isolée mais plutôt lorsqu'il existe une polyarthrose ;
- des anti-inflammatoires non stéroïdiens *per os* lors des poussées douloureuses inflammatoires de la maladie ;
- des anti-inflammatoires en topiques locaux en fonction des douleurs ;
- des orthèses pour essayer d'éviter les déformations notamment des articulations interphalangiennes distales et de la rhizarthrose ; le port d'une orthèse la nuit au moment des poussées est proposé pour limiter la déformation du pouce et à visée antalgique ;
- au cours des poussées très douloureuses et résistantes aux traitements habituels, on peut pratiquer des infiltrations cortisoniques ;
- des auto-exercices visant à maintenir les amplitudes articulaires sont souvent proposés.

Les injections d'acides hyaluroniques et les antiarthrosiques d'action lente n'ont pas leur place dans le traitement de l'arthrose digitale.

2. Chirurgie de l'arthrose des doigts

Elle doit être réservée à des cas exceptionnels compte tenu du caractère extensif et diffus de la maladie. Il peut s'agit d'intervention de réaxation, de blocage de l'articulation (arthrodèse) ou de remplacement prothétique.

3. Chirurgie de la rhizarthrose

L'histoire naturelle de la rhizarthrose qui évolue vers une gêne fonctionnelle souvent bien tolérée incite peu à recourir à la chirurgie. Néanmoins, l'indication chirurgicale peut se poser en fonction du retentissement de l'arthrose et de l'âge du patient. Les interventions proposées sont la trapézectomie ou la prothèse trapézométacarpienne, l'arthrodèse étant plutôt réservée à des cas particuliers d'arthrose post-traumatique.

V. Autres localisations arthrosiques

Les localisations arthrosiques, en dehors de la main, du genou et de la hanche sont rares. Elles doivent systématiquement faire rechercher une cause associée (traumatique, microcristalline, etc.).

A. Arthrose de l'épaule, ou omarthrose

L'omarthrose touche essentiellement la scapulohumérale.

Il faut distinguer l'*omarthrose excentrée*, secondaire à une rupture de coiffe (fig. 9.15), de l'*omarthrose centrée* (primitive, rare et doit faire rechercher une cause secondaire

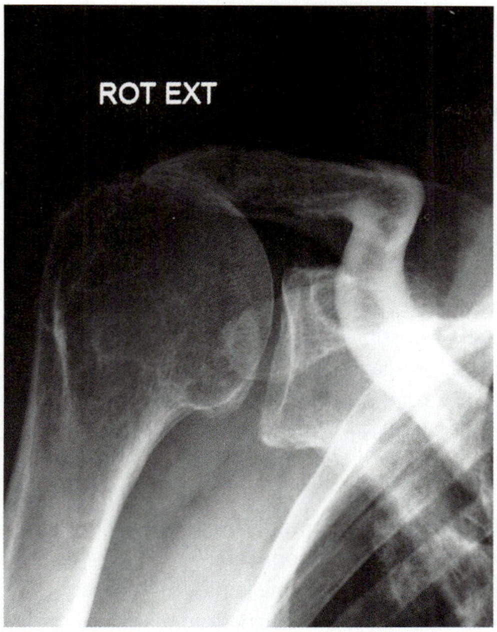

Fig. 9.15. Omarthrose excentrée secondaire à la rupture de la coiffe des rotateurs.

dont une pathologie articulaire destructrice comme la polyarthrite rhumatoïde ou la chondrocalcinose).

L'omarthrose se traduit par une douleur de type mécanique, longtemps bien tolérée, évoluant vers un enraidissement. Les radiographies montrent un pincement de l'interligne souvent global avec une condensation de l'os sous-chondral et une ostéophytose parfois très importante surtout dans la partie inférieure de la glène, avec des ostéophytes en « battant de cloche ». En cas d'omarthrose excentrée, on retrouve, en plus des signes d'arthrose glénohumérale, des signes de rupture de coiffe (ascension de la tête humérale avec une diminution de l'espace sous-acromial voire une néoarticulation acromiohumérale). Le traitement médical est symptomatique. Cependant, en cas d'omarthrose excentrée, douloureuse et résistante au traitement médical, peut se discuter la mise en place d'une prothèse inversée.

Quand l'omarthrose est bien centrée (c'est-à-dire la tête bien en face de la glène), la prothèse totale de l'épaule est une bonne indication avec une excellente efficacité antalgique. Toutefois, elle nécessite que soit vérifiée l'absence de rupture de la coiffe.

B. Arthrose de la cheville

L'arthrose de la cheville est presque toujours secondaire : post-traumatique, nécrose de l'astragale, chondrocalcinose ou maladie de surcharge comme l'hémochromatose.

Elle se traduit par des douleurs mécaniques de la cheville en orthostatisme et à la marche. Il existe souvent un déficit de l'extension.

Le traitement consiste essentiellement en des mesures orthopédiques. Il faut réserver l'arthrodèse à des cas extrêmement invalidants en raison de la raideur séquellaire de l'intervention. Les prothèses totales de cheville sont possibles, mais uniquement posées dans des services spécialisés.

Points clés

Coxarthrose

- La coxarthrose est moins fréquente que la gonarthrose.
- Il existe des formes primitives (45 % des cas), mais plus de la moitié sont la conséquence d'une dysplasie ou d'une autre atteinte coxofémorale.
- La douleur typique siège à l'aine ou à la face antérieure de cuisse mais peut être uniquement projetée (genou).
- La confirmation de la clinique et des données radiographiques usuelles rend le diagnostic en règle générale aisé.
- L'IRM de hanche est réservée à la recherche de diagnostic différentiel.
- La dissociation radioclinique est possible mais c'est le retentissement clinique qui doit guider la prise en charge thérapeutique médicochirurgicale.
- Son traitement médical associera dans tous les cas mesures non pharmacologiques et pharmacologiques.
- Dans les formes associées à une dysplasie, il ne faudra pas laisser passer l'heure de la chirurgie préventive chez un sujet jeune.

Gonarthrose

- La gonarthrose est une affection très fréquente, à l'origine d'une invalidité rapidement croissante par la douleur et les limitations des capacités fonctionnelles.
- La gonarthrose fémorotibiale interne est la forme la plus fréquente :
  - l'association d'une douleur mécanique à des signes radiologiques cardinaux rend le diagnostic aisé ;
  - le traitement médical associera dans tous les cas mesures non pharmacologiques et pharmacologiques ;
  - le traitement est initialement médical (traitements antalgiques, hygiène articulaire et rééducation) ;
  - la perte de poids est essentielle chez les sujets en surpoids ou obèses ;
  - le recours à la chirurgie est fonction de la gêne clinique.
- L'arthrose fémoropatellaire réalise un syndrome douloureux rotulien (dans les situations de mise en tension de la rotule) :
  - elle est plus fréquente chez la femme ;
  - le traitement est avant tout médical.

Arthrose digitale

- L'arthrose digitale est la plus fréquente des localisations arthrosiques (touchant préférentiellement la femme) mais elle peut rester longtemps asymptomatique.
- Elle siège aux articulations interphalangiennes distales, proximales et à l'articulation trapézométacarpienne (rhizarthrose).
- Elle est responsable de douleur, d'une gêne fonctionnelle et d'une gêne esthétique.
- Le traitement est avant tout médical.

Autres localisations arthrosiques périphériques

- Les localisations arthrosiques, en dehors de la main, du genou et de la hanche sont rares.
- Elles sont le plus souvent secondaires et doivent systématiquement faire rechercher une cause (traumatique, microcristalline, etc.).
- Le traitement est initialement médical (antalgiques et rééducation) puis chirurgical en cas de retentissement fonctionnel majeur.

Notions indispensables et inacceptables

Notions indispensables

- Les principaux facteurs de risque sont l'âge, l'obésité et les antécédents de traumatisme articulaire.
- Le diagnostic d'arthrose repose sur la clinique et la radiographie standard.
- Les principales localisations sont : le genou, la hanche, les mains et le rachis.
- Les signes radiographiques d'arthrose sont : pincement localisé, géodes sous-chondrales, sclérose sous-chondrale et ostéophytes.
- Le traitement comprend des mesures pharmacologiques et non pharmacologiques comme la perte de poids et la rééducation.
- Le traitement de l'arthrose est adapté aux symptômes cliniques.

Notions inacceptables

- Confondre une douleur mécanique et une douleur inflammatoire.
- Ne pas savoir analyser un liquide articulaire.
- Oublier les mesures non pharmacologiques dans la prise en charge de l'arthrose.
- Ne pas connaître les contre-indications au traitement anti-inflammatoire.
- Adapter le traitement selon les données radiographiques.

Réflexes transversalité

UE 4

- Item 107 – Trouble de la marche et de l'équilibre chez le sujet âgé

UE 5

- Item 118 – Principales techniques de rééducation et de réadaptation. Savoir prescrire la massokinésithérapie
- Item 131 – Bases neurophysiologiques, mécanismes physiopathologiques d'une douleur aiguë et d'une douleur chronique
- Item 132 – Thérapeutiques antalgiques, médicamenteuses et non médicamenteuses

UE 7

- Item 196 – Douleur et épanchement articulaire. Arthrite d'évolution récente

UE 8

- Item 251 – Obésité de l'adulte et de l'enfant

UE 10

- Item 326 – Prescription et surveillance des classes de médicaments les plus courantes chez l'adulte et chez l'enfant (anti-inflammatoires stéroïdiens et non stéroïdiens)

10

Item 131 – UE 5 – Bases neurophysiologiques, mécanismes physiopathologiques d'une douleur aiguë et d'une douleur chronique

Objectifs pédagogiques

National

- Reconnaître et évaluer une douleur aiguë et une douleur chronique (douleurs nociceptives, neuropathiques et nociplastiques) chez l'adulte et la personne âgée/peu communicante.

COFER

- Connaître la définition et les caractéristiques d'une douleur aiguë et d'une douleur chronique, d'une douleur par excès de nociception, d'une douleur neuropathique et nociplastique, d'une douleur d'horaire inflammatoire *versus* une douleur mécanique.
- Connaître succinctement les bases neurophysiologiques : nocicepteurs, fibres A delta et C, mécanismes de régulation de la transmission des messages douloureux (théorie de la porte, contrôles inhibiteurs descendants).
- Connaître la méthode d'évaluation de la douleur, savoir évaluer une douleur aiguë et savoir répéter les mesures pour juger de l'efficacité de sa prise en charge.
- Connaître l'approche multidimensionnelle de l'évaluation de la douleur chronique et les principes d'une consultation multidisciplinaire de la douleur.
- Connaître les principales cibles thérapeutiques des voies de la douleur (connaître la cible neurophysiologique des différentes classes d'antalgiques et des approches non médicamenteuses).

© 2018, Elsevier Masson SAS. Tous droits réservés

I. Définitions et caractéristiques

La **douleur** est définie comme « une expérience désagréable, à la fois sensorielle et émotionnelle, associée à un dommage tissulaire présent ou potentiel ou simplement décrit en termes d'un tel dommage » (*International Association for the Study of Pain* [IASP]).

La douleur résulte de quatre composantes :

- **sensorielle** : détection d'un signal douloureux (nociceptif) par le cerveau ;
- **émotionnelle** : vécu désagréable de type danger, peur, voire anxiété ou dépression ;
- **cognitive** : signification et interprétation du message par référence à des expériences passées, à des croyances ou une culture ;
- **comportementale** : manifestations physiques ou objectivables liées au signal douloureux (grimace, mouvement, cri, pleurs, sueurs, agitation, etc.).

A. Douleur aiguë et douleur chronique

La **douleur aiguë** est une douleur évoluant depuis moins de trois mois. Elle déclenche une démarche diagnostique qui permettra de préciser la présence d'une lésion sous-jacente.

Elle est liée le plus souvent à un mécanisme de *nociception*, désignant le système physiologique qui permet de détecter les stimulations susceptibles de menacer l'intégrité de l'organisme (*nocere* en latin = nuire). Sa finalité est de déclencher un ensemble de réflexes et de comportements protecteurs (réflexe de retrait, immobilisation de la région lésée, comportement d'évitement…). La douleur aiguë est donc un *signal d'alarme, parfois utile pour détecter une lésion, mais qui doit être traitée le plus rapidement possible*.

Une *douleur chronique* par définition dépasse trois mois.

Elle correspond à la *douleur maladie*, c'est-à-dire à une pathologie complexe, biopsychosociale. Elle est considérée comme *inutile*, c'est-à-dire dénuée de sa valeur d'alarme, et destructrice, souvent plurifactorielle, susceptible d'entraîner une dépression, nécessitant, à l'inverse de la douleur aiguë, une approche pluridimensionnelle somatique, psychique et sociale (fig. 10.1).

La notion de « comportement douloureux chronique » reflète l'installation d'un *cercle vicieux de la douleur*, à la fois psychologique et physique, qui amplifie à la fois la perception de la douleur et son retentissement (fig. 10.2).

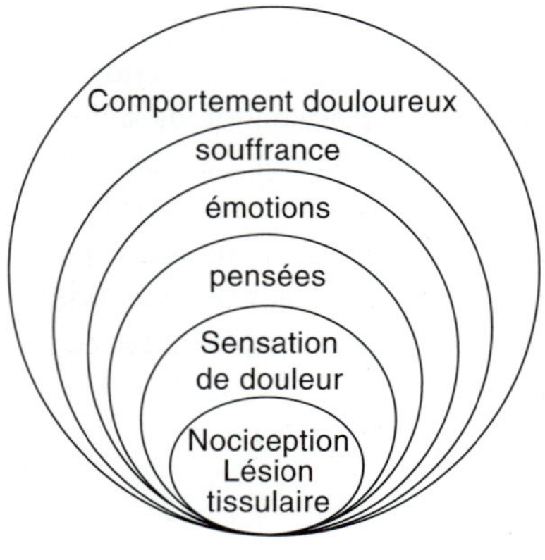

Fig. 10.1. Caractère pluridimensionnel d'une douleur chronique.
Source : Boureau F. Contrôlez votre douleur. Paris : Payot ; 2004.

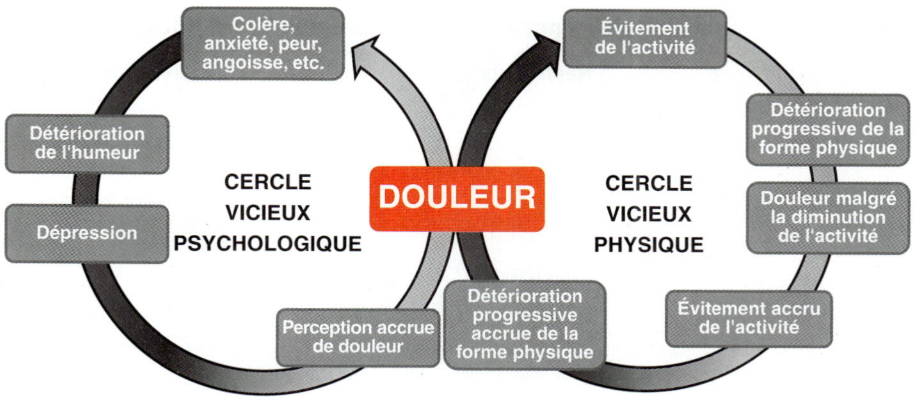

Fig. 10.2. Le cercle vicieux de la douleur.
Source : Vlaeyen JW, Linton SJ. Fear-avoidance and its consequences in chronic musculoskeletal pain : a state of the art. Pain 2000; 85 : 317-32.

B. Douleur par excès de nociception, douleur neuropathique, douleur nociplastique

- Une *douleur par excès de nociception* est le mécanisme le plus couramment rencontré dans la majorité des douleurs aiguës (traumatiques, infectieuses, inflammatoires, cancers) (tableau 10.1).
- Une *douleur neuropathique* (auparavant dénommée douleur de désafférentation ou neurogène) résulte d'une lésion du système nerveux, central ou périphérique (tronc, plexus, racine nerveuse, par exemple : une sciatique par hernie discale, un syndrome canalaire). L'identification du caractère neuropathique d'une douleur peut être facilitée par le questionnaire DN4.
- Des douleurs dysfonctionnelles : ce sont des douleurs liées à une perturbation des voies de la douleur, sans lésion (au contraire des douleurs neuropathiques) : sensibilisation centrale (médullaire ou cérébrale), atteinte des contrôles inhibiteurs descendants : la fibromyalgie est l'exemple typique. Cette maladie de la douleur est multifactorielle : après un choc psychologique (abus sexuel dans l'enfance, stress) ou somatique (accident, cancer, maladie grave), après une infection (hépatites, mononucléose, Lyme...), au cours d'une maladie auto-immune (lupus, PR, spondylarthrite ankylosante...), favorisée par un trouble hormonal (ménopause, traitement par antiaromatases...), d'une atteinte des voies de la douleur (maladie des petites fibres)...

Il existe des troubles psychologiques (anxiété surtout) dans ces atteintes dysfonctionnelles, mais la cause n'est pas psychiatrique, au contraire des douleurs psychogènes pures. Il faut envisager cela comme une « déconnexion » du corps et du cerveau, multifactorielle, que l'on traitera par une « reconnexion globale », par des agents pharmacologiques et non pharmacologiques.

À ces trois mécanismes s'ajoutent donc les douleurs psychogènes, qui sont véritablement des douleurs liées à un trouble psychiatrique, comme les douleurs de la dépression masquée, qui seront soulagées par le traitement du trouble psychiatrique.

C. Douleur d'horaire inflammatoire et douleur d'horaire mécanique

Une douleur inflammatoire ⚠ est souvent une douleur nocturne (mais une douleur nocturne peut être aussi d'origine mécanique, par exemple chez les lombalgiques). Une douleur d'horaire

Tableau 10.1. **Comparaison des douleurs nociceptives, neuropathiques et nociplastiques.**

	Nociceptive	Neuropathique	Nociplastique
Origine	Nocicepteur	Lésion du SNC ou du SNP	Anomalie du mécanisme de la douleur : sensibilisation centrale ou perte des contrôles descendants Déconnexion corps-cerveau
Début	Dès l'agression	Souvent retardé	Non identifié
Caractéristiques	Variables Pulsatiles Lancinantes	Brûlure Décharges électriques Démangeaisons, picotements, sensations non douloureuses	Diffus Non systématisé Caractères neuropathiques possibles
Signes associés	Anxiété, signes associés selon durée	Anxiété, signes associés selon durée	Troubles du sommeil, somnolence Fatigue, problème de concentration Anxiété, dépression
Topographie	Locorégionale Site de l'agression	Systématisation neurologique (en aval de la lésion)	Diffuse (fibromyalgie) Centrée sur un organe (colopathie, cystalgie, précordialgies…)
Rythmicité	Facteur déclenchant Horaire mécanique ou inflammatoire	Variable Spontanée ou déclenchée	Constante, avec poussées
Examen neurologique	Normal	Troubles sensitifs Hypo-/hyperalgésie Dysesthésies, allodynie	Normal
Évolution	Aiguë ou chronique	Chronique	Chronique
Traitement	Antalgiques Traitement de la cause	Psychotropes : antiépileptiques, antidépresseurs Prise en charge combinée (biopsychosociale)	Prise en charge globale, approche physique, modulateurs de la douleur

Tableau 10.2. **Comparaison des douleurs mécanique et inflammatoire.**

Douleur mécanique	Douleur inflammatoire
Le jour	La nuit Notion de réveil nocturne
Soir > matin	Matin au réveil > soir Notion de dérouillage matinal prolongé (> 45 min)
Survenue à l'activité Soulagement par le repos	Survenue au repos Amélioration à l'activité
Caractère positionnel	Non positionnel

inflammatoire est une douleur qui s'installe en deuxième partie de la nuit, qui est responsable d'un dérouillage d'une durée prolongée le matin et qui tend à s'estomper dans la journée (tableau 10.2).

Une *douleur mécanique* ⚠, en revanche, s'installe surtout en position debout, assise ou lors des mouvements : elle entrave l'activité diurne et s'aggrave au cours de la journée.

II. Bases neurophysiologiques

Le *message nociceptif* résulte de la mise en jeu de terminaisons libres amyéliniques constituant des arborisations dans les tissus cutanés, musculaires et articulaires ainsi que dans les parois des viscères. Les fibres transmettant les messages nociceptifs induits sont les fibres Aδ et C. Ce sont des fibres fines, faiblement myélinisées. Elles gagnent les couches superficielles de la colonne dorsale de la moelle (couches 1 et 2) ; elles favorisent la libération de neurotransmetteurs de la douleur : substance P, CGRP (peptide relié au gène calcitonine), etc. (fig. 10.3).

La modulation des messages nociceptifs est soumise à des systèmes de contrôle d'origine segmentaire et supraspinale, en particulier par les fibres de gros diamètre Aδ dont la stimulation peut atténuer l'intensité des flux douloureux véhiculés par les fibres Aδ ou C ; c'est la **théorie de la porte** (*gate control*). Les contrôles inhibiteurs descendants proviennent de certaines régions du tronc cérébral, qui entraînent des effets analgésiques. Le point de départ central est la substance grise périaqueducale ; l'analgésie résulte en partie de la mise en jeu des voies descendantes inhibitrices. Ces voies inhibitrices descendantes mettent en jeu des systèmes noradrénergiques, ce qui explique l'effet antalgique des antidépresseurs tricycliques ou inhibiteurs de la recapture de la noradrénaline (IRSNa).

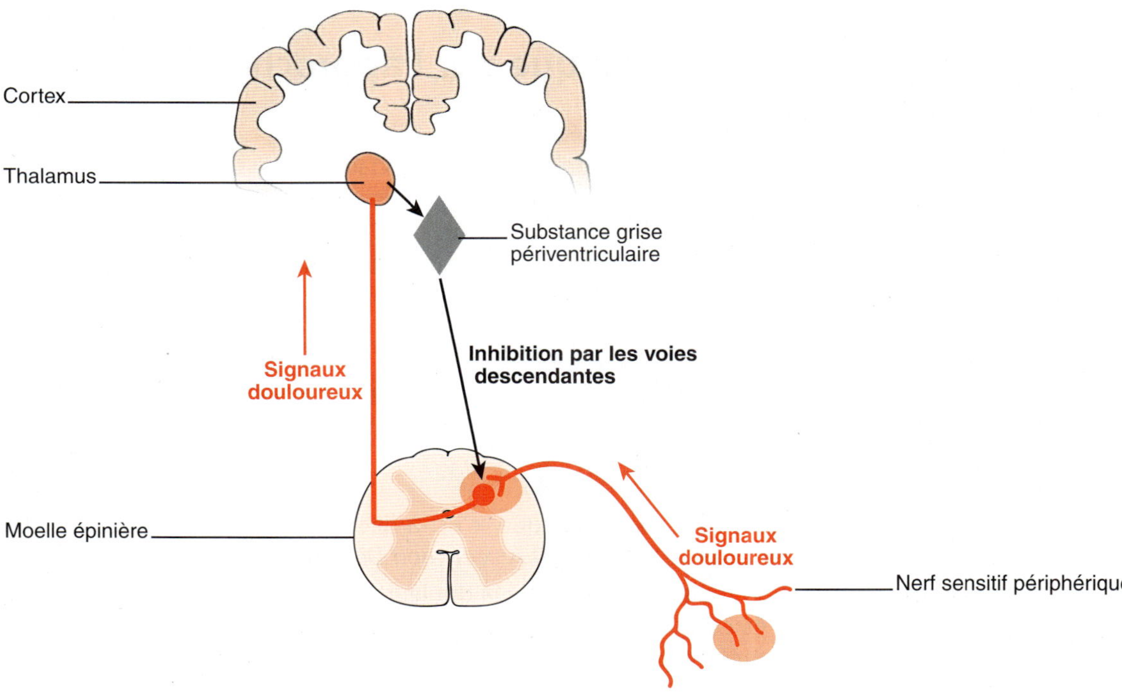

Fig. 10.3. Les voies de transmission du message nociceptif.

III. Méthodes d'évaluation de la douleur

Pour évaluer la douleur, la démarche diagnostique repose sur la définition du type de douleur (aiguë ou chronique, nociceptive, neuropathique ou mixte), la connaissance des mécanismes générateurs de la douleur et sur l'intensité de la douleur.

Pour connaître l'intensité de la douleur, on utilise les échelles unidimensionnelles estimant la douleur de façon globale.

A. Échelles unidimensionnelles

Échelle numérique (EN)

Il s'agit d'une règle permettant au patient de donner une note de 0 à 10 ou 100. La note 0 est définie par « Douleur absente » et la note maximale 10 ou 100 par « Douleur maximale imaginable ». C'est l'échelle qu'il faut privilégier.

Échelle visuelle analogique (EVA)

Il s'agit d'une règle formée d'une ligne horizontale de 100 mm orientée de gauche à droite, allant de « Douleur absente » ou « Pas de douleur » (extrémité gauche) à « Douleur maximale imaginable » (extrémité droite). Le patient répond en traçant une croix sur la ligne entre les deux extrémités.

La distance entre la position du trait et l'extrémité « Douleur absente » sert d'indice numérique pour le traitement des données. La mesure s'effectue au millimètre près. Ce type d'échelle est surtout utile en recherche, ou en postopératoire.

Échelle verbale simple (EVS)

L'échelle visuelle simple est constituée par cinq items, cotée : 0 : Absente ; 1 : Faible ; 2 : Modérée ; 3 : Intense ; 4 : Extrêmement intense.

Ces trois échelles sont reproductibles.

B. Évaluer une douleur chronique par l'approche multidimensionnelle

Les échelles multidimensionnelles font appel à des questionnaires.

Questionnaire douleur Saint-Antoine ou QDSA

C'est le plus communément utilisé en France. C'est l'adaptation française du questionnaire de la douleur de McGill (*McGill Pain Questionnaire*).

Échelles comportementales

Les échelles comportementales peuvent appréhender le retentissement de la douleur sur le comportement quotidien : échelle QCD ou questionnaire concis de la douleur.

Échelles psychométriques

Elles apprécient le retentissement psychologique, c'est-à-dire l'anxiété ou la dépression. Le plus utilisé est le questionnaire HADS (*Hospital Anxiety and Depression Scale*).

L'intérêt d'une consultation multidisciplinaire de la douleur est d'évaluer la douleur dans ses composantes somatique et émotionnelle mais aussi d'évaluer son retentissement. Pour ce faire, on peut envisager des consultations pluridisciplinaires où interviennent plusieurs acteurs (somaticiens, médecins de la douleur, psychiatres, psychologues, psychomotriciens…), afin de connaître et de prendre en charge toutes les dimensions de la douleur, notamment chronique en aidant le médecin traitant face à des difficultés diagnostiques ou thérapeutiques. Elle doit se faire en lien avec le médecin généraliste ou spécialiste du patient.

IV. Principales cibles thérapeutiques issues des voies de la douleur

A. Prise en charge médicamenteuse

L'analyse des caractéristiques de la douleur (aiguë/chronique, excès de nociception/neuropathique, mécanique/inflammatoire, dysfonctionnelle) permet de dessiner une stratégie de prise en charge.

Les **traitements non pharmacologiques** peuvent se décomposer en trois grandes catégories :

- traitements physiques : chaleur ou froid, massages, étirement ;
- traitements comportementaux visant à modifier la perception d'une douleur par l'apprentissage de techniques spécifiques : thérapies cognitives et comportementales, relaxation, hypnothérapie, sophrologie, méditation, etc.

- traitements modulateurs du message douloureux : neuromodulation par voie transcutanée, transcrânienne, médullaire…

Les **traitements pharmacologiques** peuvent se décomposer en deux catégories également :

- médicaments antalgiques : ils ont longtemps été classés selon trois paliers dans le cadre de la classification de l'OMS (Organisation mondiale de la santé) ; ces paliers ne sont valables que dans les douleurs du cancer ;
- des médicaments modulateurs de la douleur : antidépresseurs, antiépileptiques, modulateurs des canaux ioniques…

Une proposition alternative, fondée sur le mécanisme d'action des traitements, a été faite en 2010 (tableau 10.3). Elle doit être considérée comme encore préliminaire mais permet cependant une classification plus fonctionnelle que la version antérieure de l'OMS.

Leur prescription est réglée sur la douleur, son intensité et son horaire.

Tableau 10.3. Classification de Beaulieu des médicaments de la douleur.

Mécanisme d'action	Catégorie d'antalgiques	Molécule	Indication
Antalgique antinociceptif	Non opioïdes	Paracétamol AINS	Douleurs nociceptives
	Opioïdes	Codéine Morphiniques	
Antalgique mixte antinociceptif et modulateur des contrôles descendants inhibiteurs	Tramadol	Tramadol (Topalgic®, Contramal®, Ixprim®, Zaldiar®, etc.)	Douleurs mixtes nociceptives et neuropathiques
	Tapentadol	Tapentadol (Palexia®)	
Antalgique modulant les contrôles descendants inhibiteurs	Antidépresseurs tricycliques	Amitriptyline (Laroxyl®)	Douleurs neuropathiques
	Inhibiteurs de la recapture de la sérotonine et de la noradrénalise	Duloxétine (Cymbalta®) Venlafaxine (Effexor®)	
Antalgique antihyperalgésique	Antagoniste NMDA	Kétamine	Douleurs neuropathiques centrales Situation d'hyperalgésie
	Antiépileptique	Gabapentine (Neurontin®) Prégabaline (Lyrica®) Lamotrigine (Lamictal®)	
	Néfopam	Néfopam (Acupan®)	
Antalgique modulant la transmission et la sensibilisation périphérique	Anesthésiques locaux	Xylocaïne	Douleurs neuropathiques périphériques
	Antiépileptiques	Carbamazépine (Tégrétol®) Oxcarbazépine (Trileptal®) Topiramate (Epitomax®)	
	Capsaïcine	Capsaïcine (Qutenza®)	

B. Prise en charge globale

Dans la douleur chronique, la prise en charge du symptôme douloureux nécessite une vision globale intégrant rééducation, prise en charge psychologique et évaluation de l'environnement professionnel, familial et social du patient. Cela permet de lutter contre le cercle vicieux de la douleur et aide à repositionner le patient dans ses objectifs de vie (fig. 10.4). Il est important de comprendre que la douleur est une expérience globale, notamment lorsqu'elle est chronique, et que les médicaments seuls ne peuvent être efficaces.

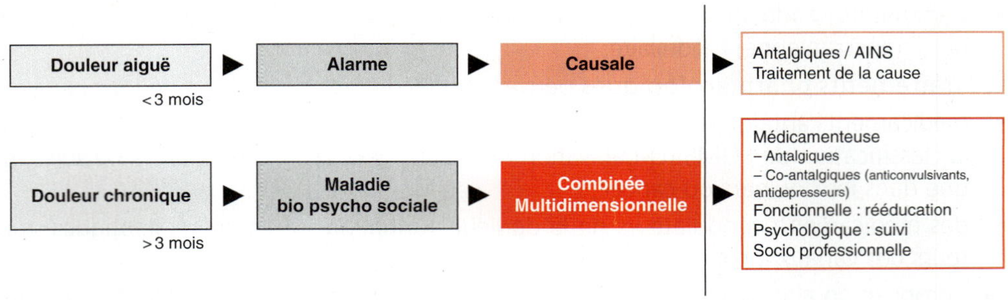

Fig. 10.4. La prise en charge globale de la douleur.

Points clés

- L'évaluation d'une douleur repose sur le type de douleur (aiguë ou chronique, nociceptive, neuropathique, mixte, dysfonctionnelle, ou psychogène), la connaissance des mécanismes générateurs de la douleur, sur l'intensité de la douleur mais aussi son retentissement.
- L'intensité de la douleur doit être quantifiée par une échelle unidimensionnelle telle que l'échelle numérique.
- Le retentissement (cognitif, émotionnel, comportemental, fonctionnel, sur la qualité de la vie, etc.) d'une douleur chronique est évalué à l'aide d'échelles multidimensionnelles basées sur des questionnaires.
- Le choix du traitement d'une douleur chronique est fondé sur l'analyse du type et du retentissement de la douleur.
- Les consultations multidisciplinaires de la douleur peuvent aider à la prise en charge du patient douloureux chronique.

Notions indispensables et inacceptables

Notions indispensables

- La douleur aiguë et la douleur chronique représentent des contextes très différents en termes de physiopathologie et de traitement.
- Les trois grands mécanismes physiopathologiques de la douleur sont : nociceptif, neuropathique et nociplastique.
- La douleur neuropathique a des caractéristiques cliniques et thérapeutiques spécifiques.
- La douleur chronique doit être considérée comme bio-psycho-sociale.
- L'évaluation de la douleur passe par l'évaluation de l'intensité, de la qualité de la douleur et de son retentissement.
- Le traitement de la douleur comprend des mesures pharmacologiques et non pharmacologiques, notamment la prise en charge physique et psychologique.

Notions inacceptables

- Il ne faut pas considérer qu'il y a une corrélation entre l'intensité de la douleur et la lésion somatique sous-jacente.
- Il ne faut pas considérer que lorsque tous les examens complémentaires à la recherche d'une cause de la douleur sont normaux, il n'y a pas de raison d'avoir mal.
- Il ne faut pas considérer qu'une douleur mal définie correspond à des mécanismes psychologiques.
- Il ne faut pas oublier les mesures non pharmacologiques dans la prise en charge de la douleur.

Réflexes transversalité

UE 5

- Item 118 – Principales techniques de rééducation et de réadaptation. Savoir prescrire la massokinésithérapie
- Item 132 – Thérapeutiques antalgiques, médicamenteuses et non médicamenteuses

UE 7

- Item 196 – Douleur et épanchement articulaire. Arthrite d'évolution récente

UE 10

- Item 326 – Prescription et surveillance des classes de médicaments les plus courantes chez l'adulte et chez l'enfant (anti-inflammatoires stéroïdiens et non stéroïdiens)

11

Item 132 – UE 5 – Thérapeutiques antalgiques, médicamenteuses et non médicamenteuses

Objectifs pédagogiques

Nationaux

- Argumenter la stratégie de prise en charge globale d'une douleur aiguë ou chronique chez l'adulte.
- Connaître et prescrire les thérapeutiques antalgiques médicamenteuses et non médicamenteuses (voir item 326).
- S'assurer de l'efficacité d'un traitement antalgique et l'adapter en fonction de l'évaluation.

COFER

- Argumenter la stratégie de prise en charge globale d'une douleur aiguë ou chronique chez l'adulte (connaître les critères de choix d'un traitement antalgique en particulier le schéma des indications croissantes d'antalgiques).
- Savoir prescrire et surveiller les principaux antalgiques et connaître les effets secondaires, les contre-indications et les précautions d'emploi des différents médicaments antalgiques.
- Connaître les différentes classes pharmacologiques et leurs modes d'action.
- Connaître le principe de la co-analgésie (antidépresseurs, psychotropes, agents physiques, différentes classes) et connaître les possibilités et les contre-indications de ces associations.
- Connaître les indications des principales thérapeutiques antalgiques non médicamenteuses validées.

La douleur est le motif principal de consultation en rhumatologie, que ce soit dans les atteintes aiguës ou chroniques. Tout rhumatologue ou le médecin qui prend en charge des pathologies ostéoarticulaires doit donc savoir évaluer, comprendre et traiter la douleur.

L'évaluation, c'est-à-dire l'analyse qualitative et quantitative, de la douleur est une démarche indispensable et préalable à toute prescription d'antalgique ⚠. L'évaluation quantitative est

© 2018, Elsevier Masson SAS. Tous droits réservés

faite par le patient, qui est considéré comme l'« expert de sa douleur ». Le médecin n'interprète pas l'évaluation faite par le patient mais l'utilise, de concert avec d'autres arguments cliniques ou paracliniques dont l'évaluation qualitative qu'il lui revient de faire, pour la prise de décision et le suivi thérapeutiques.

Très schématiquement :

- face à une douleur aiguë, l'outil d'auto-évaluation est une échelle unidimensionnelle (échelle visuelle analogique (EVA) ⚠, échelle numérique ou échelle verbale simple) ; on se limitera essentiellement à l'évaluation de l'intensité, et à la recherche d'un caractère neuropathique dans le cas d'une douleur localisée ;
- face à une douleur chronique, le recours aux échelles multidimensionnelles est de règle. On évaluera l'intensité, mais aussi le retentissement fonctionnel, psychologique et les aspects cognitivocomportementaux.

L'évaluation de la douleur chronique permet une approche globale dans ses composantes sensorielle, émotionnelle, cognitive et comportementale. Elle débouche ainsi sur une prise en charge globale dans laquelle la prescription d'antalgiques est une étape indispensable mais non exclusive ⚠.

Il était habituel de mettre en parallèle l'intensité de la douleur – faible (EVA inférieure à 40 mm), modérée (EVA ≈ 40 à 70 mm) ou très intense (EVA supérieure à 70 mm) – et le niveau de l'antalgique requis selon l'ancienne classification de l'OMS. Cette classification n'est pas exacte et ne prend pas en compte le traitement en fonction du type de douleurs (notamment neuropathiques). Elle garde un intérêt pharmacologique. Elle était surtout intéressante dans les douleurs cancéreuses.

Une nouvelle classification (*cf.* tableau 10.3) a été proposée en 2010, très intéressante car fondée sur le mécanisme d'action de ces molécules.

I. Antalgiques antinociceptifs (tableau 11.1)

A. Paracétamol

Le paracétamol est commercialisé sous de nombreuses spécialités et différentes formes galéniques (comprimé, comprimé effervescent, sachet, gélule, lyophilisat oral, suppositoire, forme injectable IM ou IV). La majorité des dosages, chez l'adulte, sont à 500 mg ou 1 g. Le paracétamol est un analgésique antipyrétique dont l'excellent rapport efficacité/tolérance en fait un antalgique de première intention dans la grande majorité des douleurs ne requérant pas un antalgique opioïde (faible ou fort ; par exemple, il est recommandé dans le traitement des douleurs arthrosiques en première intention). On ne connaît pas exactement son mode d'action antalgique, mais il s'agit probablement d'une action centrale non morphinique.

Chez l'adulte, la posologie usuelle est de 3 à 4 grammes par vingt-quatre heures en respectant un intervalle minimum de quatre heures entre chaque prise. La prise habituelle est de un gramme par prise.

La tolérance est bonne : de rares cas d'accidents allergiques (*rash* avec érythème ou urticaire) et de thrombopénie ont été observés. Il est possible de le prescrire chez une femme enceinte. Des réserves ont été émises concernant la tolérance au cours d'une prise prolongée de fortes doses (3 et 4 g/j) : risque rénal, hépatique, cardiaque et vasculaire.

Le paracétamol est potentiellement toxique pour le foie : un surdosage, à partir de 10 g de paracétamol en une seule prise, provoque une cytolyse hépatique pouvant conduire au coma et à la mort (l'antidote étant la N-acétylcystéine). En dehors des cas de surdosage, même aux doses thérapeutiques le paracétamol peut être hépatotoxique, essentiellement en cas de dénutrition, d'hépatopathie préexistante ou d'insuffisance rénale. Chez les personnes âgées, éthyliques ou dénutries, la posologie est réduite à 3 g/j.

Tableau 11.1. Antalgiques antinociceptifs non opioïdes.

Substance active	Posologie habituelle	Principaux EI Précautions d'emploi	Principales contre-indications
Paracétamol	500 à 1 000 mg par prise, à renouveler en cas de besoin au bout de 4 heures minimum, max. 3 ou 4 g par jour	– Hépatotoxicité en cas de surdosage Attention au risque de surdosage en cas d'association de plusieurs médicaments contenant du paracétamol (automédication)	– Insuffisance hépatocellulaire
AINS	Il existe des AINS à durée d'action courte (2 à 6 heures) qui nécessitent quatre prises par jour et d'autres à durée d'action prolongée (12 à 24 heures) qui nécessitent deux ou une prise par jour	– Hémorragie – Ulcération ou perforation gastro-intestinale – Insuffisance rénale fonctionnelle – Réactions toxi-allergiques : toxidermie bulleuse, syndrome d'hypersensibilité... – Les AINS ne doivent être utilisés qu'en cure courte	– À partir de 5 mois de grossesse révolus – Antécédents d'hémorragie ou de perforation digestive au cours d'un précédent traitement par AINS – Antécédents d'allergie ou d'asthme déclenchés avec un AINS – Ulcère gastroduodénal en évolution – Insuffisance hépatocellulaire sévère – Insuffisance rénale sévère – Acide acétylsalicylique : risque hémorragique – Association aux anticoagulants oraux

Chez l'insuffisant rénal sévère (clairance inférieure à 15 mL/min) la posologie est de moitié et l'intervalle entre deux prises est de huit heures.

Le pic plasmatique étant obtenu entre trente et soixante minutes après l'absorption *per os*, le délai d'action est le plus souvent d'une heure.

En cas de régime désodé ou hyposodé les comprimés effervescents sont déconseillés.

Pour la forme injectable IM ou IV (paracétamol), la posologie est de 1 g, à renouveler en cas de besoin au bout de quatre heures, sans dépasser 4 g/j. Le délai d'action reste important, de l'ordre de trente à soixante minutes.

B. Anti-inflammatoires non stéroïdiens (AINS)[3]

Les AINS ont une action antalgique à une posologie inférieure à celle préconisée pour une action anti-inflammatoire. Ils possèdent une action antalgique centrale et périphérique.

Les AINS agissent surtout au niveau périphérique, principalement par inhibition de la synthèse des prostaglandines. Des mécanismes centraux seraient également impliqués : par inhibition de la synthèse des prostaglandines centrales, activation du système monoaminergique.

L'action périphérique des AINS consiste en l'inhibition de deux enzymes du métabolisme de l'acide arachidonique, la cyclo-oxygénase-1 (Cox-1) et la cyclo-oxygénase-2 (Cox-2).

La cyclo-oxygénase I est « constitutive ». Elle est ubiquitaire et a une fonction surtout homéostasique (régulation de la mucosécrétion gastrique, du flux rénal, de la fonction plaquettaire) ; la cyclo-oxygénase II est inductible dans des circonstances pathologiques (lésions tissulaires) ; elle contribuerait au phénomène inflammatoire. Certains AINS inhibiteurs préférentiels de la Cox-2 (coxib) ont été développés afin d'améliorer leur tolérance digestive, mais leur risque

3. Ansm. Rappel des règles de bon usage des anti-inflammatoires non stéroïdiens (AINS). 2013.

cardiovasculaire est à prendre en considération chez les sujets à risque (exemple : HTA connue, coronaropathie, sujet âgé).

Il existe des AINS à durée d'action courte (2 à 6 heures) qui nécessitent quatre prises par jour et d'autres à durée d'action prolongée (12 à 24 heures) qui nécessitent deux ou une prise(s) par jour.

Les effets indésirables et complications des AINS sont :

- toxicité digestive gastroduodénale (gastrite, ulcère, hémorragies digestives);
- insuffisance rénale (par inhibition de la synthèse des prostaglandines rénales);
- réactions cutanées et toxi-allergiques (toxidermie bulleuse, syndrome d'hypersensibilité...);
- action antiagrégante exposant au risque hémorragique (hémorragie digestive en particulier chez la personne âgée) et faisant déconseiller leur association avec d'autres molécules modifiant l'hémostase;
- hépatotoxicité (cytolyse);
- rétention hydrosodée;
- risque thrombotique artériel. Les coxibs et le diclofénac sont ceux ayant le risque thrombotique artériel le plus élevé, tandis que le naproxène est celui ayant le risque le plus faible.

Les principales interactions médicamenteuses sont :

- anticoagulants (héparine, antivitamine K) : diminution de l'efficacité des AVK; majoration du risque hémorragique;
- diurétiques et IEC : risque d'insuffisance rénale fonctionnelle;
- lithium : majoration de la lithiémie;
- AINS entre eux, aspirine, corticoïdes : majoration du risque d'hémorragie digestive;
- méthotrexate à dose oncologique : toxicité hématologique.

Ses principales contre-indications sont :

- les antécédents de gastrite et d'ulcère;
- les anomalies préexistantes de la coagulation ou patients sous anticoagulants à visée curative ou sous antiagrégants plaquettaires;
- les antécédents d'anomalie de la fonction rénale : insuffisance rénale, sujet âgé; insuffisant cardiaque; patients sous diurétiques, patients hypovolémiques;
- les antécédents d'allergie aux AINS. Les patients âgés sont les plus exposés au risque d'effets indésirables.

Les AINS ont une efficacité prouvée dans les douleurs aiguës, à la fois par leur mécanisme antalgique et par leur mécanisme anti-inflammatoire. Leurs indications dans la douleur chronique sont limitées (à l'exception de la spondylarthrite ankylosante). En cas de poussée douloureuse aiguë lombaire et/ou arthrosique, on les utilise préférentiellement en cure courte.

C. Associations paracétamol-opioïdes faibles

De nombreuses associations contenant du paracétamol et de la codéine, ou du paracétamol et de la poudre d'opium sont commercialisées.

Quelle que soit l'association, la dose de 4 g par jour de paracétamol ne doit pas être dépassée.

1. Paracétamol-codéine (tableau 11.2)

Les dosages de paracétamol sont usuellement de 500 mg par comprimé mais peuvent varier de 300 à 600 mg; et de 8 à 50 mg pour la codéine. Cette diversité d'association ne permet aucune comparaison d'efficacité entre ces médicaments. L'action antalgique de la codéine s'associe à celle du paracétamol. La durée d'action de la codéine est d'environ quatre heures.

Pour la plupart des spécialités, il est recommandé de donner 1 à 2 cp (le plus souvent 2 cp) à chaque prise et de renouveler la prise toutes les huit heures.

Tableau 11.2. Antalgiques antinociceptifs opioïdes faibles.

Opioïdes faibles	Posologie habituelle	Principaux EI Précautions d'emploi	Principales contre-indications
Codéine + paracétamol (Efferalgan-Codéiné®, Co-Doliprane®, Klipal®...)	20 à 30 mg de codéine et 300 à 500 mg de paracétamol par prise À renouveler si besoin au bout de 6 heures En cas de réponse insuffisante, la dose peut être doublée et l'intervalle entre les prises peut être diminué jusqu'à 4 heures Il est recommandé de diviser les doses par 2 chez le sujet âgé	– **Troubles digestifs** : constipation (nécessite le plus souvent une prévention), nausées, vomissements – **Troubles neurosensoriels** : somnolence, vertige, céphalées (*cf.* § I.A. Paracétamol)	– Allergie à la codéine – Insuffisance respiratoire – Asthme – Insuffisance hépatocellulaire – Grossesse et allaitement
Dihydrocodéine (Dicodin LP®)	1 comprimé à libération prolongé de 60 mg toutes les 12 heures max. 120 mg par jour	– Constipation (nécessite le plus souvent une prévention) – Nausées – Vomissements – Somnolence – Vertiges	– Insuffisance respiratoire – Asthme – Insuffisance hépatocellulaire – Insuffisance rénale grave – Grossesse : 1er trimestre – Allaitement – Association à un IMAO dans les 15 jours

Ce schéma conduit habituellement à la prescription d'environ 3 g/j de paracétamol et 150 à 180 mg/j de codéine.

La codéine est également commercialisée non associée, sous forme de dihydrocodéine à libération prolongée (Dicodin® LP 60). La dihydrocodéine est métabolisée par le foie comme la codéine. La posologie de dihydrocodéine est de 60 mg deux fois par vingt-quatre heures. Un comprimé à 60 mg serait équi-antalgique à 120 mg de codéine.

La codéine est faiblement dépresseur respiratoire. Elle n'est pas habituellement toxicomanogène aux doses thérapeutiques mais son usage peut être détourné par les toxicomanes, ce phénomène de mésusage prenant malheureusement de l'ampleur.

La codéine est souvent responsable de troubles digestifs (constipation, nausées et vomissements qu'il faut savoir prévenir et traiter) et de troubles neurosensoriels (somnolence, vertiges, céphalées).

En théorie, on évite d'associer la codéine à un opioïde fort (ce n'est pas logique puisque la codéine est transformée en morphine), cela majore aussi les effets indésirables cumulés des deux molécules. Ses principales contre-indications sont l'allergie à la codéine, l'asthme, l'insuffisance respiratoire ou hépatique, la grossesse et allaitement.

2. Paracétamol et poudre d'opium

Cette association (Lamaline® et Izalgi®) est indiquée dans le traitement symptomatique de la douleur aiguë d'intensité modérée à intense et/ou ne répondant pas à l'utilisation d'antalgiques de palier I utilisés seuls.

Pour la Lamaline® la posologie usuelle est de 1 gélule (de l'association : paracétamol 300 mg, poudre d'opium 10 mg, caféine 30 mg) à renouveler si besoin au bout de quatre à six heures. La forme suppositoire contient : paracétamol 500 mg, opium 15 mg, caféine 50 mg. La poudre d'opium est titrée à 10 % de morphine ce qui correspond à 1 mg de morphine par gélule et 1,5 mg par suppositoire. Les prises doivent toujours être espacées d'au moins quatre heures. Les doses doivent être réduites chez le sujet âgé et en cas d'insuffisance respiratoire chronique.

Pour l'Izalgi®, la posologie usuelle est de 1 gélule (de l'association : paracétamol 500 mg et poudre d'opium 25 mg) à renouveler au bout de 4 à 6 heures sans dépasser 4 gélules par jour. Les doses doivent être réduites chez les sujets âgés et en cas d'insuffisance respiratoire chronique.

Les principaux effets indésirables rapportés avec la poudre d'opium sont la constipation et la somnolence. L'utilisation prolongée à des doses élevées peut conduire à un état de dépendance.

La poudre d'opium est contre-indiquée en cas d'insuffisance hépatocellulaire, de grossesse et d'allaitement, et en association aux agonistes partiels ou aux agonistes-antagonistes morphiniques en raison d'un risque de diminution de l'effet antalgique par blocage compétitif des récepteurs et de survenue d'un syndrome de sevrage.

3. Chlorhydrate de néfopam

Le chlorhydrate de néfopam (Acupan®) est un antalgique de palier I (antalgique non opioïde), mais en pratique il est employé pour des douleurs d'intensité moyenne, donc comme un antalgique de palier II.

Il est utilisable par voie sous-cutanée ou en perfusion IV lente sur plus de quinze minutes le patient étant en décubitus, une perfusion plus longue sur une heure est préférable (moins d'effets indésirables en perfusion lente).

Posologie : une ampoule de 2 mL = 20 mg et 20 mg de néfopam correspond 6–12 mg de morphine (en puissance équi-antalgique), la posologie maximale de néfopam : 6 ampoules soit 120 mg/24 h.

Les ampoules injectables sont parfois administrées *per os* (mais attention cette utilisation est hors AMM). La biodisponibilité est faible, et l'usage très répandu de l'utilisation orale ne repose sur aucune étude validée.

Ce médicament est indiqué dans les douleurs postopératoires, les douleurs aiguës, et sera souvent utilisé en association avec les opioïdes forts (épargne morphinique).

Les effets indésirables sont des vertiges, malaise, hypotension (surtout si l'injection est trop rapide). Les contre-indications sont : épilepsie, convulsions ou antécédents de troubles convulsifs, glaucome à angle fermé, troubles urétroprostatiques.

D. Opioïdes forts[4]

C'est grâce à leur action sur les récepteurs opioïdes que les antalgiques de niveau III, ou opioïdes forts, permettent le soulagement des douleurs intenses. Cette action sur les récepteurs est aussi responsable des effets indésirables des opioïdes forts. Classiquement les opioïdes forts sont classés en agonistes purs (morphine, hydromorphone, fentanyl et dérivés), agonistes partiels (buprénorphine), et agonistes-antagonistes (nalbuphine). Les différents médicaments et leurs présentations sont résumés dans le tableau 11.1 volontairement non exhaustif.

Il faut distinguer les formes injectables, transdermiques, transmuqueuses et orales, et parmi ces dernières, les formes à libération prolongée et à libération immédiate. Très schématiquement, les opioïdes forts ont tous un potentiel d'efficacité comparable, si l'on tient compte de la table de conversion équi-analgésique des opiacés (tableau 11.3). Pour simplifier, ils ont tous le même potentiel d'effets indésirables, les mêmes précautions d'emploi et nécessitent la même surveillance. Il existe néanmoins des spécificités pour chacune des spécialités.

Les règles actuelles de prescription sont simples : sept jours pour les formes injectables immédiates et vingt-huit jours pour toutes les autres formes, sur ordonnance sécurisée. Leur utilisation a fait l'objet de recommandations nationales (*cf.* annexe 11.1).

4. Afssaps. Mise au point sur le bon usage des opioïdes forts dans le traitement des douleurs chroniques non cancéreuses. 2012.

1. Principaux antalgiques opioïdes forts (cf. tableau 11.3)

a. Morphine

Seuls les morphiniques tels que le chlorhydrate ou le sulfate de morphine, l'oxycodone et le fentanyl en patch ont l'autorisation de mise sur le marché pour les douleurs non cancéreuses.

Chlorhydrate de morphine

Le chlorhydrate de morphine peut être utilisé *per os* sous forme de préparations mais est surtout prescrit en parentéral, soit en discontinu (voie IV ou sous-cutanée, voie péridurale et intrathécale), soit en continu (voie intraveineuse à la seringue électrique, avec un perfuseur portable ou une pompe programmable : technique d'analgésie contrôlée par le patient [PCA]).

Sulfate de morphine

Il existe deux spécialités à libération prolongée (Skenan® et Moscontin®) ayant des dosages de 10 à 200 mg et se prescrivant en deux prises par jour et une spécialité à une prise par jour (Kapanol LP®). La forme *per os* LP sur douze heures représente certainement la forme la plus prescrite dans les douleurs chroniques ou dans les douleurs aiguës, en relais d'une forme à libération immédiate.

Tableau 11.3. **Opioïdes forts.**

Opioïdes forts	Équivalence moyenne (*versus* 60 mg/24 h de morphine orale)	Forme galénique	Règles et durées de prescription
Morphine orale	60 mg/24 h	Comprimés LP : Moscontin® Gélules LP : Skenan LP®, Kapanol LP® (dosages de 10 à 200 mg) Comprimés LI : Actiskenan®, Sevredol® (dosages de 5 à 30 mg, durée d'action de 4 h)	Ordonnance sécurisée : 28 jours
Morphine injectable	20 mg/24 h	Différentes concentrations sont disponibles allant de 1 mg/mL à 400 mg/10 mL	Ordonnance sécurisée : 7 jours (ou 28 jours dans systèmes actifs pour perfusions)
Oxycodone orale	30 mg/24 h	Comprimé LP : Oxycontin LP® (dosages de 5 à 120 mg) Comprimés LI : Oxynorm®, OxynormOro® (pour orodispersible pour prise sans eau possible) (dosages de 5 à 20 mg, durée d'action de 4 h)	Ordonnance sécurisée : 28 jours
Oxycodone injectable	20 mg/24 h	Solution injectable	Ordonnance sécurisée : 7 jours (ou 28 jours dans les systèmes actifs pour perfusions)
Fentanyl	25 μg/h	Dispositif transdermique LP : Durogesic®/Matrifen® 12, 25, 50, 75 ou 100 μg/h Dispositifs transmuqueux LI : Actiq®, Abstral®, Effentora®, Pecfent®, Recivit®, Breakyl®…	Ordonnance sécurisée : 28 jours
Hydromorphone	8 mg	Gélules LP : Sophidone LP® gélules à 4, 8, 16 ou 24 mg	Ordonnance sécurisée : 28 jours

LI : libération immédiate ; LP : libération prolongée.

L'Actiskénan® (5, 10, 20 ou 30 mg) ou le Sevredol® (10 ou 20 mg) sont des formes à libération immédiate très utiles pour réaliser une titration *per os* de morphine ou pour permettre des interdoses lors des traitements stables avec une forme LP.

b. Oxycodone

Commercialisée sous le nom d'Oxycontin® LP ou Oxynorm®, l'oxycodone est une alternative à la morphine orale dans le cadre de la rotation des opioïdes.

Une attention particulière doit être portée sur le risque fréquent de mesurage avec cette molécule.

c. Hydromorphone

Commercialisée sous le nom de Sophidone® (gélules à 4, 8, 16 ou 24 mg), l'hydromorphone est une alternative à la morphine orale pouvant s'inscrire dans le concept de la rotation des opioïdes (*cf.* § I.D.3. Quelques conseils pratiques) : 4 mg matin et soir sont équivalents à 30 mg matin et soir de sulfate de morphine LP (rapport de 7/5).

d. Fentanyl

Il existe du fentanyl par voie transdermique (patchs de Durogesic® et Matrifen®). Ces patchs sont indiqués dans les douleurs chroniques stables d'origine cancéreuse et non cancéreuse. Le patch doit être posé selon des recommandations rigoureuses : sur une peau saine et sèche, sans poils ni plis ; il doit être changé toutes les soixante-douze heures (noter sur la boîte et sur le patch la date et heure de pose) ; se méfier de la fièvre qui augmente le passage du fentanyl.

Il faut savoir qu'en moyenne douze à dix-huit heures sont nécessaires pour que l'efficacité commence à apparaître. De ce fait, ce médicament est utilisé en relais d'un traitement *per os*. Il faut utiliser la table spécifique d'équivalence de dose et savoir recourir à une forme immédiate de morphine en complément antalgique si nécessaire.

Il existe également plusieurs formes transmuqueuses rapidement actives (comprimé sublingual, applicateur buccal, comprimé gingival, pulvérisateur nasal) : Actiq®, Abstral®, Effentora®, Pecfent®, Recivit®, Breakyl®, Instanyl®... Ces présentations ne sont pas équivalentes, et en cas de substitution entre elles une nouvelle titration doit être réalisée. Ces formes sont indiquées pour des accès douloureux paroxystiques chez les patients adultes utilisant des morphiniques pour traiter les douleurs chroniques d'origine cancéreuse. L'accès douloureux paroxystique est une exacerbation passagère d'une douleur chronique par ailleurs contrôlée par un traitement de fond. Elles ne doivent pas être utilisées en douleurs non cancéreuses.

2. Principaux effets indésirables et contre-indications des opioïdes forts

a. Troubles digestifs

Il s'agit des nausées, vomissements, et constipation. Il faut systématiquement, et dès le début du traitement, prévenir la constipation ⚠ grâce aux conseils hygiénodiététiques (fibres alimentaires, hydratation) et à la co-prescription de un, et mieux deux, accélérateurs du transit (macrogol : Forlax®).

La prévention des nausées et vomissements (moins fréquents que la constipation et transitoires) fait appel à la dompéridone (Motilium® ou Péridys®) en limitant la prescription à la durée de traitement la plus courte (usuellement sept jours maximum) et à la dose la plus faible possible, sans dépasser 30 mg/j chez l'adulte, au métoclopramide (Primperan®), au métopimazine (Vogalène®).

Les antagonistes des récepteurs 5-HT3 de la sérotonine ne sont que très rarement utilisés, les troubles opioïdo-induits n'étant pas liés à la voie de la sérotonine.

b. Dépression respiratoire

Théoriquement, elle ne survient pas si les opioïdes sont prescrits correctement sans dose de charge, en augmentant progressivement les doses et s'il n'y a pas de surdosage (toujours être très prudent chez des sujets âgés), ni de contre-indication. La dépression respiratoire est antagonisée par la douleur (donc tant qu'il y a douleur, il n'y a pas de dépression respiratoire).

Il faut systématiquement surveiller la fréquence respiratoire (au moins 3 fois par jour et même toutes les heures lors d'une titration) chez les patients recevant un opioïde fort. Si la fréquence respiratoire est inférieure à 6 cycles/minute il faut immédiatement injecter du naloxone (Narcan®). Un médecin doit systématiquement être appelé.

c. Autres effets indésirables

La sédation, la somnolence sont fréquentes : il faut en avertir le patient.

Une confusion mentale et une dysphorie peuvent apparaître : elles sont fréquentes chez le sujet âgé.

La rétention d'urine est possible et la diurèse doit être surveillée. La sécheresse buccale et le prurit sont possibles.

d. Contre-indications

- Insuffisance respiratoire ou hépatique.
- État dépressif.
- Traumatisme et hypertension crâniens.
- Syndrome abdominal aigu d'étiologie inconnue.
- Enfant de moins de trente mois en théorie.
- Allaitement.

3. Quelques conseils pratiques

a. Posologie

Face à une douleur aiguë, pour obtenir une analgésie rapidement, il est utile de recourir à une technique de titration par voie orale avec les formes à libération immédiate ou par voie parentérale avec la technique de PCA ou analgésie contrôlée par le patient.

La posologie à atteindre est celle nécessaire au soulagement du patient, dans le respect des règles de prescription et la limite de la tolérance du traitement.

Pour les douleurs chroniques, se référer aux recommandations de Limoges (*cf.* annexe 11.1).

b. Accoutumance et dépendance

La tolérance ou accoutumance est la nécessité d'augmenter les doses pour maintenir l'effet thérapeutique. Elle peut être prévenue par la rotation des opioïdes.

La dépendance psychique (conduite toxicomaniaque) est exceptionnelle lorsque la prescription médicale concerne une bonne indication et est bien évaluée – surveillée régulièrement, au cours des douleurs cancéreuses ou des douleurs aiguës. Pour les douleurs chroniques non cancéreuses, le risque est certainement plus élevé, d'où la nécessité de suivre des règles rigoureuses de prescription (recommandations de Limoges).

La dépendance physique existe et nécessite la diminution progressive systématique des doses pour éviter un syndrome de sevrage.

Le risque de mésusage (usage détourné à des fins toxicomaniaques) est un risque dont le prescripteur doit être averti. Prudence et dépistage sont de règle.

c. Titration

En cas de titration par voie orale, on débute habituellement par une dose initiale de 10 mg de morphine, évaluation de l'efficacité et de la tolérance toutes les heures : en cas de douleur non soulagée, administration de 10 mg en respectant un intervalle d'une heure entre les prises. Au bout de vingt-quatre heures, la dose totale consommée permet de calculer la dose à libération prolongée nécessaire.

En cas de titration IV : 2 à 3 mg de morphine sont administrés toutes les 5 à 10 minutes, jusqu'à l'amélioration de la douleur avec surveillance des effets secondaires (fréquence respiratoire, somnolence). Le relais peut être réalisé avec une forme orale ou à la seringue électrique (IVSE).

II. Antalgiques mixtes

A. Tramadol (tableau 11.4)

Le chlorhydrate de tramadol est un antalgique de niveau II ayant un effet opioïde mu faible et un effet monoaminergique (inhibition de la recapture de la noradrénaline et de la sérotonine).

Tableau 11.4. Antalgiques mixtes antinociceptifs et modulateurs des contrôles descendants inhibiteurs – Opioïdes faibles.

Substance active	Posologie habituelle	Principaux EI Précautions d'emploi	Principales contre-indications
Tramadol (Topalgic®, Contramal®, Zamudol®, OroZamudol®, Zumalgic®, Takadol®…)	Formes à libération immédiate : – dose d'attaque : 100 mg en cas de douleur aiguë et 50 ou 100 mg en cas de douleurs chroniques – dose d'entretien : 50 ou 100 mg toutes les 4 à 6 heures – Au-delà de 75 ans : augmenter à – 9 heures l'intervalle entre 2 prises – Formes à libération prolongée : – dose initiale : 50 à 100 mg de chlorhydrate de tramadol 2 fois par jour, matin et soir – Si le niveau d'antalgie est insuffisant, la dose peut être augmentée à 150 mg ou 200 mg, 2 fois par jour – dose maximale : 400 mg par jour	– Abaissement du seuil épileptogène – Confusion – Nausées – Vomissements – Somnolence – Vertiges – Constipation en cas de prise prolongée	– Insuffisance respiratoire sévère – Intoxications aiguës ou surdosage avec des produits dépresseurs du SNC (alcool, hypnotiques, autres analgésiques…) – Association à un IMAO dans les 15 jours – Épilepsie non contrôlée par un traitement – Allaitement si un traitement au long cours est nécessaire
Tramadol + paracétamol (Zaldiar®, Ixprim®)	Dose d'attaque : 2 cp de l'association tramadol/paracétamol 37,5 mg/325 mg (soit 75 mg de chlorhydrate de tramadol et 650 mg de paracétamol) Max. 8 comprimés par jour (soit 300 mg de chlorhydrate de tramadol et 2 600 mg de paracétamol) Les prises doivent être espacées d'au moins 6 heures	*Cf.* § I.A. Paracétamol	

Il est commercialisé sous plusieurs noms de spécialité avec des formes à libération immédiate dosées à 50 mg et des formes à libération prolongée dosées de 50 à 200 mg. Les formes immédiates sont données à la posologie de 1 à 2 gélules toutes les quatre à six heures. Les formes LP sont données 2 fois par jour. La dose maximale est de 400 mg/j. Il existe des ampoules injectables à 100 mg (dose maximale quotidienne : 600 mg) réservées à l'usage hospitalier.

Les effets indésirables les plus fréquents sont les nausées et les vomissements ; la somnolence, les céphalées et les vertiges ; la sécheresse buccale et l'hypersudation.

Il n'est pas logique de l'associer aux opioïdes forts. Ses principales contre-indications sont l'insuffisance respiratoire, rénale ou hépatique sévère, l'épilepsie non contrôlée, la grossesse et l'allaitement, l'association aux IMAO.

Il existe des associations paracétamol-tramadol à doses fixes contenant 37,5 mg de tramadol et 325 g de paracétamol. Il est recommandé de donner en début de traitement 1 comprimé par prise puis ensuite 1 à 2 comprimés 3 à 4 fois par jour.

B. Tapentadol

Le tapentadol (Palexia®) est un antalgique de niveau III ayant un effet opioïde mu faible et un effet monoaminergique (inhibition de la recapture de la noradrénaline et de la sérotonine).

Le tapentadol est indiqué dans le traitement des douleurs chroniques sévères de l'adulte qui ne peuvent être correctement traitées que par les antalgiques opioïdes. Il est remboursé dans les douleurs chroniques sévères chroniques de l'adulte d'origine cancéreuse.

III. Antalgiques antidépresseurs

A. Antidépresseurs tricycliques

L'amitriptyline (Laroxyl®) est l'antidépresseur de référence dans le traitement des douleurs neuropathiques périphériques et centrales, comme traitement de prévention dans les céphalées de tension ou les migraines, ainsi que comme co-analgésique dans la douleur lombaire ou dans la fibromyalgie. L'effet antalgique se manifeste avec un certain délai comme l'effet sur la thymie.

L'action anticholinergique est responsable de la majorité de ses effets secondaires (somnolence, bouche sèche, constipation, hypotension orthostatique, tachycardie, prise de poids). Il est contre-indiqué en cas de glaucome à angle fermé, d'hypertrophie de prostate et d'infarctus du myocarde récent. Il est introduit initialement à une posologie faible (10 à 25 mg) avec augmentation progressive jusqu'à sa dose thérapeutique (50 à 150 mg).

B. Inhibiteurs sélectifs de la recapture de la sérotonine et de la noradrénaline (IRSNa)

Leur action antalgique est liée essentiellement à l'action de la noradrénaline plus qu'à l'action de la sérotonine. Elle est globalement indépendante de l'action antidépressive.

Ce groupe comprend la venlafaxine (Effexor®), la duloxétine (Cymbalta®) et le milnacipran (Ixel®). Ces molécules inhibent la recapture de la noradrénaline et de la sérotonine avec une affinité variable pour l'un ou l'autre des transporteurs. Elles sont utilisées dans différents types de douleurs chroniques (polyneuropathie diabétique, fibromyalgie) mais seuls la duloxétine et le milnacipran ont une AMM dans cette indication (douleur neuropathique diabétique périphérique chez l'adulte).

IV. Antalgiques antihyperalgésiques

A. Antagonistes NMDA

La kétamine est un anesthésique général qui possède des propriétés antihyperalgésiantes (en prévenant la sensibilisation des voies nociceptives) et antidépressives. Son utilisation en péri-opératoire permet une épargne opioïde, atténue l'hyperalgésie péricicatricielle et diminuerait l'incidence des douleurs postopératoires secondaires. Son utilisation dans les douleurs chroniques n'est pas validée et comporte un risque d'utilisation abusive.

B. Antiépileptiques

La gabapentine (Neurontin®) est un antiépileptique indiqué dans les douleurs neuropathiques périphériques, utilisable à des posologies entre 900 et 3 600 mg/j en trois prises. Les effets secondaires fréquents (sédation, sensation vertigineuse, ataxie locomotrice) nécessitent une introduction avec une posologie progressivement croissante. L'utilisation chez le patient âgé, diabétique ou ayant une insuffisance rénale nécessite d'adapter la posologie.

La prégabaline (Lyrica®) est également un antiépileptique indiqué dans les douleurs neuropathiques périphériques et centrales. Les effets secondaires les plus fréquents sont la somnolence, l'ataxie locomotrice et la prise de poids, ils nécessitent une introduction avec une posologie progressivement croissante. La prégabaline a également une AMM dans le trouble anxieux généralisé compte tenu de ses propriétés anxiolytiques.

La carbamazépine (Tégrétol®) est un antiépileptique utilisé dans le cadre des névralgies du trijumeau. Son utilisation en rhumatologie est limitée du fait d'une moindre efficacité dans les douleurs neuropathiques.

C. Chlorhydrate de néfopam

Cf. § I.C.3. Chlorhydrate de néfopam.

V. Antalgiques modulateurs de la transmission

A. Anesthésiques locaux

Les anesthésiques locaux sont indiqués dans le traitement et la prévention des douleurs aiguës (application cutanée d'EMLA®), *via* une anesthésie cutanée superficielle qui dure une à deux heures. Dans les douleurs neuropathiques de topographie limitée (douleur post-zostérienne, douleur sur lésion nerveuse périphérique), l'emplâtre adhésif imprégné d'anesthésique local (Versatis®) est indiqué. Son AMM est limitée à la douleur post-zostérienne. Il contient de la lidocaïne et doit être appliqué au plus douze heures par jour.

B. Antiépileptiques

La lamotrigine (Lamiostart®, Lamictal®), l'oxycarbazépine (Trileptal®) et le topiramate (Epitomax®) sont des antiépileptiques sans efficacité prouvée sur les douleurs neuropathiques.

C. Capsaïcine

La caspaïcine est la substance responsable des effets du piment. Après un effet excitateur initial, l'application répétée entraîne une désensibilisation des nocicepteurs portés par les fibres fines. Son utilisation en patchs (Qutenza®) est indiquée pour le traitement des douleurs neuropathiques périphériques de topographie limitée chez les adultes. Une application d'une heure de caspaïcine à concentration élevée est efficace pour plusieurs semaines *via* une action « toxique » sur les fibres C dysfonctionnelles.

Points clés

- L'évaluation globale de la douleur est le prérequis indispensable à la prise en charge de la douleur.
- En rhumatologie, la prise en charge de la douleur est souvent indissociable d'une prise en charge fonctionnelle : on traite la douleur pour permettre une reprise le plus rapide de l'autonomie. L'objectif thérapeutique est d'adapter le niveau et la dose de l'antalgique à la douleur pour offrir une antalgie rapidement optimale, avec un minimum d'effets secondaires.
- Dans la douleur aiguë : le traitement doit être si possible rapide, en général médicamenteux et souvent unique.
- Les morphiniques de palier III peuvent exceptionnellement être donnés dans les atteintes douloureuses chroniques, avec une évaluation bien précise au départ et pendant le traitement. La dépendance et l'accoutumance sont exceptionnelles dans des conditions correctes d'utilisation. Le mesurage est néanmoins un risque dont il faut être averti.
- Dans la douleur chronique, les approches non médicamenteuses sont fondamentales, et renforcent l'action des médicaments.
- Il faut réévaluer régulièrement la douleur pour adapter l'antalgique ou arrêter le traitement lorsque la symptomatologie le permet.
- L'échec thérapeutique est fréquent dans la douleur chronique, et doit justifier une évaluation complète des objectifs du patient, pour mettre à jour une intrication socioprofessionnelle notamment. L'éducation thérapeutique aux antalgiques est un élément très utile dans les pathologies douloureuses chroniques.

Notions indispensables et inacceptables

Notions indispensables

- La prescription d'un antalgique doit être précédée d'une évaluation qualitative et quantitative de la douleur dont se plaint le patient.
- L'évaluation qualitative de la douleur détermine le choix de l'antalgique, l'évaluation quantitative en déterminant, par sa répétition, les dosages.
- Il est nécessaire de connaître pour chaque antalgique, les posologies usuelles, les posologies maximales, les règles de prescription et de surveillance ainsi que les effets indésirables.
- Savoir déprescrire, savoir dépister les effets indésirables et/ou les mésusages, sont des notions tout aussi importantes que de savoir prescrire.
- La répétition de l'évaluation quantitative de la douleur permet d'apprécier l'efficacité des traitements antalgiques.

Notions inacceptables

- Il est inacceptable d'associer des antalgiques ayant le même mode d'action ou dont l'association est contre-indiquée.
- Il est inacceptable de ne pas prévenir des risques d'effets indésirables et de ne pas dépister l'apparition de ces éventuels effets indésirables.
- Il n'est pas acceptable de poursuivre un traitement antalgique s'il n'est pas efficace.
- Il n'est pas acceptable de déroger aux règles de bon usage des opioïdes forts du fait des risques éventuels de ces traitements, notamment de mésusage.

Réflexes transversalité

UE 5

- Item 131 – Bases neurophysiologiques, mécanismes physiopathologiques d'une douleur aiguë et d'une douleur chronique

UE 7

- Item 196 – Douleur et épanchement articulaire. Arthrite d'évolution récente

UE 10

- Item 326 – Prescription et surveillance des classes de médicaments les plus courantes chez l'adulte et chez l'enfant (anti-inflammatoires stéroïdiens et non stéroïdiens)

Annexe 11.1 – Recommandations de Limoges 2010[5]

Ces recommandations guident le rhumatologue dans la prescription de la morphine.

Recommandations préliminaires

1. Il existe plusieurs études randomisées comparatives concernant les opioïdes forts dans les douleurs ostéoarticulaires chroniques. Dans ce contexte, de nouvelles recommandations basées sur les preuves scientifiques et l'avis d'experts ont été développées pour aider les cliniciens à utiliser les opioïdes forts dans les douleurs ostéoarticulaires chroniques. (Grade A).

2. Les objectifs d'un traitement par opioïdes forts pour les douleurs rhumatologiques sont de diminuer la douleur et de réactiver la fonction de patients non améliorés par les autres traitements médicamenteux et non médicamenteux bien menés. (Accord professionnel).

3. L'introduction d'un opioïde fort nécessite une démarche diagnostique complète. En cas de doute, il sera légitime de solliciter un avis spécialisé de prise en charge de la douleur. (Accord professionnel).

4. Il n'y a pas de donnée clinique suffisante pour recommander d'utiliser un opioïde fort plutôt qu'un autre. Néanmoins, la forme *per os* est privilégiée en première intention, ainsi que les formes à libération prolongée. (Grade C).

Recommandations sur l'utilisation des opioïdes forts dans différentes pathologies douloureuses rhumatologiques

5. *Dans l'arthrose de hanche et de genou*, les opioïdes forts peuvent être proposés après échec ou insuffisance d'action des traitements habituellement recommandés, ou lors d'une contre-indication à la chirurgie ou en attente de celle-ci. (Grade A).

6. *Dans l'arthrose de hanche et de genou*, il est préférable d'utiliser des opioïdes forts à libération prolongée permettant d'agir sur la douleur et à un moindre degré sur la fonction. Pour les modalités précises de prescription, on se référera à la recommandation numéro 16. (Accord professionnel).

7. *Dans la lombalgie chronique*, la prescription d'opioïdes forts ne peut être envisagée que chez des patients sélectionnés :

- après échec des traitements conventionnels médicamenteux et non médicamenteux ;
- dans les cas où les composantes psychologique et/ou socioprofessionnelle ne sont pas prépondérantes ;
- avec un objectif fonctionnel, pour aider à la mise en place d'un programme réadaptatif, chez des patients réévalués très régulièrement. (Accord professionnel).

5. Source : Vergne-Salle P, Laroche F, Bera-Louville A, Marty M, Javier RM, Perrot S. Les opioïdes forts dans les douleurs ostéoarticulaires non cancéreuses : revue de la littérature et recommandations pour la pratique clinique : « Les recommandations de Limoges 2010 ». Douleurs 2012 ; 13(6) : 259–75.

8. *Dans la lombosciatique chronique*, lorsqu'il existe une composante neuropathique, les opioïdes forts ne peuvent être envisagés qu'après échec ou intolérance aux antidépresseurs tricycliques ou mixtes, aux antiépileptiques et aux techniques non médicamenteuses recommandées dans le traitement des douleurs neuropathiques. (Grade C).

9. *Dans la cervicalgie chronique*, la prescription d'opioïdes forts ne peut être envisagée que chez des patients sélectionnés :

- après échec des traitements conventionnels médicamenteux et non médicamenteux ;
- dans les cas où les composantes psychologique et/ou socioprofessionnelle ne sont pas prépondérantes. (Grade C).

10. Dans la polyarthrite rhumatoïde, les opioïdes forts peuvent être utilisés de façon prolongée ou en cures courtes en cas de douleurs résistantes aux autres traitements antalgiques, aux anti-inflammatoires, aux traitements de fond dont les biothérapies. (Grade C).

11. Les opioïdes forts n'ont pas montré leur efficacité dans le traitement de la fibromyalgie et ne sont donc pas recommandés. (Grade C).

12. Dans les douleurs chroniques des fractures vertébrales ostéoporotiques, les opioïdes forts peuvent être proposés après l'échec ou l'insuffisance d'action des traitements habituellement recommandés dans cette pathologie, pour soulager les patients et restaurer une autonomie.

Recommandations concernant l'initiation d'un traitement par opioïdes forts dans les douleurs ostéoarticulaires chroniques

Préalable à la mise en route du traitement

13. La prescription d'un opioïde fort s'intègre dans un contrat de soins entre le médecin responsable de la prescription et le patient, délimitant les objectifs, les limites, les modalités et les critères d'arrêt du traitement. Une information claire doit être fournie au patient.

14. Un avis psychiatrique est conseillé chez les patients jeunes et est indispensable chez les patients atteints de troubles psychiatriques et/ou suspects d'abus.

Initiation et adaptation des opioïdes forts dans les pathologies ostéoarticulaires chroniques

15. En initiation, il est recommandé d'utiliser des formes *per os* à libération prolongée à une posologie de 20 à 60 mg/j (en équivalent morphine). (Accord professionnel).

16. Les modalités de prescription peuvent être adaptées en fonction de l'horaire des douleurs (forme LP une seule fois par jour, le matin pour les douleurs mécaniques, le soir pour les douleurs nocturnes), de l'activité des patients ou de la survenue d'accès douloureux paroxystiques (formes à libération immédiate 30 à 60 minutes avant une activité ou au moment d'un accès douloureux). (Accord professionnel).

17. Il est conseillé d'évaluer l'efficacité (sur la douleur et la fonction) et les éventuels effets indésirables de façon rapprochée pendant la titration. Après l'obtention de la dose efficace, les consultations seront adaptées au patient. Ce suivi doit être réalisé de préférence par le même médecin. (Accord professionnel).

18. Le rapport bénéfice/risque doit être évalué avant chaque augmentation de posologie. (Accord professionnel).

19. La dose efficace d'entretien n'est pas une dose définitive et doit être adaptée régulièrement. En cas d'augmentation rapide des besoins en opioïdes forts, une réévaluation complète doit être effectuée. (Grade B).

Recommandations sur l'arrêt du traitement par opioïdes forts dans les douleurs ostéoarticulaires chroniques

20. Le traitement par opioïdes forts doit être arrêté en cas :

- d'inefficacité sur la douleur, la fonction ou la qualité de vie en fonction des objectifs initiaux établis avec le patient, après une période test ;

- de mésusage, abus ou signes d'addiction ;
- d'amélioration nette de la symptomatologie douloureuse ou de la fonction permettant d'espérer un sevrage. (Accord professionnel).

21. L'arrêt d'un traitement de longue durée doit être progressif pour éviter un syndrome de sevrage. (Grade B).

22. En cas de difficulté de sevrage, le patient peut être adressé dans un centre de la douleur ou d'addictologie. (Accord professionnel).

Recommandation concernant l'adaptation des opioïdes forts selon le terrain

23. Chez les personnes âgées, les insuffisants rénaux et respiratoires, il est recommandé de diminuer les doses et/ou d'espacer les prises. Il peut être proposé une seule prise adaptée à l'activité et à la recrudescence des douleurs. La titration peut se faire par des formes à libération immédiate. (Grade C).

Recommandation concernant les associations médicamenteuses avec les opioïdes forts

24. L'association des opioïdes forts à du paracétamol ou aux AINS pourrait permettre une diminution de la consommation d'opioïdes forts et/ou les effets indésirables. (Accord professionnel).

Recommandations concernant la gestion des effets indésirables des opioïdes forts

25. La constipation étant quasi constante, une prévention systématique doit être réalisée dès l'instauration du traitement associant mesures hygiénodiététiques et laxatifs. Un antagoniste opioïde peut être proposé. (Accord professionnel).

26. En cas de constipation induite par les opioïdes, le renforcement des mesures hygiénodiététiques, l'augmentation du traitement laxatif, la recherche d'un fécalome et un traitement rectal sont préconisés. Un antagoniste opioïde peut être proposé. (Accord professionnel).

27. La rotation pour un autre opioïde peut permettre de diminuer les nausées et les vomissements, la constipation, la sédation et les hallucinations. (Grade C).

28. Le patient conduisant un véhicule doit être informé des risques de somnolence, les doses doivent être stables avec une évaluation régulière. (Grade C).

Recommandations concernant la tolérance, la dépendance et le mésusage

29. À chaque visite, une évaluation clinique doit être réalisée avec recherche de signes de mésusage ou de dépendance psychique qui feront reconsidérer le traitement. (Accord professionnel).

30. S'il existe des antécédents d'addiction ou des facteurs de risque de dépendance, le patient doit être suivi conjointement par un psychiatre. (Accord professionnel).

12

Item 153 – UE 6 – Infection ostéoarticulaire de l'enfant et de l'adulte

Objectifs pédagogiques

Nationaux

- Connaître les principaux agents infectieux responsables des infections ostéoarticulaires (IOA) selon l'âge, le terrain et leur profil de résistance.
- Diagnostiquer et connaître les principes du traitement d'une arthrite avec ou sans matériel, d'une ostéite avec ou sans matériel.
- Diagnostiquer et connaître les principes du traitement d'une infection osseuse sur pied diabétique.

COFER

- Savoir diagnostiquer précocement une spondylodiscite ou une arthrite septique et une ostéomyélite (ou ostéite) septique sur des arguments cliniques, biologiques et d'imagerie.
- Savoir mener une enquête afin de préciser le germe en cause dans le cas d'une infection osseuse ou articulaire périphérique ou d'une spondylodiscite infectieuse.
- Savoir proposer une stratégie d'examens complémentaires lors d'une infection ostéoarticulaire.
- Connaître les principes généraux des traitements des infections ostéoarticulaires.

I. Pour comprendre

A. Épidémiologie

On distingue des entités cliniques variées parmi les infections ostéoarticulaires, selon le terrain (enfant, adulte, immunodéprimé, drépanocytose…), sur la présence ou non de matériel étranger (infection sur prothèse, broche…) et selon la localisation (rachis : spondylodiscite infectieuse, ou articulations périphériques : arthrites septiques). Dans la grande majorité des cas, l'origine est bactérienne, suite à la diffusion d'un germe provenant d'un foyer infectieux à distance (peau ++, dents, urine, etc.) *via* son passage dans la circulation sanguine (phase bactériémique). Le diagnostic microbiologique se fait par prélèvement au site de l'infection (discovertébral, articulaire, osseux) et/ou la présence d'un germe compatible dans des hémocultures, qui devront être systématiquement réalisées. Outre le traitement de l'infection ostéoarticulaire, il faut aussi chercher d'autres localisations, en particulier une endocardite.

© 2018, Elsevier Masson SAS. Tous droits réservés

Les infections ostéoarticulaires sont graves avec encore une importante mortalité et leur prise en charge est urgente et hospitalière, dès le diagnostic suspecté.

B. Principaux germes responsables d'infections ostéoarticulaires selon le terrain

Ces éléments sont décrits dans le tableau 12.1.

Tableau 12.1. Principaux germes responsables d'infections ostéoarticulaires selon le terrain.

Nouveau-né et enfant	*Staphylococcus aureus, Staphylococcus pyogenes,* entérobactéries, *Haemophilus influenzae*
Toxicomanie intraveineuse et immunodépression	*Staphylococcus aureus, Staphylococcus epidermidis,* anaérobies, BGN dont *Pseudomonas aeruginosa, Candida albicans*
Drépanocytose	*Salmonella species, Haemophilus influenzae,* pneumocoque
Contact avec des animaux	Pasteurellose, brucellose, staphylocoques, anaérobies, streptobacillus, borréliose (Lyme)
Infection sur matériel (prothèse articulaire, chirurgie du rachis)	*Staphylococcus aureus* et coagulase négatif, streptocoques, BGN, *Staphylococcus pyogenes*, anaérobies (*Proponiobacterium acnes*)
Infection sur gestes locaux (injection rachidienne ou intra-articulaire de corticoïdes, cathéter veineux, hémodialyse, etc.)	*Staphylococcus aureus* et coagulase négatif, BGN, streptocoques
Pied diabétique	*Staphylococcus aureus* et coagulase négatif, *Streptocoques pyogenes, Pseudomonas aeruginosa*, anaérobies, entérocoques, entérobactéries

BGN : bacilles Gram négatif.

II. Spondylodiscites infectieuses

A. Définition

Une spondylodiscite est l'infection d'un disque intervertébral et des corps vertébraux adjacents. Le diagnostic est trop souvent retardé à l'origine d'un délai de plus d'un mois en moyenne par rapport au début des symptômes. La spondylodiscite infectieuse est une urgence diagnostique ⚠. Tout doit être mis en œuvre pour isoler le germe afin de guider le choix de l'antibiothérapie. Comme pour les infections articulaires, deux voies d'inoculation sont possibles :

- voie hématogène : c'est le mode de contamination le plus fréquent, à partir d'un foyer infectieux à distance, à la faveur d'un épisode septicémique ou bactériémique ;
- inoculation directe : elle fait suite à un geste chirurgical ou percutané sur le rachis.

B. Épidémiologie

Les spondylodiscites infectieuses à germes banals représentent 20 % des infections ostéoarticulaires. Elles touchent le plus souvent des patients de sexe masculin (70 % des cas) après cinquante ans (âge moyen de 60 ans) et ceux immunodéprimés (alcoolisme, diabète, néoplasie, insuffisance rénale ou hépatique, hémodialyse, toxicomanie intraveineuse, rhumatisme inflammatoire chronique, infection par le VIH, thérapeutique immunosuppressive, etc.).

Les agents infectieux impliqués sont :

- dans plus de 50 % des cas, un staphylocoque (*aureus* ou *epidermidis*);
- un bacille Gram négatif représente environ 15 % des cas (augmente avec l'âge) de spondylodiscite : *Escherichia coli*, *Pseudomonas*, *Proteus*, *Klebsiella*, *Enterobacter*, *Salmonella*;
- le streptocoque est responsable d'environ 15 % des spondylodiscites bactériennes, souvent associées à une endocardite;
- la brucellose est désormais rare en France, pour l'essentiel contractée dans les pays tiers où la maladie animale est insuffisamment ou pas contrôlée, ou à partir d'aliments importés de ces pays;
- la tuberculose, dont l'infection rachidienne est aussi appelée « mal de Pott », reste une cause rare en France de spondylodiscite. Le mal de Pott a des expressions cliniques variées et peut toucher tous les étages du rachis. Il est fréquemment associé à des collections des parties molles (abcès pottiques) et peut entraîner des troubles neurologiques graves et des déformations rachidiennes importantes;
- *Candida albicans* est une cause exceptionnelle sauf sur des terrains particuliers tels que les héroïnomanes.

En termes de localisation, la spondylodiscite est le plus souvent unifocale (90 % des cas) avec une large prédominance sur le rachis lombaire ou lombosacré (70 %), puis le rachis thoracique (20 %), puis le rachis cervical (10 %).

C. Quand faut-il évoquer le diagnostic?

1. Arguments cliniques

a. Douleurs vertébrales

Elles sont présentes dans la quasi-totalité des cas. Il s'agit de rachialgies inflammatoires, tenaces sans facteur déclenchant et mal calmée par le repos. Elles peuvent se compliquer de douleurs radiculaires, variables selon la topographie : sciatique, cruralgie, névralgie intercostale, voire de signes d'irritation médullaire (paraparésie, rétention d'urine) en cas d'épidurite associée ou d'abcès intracanalaire.

b. Raideur vertébrale

Il s'agit d'une <u>raideur majeure</u>, multidirectionnelle, se traduisant par une contracture invincible des muscles paravertébraux ⚠.

c. Signes généraux

La fièvre n'est pas toujours présente (50 % des cas) au diagnostic. Une fièvre élevée, des frissons sont parfois notés au début de l'histoire clinique.

d. Porte d'entrée infectieuse

Il faudra s'atteler à rechercher la porte d'entrée de l'infection : plaie cutanée ou morsure, endocardite éventuellement sur pacemaker, intervention chirurgicale récente, gestes invasifs (voie veineuse, infiltration, etc.).

2. Arguments biologiques

L'hyperleucocytose à polynucléaires neutrophiles est inconstante. Un syndrome inflammatoire non spécifique avec élévation de la CRP est presque constant et d'intensité variable. Les hémocultures seront répétées pour documenter l'infection.

3. Arguments d'imagerie

a. Radiographies

Compte tenu d'un décalage radioclinique de trois à quatre semaines, les radiographies sont normales au début ⚠ et peuvent le rester longtemps. Les premiers signes de spondylodiscite apparaissent sous la forme d'un pincement du disque, de l'aspect flou des plateaux vertébraux. Puis des érosions des plateaux vertébraux se développent en miroir, de part et d'autre d'un disque vertébral dont le pincement s'accentue. Il faut aussi rechercher une tuméfaction des parties molles adjacentes sous la forme d'un fuseau paravertébral.

b. Scanner

Lorsque les radiographies sont normales, le scanner centré sur l'étage rachidien douloureux permet de montrer précocement une érosion d'un angle vertébral, voire un abcès périvertébral ou épidural. En général, il sert principalement à guider la ponction-biopsie discovertébrale.

c. IRM

C'est l'examen le plus pertinent pour le diagnostic de spondylodiscite ⚠ (fig. 12.1). L'IRM permet un diagnostic très précoce. Elle peut néanmoins être normale dans les 10 premiers jours d'évolution de l'infection et devra alors être répétée. Au-delà de 10 jours d'évolution, sa valeur prédictive négative est proche de 100 %. Elle a une grande valeur localisatrice car elle permet d'examiner sur une même coupe l'ensemble d'un segment rachidien. Il faut demander une IRM de l'ensemble du rachis. Les signes IRM sont très caractéristiques : signal inflammatoire (hypersignal en séquences STIR ou T1 après injection de gadolinium, hyposignal en T1) du disque et des deux plateaux vertébraux adjacents, abcès périvertébraux ou épidurite infectieuse. Dans les spondylodiscites iatrogènes, les images IRM sont difficiles à interpréter en période postopératoire récente.

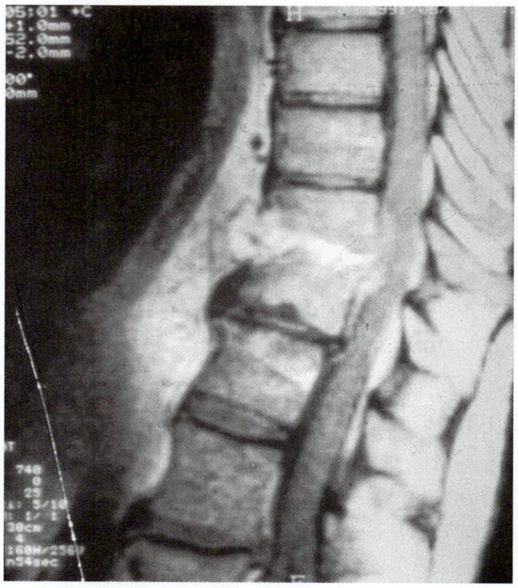

Fig. 12.1. Spondylodiscite bactérienne.

Aspect IRM (séquence pondérée en T1 après injection intraveineuse de gadolinium) : hypersignal du disque intervertébral (prise de contraste par le gadolinium) avec abcès dans les parties molles prévertébrales et dans l'espace péridural.

d. Scintigraphie au technétium et TEP-scan

Ces examens montrent précocement une hyperfixation de deux plateaux vertébraux adjacents mais leur spécificité est plus faible que l'IRM. Ils restent l'indication de choix en cas de contre-indication de l'IRM (pacemaker par exemple). Le TEP-scan a l'avantage de pouvoir éventuellement détecter une greffe septique à distance, dans les organes profonds.

D. Comment faire le diagnostic?

L'identification du germe est essentielle pour confirmer le diagnostic et guider le traitement. Le traitement antibiotique ne doit jamais être débuté avant la réalisation des prélèvements bactériologiques.

Cette identification repose sur différents éléments.

1. Des arguments indirects

Ce sont :

- les hémocultures, à faire systématiquement et à répéter lors de pics fébriles supérieurs à 38 °C, de frissons, et immédiatement après la ponction-biopsie vertébrale. Des hémocultures positives et une imagerie (IRM) de spondylodiscite affirment le diagnostic et permettent de se passer de biopsie discovertébrale;
- avec une valeur moindre :
  - l'ECBU,
  - une échographie cardiaque transthoracique ou transœsophagienne en cas de doute à la recherche d'une endocardite. L'association à une endocardite n'est pas exceptionnelle (10 à 20 % des cas); elle doit donc être recherchée systématiquement cliniquement (souffle) et par échographie en cas d'infection à Cocci Gram+, en particulier en cas d'infection à streptocoque.

2. Un argument direct

La <u>ponction-biopsie discovertébrale</u> permet d'isoler le germe dans 70 à 80 % des cas ⚠. Elle est le plus souvent réalisée en radiologie interventionnelle ou sous TDM. La biopsie permet, en outre, un examen histologique, révélant la présence d'une ostéite sans caractère de spécificité éliminant une lésion néoplasique et parfois des lésions granulomateuses (mycobactéries). Celle-ci devrait être complétée systématiquement d'une ponction d'une collection paravertébrale si elle existe, permettant un meilleur rendement diagnostique que la biopsie osseuse. En cas de première biopsie négative, il ne faut pas hésiter à la renouveler car la deuxième peut être positive, sous réserve que les antibiotiques ne soient pas débutés dans l'intervalle. En cas d'antibiothérapie préalable une « fenêtre » doit être mise en œuvre avant de réaliser le prélèvement. Des hémocultures post-ponction-biopsie discovertébrale sont habituellement recommandées.

Dans de rares cas difficiles un prélèvement chirurgical est réalisé pour obtenir une plus grosse quantité de matériel.

E. Pronostic et surveillance

<u>Le pronostic dépend de la précocité de l'antibiothérapie</u> ⚠. L'évolution est rapidement favorable dès qu'une antibiothérapie efficace est entreprise. Les douleurs et la raideur commencent à s'atténuer dès les premiers jours du traitement, puis elles disparaissent progressivement.

La surveillance porte sur :

- des paramètres cliniques : température, douleur, examen neurologique;
- des paramètres biologiques : CRP, dépistage des complications de l'antibiothérapie (fonctions rénale, hématologique, hépatique);
- des paramètres radiologiques. L'évolution peut se faire vers la constitution d'un bloc vertébral, correspondant à la fusion des corps vertébraux, alors que le disque intervertébral a disparu. Si la destruction est importante, il peut apparaître une angulation en cyphose responsable de douleurs rachidiennes mécaniques par trouble statique.

Les images IRM mettent beaucoup de temps à se normaliser, à distance de l'arrêt de l'antibiothérapie. L'IRM ne fait donc pas partie des examens à réaliser dans la surveillance d'une spondylodiscite infectieuse, sauf si une complication neurologique comme une compression médullaire ou radiculaire par un abcès épidural apparaît.

F. Traitement

Le traitement doit être débuté dès que les prélèvements bactériologiques sont réalisés ⚠. La sévérité et le terrain imposent un traitement en hospitalisation.

1. Antibiothérapie

Elle s'administre par voie IV puis *per os*.

Elle doit être adaptée à la bactérie mise en évidence (tableau 12.2), bactéricide, à posologie élevée en cas d'utilisation d'une β-lactamines ou d'un glycopeptide pour obtenir une bonne diffusion osseuse (nécessitant dans ce cas une administration intraveineuse).

Après obtention de l'apyrexie, régression des douleurs, normalisation ou amélioration significative du syndrome inflammatoire, un relais par voie orale peut être décidé en fonction des données de l'antibiogramme.

Des dosages d'antibiotiques, un dépistage des complications du traitement sont préconisés.

L'antibiothérapie (adaptée au germe) sera alors poursuivie, pour une durée totale de 6 semaines. L'antibiothérapie sera plus longue en cas de spondylodiscite tuberculeuse ou de brucellose (6 à 12 mois selon les équipes).

Tableau 12.2. Principaux antibiotiques selon les germes.

Bactérie	Antibiothérapie initiale	Relais possibles en fonction de l'antibiogramme
Staphylococcus sp méti-Sensible	Pénicilline M (cloxacilline) ou C1G (ceftazoline)	Rifampicine + fluoroquinolone
Staphylococcus sp méti-Résistant	Vancomycine ou teicoplanine	
Streptococcus sp *Enteroccocus* sp	Amoxicilline (+ gentamicine si entérocoque)	Amoxicilline Clindamycine
BGN (sauf *P. aeruginosa*)	C3G (ceftriaxone ou cefotaxime)	Fluoroquinolone
P. aeruginosa	Tazocilline ou ceftazidime + amikacine	

C1G : céphalosporine de première génération; C3G : céphalosporine de troisième génération.

2. Immobilisation

Le décubitus est souvent nécessaire en début de traitement à but antalgique mais il ne doit pas être prolongé au-delà de 15 jours et sous couvert d'une prophylaxie thromboembolique.

L'immobilisation par un corset rigide sur mesure est utile en début de traitement : elle a un bon effet antalgique, permettant de reverticaliser plus rapidement le patient. Elle pourrait limiter, dans certains cas, l'angulation en cyphose du foyer vertébral à distance.

3. Rééducation

Elle est fondamentale pour permettre une reprise d'autonomie le plus rapidement possible. Elle débute dès J1, par des exercices de renforcement musculaire des membres inférieurs au lit pour éviter au maximum l'amyotrophie et la raideur articulaire. Dès l'antalgie suffisante et la mise en place d'un corset, les stations assise et debout devront être réalisées pour diminuer le risque de complication de décubitus.

Un régime hyperprotidique est à conseiller pour prévenir au maximum l'amyotrophie et les complications cutanées.

4. Chirurgie

La chirurgie n'est en général pas nécessaire, sauf en cas de complications :

- compression neurologique sévère à la phase aiguë : sciatique, compression médullaire, syndrome de la queue de cheval ;
- déformation cyphotique résiduelle compliquée de compression médullaire et/ou radiculaire.

III. Arthrites septiques

A. Définition

Il s'agit de la prolifération intra-articulaire d'un micro-organisme cultivable – ce qui distingue l'arthrite septique de l'arthrite dite réactionnelle. Son incidence annuelle est classiquement évaluée à cinq cas pour 100 000. L'arthrite septique est urgence diagnostique et nécessite une hospitalisation ⚠ :

- d'*un point de vue articulaire*, la dégradation cartilagineuse (chondrolyse) est très rapide en l'absence de traitement adapté et génère des séquelles cartilagineuses majeures ;
- d'*un point de vue général*, le risque de sepsis sévère est important (septicémie, choc septique, endocardite, autres localisations septiques et décès).

Toute suspicion d'arthrite septique impose une *prise en charge spécialisée, urgente et hospitalière* ⚠. Les éléments déterminants du pronostic sont la rapidité de la prise en charge thérapeutique et l'adéquation du traitement antibiotique qui ne doit pas être débuté avant la réalisation des prélèvements microbiologiques.

B. Diagnostic clinique

1. Arguments cliniques

Le tableau habituel d'arthrite septique à pyogènes est celui d'une *monoarthrite aiguë fébrile* ⚠ :

- une douleur majeure de siège articulaire d'apparition brutale ;
- une impotence fonctionnelle totale de l'articulation ;
- un épanchement accompagné de signes inflammatoires surtout pour une articulation superficielle ;
- une fièvre, parfois élevée avec parfois une altération de l'état général. Les frissons sont très évocateurs d'un sepsis et doivent être recherchés par l'interrogatoire ;
- une ou des adénopathies satellites douloureuses dans le(s) territoire(s) de drainage.

Les mouvements actifs et passifs de l'articulation sont extrêmement douloureux et quasi impossibles. Il existe une attitude antalgique de l'articulation, en flexion le plus souvent (*flessum*).

La localisation la plus fréquente est le genou chez l'adulte et la hanche chez l'enfant, mais toutes les articulations peuvent être touchées. Dans l'immense majorité des cas, l'atteinte est monoarticulaire.

En cas d'infection mycobactérienne (BK, mycobactéries atypiques), le tableau est au contraire celui d'une monoarthrite chronique.

2. Arguments paracliniques

Le diagnostic repose sur l'analyse du liquide articulaire.

La ponction articulaire est le premier geste *indispensable* pour confirmer le caractère septique de l'arthrite et *préalable* à toute antibiothérapie ⚠. La ponction est faite dans des conditions d'asepsie strictes. Le liquide ponctionné est inflammatoire, habituellement trouble ou puriforme, avec une hypercellularité (cellularité > 2 000/mm^3, mais le plus souvent > 50 000/mm^3 avec une majorité de polynucléaires neutrophiles [> 90 %]). Il faut alors adresser ce prélèvement en urgence en bactériologie.

On note habituellement un syndrome inflammatoire majeur avec augmentation de la CRP parfois associée à une hyperleucocytose à PNN.

Toute monoarthrite aiguë fébrile doit faire réaliser des hémocultures répétées.

3. Diagnostics différentiels

En général, ce sont les rhumatismes microcristallins (goutte, chondrocalcinose) qui donnent les tableaux cliniques les plus proches avec une monoarthrite de début brutal, parfois fébrile avec impotence fonctionnelle majeure. D'autres pathologies inflammatoires comme les arthrites réactionnelles (shigelles, *Chlamydia*, etc.) ou des maladies auto-immunes à tropisme articulaire (polyarthrite rhumatoïde, lupus) peuvent parfois mimer une arthrite septique au stade initial.

Les autres diagnostics différentiels à éliminer sont essentiellement infectieux :

- dans certaines localisations (coude, genou), il faut distinguer une arthrite septique d'une bursite (olécrânienne, prérotulienne) d'origine inflammatoire ou infectieuse. Dans ce cas, la ponction à visée diagnostique ne doit pas être intra-articulaire pour ne pas contaminer une articulation saine ;
- dans certaines infections des parties molles (érysipèle, lymphangite, abcès sous-cutanés), on peut aussi évoquer à tort une atteinte articulaire en regard, compte tenu de l'œdème inflammatoire périarticulaire.

C. Contamination et facteurs favorisants

Les modes de contamination et les facteurs favorisants sont comparables à ceux des spondylodiscites ou des ostéites. Elles touchent le plus souvent des patients après cinquante ans et ceux immunodéprimés (alcoolisme, diabète, néoplasie, insuffisance rénale ou hépatique, hémodialyse, toxicomanie intraveineuse, rhumatisme inflammatoire chronique, infection par le VIH, thérapeutique immunosuppressive, etc.).

D. Diagnostic bactériologique

1. Ponction articulaire

La ponction articulaire est *indispensable* pour confirmer le caractère septique de l'arthrite et *préalable* à toute antibiothérapie ⚠. La ponction est faite dans des conditions d'asepsie strictes. Le liquide ponctionné est inflammatoire, habituellement trouble ou puriforme, avec une hypercellularité (majorité de polynucléaires neutrophiles, cellularité supérieure à 2 000/mm^3). Il faut alors adresser ce prélèvement en urgence en bactériologie.

Dans de rares cas difficiles, en cas de ponction stérile une biopsie synoviale est réalisée avec mise en culture de la synoviale.

2. Confirmation bactériologique du diagnostic

La mise en évidence du germe est réalisée grâce :

- à la ponction articulaire;
- aux hémocultures;
- à la mise en culture lors d'une intervention chirurgicale à visée diagnostique (arthro-lavage, synovectomie) et/ou aux prélèvements des autres sièges éventuels (ECBU, écouvillonnage d'une plaie et, lors de la suspicion de gonococcie, vagin, urètre, etc.).

Les sérologies bactériennes n'ont pas d'intérêt dans ces arthrites septiques à germes banals.

3. Agents infectieux

Il s'agit par ordre de fréquence décroissante de :

- *Staphylococcus aureus* dans 60 % des cas, mais aussi *Staphylococcus epidermidis* surtout en cas d'inoculation directe;
- bacilles Gram négatif : dans 20 % des cas surtout chez le sujet âgé (la porte d'entrée étant urinaire ou digestive);
- streptocoques dans 15 à 20 % des cas, dont la porte d'entrée dépendra de l'espèce retrouvée (peau pour groupe A, C, G, tube digestif pour *Streptococcus bovis* ou gallolyticus, buccodentaire pour les streptocoques non groupable, A et B, sinus/bronches/terrain particulier (myélome, immunodepression) pour le pneumocoque;
- autres germes :
  - le gonocoque doit être systématiquement évoqué chez un sujet jeune en raison d'une recrudescence des infections sexuellement transmissibles. L'infection s'associe fréquemment à une ténosynovite de la main ou du pied et à une pustule périarticulaire,
  - des germes plus rares peuvent être en cause dans un contexte particulier : *Yersinia*, *Haemophilus*, mycobactéries, etc. Chez les patients immunodéprimés et chez les toxicomanes intraveineux, des champignons (candidose) ou des parasites sont à rechercher en demandant les milieux de culture adaptés.

E. Imagerie

Les examens complémentaires d'imagerie ont peu d'intérêt diagnostique en cas d'arthrite superficielle et ne doivent en aucun cas retarder la ponction articulaire et les différents prélèvements à visée diagnostique. À l'inverse, en cas d'atteinte d'une articulation profonde (par exemple, coxofémorale), ils sont d'une grande aide diagnostique.

1. Radiographie standard

La radiographie standard a peu d'intérêt diagnostique en raison de son retard par rapport à la clinique. Au stade de séquelle, l'arthrite septique entraîne un pincement diffus de l'interligne articulaire, avec érosions osseuses sous-chondrales, sans réaction ostéophytique (altérations radiologiques qui apparaissent après une à deux semaines, traduisant des destructions articulaires définitives).

2. Échographie ostéoarticulaire

Peu coûteuse, non invasive, pouvant être répétée, l'échographie ostéoarticulaire permet de détecter un épanchement liquidien ou une tuméfaction synoviale, surtout pour les articulations profondes. Elle peut aussi permettre de faire la distinction entre une atteinte extra-articulaire (bursite) et de détecter des complications associées (abcès des parties molles). Par ailleurs, l'échographie permet de guider la ponction d'un épanchement (échorepérage ou échoguidage).

F. Traitement des arthrites septiques

Il s'agit d'une urgence : tout doit être mis en œuvre rapidement pour que le patient puisse bénéficier d'une ponction articulaire pour analyse du liquide synovial ⚠. L'antibiothérapie ne doit être débutée qu'après réalisation des prélèvements articulaires (sauf en cas de sepsis sévère, où ils seront débutés après la réalisation des hémocultures si la ponction articulaire ne peut pas être réalisée pour des raisons techniques).

Le patient doit être hospitalisé en milieu adapté en fonction des signes de gravité (réanimation ou service de médecine) ⚠.

1. Traitement médical des arthrites septiques

L'antibiothérapie est initialement prescrite par voie intraveineuse avec un relais *per os* en fonction du germe, du terrain, de l'évolution.

Elle doit être adaptée à la bactérie mise en évidence (*cf.* tableau 12.2), bactéricide, à posologie élevée en cas d'utilisation d'une β-lactamines ou d'un glycopeptide pour obtenir une bonne diffusion osseuse (nécessitant dans ce cas une administration intraveineuse).

Après obtention de l'apyrexie, régression des douleurs, normalisation ou amélioration significative du syndrome inflammatoire, un relais par voie orale peut être décidé en fonction des données de l'antibiogramme.

L'antibiothérapie (adaptée au germe) sera alors poursuivie, pour une durée totale de 4 à 6 semaines.

Des dosages d'antibiotiques, un dépistage des complications du traitement sont préconisés.

2. Traitements associés des arthrites septiques

- La *mise au repos de l'articulation* (décharge pour une articulation du membre inférieur) mais l'immobilisation stricte doit être évitée, hormis à la phase initiale (orthèse) en raison du risque d'enraidissement articulaire.
- La *rééducation* (isométrique) sera débutée dès l'amélioration des douleurs et des signes locaux, avec remise en charge progressive.
- Des *ponctions articulaires évacuatrices itératives* devraient être réalisées autant que possible à la phase initiale fluxionnaire de l'arthrite septique pour diminuer l'inoculum bactérien.
- La prévention des complications thromboemboliques est systématique (membres inférieurs +++).
- La chirurgie n'est pas systématique à la phase initiale. Elle peut être proposée initialement par la réalisation de *lavages articulaires sous arthroscopie* par certaines équipes pour diminuer l'inoculum bactérien.
- En cas d'évolution défavorable du sepsis sous traitement médical par antibiothérapie adaptée, *une synovectomie chirurgicale avec lavage articulaire* doit être proposée à partir de 10 jours ou en cas de prise en charge tardive avec tableau d'ostéomyélite et/ou

d'abcès. À distance de l'infection, en cas de séquelle articulaire avec atteinte fonctionnelle invalidante, une chirurgie prothétique ou une arthrodèse peuvent être proposées en fonction des articulations. Importance de la surveillance et du suivi, en particulier en cas de retard à la mise en route de l'antibiothérapie : l'absence d'amélioration (douleurs, fièvre, CRP) après cinq à sept jours d'antibiothérapie peut faire discuter une arthrotomie et une synovectomie.

IV. Ostéite et ostéomyélite

A. Définition

L'*ostéite septique* est un terme générique qui définit une infection de l'os, quelle que soit la nature (bactérienne, mycotique ou parasitaire) et quel que soit le mode de contamination du tissu osseux.

Le terme d'*ostéomyélite* est réservé aux infections osseuses par voie hématogène, plus fréquentes chez l'enfant et sur certains terrains particuliers (drépanocytose). Les facteurs favorisants sont les mêmes que pour toute infection ostéoarticulaire. Il faut y ajouter un facteur particulier : la drépanocytose, au cours de laquelle les ostéomyélites (notamment à salmonelles) sont particulièrement fréquentes.

B. Physiopathologie

La contamination osseuse peut se faire :

- par voie hématogène, plus volontiers chez l'enfant que chez l'adulte. Elle est plus fréquente en Afrique qu'en Europe et affecte fréquemment la métaphyse des os longs;
- par inoculation directe :
  - plaie d'un membre, ulcère, mal perforant,
  - fracture ouverte,
  - chirurgie osseuse,
  - implantation d'un matériel d'ostéosynthèse.

Lorsque l'infection osseuse se fait par voie hématogène (ostéomyélite), l'embole septique provoque l'occlusion d'un vaisseau osseux et induit une nécrose osseuse qui favorise la diffusion de l'infection. Les séquestres de tissu osseux nécrosé, non vascularisés, constituent de véritables corps étrangers et favorisent la persistance et les rechutes de l'infection. L'infection peut s'étendre et former un abcès sous-périosté, puis des abcès sous-cutanés et, enfin, se fistuliser à la peau. La fistulisation fait communiquer le foyer osseux profond avec l'extérieur, ce qui favorise une contamination polymicrobienne. Enfin, l'infection peut se propager à l'articulation, réalisant une ostéoarthrite.

Staphylococcus aureus est en cause dans plus de 60 % des cas. Les autres germes le plus couramment impliqués sont les streptocoques, les bactéries Gram négatif, certains anaérobies et le bacille tuberculeux. Aucun germe n'est identifié dans 10 à 15 % des cas.

C. Quand faut-il évoquer le diagnostic ?

1. Arguments cliniques

Le diagnostic d'ostéite est évoqué devant des douleurs osseuses localisées, associées dans la forme aiguë hématogène à des signes inflammatoires locaux, à une fièvre et une altération de l'état général. Dans la forme chronique, le tableau est plus insidieux. Les douleurs évoluent par poussées entrecoupées de périodes d'accalmie; l'os est douloureux à la pression; des abcès des parties molles peuvent se développer, voire une fistulisation à la peau.

Chez l'enfant, les ostéomyélites se traduisent en général par des douleurs intenses pseudo-fracturaires, à proximité de certains cartilages de croissance (« près du genou et loin du coude ») avec impotence fonctionnelle majeure et fièvre élevée.

2. Arguments biologiques

L'hyperleucocytose est inconstante. La VS et la CRP sont habituellement élevées, mais dans les formes chroniques « quiescentes », le bilan peut être normal et faussement rassurant.

3. Arguments d'imagerie

- Les radiographies mettent en évidence des anomalies de la structure osseuse dès la troisième ou quatrième semaine d'évolution. Les lésions infectieuses peuvent prendre différents aspects : ostéolyse métaphysaire mal limitée cernée d'une zone de condensation, aspect pseudo-sarcomateux avec appositions périostées plurilamellaires, abcès intra-osseux au stade de complication (abcès de Brodie).
- La scintigraphie montre constamment une hyperfixation intense mais aspécifique de la zone infectée, avant que n'apparaissent les premiers signes radiographiques.
- Le scanner permet une étude fine de la corticale osseuse et la visualisation de la diffusion dans les parties molles. Il permet une meilleure visualisation d'éventuels séquestres ou abcès intra-osseux.
- L'IRM est l'examen clé ⚠, car elle montre un signal inflammatoire de la médullaire osseuse, bien avant que n'apparaissent les images radiographiques ou scanographiques. Elle permet également de mettre en évidence un abcès des parties molles.

D. Comment faire le diagnostic ?

L'isolement du germe est nécessaire ⚠ pour affirmer le diagnostic et pour orienter une antibiothérapie qui doit être prolongée. La recherche du germe en cause est donc la priorité absolue.

1. Arguments directs

- La biopsie osseuse est l'examen indispensable.
- L'**étude bactériologique** est effectuée après broyage du prélèvement. Un examen direct est réalisé et le broyat est ensemencé sur différents milieux de culture.
- Un **prélèvement à visée histologique** doit également être réalisé : il permet de confirmer la nature inflammatoire de la lésion osseuse (diagnostic différentiel, comme l'ostéosarcome +++), en montrant la présence d'un infiltrat inflammatoire de l'os constitué essentiellement de polynucléaires, dont certains sont altérés; l'histologie peut également fournir d'importants éléments d'orientation microbiologique, en révélant par exemple la présence de granulomes épithélioïdes gigantocellulaires au cours de la tuberculose, ou de filaments mycéliens.
- La **ponction d'un abcès profond** peut également permettre d'isoler le germe en cause.
- La ponction d'un épanchement articulaire a la même valeur dans les cas où l'ostéite s'est propagée à l'articulation. Cependant, un épanchement articulaire de voisinage peut être aseptique, purement réactionnel à l'inflammation osseuse contiguë.

2. Arguments indirects

- Hémocultures : des séries d'hémocultures sont faites à titre systématique. Elles sont répétées en cas de poussées fébriles ou de frissons et dans l'heure qui suit la biopsie osseuse ou la ponction d'un abcès car ces gestes favorisent les décharges bactériémiques.
- ECBU.
- Prélèvement d'une porte d'entrée potentielle : écouvillonnage d'une plaie, etc.
- Prélèvement d'une fistule : son interprétation est toujours difficile, car le résultat rend plus souvent compte d'une flore de contamination du trajet fistuleux que du germe responsable de l'infection osseuse profonde. Le prélèvement profond reste indispensable.

E. Pronostic et surveillance

Le pronostic dépend essentiellement de la rapidité du diagnostic et de la précocité du traitement antibiotique efficace ⚠. La *restitution ad integrum* est la règle lorsque le traitement est débuté suffisamment tôt. Les lésions se consolident et l'os retrouve progressivement un aspect radiologique normal. Lorsque le diagnostic a été fait avec retard, ou si le traitement n'est que partiellement efficace, les séquelles orthopédiques peuvent être sévères : troubles de croissance chez l'enfant, raccourcissement, désaxation, etc.

F. Traitement

1. Traitement antibiotique

Le traitement antibiotique est débuté après réalisation des prélèvements. Il suit les mêmes règles que le traitement des spondylodiscites infectieuses et des arthrites septiques avec une bi-antibiothérapie à bonne diffusion osseuse : fluoroquinolones (sauf chez l'enfant), lincosamides, rifampicine, acide fusidique, cotrimoxazole, fosfomycine, cyclines, pristinamycine. En revanche, la durée de cette antibiothérapie sera plus prolongée, parfois supérieure à un mois.

2. Traitement chirurgical

Malgré l'antibiothérapie, l'infection osseuse peut être difficile à maîtriser, surtout dans certaines circonstances qui altèrent les capacités de diffusion des antibiotiques : présence d'un abcès, d'un séquestre ou d'un matériel orthopédique. Différents gestes chirurgicaux en milieu spécialisé peuvent alors s'imposer :

- drainage et mise à plat d'un abcès ;
- ablation d'un séquestre ;
- ablation de tout corps étranger, ciment infecté, matériel d'ostéosynthèse.

V. Cas particulier de l'ostéite infectieuse sur pied diabétique

A. Épidémiologie

Le diabète mal équilibré, associé à un retard de prise en charge d'une plaie ou d'un ulcère (mal perforant plantaire), est à l'origine de la majorité des infections sur pied diabétique. Un quart des patients diabétiques présentera au cours de sa vie une plaie du pied avec, dans un cas sur deux, une infection avec un risque important de migration à l'os sous-jacent. Cela entraîne une morbidité majeure (hospitalisation ++) et peut conduire à une amputation du pied (deuxième cause chez le diabétique après l'artériopathie des membres inférieurs).

Quatre éléments participent à cette complication infectieuse du pied, spécifique au diabète :

- la neuropathie diabétique, qui conduit à une perte de la sensibilité progressive de la peau et des tissus sous-cutanés ;
- la vasculopathie diabétique qui conduit à un retard de cicatrisation et à une moins bonne pénétration des antibiotiques. ;
- l'immunodépression liée au diabète ;
- les contraintes au niveau du pied qui favorisent l'ischémie et la diffusion aux structures musculaires et osseuses situées à proximité.

B. Comment faire le diagnostic ?

L'infection osseuse sur pied diabétique est fréquente (30 % des infections du pied diabétique) avec une atteinte préférentielle de l'avant-pied. Il n'est pas toujours évident de la diagnostiquer car les tableaux cliniques sont divers, en général sans signe de sepsis grave. Il faudra s'aider notamment de l'IRM pour affirmer l'extension osseuse (ostéite) et/ou articulaire d'une infection des parties molles sur plaie.

Les facteurs de risque sont la localisation d'une plaie à proximité d'un os, la taille (> 2 cm^2), la profondeur de la plaie (> 3 mm) et un antécédent d'ostéite septique au même niveau. En cas d'ostéite suspectée à l'imagerie, seule la biopsie osseuse (transcutanée ou chirurgicale) peut permettre de faire le diagnostic microbiologique (le plus souvent staphylocoque) car les prélèvements de la plaie sont souvent plurimicrobiens, avec contamination possible par la flore commensale.

D'un point de vue ostéoarticulaire, le diagnostic différentiel est essentiellement l'ostéoarthropathie neurogène liée au diabète (pied de Charcot), qui n'est pas lié à une infection.

C. Traitement de l'ostéite sur pied diabétique

Elle justifie obligatoirement une prise en charge multidisciplinaire. Elle devra comprendre :

- éducation du patient sur les risques du pied diabétique et les modalités de prévention ;
- contrôle glycémique ;
- mise en décharge du pied ;
- soins locaux et débridement (éventuellement au bloc) ;
- bilan vasculaire et électromyographique (facteurs de risque) ;
- bi-antibiothérapie à bonne diffusion osseuse, adaptée au germe, prolongée (six à douze semaines selon les cas) ;
- vérification du statut vaccinal (tétanos) ;
- prise en charge podologique (lutte contre les zones d'appui).

VI. Cas particulier de l'arthrite ou de l'ostéite sur matériel

A. Épidémiologie

Dans les pays développés, les infections osseuses sur matériel deviennent de plus en plus fréquentes même si l'incidence rapportée au nombre d'interventions diminue (0,5 à 2 % des prothèses articulaires). Ces infections de matériel étranger impliquent parfois des germes particuliers à croissante lente, souvent difficiles à identifier, comme *Staphylococcus epidermidis* ou *Propionibacterium acnes*. Ces infections sur prothèse posent des problèmes de prise en charge, liés notamment à la décision d'ablation du matériel prothétique et nécessitent une prise en charge spécialisée.

Les facteurs de risque sont :

- ceux liés au terrain : âge, corticothérapie au long cours, diabète, traitement immunosuppresseur, néoplasie, foyer dentaire, foyer urinaire ;
- ceux liés au geste opératoire : hématome postopératoire, reprises multiples, absence d'antibioprophylaxie.

B. Quand faut-il évoquer le diagnostic ?

1. Arguments cliniques

Il existe quatre situations cliniques en pratique :

- l'infection postopératoire précoce (< 1 mois) avec fièvre, écoulement et inflammation autour de la cicatrice ;
- l'infection postopératoire chronique tardive (> 1 mois) avec douleur périprothétique, gêne fonctionnelle, fistule, tableau clinique torpide sans signe systémique ou biologique important ;
- la greffe hématogène au décours d'un épisode bactériémique, à distance de l'opération, avec tableau clinique équivalent à une arthrite aiguë septique sur articulation saine ;
- le descellement de la prothèse présumée stérile et qui s'avère être de nature septique (prélèvements bactériologiques peropératoires positifs, aspect macroscopique).

Dans tous les cas, l'examen le plus contributif sera l'isolement du germe grâce à un prélèvement (ponction avec ou sans arthrographie) préopératoire et à de multiples prélèvements du site opératoire. Il doit être réalisé précocement, avant toute antibiothérapie et en conditions d'asepsie chirurgicale.

2. Arguments paracliniques

a. Biologie

La biologie n'est pas contributive car le syndrome inflammatoire est modéré, voire absent dans certains cas. Les hémocultures doivent être répétées en cas de suspicion clinique.

b. Radiographie standard

Les signes sont d'apparition retardée et d'interprétation difficile. Le liseré périprothétique, des érosions endostéales mal limitées et des appositions périostées diffuses sont évocatrices.

c. Échographie

Elle permet principalement de rechercher un épanchement périprothétique, de préciser le trajet fistuleux et peut éventuellement guider un prélèvement. Elle a l'avantage de ne pas être trop artefactée par la présence du matériel, en comparaison au scanner et à l'IRM.

d. Imagerie nucléaire

Les scintigraphies osseuses (technétium 99m ou polynucléaires marqués) et le TEP-scan ont une bonne sensibilité pour évoquer un descellement du matériel (> 90 %) en montrant une hyperfixation anormale autour de la prothèse mais leur spécificité est plus faible pour prouver la nature infectieuse du processus. Ces examens ne sont pas contributifs dans l'année qui suit la pose du matériel.

e. Scanner et IRM

Ces examens de seconde ou troisième intention sont d'interprétation difficile en raison des artefacts. Ils ont l'avantage de mieux préciser l'atteinte des parties molles par rapport à la radiographie standard et de permettre des reconstructions dans les trois plans de l'espace.

3. Traitement

Il est toujours médicochirurgical et nécessite une collaboration étroite entre les différents spécialistes. La prise en charge dépend essentiellement de l'ancienneté de l'infection :

- arthrotomie-lavage (prothèse laissée en place) lors des infections récentes (< 1 mois) ou en cas d'infection hématogène prise en charge précocement ;
- prothèse changée en un ou deux temps pour les infections tardives (> 1 mois) et les greffes hématogènes prises en charge tardivement ;
- en cas de signe de descellement septique, le matériel doit être systématiquement retiré.

Chez certains patients fragiles avec risques opératoires, la prothèse peut parfois être laissée en place, ce qui justifie alors une antibiothérapie prolongée, parfois à vie (antibiothérapie suppressive).

Points clés

Les **spondylodiscites** sont des complications infectieuses graves, le plus souvent hématogènes, à staphylocoque doré, véritable urgence infectieuse compte tenu du risque de complication médullaire, radiculaire et de troubles rachidiens statiques irréversibles, de la co-existence possible d'une endocardite.

- Le diagnostic des spondylodiscites est évoqué sur l'association de signes rachidiens et biologiques inflammatoires confortés par l'imagerie, essentiellement l'IRM.
- Le diagnostic des spondylodiscites est confirmé par la mise en évidence directe de germes par une ponction-biopsie discovertébrale et/ou indirecte par la positivité des hémocultures.
- Le traitement des spondylodiscites est médical, associant une bi-antibiothérapie adaptée et le plus souvent une immobilisation par corset rigide en début de traitement.
- Le traitement est réalisé en milieu hospitalier compte tenu de la sévérité et du terrain.

L'**arthrite septique** est une urgence diagnostique puis thérapeutique.

- Toute antibiothérapie avant la ponction articulaire est une erreur majeure.
- Toute suspicion d'arthrite septique impose une prise en charge urgente et hospitalière.
- Le traitement repose initialement sur une bi-antibiothérapie parfois probabiliste parentérale, à bonne diffusion osseuse, adaptée aux germes habituellement observés au cours des arthrites septiques (staphylocoques +++).

L'**ostéite** et l'**ostéomyélite** sont des infections osseuses aiguës ou chroniques : par voie hématogène pour l'ostéomyélite et par voie locale pour l'ostéite.

- Le germe principal de l'ostéite et de l'ostéomyélite est le staphylocoque doré.
- Il existe différents facteurs favorisant l'ostéite et l'ostéomyélite, notamment la présence de matériel étranger et l'immunodépression (diabète, drépanocytose, etc.).
- L'imagerie, en particulier l'IRM, permet d'évoquer le diagnostic d'ostéite et d'ostéomyélite qui est confirmé par la biopsie osseuse (ou d'un abcès contigu).
- Le traitement est médicochirurgical (antibiothérapie prolongée).

Notions indispensables et inacceptables

Notions indispensables

- Toute monoarthrite aiguë, lombalgie persistante, évoluant dans un contexte de fièvre doit faire évoquer une infection ostéoarticulaire et impose une prise ne charge hospitalière multidisciplinaire.
- La rééducation a une place essentielle pour la reverticalisation, la lutte contre les attitudes vicieuses (flessum).
- Tout doit être mis en œuvre pour identifier le germe responsable. Toute articulation accessible doit être ponctionnée en cas de monoarthrite et la ponction-biopsie discovertébrale est essentielle lorsque les hémocultures sont négatives.
- Le terrain oriente l'origine et le germe responsable des infections ostéarticulaires. Les comorbidités conditionnent le pronostic.
- Les localisations infectieuses à distance du site articulaire ou rachidien sont possibles en cas d'infection ostéoarticulaire en particulier les endocardites.
- L'antibiothérapie doit être aussi rapide que possible après avoir fait les prélèvements nécessaires au diagnostic bactériologues. Elle doit être initiée le plus souvent par voie IV. La durée conseillée est de 6 semaines pour les spondylodiscites.

Notions inacceptables

- Méconnaître la possibilité d'une infection devant une lombalgie ou une arthrite.
- Débuter empiriquement une antibiothérapie sans avoir réalisé les prélèvements.
- Oublier la prise en charge des comorbidités et de la rééducation, essentielle pour le pronostic.

Réflexes transversalité

UE 4

- Item 91 – Compression médullaire non traumatique et syndrome de la queue de cheval
- Item 92 – Rachialgie

UE 5

- Item 116 – Complications de l'immobilité et du décubitus. Prévention et prise en charge
- Item 132 – Thérapeutiques antalgiques, médicamenteuses et non médicamenteuses

UE 6

- Item 149 – Endocardite infectieuse
- Item 154 – Septicémie/Bactériémie/Fongémie de l'adulte et de l'enfant
- Item 155 – Tuberculose de l'adulte et de l'enfant
- Item 170 – Pathologie infectieuse chez les migrants adultes et enfants
- Item 173 – Prescription et surveillance des anti-infectieux chez l'adulte et l'enfant

UE 7

- Item 186 – Fièvre prolongée
- Item 196 – Douleur et épanchement articulaire. Arthrite d'évolution récente

13

Item 181 – UE 7 – Réaction inflammatoire : aspects biologiques et cliniques. Conduite à tenir

Objectifs pédagogiques

Nationaux

- Expliquer les principaux mécanismes et les manifestations cliniques et biologiques de la réaction inflammatoire.
- Connaître les complications d'un syndrome inflammatoire prolongé.
- Argumenter les procédures diagnostiques devant un syndrome inflammatoire.

COFER

- Connaître les mécanismes physiopathologiques de la réaction inflammatoire et savoir préciser ses différentes causes.
- Connaître les différentes protéines de l'inflammation, leur cinétique de production ainsi que les systèmes biologiques activés au cours de la réaction inflammatoire.
- Surveiller l'évolution d'une maladie inflammatoire.
- Connaître la signification d'une VS augmentée ou d'une CRP augmentée et connaître les situations où il est nécessaire de mesurer simultanément la VS et la CRP.
- Connaître les mécanismes et les causes d'un syndrome inflammatoire dissocié.

I. Mécanismes physiopathologiques

La réaction inflammatoire fait partie des mécanismes de défense de l'immunité naturelle. Également dénommée immunité innée, cette dernière repose sur les barrières naturelles et la mise en place d'une réaction inflammatoire précoce face à toute agression quelle qu'en soit la cause (physique, chimique, infectieuse, tumorale, etc.). Cette réponse est immédiate déclenchée par la libération de nombreux médiateurs issus de l'activation cellulaire, localisée et limitée dans le temps grâce à des mécanismes régulateurs et inhibiteurs, dominée par des modifications des parois vasculaires (endothélium, plaquettes, leucocytes).

Différentes phases sont mises en jeu :

- une phase d'initiation avec dans un premier temps, la libération de différentes substances de défense qui favorisent l'activation et le recrutement des cellules inflammatoires,

© 2018, Elsevier Masson SAS. Tous droits réservés

augmentent la vasodilatation, l'expression des molécules d'adhérence et la perméabilité des capillaires et ont un effet nociceptif;

- une phase d'amplification avec le recrutement rapide de cellules phagocytaires (polynucléaires neutrophiles entre autres) qui vont pénétrer le site inflammatoire et assurer la phagocytose des agents pathogènes, ainsi que des cellules infectées ou lésées; puis l'activation secondaire des cellules macrophagiques qui vont à leur tour également libérer des substances actives sur la phase vasculaire, participer à la phagocytose, initier la réponse immunitaire de type spécifique avec d'autres cellules présentatrices d'antigène;
- une phase de réparation impliquant l'élimination des cellules lésées (phagocytose), la cicatrisation (fibrose, angiogenèse) et la régénération, sous le contrôle de cytokines anti-inflammatoires, de facteurs de croissance et de différentiation.

Ces médiateurs peuvent être disponibles dans les granules des leucocytes et plaquettes et rapidement libérés par les tissus endommagés ou stressés (médiateurs préformés tels qu'histamine, sérotonine, enzymes) ou produits par les différentes cellules du site inflammatoire (médiateurs néoformés tels que cytokines, chémokines, prostaglandines). Ils comprennent :

- les amines vasoactives, qui favorisent l'afflux de cellules sur le site inflammatoire. Il s'agit de l'histamine, de la sérotonine, des kinines, plus particulièrement de la bradykinine, qui induisent une vasodilatation et une augmentation de la perméabilité capillaire et ont un effet nociceptif;
- les protéases (plasmine, trypsine, métalloprotéases, granzyme B) qui peuvent activer le système du complément, la fibrinolyse, favoriser la migration des cellules au sein de la matrice extracellulaire;
- les protéines du complément, qui ont trois types d'action :
  - les anaphylatoxines (C4a, C5a, C3a) induisent l'inflammation,
  - le C3b participe plus spécifiquement à l'opsonisation,
  - les protéines du complexe d'attaque membranaire (C5b, C6 à C9) favorisent la destruction des pathogènes ou des cellules;
- les médiateurs lipidiques dont :
  - la phospholipase A2 qui dégrade les phospholipides en acide arachidonique,
  - les cyclo-oxygénases (Cox) qui métabolisent l'acide arachidonique; la Cox-1 induit la synthèse de prostaglandines physiologiques qui régulent l'agrégation plaquettaire, jouent sur la protection muqueuse digestive et la vascularisation rénale; la Cox-2, lors des différentes agressions cellulaires, favorise la synthèse de prostaglandines de l'inflammation dans les sites lésés,
  - la lipo-oxygénase qui produit des leucotriènes, aux actions anti-inflammatoires;
- les protéines produites par le foie : la CRP, le sérum amyloïde A (SAA), l'α_1-antitrypsine, l'haptoglobine, le fibrinogène et la céruléoplasmine; la CRP, initialement décrite dans la pneumonie à pneumocoque, porte son nom car elle réagit avec le C-polysaccharide de la paroi du pneumocoque. Elle appartient à la famille des pentraxines qui ont des interactions avec les constituants nucléaires et se lient aux cellules stressées ou abîmées. Elles ont également un rôle d'opsonine et activent le complément;
- les cytokines pro-inflammatoires qui participent à la phase aiguë de l'immunité : TNFα, interleukine 1 (IL-1), IL-6, IL-17 et également IL-12, IL-23, IL-15 et IL-18; elles sont essentiellement produites par les macrophages (TNFα, IL-1 principalement) ou par les lymphocytes (IL-17 principalement), non spécifiques mais vont induire et réguler la réaction inflammatoire spécifique; à l'inverse, il existe des cytokines anti-inflammatoires : IL-4, IL-10, IL-11, IL-13 et TGFβ qui sont essentiellement produites par les lymphocytes, surtout T de type Th2, et vont jouer un rôle majeur dans la réaction inflammatoire lymphocytaire T;
- des chimiokines; il s'agit de protéines dont les récepteurs interagissent avec des protéines G, qui attirent sur le site inflammatoire d'autres cellules (par exemple, les cellules endothéliales par la production de sélectine et de molécules d'adhésion; les polynucléaires; les cellules dendritiques; les lymphocytes) et régulent notamment l'angiogenèse et l'hématopoïèse.

Pour finir, la réaction inflammatoire induit la production massive de radicaux libres et de monoxyde d'azote (NO) qui auront des actions protectrices vis-à-vis de l'agent infectieux, mais parfois stressantes sur les cellules du site inflammatoire, en fonction de l'environnement et du type cellulaire.

Le but de cette réaction est donc de préparer l'organisme au stress, de le combattre, ainsi que de mettre en place les mécanismes de défenses aigus et à plus long terme. Ces différents mécanismes peuvent être à l'origine de multiples pathologies du fait d'un défaut des systèmes effecteurs ou régulateurs.

II. Aspects cliniques et biologiques

Les syndromes inflammatoires sont fréquemment rencontrés affectant 25–30 % des patients consultants ou hospitalisés. C'est un signe d'appel précieux qui constitue un élément majeur d'orientation diagnostique. La réaction inflammatoire peut être aiguë (sepsis, traumatisme, défaillance multiviscérale, pancréatite aiguë…) ou chronique (rhumatismes inflammatoires, vascularites, cancers…), locale ou systémique.

A. Signes cliniques

- Douleur : certains médiateurs comme la bradykinine libérés initialement lors de la réponse inflammatoire stimulent les voies nociceptives. La douleur elle-même *via* la libération de neuropeptides peut entretenir le processus inflammatoire et entraîner la libération de médiateurs vasoactifs ou chimiotactiques.
- Rougeur-chaleur-œdème : la libération des médiateurs vasoactifs entraîne la vasodilatation des capillaires et une augmentation de la perméabilité vasculaire qui sont responsables d'un œdème et d'un afflux local de leucocytes activés.
- Fièvre : des médiateurs lipidiques comme les prostaglandines et surtout les cytokines proinflammatoires (IL-6, IL-1, TNFα) agissent sur l'hypothalamus et le contrôle de la thermorégulation.
- Anorexie : liée aux modifications des taux des adipocytokines telles que la leptine produite au cours des réactions inflammatoires.
- Asthénie : liée à l'action des cytokines pro-inflammatoires (IL-6, IL-1, TNFα) sur l'hypothalamus.
- Amaigrissement : lié aux cytokines pro-inflammatoires en particulier le TNFα et l'IL-6 qui ont une action cachexiante.

B. Aspects biologiques

1. Anomalies de l'hémogramme

Si l'inflammation est prolongée, elle peut entraîner des anomalies de l'hématopoïèse visibles sur l'hémogramme, avec une anémie, d'abord normochrome normocytaire arégénérative, puis microcytaire, sans carence martiale, une hyperleucytose et une thrombocytose, souvent discrète, parfois plus importante.

2. Vitesse de sédimentation

L'inflammation se traduit par une augmentation de la vitesse de sédimentation (VS) globulaire, qui est une conséquence de l'augmentation des protéines de l'inflammation, notamment du fibrinogène, qui induisent des modifications de l'agrégation des hématies (hématies en rouleaux qui sédimentent plus vite). La VS est mesurée par la hauteur en millimètres du coagulum obtenu à partir du sang, à la première heure (*seule la mesure à la première heure est recommandée par le Comité international de standardisation en hématologie*). Elle dépend du nombre, de la taille, de la charge des globules rouges, des protéines plasmatiques (protéines de l'inflammation, gammaglobulines), de l'âge et du sexe :

- âge en années divisé par deux chez l'homme ;
- âge en années + 10 divisé par deux chez la femme.

3. Électrophorèse des protides sériques (EPP)

L'étude des protéines de l'inflammation se fait dans le sérum. L'électrophorèse sérique permet d'étudier le profil des protéines sériques. Les protéines sont séparées en cinq fractions en fonction de leur poids moléculaire, du plus faible au plus élevé : l'albumine (33 à 50 g/L) ; les α_1-globulines (1,5 à 4 g/L) comprenant l'α_1-antitrypsine, l'orosomucoïde et l'α_1-antichymotrypsine ; les α_2-globulines (6 à 10 g/L) comprenant l'α_2-macroglobuline, l'haptoglobine et la céruléoplasmine ; les β-globulines (6 à 13 g/L) comprenant la transferrine, les lipoprotéines et le C3 du complément ; les γ-globulines (7,5 à 16 g/L) comprenant les immunoglobulines.

Les fractions α_1 et α_2 augmentent lors de l'inflammation mais elles peuvent rester normales même en cas d'inflammation persistante et élevée. L'albumine ainsi que la transferrine et la préalbumine sont des protéines à variation négative au cours d'un syndrome inflammatoire : une hypoalbuminémie inférieure à 30 g/L n'est pas forcément le témoin d'un syndrome néphrotique ou d'une entérocolopathie.

4. Dosage de la CRP, du fibrinogène et autres protéines

La CRP (*C Reactive Protein*) s'élève très rapidement, surtout au cours des infections bactériennes. Le dosage de la CRP se fait par néphélémétrie (N $<$5 mg/L). Il s'agit d'une protéine à variation élevée (jusqu'à 1 000 fois la norme), ayant une demi-vie courte (un jour) et dont le délai de réponse est court (six à douze heures). La procalcitonine serait plus spécifique des étiologies infectieuses en particulier dans les états de choc.

Le fibrinogène, l'orosomucoïde et l'haptoglobine sont des protéines positives de l'inflammation avec des variations plus modérées (de 200 à 400 la norme), ayant un délai de réponse plus long (douze à quatorze heures) et une demi-vie allongée (deux à six jours).

5. Exploration du complément dans la réponse inflammatoire

L'étude du complément se fait en routine dans le sérum et repose sur deux types de tests : les dosages immunochimiques qui permettent de quantifier les différents composants du complément (C3, C4, B, C1-inhibiteur) et les tests fonctionnels, reposant sur l'étude de la réaction d'hémolyse, qui permettent de mesurer l'activité hémolytique globale, complément hémolytique 50 (CH50). Le C3 et le C4 sont fréquemment élevés lors de la réponse inflammatoire. Le CH50 est diminué lors de la consommation de complément par activation de la voie classique (lupus, endocardite, glomérulonéphrite…) ou en cas de déficit génétique (C2, C1-inhibiteur).

6. Dosages des cytokines pro-inflammatoires

Ils n'ont pas d'intérêt en routine mais sont pratiqués en recherche pour étudier soit les déficits immunitaires soit des profils cytokiniques dans le but de définir de futurs marqueurs diagnostiques ou de suivi dans différentes maladies.

C. Complications d'un syndrome inflammatoire prolongé

- Dénutrition et cachexie : l'inflammation chronique associée par exemple aux cancers ou aux rhumatismes inflammatoires chroniques s'accompagne d'une perte de poids en rapport avec l'anorexie, la fatigue, une balance protéique négative responsable d'une perte de masse musculaire. La cachexie augmente la morbi-mortalité : chutes, fractures ostéoporotiques, immunosupression.
- Risque cardiovasculaire et troubles métaboliques : l'inflammation chronique est responsable d'une athérosclérose accélérée, d'une insulinorésistance et d'un risque de thrombose accru ce qui augmente le risque d'événements et la mortalité cardiovasculaires (infarctus du myocarde ou AVC, risque thromboembolique).
- L'amylose secondaire AA peut compliquer un syndrome inflammatoire chronique en particulier au cours de la polyarthrite rhumatoïde, de la maladie de Still, des maladies auto-inflammatoires. Elle est due à des dépôts extracellulaires anormaux composés de protéine AA qui dérive du clivage de la protéine SAA sécrétée en cas de syndrome inflammatoire. Elle est le plus souvent révélée par une atteinte rénale (protéinurie), ou cardiaque, plus rarement digestive. Le diagnostic est histologique (biopsie de graisse abdominale ou des glandes salivaires accessoires, biopsie d'organes).

III. Conduite à tenir devant un syndrome inflammatoire

A. Principales étiologies

- La moitié des syndromes inflammatoires sont d'origine infectieuse. Il peut s'agir d'une infection aiguë mais aussi d'un foyer infectieux chronique évoluant à bas bruit (infection de prothèse ou valvulaire, ORL ou abdominale, tuberculose, parasitose, VIH, Whipple…).
- Les cancers (hémopathie et lymphomes, cancer avec métastases, cancer du rein, cancer colique…) doivent être recherchés devant un syndrome inflammatoire chronique. Devant une élévation isolée de la VS, une électrophorèse des protéines sériques doit être réalisée systématiquement à la recherche d'une gammapathie monoclonale.
- Une maladie thromboembolique doit être évoquée.
- Les maladies de système et rhumatismes inflammatoires, notamment PPR et maladie de Horton, polyarthrite rhumatoïde, lupus, vascularite, maladie de Still, MICI seront recherchés.
- Les maladies auto-inflammatoires dues à une anomalie de l'immunité innée vont se manifester par des fièvres récurrentes inexpliquées, associées à des manifestations articulaires et cutanées (placard érysipéloïde), des sérites et des signes abdominaux. Il s'agit principalement de la fièvre méditerranéenne familiale (FMF) et du TRAPS (*TNF Receptor-Associated Periodic Syndrome*).

B. Quand est-il utile d'analyser les paramètres biologiques de l'inflammation et comment ?

En pratique clinique, les paramètres biologiques de l'inflammation sont utiles au diagnostic et au suivi évolutif de certaines affections. Au cours des pathologies rhumatologiques, la présence d'un syndrome inflammatoire biologique sera un argument en faveur d'une étiologie non mécanique (une affection inflammatoire, infectieuse, ou tumorale). L'absence de syndrome inflammatoire ne permet certainement pas d'exclure un rhumatisme inflammatoire, une pathologie tumorale, voire une infection torpide ou décapitée. Les paramètres de l'inflammation sont utiles au suivi de certaines affections inflammatoires (activité de la maladie, efficacité des traitements). Il convient de signaler qu'il est le plus souvent inutile de mesurer l'ensemble des paramètres sus-cités. En cas d'infection aiguë, un paramètre de cinétique rapide permettra de « coller » au mieux à l'évolution. Devant une pathologie inflammatoire chronique, certains préfèrent utiliser un paramètre traduisant l'état inflammatoire des jours précédents (VS).

Aucun des paramètres inflammatoires n'étant totalement spécifique de l'inflammation, il peut être utile dans certaines situations d'en mesurer deux, voire trois. C'est notamment le cas dans les situations où la mesure des paramètres de l'inflammation est utilisée pour aider la démarche diagnostique. On choisit souvent alors de mesurer au moins un paramètre dont la cinétique est rapide (CRP), et au moins un dont la cinétique est lente (VS). On peut également réaliser un profil protéique qui peut parfois guider la démarche diagnostique : haptoglobine diminuée en cas d'hémolyse, hypocomplémentémie (lupus, cryoglobulinémie, endocardite, glomérulonéphrite), syndrome inflammatoire « dissocié ».

On entend par syndrome inflammatoire « dissocié » un tableau où deux paramètres de l'inflammation ont été mesurés avec des résultats discordants, l'une des mesures étant normale, l'autre anormale. Ce tableau peut être expliqué de deux manières principales :

- aucun des paramètres de l'inflammation n'étant totalement spécifique, l'un d'entre eux peut être élevé pour une tout autre raison qu'un syndrome inflammatoire. C'est tout particulièrement le cas de la VS. Les principales causes d'élévation non inflammatoire de la VS sont les hypergammaglobulinémies monoclonales bénignes ou malignes, ou polyclonales (l'élévation polyclonale des immunoglobulines explique notamment la classique dissociation VS/CRP du lupus érythémateux disséminé), les facteurs diminuant le culot globulaire (anémie) ou augmentant le volume plasmatique (hémodilution : grossesse, insuffisance cardiaque, etc.), plus accessoirement la macrocytose, l'hypercholestérolémie, le diabète. Une élévation de la VS sans élévation des protéines de l'inflammation doit donc faire réaliser un hémogramme, un ionogramme et une électrophorèse des protéines sériques ;
- à l'inverse, la dissociation peut être due à la fausse normalité d'un des paramètres, malgré la présence d'une véritable inflammation. À nouveau, la VS est particulièrement concernée. Les principales causes de fausse normalité de la VS sont l'augmentation du culot globulaire (polyglobulie), l'hémoconcentration, la cryoglobulinémie, plus accessoirement la diminution de taille (microcytose) ou de forme (acanthocytose) des globules rouges, l'hypofibrinogénémie congénitale ou acquise.
  - Dissociation albumine-transferrine, toutes deux protéines négatives de l'inflammation, évoquant une carence martiale par augmentation de la transferrine.
  - Dissociation du couple orosomucoïde-haptoglobine, toutes deux protéines positives de l'inflammation évoquant une hémolyse par diminution de l'haptoglobine.
  - Hypergammaglobulinémie à IgG, CRP normale, baisse du C3 ou C4, baisse de l'haptoglobine par hémolyse, dans le lupus.

Enfin, on se rappellera que les cinétiques des marqueurs biologiques de l'inflammation sont différentes, ce qui peut expliquer certaines discordances en tout début ou à la fin d'une réaction inflammatoire.

C. Quel bilan proposer ?

Si le syndrome inflammatoire a une évolution chronique de plus de trois semaines et qu'il reste sans cause déterminée après l'examen clinique, on peut proposer en première intention : hémogramme, bilan hépatique et rénal, électrophorèse des protéines sériques, profil protéique, hémocultures, ECBU, radiographie de thorax, échographie abdominale, bilan dentaire, IDR à la tuberculine ou Quantiféron®.

En deuxième intention, en fonction des éléments d'orientation et de façon séquentielle : bilan auto-immun, scanner thoraco-abdomino-pelvien, biopsie d'artère temporale au-delà de cinquante-cinq ans, échographie cardiaque, TEP-scan, biopsie ostéomédullaire, endoscopies.

IV. Cibles des thérapeutiques anti-inflammatoires

A. Anti-inflammatoires

Les anti-inflammatoires non stéroïdiens bloquent la synthèse des médiateurs de l'inflammation (prostaglandines et leucotriènes) et limitent le recrutement des polynucléaires et des macrophages sur le site inflammatoire. Les glucocorticoïdes agissent de manière similaire mais vont en outre directement bloquer la production macrophagique des cytokines pro-inflammatoires (TNFα, IL-1 et IL-6).

B. Blocage de cytokines

Des anticorps monoclonaux ou des récepteurs solubles dirigés contre le TNFα, IL-1, IL-6, IL-17, IL-12/23 sont efficaces dans les maladies où la production de ces cytokines est en excès (polyarthrite rhumatoïde, spondyloarthrite, maladies auto-inflammatoires, maladie de Still, goutte). Les inhibiteurs des protéines kinases (tofacitinib, baracitinib), utilisés dans les rhumatismes inflammatoires chroniques, vont bloquer la signalisation intracellulaire dépendante des JAK (Janus Kinase) qui permet la production des cytokines pro-inflammatoires.

C. Blocage cellulaire spécifique

Les cibles peuvent être également cellulaires comme le rituximab, anticorps monoclonal dirigé contre le CD20 exprimé à la surface des lymphocytes ou l'abatacept, CTLA4-Ig qui bloque la co-stimulation entre lymphocyte T et cellules présentatrices d'antigène.

Points clés

- Au cours des pathologies rhumatologiques, la présence d'un syndrome inflammatoire biologique est un argument en faveur d'une étiologie non mécanique et fait discuter une affection inflammatoire, infectieuse ou tumorale ; toutefois, l'absence de syndrome inflammatoire ne permet pas d'exclure l'un de ces diagnostics.
- La détermination des paramètres de l'inflammation est utile dans le suivi de certaines affections inflammatoires constituant, avec l'évolution clinique, un indicateur important de l'activité de la maladie et de l'efficacité des traitements.
- En pratique clinique et dans le suivi des maladies inflammatoires, la mesure de la VS, dont la cinétique est lente, est souvent associée à la mesure de la CRP, dont la cinétique est rapide.
- Traiter une réaction inflammatoire nécessite d'en connaître la cause.

Notions indispensables et inacceptables

Notions indispensables

- Le diagnostic de syndrome inflammatoire n'est pas spécifique d'une étiologie et doit faire évoquer : une infection, un cancer, une maladie thromboembolique, une maladie de système ou un rhumatisme inflammatoire, une maladie auto-inflammatoire.
- En pratique clinique et dans le suivi des maladies inflammatoires, une mesure d'un paramètre dont la cinétique est lente (VS), est souvent associée à la mesure d'un paramètre de cinétique rapide (CRP).
- Les principales causes d'élévation non inflammatoire de la vitesse de sédimentation sont : l'âge, l'anémie, la gammapathie, l'hémodilution (macrocytose, hypercholestérolémie, diabète).
- Les complications d'un syndrome inflammatoire prolongé sont : dénutrition et cachexie, risque cardiovasculaire et métabolique, amylose AA.

Notions inacceptables

- Oublier de rechercher une gammapathie et une anémie en cas de dissociation VS et CRP.
- Traiter une réaction inflammatoire sans en connaître la cause.

Réflexes transversalité

UE 6

- Item 144 – Fièvre aiguë chez l'enfant et l'adulte
- Item 149 – Endocardite infectieuse
- Item 153 – Infections ostéoarticulaires (IOA) de l'enfant et de l'adulte
- Item 154 – Septicémie/Bactériémie/Fongémie de l'adulte et de l'enfant
- Item 155 – Tuberculose de l'adulte et de l'enfant

UE 7

- Item 186 – Fièvre prolongée
- Item 188 – Pathologies auto-immunes : aspects épidémiologiques, diagnostiques et principes de traitement
- Item 189 – Connaître les principaux types de vascularite systémique, les organes cibles, les outils diagnostiques et les moyens thérapeutiques
- Item 190 – Lupus érythémateux disséminé. Syndrome des antiphospholipides
- Item 191 – Artérite à cellules géantes
- Item 192 – Polyarthrite rhumatoïde
- Item 193 – Spondylarthrite inflammatoire
- Item 208 – Hémogramme chez l'adulte et l'enfant : indications et interprétation

UE 8

- Item 224 – Thrombose veineuse profonde et embolie pulmonaire
- Item 249 – Amaigrissement à tous les âges

UE 9

- Item 289 – Diagnostic des cancers : signes d'appel et investigations paracliniques ; caractérisation du stade ; pronostic
- Item 317 – Myélome multiple des os

14

Item 188 – UE 7 – Pathologies auto-immunes : aspects épidémiologiques, diagnostiques et principes de traitement

Objectifs pédagogiques

Nationaux

- Expliquer l'épidémiologie, les facteurs favorisants et l'évolution des principales pathologies auto-immunes d'organes et systémiques.
- Interpréter les anomalies biologiques les plus fréquemment observées au cours des pathologies auto-immunes.
- Argumenter les principes du traitement et de la surveillance au long cours d'une maladie auto-immune.

COFER

- Définir le concept d'auto-immunité et les principes généraux de la pathogénie des maladies auto-immunes.
- Connaître la classification des maladies auto-immunes.
- Connaître la démarche diagnostique pour la prescription et l'interprétation des différents types d'anticorps utiles au diagnostic des différentes maladies systémiques auto-immunes.
- Connaître les principes généraux de la prescription des traitements symptomatiques et des traitements immunomodulateurs (corticoïdes, immunosuppresseurs).

Le concept de « maladie auto-immune » regroupe un ensemble de pathologies caractérisées par une réaction inappropriée du système immunitaire vis-à-vis des constituants du soi. Leur prévalence est très variable d'une pathologie à l'autre, mais prises ensembles, elles concerneraient environ 10 % de la population des pays industrialisés ; ce chiffre étant en constante augmentation au cours des dernières décennies.

© 2018, Elsevier Masson SAS. Tous droits réservés

Les progrès majeurs réalisés dans la prise en charge diagnostique et thérapeutique des maladies auto-immunes ont permis un allongement spectaculaire de l'espérance de vie des patients, conduisant à l'émergence de problématiques nouvelles : en plus du contrôle de l'activité de la maladie, la prévention de l'atteinte des organes nobles, l'amélioration de la qualité de vie, le maintien de l'insertion professionnelle, et la prise en charge des comorbidités sont désormais devenus des problématiques centrales.

I. Pour comprendre

A. Notion de tolérance immunologique

Le système immunitaire a une fonction de reconnaissance de l'environnement exogène et endogène. Les lymphocytes B et T sont programmés pour reconnaître spécifiquement des antigènes par des récepteurs spécifiques (BCR pour les lymphocytes B, TCR pour les lymphocytes T). Compte tenu de l'extrême diversité du répertoire de ces récepteurs d'antigènes, l'apparition de lymphocytes reconnaissant des antigènes du soi est statistiquement inéluctable.

Ces cellules autoréactives sont contrôlées par les mécanismes de **tolérance**, cette dernière étant définie par la capacité du système immunitaire à ne pas s'activer vis-à-vis des antigènes du soi (auto-antigènes). Différents mécanismes de tolérance permettent au système immunitaire de se protéger contre les clones lymphocytaires autoréactifs, de les éliminer ou de les inactiver (tableau 14.1).

Tableau 14.1. Principaux mécanismes à l'origine de la tolérance immunologique.

Site d'instauration de la tolérance	Mécanismes impliqués
Tolérance centrale	Pour les lymphocytes T (dans le thymus) : – sélection positive des TCR capables de reconnaître le HLA de classe I ou II de l'individu – sélection négative des TCR autoréactifs
	Pour les lymphocytes B (dans la moelle osseuse) : – sélection négative des BCR reconnaissant les autoantigènes avec une forte affinité – « receptor editing » : recombinaisons au niveau des gènes des BCR, pour en modifier la spécificité
Tolérance périphérique	Dans la circulation générale et les organes lymphoïdes secondaires : les clones autoréactifs vont être détruits (apoptose par délétion clonale), inactivés (anergie liée à l'absence de signaux de costimulation) ou contrôlés par des lymphocytes régulateurs

B. Notion d'auto-immunité physiologique et pathologique

L'auto-immunité physiologique est un phénomène naturel important qui régule l'homéostasie du système immunitaire. Elle est le fait de lymphocytes B autoréactifs qui produisent des anticorps dits « naturels » (c'est-à-dire présents chez tous les individus) de faible affinité et des lymphocytes T portant des TCR autoréactifs de faible affinité.

L'auto-immunité pathologique est le résultat d'une rupture de la tolérance immunologique. Celle-ci survient lors de modifications qualitatives ou quantitatives de l'activité et/ou de la régulation des cellules B– ou T–réactives et/ou des autoantigènes. Cette rupture de tolérance peut être acquise ou résulter d'anomalies génétiques de la maturation du système immunitaire.

Les cellules autoréactives peuvent exercer leurs effets pathogènes par différents mécanismes : cytotoxicité des lymphocytes T CD8+ (exocytose de molécules cytotoxiques, induction de l'apoptose de la cellule cible, etc.) et divers mécanismes impliquant les autoanticorps : cytotoxicité en présence du complément (ex. : anémies hémolytiques), dépôts de complexes immuns (ex. : néphropathie lupique), autoanticorps interférant avec des récepteurs cellulaires (ex. : anticorps anti-récepteurs de l'acétylcholine lors de la myasthénie). La sécrétion anormale de cytokines, en particulier pro-inflammatoires comme l'interleukine 1, l'interleukine 6 ou le TNFα, joue aussi un rôle clé en favorisant l'inflammation et la dérégulation de l'immunité.

II. Classification des maladies auto-immunes

A. Principaux éléments permettant de définir une maladie auto-immune

La présence d'une biologie auto-immune isolée (par exemple la positivité isolée d'une recherche d'anticorps anti-nucléaires) sans manifestation clinique ou autre manifestation biologique, n'est pas suffisante pour définir une maladie auto-immune à proprement parler. Cependant, dans de nombreux cas, l'auto-immunité pathologique apparaît avant l'apparition des signes cliniques, et un suivi médical est donc recommandé. On définit historiquement une maladie auto-immune en fonction de différents critères (encadré 14.1).

D'un point de vue pratique, il existe des critères de classification pour les principales maladies auto-immunes. Ces critères ont pour objectif de former des groupes homogènes de patients pour les essais thérapeutiques, et ne sont généralement pas suffisamment sensibles pour permettre de porter le diagnostic d'une maladie auto-immune donnée à l'échelle individuelle, en particulier au début de la maladie (il ne s'agit donc pas de critères diagnostiques).

Les maladies auto-immunes peuvent être schématiquement divisées en maladies auto-immunes spécifiques d'organes ou en maladies auto-immunes non spécifiques d'organes, encore appelées maladies auto-immunes systémiques (tableau 14.2). Concernant les maladies auto-immunes systémiques, on distingue traditionnellement le groupe des connectivites de celui des vascularites, sachant que cette distinction est un peu artificielle car une authentique vascularite peut être présente au cours de certaines connectivites telles que le lupus (les vascularites peuvent être primitives, ou secondaires dans un contexte de maladie auto-immune, infectieuse, tumorale, ou de prise médicamenteuse).

Encadré 14.1

Principaux éléments permettant de définir une maladie auto-immune*

- Réaction immunologique d'effecteurs du système immunitaire (autoanticorps, cellules autoréactives) vis-à-vis d'un tissu ou organe du soi.
- Démonstration du pouvoir pathogène de ces effecteurs autoréactifs *in vitro*, ou *in vivo* par transfert d'un individu à l'autre (en pratique rarement démontré).
- Reproduction de la maladie par immunisation contre l'autoantigène cible.
- Prévention et contrôle de la maladie par l'administration d'un traitement immunosuppresseur.

* À noter que toutes les maladies dites « auto-immunes » ne répondent pas strictement à l'ensemble de ces critères théoriques.

Tableau 14.2. **Classification des maladies auto-immunes.**

Maladies auto-immunes spécifiques d'organes	Maladies auto-immunes non spécifiques d'organes (maladies auto-immunes systémiques)
Glandes endocrines : – thyroïdites : maladie de Hashimoto et maladie de Basedow – maladie d'Addison – diabète de type 1 – ovarite auto-immune Foie et tube digestif : – hépatites auto-immunes – cirrhose biliaire primitive – maladie de Biermer – maladie cœliaque Système nerveux : – myasthénie – syndrome de Lambert-Eaton – syndrome de Guillain-Barré – sclérose en plaques Œil : – ophtalmie sympathique Peau : – pemphigus – pemphigoïdes – pelade – vitiligo Cytopénies auto-immunes : – anémie hémolytique auto-immune – purpura thrombopénique immunologique – neutropénie auto-immune	Connectivites : – polyarthrite rhumatoïde – lupus systémique – sclérodermie systémique – syndrome de Gougerot-Sjögren – myopathies inflammatoires (dont le syndrome des antisynthétases) – connectivite mixte Vascularites primitives* : – artérite à cellules géantes (anciennement maladie de Horton) – maladie de Takayasu – maladie de Kawasaki – périartérite noueuse – granulomatose avec polyangéite (anciennement maladie de Wegener) – granulomatose éosinophilique avec polyangéite (anciennement maladie de Churg-Strauss) – polyangéite microscopique – vascularite à IgA (anciennement purpura rhumatoïde) – vascularite à Ac anti-MBG (anciennement maladie de Goodpasture) – maladie de Behçet Un peu à part : – syndrome des antiphospholipides – polychondrite chronique atrophiante

* Les vascularites peuvent être primitives, ou secondaires dans un contexte de maladie auto-immune, infectieuse, tumorale, ou de prise médicamenteuse.

B. Syndrome de chevauchement et connectivites inclassées

Le terme de « syndrome de chevauchement » correspond aux patients qui répondent aux critères de classification de plusieurs maladies auto-immunes à la fois, probablement en raison de l'existence d'un terrain immunogénétique commun à ces différentes maladies.

Il convient de distinguer ce concept de celui de connectivite mixte (également appelé syndrome de Sharp par certains auteurs), qui est une maladie auto-immune bien individualisée (habituellement caractérisée par la présence d'un syndrome de Raynaud, d'une polyarthrite et d'anticorps anti-RNP à titre très élevé), et de celui de connectivite inclassée ou indifférenciée, lorsque les patients présentent une maladie auto-immune qui ne remplit les critères de classification d'aucune maladie bien définie.

De plus certaines maladies auto-immunes peuvent s'associer, par exemple polyarthrite rhumatoïde et syndrome de Sjögren (secondaire), ou sclérodermie systémique et cirrhose biliaire primitive (syndrome de Reynolds), parfois dans le cadre des « polyendocrinopathies auto-immunes ».

C. Notion de maladie auto-immune « sévère »

Les maladies auto-immunes peuvent conduire à la défaillance des organes ou tissus « nobles » (tableau 14.3), ce qui constitue un critère de gravité. Ces atteintes peuvent parfois engager le pronostic vital et justifient alors d'un traitement plus intensif.

Tableau 14.3. Principales atteintes caractérisant une maladie auto-immune « sévère ».

Tissu ou organe	Type d'atteinte
Rein	Insuffisance rénale
Poumon	Pneumopathie interstitielle hypoxémiante, hémorragie alvéolaire par capillarite pulmonaire, etc.
Système nerveux	Atteinte du SNC par des mécanismes inflammatoires ou parfois ischémiques (notamment dans le cas du SAPL), ou du SNP en particulier par vascularite (mononévrites multiples)
Cœur	Myocardite
Tube digestif	Ischémie digestive, perforations
Système hématopoïétique	Syndrome d'activation macrophagique

III. Aspects épidémiologiques

A. Prévalence des principales maladies auto-immunes

Il est classiquement admis que les maladies auto-immunes prédominent chez la femme jeune. Cependant, le sex-ratio (tableau 14.4) et l'âge de début sont variables d'une maladie à l'autre : il existe ainsi des formes à début pédiatriques et des formes dites « à début tardif ».

La prévalence des maladies auto-immunes est très variable d'une pathologie à l'autre (tableau 14.4) : les dysthyroïdies auto-immunes sont très fréquentes dans la population générale, tandis que les vascularites primitives à ANCA sont très rares. Selon la définition européenne, une pathologie est dite « rare » lorsque sa prévalence est inférieure à 50/100 000 (c'est-à-dire touche moins de 1 personne sur 2 000).

Tableau 14.4. Prévalence des principales maladies auto-immunes en France (nombre de cas pour 100 000 habitants) (à titre indicatif).

Pathologies	Prévalence (/100 000)	Sex-ratio (F/H)
Thyroïdite de Hashimoto	1 000–1500	10:1
Maladie de Basedow	500–1 500	7:1
Maladie cœliaque	500–1 000	2–3:1
Polyarthrite rhumatoïde	300–800	4:1*
Diabète de type 1	200–300	1:1
Sclérose en plaques	50–120	3:1
Lupus systémique	40–50	9:1
Sclérodermie systémique	15–25	4:1
Artérite à cellules géantes	10–50	2–3:1
Syndrome de Sjögren	10–15	9:1
Cirrhose biliaire primitive	10–15	9:1
Maladie d'Addison	10–15	2:1
Maladie de Behçet	5–10	0,75:1
Myopathies inflammatoires	6–7	1–2:1
Myasthénie	5	3:1**
Granulomatose avec polyangéite	2–3	0,75:1
Polyangéite microscopique	2–3	2:1
Granulomatose éosinophilique avec polyangéite	1	0,6:1
Syndrome de Goodpasture	< 1	1:2
Polychondrite atrophiante	< 1	1:1

* Diminue avec l'âge (en particulier après 70 ans).
** Avant 40 ans.

B. Facteurs favorisants

Les maladies auto-immunes sont des pathologies multifactorielles, qui résultent de l'interaction complexe entre un terrain génétique à risque et des facteurs environnementaux favorisants.

1. Rôle du terrain génétique

L'existence d'une prédisposition génétique aux maladies auto-immunes est attestée par l'existence de formes familiales et par le taux de concordance chez les jumeaux monozygotes comparativement aux jumeaux dizygotes et à la population générale. Dans la majorité des cas, les maladies auto-immunes sont dites « polygéniques », car le terrain génétique favorisant ces maladies est déterminé par les polymorphismes de nombreux gènes ne conférant chacun qu'un sur-risque faible à modéré de développer la maladie. Citons par exemple le rôle des gènes du HLA, du complément, des récepteurs des immunoglobulines, des gènes d'activation lymphocytaire et des voies de l'apoptose. Beaucoup plus rarement, les maladies auto-immunes sont dites « monogéniques », lorsque la survenue d'une mutation d'un seul gène suffit à conférer une augmentation très marquée du risque de développer la maladie. Le poids de la génétique est plus important dans les formes à révélation pédiatrique.

2. Rôle de l'environnement

De très nombreux facteurs environnementaux pourraient jouer un rôle dans la survenue des maladies auto-immunes (tableau 14.5).

Le plus souvent, ces facteurs environnementaux sont identifiés par des études cas-témoins. Rappelons que celles-ci ne peuvent permettre d'affirmer qu'il existe un lien de causalité entre l'exposition au facteur environnemental et la survenue de la maladie. Parfois, l'étude de modèles animaux et des expériences *in vitro* permettent de conforter le rôle d'un facteur environnemental (par exemple le rôle délétère des UV au cours du lupus systémique, validé dans les modèles murins de lupus).

Pour certaines maladies auto-immunes, il existe un gradient géographique (par exemple gradient Nord-Sud au cours de l'artérite à cellules géantes avec une prévalence plus élevée en Scandinavie) qui ne peut se résumer à la seule contribution de facteurs génétiques, et suggère l'implication de facteurs environnementaux.

Tableau 14.5. Principaux facteurs environnementaux incriminés dans la survenue des maladies auto-immunes.

Facteurs environnementaux	Exemple d'association
Agents physiques	
UV	Association avec le lupus systémique
Agents chimiques	
Tabagisme	Association rapportée avec la PR, le lupus systémique
Particules inhalées : – silice (travailleurs du bâtiment, mineurs, prothésistes dentaires), poussières de l'industrie textile	Associations rapportées avec la sclérodermie systémique, le lupus systémique et la polyarthrite rhumatoïde
Silicone (prothèses mammaires)	Possiblement à l'origine de connectivites en particulier la sclérodermie
Médicaments : – doxycycline, triméthoprime-sulfaméthoxazole – bêtabloquants, certains antiépileptiques (carbamazépine), les anti-TNF, etc.	À l'origine de lupus-induit
Agents biologiques	
Virus : EBV, parvovirus B19, etc.	Rôle suspecté dans le lupus, le syndrome de Sjögren
Bactéries : *Porphyromonas gingivalis*, *Chlamydiae*, *Campylobacter*, etc.	Rôle suspecté dans la polyarthrite rhumatoïde, les spondyloarthrites

Des arguments indirects suggèrent que des infections (en particulier à EBV, parvovirus B19, etc.) pourraient jouer un rôle dans le déclenchement de certaines maladies auto-immunes telles que le lupus systémique ou le syndrome de Sjögren, notamment par des mécanismes de mimétisme moléculaire (similarité entre certaines molécules de ces agents infectieux et des protéines humaines) ou par effet *bystander* (activation aspécifique des cellules situées au voisinage immédiat d'une réaction immunologique spécifique).

Certains médicaments peuvent induire l'apparition d'autoanticorps (par exemple des anticorps anti-nucléaires) et être responsables d'authentiques maladies auto-immunes (lupus « induit »).

L'exposition professionnelle à des substances toxiques mérite aussi d'être soulignée car certaines ont été incriminées dans la survenue des maladies auto-immunes, comme par exemple l'exposition aux particules de silice, qui est associée à un risque accru de développer une sclérodermie systémique, un lupus systémique ou une polyarthrite rhumatoïde (PR).

Les dernières années ont vu émerger le rôle potentiel du microbiote (ensemble des micro-organismes [bactéries, levures, champignons, virus] vivant chez un hôte), en particulier intestinal ou de la plaque dentaire, dans la survenue des maladies auto-immunes.

IV. Comment faire le diagnostic biologique d'une maladie auto-immune ?

En pratique, le diagnostic de maladie auto-immune repose sur l'association de manifestations cliniques et/ou biologiques évocatrices et de la mise en évidence d'une auto-immunité (ou des stigmates biologiques de celle-ci).

A. Éléments biologiques évocateurs

Certains éléments biologiques aspécifiques peuvent se rencontrer chez les patients atteints de maladies auto-immunes (tableau 14.6).

Tableau 14.6. Principaux éléments biologiques au cours des maladies auto-immunes.

Anomalie biologique	Mécanismes possibles
NFS/plaquettes	– Anémie : inflammatoire, hémolytique auto-immune, secondaire à une insuffisance rénale chronique, carencielle, etc. – Leucopénie (neutropénie ou lymphopénie) : fréquente, souvent d'origine immunologique (périphérique) – Hyperleucocytose : certaines vascularites, maladie de Still – Thrombopénie : fréquente, souvent d'origine immunologique (périphérique) – Thrombocytose : dans le cadre d'un syndrome inflammatoire chronique
Bilan d'hémostase (TP/TCA)	– Anticoagulant circulant : allongement du TCA non corrigé par l'adjonction de plasma témoin (épreuve des mélanges) – CIVD (coagulation intravasculaire disséminée) – Rare : autoanticorps dirigé contre un facteur de coagulation (ex. : anti-facteur VIII entraînant une hémophilie A dite « acquise »)
VS/CRP	Syndrome inflammatoire (au cours de nombreuses maladies auto-immunes et notamment des vascularites) ou dissociation entre la VS (augmentée) et la CRP (normale, sauf sérites et infections) au cours du lupus systémique
Électrophorèse des protéines	– Hypergammaglobulinémie polyclonale (a pour effet d'augmenter la vitesse de sédimentation) : - globale dans les maladies auto-immunes systémiques - prédomine sur les IgG dans les hépatites auto-immunes - prédomine sur les IgM dans la cirrhose biliaire primitive – Hypoalbuminémie et hyper-alpha-2-gammaglobulinémie (en cas de syndrome inflammatoire)

(*Suite*)

Tableau 14.6. Suite.

Anomalie biologique	Mécanismes possibles
Complément (C3, C4, CH50)	– Abaissement par consommation (importance +++ au cours du lupus et des maladies à complexes immuns) – Déficit génétique congénital – Augmentation aspécifique en cas de syndrome inflammatoire
Fonction rénale	– Ionogramme sanguin et urinaire – Urée/créatininémie – Sédiment urinaire (leucocyturie, hématurie microscopique) – Protéinurie des 24 h (ou protéinurie et créatininurie sur échantillon)
CPK et ASAT	Recherche d'une myolyse (ex. : myopathies inflammatoires)
Bilan hépatique : ASAT, ALAT, GGT, PAL, bilirubine totale et libre	Cytolyse hépatique ou cholestase
Cryoglobulinémie et cryofibrinogène	Le plus souvent polyclonale (de type III), notamment dans le lupus ou le syndrome de Gougerot-Sjögren

B. Présence d'autoanticorps

Les autoanticorps sont les principaux marqueurs immunologiques des maladies auto-immunes. Rappelons que la présence d'autoanticorps ne témoigne pas forcément de l'existence d'une maladie auto-immune, puisque toute stimulation du système immunitaire (par exemple au cours de certaines infections) peut conduire à la formation d'autoanticorps.

Les autoanticorps sont surtout utiles pour établir le diagnostic positif de maladie auto-immune, et seuls certains d'entre eux (par exemple les anticorps anti-ADN natif et les ANCA) sont utiles pour le suivi des patients car ils reflètent l'activité de la maladie.

On distingue schématiquement plusieurs familles d'autoanticorps utiles pour le diagnostic des maladies auto-immunes (tableau 14.7) ; au sein de chaque famille sont regroupés plusieurs autoanticorps de spécificités différentes (*cf.* tableau 14.9).

Tableau 14.7. Principales familles d'autoanticorps rencontrées au cours des maladies auto-immunes.

Principales familles d'autoanticorps	Principal intérêt diagnostique
Anticorps anti-(antigènes) nucléaires (ANA, FAN)	Marqueurs des maladies auto-immunes non spécifiques d'organes, en particulier des connectivites
Anticorps anti-tissus (ou anti-cellules)	Marqueurs des maladies auto-immunes spécifiques d'organes
Anticorps antiphospholipides	Marqueurs du syndrome des antiphospholipides, qui peut être primaire ou secondaire
Anticorps dirigés contre le fragment constant (Fc) des IgG humaines et/ou animales = facteur rhumatoïde	Marqueur (peu spécifique) de la polyarthrite rhumatoïde
Anti-CCP (anti-peptides cycliques citrullinés) ACPA (*anti-citrullinated protein antibodies*)	Marqueurs de la polyarthrite rhumatoïde
Anticorps anti-cytoplasme de polynucléaires neutrophiles (ANCA)	Marqueur des vascularites à ANCA

1. Anticorps anti-nucléaires

En présence de manifestations cliniques et/ou biologiques évocatrices, la mise en évidence d'anticorps anti-nucléaires oriente plus particulièrement vers la famille des connectivites. La recherche des anticorps anti-nucléaires repose sur une stratégie en deux étapes (tableau 14.8) : dépistage qui permet de préciser le titre et l'aspect de la fluorescence (fig. 14.1), puis caractérisation des anticorps détectés.

Tableau 14.8. Recherche d'anticorps anti-nucléaires.

Étapes	Technique	Intérêt
1. Dépistage	Immunofluorescence indirecte	Titre (inverse de la plus grande dilution permettant d'observer la fluorescence) considéré comme cliniquement significatif si > 1/80e ou ≥ 1/160e
		Aspect de la fluorescence (par exemple homogène, mouchetée, centromérique, nucléolaire) (Ces aspects ne sont pas mutuellement exclusifs et peuvent se superposer)
2. Caractérisation des anticorps détectés	Nombreuses techniques possibles (ELISA, Luminex®, immunodots, Bio-Plex®)	Selon l'aspect de la fluorescence : – homogène : recherche d'anticorps anti-ADN double brin (ou ADN natif) (très spécifique du lupus systémique), d'anticorps anti-histones et anti-nucléosome – mouchetée : recherche d'anticorps anti-ENA (*extractable nuclear antigens*) (appelés anti-ECT pour extraits de cellules thymiques, dans certains centres) qui regroupe principalement les anticorps anti-Sm, -RNP, -SSA (Ro), -SS (La), -PM/Scl, -JO1 et -Scl70 – autres aspects possibles : centromérique, nucléolaire, etc. (avec des cibles spécifiques)

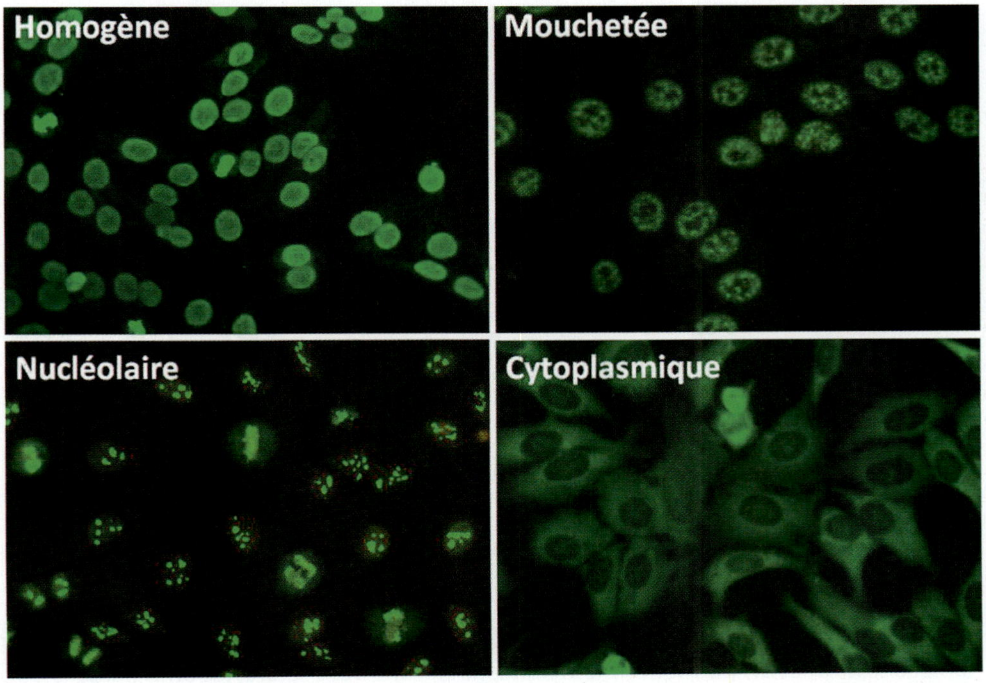

Fig. 14.1. Recherche d'anticorps anti-nucléaires : principaux aspects en immunofluorescence indirecte.
Images issues de la photothèque de R.-L. Humbel et J. Goetz, hôpitaux universitaires de Strasbourg.

Rappelons que des anticorps anti-nucléaires (en particulier à faible titre), sont rencontrés chez environ 10 % des sujets sains (en particulier chez les sujets âgés), au cours des hépatites auto-immunes (80–100 %), de la polyarthrite rhumatoïde (10–20 %), mais également de nombreuses maladies auto-immunes spécifiques d'organes (myasthénie, sclérose en plaques, etc.). La spécificité d'une recherche positive d'anticorps anti-nucléaires est donc faible et il est donc indispensable de caractériser les anticorps pour en identifier la cible.

Par ailleurs, il est important de savoir que de nombreux « nouveaux » anticorps ont été décrits ces dernières années, notamment au cours des myopathies inflammatoires et des sclérodermies systémiques ; et qu'il est possible de demander la recherche de ces spécificités antigéniques devant un tableau clinique évocateur (demande de « dot (immuno-dot) myosite » ou « dot sclérodermie », qui explorent de nombreuses spécificités à la fois) (tableau 14.9).

Tableau 14.9. Les différentes spécificités des anticorps anti-nucléaires (à titre indicatif).

Pathologie	Autoanticorps	Sensibilité	Spécificité
Lupus systémique	ANA	100 %	50 %
	Anti-ADN natif	60–80 %	95–99 %
	Anti-nucléosome	30–60 %	99 %
	Anti-Sm	10–30 %	99 %
	Anti-SSA (Ro)	20–30 %	10–20 %
	Anti-SSB (La)	10–20 %	5 %
	Anti-RNP	30 %	30 %
Syndrome de Sjögren	Anti-SSA (Ro)	50–70 %	80–90 %
	Anti-SSB (La)	30–60 %	95 %
Sclérodermie systémique*	ANA	90–100 %	50 %
Forme cutanée diffuse	Anti-Scl70 Anti-ARN polymérase III	30–40 % 10–25 %	90–100 % 99 %
Forme cutanée limitée (anciennement « CREST »)	Anti-centromères	60–70 %	85–100 %
Syndrome de Sharp	Anti-RNP	100 %	50 %
Myopathies inflammatoires§	Syndrome des antisynthétases : – anti-JO1 – anti-PL7 – anti-PL12 Autres spécificités rares (-EJ, -OJ, -KS, etc.)	 20 % <5 % <5 %	 90–100 %

Autres spécificités plus rares : * sclérodermie systémique (anti-U3-RNP, anti-Th/To) ; § myopathies inflammatoires : myopathies nécrosantes (anti-SRP, anti-HMGCR), dermatomyosite (anti-Mi2, anti-SAE, anti-MDA5, anti-NXP2, anti-TIF1γ).

2. Principaux anticorps associés aux maladies auto-immunes spécifiques d'organes

De nombreux anticorps sont associés aux maladies auto-immunes spécifiques d'organes (tableau 14.10) et en permettent le diagnostic devant des manifestations cliniques et/ou biologiques évocatrices.

Tableau 14.10. Principaux anticorps associés aux maladies auto-immunes spécifiques d'organes (à titre indicatif).

Maladie auto-immune spécifique d'organe	Anticorps associés
Glandes endocrines	
Thyroïdite de Hashimoto	– Ac antithyroperoxydase (anti-TPO) : pratiquement constants (titre élevé) – Anti-thyroglobuline (anti-TG) : moins sensibles (85 %) et exceptionnellement isolés
Maladie de Basedow	– Ac anti-récepteurs de la TSH (TRAK) : titre élevé dans 90 % des cas, rares dans les autres thyroïdites, et exceptionnels chez les sujets sains. Présence fréquente d'anticorps anti-TPO et TGB
Maladie d'Addison	– Ac anti-surrénale (anti 21-hydroxylase)
Diabète de type 1	– *Ac anti-glutamic acid decarboxylase* (anti-GAD), positifs chez 60–90 % des patients – Ac anti-IA2 (*islet antigen number 2*, apparenté à une tyrosine phosphatase) – Ac anti-insuline (surtout observés chez les sujets âgés de moins de 15 ans) – Ac anti-ZnT8 (dirigés contre le canal à zinc de la cellule B) en 2e intention (très sensibles et spécifiques)
Ovarite auto-immune	– Ac anti-tissu ovarien
Foie et tube digestif	
Cirrhose biliaire primitive	– Ac anti-mitochondries (de type 2) : très sensibles (> 90 %) et spécifiques
Hépatites auto-immunes (HAI)	HAI de type 1 : – Ac anti-fibre musculaire lisse de spécificité anti-actine – *Ac anti-soluble liver antigen* (anti-SLA) HAI de type 2 : – Ac anti-microsome de type 1 (anti-LKM1, pour *liver/kidney microsomes*) – *Anti-liver-cytosol 1* (anti-LC1)
Maladie cœliaque	– Ac anti-transglutaminase IgA (+ dosage des IgA totales, car déficit non rare) : sensibles (85 à 100 %) et spécifiques (95 à 100 %)
Maladie de Biermer	– Ac anti-cellules pariétales gastriques : sensibles (70 à 100 %) et assez peu spécifiques (thyroïdites et DID, cancers gastriques [20 à 40 %] et sujets sains âgés [5 à 15 %]) – Ac anti-facteur intrinsèque : très spécifiques mais de sensibilité plus faible (50 à 70 % des patients)
Peau	
Pemphigus (pemphigus vulgaire, pemphigus superficiel et pemphigus paranéoplasique)	– Ac anti-substance intercellulaire (interkératinocytaires) avec un aspect en maille de l'immunofluorescence et mise en évidence d'Ac anti-desmogléine-1 (pemphigus superficiel) ou -3 (pemphigus vulgaire)
Pemphigoïdes (pemphigoïde bulleuse, pemphigoïde cicatricielle, pemphigoïde gravidique)	– Ac dirigés contre la jonction dermo-épidermique (dépôts linéaires le long de la membrane basale) avec mise en évidence d'Ac anti-BPAG1 et anti-BPAG2 (ELISA)
Système nerveux central et périphérique	
Myasthénie auto-immune	– Ac anti-récepteurs de l'acétylcholine (anti-RACh) : sensibilité moyenne dans la myasthénie oculaire (50 à 60 %) et excellente dans la myasthénie généralisée (80 à 95 %) – *Ac anti-muscle specific kinase* (anti-MuSK) : à rechercher quand les anticorps anti-récepteurs de l'acétylcholine sont négatifs (10 à 20 % des cas)

(*Suite*)

Tableau 14.10. Suite.

Maladie auto-immune spécifique d'organe	Anticorps associés
Syndrome de Lambert-Eaton	– Ac anticanaux calciques
Neuropathie démyélinisante dysimmunitaire associée à une gammapathie IgM	– *Ac anti-myelin associated glycoprotein* (anti-MAG) de type IgM
Polyradiculonévrites aiguës Maladie de Guillain-Barré Syndrome de Miller-Fisher Neuropathies à bloc de conduction	– Ac anti-gangliosides (nombreuses spécificités)
Syndromes paranéoplasiques à expression neurologique	Nombreux autoanticorps dont Ac anti-Hu, -Ri, -Yo, -CV2, -Tr, -Ma2, -amphiphysine, etc.
Neuromyélite optique de Devic	– Ac anti-neuromyélite optique (anti-NMO) = Ac anti-aquaporine 4
Rein	
Glomérulonéphrite extramembraneuse idiopathique	– Ac anti-récepteurs de la phospholipase A2 (anti-PLA2R)
Cytopénies auto-immunes*	
Anémie hémolytique auto-immune (AHAI)	Test de Coombs
Purpura thrombopénique immunologique (PTI)	Anticorps anti-plaquettes
Neutropénie auto-immune	Anticorps anti-PNN

* Syndrome d'Evans : AHAI + PTI.

3. Anticorps antiphospholipides

Les anticorps antiphospholipides (aPL) représentent une famille hétérogène d'autoanticorps dirigés contre les phospholipides des membranes (ex. : anticorps anticardiolipines [aCL]) ou contre leurs cofacteurs protéiques (β2-glycoprotéine-1, β2GP1), (tableau 14.11).

Les aPL sont fréquents au cours du lupus systémique (30–80 %), mais peuvent être présents au cours de nombreuses connectivites telle que la PR, la sclérodermie systémique, etc.

Tableau 14.11. Principaux marqueurs du syndrome des antiphospholipides (SAPL)*.

Marqueur du SAPL	Technique de recherche
Anticorps anti-cardiolipine (aCL)	ELISA (principalement)
Anticorps anti-β2-glycoprotéine-I (anti-β2GPI)	ELISA (principalement)
Anticoagulant circulant (ACC)	Test d'hémostase (temps de venin de vipère Russell dilué [dRVVT])

* Il existe d'autres spécificités plus rares.

4. Facteurs rhumatoïdes

Le facteur rhumatoïde (FR) est une immunoglobuline, le plus souvent de type IgM, ayant une activité anticorps dirigée contre les immunoglobulines G humaines ou animales. Le FR était classiquement recherché par la réaction de Waaler-Rose et le test au latex. Actuellement, la néphélométrie laser ou la méthode ELISA sont les techniques les plus répandues et les plus sensibles pour la détection du FR. La sensibilité et la spécificité d'une recherche positive de FR dépendent beaucoup du contexte clinique : la sensibilité est d'environ 80 % dans une polyarthrite rhumatoïde évoluant depuis quelques années mais seulement de l'ordre de 30 % au début de la maladie. Rappelons que la présence de FR n'est pas spécifique de la polyarthrite rhumatoïde (spécificité de 60 à 80 %), et peut se rencontrer au cours de certaines maladies infectieuses (endocardite, VHC, leishmaniose), d'autres maladies auto-immunes (10 à 20 % des patients lupiques, 60 % au cours du syndrome de Sjögren), des hépatopathies, de certaines hémopathies lymphoïdes, ainsi que chez les sujets sains, en particuliers âgés (jusqu'à 6–10 % de positivité).

5. Anticorps anti-CCP et ACPA

Les anticorps anti-peptides cycliques citrullinés (anti-CCP), ou plus récemment les ACPA (*anti-citrullinated protein antibodies*, car tous les peptides citrullinés ne sont pas cycliques), sont positifs dans 50 à 60 % des PR récentes, avec une spécificité élevée (de l'ordre de 95 %). Les anti-CCP sont positifs dans 30 % des PR négatives pour le FR. Par ailleurs, la positivité conjointe des FR et des anti-CCP confère une très bonne valeur prédictive positive pour le diagnostic de PR (98–100 %), avec toutefois une sensibilité n'excédant pas 40–50 %. Enfin, les anticorps anti-CPP et les ACPA ont une valeur pronostique car ils sont statistiquement associés aux formes érosives.

6. Anticorps dirigés contre le cytoplasme des polynucléaires neutrophiles (ANCA)

Les ANCA sont des autoanticorps dirigés contre des antigènes présents dans les granules des polynucléaires neutrophiles. Ce sont des marqueurs diagnostiques très importants de certaines vascularites des vaisseaux de petit calibre, dont ils ont profondément modifié la stratégie diagnostique et la classification. Leur dépistage s'effectue par immunofluorescence indirecte (IFI) sur des frottis de polynucléaires humains fixés à l'éthanol et permet de définir trois types d'anticorps en fonction de la localisation (tableau 14.12). En présence d'un aspect évocateur (fig. 14.2), l'identification de la cible antigénique s'effectue le plus souvent par ELISA ou par des techniques de bandelettes réactives (également nommées « dot blots ») (tableau 14.12). La sensibilité de la recherche d'ANCA étant limitée, il est important de souligner qu'une recherche d'ANCA négative ne permet pas d'exclure une vascularite à ANCA.

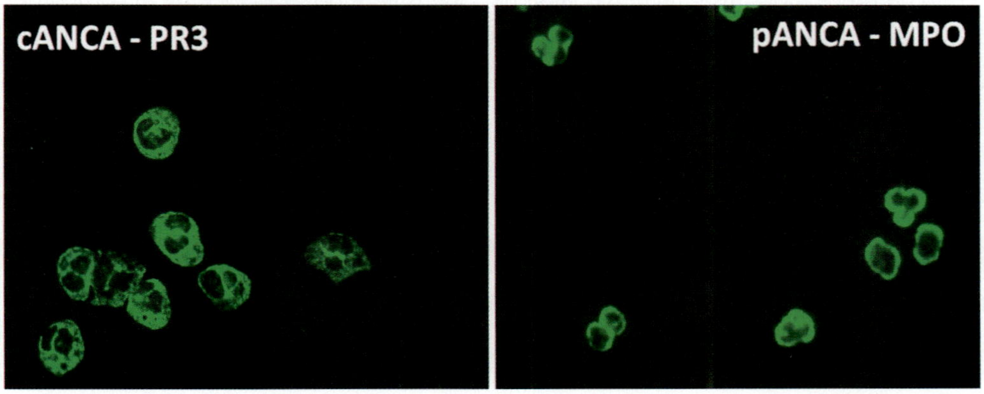

Fig. 14.2. Aspect typique des c-ANCA et p-ANCA.
Images issues de la photothèque de R.-L. Humbel et J. Goetz, hôpitaux universitaires de Strasbourg.

Tableau 14.12. **ANCA et maladies associées.**

Aspect de la fluorescence	Principale cible antigénique	Pathologies associées
c-ANCA (cytoplasmique)	Protéinase-3	– Granulomatose avec polyangéite
p-ANCA (périnucléaire)	Myélopéroxydase	– Granulomatose éosinophilique avec polyangéite – Polyangéite microscopique
X-ANCA (aspect atypique de la fluorescence)	Autres cibles	– Rectocolite hémorragique – Maladie de Crohn – Cholangite sclérosante primitive

V. Principe du traitement des maladies auto-immunes

Avec les progrès thérapeutiques et l'allongement de l'espérance de vie, la prise en charge thérapeutique ne se réduit plus au simple contrôle de l'activité de la maladie et à la prévention des poussées. Le traitement des maladies auto-immunes comporte dorénavant de nombreux objectifs (encadré 14.2) et repose le plus souvent sur un traitement « d'attaque » suivi par un traitement « d'entretien ».

En l'absence de traitement étiologique, le traitement des maladies auto-immunes fait généralement appel à un traitement de fond par des agents immunosuppresseurs (par exemple méthotrexate au cours de la PR) ou immunomodulateurs (par exemple hydroxychloroquine au cours du lupus) dont les principaux objectifs sont le contrôle l'activité de la maladie, la prévention des rechutes, et l'épargne cortisonique.

Le traitement des poussées repose sur un traitement symptomatique (prise en charge antalgique et anti-inflammatoire, si nécessaire) et peut comporter une corticothérapie et/ou des immunosuppresseurs, chaque maladie auto-immune ayant son schéma thérapeutique avec ses indications particulières. Le traitement local (infiltration intra-articulaire de dérivés cortisoniques) peut être indiqué lorsqu'une poussée ne concerne qu'un nombre limité d'articulations.

Le traitement des maladies auto-immunes passe aussi par le contrôle des facteurs de risque cardiovasculaire. En effet, le risque cardiovasculaire est globalement accru au cours des maladies auto-immunes. Il est ainsi recommandé d'évaluer les facteurs de risque cardiovasculaire et de proposer, si nécessaire, une prise en charge adaptée (règles hygiénodiététiques, traitement pharmacologique d'une hypertension artérielle, d'un diabète ou d'une dyslipidémie, arrêt du tabac, etc.).

Enfin, la prévention des infections passe par une utilisation raisonnée de la corticothérapie et des traitements immunosuppresseurs, et par la vaccination (notamment contre la grippe saisonnière et le pneumocoque). Rappelons ici que les vaccins vivants sont contre-indiqués chez les patients sous corticothérapie > 10 mg et/ou immunosuppresseurs.

Encadré 14.2

Principaux objectifs thérapeutiques au cours des maladies auto-immunes

- Contrôler l'activité de la maladie.
- Prévenir les poussées.
- Limiter les séquelles liées à la maladie.
- Limiter les effets délétères des traitements (notamment les complications infectieuses).
- Faciliter la conception et la maternité.
- Préserver la qualité de vie.
- Préserver l'insertion socioprofessionnelle.
- Prendre en charge le risque cardiovasculaire et les comorbidités.

A. Traitement symptomatique

Le recours à un traitement symptomatique, notamment à l'aide de médicaments antalgiques ou anti-inflammatoires (en gardant en tête les nombreuses contre-indications de ces traitements) peut être nécessaire au cours des poussées des maladies auto-immunes.

B. Corticothérapie

Les corticoïdes demeurent un des piliers du traitement initial des maladies auto-immunes, et sont souvent nécessaires au cours des poussées pour contrôler l'activité de la maladie, en particulier des poussées sévères :

- ils ont des effets anti-inflammatoires puissants *via* la diminution de la synthèse de prostaglandines et de leucotriènes, en inhibant l'activité de la phospholipase A2 ;
- ils ont des effets immunosuppresseurs à fortes doses en inhibant la synthèse de nombreuses protéines et de facteurs de transcription impliqués dans la production des cytokines.

La dose utilisée et le recours à des bolus intraveineux varient en fonction de la pathologie considérée, de son degré de sévérité mais également des pratiques de l'équipe médicale prenant en charge le patient. En France, le corticoïde le plus utilisé par voie orale au cours des maladies systémiques est la prednisone, mais l'utilisation de la prednisolone est possible selon les habitudes de chacun. Par voie intraveineuse, on utilise habituellement la méthylprednisolone. La sclérodermie systémique représente une situation au cours de laquelle l'indication de la corticothérapie doit être prudente, car l'utilisation de posologies supérieures à 10 mg/j a été associée à un risque accru de survenue de crise rénale sclérodermique.

Les règles hygiénodiététiques et les mesures associées à la corticothérapie (*cf.* chapitre 30) doivent être mises en place par le médecin et enseignées au patient lors de l'instauration du traitement et rappelées lors du suivi. Il est nécessaire d'informer le patient de la nécessité de ne jamais arrêter brutalement une corticothérapie prescrite au long cours en raison du risque d'insuffisance surrénale aiguë, complication potentiellement mortelle.

C. Traitements immunomodulateurs et immunosuppresseurs

De nombreux agents immunomodulateurs et immunosuppresseurs peuvent être utilisés au cours du traitement des maladies auto-immunes (tableau 14.13), lorsque les traitements symptomatiques ou de fond s'avèrent insuffisants pour contrôler l'activité de la maladie et/ou à visée d'épargne cortisonique. Il est nécessaire de garder en tête que la grande majorité de ces traitements (à l'exception notable de l'hydroxychloroquine et de l'azathioprine) sont tératogènes, et qu'une contraception est donc nécessaire.

Le risque de cytopénie et d'infection justifie une surveillance clinique et biologique régulière et une information spécifique du patient sur la nécessité de consulter rapidement en cas de fièvre.

Une biothérapie (synonymes : biomédicament, médicament biologique) est un médicament contenant une substance produite à partir d'une cellule ou d'un organisme vivant ou dérivée de ceux-ci. Les biothérapies ont profondément transformé la prise en charge de certaines maladies auto-immunes, en particulier la polyarthrite rhumatoïde. Compte tenu de leur structure protéique (anticorps ou récepteurs), ceux-ci sont généralement administrés par voie injectable (intraveineuse et/ou sous-cutanée). Les cibles moléculaires sont très diverses (tableau 14.14).

Plus de 50 nouvelles biothérapies et immunosuppresseurs sont en cours de développement par l'industrie pharmaceutique ; il s'agit donc d'un domaine très évolutif du ressort du spécialiste.

À noter l'apparition récente de médicaments dits « *biosimilaires* », c'est-à-dire de médicaments biologiques de même composition qualitative et quantitative en substance active et de même forme pharmaceutique qu'un médicament biologique de référence, mais qui ne remplit pas les conditions pour être regardé comme une spécialité générique (en raison de différences liées notamment à

Tableau 14.13. Principaux traitements immunomodulateurs et immunosuppresseurs utilisés pour le traitement des maladies auto-immunes (à titre indicatif).

Molécule	Voie d'administration*	Mécanismes d'action	Indications	Principaux effets secondaires
Hydroxychloroquine (moins fréquemment chloroquine)	– *Per os* – Administration quotidienne	Antipaludéens de synthèse Action immunomodulatrice n'entraînant pas d'immunodépression à proprement parler Inhibiteur des *toll-like receptors* (TLR)-7 et 9	Principal traitement de fond du lupus systémique (Utilisable pendant la grossesse)	Nécessité d'un suivi ophtalmologique régulier, en raison du risque de rétinopathie
Méthotrexate	– *Per os* ou par voie SC – Administration hebdomadaire – À associer à une supplémentation en acide folique	Immunosuppresseur analogue et antagoniste de l'acide folique	Traitement de fond de la polyarthrite rhumatoïde	Risque de cytopénies, toxicité hépatique, infections, pneumopathie immunoallergique (peu fréquent)
Léflunomide	– *Per os* – Administration quotidienne	Le métabolite actif du léflunomide inhibe la dihydroorotate déshydrogénase (DHODH) et a une action antiproliférative	Traitement de fond de la polyarthrite rhumatoïde	Risque de cytopénies, toxicité hépatique, infections, hypertension artérielle
Azathioprine	– *Per os* – Administration quotidienne	Antimétabolite interférant avec la synthèse et le métabolisme des purines	Immunosuppresseur de choix au cours de la grossesse, les autres étant tératogènes	Risque de cytopénies, toxicité hépatique, infections
Mycophénolate mofétil (et acide mycophénolique)	– *Per os* – Administration quotidienne	Inhibition de l'IMPDH (inosine-5′-monophosphate déshydrogénase)	Immunosuppresseur utilisé au cours de nombreuses maladies auto-immunes	Risque de cytopénies, toxicité hépatique, troubles gastro-intestinaux
Cyclophosphamide	– IV (rythme d'administration variable selon les indications) – (*per os* administration quotidienne possible) – Administration de mesna (Uromitexan®) pour limiter la toxicité vésicale	Agent alkylant de la famille des moutardes azotées	Immunosuppresseur indiqué dans le traitement de certaines formes graves de maladies auto-immunes	Risque de cytopénies, infections, toxicité sur l'urothélium, risque d'aménorrhée secondaire
Ciclosporine	– *Per os* (IV possible) – Administration quotidienne	Inhibiteur de la calcineurine (inhibe la réponse immunitaire à médiation T dépendante)	Peu utilisée en France dans le traitement des maladies auto-immunes de l'adulte. Plutôt indiquée dans les formes réfractaires après échec des autres traitements	Risque de cytopénies, HTA, hypertrichose, insuffisance rénale, infections

Tacrolimus	– *Per os* (IV possible) Administration quotidienne	Inhibiteur de la calcineurine (inhibe la réponse immunitaire à médiation T dépendante)	Peu utilisé en France dans le traitement des maladies auto-immunes de l'adulte. Plutôt indiqué dans les formes réfractaires après échec des autres traitements	Risque de cytopénies, infections

* Certains médicaments avec administration quotidienne nécessitent plusieurs prises par jour.

Tableau 14.14. Principales biothérapies utilisées en rhumatologie (à titre indicatif).

Mécanisme d'action	Biothérapie	Principales indications (selon l'AMM)*
Anti-TNFα	Infliximab Étanercept Adalimumab Certolizumab pégol Golimumab	Polyarthrite rhumatoïde Arthrite juvénile idiopathique Spondylarthrite ankylosante Rhumatisme psoriasique Psoriasis Maladie de Crohn Rectocolite hémorragique
CTLA4-Ig (inhibition du cosignal d'activation des lymphocytes T)	Abatacept	Polyarthrite rhumatoïde Arthrite juvénile idiopathique
Anti-IL-6R (anti-récepteurs de l'IL-6)	Tocilizumab	Polyarthrite rhumatoïde Arthrite juvénile idiopathique
Anti-IL-1RA (antagoniste du récepteur de l'interleukine 1)	Anakinra Canakinumab	Polyarthrite rhumatoïde Certaines maladies auto-inflammatoires
Anti-CD20	Rituximab	Polyarthrite rhumatoïde Vascularites à ANCA
Anti-BLyS (*B-lymphocyte stimulator*)	Belimumab	Lupus systémique
Anti-sous-unité protéique p40 commune à l'IL-12 et IL-23	Ustekinumab	Psoriasis Rhumatisme psoriasique Maladie de Crohn
Anti-IL-17A	Secukinumab	Psoriasis Rhumatisme psoriasique Spondylarthrite ankylosante.

* Toutes les molécules d'une famille donnée ne bénéficient pas d'une AMM pour toutes les indications citées dans le tableau.

la variabilité de la matière première ou aux procédés de fabrication). Le principe de biosimilarité peut s'appliquer à tout médicament biologique dont le brevet est tombé dans le domaine public. La mise sur le marché des médicaments biosimilaires nécessite que soient produites des données précliniques et cliniques supplémentaires dans des conditions déterminées par voie réglementaire.

Un peu à part, il est nécessaire de mentionner les *immunoglobulines intraveineuses polyvalentes* : elles ont des indications dans le purpura thrombopénique idiopathique, la maladie de Kawasaki, les polyradiculonévrites démyélinisantes, les myopathies inflammatoires corticorésistantes, ainsi qu'au cours de certaines maladies auto-immunes. Dans certaines situations, on peut proposer des *échanges plasmatiques*, visant à épurer les anticorps pathogènes du plasma du patient. Dans les formes graves, on peut exceptionnellement recourir à l'*autogreffe de cellules souches hématopoïétiques* dont le rapport bénéfice/risque fait actuellement l'objet de plusieurs études internationales.

D. Mesures associées et recours aux professions paramédicales

De nombreuses mesures associées peuvent permettre d'améliorer la prise en charge globale des patients atteints de maladie auto-immune (tableau 14.15). Les autres mesures associées peuvent comporter la prescription d'une crénothérapie (cure thermale), d'un arrêt de travail, et plus généralement la prévention de l'ostéoporose cortico-induite. S'il le souhaite, le patient peut également être orienté vers une association de malades.

Tableau 14.15. Principales mesures associées à la prise en charge des patients atteints de maladies auto-immunes.

Mesures associées	Objectifs
Éducation thérapeutique	Démarche multidisciplinaire permettant une meilleure compréhension de la maladie par le patient. Permet l'adhésion à la démarche thérapeutique sur le long terme (favorise l'observance)
Mesures sociales	Prise en charge à 100 % (ALD) AME pour les patients en situation de précarité Reconnaissance de la qualité de travailleur handicapé (RQTH)
Kinésithérapie et rééducation	Renforcement musculaire, travail des amplitudes articulaires, lutte contre les rétractions, etc.
Podologie	Confection de semelles (pieds rhumatoïdes, sclérodermie systémique)
Ergothérapie	Confection d'orthèse (prévention des déformations), aides techniques Adaptation du poste de travail (maintien de l'insertion socioprofessionnelle)
Orthophonie	Lutte contre les séquelles des atteintes neurologiques centrales
Prise en charge diététique	En particulier, lors de l'utilisation d'une corticothérapie au long cours
Soutien psychologique	Phase d'annonce de la maladie inflammatoire, ou cours du de l'évolution si nécessaire
Thérapies complémentaires*	Hypnose médicale, sophrologie, yoga, etc.

* Par des professionnels de santé.

E. Suivi du patient

La majorité des maladies auto-immunes évoluent par poussées, entrecoupées de périodes de rémission. Cependant, dans certains cas, la maladie peut rester quiescente de manière prolongée, ou au contraire être active de manière continue et évoluer rapidement vers des atteintes viscérales graves. La prise en charge des patients atteints de maladies auto-immunes repose donc sur un suivi médical régulier (tableau 14.16).

Le suivi des patients est effectué par le médecin généraliste, le rhumatologue, et les éventuels autres spécialistes d'organe. Par ailleurs, il faut surveiller la tolérance de chaque traitement et l'apparition d'éventuels effets indésirables ou complications (diabète ou ostéoporose cortico-induits, rétinopathie aux antipaludéens de synthèse et cataracte cortisonique…).

Tableau 14.16. Principaux éléments du suivi au cours des maladies auto-immunes.

Paramètres du suivi	Modalités
Activité de la maladie (manifestations réversibles)	– Examen clinique – Examens paracliniques (ex. : biologiques, radiologiques) – Scores dédiés (ex. : DAS28 au cours de la PR)
Séquelles (notion de « damage » en anglais) : manifestations irréversibles liées à la maladie et/ou à ses traitements	– Examen clinique – Examens paracliniques (ex. : biologiques, radiologiques) – Scores dédiés
Qualité de vie	– Interrogatoire et scores dédiés (ex. : SF36)
Statut fonctionnel	– Interrogatoire, examen clinique et scores dédiés (ex. : *Health Assessment Questionnaire* [HAQ])
Tolérance des traitements	– Interrogatoire et examens clinique et biologiques
Observance des traitements	– Interrogatoire et dosages des médicaments*

* Le dosage du taux sanguin est disponible pour certains médicaments (ex. : hydroxychloroquine).

Points clés

- La survenue d'une maladie auto-immune traduit une rupture de la tolérance du système immunitaire vis-à-vis des autoantigènes.
- Les maladies auto-immunes sont le plus souvent multifactorielles, et dépendent principalement de facteurs génétiques et environnementaux.
- Devant des signes cliniques évocateurs d'une maladie auto-immune, la recherche d'autoanticorps spécifiques ou évocateurs de cette affection est un élément clé du diagnostic. D'autres signes biologiques sont souvent associés, comme un syndrome inflammatoire (inconstant), des cytopénies, une hypergammaglobulinémie à l'électrophorèse des protéines plasmatiques.
- Au cours d'une maladie auto-immune, l'existence de lésions d'« organes nobles » doit être recherchée systématiquement, et caractérise une maladie auto-immune « sévère », pouvant engager le pronostic vital et justifiant un traitement « agressif ».
- Le traitement repose sur des mesures pharmacologiques (traitements de fond [par exemple hydroxychloroquine au cours du lupus systémique], corticothérapie à posologie minimale efficace, et si nécessaire traitements immunosuppresseurs) associées à des mesures non pharmacologiques (éducation thérapeutique, lutte contre les facteurs de risque cardiovasculaire, prise en charge psychologique et socioprofessionnelle), adaptées à la sévérité de la maladie et aux répercussions sur la qualité de vie du patient.
- Un suivi clinique et biologique régulier est obligatoire, compte tenu de l'évolution de ces pathologies qui comporte des risques de rechute et la possibilité d'effets indésirables potentiellement graves des traitements.

Notions indispensables et inacceptables

Notions indispensables

- La survenue d'une maladie auto-immune traduit une rupture de la tolérance du système immunitaire vis-à-vis des autoantigènes.
- On distingue les maladies auto-immunes spécifiques d'organes et les maladies auto-immunes non spécifiques d'organes (encore appelées maladies auto-immunes systémiques).
- Les maladies auto-immunes sont des pathologies multifactorielles, qui résultent de l'interaction complexe entre un terrain génétique à risque et des facteurs environnementaux souvent mal compris.
- Au cours d'une maladie auto-immune, l'existence de lésions d'« organes nobles » doit être recherchée systématiquement, et caractérise une maladie auto-immune « sévère », pouvant engager le pronostic vital et justifiant un traitement « agressif ».
- Le traitement des maladies auto-immunes repose sur des mesures pharmacologiques (immunomodulateurs, immunosupresseurs) associées à des mesures non pharmacologiques (éducation thérapeutique, lutte contre les facteurs de risque cardiovasculaire, prise en charge psychologique et socioprofessionnelle), adaptées à la sévérité de la maladie et aux répercussions sur la qualité de vie du patient.
- Un suivi clinique et biologique régulier est obligatoire, compte tenu de l'évolution de ces pathologies qui comportent des risques de rechute et la possibilité d'effets indésirables potentiellement graves des traitements.

Notions inacceptables

- La présence d'une biologie auto-immune isolée (par exemple, la positivité isolée d'une recherche d'anticorps anti-nucléaires) sans manifestation clinique ou autre manifestation biologique, n'est pas suffisante pour définir une maladie auto-immune à proprement parler.
- Les autoanticorps sont surtout utiles pour établir le diagnostic positif de maladie auto-immune, et seuls certains d'entre eux (par exemple, les anticorps anti-ADN natif et les ANCA) sont utiles pour le suivi des patients.

Réflexes transversalité

UE 7

- Item 189 – Connaître les principaux types de vascularite systémique, les organes cibles, les outils diagnostiques et les moyens thérapeutiques
- Item 190 – Lupus érythémateux disséminé. Syndrome des antiphospholipides
- Item 191 – Artérite à cellules géantes
- Item 198 – Biothérapies et thérapies ciblées

15

Item 189 – UE 7 – Connaître les principaux types de vascularite systémique, les organes cibles, les outils diagnostiques et les moyens thérapeutiques

I. Pour comprendre

A. Définition des vascularites

Le terme vascularite regroupe un ensemble d'affections hétérogènes caractérisées par une atteinte inflammatoire des vaisseaux sanguins artériels, capillaires ou veineux conduisant à une altération de la paroi vasculaire. Il s'agit donc d'affections dont la symptomatologie dépend directement du type et du nombre de vaisseaux atteints par la maladie. On peut décrire les maladies selon la taille des vaisseaux, la pathogénie de la maladie ou l'histologie.

B. Classification des vascularites

Établir une classification universelle est complexe et plusieurs critères peuvent être pris en compte :

- le calibre et le type de vaisseaux touchés ;
- la nature systémique ou localisée ;
- l'association ou non aux anticorps anticytoplasme des polynucléaires neutrophiles (ANCA) ;
- les caractéristiques histologiques de la lésion :
  - nécrose fibrinoïde de la paroi,
  - cellules géantes avec ou sans vascularite nécrosante associée,
  - granulome,
  - vascularites inflammatoires strictes ;
- la nature primitive ou secondaire de la vascularite.

© 2018, Elsevier Masson SAS. Tous droits réservés

Les vascularites secondaires peuvent avoir une cause infectieuse ou médicamenteuse (tableau 15.1). Elles peuvent aussi être secondaires à une autre maladie systémique (polyarthrite rhumatoïde, lupus érythémateux systémique, autres connectivites) ou à une néoplasie.

La nomenclature de Chapel Hill, révisée en 2012, s'est imposée comme le système de classification de référence. Les vascularites sont classées en fonction de la taille des vaisseaux atteints (tableau 15.2 et fig. 15.1).

Tableau 15.1. Vascularites secondaires : principaux agents infectieux, toxiques et médicamenteux en cause (liste non exhaustive).

Agents infectieux		**Médicaments**
Bactéries	Streptocoque Staphylocoque Méningocoque Gonocoque *Haemophilus* *Rickettsia* *Borrelia* Mycobactéries	AINS β-lactamines Minocycline Sulfamides anti-infectieux et hypoglycémiants Allopurinol Hydantoïne Diurétiques (thiazidiques, furosémide, spironolactone) Sulfasalazine Anti-TNFα Hydroxyurée Méthotrexate Phénothiazine Diltiazem Aténolol Captopril
Virus	Hépatites A, B, C VIH CMV EBV	
Parasites	*Plasmodium*	**Toxiques** Cocaïne (liées au lévamisole associé +++)

Tableau 15.2. Nomenclature des vascularites adoptée par la conférence de consensus de Chapel Hill de 2012.

Calibre de vaisseaux	**Dénomination CCCH 2012**		**Autre dénomination**
Gros calibre	Artérites à cellules géantes Artérite de Takayasu		Maladie de Horton
Moyen calibre	Périartérite noueuse Maladie de Kawasaki		
Petit calibre	Liées aux ANCA	Polyangéite microscopique Granulomatose avec polyangéite Granulomatose éosinophilique avec polyangéite	Maladie de Wegener Syndrome de Churg et Strauss
	Liées aux dépôts de complexes immuns	Anticorps anti-membrane basale glomérulaire Cryoglobulinémique À IgA Urticarienne hypocomplémentémique (anti-C1q)	Maladie de Goodpasture Purpura rhumatoïde ou vascularite de Henoch Schönlein
Calibre variable	Maladie de Behçet Syndrome de Cogan		
Touchant un organe	Le nom du système affecté est dans le nom de la maladie	Exemple : vascularite cutanée leucocytoclasique…	

Calibre de vaisseaux	Dénomination CCCH 2012	Autre dénomination
Associées à une maladie systémique	Exemple : vascularite lupique, vascularite rhumatoïde...	
D'étiologie probablement identifiée	Exemple : cryoglobulinémique liée au VHC, aortite syphilitique...	

CCCH : conférence de consensus de Chapel Hill.

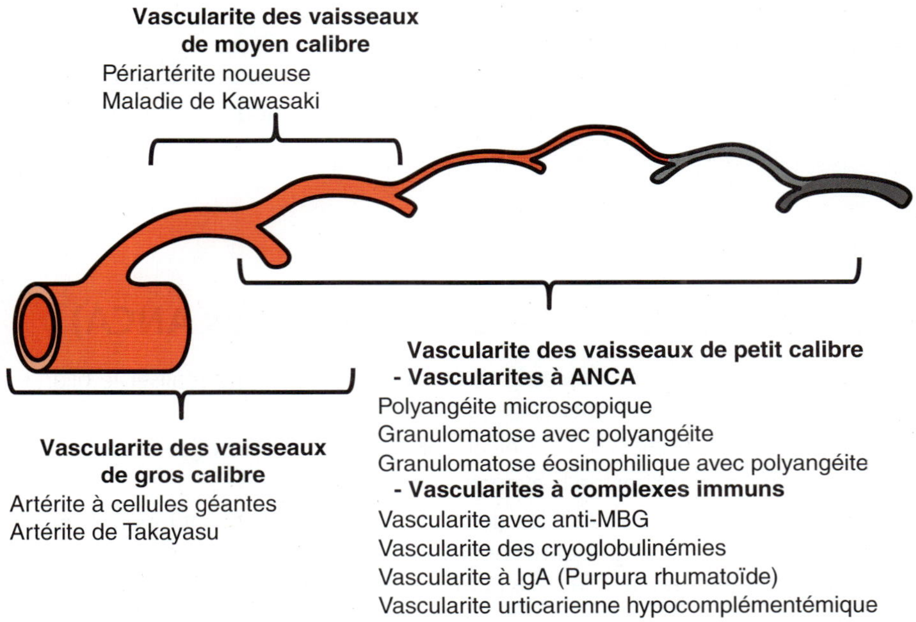

Fig. 15.1. Description topographique en fonction du type de vaisseau atteint des principales vascularites.

II. Quand faut-il évoquer le diagnostic de vascularite ?

Les signes cliniques de vascularite sont polymorphes et dépendent du type de vaisseaux touchés. Cependant, les signes généraux, les signes musculosquelettiques, les lésions cutanées sont observés dans la plupart des vascularites.

Signes généraux

- Asthénie, anorexie et amaigrissement.
- Fièvre parfois marquée.

Signes musculosquelettiques

Les arthralgies et myalgies sont fréquentes, mais les arthrites sont plus rares.

Signes vasculaires systémiques

- Signes cutanés multiples : purpura vasculaire, livedo, ou lésions d'allure urticarienne.
- Manifestations cardiovasculaires : atteintes artérielles distales compliquées de nécrose. Les atteintes cardiaques (myocardite, péricardite) sont plus rares et se voient plus fréquemment au cours de la granulomatose éosinophilique avec polyangéite.
- Manifestations digestives (rares mais sévères) : perforations et hémorragies digestives, en particulier de l'intestin grêle. D'autres localisations digestives, appendiculaires, vésiculaires ou pancréatiques sont possibles, mais plus rares.

- Atteintes neurologiques : neuropathies périphériques (vascularites des vaisseaux de moyen ou de petit calibre) ou atteinte centrale (maladie de Behçet).
- Manifestations pulmonaires : lésions nodulaires (granulomatose avec polyangéite), hémorragie intra-alvéolaire (granulomatose avec polyangéite, polyangéite microscopique, vascularite avec anticorps anti-MBG), et infiltrats pulmonaires non fixés (granulomatose éosinophilique avec polyangéite), atteintes parenchymateuses ou pleurales.
- Atteintes rénales : néphropathie vasculaire (périartérite noueuse) ou glomérulaire (vascularites à ANCA, vascularite avec anticorps anti-MBG, purpura rhumatoïde, vascularite cryoglobulinémique).
- De nombreuses autres manifestations sont possibles : œil (sclérite avant tout, sauf dans la maladie de Behçet où les uvéites sont fréquentes), organes génitaux (orchite)…

Les principales caractéristiques cliniques, histologiques et biologiques par vascularite sont résumées dans le tableau 15.3.

III. Outils diagnostiques

A. Examens biologiques (hors recherche des ANCA)

Devant une symptomatologie évocatrice d'une vascularite, il faut réaliser le bilan suivant plus ou moins complet selon les éléments cliniques d'orientation.

- Syndrome inflammatoire (VS, CRP, électrophorèse des protéines sériques).
- Hémogramme avec recherche d'hyperéosinophilie.
- Explorations hépatiques et rénales (ionogramme sanguin, créatininémie, bandelette urinaire, protéinurie des vingt-quatre heures ou rapport protéine/créatinine urinaire qui est maintenant préféré, recherche d'hématurie glomérulaire).
- Sérologies virales : vascularite viro-induite (hépatites B et C, VIH).
- Recherche de certaines infections bactériennes susceptibles de déclencher une vascularite des petits vaisseaux (streptocoques, staphylocoques, méningocoques, hémophilus, gonocoques, rickettsies, borrélia, mycobactéries…).
- Détection des antinucléaires et de leur typage, des facteurs rhumatoïdes et des anti-CCP dans l'hypothèse d'une vascularite associée à une maladie auto-immune.
- Recherche de cryogloguline, son typage et ses explorations étiologiques.

B. Intérêt des ANCA

Il s'agit d'autoanticorps dirigés contre des antigènes du cytoplasme des polynucléaires neutrophiles. Bien qu'ils aient été décrits au cours d'autres affections (rectocolite hémorragique, maladie de Crohn…), leur spécificité pour le groupe des vascularites nécrosantes systémiques est très élevée, proche de 100 % (tableau 15.4).

La méthode initiale permettant la détection des ANCA est l'immunofluorescence indirecte sur des polynucléaires fixés dans l'alcool.

Deux types de fluorescence sont observés :

- une fluorescence cytoplasmique des polynucléaires, appelée c-ANCA ;
- une fluorescence périnucléaire des polynucléaires, appelée p-ANCA.

Dans un deuxième temps, l'identification des antigènes cibles des ANCA est pratiquée par des tests ELISA. Les deux principaux antigènes connus sont :

- la PR3 (protéinase 3) ;
- la MPO (myélopéroxydase).

Bien qu'une positivation des anticorps puisse précéder une poussée de la maladie (surtout après une négativation sous traitement), il n'a jamais été montré de manière formelle que le titre d'ANCA était corrélé à l'activité clinique de la maladie.

Tableau 15.3. Principales caractéristiques des vascularites.

Vascularite	Histologie	Terrain	Localisation	Atteintes caractéristiques/organes cibles	Anomalies biologiques
Vascularites des vaisseaux de gros calibre					
Artérite à cellules géantes	– Cellules géantes – Granulomes	Sujet âgé (> 50 ans) 1 H/2 F	Territoire céphalique +++	Céphalées bitemporales Hyperesthésie du cuir chevelu Claudication de la mâchoire Pseudo-polyarthrite rhizomélique associée Œil : artérite oblitérante de l'artère ophtalmique ou de ses branches	Syndrome inflammatoire
Artérite de Takayasu	– Cellules géantes – Granulomes	Femme jeune (< 40 ans) Surtout Asie du Sud-Est	Aorte	Crosse aortique : – rétinopathie ischémique, – complications neurologiques – atteinte axillo-sous-clavière (claudication et abolition des pouls aux membres supérieurs) Aorte thoraco-abdominale : HTA rénovasculaire	Syndrome inflammatoire
Vascularite des vaisseaux de moyen calibre					
Périartérite noueuse	– Inflammation – Nécrose	Adulte (40–60 ans) 1 H/1 F	Artères de moyen calibre, parfois artérioles Anévrismes	Peau : livedo Musculosquelettique : arthromyalgies Neurologique : mono- ou polyneuropathie Rein : insuffisance rénale, HTA Digestif	Syndrome inflammatoire Marqueurs sériques de l'hépatite B
Maladie de Kawasaki	– Inflammation	Enfant +++ (< 5 ans)	Artères de moyen calibre (coronaires +++)	Syndrome adéno-cutanéo-muqueux fébrile Cœur : coronarite (anévrismes coronaires) – risque de mort subite	Syndrome inflammatoire
Vascularite des vaisseaux de petit calibre à ANCA					
Polyangéite microscopique	– Inflammation – Nécrose	Adulte (30–60 ans) 1 H/1 F	Artérioles, veinules et capillaires disséminés	Rein : glomérulonéphrite nécrosante segmentaire et focale, avec prolifération extracapillaire Poumon : hémorragie alvéolaire Musculosquelettique Digestif	Syndrome inflammatoire ANCA anti-MPO (60 %)

(Suite)

Tableau 15.3. Suite.

Vascularite	Histologie	Terrain	Localisation	Atteintes caractéristiques/organes cibles	Anomalies biologiques
Granulomatose avec polyangéite	– Granulome – Nécrose	Adulte (40–60 ans) 1,5 H/1 F	Artérioles, veinules, capillaires et artères disséminés	Rein : glomérulonéphrite nécrosante pauci-immune segmentaire et focale associée à une prolifération extracapillaire	Syndrome inflammatoire ANCA anti-PR3 (80 %)
Granulomatose éosinophilique avec polyangéite	– Inflammation (éosinophiles) – Nécrose – Granulome	Adulte (30–50 ans) 1,5 H/1 F	Vaisseaux de petit calibre	Poumon : asthme grave, infiltrats pulmonaires labiles Rein : glomérulonéphrite Vascularite systémique	Syndrome inflammatoire Hyperéosinophilie sanguine ANCA anti-MPO (30–40 %)
Vascularites des vaisseaux de petit calibre avec des complexes immuns					
Vascularite à IgA	– Inflammation – Dépôts d'IgA	Enfant +++ Adulte (1,2 H/1 F)	Artérioles, veinules, capillaires disséminés	Peau : purpura vasculaire Musculosquelettique : arthralgies, arthrites Digestif Rein : néphropathie glomérulaire à dépôts mésangiaux d'IgA	Élévation des IgA sériques inconstante
Vascularite des cryoglobulinémies	– Inflammation – Absence de nécrose fibrinoïde dans la majorité des cas	Adulte	Artérioles, veinules, capillaires disséminés	Peau : purpura vasculaire Rein : néphrite membrano-proliférative Neurologique : neuropathie périphérique	Cryoglobulinémies mixtes, type II (composant monoclonal) ou type III Marqueurs sériques de l'hépatite C Maladie auto-immune associée ou hémopathie lymphoïde B
Vascularites des vaisseaux de taille variable					
Maladie de Behçet	– Inflammation – Thrombose	Sujet jeune (20–40 ans) 1 H/1 F Méditerranéen HLA-B5/B51	Artères et veines de calibre variable, disséminées	Aphtose bipolaire (orogénitale) Thrombophlébites périphériques et/ou cérébrales Peau : érythème noueux, pseudo-folliculite, phénomène de pathergie Musculosquelettique : arthromyalgies, arthrite Neurologique : méningo-encéphalites, myélite	Syndrome inflammatoire très inconstant, avant tout présent dans les formes vasculaires

Tableau 15.4. Cibles antigéniques et maladies associées aux ANCA.

Aspect en immunofluorescence indirecte	Antigène cible	Maladies associées
c-ANCA	Protéinase 3 (PR3)	**Granulomatose avec polyangéite** Polyangéite microscopique
p-ANCA	Myélopéroxydase	**Polyangéite microscopique** **Granulomatose éosinophilique avec polyangéite** Granulomatose avec polyangéite (environ 10 % des GPA) Glomérulonéphrite rapidement progressive pauci-immune Syndrome de Felty Lupus systémique
	Cathepsine G	Rectocolite hémorragique Cholangite sclérosante primitive
	Lactoferrine	Polyarthrite rhumatoïde Lupus systémique

C. Recherche de complications viscérales

Le bilan varie en fonction du type de vascularite suspecté ou diagnostiqué.

En cas de vascularite des gros vaisseaux, l'échographie de l'artère temporale peut avoir un intérêt pour rechercher des signes compatibles avec une artérite à cellules géantes, sous la forme par exemple d'un halo hypoéchogène autour du vaisseau sur une portion de l'artère.

La tomographie par émission de positons (TEP) scan semble prometteuse pour le diagnostic des vascularites des gros vaisseaux : dans l'artérite à cellules géantes, la TEP pourrait avoir une place dans le dépistage des atteintes des gros vaisseaux (aorte,....) qui peuvent atteindre jusqu'à 50 % des patients selon les séries. Des atteintes des artères sous-clavières et axillaires ont ainsi été diagnostiquées par la TEP au 18F-FDG. Néanmoins, l'artérite à cellules géantes pose en théorie le problème de la spécificité des images vasculaires chez des patients souvent âgés, les plaques athéromateuses pouvant capter le 18F-FDG. Par conséquent, cet examen ne doit pas être demandé systématiquement mais doit plutôt être réservé aux cas difficiles, notamment pour rechercher des signes d'artérite des gros troncs.

Dans la maladie de Takayasu, l'âge précoce de survenue rend l'imagerie TEP plus spécifique. Les anomalies observées semblent plus précoces que celles du scanner ou de l'IRM, et diminuent sous traitement.

En cas de vascularite d'un autre type et notamment d'une vascularite avec présence d'ANCA le bilan des complications est plus large et peut comprendre selon les symptômes les explorations suivantes.

- Explorations pulmonaires :
  - radiographie pulmonaire (face et profil);
  - scanner thoracique non injecté;
  - explorations fonctionnelles respiratoires avec DLCO;
  - une fibroscopie bronchique et un lavage bronchiolo-alvéolaire (LBA) seront effectués avec biopsies bronchiques et prélèvements microbiologiques en cas de suspicion d'hémorragie alvéolaire et/ou d'atteinte pulmonaire à l'imagerie. Le LBA mettra en évidence macroscopiquement l'hémorragie alvéolaire (liquide rouge ou rosé) et la quantifiera si nécessaire (score de Golde).
- Explorations ORL :
  - examen spécialisé;
  - scanner ORL pour les patients atteints ou suspects d'être atteints de vascularite associée aux ANCA.

- **Explorations cardiaques** :
  - ECG systématique ;
  - échographie cardiaque transthoracique ;
  - en cas de syndrome de Churg et Strauss et/ou de suspicion d'atteinte cardiaque, d'autres explorations peuvent être utiles (troponine ultrasensible, NT-proBNP, IRM cardiaque).
- **Explorations neurologiques** :
  - électromyogramme à effectuer en cas d'anomalies cliniques ;
  - IRM cérébrale et/ou médullaire, en cas d'anomalies cliniques orientant vers une atteinte neurologique centrale.

D'autres examens peuvent être indiqués en fonction de la présentation clinique (par exemple, examen ophtalmologique, endoscopies digestives en cas de signe d'appel).

D. Confirmation histologique de la vascularite

Elle est souvent nécessaire, sauf si le tableau clinicobiologique est typique.

- La biopsie cutanée est le geste le plus simple.
- La biopsie neuromusculaire se justifie en cas de neuropathie. Une biopsie musculaire peut parfois être suffisante pour aboutir au diagnostic, sans faire prendre le risque au patient de lésions neurologiques.
- La biopsie de l'artère temporale dans l'artérite à cellules géantes.
- La ponction-biopsie rénale est indiquée :
  - s'il existe une protéinurie et une hématurie glomérulaires ;
  - en cas d'hématurie isolée, après avoir écarté une uropathie ;
  - s'il existe une dégradation de la fonction rénale en l'absence de cause identifiable ;
  - conseillée en cas de protéinurie isolée en phase active initiale, en l'absence d'autre cause identifiable (diagnostic différentiel).

À l'inverse, elle n'est pas indiquée en cas de suspicion de PAN (atteinte rénovasculaire, et non glomérulaire). Chez les patients avec atteinte rénale de type glomérulaire et sans ANCA détectable, une artériographie rénale est discutable avant toute biopsie (contre-indication à la biopsie s'il existe des microanévrismes).

IV. Moyens thérapeutiques

Les vascularites sont des urgences thérapeutiques pouvant mettre en jeu le pronostic vital.

Les objectifs du traitement sont :

- obtenir la rémission et la guérison ;
- diminuer le risque de rechute ;
- limiter et réduire les séquelles en rapport avec la maladie ;
- limiter les effets indésirables liés aux médicaments utilisés ;
- améliorer la qualité de vie et maintenir l'insertion socioprofessionnelle.

La stratégie thérapeutique comprend les étapes suivantes :

- éviction des médicaments/toxiques inducteurs ;
- traitement de l'infection causale ou du cancer sous-jacent s'il y a lieu ;
- discuter un traitement anticoagulant/antiagrégant en cas d'autres facteurs de risque associés ;
- débuter rapidement une corticothérapie générale ;

- discuter la prescription d'un immunosuppresseur habituellement associé aux corticoïdes (cyclophosphamide, azathioprine, mycophénolate mofétil, méthotrexate) en traitement de fond d'induction ;
- prévoir un traitement d'entretien (maintien de la rémission) une fois le traitement d'induction terminé (méthotrexate, azathioprine).

Le cyclophosphamide est utilisé en traitement d'induction avec les corticoïdes avant un relais par un autre immunosuppresseur dans les formes sévères, notamment dans les granulomatoses avec polyangéite où la survie moyenne sans traitement est évaluée à 6 mois.

Le succès de l'immunomodulation thérapeutique de certains rhumatismes inflammatoires chroniques, et en particulier de la polyarthrite rhumatoïde, a conduit à leur développement dans d'autres maladies systémiques, et en particulier les vascularites.

Anti-TNF

Les anti-TNFα ne sont pas préconisés pour le traitement des vascularites. Ils sont soit inefficaces (artérite à cellules géantes, vascularites à ANCA) soit à risque de mauvaise tolérance.

Rituximab (anti-CD20)

Le rituximab est validé comme traitement d'induction des vascularites à ANCA, pour lesquelles il représente une alternative au cyclophosphamide sans dispenser d'un traitement d'entretien. L'intérêt du rituximab en traitement d'entretien est aussi établi.

Le rituximab peut également être proposé dans les vascularites cryoglobulinémiques associées au VHC, en cas d'échec du traitement antiviral ou de forme sévère. Le rituximab peut aussi être administré dans les cryoglobulinémies mixtes essentielles, sans que sa place en première intention ou en cas de maladie réfractaire ne soit parfaitement définie.

Tocilizumab (anticorps anti-récepteur à l'IL-6)

Plusieurs études prospectives contrôlées sont actuellement en cours avec le tocilizumab dans l'artérite à cellules géantes.

Immunoglobulines intraveineuses

Les immunoglobulines peuvent être utiles comme traitement adjuvant, notamment en cas d'immunodépression sévère.

Les immunoglobulines intraveineuses sont indiquées dans la maladie de Kawasaki où elles diminuent l'incidence des anévrismes coronariens.

Échanges plasmatiques

Les échanges plasmatiques sont indiqués en cas d'insuffisance rénale sévère et peut-être en cas d'hémorragie alvéolaire.

Dans la périartérite noueuse liée au VHB, l'association d'une brève corticothérapie, d'échanges plasmatiques et d'un traitement antiviral donne d'excellents résultats thérapeutiques.

Points clés

- Les vascularites sont des affections rares mais potentiellement sévères et curables.
- Il faut savoir y penser devant toute manifestation systémique associant des signes généraux, articulaires, cutanés et viscéraux.
- Chaque vascularite a des spécificités liées à la topographie de l'atteinte vasculaire.
- Le diagnostic est clinicobiologique. La biopsie et la détection des ANCA sont utiles.
- Le traitement repose sur les corticoïdes et les immunosuppresseurs.
- Le rituximab est efficace dans le traitement d'induction et d'entretien des vascularites à ANCA.

Notions indispensables et inacceptables

Notions indispensables

- Il est indispensable de rechercher une complication viscérale devant toute vascularite notamment rénale.
- Le traitement doit être précoce : il s'agit d'une urgence thérapeutique.
- Le traitement doit être prolongé : il existe un risque de rechute fréquent.
- Connaître les spécificités clinicobiologiques des différentes vascularite est indispensable.

Notions inacceptables

- Oublier l'analyse rénale devant une vascularite à ANCA est inacceptable.
- Oublier d'évoquer une vascularite devant l'association de signes généraux marqués et d'un syndrome inflammatoire biologique est inacceptable.

Réflexes transversalité

UE 4

- Item 80 – Anomalie de la vision d'apparition brutal

UE 7

- Item 181 – Syndrome inflammatoire biologique
- Item 186 – Fièvre prolongée
- Item 198 – Biothérapie
- Item 214 – Hyperéosinophilie

UE 11

- Item 343 – Insuffisance rénale aiguë. Anurie

Item 190 – UE 7 – Lupus érythémateux systémique[6]

Objectifs pédagogiques

Nationaux

- Diagnostiquer un lupus érythémateux systémique.
- Décrire les principes du traitement et de la prise en charge au long cours.

COFER

- Savoir reconnaître les signes cliniques et biologiques, les examens complémentaires utiles à la confirmation du diagnostic de lupus érythémateux systémique (LES).
- Connaître les objectifs, les moyens médicamenteux et non médicamenteux et les grandes indications thérapeutiques en fonction de la sévérité du LES.
- Connaître les principaux éléments utiles au suivi, à la surveillance de l'efficacité et de la tolérance du traitement du LES.
- Savoir reconnaître la présence d'un syndrome des antiphospholipides associé au LES.
- Connaître les particularités de la contraception et de la grossesse chez une patiente lupique.

I. Introduction

Le lupus érythémateux systémique (LES), anciennement lupus érythémateux disséminé, représente l'archétype des maladies auto-immunes systémiques. Son expression clinique est très hétérogène avec deux types de tableaux cliniques : des formes bénignes et fréquentes cutanéo-articulaires et des formes plus rares et sévères avec atteintes viscérales. Sur le plan biologique, la pathologie se caractérise par une hypergammaglobulinémie polyclonale souvent retrouvée au diagnostic, ainsi que la présence d'autoanticorps dirigés contre des antigènes d'origine nucléaire.

6. Ce chapitre a été actualisé avec de nouvelles données de la littérature médicale et en s'appuyant sur le nouveau Protocole national de diagnostic et de soins (PNDS) du lupus systémique (Consultable sur : https://www.has-sante.fr/portail/upload/docs/application/pdf/2017-03/dir1/pnds_-_lupus_systemique.pdf).

© 2018, Elsevier Masson SAS. Tous droits réservés

II. Épidémiologie

Le LES est la maladie systémique la plus fréquente après le syndrome de Gougerot-Sjögren. La prévalence du LES dans la population générale française en 2010 était de 41 cas pour 100 000 habitants (donc inférieure au seuil de 1/2 000 définissant les maladies rares) avec un taux d'incidence de 3 à 4 nouveaux cas annuels pour 100 000 habitants. Il existe une surprévalence aux Antilles (94/100 000 en Guadeloupe et 127/100 000 en Martinique).

Il affecte neuf femmes pour un homme et survient préférentiellement au cours des 2e et 3e décennies. Il existe une distribution raciale et géographique de la maladie. Les populations noires et asiatiques des États-Unis ou vivant dans les territoires des Caraïbes ont une prévalence de lupus plus forte que les sujets blancs. *A contrario*, les populations noires vivant en Afrique ont une prévalence faible de la maladie.

Le lupus peut s'associer à une autre maladie auto-immune systémique (surtout le syndrome de Gougerot-Sjögren) ou spécifique d'organes (thyroïdite, maladie de Biermer, etc.), ou à un syndrome des antiphospholipides. Ces associations peuvent parfois compliquer le diagnostic et surtout la prise en charge.

III. Pathogénie

Les mécanismes physiopathologiques exacts restent méconnus et font intervenir des facteurs génétiques, environnementaux et immunologiques. Il s'ensuit une réponse auto-immune dirigée contre des antigènes d'origine nucléaire, responsable d'une activation chronique du système immunitaire.

A. Mécanismes lésionnels

Le LED est une maladie auto-immune, ce qui suggère un dérèglement du fonctionnement du système immunitaire. Globalement, on observe une hyperactivité du système immunitaire humoral et cellulaire qui se traduit par une cascade d'événements inflammatoires à l'origine de la production de différents autoanticorps et de diverses lésions tissulaires. La plus grande fréquence de lésions de certains organes s'explique probablement par différents mécanismes :

- dépôts non spécifiques de complexes immuns circulants dans certains organes prédisposés (rein, peau, tissu synovial);
- formation « locale » de dépôts de complexes immuns intratissulaires, dirigés contre des autoantigènes tissulaires spécifiques de certains organes (rein, peau, etc.).

B. Facteurs étiologiques

1. Facteurs génétiques

La fréquence des lupus familiaux varie de 4 à 12 % selon les séries. Le taux de concordance (proportion de second jumeau atteint quand le premier est malade), constitue un argument de poids en faveur d'une composante génétique. Ce taux varie de 24 à 56 % chez les jumeaux monozygotes alors qu'il n'est que de 2 à 4 % chez les jumeaux dizygotes suggérant l'importance d'autres facteurs tels que les facteurs hormonaux et environnementaux. Il est aussi intéressant de noter que, dans certaines familles, si l'on ne retrouve pas d'authentique lupus, plusieurs autres membres de la famille sont atteints d'autres maladies auto-immunes – polyarthrite rhumatoïde, syndrome de Gougerot-Sjögren, thyroïdite –, ce qui suggère qu'il n'y a pas de gène totalement spécifique d'une maladie auto-immune.

2. Facteurs immunologiques

L'ensemble des acteurs du système immunitaire a, un jour ou l'autre, été incriminé dans la physiopathologie du lupus. On retiendra :

- un défaut de clairance des corps apoptotiques et des complexes immuns circulants ;
- une activation inappropriée du réseau des cellules dendritiques (cellules présentatrices d'antigènes professionnelles) ;
- une sécrétion inappropriée d'interféron-alpha ;
- une participation des lymphocytes T, et notamment des lymphocytes T folliculaires (qui activent les lymphocytes B) et des lymphocytes T régulateurs (incapables de contrôler l'activation du système immunitaire) ;
- une perte de tolérance des lymphocytes B vis-à-vis d'antigènes du soi, aboutissant à une production d'autoanticorps dirigés contre des antigènes d'origine nucléaire. Les lymphocytes B se comportent également comme des cellules présentatrices d'antigènes, capables d'activer les lymphocytes T. De plus, ces cellules, une fois activées, produisent des cytokines pro-inflammatoires qui participent à l'inflammation locale. Pour toutes ces raisons, les lymphocytes constituent actuellement une des principales cibles des thérapeutiques en cours de développement dans le lupus systémique.

3. Facteurs d'environnement

La photo-exposition solaire est un facteur de risque reconnu de LES. Les rayons ultraviolets sont capables d'induire des lésions cutanées mais également des poussées évolutives de la maladie. Le tabac, du fait de ses actions pro-inflammatoires, est considéré comme un facteur de risque de lupus. L'imputabilité des agents transmissibles a été évoquée sur diverses données épidémiologiques. Parmi les agents viraux, il existe des arguments en faveur de l'imputabilité de l'Epstein-Barr virus, du cytomégalovirus et du parvovirus B19.

Enfin la prise de certains médicaments peut induire *de novo* des manifestations cliniques et biologiques de lupus. Plus de 120 médicaments différents ont été impliqués dans les lupus médicamenteux (*cf.* § V.A. Lupus médicamenteux).

4. Facteurs endocriniens

L'imputabilité des œstrogènes a été évoquée devant la forte prévalence de la maladie chez la femme jeune et la notion de poussées au cours de la grossesse. Pendant des années, l'utilisation d'œstroprogestatifs était déconseillée chez la patiente lupique par crainte d'une exacerbation de la maladie. Deux essais cliniques randomisés n'ont pas validé la toxicité des œstrogènes mais des études observationnelles contradictoires incitent toujours à une certaine prudence quant à leur utilisation au cours du lupus, notamment chez les patients présentant un syndrome des antiphospholipides associé ou des facteurs de risque vasculaire.

IV. Quand faut-il évoquer le diagnostic de lupus ?

Le diagnostic initial peut être difficile mais il doit être fait précocement car certaines manifestations viscérales peuvent mettre en jeu le pronostic vital ⚠. Le début d'un LES peut être progressif, marqué par l'apparition successive de plusieurs signes cliniques, ou assez brutal, déclenché par une exposition solaire, une grossesse, un épisode infectieux, un traumatisme psychique ou physique ou la prise d'un médicament.

Les critères de l'ACR (*American College of Rheumatology*), et ceux plus récent du groupe SLICC (*Systemic Lupus International Collaborating Clinics*) font désormais référence pour classer la maladie lupique. Les critères ACR nécessitent la présence de quatre critères, présents soit de façon simultanée soit successive, parmi onze critères (tableau 16.1). Les critères SLICC permettent la classification de la maladie lupique en présence là aussi de quatre critères dont un clinique et un immunologique parmi une liste de manifestations (tableau 16.2) **ou**, fait nouveau, en présence d'une néphrite lupique confirmée histologiquement, associée à des autoanticorps caractéristiques. Ces différents critères (ACR et SLICC) sont complémentaires.

Il ne faut pas perdre de vue que toutes ces listes de critères ont un défaut essentiel : il s'agit de critères de classification et non pas de critères diagnostiques. Leur utilisation comme outil diagnostique leur fait perdre leur sensibilité essentiellement au moment du diagnostic et de la présentation initiale. Il faut en effet parfois attendre de longues années pour voir apparaître le dernier critère permettant de classer « correctement » le patient. Ils ne sont donc pas utilisés en pratique courante mais résument les éléments les plus fréquemment retrouvés, permettant un diagnostic positif.

Tableau 16.1. Critères de classification de l'ACR.

– Érythème facial en aile de papillon – Lupus discoïde – Photosensibilité – Ulcération buccale ou nasopharyngée – Arthrite non déformante, atteinte d'une ou plusieurs articulations périphériques avec douleurs à la mobilisation, sensibilité, épanchement ou gonflement des parties molles sans déformation – Pleurésie ou péricardite (sérite) – Atteinte rénale : protéinurie persistante > 0,5 g/24 heures ou cylindres urinaires – Atteinte neurologique : psychose ou convulsion (en l'absence de cause médicamenteuse et/ou métabolique)	
Atteinte hématologique	– Leucopénie < 4 000 à deux reprises – Thrombopénie < 100 000 (en l'absence de drogue cytopéniante) – Lymphopénie < 1 500 à deux reprises – Anémie hémolytique
Anomalies immunologiques	– Présence d'anti-ADN à un taux significatif – Présence d'anti-Sm – Présence d'anticorps antiphospholipides : soit une sérologie syphilitique dissociée positive à 2 déterminations à 6 mois d'écart, soit un anticoagulant circulant de type lupique ou un titre anormal d'anticorps anti-cardiolipine et IgG et/ou IgM
Taux anormal d'anticorps anti-noyaux identifié par immunofluorescence ou une autre technique, persistant et en l'absence de médicaments inducteurs	

Source : American College of Rheumatology *1982, critères modifiés en 1997.*

Tableau 16.2. Critères de classification SLICC.

	Critères de classification du LES	Détails
Critères cliniques	Lupus cutané aigu ou subaigu	– Rash malaire – Lupus bulleux – Nécrolyse épidermique toxique – Rash maculopapuleux – Rash dans le cadre d'une photosensibilité – Lésion psoriasiforme – Lésion annulaire polycyclique
	Lupus cutané chronique	– Rash discoïde – Lésion verruqueuse – Panniculite lupique – Lupus tumidus – Lupus engelure – Lésion type lichen plan

	Lésion muqueuse orale ou nasale	– Palais, bouche, langue ou nez
	Alopécie non cicatricielle	– Lésion diffuse avec des cheveux cassés visibles
	Synovites ≥ 2 articulations Ou douleur ≥ 2 articulations + dérouillage matinal	
	Sérite	– Pleurésie ≥ 1 jour – Péricardite ≥ 1 jour
	Atteinte rénale	– Protéinurie > 0,5 g/24 h – Ou hématurie
	Atteinte neurologique	– Épilepsie, psychose, mononévrite, myélite, neuropathie périphérique, état confusionnel aigu
	Anémie hémolytique	
	Leucopénie	– Leucocytes < 4 000/mm^3 – Ou lymphocytes < 1 000/mm^3
	Thrombopénie	< 100 000/mm^3
Critère immunologique	Autoanticorps ou anomalie de certaines fractions du complément	– Anticorps anti-noyaux > norme du laboratoire – Anticorps anti-ADN double brin > norme du laboratoire – Anti-Sm – Anticorps antiphospholipides – Complément abaissé – Test de Coombs direct positif

A. Circonstances cliniques évocatrices

1. Signes généraux (50 à 80 % des cas)

Au cours de l'évolution de la maladie, il est fréquent d'observer des signes généraux (fièvre, asthénie, anorexie). Il s'agit souvent de signes d'évolutivité de la maladie.

2. Manifestations articulaires et osseuses (60 à 90 % des cas)

Les manifestations articulaires et osseuses sont fréquentes, polymorphes et souvent inaugurales. Il s'agit d'arthralgies migratrices des petites articulations (doigts et poignets) (25 %), assez souvent d'arthrites (65 % des cas) avec parfois un véritable tableau de polyarthrite symétrique et distale (encadré 16.1) intéressant principalement les genoux, le carpe, et les articulations des doigts, notamment les articulations interphalangiennes proximales. Les atteintes

Encadré 16.1

Caractéristiques cliniques permettant de différencier les manifestations articulaires du LES de celles de la polyarthrite rhumatoïde

- Le caractère migrateur et fugace des arthralgies/arthrites.
- Un dérouillage matinal plus court que celui observé dans la polyarthrite rhumatoïde.
- Une discordance importante entre l'intensité des douleurs et parfois le manque de signes objectifs retrouvés à l'examen clinique.
- Le caractère non destructeur. Toutefois, l'atteinte des structures périarticulaires peut être responsable de déformations à type de subluxation des articulations métacarpophalangiennes, de déviation ulnaire, et de laxité articulaire.

proximales et axiales sont plus inhabituelles. L'analyse du liquide articulaire est difficile. En effet, les épanchements sont rares et de toute façon peu abondants. Le liquide est faiblement inflammatoire. Exceptionnellement, on observe des déformations liées à une subluxation des tendons des doigts dénommée rhumatisme de Jaccoud (fig. 16.1). Une des particularités sémiologiques de cette atteinte est la réductibilité des déformations. Des ténosynovites (surtout des fléchisseurs des doigts) sont possibles. Les monoarthrites sont rares et doivent faire évoquer une complication infectieuse

D'autres manifestations rhumatologiques sont retrouvées chez les patients.

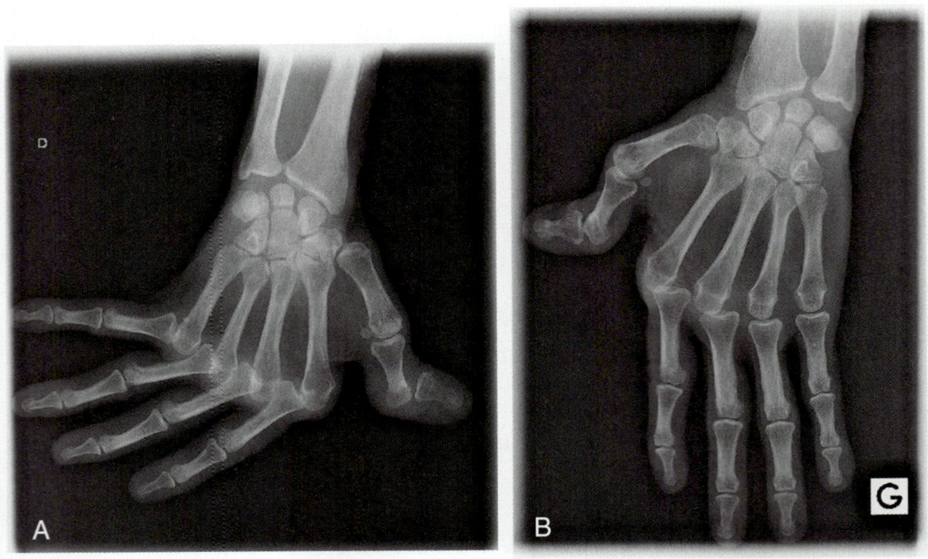

Fig. 16.1. **A et B. Lupus érythémateux disséminé. Arthropathie lupique avec main de Jaccoud.**

a. Myalgies

Les plaintes à type de myalgies et de faiblesse musculaire sont fréquentes et peuvent même être le motif initial de consultation. En revanche, les atteintes plus sévères comme les myosites ou les atrophies musculaires sont rares. Ce type d'atteinte est associé fréquemment à la présence d'anticorps anti-RNP. La prise de corticoïdes et d'hydroxychloroquine peut aussi être responsable d'une symptomatologie musculaire. Dans ce cas, les enzymes musculaires restent à des concentrations normales et l'arrêt de ces traitements améliore les symptômes.

b. Atteintes osseuses

Il s'agit essentiellement d'ostéonécroses aseptiques (tête fémorale, tête humérale) qui sont habituellement induites par la corticothérapie. Elles restent rares (5 % des cas). Elles sont fréquemment bilatérales et souvent asymptomatiques. Le rôle des anticorps antiphospholipides est discuté.

En outre, les patients lupiques sont plus à risque de déminéralisation osseuse qu'une population de sujets sains de même âge, du fait de l'activité de la maladie, de la carence en vitamine D (favorisée par l'éviction solaire), de l'apparition d'une ménopause précoce (favorisée par l'utilisation de médicaments cytotoxiques) et surtout de la prise de corticoïdes.

Les patients atteints de lupus présentent aussi un risque accru de fracture, lié à la déminéralisation osseuse.

3. Atteintes cutanéomuqueuses (60 à 75 % des cas)

Au cours de la forme systémique du lupus, c'est les lésions de lupus érythémateux aigu qui sont le plus souvent rencontrées. Toutefois, plus rarement, des lésions de lupus érythémateux subaigu ou chronique peuvent aussi être observées.

Les lésions cutanées sont parfois déclenchées ou aggravées par l'exposition solaire, ce qui explique leur localisation caractéristique dans les zones photo-exposées (visage, décolleté, mains). Si l'atteinte du visage est caractéristique, il existe de nombreuses autres localisations assez polymorphes dont la fréquence est variable :

- une éruption érythémato-œdémateuse ou squameuse en *vespertilio* (ou en « aile de chauve-souris ») (fig. 16.2) touchant les joues et le nez, respectant relativement les sillons nasogéniens, s'étendant souvent sur le front, les orbites, le cou, dans la zone du décolleté (90 % des cas);
- des plaques érythémato-squameuses des zones photo-exposées. Sur le dos des mains, les lésions lupiques atteignent surtout les zones interarticulaires qui, à l'inverse, sont respectées dans la dermatomyosite (10 à 60 % des cas);
- une photosensibilité (15 à 50 % des cas);
- les lésions des muqueuses sont le fait de lupus actif et sont caractérisées cliniquement par leur caractère érosif, et sont localisées préférentiellement sur les gencives, le palais, les joues ou les lèvres (1 à 30 %);
- une alopécie en plaques ou, plus rarement, diffuse et complète. Dans la plupart des cas, il s'agit d'une chute modérée de cheveux au brossage quotidien;
- des lésions discoïdes à limites nettes avec un centre atrophique (lupus chronique discoïde) (fig. 16.3). D'autres lésions de lupus chronique (lupus tumidus, lupus engelure et panniculite ou lupus profond) peuvent aussi être rencontrées. Ces formes sont le plus souvent purement cutanées mais peuvent être associées à la forme systémique du lupus dans 10 % des cas;
- des lésions de vascularite se manifestant par un purpura, rarement par une nécrose ou des lésions infiltrées urticariennes (5 à 20 % des cas);
- un acrosyndrome avec parfois un authentique phénomène de Raynaud (30 % des cas) exceptionnellement compliqué de troubles trophiques;
- des lésions évoquant un syndrome des antiphospholipides : livedo, ulcère veineux pseudo-phlébitique, hémorragie sous-unguéale (moins de 10 % des cas).

La biopsie cutanée permet la recherche en immunofluorescence de dépôts de complexes immuns (IgG, IgM) et de complément (C1q, C3) à la jonction dermoépidermique en peau lésée, mais aussi en peau saine (test de la bande lupique). Néanmoins, cette biopsie n'est justifiée que quand les lésions cutanées sont atypiques.

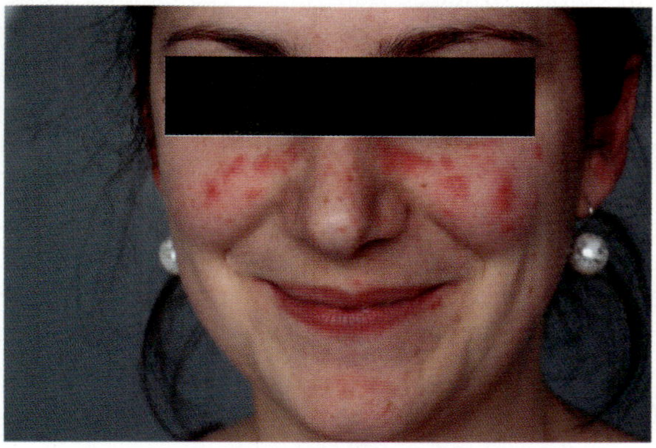

Fig. 16.2. Lupus érythémateux aigu. Éruption en *vespertilio*.

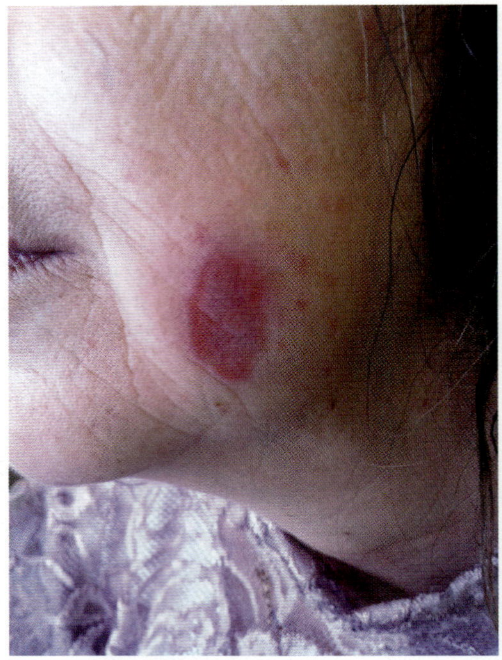

Fig. 16.3. **Lupus discoïde.**

4. Atteintes rénales (30 à 50 % des cas)

La néphropathie lupique constitue une atteinte classique du LES intéressant 30 à 60 % des patients au cours de l'évolution de la pathologie, souvent dans les 6 à 36 premiers mois. Elle se caractérise le plus souvent par une atteinte glomérulaire responsable d'une élévation de la protéinurie sans modification initiale de la créatininémie. Les patients pédiatriques et les adultes non caucasiens sont plus fréquemment atteints.

Cette atteinte rénale est fréquemment asymptomatique ce qui explique quelques fois son diagnostic tardif et justifie un dépistage systématique lors du diagnostic de lupus et régulièrement au cours du suivi. Certains signes cliniques (asthénie importante, œdèmes des membres inférieurs, hypertension artérielle) doivent toutefois alerter le clinicien. Le contrôle de l'atteinte rénale nécessite donc une mesure régulière de la tension artérielle, un dosage de la créatininémie, et surtout la recherche d'une protéinurie.

La bandelette urinaire est un test de dépistage simple et peu coûteux. On propose aussi désormais un simple dosage du rapport protéinurie/créatininurie sur un échantillon (pathologique si $\geq 0,5$ g/g) comme outil de dépistage. Ces examens ont l'avantage d'être facilement réalisables, au décours immédiat de la consultation, et permettent ainsi d'éviter tout problème d'observance avec des bilans sur 24 heures rarement réalisés par les patients. En cas de positivité, il est nécessaire de compléter par un ECBU pour confirmer l'hématurie, rechercher une leucocyturie et infirmer l'infection urinaire, mais aussi par une mesure de la protéinurie sur 24 h. Une hématurie isolée n'est, en revanche, pas une indication à une biopsie rénale.

La biopsie rénale est justifiée dès qu'il existe des anomalies biologiques urinaires inexpliquées (encadré 16.2). L'étude immunohistologique (en microscopie optique et immunofluorescence) permet d'identifier différents tableaux de gravité variable définis par une classification de l'OMS (fig. 16.4) :

- lésions glomérulaires minimes (type 1);
- glomérulonéphrite mésangiale (type 2);
- glomérulonéphrite proliférative segmentaire et focale (type 3);

Encadré 16.2

Indication de la biopsie rénale

Au diagnostic

- En cas d'insuffisance rénale, la biopsie ne se discute pas.
- Protéinurie supérieure à 500 mg/24 h (en dehors d'un contexte d'infection urinaire). Toutefois, l'indication d'une biopsie rénale face une protéinurie dans le lupus ne se résume pas à un seuil. Une apparition brutale ou une augmentation sont des éléments qui doivent conduire à sa réalisation.

Au cours du suivi

L'intérêt d'une deuxième biopsie rénale est discutable. En effet, le meilleur indicateur d'une bonne survie rénale à long terme semble être la réponse précoce au traitement évaluée sur des données cliniques et biologiques (notamment l'amélioration des chiffres de protéinurie).

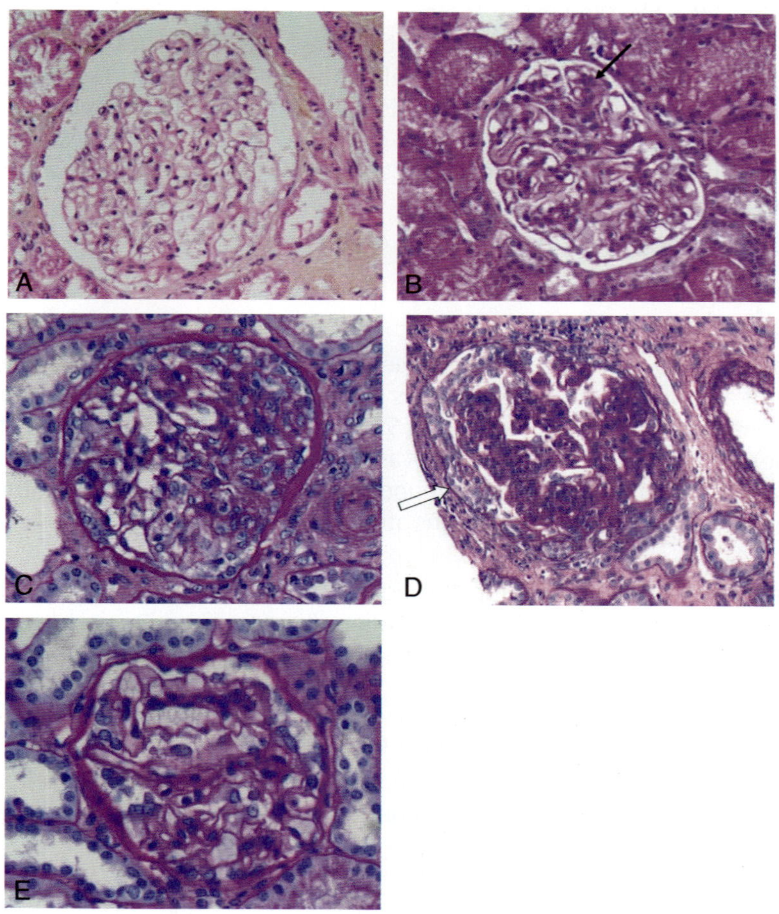

Fig. 16.4. Néphrite lupique.

A. Classe 1. B. Classe 2. C. Classe 3 avec prolifération endocapillaire segmentaire. D. Classe 4 avec prolifération endocapillaire diffuse et extracapillaire. E. Classe 5 : forme non exsudative et non proliférante.

- glomérulonéphrite proliférative diffuse (forme la plus sévère) (type 4);
- glomérulonéphrite extramembraneuse (type 5);
- glomérulonéphrite avec sclérose diffuse (type 6).

La différence sur un seul glomérule entre la classe 3 et 4 n'est pas visible puisqu'elle est basée sur le pourcentage de glomérules atteints.

L'atteinte tubulo-interstitielle isolée est rare et volontiers associée aux lésions glomérulaires. La présence de thrombi intravasculaires doit faire rechercher la présence d'anticorps antiphospholipides.

5. Manifestations cardiovasculaires

a. Manifestations cardiaques (10 à 30 % des cas)

L'atteinte cardiaque du lupus peut affecter les trois tuniques cardiaques ainsi que les coronaires.

La *péricardite* est la complication la plus fréquente, souvent asymptomatique, révélée par l'échographie. La tamponnade est rare mais possible.

La myocardite, rare (5 à 15 % des cas), ne se traduit souvent que par des signes électriques. Les risques de troubles du rythme et/ou de la conduction ou d'insuffisance cardiaque sont faibles (moins de 10 % des cas).

Des lésions de l'endocarde peuvent être observées. Elles sont liées à la présence de lésions nodulaires sur les valves cardiaques, de préférence la valve mitrale. Les prolapsus de la valve mitrale sont observés chez 25 % des patients. La prolifération de ces lésions confère aux valves un aspect verruqueux désigné sous le nom d'endocardite de Libman-Sacks dont le risque est la fuite valvulaire, les emboles systémiques et la greffe oslérienne. Cette atteinte est associée à la présence d'antiphospholipides.

Pour toutes ces raisons, la réalisation d'une échographie et d'un ECG doit être systématique.

b. Athérosclérose

Il existe, au cours du LES, une athérosclérose accélérée à l'origine d'une morbi-mortalité significativement augmentée. Parmi les femmes jeunes, le risque relatif de développer une pathologie coronarienne (angor ou infarctus) est 55 fois plus élevé (comparativement à des sujets du même âge). Les facteurs de risque cardiovasculaire habituels sont largement retrouvés parmi les populations lupiques et peuvent être induits ou aggravés par la corticothérapie. Le lupus lui-même participe à la genèse des lésions athéromateuses du fait de l'inflammation chronique systémique.

La prise en charge d'un patient lupique doit donc consister en un dépistage rigoureux des facteurs de risque cardiovasculaire et l'utilisation d'une corticothérapie à la dose la plus faible possible, et pour une période la plus courte possible.

c. Atteintes vasculaires (1 à 15 % des cas)

Les vascularites lupiques, qui n'ont aucune spécificité histologique, peuvent toucher les vaisseaux de presque tous les calibres. C'est une complication rare au cours du lupus.

d. Syndrome des antiphospholipides (30 % des cas)

Les thromboses veineuses, artérielles ou microvasculaires répétées caractérisent le syndrome des antiphospholipides (SAPL). Ce syndrome, observé dans 20 à 30 % des lupus, peut être particulièrement sévère (embolie pulmonaire, nécrose d'origine artérielle). (tableau 16.3).

Les critères de SAPL sont remplis si au moins un critère clinique et un critère biologique sont présents.

Lorsque ce tableau est isolé, il s'agit d'un SAPL primaire. Il peut toutefois précéder le tableau lupique de plusieurs années. Dans 50 % des cas environ, il existe une maladie auto-immune associée, principalement un lupus, qui vient étoffer le tableau clinique.

Tableau 16.3. Critères internationaux de classification du syndrome des anticorps antiphospholipides.

Critères cliniques
Thrombose vasculaire Au moins un épisode thrombotique artériel, veineux ou des petits vaisseaux, touchant tout tissu ou organe. La thrombose doit être confirmée par un critère objectif et validé (aspect typique à l'imagerie ou lors de l'examen anatomopathologique ; la thrombose doit être présente sans qu'il y ait une inflammation vasculaire sous-jacente)
Morbidité obstétricale – Survenue d'au moins une mort fœtale inexpliquée, avant la 10e semaine de grossesse, avec morphologie fœtale normale documentée par une échographie ou par examen macroscopique – Survenue d'au moins une naissance prématurée avant la 34e semaine de grossesse, d'un fœtus morphologiquement normal, en rapport avec la survenue d'une éclampsie ou d'une pré-éclampsie sévère, ou avec démonstration d'une insuffisance placentaire – Survenue d'au moins 3 fausses couches consécutives et inexpliquées avant la 10e semaine de grossesse, après exclusion d'une anomalie anatomique ou hormonale maternelle, et d'une anomalie chromosomique maternelle ou paternelle
Critères biologiques
Lupus anticoagulant présent à au moins 2 reprises, à 12 semaines d'intervalle, détection selon les recommandations de *l'International Society of Thrombosis and Hemostasis*
Anticorps anti-cardiolipine (IgG et/ou IgM) présents à au moins 2 reprises, à un titre intermédiaire ou élevé (> 40 UGPL ou MPL, ou > 99e percentile), mesuré par une technique ELISA standardisée
Anticorps anti-bêta-2-GPI (IgG ou IgM) présents à un titre > au 99e percentile, à au moins 2 reprises, à 12 semaines d'intervalle selon une technique ELISA standardisée

Source : Miyakis S, Lockshin MD, Atsumi T, Branch DW, Brey RL, Cervera R et al. International consensus statement on an update of the classification criteria for definite antiphospholipid syndrome (APS). J Thromb Haemostasis 2006 ; 4 : 295-306.

6. Atteintes pleuropulmonaires (15 à 40 % des cas)

L'atteinte pulmonaire est fréquente au cours du lupus. Il s'agit le plus souvent de pleurésies souvent sérofibrineuses (15 à 40 % des cas). Une douleur thoracique, une toux et/ou une dyspnée peuvent être un signe d'atteinte. L'atteinte est souvent discrète, l'épanchement modéré mais parfois bilatéral. La ponction pleurale ramène un liquide exsudatif, riche en cellules mononucléées.

Les autres atteintes pulmonaires (atteintes interstitielles) sont exceptionnelles (1 à 10 % des cas). Elles doivent faire évoquer une origine infectieuse (tuberculose, pneumocystose) chez des patients immunodéprimés.

Une hypertension artérielle pulmonaire secondaire post-embolique ou primitive peut être parfois observée.

7. Manifestations neuropsychiatriques (20 à 50 % des cas)

Les manifestations neurologiques et psychiatriques rapportées au cours du LES ont une prévalence estimée entre 10 et 80 % selon les critères choisis. Il existe en effet une grande variabilité dans l'identification de ces critères ce qui a conduit l'ACR à définir 19 items pouvant correspondre à une atteinte neurologique ou psychiatrique lupique (tableau 16.4). Certains items tels que les migraines restent cependant très aspécifiques.

Au cours du lupus, ces manifestations peuvent être de deux ordres : liées à une atteinte directe de la maladie ou secondaires à des facteurs rattachés au lupus tels que les traitements (corticothérapie), les complications cardiovasculaires, l'hypertension artérielle ou les manifestations fonctionnelles en rapport avec la personnalité du patient et le vécu de la maladie. Devant ces tableaux neurologiques ou psychiatriques, il est donc parfois difficile de rattacher les symptômes au lupus. Le bilan immunologique peut éventuellement orienter. L'analyse du liquide cérébrospinal n'est pathologique que dans un tiers des cas, retrouvant dans ce contexte une protéinorachie modérée et parfois une pléiocytose. L'imagerie par résonance magnétique reste l'examen clé devant toute suspicion d'atteinte centrale.

Tableau 16.4. Manifestations neuropsychiatriques du lupus érythémateux systémique d'après les recommandations de l'ACR.

Centrale	Périphérique
– Méningite aseptique – Pathologie cérébrovasculaire – Atteinte démyélinisante – Céphalées – Mouvements anormaux – Convulsions – Myélopathie – Confusion aiguë – Anxiété – Troubles cognitifs – Troubles de l'humeur – Psychose	– Syndrome de Guillain-Barré – Dysautonomie – Mononévrite simple/multiple – Myasthénie – Neuropathie des nerfs crâniens – Plexopathie – Polyneuropathie

Source : The American College of Rheumatology nomenclature and case definitions for neuropsychiatric lupus syndromes. Arthritis Rheum 1999; 42(4) : 599-608.

8. Manifestations ganglionnaires et spléniques (10 à 50 % des cas)

Des adénopathies juxta-centrimétriques et non douloureuses sont retrouvées chez approximativement 50 % des patients lupiques. De même, une splénomégalie est retrouvée chez 10 à 46 % des patients lupiques, principalement lors des phases d'activité de la maladie. L'analyse histologique est parfois nécessaire à visée diagnostique et permet notamment d'éliminer un lymphome. Elle met en évidence des aires d'hyperplasie folliculaire et de nécrose (fig. 16.5).

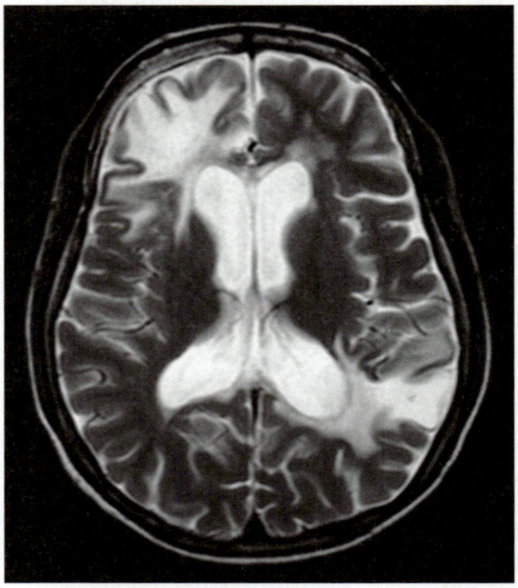

Fig. 16.5. Neurolupus.
Imagerie par résonance magnétique (séquence T2). Hypersignaux importants de la substance blanche.

9. Atteintes digestives et hépatiques

L'atteinte la plus caractéristique est la péritonite lupique mais elle est très rare (moins de 10 % des cas), parfois révélatrice. Les douleurs abdominales, les troubles du transit et les ulcères sont classiquement secondaires aux traitements médicamenteux.

L'atteinte hépatique est fréquente avec une hépatomégalie rapportée dans 10 à 30 % des cas et des perturbations du bilan hépatique dans près de 60 % des cas. Les hépatites auto-immunes et l'hépatite lupoïde affectent moins de 2 % des patients.

Il n'y a pas d'atteinte intestinale spécifique du lupus mais des ulcérations, des perforations ou des hémorragies ont été observées, liées soit à une atteinte vasculaire (vascularite mésentérique), soit au traitement (AINS, corticoïdes).

Exceptionnellement, des thromboses veineuses hépatiques ou mésentériques sont possibles dans le cadre du syndrome des antiphospholipides.

10. Atteintes oculaires

Des atteintes oculaires à type de rétinite (5 à 20 % des cas) ou d'atteinte des nerfs oculomoteurs ou du nerf optique existent.

Un syndrome sec oculaire peut être rapporté dans le cadre d'une association avec un syndrome de Gougerot-Sjögren.

Enfin, il existe un risque de toxicité oculaire de l'hydroxychloroquine (et de la chloroquine) qui constitue le pilier de la prise en charge thérapeutique du LES.

B. Signes biologiques évocateurs

1. Examen biologique standard

Différentes anomalies biologiques détectables dans des examens de routine peuvent orienter vers un lupus, même si elles ne sont pas spécifiques :

- la vitesse de sédimentation est élevée au cours des poussées dans 80 à 100 % des cas. Elle revient à la normale en période de rémission, mais peut rester augmentée du fait d'une hypergammaglobulinémie persistante (faite essentiellement d'IgG) ou d'une insuffisance rénale chronique. Des taux très élevés de la protéine C réactive (CRP) doivent faire rechercher une complication infectieuse. La CRP peut aussi être élevée en cas de sérite ;
- une cytopénie périphérique est très évocatrice mais doit faire éliminer une cause toxique ou infectieuse (virale) ;
- une anémie de type inflammatoire, normochrome, normocytaire, en général modérée, est fréquente. Elle peut aussi être carentielle, hémolytique auto-immune ou toxique ;
- la leucopénie est fréquemment observée au cours des phases d'activité. Elle peut être secondaire à une neutropénie pour laquelle il convient de suspecter un trouble de la margination, une origine médicamenteuse, un hypersplénisme, un défaut de production médullaire ou un mécanisme dysimmunitaire. Une lymphopénie est présente dans 40 % des cas ;
- une thrombopénie, parfois satellite d'un SAPL, est notée chez un peu moins de 50 % des patients, avec des taux inférieurs à 50 G/L dans moins de 5 % des cas. Elle est principalement périphérique.

2. Recherche d'anticorps anti-nucléaires

Cette technique met en évidence des anticorps anti-nucléaires dans 99 % des lupus avec les techniques utilisées actuellement (immunofluorescence indirecte sur cellules HEp-2). On obtient alors deux résultats : le type et l'aspect de la fluorescence (tableau 16.5). Dans un second temps, l'utilisation des techniques d'identification doit permettre de déterminer la nature de ces autoanticorps.

C'est un excellent test de dépistage car leur négativité avec un titre inférieur à 1/160 rend extrêmement improbable le diagnostic de LES. En revanche, leur présence est peu spécifique car également décelable dans de nombreuses circonstances, notamment dans d'autres maladies systémiques, certaines hépatopathies, hémopathies et viroses, prise de médicaments, voire chez des sujets sains.

Tableau 16.5. Principales fluorescences observées sur cellules HEp-2, et lien avec la détection d'antigène ainsi que l'orientation diagnostique.

Aspect de la fluorescence	Anticorps	Fréquence
Homogène (fig. 16.6A)	Anti-ADN Anti-histones	LES 90 % LES et lupus induit
Moucheté gros grains (fig. 16.6B)	Anti-Sm Anti-RNP	LES 10 % LES 30 %
Moucheté fin Nucléoles– (fig. 16.6C) Nucléoles + (fig. 16.6D)	Anti-SSA/Ro Anti-SSB/La	LES 50 % Lupus cutané subaigu LES 20 %

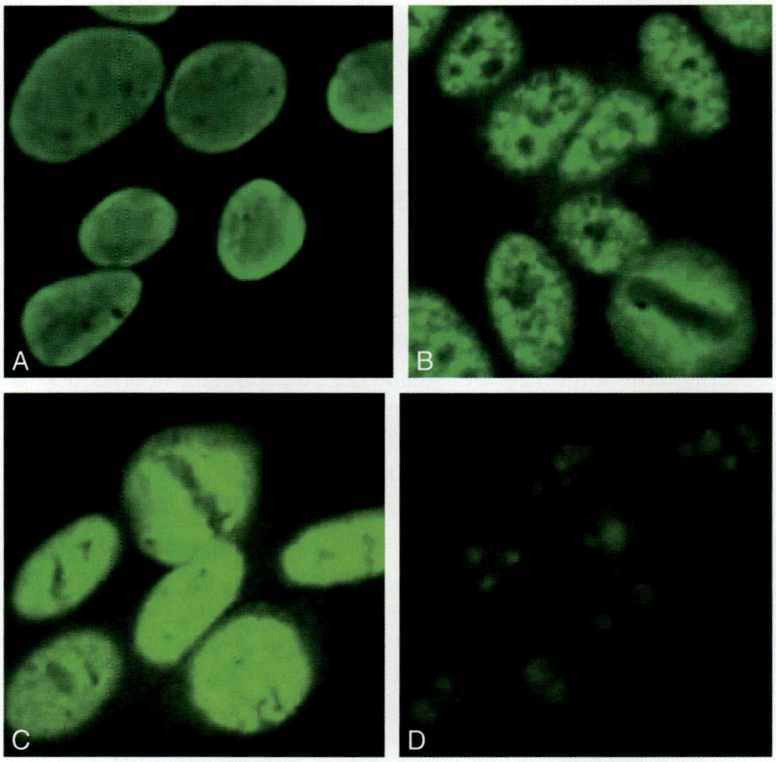

Fig. 16.6. Principales fluorescences observées sur cellules HEp-2.

3. Anticorps anti-ADN natif

Des anticorps anti-ADN natif sont retrouvés dans 80 à 90 % des cas de lupus évolutifs, surtout en cas de formes sévères et de néphropathie. Ces anticorps sont détectés par des techniques immunoenzymatiques (ELISA), radio-immunologique (test de Farr) ou en immunofluorescence (*Crithidia luciliae*). Leur recherche est moins souvent positive que celle des AAN, mais ils sont beaucoup plus spécifiques.

La fluctuation des taux d'anti-ADN d'isotype IgG (et des fractions du complément) chez un patient corrèle en général avec les manifestations cliniques. Des taux $\geq$200 UI/ml pourraient prédire la survenue de poussée lupique. Ils nécessitent dans tous les cas une surveillance étroite de la symptomatologie du patient.

Ces anticorps anti-ADN natif double-brin doivent être bien distingués des anticorps anti-ADN dénaturé (simple brin) qui ne sont absolument pas spécifiques.

4. Anticorps anti-antigènes nucléaires solubles, ou anti-ENA

Les anticorps anti-antigènes nucléaires solubles, anti-ENA (*extractable nuclear antigens*) sont détectés par immunodiffusion, par ELISA ou par immunoempreinte.

Les anticorps anti-Sm (complexe ribonucléoprotéique nucléaire) sont décrits exclusivement dans le lupus, mais ne sont présents que dans 10 à 20 % des cas. Ils restent positifs même en cas d'amélioration de l'activité du LES et de chute des anti-ADN. Ils sont plus fréquents chez les Afro-Américains et les Asiatiques.

Les anticorps anti-ribonucléoprotéines (anti-RNP) peuvent être positifs dans le LES mais plus souvent dans les connectivites mixtes. Ils sont associés avec le développement de myosite et d'un syndrome de Raynaud.

Les anticorps anti-Ro/SS-A et/ou anti-La/SS-B sont décrits dans 30 à 70 % des lupus, plus particulièrement quand il existe des lésions cutanées. Ils ne sont pas spécifiques du lupus car ils sont également observés dans 40 à 70 % des syndromes de Gougerot-Sjögren primaires. Ils sont associés au lupus subaigu. Ils nécessitent une surveillance particulière en cas de grossesse du fait du risque de lupus néonatal.

5. Anticorps antiphospholipides

Ces anticorps comprennent les anticoagulants circulants, ou anti-prothrombinase, détectés par des tests d'hémostase, les anticorps anti-cardiolipine, les anticorps anti-β_2-glycoprotéine-I et d'autres spécificités plus rares (anti-phosphathydiléthanolamine, anti-annexine V) détectées par des réactions immunoenzymatiques (ELISA). Ils doivent être recontrôlés à 12 semaines d'intervalle. Ces anticorps peuvent exister isolément ou se compliquer de thromboses veineuses et/ou artérielles ou d'avortements à répétition, définissant alors le syndrome des antiphospholipides (*cf.* § IV.A.5.d SAPL).

6. Autres autoanticorps

Des facteurs rhumatoïdes IgM sont détectés dans plus de 20 % des lupus.

Les anticorps anti-histones, considérés comme spécifiques des lupus médicamenteux, sont également détectés dans 50 à 60 % des lupus érythémateux disséminés idiopathiques.

7. Anomalies du complément total (CH50) et de ses fractions

L'hypocomplémentémie traduit généralement une consommation de l'ensemble des fractions de complément, liée à une activité de la maladie lupique. Dans ce cas, on observe une baisse du complément hémolytique total (CH50) et de l'ensemble des fractions. En pratique, ce sont généralement les fractions C3 et C4 qui sont analysées par méthode immunochimique.

La baisse isolée d'une fraction (C2, C4, C1q), généralement sans baisse du complément hémolytique total, est l'expression d'un déficit congénital qui est une anomalie génétique assez fréquente au cours du lupus. Il ne faut pas confondre cette anomalie avec une hypocomplémentémie de consommation.

L'étude du complément n'est pas utile au diagnostic, mais peut servir pour le suivi évolutif d'un lupus.

En pratique, le diagnostic de lupus et sa caractérisation reposent donc sur l'analyse de tous ces éléments cliniques et biologiques. Le problème le plus fréquent est celui d'un lupus débutant. Dans ce cas, soit les signes observés sont très spécifiques (érythème lupique, anticorps anti-ADN natif) et permettent de retenir le diagnostic, soit une surveillance prolongée permettra d'affiner le diagnostic. Des recommandations ont été publiées par l'EULAR. Elles sont résumées dans le tableau 16.6.

Tableau 16.6. Recommandations EULAR 2010 de suivi des patients atteints d'un lupus systémique.

Bilan biologique	Hémogramme, VS, CRP et électrophorèse des protéines sériques (principalement albuminémie et gammaglobulinémie), créatininémie, ECBU (leucocyturie, hématurie, bactériurie) et rapport protéinurie/créatinurie sur échantillon,
Bilan immunologique	– Au moment du diagnostic et lors du suivi : fractions C3 et C4 du complément, anticorps anti-noyaux, anti-ADN – Au moment du diagnostic : anti-Ag nucléaires solubles et antiphospholipides – Réévaluation chez un patient préalablement négatif : antiphospholipides : avant une grossesse, une chirurgie, une transplantation, l'introduction d'un traitement contenant des œstrogènes, lors d'un nouvel épisode neurologique ou vasculaire
Atteinte articulaire	Interrogatoire : arthralgies et/ou arthrite Clinique : nombre d'articulations touchées Radiographie normale (intérêt pour éliminer d'autres rhumatismes inflammatoires chroniques)
Atteinte cutanéomuqueuse	Caractérisation des lésions : – spécifiques ou non spécifiques – mimant des lésions lupiques – iatrogènes
Atteinte rénale	Protéinurie des 24 heures et/ou rapport protéinurie/créatinurie sur échantillon, ECBU et tests immunologiques (complément et anti-ADN) Tension artérielle
Atteintes du système nerveux central	Recherche d'antécédents neuropsychiatriques (convulsion, paresthésie, parésie, céphalées, épilepsie, dépression…)
Atteinte pulmonaire	Interrogatoire : douleur thoracique, dyspnée, toux Clinique : râles ou crépitants dans les champs pulmonaires, épanchement pleural
Atteinte cardiaque	Interrogatoire : douleur thoracique, dyspnée, facteurs de risque d'athérosclérose Clinique : œdème des membres inférieurs, tension artérielle, souffle cardiaque ou carotidien, rythme cardiaque
Atteinte ophtalmologique	Examen par un ophtalmologiste
Atteinte vasculaire	Recherche d'un syndrome de Raynaud, de facteurs de risque de thrombose, et d'une claudication intermittente
Atteinte digestive	Interrogatoire : recherche de symptômes digestifs

Source : Mosca M, Tani C, Aringer M, Bombardieri S, Boumpas D, Brey R et al. European League Against Rheumatism recommendations for monitoring patients with systemic lupus erythematosus in clinical practice and in observational studies. Ann Rheum Dis 2010; 69 : 1269-74.

V. Formes cliniques

A. Lupus médicamenteux

La prise de certains médicaments peut induire *de novo* des manifestations cliniques et biologiques de lupus. Les manifestations cliniques du lupus médicamenteux sont assez proches de la maladie lupique spontanée, s'en distinguant par une moins grande sévérité, la rareté de l'atteinte rénale, et en règle, la régression plus ou moins totale à l'arrêt du traitement inducteur. Les signes biologiques sont également voisins, avec l'existence d'anticorps antinucléaires en immunofluorescence, et d'anticorps anti-ADN dénaturé. La différence biologique fondamentale est constituée par l'absence d'anticorps anti-ADN natif à titre élevé, considérés comme très spécifiques de la maladie lupique spontanée et la présence d'anticorps anti-histones à taux élevés. Enfin, le lupus médicamenteux apparaît généralement dans les suites d'une exposition prolongée au médicament inducteur et régresse au moins partiellement à l'arrêt de celui-ci.

Plus de 80 médicaments différents ont été impliqués dans les lupus médicamenteux. Ils appartiennent à 10 classes thérapeutiques : antiarythmiques, antihypertenseurs, antipsychotiques, antibiotiques, anticonvulsivants, antithyroïdiens, anti-inflammatoires, diurétiques, statines, et plus récemment certaines biothérapies, principalement les anti-TNFα. La liste des principaux médicaments inducteurs lupiques est détaillée dans le tableau 16.7.

Tableau 16.7. Les médicaments inducteurs de lupus (à titre indicatif).

Antiarythmiques	Quinine (Quinine®) Quinidine (Cardioquine®, Longacor®) Disopyramide (Isorythm®, Rythmodan®)
Antihypertenseurs	Méthyldopa (Aldomet®) Bêtabloquants (surtout acébutolol, Sectral®) Énalapril (Rénitec®) Clonidine (Catapressan®) Minoxidil (Lonoten®) Prazosine (Minipress®)
Psychotropes	Chlorpromazine (Largactil®) Clobazam (Urbanyl®) Lithium (Théralite®)
Anticonvulsivants	Phénytoïne (Di-Hydan®) Carbamazépine (Tégrétol®) Primidone (Mysoline®) Éthosuximide (Zarontin®)
Antithyroïdiens	Propylthiouracile (Propylthiouracile®)
Antibiotiques	Acide nalidixique (Négram®) Isoniazide (Rimifon®) Nitrofurantoïne (Furadantine®) Minocycline (Mestacyne®, Minolis®, Mynocine®) Griséofulvine (Griséfuline®) Rifampycine (Rifadine®, Rimactan®) Rifabutine (Ansatipine®)
Anti-inflammatoires et immunomodulateurs	Pénicillamine (Trolovol®) Sulfasalazine (Salazopyrine®) Mésalazine (Pentasa®) Olsalazine (Dipentum®) Anti-TNFα (Rémicade®, Enbrel®, Humira®) Interleukine 2 (Proleukin®) Interféron-α (Ropheron®, Introna®, Laroféron®) Interféron-γ (Imukin®)
Diurétiques	Hydrochlorothiazide (Esidrex®)
Divers	Simvastatine (Lodales®, Zocor®) L-dopa (Modopar®, Sinemet®) Défériprone (Ferriprox®), Dextran ferreux (Promit®)

B. Lupus cutanés

Il existe des lupus cutanés chroniques (lupus discoïdes) et des lupus cutanés subaigus qui peuvent rester exclusivement cutanés. Dans ces formes, il n'y a donc pas d'autre manifestation clinique, ni même d'autoanticorps, sauf parfois des anticorps anti-Ro/SS-A dans les formes subaiguës.

Le passage à une forme systémique est rare.

C. Syndromes de chevauchement

Le lupus peut s'associer à une autre maladie auto-immune systémique (surtout le syndrome de Gougerot-Sjögren) ou spécifique d'organes (thyroïdite, maladie de Biermer, etc.). Ces associations peuvent parfois compliquer le diagnostic.

D. Formes de l'enfant

Un lupus peut débuter dès l'enfance. Ces formes sont rares mais souvent de pronostic sévère (atteinte rénale fréquente).

E. Lupus chez la femme enceinte

Si le LES n'a pas d'impact sur la fertilité, il expose à un risque accru de grossesse pathologique. Deux situations peuvent en effet survenir au cours de la grossesse :

- une poussée du lupus avec un risque de séquelles ;
- une complication de la grossesse (mort fœtale *in utero*, pré-éclampsie, accouchement prématuré, hémorragie du post-partum, etc.).

La recherche d'anticorps antiphospholipides doit être systématique chez toute patiente lupique puisque les femmes ayant une telle biologie sont exposées à une morbidité obstétricale augmentée (encadrés 16.3 et 16.4).

La prise en charge de ces patientes repose sur un suivi multidisciplinaire par une équipe ayant l'expérience de cette pathologie. L'hydroxychloroquine et la corticothérapie à faible dose doivent être poursuivies. Lorsque la poursuite d'un traitement immunosuppresseur est conseillée, seule l'azathioprine est autorisée en cas de grossesse. La présence d'anticorps antiphospholipides justifie la prescription d'aspirine à faible dose (100 mg) associée à une HBPM en cas d'antécédent thrombotique ou de SAPL obstétrical.

Une surveillance clinique et biologique mensuelle pendant la grossesse comprenant une surveillance maternelle (examen clinique et biologique), mais également une surveillance fœtale, en particulier échocardiographique fœtale chez les patientes avec anticorps anti-Ro-SSA.

Encadré 16.3

Risques maternofœtaux

- Poussée évolutive au cours de la grossesse ou du post-partum.
- Hypertension artérielle.
- Thrombose veineuse profonde chez la mère.
- Hémorragie du post-partum.
- Pré-éclampsie et toxémie gravidique.
- Prématurité.
- Retard de croissance intra-utérin.
- Mort néonatale.

Encadré 16.4

Contre-indications à une grossesse au cours du lupus

- Hypertension artérielle pulmonaire majeure.
- Atteinte respiratoire restrictive (capacité vitale forcée < 1 litre).
- Insuffisance cardiaque.
- Insuffisance rénale chronique (DFG < 40 mL/min/1,73 m^2).
- Atteinte rénale évolutive.
- Antécédents de pré-éclampsie sévère ou de HELLP (*hemolysis, elevated liver enzymes, and low platelet count*) syndrome.
- Accident vasculaire dans les 6 derniers mois.
- Poussée lupique sévère récente.

F. Lupus néonatal

Ce syndrome est observé chez les enfants de mère présentant des anticorps antiRo/SSA et/ou La/SSB (exceptionnellement avec des anticorps anti-RNP). La demi-vie des immunoglobulines étant de 21 à 25 jours, les symptômes disparaissent chez l'enfant dans les premiers mois de vie.

La manifestation la plus fréquente est principalement cutanée. Mais des symptômes plus graves peuvent aussi être observés, tels qu'une anémie hémolytique, une thrombopénie, une hépatosplénomégalie, et rarement un bloc de conduction congénital.

La présence d'un bloc est identifiée le plus souvent entre la 18e et la 24e semaine de gestation et justifie donc une surveillance rapprochée au cours de cette période *via* une échocardiographie fœtale.

VI. Évolution et surveillance d'un lupus

A. Pronostic

Le pronostic du lupus s'est nettement amélioré ces dernières années avec une survie de 90 % à cinq ans. La survie est directement liée à la présence ou l'absence de manifestations viscérales, l'atteinte rénale et neurologique étant clairement un facteur de mortalité majorée. L'âge avancé, le sexe masculin, le bas niveau socioéconomique, et un complément consommé sont aussi des facteurs identifiés de mauvais pronostic. L'activité de la maladie et la présence de séquelles pourraient aussi être prédictives d'une mortalité augmentée, tandis que l'exposition à l'hydroxychloroquine serait protectrice.

Ce pronostic est actuellement lié à quatre facteurs :

- l'évolutivité de la maladie susceptible de se compliquer par des manifestations viscérales sévères, notamment rénales. Ce risque est actuellement limité grâce aux progrès de la prise en charge thérapeutique;
- le risque infectieux est un des facteurs pronostiques le plus importants. Il s'agit habituellement de complications infectieuses liées aux corticoïdes et aux immunosuppresseurs, mais également à l'existence de neutropénies ou de lymphopénies. Il faut être attentif à ce risque et prévenir le patient;
- l'athéromatose accélérée est une complication sévère, principale cause de morbidité et de mortalité au cours du lupus. Elle s'explique par l'utilisation au long cours de corticoïdes, mais également par les complications vasculaires de la maladie (thrombose, vascularite). Il faut donc contrôler au mieux l'activité de la maladie, limiter la corticothérapie au strict nécessaire et identifier et prendre en charge de façon active les facteurs de risque cardiovasculaire associés (cholestérol, tabac, diabète, hypertension). Il s'agit du seul facteur de mortalité qui ne s'est pas sensiblement amélioré ces dernières années;
- les autres complications de la corticothérapie (ostéoporose, ostéonécrose, diabète, cataracte) et des immunosuppresseurs sont assez fréquentes et justifient une prise en charge préventive et curative. La prévention de l'ostéoporose cortisonique est un des éléments clés parfois négligés.

B. Surveillance

En pratique, la surveillance repose sur :

- l'analyse de l'évolutivité par des indices clinicobiologiques simples (signes généraux, signes cliniques, taux d'anti-ADN natif, taux de C4);

- la détection de facteurs de gravité justifiant une surveillance particulièrement attentive. Parmi ceux-là, on peut identifier plus particulièrement :
  - une atteinte rénale sévère (néphropathie proliférative diffuse, type IV OMS),
  - une atteinte cardiaque sévère,
  - une atteinte neurologique centrale,
  - une vascularite systémique,
  - un syndrome des antiphospholipides,
  - une cytopénie sévère (thrombopénie, leucopénie, anémie hémolytique),
  - une utilisation prolongée et/ou répétée de fortes doses de corticoïdes et d'immunosuppresseurs.

Le tableau 16.6 résume les différents éléments de suivi des patients recommandés par l'EULAR.

VII. Traitement et prévention

La prise en charge d'un patient atteint d'un LES est résumée figure 16.7.

A. Mesures préventives

Les mesures préventives reposent sur l'éviction des facteurs déclenchants, notamment l'exposition solaire (écran total, protection vestimentaire) ⚠. Les progestatifs sont les contraceptifs prescrits en première intention au cours du LES.

Dans le lupus idiopathique, il n'y a pas de contre-indication médicamenteuse même pour les médicaments présumés inducteurs mais il faut signaler une fréquence plus importante de réactions allergiques médicamenteuses. Une simple surveillance est préconisée.

Une prévention de l'athéromatose est justifiée en identifiant et en éliminant les facteurs de risque associés : cholestérol, tabac, diabète, hypertension.

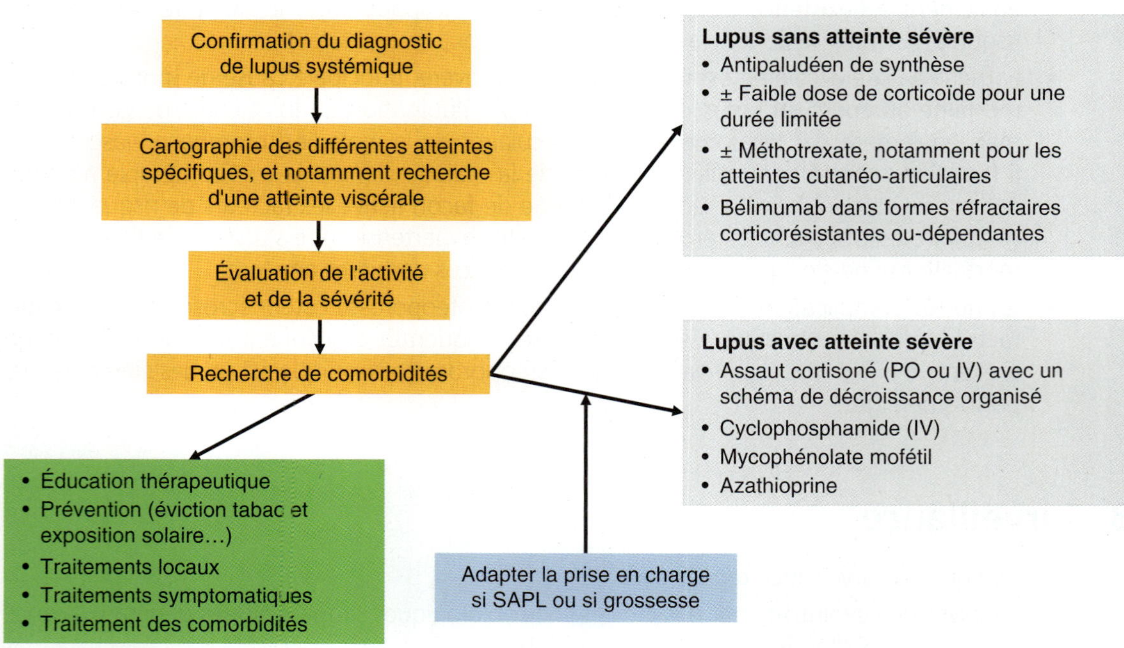

Fig. 16.7. Prise en charge d'un patient lupique.

Une prévention des complications de la corticothérapie, en particulier de l'ostéoporose cortisonique, est nécessaire. L'identification des facteurs de risque d'ostéoporose et la réalisation d'une ostéodensitométrie doivent être systématiques. La correction d'une éventuelle carence vitamino-calcique et une stimulation de l'activité physique sont indispensables. En fonction du terrain, de l'âge et de la durée de la corticothérapie, un traitement par bisphosphonate pourra être introduit.

En cas d'utilisation de cyclophosphamide, il existe un risque néoplasique secondaire en cas de forte dose cumulée (au-delà de 40 g total), un risque de toxicité uroépithéliale justifiant l'injection concomitante d'un protecteur (Urometixan®) et surtout un risque de stérilité. Chez la jeune fille, on pourra proposer une cryoconservation des ovules. L'intérêt d'un blocage hormonal de l'ovulation a aussi été évoqué.

Le risque important de complications infectieuses justifie la mise à jour impérative du calendrier vaccinal. Les vaccins vivants atténués restent néanmoins déconseillés en cas d'immunosuppression profonde.

Une contraception est indispensable quand un traitement tératogène est administré (méthotrexate, thalidomide, cyclophosphamide, acide mycophénolique).

B. Traitements du lupus

Le traitement dépend de l'évolutivité et de la gravité de la maladie ⚠.

- L'hydroxychloroquine, un antimalarique de synthèse, a l'autorisation de mise sur le marché (AMM) en « traitement d'appoint ou en prévention des rechutes des lupus systémiques ». L'hydroxychloroquine doit être prescrite à tous les patients lupiques (sauf contre-indication). La dose quotidienne généralement utilisée est de 400 mg/j si la fonction rénale est normale. Un examen ophtalmologique initial (puis une surveillance régulière) recherche une éventuelle rétinopathie infraclinique dont l'existence peut contre-indiquer ce traitement. En effet, l'hydroxychloroquine possède un tropisme particulier pour les tissus pigmentés et des rétinopathies avec des risques d'amputation du champ visuel sont rapportées (elles restent toutefois très rares). Le but de la surveillance ophtalmologique est de dépister cette atteinte à un stade infraclinique avant la survenue de signe fonctionnel. On retiendra aussi des modifications ardoisées de la pigmentation de la peau et des muqueuses ; des myopathies réversibles ; des cardiomyopathies ; des atteintes ORL ; et des complications classiques telles que des nausées, vomissements, vertiges…
- Les formes bénignes (surtout cutanées et articulaires) sont traitées par des anti-inflammatoires non stéroïdiens, et parfois par de faibles doses de corticoïdes (non recommandés dans les atteintes purement cutanée). L'efficacité du méthotrexate sur l'atteinte cutanéo-articulaire a été démontrée dans des études. Il devra être associé à l'hydroxychloroquine.
- Les péricardites avec un épanchement peu important et pauci-symptomatiques peuvent être traitées par AINS ± colchicine (en surveillant la tolérance). Les pleurésies et péricardites non sévères justifient de doses intermédiaires de corticoïde avec le plus souvent 0,5 mg/kg/j de prednisone. Des bolus IV de méthylprednisolone peuvent se discuter dans les formes les plus sévères. Les immunosuppresseurs peuvent se discuter dans ce contexte à visée d'épargne cortisonique.
- Les formes sévères avec risque vital (atteinte rénale, neurologique, cardiaque) sont traitées par des corticoïdes à fortes doses d'abord par voie intraveineuse puis par voie orale (1 à 2 mg/kg par jour) associés à des immunosuppresseurs, principalement le cyclophosphamide. Le mycophénolate mofétil peut être utilisé comme alternative au cyclophosphamide en traitement d'induction. Le traitement d'entretien des néphrites lupiques sévères est assuré par l'azathioprine ou le mycophénolate mofétil.
- Les formes sévères hématologiques sont traitées par des corticoïdes à forte dose d'abord par voie intraveineuse puis par voie orale (1 à 2 mg/kg par jour). Dans les thrombopénies les plus sévères, les immunoglobulines intraveineuses (IgIV) peuvent être proposées.

- Le bélimumab, un anticorps monoclonal totalement humanisé dirigé contre la protéine soluble BLyS, constitue la première biothérapie ayant obtenu une AMM dans le lupus. Son efficacité n'a toutefois pas été démontrée dans les atteintes rénales et neurologiques sévères.
- Le rituximab, un anticorps monoclonal cytotoxique dirigé contre le CD20 exprimé à la surface des lymphocytes B, n'a pas démontré son efficacité dans le lupus systémique et n'a donc pas d'AMM. Il est toutefois utilisé dans certaines atteintes réfractaires aux traitements usuels : néphrites lupiques, thrombopénie profonde et symptomatique et anémie hémolytique auto-immune.
- L'éducation thérapeutique du patient (ETP) est un élément clé de la prise en charge globale du patient. Cette ETP doit notamment permettre au patient de mieux comprendre sa pathologie et l'importance de sa prise en charge, d'identifier précocement des poussées de la maladie, d'améliorer l'observance, de souligner l'importance de certaines mesures de prévention (éviction du tabac, actualisation des vaccinations, photoprotection…) et d'aborder la nécessaire organisation avant une future grossesse.

Le LES est une des 30 affections de longue durée (ALD) qui donnent lieu à une exonération du ticket modérateur.

C. Traitements locaux

Certaines lésions cutanées pourront bénéficier de corticoïdes locaux. Des manifestations articulaires persistantes peuvent bénéficier d'infiltrations corticoïdes.

D. Cas particulier du syndrome des antiphospholipides

L'aspirine à faible dose (100 mg/j) est proposée de façon préventive pour ses propriétés antiagrégantes plaquettaires chez les sujets lupiques ayant une biologie antiphospholipide. Il n'y a toutefois pas de consensus sur la nécessité d'introduire ce traitement chez les patients totalement asymptomatiques.

En cas d'épisode thrombotique artériel ou veineux une anticoagulation au long cours est requise. Les antivitamines K (AVK) restent les anticoagulants recommandés dans le contexte. La prévention des récidives passe par un traitement définitif par les AVK avec un *international normalized ratio* (INR) cible à 2,5 (intensité comprise entre 2 et 3).

En cas de SAPL artériel, le traitement dépend du type de thrombose et de l'organe cible. Pour une atteinte périphérique sur artère saine ou AVC ischémique, un traitement par AVK est souvent proposé avec un INR cible de 3 ou un INR de 2,5 associé à de l'aspirine.

En cas de syndrome coronarien, le traitement anticoagulant est associé à une bithérapie antiplaquettaire à la phase aiguë.

En cas de grossesse, les antivitamine K sont contre-indiqués à partir de 6 SA. Un relais par héparine de bas poids moléculaire (HBPM) à dose efficace et acide acétylsalicylique à dose antiagrégante devra donc être fait dès le diagnostic de la grossesse. L'acide acétylsalicylique pourra être interrompu au plus tard à 35-36 SA, les HBPM étant poursuivies et une fenêtre la plus courte possible d'anticoagulation sera réalisée lors de l'accouchement.

Une patiente qui a des antécédents de fausses couches spontanées ou d'insuffisance placentaire relève aussi d'une HBPM, souvent associée à de l'acide acétylsalicylique. Les patientes ayant seulement une biologie antiphospholipides isolée sont fréquemment traitées par acide acétylsalicylique (mais pas de consensus). L'adjonction d'HBPM est discutée dans certains cas, notamment en présence d'un anticoagulant circulant lupique.

Surtout, une grossesse chez une patiente lupique nécessite une surveillance étroite et une prise en charge pluridisciplinaire par une équipe aguerrie.

Points clés

- Le LES est une affection auto-immune fréquente et grave qui peut affecter tous les appareils, touchant majoritairement la femme.
- C'est une affection multiviscérale touchant surtout la peau, les articulations, les reins, les séreuses, le cœur, le système nerveux.
- Le diagnostic repose sur des critères cliniques et biologiques.
- Les anomalies biologiques les plus évocatrices sont les cytopénies périphériques, la présence d'anticorps anti-DNA natif et anti-Sm, une hypocomplémentémie.
- Les complications les plus sévères sont soit directement liées à la maladie : ce sont l'atteinte rénale (glomérulonéphrite), l'atteinte cardiaque, l'atteinte du système nerveux central, les complications thromboemboliques du SAPL, soit liées à l'inflammation ou à la thérapeutique : ce sont les complications athéromateuses, les infections, les complications des corticoïdes et des immunosuppresseurs.
- La grossesse est un moment clé avec un risque de poussée de la maladie et de complication obstétricale.
- Il existe des lupus induits par des médicaments, qui souvent se limitent à des anomalies biologiques, sans signe clinique.
- Le SAPL est une maladie auto-immune caractérisée par l'existence d'anticorps antiphospholipides et d'un syndrome d'hypercoagulabilité. Il peut survenir de façon isolée ou en association à un LES ou une autre maladie auto-immune. Il justifie un traitement anticoagulant à dose efficace en cas de thromboses vasculaires.
- Le traitement du LES dépend de la sévérité de la maladie et repose sur l'utilisation d'AINS, de corticoïdes, d'antimalariques de synthèse et d'immunosuppresseurs dans les formes sévères.

Notions indispensables et inacceptables

Notions indispensables

- Le diagnostic de lupus systémique repose sur un faisceau d'arguments cliniques et biologiques.
- Une fois le diagnostic confirmé, le clinicien devra s'attacher à effectuer la cartographie des différentes atteintes, et notamment rechercher des atteintes viscérales.
- Les anomalies biologiques les plus évocatrices sont les cytopénies périphériques, la présence d'anticorps anti-DNA natif et anti-Sm et une hypocomplémentémie.
- La consommation du complément et le titre d'anticorps anti-ADN natif sont corrélés à l'activité clinique de la maladie lupique.
- Les atteintes suivantes font la gravité du lupus systémique : atteinte viscérales (principalement les reins et le système nerveux central), cytopénie(s) profonde(s), et syndrome des antiphospholipides associé.
- Tout patient atteint de lupus systémique doit être traité par hydroxychloroquine en l'absence de contre-indication.
- La surveillance d'un patient lupique impose la recherche de l'apparition de manifestations viscérales, d'une cytopénie ou d'une complication des traitements.
- La grossesse est un moment clé avec un risque de poussées de la maladie et de complications obstétricales.

Notions inacceptables

- Oublier, sur le plan biologique, la recherche d'une cytopénie, d'une protéinurie et d'anticorps antiphospholipides.
- Négliger l'éducation thérapeutique (observance, autodépistage des poussées, règles hygiénodiététiques…).
- Oublier les mesures non médicamenteuses (notamment éviter l'exposition solaire).
- Poursuivre les corticoïdes au long cours, de surcroît à fortes doses.
- Favoriser l'automédication.
- S'épargner l'organisation minutieuse de la surveillance.
- Omettre la prise en charge des comorbidités.
- Condamner la possibilité d'avoir des enfants (mais, en revanche, une prise en charge spécialisée est nécessaire).

Réflexes transversalité

UE 6

- Item 143 – Vaccinations

UE 7

- Item 181 – Réaction inflammatoire : aspects biologiques et cliniques. Conduite à tenir
- Item 186 – Fièvre prolongée
- Item 187 – Fièvre chez un patient immunodéprimé
- Item 188 – Pathologies auto-immunes : aspects épidémiologiques, diagnostiques et principes de traitement
- Item 196 – Douleur et épanchement articulaire. Arthrite d'évolution récente
- Item 198 – Biothérapies et thérapies ciblées
- Item 208 – Hémogramme chez l'adulte et l'enfant : indications et interprétation
- Item 209 – Anémie chez l'adulte et l'enfant
- Item 210 – Thrombopénie chez l'adulte et l'enfant
- Item 216 – Adénopathie superficielle de l'adulte et de l'enfant

UE 8

- Item 256 – Protéinurie et syndrome néphrotique de l'adulte et de l'enfant
- Item 258 – Néphropathie glomérulaire

UE 10

- Item 321 – Éducation thérapeutique, observance et automédication
- Item 326.2 – Anti-inflammatoires stéroïdiens et non stéroïdiens

17

Item 191 – UE 7 – Artérite à cellules géantes

Objectifs pédagogiques

Nationaux

- Diagnostiquer une artérite à cellules géantes ou maladie de Horton, une pseudo-polyarthrite rhizomélique, une maladie de Takayasu.
- Argumenter l'attitude thérapeutique et planifier le suivi du patient.

COFER

- Savoir reconnaître les signes révélateurs d'une pseudo-polyarthrite rhizomélique isolée, d'une artérite à cellules géantes ou maladie de Horton, d'une maladie de Takayasu et connaître les indications et les résultats d'une échographie des axes vasculaires, d'une biopsie d'artère temporale et du TEP-scanner.
- Connaître les principes immunopathologiques de la maladie de Horton, de la pseudo-polyarthrite rhizomélique et les liens entre ces deux pathologies.
- Connaître les complications de la pseudo-polyarthrite rhizomélique, de la maladie de Horton et de la maladie de Takayasu.
- Savoir distinguer la pseudo-polyarthrite rhizomélique des autres rhumatismes inflammatoires du sujet âgé.
- Connaître les principes thérapeutiques de la pseudo-polyarthrite rhizomélique, de l'artérite à cellules géantes ou maladie de Horton et de la maladie de Takayasu. Connaître les modalités de prescription et de surveillance de la corticothérapie, la durée du traitement, les traitements adjuvants, et les autres options thérapeutiques (biothérapie).
- Connaître les éléments de suivi du patient et planifier le suivi.

La pseudo-polyarthrite rhizomélique (PPR) et l'artérite à cellules géantes (ACG) ou maladie de Horton sont des affections fréquentes du sujet âgé ayant des liens étroits et seraient des expressions cliniques différentes d'une seule entité physiopathologique.

La maladie de Takayasu est une vascularite rare dont l'expression clinique est distincte.

© 2018, Elsevier Masson SAS. Tous droits réservés

Pseudo-polyarthrite rhizomélique et artérite à cellules géantes

I. Épidémiologie commune à la PPR et l'ACG

- Sex-ratio : 2 femmes pour 1 homme.
- Âge de survenue : après cinquante ans mais avec un pic de fréquence entre 70 et 80 ans.
- L'incidence augmente avec l'âge :
  - avec une distribution géographique : un gradient de fréquence qui décroît du Nord vers le Sud de l'Europe. Elles sont rares chez les Asiatiques ou les sujets africains ;
  - la PPR est 3 à 10 fois plus fréquente que l'artérite gigantocellulaire ;
  - la prévalence est d'environ 6/1 000 pour la pseudo-polyarthrite rhizomélique et de 1/1 000 pour l'ACG.
- Association des deux pathologies :
  - elles surviennent isolément dans la majorité des cas (85 %) ;
  - mais la PPR peut être associée d'emblée à l'ACG (15 % des cas) ;
  - la PPR peut également évoluer secondairement vers une ACG (dans 15 à 20 % des cas).

Ainsi, pour la majorité des auteurs, la PPR et l'ACG sont des expressions cliniques distinctes d'une même maladie, pouvant se succéder l'une à l'autre ou être intriquées et ayant des pronostics évolutifs différents (fig. 17.1).

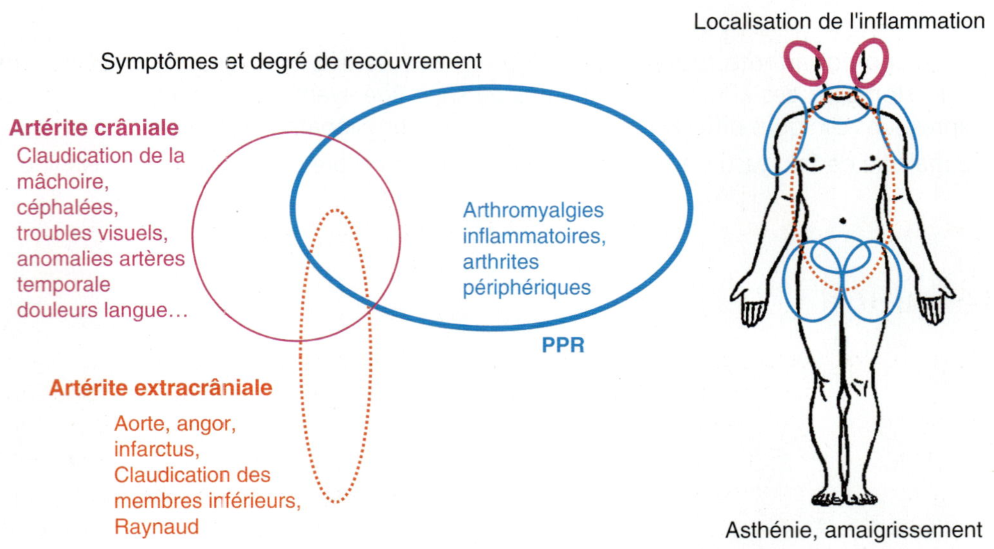

Fig. 17.1. Pseudo-polyarthrite rhizomélique (PPR) et artérite à cellules géantes (ACG) ou maladie de Horton.

II. Facteurs immunopathogéniques communs à la PPR et l'ACG

Les facteurs déclenchants de la PPR et l'ACG ne sont pas connus. Des hypothèses environnementales ont été évoquées du fait du caractère saisonnier des pics d'incidence. Certaines infections virales pourraient en être le déclencheur (parvovirus B19, *Mycoplasme pneumoniae*), mais il n'y a aucune preuve formelle pour étayer ces hypothèses.

Des facteurs immunogénétiques tels que certains allèles HLA-DR4 seraient associés à la PPR et à l'ACG, mais il existe probablement d'autres facteurs génétiques impliqués, comme par exemple ceux contrôlant la production de protéines de l'inflammation (dont l'interleukine 6 [IL-6]).

Lorsque le mécanisme physiopathologique est déclenché, il entraîne une activation des cellules dendritiques (notamment dans l'ACG) et l'activation préférentielle de plusieurs voies des lymphocytes T (Th-1 et Th-17) avec la production de cytokines inflammatoires (IL-6, IL-12).

L'IL-6 est un marqueur d'activité clinique de la PPR, c'est également une cytokine exprimée en excès dans l'intima des vaisseaux au cours de l'AGC et dans le sang. Sa production excessive dans ces deux pathologies explique en particulier l'importance du syndrome inflammatoire.

III. Manifestations biologiques communes de la PPR et de l'ACG

Dans ces deux pathologies, le diagnostic est porté grâce aux symptômes cliniques et à la présence d'un syndrome inflammatoire biologique majeur.

- Syndrome inflammatoire biologique la plupart du temps très marqué avec une CRP >40 mg/L et une VS >40 mm à la 1re heure traduisant l'excès global des protéines de l'inflammation. Augmentation des autres protéines de l'inflammation (fibrinogène, hyper-α_2-globuline…). Parfois ce syndrome inflammatoire est plus modéré.
- Il existerait de très rares exceptions de PPR ou d'ACG sans syndrome inflammatoire. Dans ce cas, le diagnostic doit être considéré avec précaution.
- Thrombocytose et anémie inflammatoire modérées réactionnelles.
- Perturbations du bilan hépatocellulaire (20 à 30 % des cas), avec augmentation des phosphatases alcalines, des GGT, et parfois une cytolyse (augmentation de 2 à 5 fois la normale).
- Il n'y a aucun autoanticorps spécifique de la PPR ou de l'ACG (leur présence éventuelle est une coïncidence liée à l'âge des patients comme les facteurs rhumatoïdes ou les anticorps anti-nucléaires).

IV. Pseudo-polyarthrite rhizomélique (PPR)

A. Définition

La PPR est un rhumatisme inflammatoire touchant le sujet âgé de plus de 50 ans, se caractérisant cliniquement par des arthromyalgies inflammatoires (douleurs inflammatoires articulaires et des muscles) des ceintures (rhizome désigne la localisation préférentielle à la racine des membres) scapulaires et pelviennes. Elle se manifeste biologiquement par un syndrome inflammatoire.

Le diagnostic de PPR repose sur des éléments clinicobiologiques évocateurs mais non spécifiques. Il est en conséquence toujours nécessaire d'éliminer ses principaux diagnostics différentiels, en particulier la PR du sujet âgé et les rhumatismes microcristallins, qui peuvent également se présenter sous la forme d'une atteinte inflammatoire des ceintures chez le sujet avançant en âge.

De ce fait la PPR est parfois décrite comme un syndrome clinique ou a *contrario* comme une PPR maladie, selon que l'on parle de la présentation clinique (non spécifique) ou de l'entité physiopathologique.

La constatation d'un tableau clinique compatible avec une PPR doit systématiquement faire rechercher cliniquement une ACG associée.

B. Signes cliniques

La PPR associe chez un patient de plus de 50 ans, après un début parfois insidieux :

- des arthromyalgies inflammatoires :
  - bilatérales et le plus souvent symétriques évoluant depuis au moins un mois,
  - touchant les épaules, et parfois le rachis cervical ; la racine des membres inférieurs (bassin, cuisses) et parfois le rachis lombaire bas,
  - des douleurs à la palpation des masses musculaires et à la mobilisation articulaire (glénohumérales, coxofémorales, rachis cervical et lombaire),
  - un enraidissement matinal prolongé (> 60 min) et des réveils nocturnes en seconde partie de nuit,
  - les arthralgies, arthrites ou ténosynovites périphériques sont beaucoup plus rares (20 %), atteignant notamment les mains et les poignets ;
- une asthénie (90 % des cas), avec anorexie et amaigrissement, ou plus rarement une fébricule.

C. Examens d'imagerie

Il n'y a pas d'examens d'imagerie révélant des signes pathognomoniques de la PPR.

1. Radiographies

Il n'y a pas de destruction articulaire dans la PPR.

2. Échographie des ceintures scapulaires et pelviennes (mode B et Doppler)

Elle peut révéler des atteintes de type bursite sub-acromio-deltoïdienne bilatérale ou de bursite trochantérienne, de ténosynovite du long biceps, des épanchements et des synovites glénohumérales ou coxofémorales. C'est surtout le caractère bilatéral de ces anomalies et leur caractère inflammatoire en mode Doppler puissance qui orientent vers une PPR, dans la mesure où ces anomalies morphologiques sont isolément fréquentes chez le sujet avançant en âge.

3. Scanner avec tomographie par émission de positons (TEP-scan)

Cet examen avec un marquage au 18-fluoro-désoxy-glucose (18-FDG) permet de visualiser les zones métaboliquement actives consommant du glucose. Il existe dans la PPR des fixations très importantes et bilatérales (même sur les sites asymptomatiques cliniquement) des ceintures scapulaires et pelviennes ainsi que des bursites interépineuses cervicales, dorsales ou lombaires (fig. 17.2). Même si ces fixations sont évocatrices, elles ne sont pas pathognomoniques. Du fait de son coût et de son caractère irradiant, cet examen doit être réservé à une prescription ciblée en cas de doute diagnostique.

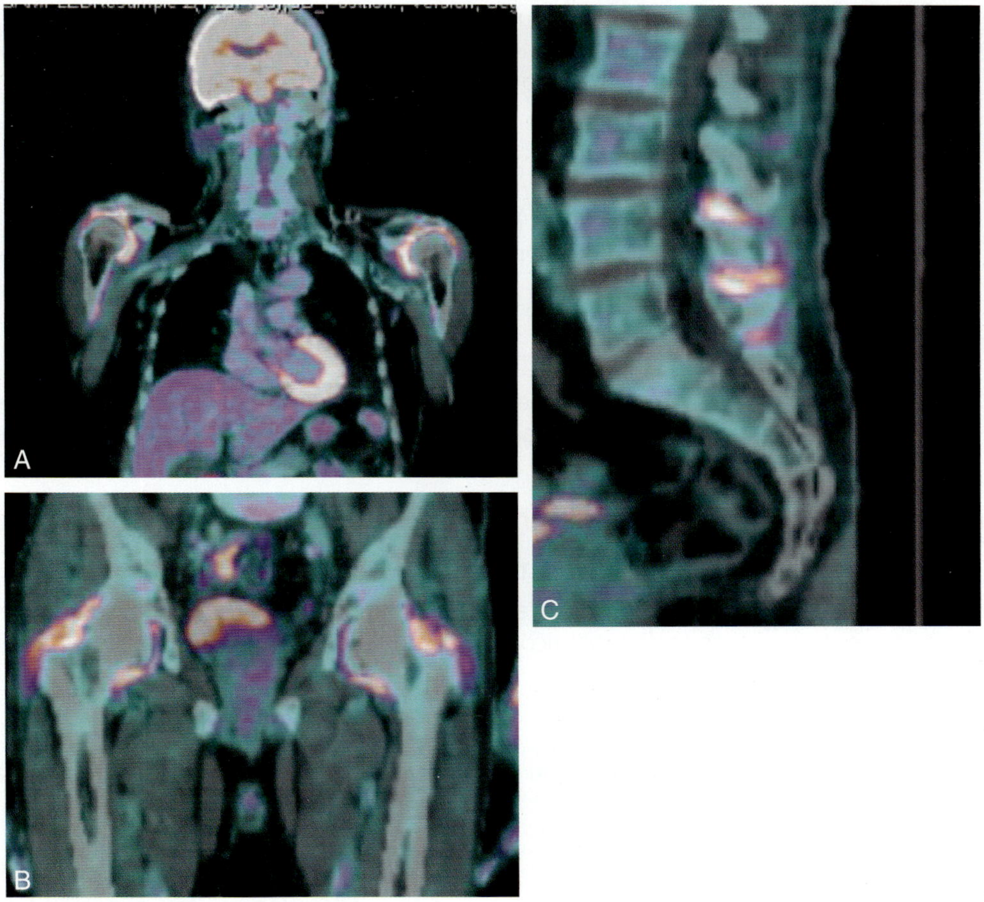

Fig. 17.2. TEP-scan dans la PPR.
A à C. TEP-scan : hyperfixations évocatrices (mais non spécifiques) au niveau des deux épaules, des hanches et bursites interépineuses. Examen à réserver aux diagnostics complexes. Source : Pr V. Devauchelle-Pensec.

D. Diagnostics différentiels de la PPR

Le diagnostic de PPR repose sur un faisceau d'arguments positifs (arthromyalgies inflammatoires des ceintures associées à un syndrome inflammatoire biologique) et sur des arguments négatifs (absence d'arguments cliniques, biologiques et radiologiques en faveur d'une affection pouvant mimer une PPR).

1. Autres rhumatismes inflammatoires chroniques

a. Rhumatismes microcristallins

La chondrocalcinose ou le rhumatisme à hydroxyapatite sont les diagnostics différentiels les plus fréquents de la PPR. Il faut rechercher des liserés calciques articulaires ou abarticulaires sur les radiographies (*cf.* chapitre 20), des lésions évocatrices en échographie (images en tempête de neige). Le diagnostic est confirmé par la présence de microcristaux de pyrophosphate de calcium ou d'urate de sodium à la ponction articulaire (fréquence des dépôts microcristallins chez le sujet > 50 ans).

b. Polyarthrite rhumatoïde du sujet âgé

Il s'agit d'un diagnostic différentiel difficile car la polyarthrite rhumatoïde du sujet âgé à fréquemment un début rhizomélique (40 %) et la PPR peut comporter des ténosynovites et des arthrites périphériques. Les clichés radiographiques à la recherche d'érosions caractéristiques de la polyarthrite rhumatoïde, ainsi que la recherche d'anticorps anti-peptides citrullinés (ACPA, test anti-CCP) permettront de retenir le diagnostic. Les facteurs rhumatoïdes sont fréquemment élevés sans valeur pathologique dans cette tranche d'âge.

c. RS3PE

La polyarthrite œdémateuse (ou *Remitting Seronegative Symetrical Synovitis with Pitting Edema* [RS3PE]) comporte des œdèmes des extrémités, importants, blancs, prenant le godet et une polysynovite. La polyarthrite œdémateuse est résolutive généralement en douze à dix-huit mois. Elle est très corticosensible.

d. Spondyloarthrite du sujet âgé

La spondyloarthrite peut se manifester chez le sujet âgé par une atteinte rachidienne et des ceintures faisant évoquer une PPR. Il s'agit néanmoins d'un diagnostic exceptionnel chez le sujet âgé.

2. Autres pathologies inflammatoires avec des signes d'accompagnement

a. Affections musculaires inflammatoires

Il s'agit principalement de la polymyosite (recherche de déficit musculaire et d'une élévation des enzymes musculaires et d'autoanticorps) où l'atteinte musculaire est prédominante. Dans la PPR, les enzymes CPK sont normales.

b. Connectivites

Il est possible mais rare qu'un lupus ou un syndrome de Gougerot-Sjögren débute par une atteinte articulaire rhizomélique.

c. Cancers

Un syndrome PPR peut être paranéoplasique. Une forte altération de l'état général ou d'autres signes d'appel généraux doivent faire rechercher des cancers solides ou des lymphomes et hémopathies. Une radiographie pulmonaire est recommandée dans le bilan initial d'une PPR.

d. Infections

- L'endocardite avec ses manifestations ostéoarticulaires et un syndrome inflammatoire majeur.
- Infection profonde (abcès, ostéite, etc.).

3. Autres pathologies sans syndrome inflammatoire

Le diagnostic de PPR ne doit être retenu que très exceptionnellement en l'absence de syndrome inflammatoire biologique mais d'autres pathologies peuvent mimer des arthromyalgies et faire errer le diagnostic.

a. Pathologies mécaniques

Les atteintes dégénératives volontiers bilatérales de la coiffe des rotateurs, les lésions arthrosiques coxofémorales ou glénohumérales, les tendinopathies peuvent mimer une PPR.

b. Traitements

Certains médicaments sont susceptibles d'entraîner des myalgies :

- les statines ;
- les bêtabloquants ;
- les antiparkinsoniens ;
- les anticancéreux de type inhibiteurs des points de contrôle cellulaires : ipilimumab (anti-CTLA-4), nivolumab (anti PD-1), peuvent entraîner de nombreuses manifestations rhumatologiques (arthralgies, polyarthrite, syndrome PPR).

c. Autres

- La maladie de Parkinson.
- Les dysthyroïdies.
- L'ostéomalacie.

E. Examens complémentaires (tableau 17.1)

Ils sont adaptés en fonction des patients et des signes cliniques.

Tableau 17.1. Examens complémentaires (liste non exhaustive) à réaliser devant une suspicion de PPR.

	Examens systématiques	En fonction du contexte	Bilan préthérapeutique (hors examens déjà réalisés)
Biologie	– Hémogramme : - CRP (ou parfois VS) - ionogramme, calcémie - urée, créatininémie et débit de filtration glomérulaire – GGT, ASAT, ALAT – Bandelette urinaire – Anticorps anti-peptides citrullinés (ACPA, anti-CCP) ± facteurs rhumatoïdes	– CPK, kit-myosites – TSH – Électrophorèse des protéines sériques – Anticorps anti-nucléaires, ANCA…	– Glycémie à jeun – Bilan lipidique
Imagerie	– Radiographie pulmonaire – Radiographie des épaules (face, rotations interne et externe) – Radiographie du bassin de face	– Échographies des épaules et des hanches – TEP-scan	Ostéodensitométrie

1. Examens biologiques

- Numération-formule sanguine, protéine C réactive et/ou vitesse de sédimentation.
- Glycémie, GGT, transaminases, CPK, calcémie.
- Anticorps anti-peptides cycliques citrullinés (ACPA, anti-CCP) et/ou facteurs rhumatoïdes.
- D'autres examens en fonction du contexte : TSH, autoanticorps des myosites.

2. Examens d'imagerie

- Radiographies des épaules de face et en rotations, du bassin de face et éventuellement des mains de face.
- D'autres examens en fonction du contexte :
  - radiographie pulmonaire;
  - ostéodensitométrie (bilan d'ostéoporose, préthérapeutique);
  - échographie des épaules et du bassin (mode B et Doppler) à la recherche de signes d'orientation (bursite sub-acromio-deltoïdienne, volontiers bilatérale et symétrique dans la PPR).

V. Artérite à cellules géantes (ACG) ou maladie de Horton

A. Définition

La maladie de Horton, ou artérite gigantocellulaire (aussi appelée artérite à cellules géantes), est une vascularite systémique primitive correspondant à une panartérite (inflammation atteignant toute la paroi des artères), segmentaire et focale des artères de grand et moyen calibre. Elle peut atteindre tous les vaisseaux de ces calibres, mais préférentiellement et par ordre de fréquence les branches de la carotide externe (artères temporales et occipitales) ainsi que les artères ophtalmiques, vertébrales, sous-claviculaires, axillaires et l'aorte thoracique. On décrit classiquement les formes crâniales qui sont les plus fréquentes et les formes extracrâniales.

C'est la plus fréquente des vascularites après l'âge de cinquante ans.

Elle est fréquemment associée à la PPR.

L'ACG est une urgence diagnostique et thérapeutique du fait des risques d'occlusion des vaisseaux.

B. Signes cliniques de l'ACG

Le diagnostic repose sur l'association de symptômes vasculaires, principalement des céphalées et la présence d'un syndrome inflammatoire biologique.

1. Syndrome clinique de pseudo-polyarthrite rhizomélique

Il est présent chez 15 % des malades et parfois révélateur d'ACG.

2. Altération de l'état général

L'altération de l'état général et la fièvre sont habituellement plus marquées que dans la pseudo-polyarthrite rhizomélique isolée.

3. Symptômes vasculaires crâniens

- Des céphalées inhabituelles : temporales unilatérales d'apparition récente à prédominance nocturne et mat nale. Parfois elles sont frontales ou plus diffuses.
- Une hyperesthésie du cuir chevelu qui se manifeste par des douleurs lorsque le patient se coiffe (signe du peigne). L'atteinte vasculaire peut aboutir à la nécrose du scalp (rare).
- Une douleur sur le trajet des artères temporales qui sont souvent indurées, parfois saillantes et d'aspect inflammatoire, avec une diminution de la pulsatilité ou une abolition du pouls.
- Une claudication intermittente vasculaire de la langue et de la mâchoire (douleurs survenant lors de la mastication) pouvant parfois aboutir à des nécroses linguales (rares).

Les symptômes vasculaires oculaires sont à rechercher systématiquement :

- baisse de l'acuité visuelle : le plus souvent indolore, brutale et unilatérale, parfois transitoire, elle peut survenir chez environ 15 % des patients ;
- flou visuel, diplopie, amaurose.

Le moindre signe ophtalmologique doit faire redouter une *complication ophtalmique grave et définitive* et faire discuter une corticothérapie en urgence.

4. Complications de l'ACG

Les complications de l'ACG sont essentiellement vasculaires et ischémiques. Elles sont le plus souvent brutales et irréversibles. Elles font toute la gravité de la maladie et doivent être recherchées systématiquement lors du diagnostic et des consultations de suivi.

a. Complications oculaires

Une complication oculaire survient chez 5 à 20 % des patients et se révèle le plus souvent par une cécité monoculaire brutale pouvant être précédée de prodrome (flou visuel, scotome, diplopie). Un à deux pour cent des patients ont une cécité bilatérale définitive et 2 à 5 % une cécité monoculaire.

L'amaurose est la conséquence :

- d'une neuropathie optique ischémique antérieure (principalement);
- ou d'une occlusion de l'artère centrale de la rétine;
- ou d'une neuropathie optique ischémique postérieure bien que cette dernière atteinte soit très rare et débattue.

En cas d'atteinte unilatérale, le risque d'atteinte controlatérale et de cécité totale définitive est important et justifie une prise en charge thérapeutique urgente.

b. Complications neurologiques

- Accident vasculaire cérébral constitué et accident ischémique transitoire.
- Ces complications concernent 5 % des patients.
- Ces accidents peuvent être liés à l'atteinte inflammatoire des artères intracrâniennes ou être de mécanisme embolique à point de départ carotidien.

Manifestations neuropsychiatriques

Ces manifestations apparaissent dans 3 % des cas avec désorientation temporospatiale et trouble de l'humeur, dont le mécanisme n'est pas totalement éclairci. Ces troubles répondent rapidement à la corticothérapie.

Atteinte neurologique périphérique

Il n'y a pas d'atteinte neurologique périphérique spécifique de l'ACG. Lorsqu'une neuropathie périphérique survient, notamment une mononeuropathie multiple, liée à une atteinte de la *vasa nervosum*, il faut évoquer une vascularite des vaisseaux de petit calibre qui peut se localiser au niveau de l'artère temporale et se manifester sous la forme de céphalées temporales.

- Atteinte des nerfs oculomoteurs (diplopie chez 2 % des malades).

c. Autres complications vasculaires

- **Forme cardio-aortique** : une aortite et une artérite de la gerbe aortique peuvent être responsables :
  - d'un syndrome de l'arc aortique avec claudication des membres supérieurs, d'une asymétrie tensionnelle ou du pouls, de troubles vasculaires distaux type acrocyanose;
  - d'une aortite avec risque d'anévrisme ou de dissection, d'insuffisance aortique;
  - d'un infarctus du myocarde par coronarite.
  - L'atteinte de l'aorte est considérée comme un facteur de mauvais pronostic, elle peut nécessiter une prise en charge chirurgicale cardio-aortique.
- **Atteinte des artères pulmonaires** : toux chronique, infiltrat bronchopulmonaire.
- **Atteinte artérielle des membres inférieurs** : avec une claudication intermittente.
- **Atteinte rénale ou digestive** : avec risque d'hypertension artérielle et d'infarctus mésentérique.

C. Examens complémentaires

1. Échographie-Doppler des axes vasculaires

L'échographie des axes vasculaires notamment des artères temporales peut révéler des signes caractéristiques d'artérite avec notamment le signe du halo (halo hypoéchogéne circonférentiel de la paroi du vaisseau), des signes de thrombose ou de sténose artérielle. Elle doit impérativement être réalisée par un opérateur entraîné sachant faire la différence avec des lésions athéromateuses fréquentes à cet âge (fig. 17.3). Cet examen peut donc permettre de confirmer le diagnostic ou de diriger la biopsie de l'artère afin d'améliorer la sensibilité diagnostique de cet examen. Il est recommandé d'étudier les axes vasculaires temporaux mais également les gros vaisseaux du cou et les troncs supra-aortiques.

La présence d'un signe du halo bilatéral a une spécificité de 100 % et permet devant un tableau clinicobiologique compatible de retenir le diagnostic d'ACG sans la preuve histologique.

Signe du halo
Un halo hypoéchogène circonférentiel au niveau de la paroi du vaisseau qui correspond à son inflammation, une hypoéchogénicité de l'intima du vaisseau touché par l'inflammation, et de manière moins spécifique, une sténose pouvant aller jusqu'à l'occlusion complète.

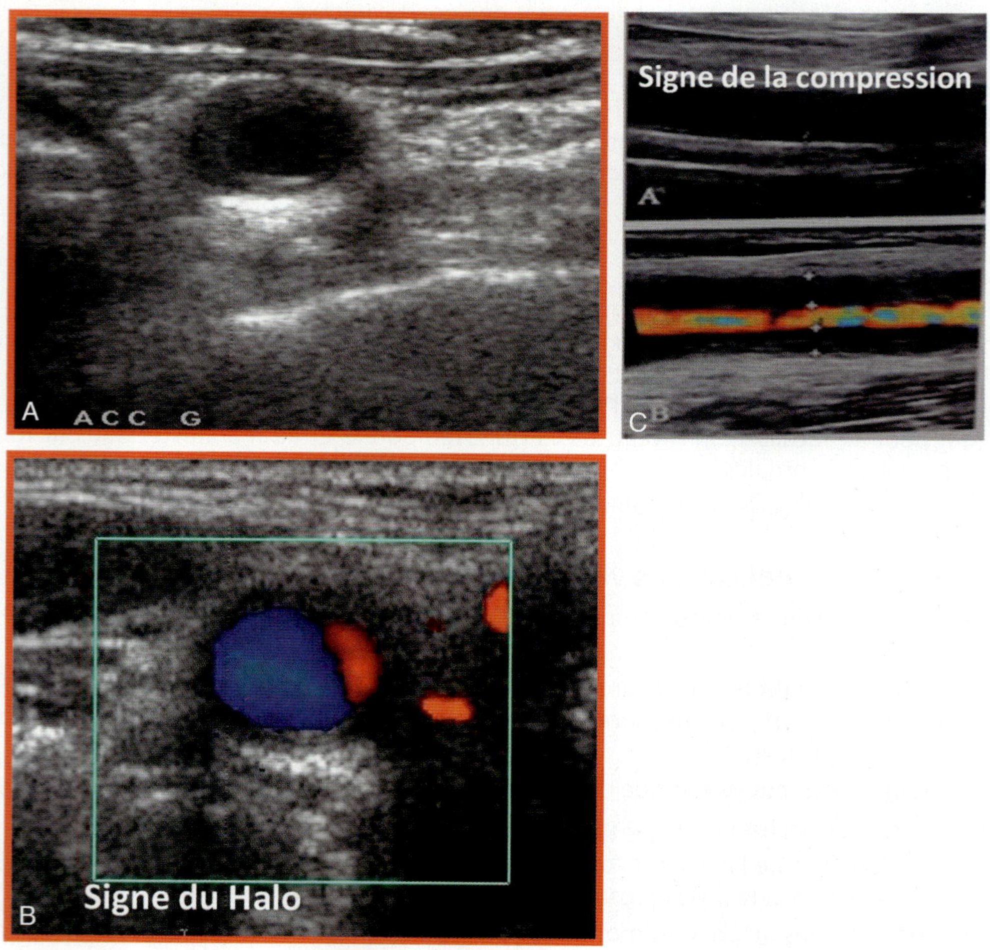

Fig. 17.3. Échographie mode B et Doppler des artères temporales, signe du halo.
Échographie mode B et Doppler des artères temporales : artères temporales + vaisseaux du cou et gros troncs thoraciques + artères fémoropoplitées. Lésions : sténose, dissection, occlusion ; signe du halo ++ ; *slide sign*. Source : Dr Jousse-Joulin.

2. TEP-scan

Cet examen marqué au 18-FDG comme dans la PPR, permet de visualiser les atteintes des vaisseaux extracrâniens (fig. 17.4) et d'obtenir une cartographie de l'ensemble des vaisseaux atteints montrant des zones inflammatoires de fixation intense du traceur radioactif utilisé. Les coupes scanographiques associées permettent de visualiser plus précisément l'atteinte de l'aorte. Il est de plus en plus réalisé pour confirmer le diagnostic de la maladie. C'est actuellement un des examens de référence dans l'artérite à cellules géantes.

Son utilisation pourrait permettre d'évaluer l'activité de la maladie et constituerait un outil intéressant pour le suivi. Il n'est cependant pas réalisé de manière systématique.

Le diagnostic histologique est du fait des progrès de l'imagerie de moins en moins nécessaire au diagnostic.

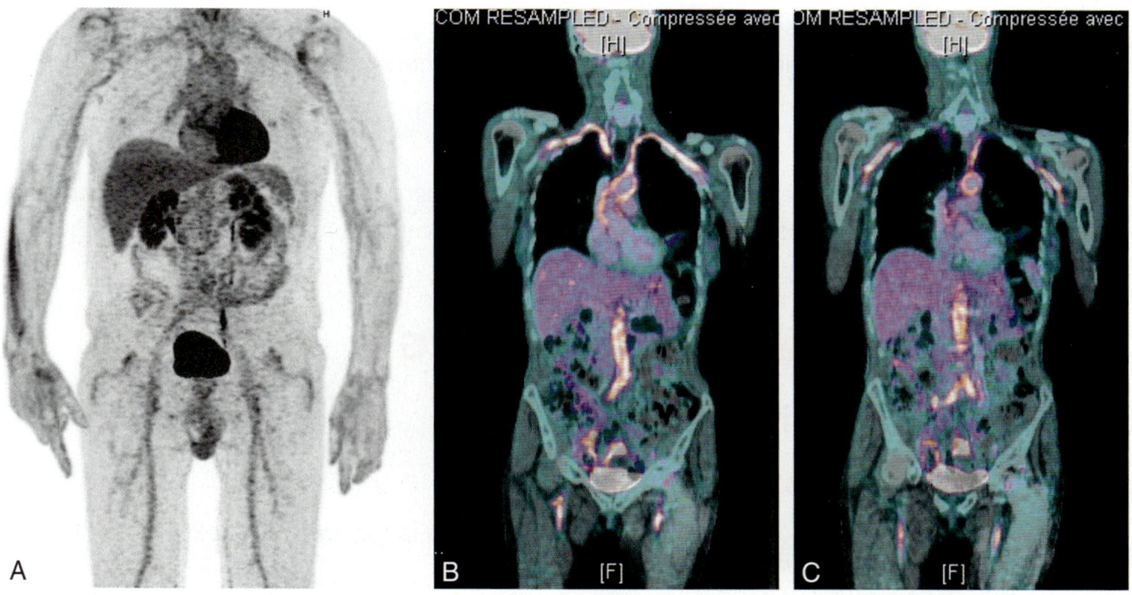

Fig. 17.4. TEP-scan dans l'artérite à cellules géantes.
TEP-scan : hyperfixations très évocatrices d'une artérite au niveau des artères axillaires, de l'aorte abdominale et des artères fémorales. Source : Pr V. Devauchelle-Pensec.

3. IRM vasculaire ou angio-IRM

Elle peut permettre de visualiser les atteintes des vaisseaux intracrâniens non accessibles au TEP-scan.

4. Indications et résultats de la biopsie d'artère temporale

La biopsie de l'artère temporale (BAT) reste l'examen de référence pour confirmer une ACG. L'imagerie de l'artère temporale ou de l'aorte et de ses branches est parfois utilisée en tant que test diagnostique non invasif qui se substitue à la BAT.

La biopsie de l'artère temporale ne doit pas être réalisée devant un tableau de pseudo-polyarthrite rhizomélique isolée typique sans signes cliniques évocateurs d'atteinte vasculaire inflammatoire. La biopsie de l'artère temporale <u>ne doit pas retarder le traitement</u> ⚠ et elle peut être encore réalisée dans les 14 jours suivant l'instauration de la corticothérapie. Au-delà, les anomalies histologiques se normalisent.

Le caractère focal de l'artérite justifie un prélèvement de 1 cm de long (qui doit être analysé en totalité par le pathologiste). L'examen anatomopathologique met en évidence une panartérite segmentaire et focale. Pour être considérée comme preuve histologique d'une ACG, la biopsie doit nécessairement montrer un infiltrat inflammatoire mononucléé de la média et/ou de l'intima. La présence surajoutée d'une élastophagie de la limitante élastique interne et/ou de cellules géantes est pathognomonique mais inconstante.

La négativité de la biopsie de l'artère temporale n'exclut pas le diagnostic d'ACG ⚠. Le caractère focal de la maladie explique la fréquence des faux négatifs (sensibilité de la biopsie de l'artère temporale : entre 50 et 91 %).

D. Diagnostics différentiels de l'ACG

1. Autres vascularites

Elles sont plus rares à cet âge (maladie de Takayasu, qui atteint le sujet jeune, granulomatose avec polyangéite (ex-maladie de Wegener), périartérite noueuse, maladie de Behcet).

2. Autres

- Infections : syphilis (étiologie classique d'aortite), tuberculose, salmonellose, endocardites.
- Autres : athérosclérose, maladie d'Erdheim Chester, cancers, maladie associée aux IgG4.

VI. Traitement de la PPR et de l'ACG

A. Principes du traitement

1. Corticothérapie systémique

- Traitement basé sur une corticothérapie prolongée à faible dose dans la PPR et forte dose dans l'ACG.
- Dans l'ACG, l'instauration de la corticothérapie est une urgence thérapeutique, notamment lorsqu'il existe des signes ophtalmologiques ou de complications ischémiques.
- Dans la PPR sans signe d'ACG associée, l'instauration de la corticothérapie n'est pas une urgence au sens strict et la prise en charge doit comporter l'élimination des principaux diagnostics différentiels en fonction du contexte clinique.
- L'efficacité de la corticothérapie est souvent spectaculaire, avec une régression des symptômes dans les 24 à 72 heures et une normalisation du syndrome inflammatoire (en quelques jours pour la CRP et 3 semaines pour la VS). Dans la PPR, cette efficacité est souvent considérée comme un test diagnostique. Cependant, la dose de corticoïdes nécessaire peut varier d'un patient à l'autre et nécessiter une adaptation.
- La diminution de la corticothérapie est progressive.
- Le rythme de décroissance de la corticothérapie peut être adapté au patient et à son niveau de risque de complications de la corticothérapie (ostéoporose, cataracte, diabète…).
- La durée moyenne du traitement est de 12 à 24 mois.
- La corticothérapie prolongée est pourvoyeuse d'importantes comorbidités chez ces patients. De ce fait, sa durée devra être la moins prolongée possible, adaptée à chaque patient.
- L'éducation thérapeutique du patient est indispensable. Ce dernier doit être associé à la prise en charge, comprendre les enjeux de son traitement, les complications possibles, les mesures associées. Le patient doit savoir qu'en cas de réapparition de symptômes en cours de décroissance il doit contacter son médecin référent, repasser la corticothérapie au palier supérieur, réaliser un contrôle biologique inflammatoire.

2. Mesures associées (à adapter à la dose de corticoïdes)

a. Règles hygiénodiététique

- Régime pauvre en sel, pauvre en sucre et riche en protides.
- Activité physique régulière (30 minutes de marche quotidienne).
- Supplémentation en vitamine D (correspondant à 800 à 1 200 UI/j) (en s'assurant éventuellement que le taux sérique de 25-OH-vitamine D est > 30 ng/mL).
- La supplémentation systématique en calcium n'est pas efficace pour prévenir l'ostéoporose cortico-induite ; une supplémentation par calcium doit être prescrite seulement si une enquête alimentaire révèle des apports alimentaires inférieurs à ceux recommandés (800 à 1 200 mg/j).

b. Autres

- Mise à jour des vaccinations usuelles (sans retarder la mise en route du traitement) et vaccination antigrippale et anti-pneumoccocique.
- Traitement anti-ostéoporotique (prévention de l'ostéoporose cortico-induite, *cf.* chapitre 8).
- Apport en potassium (selon la dose de corticoïdes prescrite et les données biologiques).
- L'association à un antiagrégant plaquettaire est proposée notamment dans les complications ischémiques de l'ACG.
- Risques infectieux à évaluer.
- Surveillance des complications de la corticothérapie (*cf.* chapitre 8) : la tension artérielle, les œdèmes, le poids et la taille, le glaucome et la cataracte, la fonction rénale, la glycémie et dyslipidémie…

B. Traitement d'attaque de la corticothérapie

1. Dans la PPR

- Instaurée par voie orale à la dose moyenne de 15 mg par jour (0,2 mg/kg/j) variant de 12,5 à 30 mg/j d'équivalent prednisone en fonction des symptômes, du poids et des comorbidités.
- Poursuivie à cette dose jusqu'à disparition des symptômes et du syndrome inflammatoire biologique.

2. Dans l'ACG

- *En cas d'ACG sans signe oculaire ou cérébral* : le traitement d'attaque est la prednisone à 0,7 mg/kg par jour à débuter assez rapidement pour éviter les complications ischémiques.
- *En cas d'ACG compliquée de signes oculaires ou ischémiques* : 1mg/kg/j de prednisone à débuter en urgence (possibilité de précéder d'une prise de méthylprednisone en IV). Parfois des bolus de méthylprednisolone peuvent être proposés mais sans preuve d'une meilleure efficacité. Certaines équipes proposent d'associer un traitement antiagrégant préventif.

La décroissance progressive n'est proposée qu'après la disparition des signes cliniques et la régression du syndrome inflammatoire biologique.

L'absence de corticosensibilité doit remettre en cause le diagnostic.

C. Décroissance et sevrage en corticoïdes

- Lorsque le syndrome inflammatoire a disparu, la décroissance est progressive dans le but de sevrer le patient sans que ne survienne de poussée de la maladie.
- La décroissance se fait par paliers, sur plusieurs mois. Il n'y a pas de schémas précis mais on recommande une diminution par paliers de 10 mg jusqu'à la dose de 30 mg/j, de 5 à 2,5 mg (ou de 10 %) jusqu'à la dose d'équivalent prednisone de 10 mg/j puis de 1 mg toutes les 2 à 4 semaines.
- À chaque consultation, on évalue l'absence de réapparition des symptômes de PPR, de réascension du syndrome inflammatoire, d'apparition de signes d'ACG.

- Le patient est informé des modalités de la décroissance et de la nécessité à chaque palier de contrôler le syndrome inflammatoire biologique et de contacter le médecin expert en cas d'apparition de symptômes évocateurs d'une rechute. En effet, au cours du suivi, il ne sera pas vu en consultation à chaque palier de décroissance.
- Il est en général admis de diminuer la dose de glucocorticoïdes jusqu'à la dose de substitution physiologique (5 mg par jour approximativement). Des mesures de prévention de l'insuffisance surrénalienne peuvent être proposées ensuite avec une substitution en hydrocortisone (ex. : 10 mg le matin et 5 mg à midi), un dosage de la cortisolémie un mois après l'arrêt de la corticothérapie (sous hydrocortisone seule) puis d'un éventuel test au Synacthène® pour vérifier la récupération de l'axe hypothalamo-hypophyso-surrénalien. D'autres équipes se contentent de diminuer progressivement la corticothérapie en surveillant les signes d'insuffisance surrénalienne.

D. Rechute

- La rechute (réapparition des signes cliniques et biologiques) peut survenir lors de la décroissance de la corticothérapie et du sevrage ou plus à distance. La fréquence de ces rechutes est estimée entre 20 et 50 % des cas. Elle peut être déclenchée par :
  - une décroissance trop rapide ;
  - une mauvaise observance ;
  - une poussée de la maladie.
- La rechute peut se manifester sur le même mode ou sur un mode différent (PPR rechutant sous forme d'ACG, exposant aux risques de cette vascularite) nécessitant de reprendre la corticothérapie à plus forte dose.
- En cas de rechute, en cours de décroissance, sur le même mode, il faut reprendre la corticothérapie habituellement au palier antérieur.
- La rechute à des doses élevées ou associées à certaines atypies comme la persistance de l'altération de l'état général doit faire discuter la recherche d'une néoplasie.

E. Alternatives à la corticothérapie

1. Méthotrexate

Le rationnel de l'utilisation du méthotrexate dans cette pathologie est celui d'une épargne cortisonique chez les patients corticodépendants. Il n'y a cependant aucune preuve scientifique définitive de l'efficacité du méthotrexate dans cette indication.

2. Inhibiteurs du récepteur de l'IL-6

Le tocilizumab (anticorps monoclonal anti-IL-6 récepteur) est efficace dans le traitement de l'ACG et de la PPR. Il a obtenu une autorisation de mise sur le marché en 2017 dans l'ACG. Sa prescription est réservée actuellement aux spécialistes du domaine, plutôt dans un but d'épargne cortisonique chez des patients ayant des comorbidités (ex. : ostéoporose fracturaire sévère, diabète décompensé, troubles psychiatriques).

VII. Évolution

- Évolution favorable en 12 à 24 mois dans la grande majorité des cas.
- Corticodépendance (sevrage impossible) peu fréquente (20 %).
- Morbidité liée à la corticothérapie et nécessitant une prévention précoce.
- Pas de surmortalité démontrée.
- Risque de cécité totale de 1 à 2 % des cas dans l'ACG.
- Rechutes possibles parfois tardives (jusqu'à 10 ans après).

Maladie de Takayasu

I. Définition

La maladie de Takayasu est une vascularite des gros vaisseaux, atteignant préférentiellement l'aorte et ses gros troncs, ainsi que l'artère pulmonaire.

Elle peut atteindre tous les gros vaisseaux mais dans 60 à 90 % des cas, il s'agit de l'aorte ascendante ou descendante, des artères sub-claviculaires et des branches de la carotide.

Elle était communément appelée « la maladie des femmes sans pouls » ou le « syndrome de l'arc aortique ».

II. Étiologie

Celle-ci est inconnue mais deux hypothèses principales sont classiquement avancées :

- une cause infectieuse supportée par la fréquence de l'association à la tuberculose ;
- une cause immunologique du fait de l'association possible à d'autres pathologies auto-immunes telles que les entérocolopathies (ex. : Crohn ou rectocolite associées dans 6 % des cas).

III. Épidémiologie

La maladie de Takayasu a été initialement décrite en Asie où elle est plus fréquente mais elle est universellement répandue.

Elle atteint préférentiellement les femmes (70 %) jeunes (20 à 35 ans) et peut débuter dans l'enfance.

C'est une maladie rare dont l'incidence annuelle est estimée à 2–3/1 000 000 habitants.

Son phénotype semble différent en fonction de l'ethnie et du sexe avec un diagnostic qui serait plus tardif chez les sujets caucasiens (formes moins sévères) et les hommes qui présenteraient plus d'atteinte de l'aorte descendante et abdominale.

IV. Signes cliniques

La maladie évolue habituellement selon deux phases.

A. Phase préocclusive

Elle peut associer :

- des signes généraux peu spécifiques : fièvre, altération de l'état général, amaigrissement ;
- des manifestations rhumatologiques (myalgies, arthralgies, mono- ou polyarthrites, syndrome de PPR) ;
- des sérites (épanchements pleuraux ou péricardiques) ;
- des signes cutanés (érythème noueux, rash) ;
- des signes oculaires (douleurs, troubles de la vue) ;
- des carotidodinyes (douleurs le long des carotides) pouvant faire suspecter le diagnostic.

Cette phase dure de quelques semaines à quelques mois. Elle peut récidiver ou disparaître avec un temps de latence de plusieurs années avant la survenue de la phase occlusive.

B. Phase occlusive

Les signes cliniques sont liés à la sténose, l'occlusion ou l'anévrisme des artères et varient selon le territoire vasculaire atteint. Des formes longtemps indolentes ou avec des signes peu spécifiques peuvent aboutir à des retards de diagnostic.

Les signes les plus fréquents sont l'apparition d'une HTA, d'une asymétrie tensionnelle, la disparition d'un pouls (notamment huméral), la claudication d'un membre supérieur chez un sujet de moins de 40 ans (syndrome de l'arc aortique) :

- troncs aortiques et supra-aortiques : syndrome de l'arc aortique très évocateur (claudication intermittente des membres supérieurs, inégalité tensionnelle humérale, souffle sus-claviculaire, diminution ou abolition d'un ou de plusieurs pouls ± céphalées, diplopie, vertiges, trouble de la vue). À rechercher systématiquement ;
- artères viscérales abdominales : HTA de type rénovasculaire ou par coarctation de l'aorte, diarrhée, douleurs abdominales, anévrisme de l'aorte abdominale ;
- artères coronaires : coronarite ostiale, insuffisance cardiaque, insuffisances valvulaires en particulier aortique (10 à 25 % des cas) par dilatation de l'anneau ;
- artère pulmonaire et ses branches : toux, hémoptysie, HTA pulmonaire ;
- manifestations ischémiques du système nerveux central : amaurose, scotome, cécité. Ces symptômes peuvent être transitoires, à éclipses, survenant lors d'efforts ou de postures.

Les accidents vasculaires cérébraux et les infarctus du myocarde sont rares.

C. Grossesse

Les grossesses nécessitent une attention particulière car elles peuvent entraîner plus de complications chez les femmes jeunes en âge de procréer (prématurités, hypertension artérielle maternelle, pré-éclampsie, morts fœtales, complications liées aux traitements).

V. Explorations complémentaires

A. Examens biologiques

Il n'y a aucun marqueur sérologique spécifique.

Le syndrome inflammatoire (VS ou CRP) est non spécifique mais évocateur d'une artérite. Il peut être absent même en cas de maladie active.

B. Examens d'imagerie

La confirmation diagnostique se fait grâce à l'imagerie. Actuellement ce sont l'échographie-Doppler artérielle (par des opérateurs très entraînés), l'IRM et le TEP-scan qui sont au premier plan pour la confirmation diagnostique. L'angioscanner est moins fréquemment utilisé.

- L'**échographie-Doppler artérielle** et l'**angio-IRM** sont non irradiantes et montrent des sténoses, des occlusions ou des dilatations artérielles évocatrices par :
  - leur topographie (sous-clavière post-vertébrale, carotide primitive, axe axillo-huméral);
  - la succession d'ectasies et de sténoses;
  - la coexistence d'atteintes artérielles dans plusieurs territoires.
- Le **TEP-scan a plusieurs intérêts**. C'est un examen non invasif mais irradiant qui permet comme dans l'artérite gigantocelulaire, une cartographie des vaisseaux atteints qui fixent intensément le traceur reflet de l'activité de la maladie. C'est un examen de référence dans la maladie de Takayasu. Il peut être proposé pour le suivi évolutif.
- L'**artériographie**, plus invasive n'est plus utilisée pour le diagnostic mais associée à des techniques de radiologie interventionnelle dans un but thérapeutique.

C. Examen anatomopathologique

La biopsie artérielle montre des lésions inflammatoires multifocales et segmentaires touchant les trois tuniques. Elle peut être aspécifique ou montrer des lésions cicatricielles.

Du fait des progrès de l'imagerie, le diagnostic histologique est de moins en moins nécessaire au diagnostic.

VI. Diagnostic différentiel

- Infections : syphilis, tuberculose, salmonellose.
- Pathologies inflammatoires : maladie de Behçet, maladie de Horton (atteint plutôt les femmes > 50 ans), lupus, vascularite de la polyarthrite rhumatoïde, syndrome IgG4.
- Cancers.
- Autres : athérosclérose, dysplasies fibromusculaires, maladie d'Erdheim Chester.

VII. Traitement

Maladie rare pouvant bénéficier d'une prise en charge en ALD.

A. Traitement médical

Il repose sur la corticothérapie prescrite initialement à la posologie de 1 mg/kg/j pendant 2 à 4 semaines. Ensuite, en fonction de l'évolution, la posologie est diminuée progressivement pour une durée totale du traitement de 12 à 24 mois. Ce traitement est efficace dans plus de la moitié des cas.

Dans les formes rebelles ou nécessitant de maintenir des doses de cortisone élevées, l'ajout d'un traitement immunosuppresseur est nécessaire : méthotrexate (20–25 mg par semaine), azathioprine, mycophénolate mofétil ou, plus rarement, cyclophosphamide. Enfin, dans des formes graves, des résultats encourageants ont été obtenus avec des biothérapies de type anti-TNF ou par anticorps anti-récepteurs de l'IL-6 (tocilizumab).

À ces traitements spécifiques, sont associés les traitements médicamenteux classiques et les mesures hygiénodiététiques visant à prévenir les complications de la corticothérapie (ostéoporose cortico-induite…) ou de la maladie (traitements contre l'hypertension artérielle).

L'éducation thérapeutique du patient est indispensable.

B. Traitements chirurgicaux ou par radiologie interventionnelle

Pour limiter les conséquences d'une atteinte artérielle, ils permettent de réaliser des pontages artériels, des désobstructions ou la pose de prothèses vasculaires.

Le risque de resténose à long terme est de 30 %.

VIII. Pronostic et suivi

Le suivi se fait en milieu spécialisé rhumatologique, de médecine vasculaire ou de médecine interne le plus souvent.

La grossesse et l'accouchement impliquent une surveillance particulière.

L'évolution est le plus souvent lente et indolente et le pronostic est bon en l'absence d'occlusions.

La survie globale est de 90 % à 10 ans et la surmortalité de 3 % environ dans les études les plus récentes.

La réapparition des pouls, la disparition des douleurs, la normalisation de la tension artérielle et l'absence de complication liées au traitement font partie du suivi.

Points clés

PPR

- La PPR est un rhumatisme inflammatoire chronique du sujet âgé (> 50 ans), s'accompagnant d'un syndrome inflammatoire biologique et très corticosensible.
- La PPR et l'ACG sont des expressions cliniques distinctes d'une même maladie, pouvant se succéder l'une à l'autre ou être intriquées et ayant des pronostics évolutifs différents.
- Le diagnostic de PPR repose sur des critères clinicobiologiques non spécifiques et nécessite d'exclure de nombreux diagnostics différentiels.
- Le traitement repose sur une corticothérapie dégressive, habituellement poursuivie sur une durée de 12 à 24 mois associée à des mesures préventives des complications de la corticothérapie.

ACG

- La maladie de Horton ou artérite à cellules géantes est une vascularite segmentaire et focale des vaisseaux de grand et moyen calibre qui atteint le sujet de plus de cinquante ans.
- Le risque principal est lié aux complications ischémiques oculaires (risque de cécité).
- Le traitement repose sur la corticothérapie qui doit être prolongée, mais à dose minimale efficace, et dont les effets adverses doivent être prévenus.
- En cas de complications ou de corticodépendance, il existe des alternatives à la corticothérapie.

Maladie de Takayasu

- La maladie de Takayasu est une artérite observée préférentiellement chez la femme jeune, touchant de façon segmentaire l'aorte et les gros troncs qui en naissent, ainsi que l'artère pulmonaire.
- Le traitement de la maladie de Takayasu repose principalement sur la corticothérapie.

Notions indispensables et inacceptables

Notions indispensables

- Il est indispensable de savoir que le diagnostic d'une PPR repose sur un faisceau d'arguments clinicobiologiques et l'élimination des diagnostics différentiels.
- Savoir que l'absence de syndrome inflammatoire biologique doit faire revoir ce diagnostic.
- Il est indispensable, devant un diagnostic de PPR, de rechercher des signes cliniques d'ACG par un interrogatoire minutieux.
- Il est indispensable devant toute suspicion de complication ischémique d'une ACG d'instaurer sans délai une corticothérapie à 1 mg/kg/j.
- Une ACG peut n'avoir que des signes extracrâniens, il est important d'en connaître les principales manifestations.
- Il est indispensable de connaître les principaux examens permettant d'aider à confirmer le diagnostic d'ACG.
- Il est indispensable de savoir que la décroissance de la corticothérapie nécessite un suivi du patient comportant :
  - une évaluation clinique (signes cliniques de PPR ou d'ACG) ;
  - une évaluation du syndrome inflammatoire biologique (CRP ou VS) ;
  - la surveillance des complications liées à la corticothérapie.
- Il est indispensable de savoir que des rechutes peuvent survenir au cours de la décroissance de la corticothérapie.

Notions inacceptables

- Oublier de rechercher systématiquement des signes d'ACG lors du suivi.
- Oublier, sur le plan diagnostique de rechercher une pathologie microcristalline ou un autre rhumatisme inflammatoire chronique du sujet âgé devant une PPR débutante.
- Négliger la recherche des facteurs de risque de complications de la corticothérapie.
- Instaurer une corticothérapie à une dose inadaptée.
- Négliger d'organiser la décroissance progressive de la corticothérapie.
- Négliger l'éducation thérapeutique (observance, alimentation adaptée, signes de poussées, règles hygiéno-diététiques, vaccinations…).
- Omettre la prise en charge des comorbidités.
- Ne pas discuter préventivement la prise en charge de l'ostéoporose cortico-induite.

Réflexes transversalité

UE 5

- Item 118 – Principales techniques de rééducation et de réadaptation. Savoir prescrire la massokinésithérapie
- Item 124 – Ostéopathies fragilisantes
- Item 128 – Troubles de la marche et de l'équilibre

UE 6

- Item 143 – Vaccinations

UE 7

- Item 181 – Réaction inflammatoire : aspects biologiques et cliniques. Conduite à tenir
- Item 186 – Fièvre prolongée
- Item 188 – Pathologies auto-immunes : aspects épidémiologiques, diagnostiques et principes de traitement

- Item 189 – Les principaux types de vascularites systémiques
- Item 190 – Lupus érythémateux disséminé. Syndrome des antiphospholipides
- Item 192 – Polyarthrite rhumatoïde
- Item 193 – Spondyloarthrites
- Item 194 – Arthropathies microcristallines
- Item 196 – Douleur et épanchement articulaire. Arthrite d'évolution récente
- Item 198 – Biothérapies et thérapies ciblées

UE 8

- Item 250 – Troubles nutritionnels du sujet âgé

UE 10

- Item 321 – Éducation thérapeutique, observance et automédication
- Item 326.2 – Prescription et surveillance des classes de médicaments les plus courantes chez l'adulte et chez l'enfant (anti-inflammatoires stéroïdiens et non stéroïdiens)

18

Item 192 – UE 7 – Polyarthrite rhumatoïde

Objectifs pédagogiques

Nationaux

- Diagnostiquer une polyarthrite rhumatoïde.
- Argumenter l'attitude thérapeutique et planifier le suivi du patient au long cours.

I. Épidémiologie de la polyarthrite rhumatoïde

La **polyarthrite rhumatoïde** (PR) est le plus fréquent des rhumatismes inflammatoires chroniques. Elle débute habituellement autour de cinquante ans, mais elle peut survenir à tout âge, avec des formes juvéniles avant 16 ans et des formes à début tardif après 65 ans. La PR est trois fois plus fréquente chez la femme avant soixante ans, mais ce déséquilibre du sex-ratio s'atténue progressivement au-delà de cet âge. Sa prévalence en population générale est de l'ordre de 0,3 à 0,8 % chez l'adulte. Sa prévalence chez les apparentés du premier degré d'un patient atteint de PR est de l'ordre de 2 à 4 %, ce qui signifie en pratique que, malgré le sur-risque de nature génétique et environnementale conféré par l'existence d'un antécédent familial, plus de 95 % des apparentés du premier degré d'un patient atteint de PR seront indemnes de la maladie.

II. Physiopathologie de la polyarthrite rhumatoïde

La PR est une maladie multifactorielle, de cause inconnue, impliquant des facteurs génétiques (polymorphismes de nombreux gènes tels *HLA-DRB1*, *PTPN22*, *STAT4*…) et des facteurs environnementaux (**tabagisme**, **microbiote** buccal, microbiote intestinal…), contribuant à une **réponse immunitaire** innée et adaptative incontrôlée, se traduisant par la production d'autoanticorps au premier rang desquels le **facteur rhumatoïde** (FR) et les **autoanticorps anti-protéines citrullinées** (ACPA), ainsi que par une **réaction inflammatoire** concernant en premier lieu la **membrane synoviale**, dénommée synovite, à l'origine des destructions articulaires, associant des **érosions osseuses** et un **pincement de l'interligne articulaire** signant la **chondrolyse**.

© 2018, Elsevier Masson SAS. Tous droits réservés

A. Implication des cellules de l'immunité innée et adaptative

Le ou les agents pathogènes à l'origine de la PR sont inconnus à ce jour. Le *primum movens* pourrait être une réaction inflammatoire survenant à distance de la cavité articulaire, générant des peptides citrullinés, *via* l'activation de peptidylarginine déiminases. Ces peptides citrullinés seraient apprêtés et présentés par les cellules dendritiques et les **macrophages**, exprimant des molécules HLA de classe II caractérisées par une séquence peptidique commune dénommée « épitope partagé », localisée au sein de la 3e région hypervariable des chaînes bêta des molécules HLA-DR4 ou HLA-DR1, aux **lymphocytes T** CD4+ naïfs, s'activant et se différenciant en lymphocytes T de type Th1 (notamment producteurs d'interféron gamma et d'IL-2) ou Th17 (notamment producteurs d'IL-17), contribuant à la production de **cytokines pro-inflammatoires** et à l'activation et à la différenciation des **lymphocytes B** autoréactifs, synthétisant le FR et les ACPA.

B. Implication des synoviocytes, cytokines et ostéoclastes

Au sein de la **synovite rhumatoïde**, on observe une accumulation de cellules de l'immunité (macrophages, lymphocytes T et B), ainsi qu'une prolifération des cellules résidentes de la membrane synoviale, appelées **synoviocytes**. Les synoviocytes de type macrophagique contribuent notamment à la production de cytokines pro-inflammatoires, telles que le **TNFα** (*Tumor Necrosis Factor* α), l'**IL-1** (interleukine 1) et l'**IL-6** (interleukine 6), amplifiant la réaction inflammatoire et favorisant le recrutement intra-articulaire de monocytes, de lymphocytes et de polynucléaires neutrophiles issus du compartiment sanguin, sous l'action de cytokines à activité chimiotactique et de l'expression des molécules d'adhésion par les cellules endothéliales. Les synoviocytes de type fibroblastique contribuent quant à eux à la production de PGE_2 et de métalloprotéinases matricielles, capables de dégrader le collagène de type 2 et les protéines non collagéniques de la matrice extracellulaire du cartilage articulaire, générant la chondrolyse.

Les cytokines pro-inflammatoires jouent un rôle clé dans la genèse de la synovite rhumatoïde ou **pannus synovial**, ainsi que dans les destructions ostéoarticulaires caractéristiques de la maladie. La PR est caractérisée par un déséquilibre entre un excès de production de cytokines pro-inflammatoires, tels le TNFα, l'IL-1 et l'IL-6 et un déficit de production de cytokines anti-inflammatoires, tels l'IL-4, l'IL-10 et l'IL-13, les récepteurs solubles du TNF et l'antagoniste du récepteur de l'IL-1. Des cytokines favorisant l'angiogenèse et la prolifération cellulaire sont également présentes dans la membrane synoviale : TGFβ, VEGF, PDGF et FGF-1 et 2. Cette angiogenèse contribue au recrutement de monocytes, de lymphocytes et de polynucléaires neutrophiles issus du compartiment sanguin.

Au même titre que les synoviocytes, les préostéoclastes peuvent être considérés comme des cellules résidentes de l'articulation. Ils siègent dans l'os sous-chondral, au contact du pannus synovial, concentrés dans les zones d'insertion et de réflexion de la capsule articulaire. Les préostéoclastes sont activés et différenciés en **ostéoclastes**, *via* la liaison de leur récepteur transmembranaire activateur de NF-kB (RANK) à son ligand (RANKL), notamment exprimé par les lymphocytes T de type Th17 et les synoviocytes fibroblastiques et sécrété sous forme soluble par les cellules de l'inflammation, sous l'action des cytokines pro-inflammatoires. Les ostéoclastes sont les cellules effectrices des érosions osseuses observées dans la PR.

C. Cellules et cytokines immuno-inflammatoires : acteurs pathogéniques et cibles thérapeutiques

Le rôle central des cellules de l'immunité (lymphocytes T et B) et des cytokines pro-inflammatoires dans la pathogénie de la PR a fait de ces cellules et de ces médiateurs intercellulaires des **cibles thérapeutiques** potentielles, validées au cours de ces trente dernières années : **biomédicaments** ciblant spécifiquement les cytokines pro-inflammatoires (anti-TNF) ou leurs récepteurs (anti-IL-6R), les lymphocytes B (anti-CD20) ou les voies de costimulation des lymphocytes T (CTLA4-Ig) ou petites molécules ciblant spécifiquement les **voies de signalisation intracellulaire** des récepteurs des cytokines de la réponse immunitaire ou de la réaction inflammatoire (inhibiteurs des Janus kinases [anti-JAK]).

III. Diagnostic de la polyarthrite rhumatoïde débutante

Le diagnostic de PR débutante repose sur les données issues de l'examen clinique et d'examens biologiques et radiographiques, complétés par un examen échographique en cas de doute sur l'existence d'une ou plusieurs synovites.

Le diagnostic de PR doit être aussi précoce que possible afin d'initier, dès la confirmation diagnostique par le **rhumatologue**, un **traitement de fond** visant à obtenir et à maintenir un état de **rémission**, ou à défaut de **faible niveau d'activité de la maladie**, permettant de prévenir les **signes radiographiques**, le **handicap fonctionnel** et les complications systémiques de l'inflammation, tout en préservant la **qualité de vie** et les **capacités socioprofessionnelles** du patient.

A. Signes cliniques (tableau 18.1)

Dans 70 à 80 % des cas, le tableau est celui d'une **polyarthrite** acromélique, bilatérale et globalement symétrique, sans **manifestations extra-articulaires ou systémiques** (polyarthrite « nue »), évoluant sur un mode chronique (> 6 semaines), caractérisée par des **douleurs**

Tableau 18.1. Principaux éléments du diagnostic positif et du diagnostic différentiel d'une polyarthrite rhumatoïde débutante.

Diagnostic positif d'une polyarthrite rhumatoïde débutante	
Signes cliniques	– Douleurs articulaires inflammatoires et gonflements articulaires – Atteinte préférentielle des poignets, articulations métacarpophalangiennes, interphalangiennes des doigts et articulations métatarsophalangiennes – Topographie bilatérale et globalement symétrique – Évolution > 6 semaines
Signes biologiques	– Élévation inconstante de la vitesse de sédimentation globulaire – Élévation inconstante de la protéine C réactive – Positivité inconstante de la recherche du facteur rhumatoïde – Positivité inconstante de la recherche des autoanticorps anti-protéines citrullinées
Signes d'imagerie	– Présence inconstante d'érosions osseuses ou de pincements des interlignes articulaires sur les radiographies standard : - des mains et des poignets de face - des avant-pieds de face et des avant-pieds de trois-quarts - des autres articulations inflammatoires (clichés comparatifs de face et de profil)
Diagnostic différentiel d'une polyarthrite rhumatoïde débutante	
Signes cliniques	Absence de manifestations extrarhumatologiques pouvant orienter vers d'autres affections s'accompagnant d'arthrites périphériques
Signes biologiques	Absence d'anomalies de l'hémogramme, de la bandelette urinaire, du dosage des transaminases ou de la recherche d'anticorps anti-nucléaires pouvant orienter vers d'autres affections s'accompagnant d'arthrites périphériques
Signes d'imagerie	Absence d'anomalies des radiographies standard des articulations ou de la radiographie thoracique pouvant orienter vers d'autres affections s'accompagnant d'arthrites périphériques

articulaires inflammatoires (réveil en fin de nuit et **raideur matinale** >30 minutes), le plus souvent localisées aux poignets, aux articulations métacarpophalangiennes et aux articulations interphalangiennes proximales, mais aussi aux chevilles et aux articulations métatarsophalangiennes. Les articulations spontanément douloureuses sont le plus souvent douloureuses à la pression (notamment lors de la compression latérale des articulations métacarpophalangiennes ou métatarsophalangiennes, dénommée « squeeze test »), inconstamment le siège d'un **gonflement articulaire** (traduisant la présence d'une synovite et/ou d'un épanchement liquidien intra-articulaire), souvent responsable d'une limitation de la **mobilité articulaire** (fig. 18.1). Il n'existe habituellement pas de rougeur cutanée majeure en regard des articulations douloureuses et/ou gonflées au cours de la PR, contrairement à ce qui est observé au cours du **rhumatisme psoriasique**, des **Arthrites septiques** ou des **arthrites microcristallines**. Les épaules, les coudes, les hanches et les genoux peuvent être concernés par les douleurs et les gonflements articulaires. Les articulations interphalangiennes distales sont habituellement respectées au cours de la PR, contrairement à ce qui est observé au cours du rhumatisme psoriasique, de la **goutte** ou de l'**arthrose**. Des **ténosynovites** peuvent être observées autour des tendons extenseurs des doigts, visibles à la face dorsale du poignet ; en regard de l'extenseur ulnaire du carpe, visible sur le versant ulnaire de la face dorsale du poignet ; autour des tendons fléchisseurs des doigts, pouvant occasionner un **syndrome du canal carpien** ; ou sur les tendons fibulaires, en arrière de la malléole externe.

D'autres formes cliniques sont possibles dans 20 à 30 % des cas.

- **Forme polyarticulaire aiguë fébrile**, avec une altération de l'état général évoquant un processus infectieux.
- **Forme rhizomélique**, concernant principalement les hanches et les épaules, le plus souvent après 65 ans, évoquant une **pseudo-polyarthrite rhizomélique**.
- **Forme monoarticulaire**, évoquant une arthrite septique ou une arthrite microcristalline.

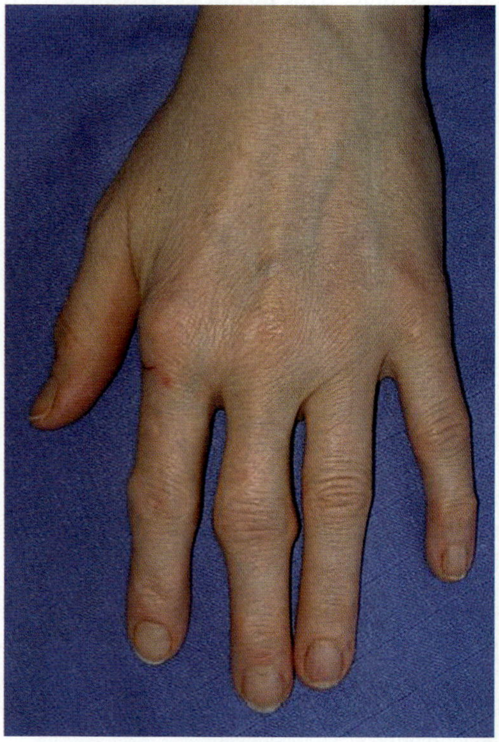

Fig. 18.1. Gonflements des articulations métacarpophalangiennes et des articulations interphalangiennes proximales de l'index et du majeur (aspect en fuseau) dans le cadre d'une polyarthrite débutante.

- **Forme palindromique**, caractérisée par des poussées inflammatoires mono- ou oligoarticulaires, récidivantes, de périodicité variable, régressives en 2 à 3 jours, sans séquelle.
- **Forme arthralgique**, sans gonflement articulaire évident, dont le risque d'évolution vers une PR est d'autant plus important qu'il existe un antécédent de PR chez un apparenté au premier degré, une localisation aux articulations métacarpophalangiennes, une raideur matinale articulaire ≥ 60 minutes, des gonflements articulaires rapportés par le patient, une difficulté à serrer le poing, une positivité du *squeeze test* des articulations métacarpophalangiennes. De telles **arthralgies** justifient la recherche d'une élévation de la **protéine C réactive** (CRP), d'une présence de FR et/ou d'ACPA et de signes inflammatoires à l'**échographie articulaire** ou à l'IRM.

B. Signes biologiques (*cf.* tableau 18.1)

1. Syndrome inflammatoire biologique

Il existe une élévation de la **vitesse de sédimentation** (VS) et/ou de la CRP chez la majorité des patients, cependant la présence d'un **syndrome inflammatoire biologique** n'est pas spécifique de la PR et son absence n'élimine pas le diagnostic.

L'**hémogramme** peut montrer une **hyperleucocytose** à polynucléaires neutrophiles, une **thrombocytose** ou une **anémie inflammatoire** légère à modérée, s'intégrant dans le cadre de l'inflammation chronique.

2. Recherche de facteur rhumatoïde

Le FR est une immunoglobuline le plus souvent de classe IgM, ayant une activité anticorps dirigée contre des immunoglobulines animales ou humaines de classe IgG. Les tests historiques de détection des FR étaient basés sur le pouvoir agglutinant des IgM, vis-à-vis de globules rouges de mouton sensibilisés par un sérum de lapin antiglobules rouges de mouton (réaction de Waaler-Rose) ou vis-à-vis de particules de polystyrène recouvertes d'IgG humaines (test au latex).

Ces tests historiques ont été remplacés par de nouvelles techniques ayant une meilleure sensibilité et une meilleure spécificité : **néphélométrie laser** ou **test ELISA**, avec des résultats quantifiés en unités internationales et un seuil de positivité établi et validé en fonction du test utilisé.

La sensibilité du FR est de l'ordre de 60 à 80 %. Les cohortes de rhumatismes inflammatoires débutants ont montré que le FR est habituellement présent dès les premiers signes cliniques de la maladie. La positivité du FR peut précéder l'apparition des signes cliniques de plusieurs mois à plusieurs années. Le FR ne se positive au cours des premières années d'évolution de la PR que chez une faible proportion de patients (< 10 %) chez qui il était initialement négatif.

La spécificité du FR est de l'ordre de 65 à 85 %. Elle est plus élevée chez des patients présentant un tableau de polyarthrite acromélique, bilatérale et globalement symétrique, que chez des patients présentant d'autres types de manifestations articulaires. La positivité du FR peut être observée dans d'autres affections rhumatologiques, notamment au cours de la **maladie de Gougerot-Sjögren** (50 à 80 %), du **lupus systémique** (20 à 30 %), de la **sclérodermie systémique** (10 à 20 %) ou de la **cryoglobulinémie mixte** (> 90 %). La positivité du FR peut aussi être observée au cours de maladies infectieuses bactériennes (endocardite infectieuse, syphilis), mycobactériennes (tuberculose, lèpre), virales (infections à EBV, VHC…) ou parasitaires (leishmaniose); d'hémopathies lymphoïdes (maladie de Waldenström, leucémie lymphoïde chronique); de **pneumoconioses** (silicose, asbestose), d'**hépatites chroniques** (virales, auto-immunes) ou de **granulomatoses** (sarcoïdose). La positivité du FR peut être observée chez des sujets « sains », plus fréquemment chez la femme que chez l'homme, avec une fréquence croissante selon l'âge (< 5 % avant 30 ans, 5 à 10 % entre 30 et 65 ans, ≥ 10 % après 65 ans).

La positivité du FR n'est pas spécifique de la PR et son absence n'élimine pas le diagnostic. En cas de positivité initiale, il n'est pas utile de répéter la recherche. En cas de négativité initiale, il peut être utile de répéter la recherche à une reprise au cours des premières années d'évolution de la maladie.

3. Recherche d'autoanticorps anti-protéines citrullinées

Les ACPA, aussi connus sous les noms de **facteur anti-périnucléaire**, d'**anticorps anti-kératine**, d'**anticorps anti-filaggrine** ou d'**anticorps anti-fibrine citrullinée**, sont dirigés contre des protéines déiminées, dont des résidus d'arginine ont été transformés en citrulline sous l'action de peptidylarginine déiminase.

Ils sont actuellement détectés avec des tests ELISA, utilisant notamment des peptides cycliques citrullinés comme substrat, commercialisés sous le nom de **test anti-CCP** de première, deuxième ou troisième génération (anti-CCP1, 2 ou 3), avec des résultats quantifiés en unités internationales et un seuil de positivité établi et validé en fonction du test utilisé.

La sensibilité des ACPA au cours de la PR est de l'ordre de 60 à 75 %. Les cohortes de rhumatismes inflammatoires débutants ont montré que les ACPA sont habituellement présents dès le début de la maladie. La positivité des ACPA peut précéder l'apparition des signes cliniques de plusieurs mois à plusieurs années. Les ACPA ne se positivent au cours des premières années d'évolution de la PR que chez une faible proportion de patients (< 10 %) chez qui ils étaient initialement négatifs.

Leur spécificité est plus élevée que celle des facteurs rhumatoïdes, de l'ordre de 90 à 95 %. Des ACPA peuvent être détectés au cours d'autres affections rhumatologiques : rhumatisme psoriasique (< 10 %), maladie de Gougerot-Sjögren (< 10 %), lupus systémique (< 10 %) ou sclérodermie systémique (< 10 %), mais aussi au cours d'affections non rhumatologiques, telle la tuberculose.

La positivité des ACPA n'est pas spécifique de la PR et leur absence n'élimine pas le diagnostic. En cas de positivité initiale, il n'est pas utile de répéter la recherche. En cas de négativité initiale, il peut être utile de répéter la recherche à une reprise au cours des premières années d'évolution de la maladie.

4. Analyse du liquide synovial

La **ponction articulaire** d'une moyenne ou d'une grosse articulation est réalisée chaque fois que possible. Elle permet une analyse cytologique, bactériologique et une recherche de cristaux. Au cours de la PR, le **liquide synovial** est inflammatoire, riche en cellules, avec une majorité de polynucléaires neutrophiles non altérés, stérile, sans cristaux.

C. Signes d'imagerie (*cf.* tableau 18.1)

Les **radiographies standard** à demander systématiquement dans le cadre d'une PR débutante sont celles des mains et des poignets de face et des pieds de face et de trois-quarts. Elles sont complétées par des clichés comparatifs des autres articulations inflammatoires de face et de profil. Elles sont le plus souvent normales dans la PR débutante et servent d'examen de référence.

Elles peuvent montrer de façon précoce des **lésions structurales** à type d'érosions osseuses ou des pincements des interlignes articulaires, notamment sur les carpes, les articulations métacarpophalangiennes et les articulations interphalangiennes proximales des doigts et les articulations métatarsophalangiennes, en particulier en regard des têtes des 5e métatarsiens (fig. 18.2).

Dans le cadre d'une PR débutante, il est utile de répéter les radiographies des mains, des pieds et des autres articulations inflammatoires, tous les 6 mois au cours de la première année, puis tous ans au cours ces 3 premières années. La périodicité des contrôles est ensuite adaptée en tenant compte de l'existence ou de la progression des lésions structurales et de l'atteinte de l'objectif thérapeutique de rémission ou à défaut de faible niveau d'activité de la maladie qui se traduit, chez la grande majorité des patients atteignant ces objectifs, par l'absence de progression des lésions structurales.

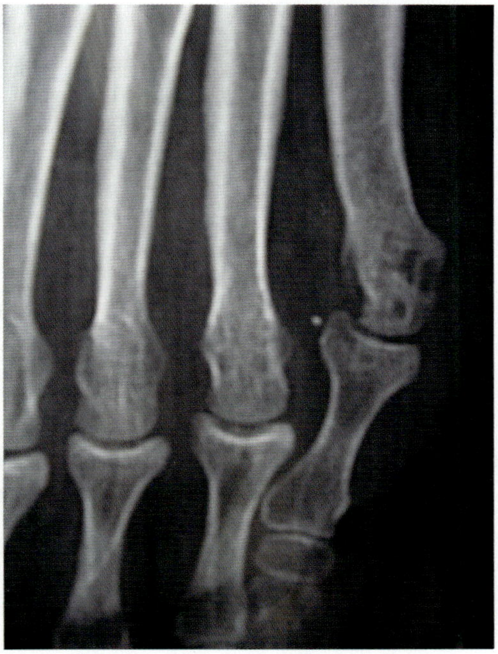

Fig. 18.2. **Érosions de la tête du 5e métatarsien dans le cadre d'une polyarthrite rhumatoïde débutante.**

En cas de doute sur la présence d'une synovite ou d'une ténosynovite, le rhumatologue peut compléter l'examen clinique par la réalisation d'une échographie articulaire, permettant de visualiser l'épaississement synovial, associé ou non à un **épanchement liquidien intra-articulaire**, avec une hyperhémie synoviale en **mode Doppler** couleur ou énergie signant le caractère actif de la synovite. L'échographie peut par ailleurs détecter des érosions osseuses infraradiographiques, une chondrolyse, une ténosynovite ou documenter la nature rhumatoïde d'un nodule sous-cutané.

D. Critères de classification de la maladie (fig. 18.3)

Des **critères de classification** de la PR ont été établis en 2010 de façon collégiale par des rhumatologues européens et américains à partir de cohortes de patients et de cas patients atteints d'**arthrites débutantes**. Ils peuvent aider le clinicien pour le diagnostic de PR débutante.

E. Paramètres d'évaluation de l'activité de la maladie (encadré 18.1)

L'évaluation de l'activité de la maladie repose sur des paramètres cliniques et biologiques simples :

- le décompte du nombre d'articulations douloureuses ;
- le décompte du nombre d'articulations gonflées ;
- la durée de la raideur matinale ;
- la mesure de l'intensité de la douleur (échelle visuelle analogique [EVA]) ;
- la mesure de l'appréciation globale de la maladie par le patient à l'aide d'une EVA ;
- la mesure de la VS et/ou de la CRP.

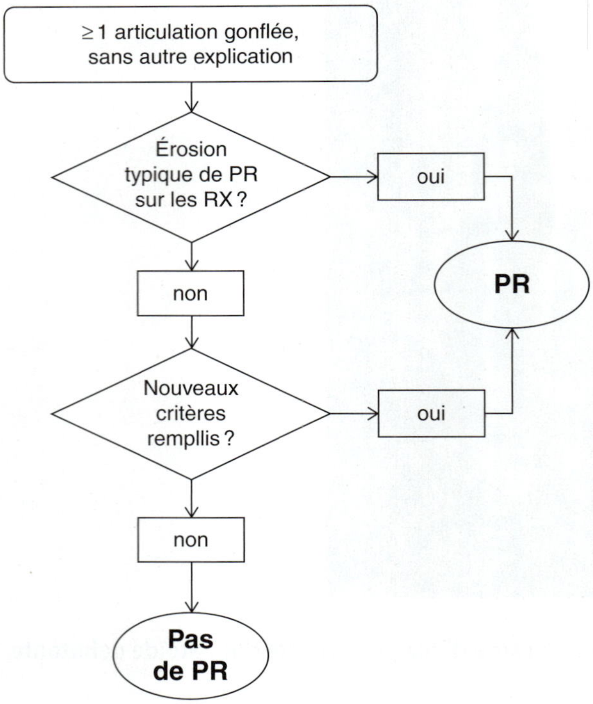

Atteinte articulaire (0–5)	
1 grosse articulation	0
2–10 grosse articulations	1
1–3 petites articulations (grosses articulations non comptées)	2
4–10 petites articulations (grosses articulations non comptées)	3
> 10 articulations (au moins 1 petite articulation)	5
Sérologie (0–3)	
FR négatif ET ACPA négatif	0
FR faiblement positif (1 à 3 × normale) OU ACPA faiblement positif (1 à 3 × normale)	2
FR fortement positif (> 3 × normale) OU ACPA fortement positif (> 3 × normale)	3
Durée des symptômes (0–1)	
< 6 semaines	0
≥6 semaines	1
Biologie inflammatoire (0–1)	
CRP normale ET VS normale	0
CRP anormale OU VS anormale	1

PR : Score ≥6

Fig. 18.3. Critères de classification 2010 de la polyarthrite rhumatoïde (PR) selon les collèges européen et américain de rhumatologie.

Source : Gaujoux-Viala C, Gossec L, Cantagrel A, Dougados M, Fautrel B, Mariette X et al. Recommandations de la Société française de rhumatologie pour la prise en charge de la polyarthrite rhumatoïde. Rev Rhum 2014 ; 81 : 303–12.

Encadré 18.1

Paramètres d'évaluation de l'activité et niveaux d'activité d'une polyarthrite rhumatoïde selon le DAS28-VS

Paramètres d'évaluation de l'activité de la polyarthrite rhumatoïde

- Décompte du nombre d'articulations douloureuses sur 28 articulations (critère DAS28-VS).
- Décompte du nombre d'articulations gonflées sur 28 articulations (critère DAS28-VS).
- Durée de la raideur matinale.
- Mesure de l'intensité de la douleur (échelle visuelle analogique).
- Mesure de l'appréciation globale de la maladie par le patient (échelle visuelle analogique) (critère DAS28-VS).
- Mesure de la vitesse de sédimentation globulaire (critère DAS28-VS) et/ou de la protéine C réactive.

Niveaux d'activité de la polyarthrite rhumatoïde définis à partir du résultat du calcul du DAS28-VS

- PR en rémission : DAS28-VS < 2,6.
- PR en faible niveau d'activité : 2,6 ≤ DAS28-VS ≤ 3,2.
- PR modérément active : 3,2 < DAS28-VS ≤ 5,1.
- PR très active : DAS28-VS > 5,1.

Source : Gaujoux-Viala C, Gossec L, Cantagrel A, Dougados M, Fautrel B, Mariette X et al. Recommandations de la Société française de rhumatologie pour la prise en charge de la polyarthrite rhumatoïde. Rev Rhum 2014 ; 81 : 303–12.

Le recueil systématique de ces paramètres, lors de la visite initiale puis lors des visites de suivi, permet une quantification initiale et un suivi standardisé de l'évolution de l'activité de la maladie, basé sur un score validé d'activité de la maladie dénommé DAS28 (*Disease Activity Score*), élaboré à partir du **décompte articulaire** établi sur 28 articulations (2 épaules, 2 coudes, 2 poignets, 10 métacarpophalangiennes, 10 interphalangiennes proximales des doigts et 2 genoux), de la mesure de l'appréciation globale de la maladie par le patient à l'aide d'une EVA et de la mesure de la VS (DAS28-VS) ou de la CRP (DAS28-CRP).

Quatre niveaux d'**activité de la maladie** sont définis à partir du résultat du calcul du DAS28-VS :

- PR en rémission : DAS28-VS < 2,6 ;
- PR en faible niveau d'activité : 2,6 ≤ DAS28-VS ≤ 3,2 ;
- PR modérément active : 3,2 < DAS28-VS ≤ 5,1 ;
- PR très active : DAS28-VS > 5,1.

F. Facteurs pronostiques de sévérité de la maladie (encadré 18.2)

La sévérité de la PR peut être définie selon différents critères : existence ou progression des lésions structurales sur les radiographies standard, niveau du handicap fonctionnel et/ou présence de manifestations extra-articulaires ou systémiques.

Au sein du faisceau d'arguments cliniques, biologiques et d'imagerie permettant au rhumatologue d'établir le diagnostic de PR, la présence et la précocité d'un ou plusieurs des éléments suivants constituent des **facteurs pronostiques de sévérité** structurale, fonctionnelle et/ou globale :

- une maladie active définie par un score DAS28-VS > 3,2 de façon persistante ;
- un syndrome inflammatoire biologique intense ;
- la positivité du FR et/ou des ACPA ;
- la présence d'érosions sur les radiographies standard ;
- un **handicap fonctionnel** défini par un **score HAQ** ≥ 0,5 (*Health Assessment Questionnaire* : questionnaire d'incapacité fonctionnelle spécifique de la PR, portant sur 8 domaines d'activité de la vie quotidienne, coté de 0 à 3, un score de 0 correspondant à l'absence d'incapacité et un score de 3 correspondant à une incapacité maximale) ;
- la présence de manifestations extra-articulaires ou systémiques.

Encadré 18.2

Facteurs pronostiques de sévérité structurale, fonctionnelle et/ou globale d'une polyarthrite rhumatoïde

- Maladie active définie par un score DAS28-VS > 3,2 de façon persistante.
- Syndrome inflammatoire biologique intense.
- Positivité du FR et/ou des ACPA.
- Présence d'érosions sur les radiographies standard.
- Handicap fonctionnel défini par un score HAQ ≥ 0,5.
- Présence de manifestations extra-articulaires ou systémiques.
- Présence de comorbidités cardiovasculaires, tumorales ou infectieuses.

G. Éléments du diagnostic différentiel (*cf.* tableau 18.1)

Les critères de classification de la PR soulignent la nécessité de s'assurer que le(s) gonflement(s) articulaire(s) ne peu(ven)t pas s'expliquer par une autre affection. Il convient notamment d'écarter les arthropathies infectieuses, les arthrites microcristallines, le rhumatisme psoriasique et les autres formes périphériques de **spondyloarthrites**, les **connectivites** dont la maladie de Gougerot-Sjögren, le lupus systémique et la sclérodermie systémique, ainsi que certaines **vascularites**, granulomatoses et **maladies auto-inflammatoires** à expression articulaire.

L'**interrogatoire** et l'**examen physique** sont essentiels pour rechercher des **manifestations extrarhumatologiques** pouvant orienter vers ces diverses affections, pouvant être révélées par des arthrites périphériques.

Un certain nombre d'**examens complémentaires** sont utiles dans le cadre du **diagnostic différentiel** :

- un hémogramme, à la recherche d'une **leuconeutropénie** ou d'une **lymphopénie** orientant vers un lupus systémique ou une maladie de Gougerot-Sjögren, une **thrombopénie** orientant vers un lupus systémique ;
- une recherche de **protéinurie** et d'**hématurie** (bandelette urinaire) et un dosage de créatininémie, évoquant une néphropathie, orientant vers une connectivite ou une vascularite ;
- un dosage des **ASAT** et des **ALAT**, dont l'élévation oriente vers une hépatite virale, une hépatite auto-immune, une hépatite associée à certaines connectivites, vascularites, granulomatoses ou maladies auto-inflammatoires ;
- une recherche d'**anticorps anti-nucléaires**, dont la positivité conduit à la recherche d'**anticorps anti-DNA** ou d'**anticorps anti-ENA** et, dont la présence oriente vers un lupus systémique ou une autre connectivite ;
- une ponction articulaire avec analyse cytologique, bactériologique et recherche de cristaux permettant d'éliminer une arthrite septique ou une arthrite microcristalline ;
- une **radiographie du thorax** à la recherche d'anomalies pleuropulmonaires ou médiastinales pouvant orienter vers une sclérodermie systémique, une sarcoïdose ou une pathologie infectieuse, telle la tuberculose.

IV. Manifestations de la polyarthrite rhumatoïde à la phase d'état

La précocité du diagnostic et de l'initiation d'un **traitement de fond synthétique conventionnel** (csDMARD), puis si nécessaire d'un **traitement de fond biologique** (bDMARD), visant à obtenir et à maintenir un état de rémission, ou à défaut de faible niveau d'activité de la maladie, ont non seulement pour objectifs de prévenir les manifestations ostéoarticulaires de la phase d'état, mais aussi de diminuer l'incidence et la sévérité des manifestations extra-articulaires ou systémiques et de préserver l'**espérance de vie** des patients, habituellement menacée par les **comorbidités cardiovasculaires, infectieuses ou tumorales**.

A. Manifestations ostéoarticulaires

Les gonflements articulaires, initialement réversibles, traduisant la présence d'une synovite et/ou d'un épanchement liquidien intra-articulaire, peuvent évoluer, en l'absence de prise en charge thérapeutique efficace, vers des **déformations ostéoarticulaires** irréversibles, traduisant les lésions des structures capsuloligamentaires et ostéocartilagineuses. L'ensemble des articulations périphériques peuvent être touchées, ainsi que le rachis cervical au niveau C1-C2, la PR respectant le rachis-dorsolombaire et les sacro-iliaques. Les lésions structurales et les déformations ostéoarticulaires qui en découlent sont à l'origine d'un handicap fonctionnel, que ce soit dans les activités de préhension ou de marche, retentissant de façon variable sur les capacités socioprofessionnelles des patients. Ces déformations sont plus rares à l'heure actuelle grâce aux avancées thérapeutiques de ces dernières années.

L'atteinte des mains est la plus fréquente et la plus précoce. Parmi les déformations caractéristiques des doigts on citera notamment (fig. 18.4) :

- la déviation ulnaire en « coup de vent » ;
- la déformation en « col de cygne » touchant préférentiellement l'index et le majeur ;

- la déformation en « boutonnière » ;
- la déformation en « maillet » ou en « marteau » ;
- la déformation du pouce en « Z » traduisant l'arthrite métacarpophalangienne ou en pouce « adductus » traduisant l'arthrite trapézométacarpienne. Cependant cet aspect n'est pas spécifique de la PR.

L'atteinte des poignets est elle aussi fréquente et précoce. L'arthrite radio-ulnaire distale est à l'origine d'une **luxation de la styloïde ulnaire en « touche de piano »** pouvant se compliquer d'une rupture du tendon extenseur ulnaire du carpe. L'**arthrite radiocarpienne** est quant à elle à l'origine d'une limitation de la mobilité articulaire du poignet et d'une sensation d'instabilité douloureuse du carpe, pouvant traduire une subluxation ventrale du carpe. L'**arthrite médiocarpienne** peut évoluer vers une **carpite fusionnante** (fig. 18.5). L'ensemble de ces lésions contribuent à la déviation ulnaire en « coup de vent » des doigts.

L'atteinte de l'avant-pied est elle aussi fréquente et précoce. Elle se traduit par un **avant-pied triangulaire** dans le plan horizontal, combinant *hallux valgus*, « coup de vent » fibulaire des

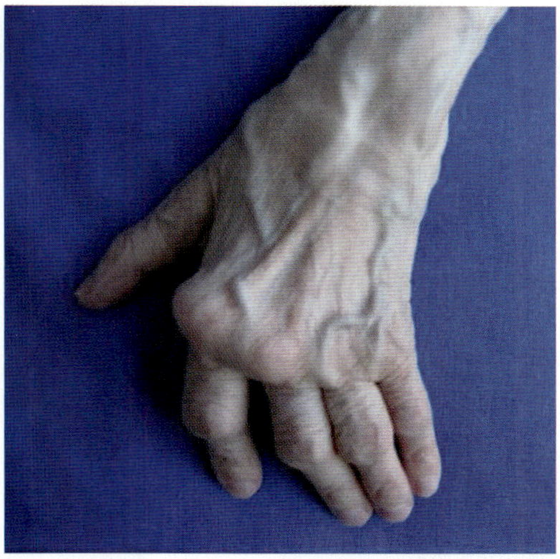

Fig. 18.4. Gonflements articulaires du poignet, des articulations métacarpophalangiennes et des articulations interphalangiennes proximales avec déviation ulnaire des doigts en « coup de vent » dans le cadre d'une polyarthrite rhumatoïde à la phase d'état.

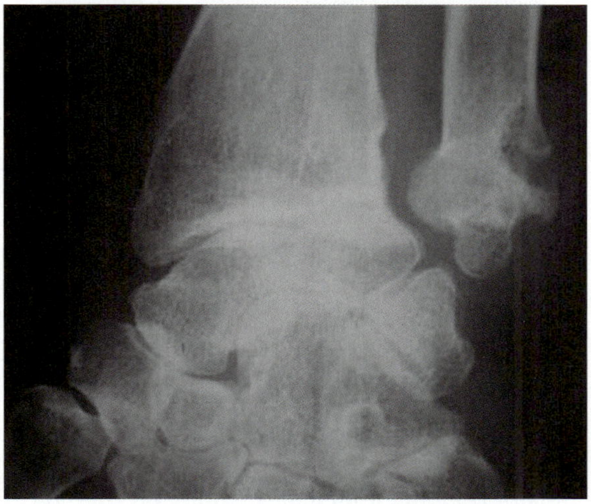

Fig. 18.5. Érosions de la styloïde ulnaire, arthrite radio-ulnaire distale, pincement radiocarpien et pincement des interlignes articulaires du carpe (carpite) dans le cadre d'une polyarthrite rhumatoïde à la phase d'état.

orteils et *quintus varus* ; ainsi qu'un **avant-pied rond** dans le plan vertical, combinant subluxation puis luxation dorsale des articulations métatarsophalangiennes, hyperextension de la première phalange et flexion de l'articulation interphalangienne proximale avec des **orteils en griffe**. Ces déformations des avant-pieds sont à l'origine d'une hyperkératose, se traduisant par des cors, des callosités et des **durillons**, du versant médial de la métatarsophalangienne de l'hallux, souvent associée à une **bursite**, de la région plantaire en regard des têtes des métatarsiens, de la phase dorsale de l'articulation interphalangienne proximale et de la pulpe des orteils. Ces déformations ostéoarticulaires et ces lésions cutanées se compliquent fréquemment d'**ulcérations cutanées**, constituant des portes d'entrée infectieuses potentielles (fig. 18.6). L'atteinte du médio-pied et de l'arrière-pied se manifeste le plus souvent par un aspect de **pied plat valgus**, initialement réductible, puis fixé, combinant un effondrement de l'arche longitudinale médiale et un valgus calcanéen, traduisant fréquemment la combinaison d'une arthrite talo-naviculaire, d'une arthrite sous-talienne et d'une arthrite calcanéo-cuboïdienne. Cette atteinte est fréquemment associée à des lésions tendineuses et à une ténosynovite du tendon tibial postérieur.

L'atteinte des épaules est assez fréquente, souvent méconnue, combinant une **arthrite scapulo-humérale** et une **bursite sous-acromio-deltoïdienne**, à l'origine de pincement de l'interligne scapulo-huméral, de volumineuses érosions de l'extrémité supérieure de l'humérus et de lésions des tendons de la coiffe des rotateurs.

L'atteinte des coudes se traduit par des lésions ostéoarticulaires à l'origine d'un déficit d'extension et d'une majoration du valgus physiologique, avec un *flessum* initialement réversible, puis rapidement fixé.

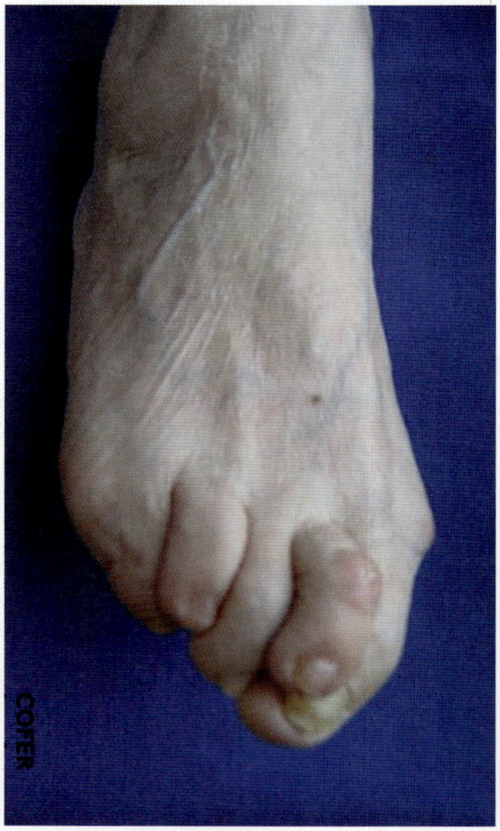

Fig. 18.6. Avant-pied triangulaire combinant un hallux valgus, un coup de vent fibulaire des orteils et un *quintus varus*, avec une hyperextension de la première phalange, des signes d'hyperkératose et une ulcération de la face dorsale de l'articulation interphalangienne du deuxième orteil dans le cadre d'une polyarthrite rhumatoïde à la phase d'état.

Les genoux sont le siège d'arthrites pouvant concerner les trois compartiments articulaires, notamment le compartiment latéral, se traduisant par un *genu valgum* et un flessum du genou dans les formes évoluées. L'épanchement liquidien intra-articulaire s'accompagne fréquemment d'un **kyste du creux poplité**.

La **coxite rhumatoïde** est plus rare, exceptionnellement inaugurale, souvent méconnue, conduisant à une limitation majeure de la mobilité de la coxofémorale, associée à une attitude vicieuse en *flessum*.

L'atteinte du rachis cervical semble plus fréquente chez les PR masculines, séropositives, érosives et nodulaires. Elle concerne en premier lieu la charnière cervico-occipitale et le rachis cervical haut, associant **arthrite occipito-atloïdienne**, **arthrite atloïdo-axoïdienne** et pannus synovial avec érosions de l'odontoïde et rupture du ligament transverse de l'atlas, à l'origine de **subluxations atloïdo-axoïdiennes** antérieures et plus rarement verticales. Elle associe une limitation douloureuse de la mobilité cervicale, notamment dans les mouvements de rotation, à des manifestations neurologiques sensitives et motrices des membres supérieurs et inférieurs, traduisant une **compression médullaire cervicale** haute. Les clichés standard du rachis cervical de face et de profil, le cliché C1-C2 bouche ouverte et les clichés dynamiques de profil en flexion et en extension, déconseillés en cas de signes neurologiques, permettent une première évaluation des lésions structurales et de l'importance du **diastasis atloïdo-axoïdien**. Ce sont surtout le scanner, pour l'analyse des lésions osseuses et de leur retentissement canalaire, et l'IRM, pour la quantification du pannus synovial et l'évaluation du retentissement médullaire, qui permettent de préciser au mieux le risque neurologique et de guider le neurochirurgien en vue d'un geste de stabilisation de la charnière cervico-occipitale et du rachis cervical haut.

B. Manifestations extra-articulaires ou systémiques

Les manifestations extra-articulaires de la PR traduisent le caractère systémique de la maladie. Elles mettent en jeu les cellules et les cytokines impliquées dans la réponse immunitaire et la réaction inflammatoire, qui jouent un rôle central dans la genèse des manifestations ostéoarticulaires ou extra-articulaires. Elles sont inconstantes, constituant un facteur pronostique de sévérité de la maladie et pouvant parfois menacer le pronostic vital.

1. Signes généraux

Une **fébricule** et un amaigrissement sont possibles à l'occasion des poussées de la maladie. L'**asthénie** est fréquente, d'origine multifactorielle, traduisant l'impact systémique des cytokines pro-inflammatoires, les **troubles du sommeil** occasionnés par les douleurs articulaires, l'existence d'une éventuelle anémie inflammatoire et le **retentissement psychologique** de la maladie.

2. Nodules rhumatoïdes

Les **nodules rhumatoïdes** concernent 10 à 20 % des patients, apparaissant souvent après quelques années d'évolution de la maladie, le plus souvent chez des PR avec positivité du FR et/ou des ACPA. Il s'agit de nodules sous-cutanés, fermes, indolores, le plus souvent mobiles, parfois fixes, siégeant dans la région olécrânienne, parfois au sein d'une **bursite rétro-olécrânienne**, à la face postérieure de l'avant-bras en regard de la crête ulnaire, à la face dorsale et plus rarement palmaire des doigts, dans la région ischiatique, en regard du tendon d'Achille ou aux pieds (fig. 18.7). Des localisations viscérales sont possibles, essentiellement pleuropulmonaires, exceptionnellement sur d'autres sites (œil, larynx, valve cardiaque…). Ces nodules évoluent habituellement indépendamment de l'activité de la PR, pouvant grossir, s'ulcérer ou régresser spontanément, parfois améliorés ou au contraire majorés par certains traitements de fond, tel le **méthotrexate**. Ces nodules ne sont pas pathognomoniques de la PR, ils ont été rapportés au cours de certaines connectivites, ainsi que dans le cadre de la

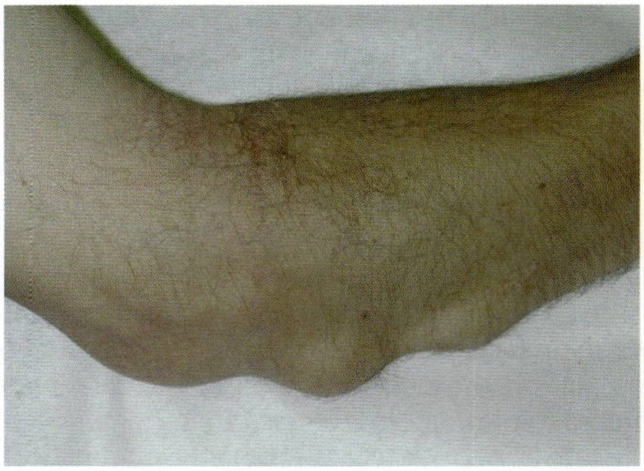

Fig. 18.7. Nodules rhumatoïdes en regard de la crête ulnaire illustrant une des manifestations extra-articulaires de la polyarthrite rhumatoïde à la phase d'état.

classique **nodulite rhumatoïde**, associant des nodules rhumatoïdes, des arthralgies ou un **rhumatisme palindromique** et des géodes sous-chondrales aux mains et/ou aux pieds.

Histologiquement, les nodules rhumatoïdes sont des lésions hypodermiques profondes, constituées d'une nécrose fibrinoïde collagénique éosinophile, avec un infiltrat histiocytaire palissadique souvent associé à des cellules géantes, bordé d'une zone de fibrose accompagnée d'une hypervascularisation et d'un infiltrat cellulaire polymorphe.

3. Manifestations cardiovasculaires

L'atteinte cardiaque de la PR est essentiellement représentée par des **péricardites**, souvent asymptomatiques, découvertes à l'occasion de la réalisation d'une échocardiographie ou d'un scanner thoracique, parfois symptomatiques, devant conduire à enquête étiologique complète (infection virale, bactérienne ou mycobactérienne ; autre connectivite ; infarctus du myocarde, néoplasie…) avant de conclure à la responsabilité de la PR. Des **myocardites**, des troubles du rythme ou de la conduction ou des **endocardites** ont été rapportés au cours de la PR, dont la responsabilité ne peut là encore être retenue qu'après une enquête étiologique exhaustive.

La PR est surtout associée à une augmentation de la **morbi-mortalité cardiovasculaire**, avec un sur-risque de **maladie coronarienne** ou d'**accident vasculaire cérébral** de l'ordre de 50 % comparativement à la population générale, comparable à celui observé au cours du **diabète de type 2**. Cette augmentation de la morbi-mortalité cardiovasculaire traduit d'une part la surreprésentation de certains **facteurs de risque cardiovasculaire traditionnels** (tabagisme et diabète de type 2 notamment), d'autre part les conséquences cardiovasculaires de l'inflammation chronique se traduisant par une **athérosclérose accélérée**, enfin l'impact cardiovasculaire péjoratif de la **corticothérapie générale**. Elle impose d'évaluer et de contrôler au mieux les facteurs de risque cardiovasculaire traditionnels, en considérant la PR comme un facteur de risque cardiovasculaire indépendant, dont l'impact cardiovasculaire peut être réduit en atteignant l'objectif de rémission ou de faible niveau d'activité de la maladie, avec un csDMARD (méthotrexate) en **monothérapie** ou combiné à un bDMARD (anti-TNF).

4. Manifestations pleuropulmonaires

L'incidence des **manifestations pleuropulmonaires** de la PR est sous-estimée car elles sont souvent asymptomatiques, mal visualisées par le cliché thoracique systématiquement réalisé au début de la maladie révélant des anomalies dans moins de 10 % des cas, bien visualisées par la réalisation d'un scanner thoracique haute résolution réalisé chez les patients symptomatiques (toux, dyspnée, anomalies auscultatoires) montrant des anomalies dans 20 à 50 % des cas.

Ces manifestations pleuropulmonaires comportent les nodules rhumatoïdes, les **pleurésies rhumatoïdes**, les **bronchiolites**, les **pneumopathies organisées** et surtout les **pneumopathies interstitielles diffuses**.

Les pneumopathies interstitielles diffuses constituent la manifestation pleuropulmonaire la plus fréquente, notamment chez les hommes, tabagiques, avec une PR nodulaire et une forte positivité du FR et surtout des ACPA. Les pneumopathies interstitielles non spécifiques et les pneumopathies interstitielles communes en sont les deux principaux types. Elles restent longtemps asymptomatiques. Elles sont potentiellement sévères, associées à la **surmortalité** à la diminution de l'espérance de vie de la PR (fig. 18.8).

On citera pour mémoire le **syndrome de Caplan-Colinet**, caractérisé par l'association d'une PR et d'une pneumoconiose, en relation avec l'exposition à la poussière de silice.

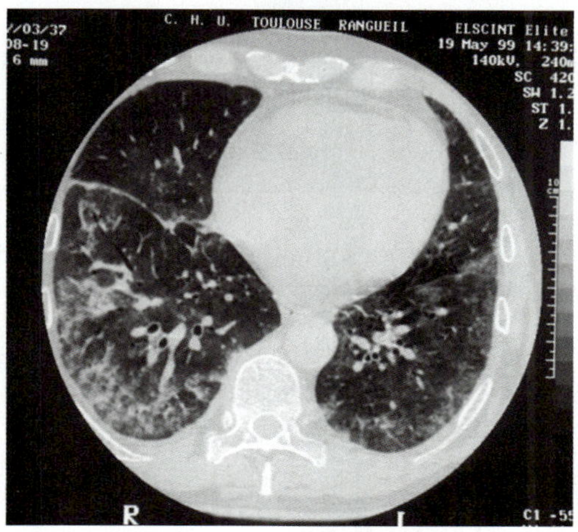

Fig. 18.8. Pneumopathie interstitielle diffuse illustrant une des manifestations extra-articulaires graves de la polyarthrite rhumatoïde à la phase d'état.

5. Vascularite rhumatoïde

La **vascularite rhumatoïde** est rare, concernant moins de 1 % des patients. Son incidence semble en déclin au cours de ces 20 dernières années. Elle survient habituellement dans le cadre de PR anciennes, masculines, tabagiques, avec positivité du FR et des ACPA. Elle associe des signes cutanés (purpura vasculaire, livedo réticulaire, ulcère cutané, infarctus péri-unguéal, nécrose distale des doigts ou des orteils), des signes neurologiques périphériques (mononévrite multiple ou polynévrite), des signes oculaires (épisclérite, sclérite, ulcération cornéenne) et plus rarement des signes cardiaques (péricardite, myocardite, syndrome coronarien), des signes pulmonaires (hémorragie alvéolaire), des signes digestifs (ischémie mésentérique), des signes rénaux (glomérulonéphrite) ou des signes neurologiques centraux (fig. 18.9).

Histologiquement, il s'agit d'une vascularite de vaisseaux de petit et de moyen calibre, avec un infiltrat de la paroi vasculaire constitué de cellules mononucléées ou de polynucléaires neutrophiles, de possibles lésions d'angéite nécrosante, sans micro-anévrisme.

6. Manifestations oculaires

La **scléromalacie perforante** concerne moins de 1 % des patients, elle constitue l'atteinte oculaire la plus sévère, devant la sclérite et l'épisclérite concernant moins de 5 % des patients. Ces **manifestations oculaires** surviennent habituellement dans le cadre de PR féminines, avec positivité du FR. Elles sont souvent peu douloureuses, pouvant se compliquer de perforation sclérale. Leur mécanisme ferait intervenir des lésions de vascularite à complexes immuns.

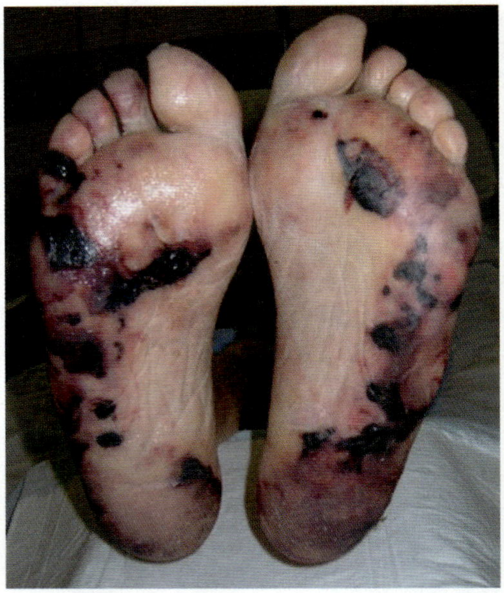

Fig. 18.9. Ulcérations et nécroses cutanées plantaires illustrant une des manifestations extra-articulaires graves de la polyarthrite rhumatoïde à la phase d'état.

Un **syndrome de Gougerot-Sjögren secondaire** est retrouvé chez 10 à 30 % des patients atteints de PR, souvent révélé par des signes de **xérophtalmie**.

7. Manifestations hématologiques

L'anémie inflammatoire est fréquente, corrélée à l'activité de la maladie.

Des **adénopathies** superficielles, mobiles, de petite taille, sont retrouvées chez 20 à 30 % des patients.

Le **syndrome de Felty**, associe une PR, souvent ancienne et nodulaire, avec positivité du FR, une **splénomégalie** et une **neutropénie**. Il peut comporter des ulcères cutanés, une hyperpigmentation cutanée, une polynévrite, une épisclérite, une anémie, une positivité des anticorps anti-nucléaires. Il expose à un risque d'infections bactériennes, proportionnel à la profondeur de la neutropénie.

Une **leucémie à grands lymphocytes granuleux** (LGL) peut survenir dans le cadre de la PR. Elle constitue un diagnostic différentiel du syndrome de Felty, puisqu'elle est aussi caractérisée par une splénomégalie et une neutropénie, souvent associée à une anémie et/ou une thrombopénie, avec une **hyperlymphocytose** inconstante. L'**immunophénotypage** des lymphocytes circulants avec étude du réarrangement des gènes du TCR confirme le caractère monoclonal de la prolifération lymphocytaire T (CD3+/CD4–/CD8+/TCR+/CD16+/CD57+) ou plus rarement NK (CD3–/CD4–/CD8–/TCR–CD16+/CD56+). L'évolution est habituellement favorable sous traitement de fond par méthotrexate.

8. Manifestations rénales

La plupart des **manifestations rénales** de la PR sont d'origine iatrogène, notamment en relation avec la prise d'**anti-inflammatoires non stéroïdiens** (AINS).

Des cas de glomérulonéphrites ou de néphropathies interstitielles ont été rapportés, sans certitude quant à un que lien direct avec la PR.

La découverte d'une protéinurie ou d'un **syndrome néphrotique**, avec altération progressive de la fonction rénale doit faire rechercher une **amylose** AA, s'intégrant dans le cadre de l'inflammation chronique.

C. Comorbidités et mortalité

Sur le versant cardiovasculaire, la PR est associée à une augmentation de la morbi-mortalité cardiovasculaire, qui impose un dépistage et une prise en charge des facteurs de risque cardiovasculaire traditionnels et un contrôle optimal de l'activité inflammatoire de la maladie.

Sur le versant tumoral, la PR est associée à un sur-risque de **lymphomes**, qui seraient deux fois plus fréquents que dans la population générale. Le risque de lymphome concerne particulièrement les PR les plus actives et les plus sévères. Il s'agit principalement de lymphomes malins non hodgkiniens, de localisation ganglionnaire ou extra-ganglionnaire, développés à partir de cellules B matures (lymphomes diffus à grandes cellules B). Le risque de **cancers bronchopulmonaires** semble plus élevé dans la PR que dans la population générale, vraisemblablement en raison d'une plus grande prévalence du tabagisme. Le risque de **cancers colorectaux** semble moins élevé dans la PR que dans la population générale, peut-être grâce à l'effet protecteur des AINS. Le risque de **cancers du sein** semble légèrement moins élevé dans la PR que dans la population générale, peut-être grâce à un dépistage accru. Le risque de **dysplasies** et de **cancers du col utérin** pourrait être majoré chez les patientes traitées par anti-TNF, imposant une surveillance accrue.

Sur le versant infectieux, la PR est associée à une augmentation du **risque d'infections**, en relation avec la maladie, mais aussi avec l'utilisation des csDMARD, des **glucocorticoïdes** et des bDMARD. La plupart des infections sont des **infections bénignes**, concernant principalement les voies aériennes supérieures, les voies urinaires et le revêtement cutané. Le risque d'**infections sévères** est majoré chez les patients traités par bDMARD comparativement à ceux recevant uniquement des csDMARD. En dehors des **infections bactériennes et virales** communautaires, certains bDMARD augmentent le risque d'**infections opportunistes** ou d'**infections mycobactériennes**, avec notamment une nette majoration de l'incidence des cas de tuberculose observée lors de la mise sur le marché anti-TNF, alors que les anti-JAK augmentent le risque de réactivation du VZV se traduisant par des **zonas**. Ce sur-risque infectieux impose une évaluation individuelle du risque infectieux avant toute décision thérapeutique, une mise à jour systématique des **vaccinations** conformément au **calendrier vaccinal**, ainsi que des mesures de prévention spécifiques telles qu'une **chimioprophylaxie antituberculeuse** chez les patients à risque de tuberculose avant l'initiation d'un biomédicament.

La diminution de l'espérance de vie des patients atteints de PR serait en moyenne de 5 à 10 ans par rapport à la population générale, notamment en raison de la **surmortalité cardiovasculaire**, particulièrement chez les patients ayant les formes les plus actives et les plus sévères de la maladie. Les stratégies thérapeutiques actuelles, visant la rémission, faisant appel à des combinaisons de csDMARD (notamment le méthotrexate) et de bDMARD (notamment les anti-TNF) pourraient permettre une diminution de la surmortalité, notamment cardiovasculaire, chez les patients répondeurs comme cela a été suggéré dans certains registres de patients atteints de PR.

V. Prise en charge thérapeutique des patients atteints de polyarthrite rhumatoïde

Le rhumatologue coordonne la prise en charge thérapeutique des patients atteints de PR et en assure le suivi conjointement avec le **médecin généraliste**, qui joue un rôle central dans la coordination du parcours personnalisé de soins et dans la prise en charge des comorbidités.

A. Annonce du diagnostic et information du patient

L'**annonce du diagnostic** de PR au patient nécessite du temps médical. Le rhumatologue doit prendre le temps nécessaire pour délivrer l'**information au patient** à un rythme et sous une forme adaptée à sa capacité à recevoir et à assimiler cette information.

L'information sur la **prise en charge thérapeutique** doit être aussi complète que possible et insister sur le **rapport bénéfice/risque** du traitement médicamenteux et sur l'importance de l'**observance** du traitement prescrit. Elle comporte notamment :

- l'information sur la maladie ;
- les différentes modalités évolutives possibles ;
- les progrès réalisés avec les stratégies thérapeutiques actuelles ;
- l'**efficacité** et la **tolérance des traitements** ;
- l'importance de l'observance du traitement prescrit ;
- la nécessité de réaliser régulièrement les examens cliniques, biologiques et d'imagerie nécessaires au suivi ;
- la possibilité d'entrer en contact avec les **associations de patients** ;
- les formalités de demande d'exonération du ticket modérateur au titre d'**affection de longue durée** (ALD n° 22 : PR évolutive grave) dès lors que les critères d'admission en ALD sont confirmés.

L'**adhésion thérapeutique** du patient est recherchée après lui avoir expliqué le rapport bénéfice/risque du traitement de fond et/ou de la corticothérapie et/ou du traitement symptomatique.

Dès le début de la maladie, il est recommandé de consigner les traitements médicamenteux et leur motif d'arrêt éventuel (inefficacité ou intolérance) dans un carnet dédié.

Les autres acteurs médicaux, paramédicaux, sociaux peuvent être présentés si le contexte clinique et socioprofessionnel le justifie.

Il est recommandé d'informer le médecin généraliste, les autres médecins spécialistes et les autres professionnels de santé concernés, afin d'organiser le suivi conjoint du patient. L'information doit porter sur le diagnostic et les modalités de prise en charge médicale et globale du patient.

B. Objectifs de la prise en charge thérapeutique (encadré 18.3)

Les objectifs de la prise en charge thérapeutique sont :

- d'atteindre l'objectif de rémission (DAS28 $<2,6$) ou à défaut de faible niveau d'activité (DAS28 $\leq 3,2$) de la maladie ;
- de prévenir les lésions structurales ;
- de prévenir le handicap fonctionnel ;
- de prendre en charge les manifestations extra-articulaires ou systémiques ;

Encadré 18.3

Objectifs de la prise en charge thérapeutique de la polyarthrite rhumatoïde

- Atteinte de l'objectif de rémission (DAS28 $<2,6$) ou à défaut de faible niveau d'activité (DAS28 $\leq 3,2$) de la maladie.
- Prévention des lésions structurales.
- Prévention du handicap fonctionnel.
- Prise en charge des manifestations extra-articulaires ou systémiques.
- Prévention des comorbidités.
- Préservation de la qualité de vie du patient.
- Préservation des capacités socioprofessionnelles du patient.
- Préservation de l'espérance de vie du patient.

- de prévenir les comorbidités ;
- de préserver la qualité de vie du patient ;
- de préserver les capacités socioprofessionnelles du patient ;
- de préserver l'espérance de vie du patient.

C. Traitements de fond de première ligne

Il est recommandé d'instaurer le plus précocement possible un traitement de fond chez un patient ayant une polyarthrite persistante depuis plus de 6 semaines et dont le diagnostic de PR a été confirmé par un rhumatologue (fig. 18.10).

En première intention, en l'absence de **contre-indication** et en tenant compte des mises en garde spéciales et **précautions d'emploi**, il est recommandé d'initier un traitement de fond par méthotrexate, qui est le csDMARD de référence dans la PR (encadré 18.4).

Le méthotrexate a démontré son efficacité sur le contrôle de l'activité de la maladie et sa capacité à réduire la progression des lésions structurales dans la PR. Il a été utilisé comme traitement de référence et combiné aux bDMARD ou aux anti-JAK dans le cadre du développement de ces agents thérapeutiques dans la PR. Il a démontré un impact positif sur la réduction de la surmortalité globale et cardiovasculaire des patients atteints de PR. Sa tolérance est relativement bonne. Son coût est modéré (encadré 18.4).

Le méthotrexate est habituellement initié par voie orale (Imeth® comprimés, Methotrexate Bellon® comprimés, Novatrex® comprimés), à une posologie de 10 à 15 mg/semaine (administration en une prise, un jour par semaine, à préciser sur l'ordonnance), à adapter au poids corporel et à la fonction rénale. Une augmentation de dose de 5 mg/semaine peut être proposée toutes les 2 à 4 semaines, jusqu'à une **dose optimale** de l'ordre de 0,3 mg/kg/semaine, habituellement comprise entre 15 et 25 mg/semaine, adaptée au contexte clinique et à la tolérance au traitement. Cette dose optimale doit être atteinte en 4 à 8 semaines. Il existe des formes sous-cutanées (Imeth® solution injectable, Metoject® seringues et stylos, Nordimet® stylos) habituellement proposées en cas d'insuffisance de réponse ou de symptômes d'intolérance digestive à la voie orale. Il est recommandé de prescrire une **supplémentation en folates** d'au moins 5 mg/semaine, à prendre 24 à 48 heures après le méthotrexate (encadré 18.4).

D'autres traitements de fond, ayant fait la preuve de leur efficacité sur le contrôle de l'activité de la maladie et la réduction de la progression des lésions structurales dans la PR, peuvent être proposés en alternative au méthotrexate, en cas de contre-indication, de précaution d'emploi ou d'intolérance précoce au méthotrexate (fig. 18.10) :

- le **léflunomide** (Arava®) à la posologie de 20 mg/j ;
- la **sulfasalazine** (Salazopyrine®) à la posologie initiale de 1 g/j, en augmentant par paliers hebdomadaires jusqu'à 3 g/j.

Le **suivi du patient** doit être fréquent (1 à 3 mois) tant que la maladie est active. S'il n'y a pas d'amélioration dans les 3 mois suivant le début du traitement de fond ou si l'objectif thérapeutique n'a pas été atteint à 6 mois, il faut réaliser un **ajustement thérapeutique** (initiation d'un traitement de fond de 2e ligne en monothérapie ou combiné au méthotrexate, initiation ou ajustement d'une corticothérapie générale à faible dose, réalisation d'infiltrations intra-articulaires de glucocorticoïdes, ajustement du traitement symptomatique par AINS et/ou antalgiques).

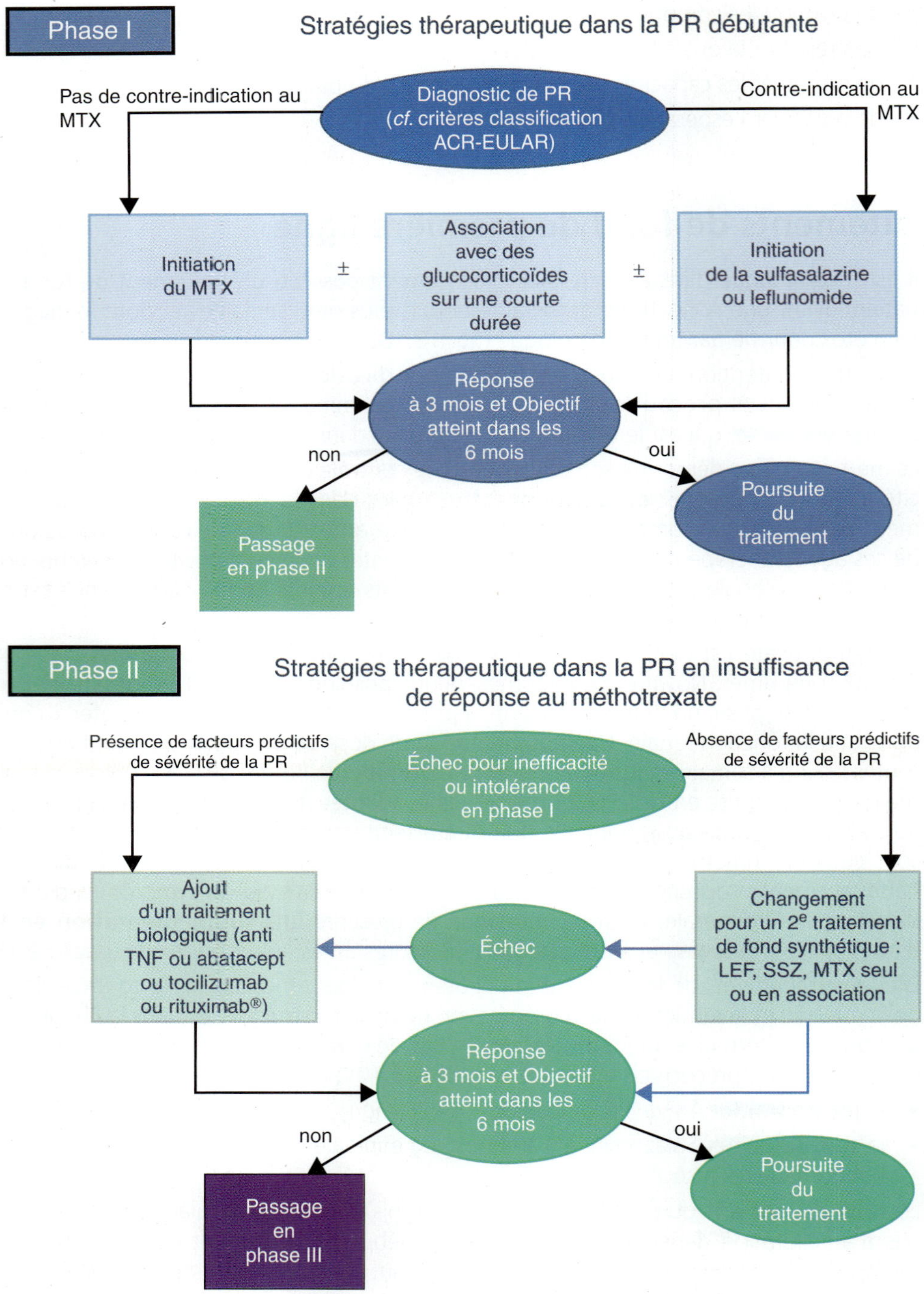

Fig. 18.10. Algorithme de prise en charge de la PR selon les recommandations de 2014 de la Société française de rhumatologie.

Source : Gaujoux-Viala C, Gossec L, Cantagrel A, Dougados M, Fautrel B, Mariette X et al. Recommandations de la Société française de rhumatologie pour la prise en charge de la polyarthrite rhumatoïde. Rev Rhum 2014 ; 81 : 303–12.

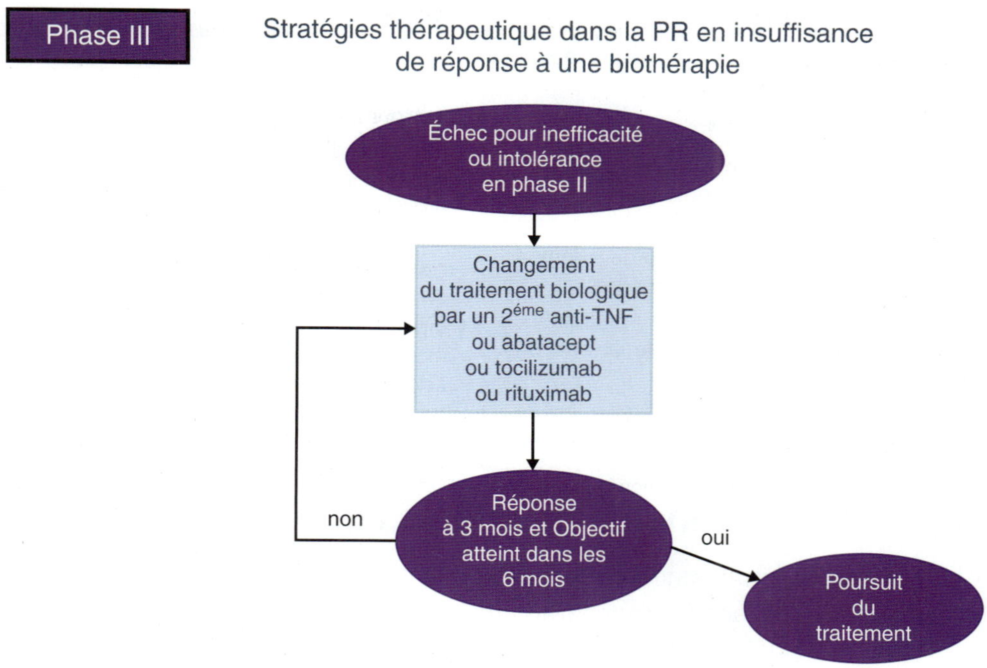

Fig. 18.10. Suite.

Encadré 18.4

Modalités d'instauration et de surveillance du méthotrexate dans la polyarthrite rhumatoïde

Place du méthotrexate dans la stratégie thérapeutique de la polyarthrite rhumatoïde

- Traitement de fond synthétique conventionnel de 1re ligne chez les patients ayant un PR active.

Contre-indications du méthotrexate

- Hypersensibilité au principe actif ou à l'un des excipients.
- Troubles sévères de la fonction hépatique.
- Alcoolisme.
- Troubles sévères de la fonction rénale (clairance de la créatinine inférieure à 20 mL/min).
- Dyscrasies sanguines préexistantes telles qu'hypoplasie médullaire, leucopénie, thrombopénie ou anémie sévère.
- Infections graves, aiguës ou chroniques telles que tuberculose, infection par le VIH ou autres syndromes d'immunodéficience.
- Ulcères de la cavité buccale ou maladie ulcéreuse gastro-intestinale évolutive avérée.
- Grossesse, allaitement.
- Administration concomitante de vaccins vivants.

Examens et mesures de sécurité recommandés avant l'instauration ou la réintroduction du méthotrexate

- Numération-formule sanguine et plaquettes, enzymes hépatiques, bilirubine, albuminémie et évaluation de la fonction rénale.
- Radiographie thoracique.
- Examens pour exclure une hépatite (notamment sérologies VHB et VHC) si cela est cliniquement justifié.

Posologie et mode d'administration

- Habituellement initié par voie orale, à une posologie de 10 à 15 mg/semaine.
- Administré en une prise, un jour par semaine, à préciser sur l'ordonnance.
- Augmentation de dose de 5 mg/semaine toutes les 2 à 4 semaines, jusqu'à une dose optimale de l'ordre de 0,3 mg/kg/semaine, comprise entre 15 et 25 mg/semaine, atteinte en 4 à 8 semaines.
- Voie sous-cutanée habituellement proposée en cas d'insuffisance de réponse ou de symptômes d'intolérance digestive à la voie orale.

- Supplémentation en folates d'au moins 5 mg/semaine, administrée par voie orale, 24 à 48 heures après le méthotrexate.

Examens et mesures de sécurité recommandés pendant le traitement (au moins une fois par mois pendant les 6 premiers mois, puis tous les 2 à 3 mois)

- Examen de la bouche et de la gorge visant à détecter des modifications des muqueuses.
- Numération-formule sanguine et plaquettes, enzymes hépatiques et évaluation de la fonction rénale.
- Évaluation de l'appareil respiratoire avec interruption du traitement en cas de fièvre, toux, dyspnée, hypoxie et/ou infiltrat à la radiographie thoracique, impliquant la réalisation d'investigations complémentaires (TDM thoracique, LBA...) pour exclure une pneumopathie interstitielle ou une infection.
- Nécessité d'un moyen de contraception efficace pendant le traitement chez les femmes en âge de procréer.
- Risque de toxicité accru en cas d'administration concomitante de nombreux médicaments (salicylés, hypoglycémiants, diurétiques, sulfamides, diphénylhydantoïnes, tétracyclines, chloramphénicol, anti-inflammatoires acides, probénécide, acides organiques faibles, pyrazolés, sulfamides, triméthoprime-sulfaméthoxazole, chloramphénicol et pyriméthamine...).

D. Traitements de fond de deuxième ligne et lignes ultérieures

Chez les patients insuffisamment répondeurs ou intolérants au méthotrexate (*cf.* fig. 18.10) :

- en l'absence de facteurs de mauvais pronostic (atteinte ou progression structurale, activité clinique et/ou biologique élevée, taux élevés de FR et ACPA), une **combinaison de csDMARD** (méthotrexate/sulfasalazine/**hydroxycholoroquine** [Plaquenil®]) ou bien une rotation pour un autre csDMARD (léflunomide, sulfasalazine) peut être proposée. En cas d'inefficacité, d'intolérance ou de contre-indication, un bDMARD doit être envisagé ;
- en présence de facteurs de mauvais pronostic (atteinte ou progression structurale, activité clinique et/ou biologique élevée, taux élevé des FR et ACPA), l'addition d'un bDMARD ou d'un anti-JAK peut être proposée.

Les bDMARD ayant l'autorisation de mise sur le marché (AMM) dès la 2e ligne sont les anti-TNF (adalimumab [Humira®], certolizumab pégol [Cimzia®], étanercept [Enbrel®] et ses biosimilaires (Benepali®, Erelzi®), golimumab [Simponi®], infliximab [Remicade®] et ses biosimilaires (Inflectra®, Flixabi®, Remsima®), les anti-IL-6R (sarilumab [Kevzara®] et tocilizumab [Roactemra®]) et le CTLA4-Ig (abatacept [Orencia®]), alors que l'anti-CD20 (rituximab [Mabthera®]) et son biosimilaire (Truxima®) ont une AMM dès la 3e ligne. Les anti-JAK ayant l'AMM en 2e ligne ou en lignes ultérieures sont des inhibiteurs sélectifs et réversibles de JAK1/JAK2 (baricitinib [Olumiant®]) ou JAK1/JAK3 (tofacitinib [Xeljanz®]). Les bDMARD et les anti-JAK ont démontré une efficacité symptomatique et structurale chez des patients atteints de PR en réponse inadéquate (inefficacité et/ou intolérance) au méthotrexate (tableau 18.2).

En cas d'échec à un premier bDMARD, la rotation vers un bDMARD ayant le même **mécanisme d'action** ou un mécanisme d'action différent est envisageable (*cf.* fig. 18.10). Ainsi, les patients en échec à un premier anti-TNF peuvent recevoir un deuxième anti-TNF ou un bDMARD ayant un autre mécanisme d'action. Au vu des données d'efficacité et/ou de tolérance et compte tenu de l'absence de **facteurs prédictifs de réponse** permettant d'orienter le choix du clinicien, il n'est actuellement pas possible d'établir de hiérarchie au sein des bDMARD. Dans les recommandations de 2014 de la **Société française de rhumatologie** (SFR), les auteurs notent que l'habitude actuelle est le plus souvent de débuter par un anti-TNF en raison de l'expérience clinique de 15 ans et de l'excellente efficacité structurale de cette classe thérapeutique. Il faut souligner que l'utilisation ces bDMARD doit se faire préférentiellement en association au méthotrexate.

Les anti-JAK ont l'AMM en 2e ligne (après échec d'un csDMARD) ou en lignes ultérieures (après échec d'un csDMARD et d'un ou plusieurs bDMARD). La **Commission de la transparence** conseille, dans ses avis de juin 2017 (baricitinib) et de septembre 2017 (tofacitinib) que les anti-JAK soient utilisés de préférence en 3e ligne (à savoir après l'échec d'un bDMARD) voire plus, au vu des inquiétudes en termes de tolérance notamment à long terme liées au nouveau mécanisme d'action et du recul plus important en termes d'efficacité et de tolérance des bDMARD. À l'instar des bDMARD, l'association des anti-JAK au méthotrexate doit être privilégiée et la monothérapie doit être réservée aux situations d'intolérance au méthotrexate ou lorsque la poursuite du traitement par méthotrexate est inadaptée (tableau 18.2).

Tableau 18.2. Biomédicaments et inhibiteurs de Janus kinases indiqués dans la polyarthrite rhumatoïde en 2018 (à titre indicatif).

	Voie d'administration	Posologie	MTX insuffisant ou intolérant	Monothérapie
Adalimumab Humira®	SC	40 mg/2 semaines → 40 mg/semaine (mono)	Oui	Oui MTX intolérant ou inadapté
Certolizumab pégol Cimzia®	SC	200 mg/2 semaines 400 mg/4 semaines	Oui	Oui MTX intolérant ou inadapté
Étanercept Enbrel® Benepali®, Erelzi®	SC	25 mg × 2 fois/semaine 50 mg × 1 fois/semaine	Oui	Oui MTX intolérant ou inadapté
Golimumab Simponi®	SC	50 mg × 1 fois/mois → 100 mg × 1 fois/mois (≥ 100 kg)	Oui	Non
Infliximab Remicade®, Flixabi®, Inflectra®, Remsima®	IV	3 mg/kg/8 semaines → 7,5 mg/kg/8 semaines	Oui	Non
Abatacept Orencia®	SC IV	125 mg/semaine ~ 10 mg/kg/4 semaines	Oui	Non
Rituximab Mabthera®, Truxima®	IV	1 gramme × 2 (J1 + J15)	Non (IR ou IN ≥ 1 anti-TNF)	Non
Tocilizumab Roactemra®	SC IV	162 mg/semaine 8 mg/kg/4 semaines	Oui	Oui MTX intolérant ou inadapté
Sarilumab Kevzara®	SC	200 mg/2 semaines → 150 mg/2 semaines	Oui	Oui MTX intolérant ou inadapté
Baricitinib Olumiant®	PO	4 mg/j 2 mg/j	Oui	Oui
Tofacitinib Xeljanz®	PO	5 mg × 2 fois/j	Oui	Oui MTX intolérant ou inadapté

E. Anti-inflammatoires non stéroïdiens et glucocorticoïdes

1. Anti-inflammatoires non stéroïdiens

Les AINS sont des traitements symptomatiques, utiles de par leurs effets anti-inflammatoire et antalgique (diminution des douleurs et des gonflements articulaires, pas d'impact significatif sur la VS et/ou la CRP, pas d'impact sur la progression des lésions radiographiques).

La prescription d'un AINS chez un patient atteint de PR ne doit pas déroger aux règles de bon usage des AINS :

- évaluation préalable des risques digestif, cardiovasculaire et rénal ;
- évaluation préalable du risque global dans la population des sujets âgés ;
- respect des contre-indications (ulcère gastroduodénal évolutif, antécédents d'ulcère peptique ou d'hémorragie récurrente, antécédents de saignement ou de perforation digestifs survenus sous AINS, insuffisance cardiaque sévère, insuffisance hépatocellulaire sévère, insuffisance rénale sévère, grossesse) ;

- respect des contre-indications spécifiques aux **coxibs** et au **diclofénac** (cardiopathie ischémique avérée, artériopathie périphérique, antécédent d'accident vasculaire cérébral);
- choix de l'AINS en fonction de son indication dans la PR, de son profil de sécurité d'emploi et des facteurs de risque individuels du patient;
- prescription à la dose minimale efficace et pendant la durée la plus courte possible.

2. Glucocorticoïdes par voie générale ou locale

Dans l'attente de l'efficacité du traitement de fond, une **corticothérapie à faible dose** peut être proposée, sur une période de moins de 6 mois. Cette corticothérapie est habituellement prescrite par voie orale, en monoprise matinale, faisant appel à de la **prednisone**, de la **prednisolone**, ou de la **méthylprednisolone**. La posologie initiale se situe habituellement autour de 10 mg par jour d'équivalent prednisone, avec une diminution aussi rapide que possible, jusqu'à l'obtention de la **dose minimale efficace** se situant autour de 5 mg par jour d'équivalent prednisone, en vue d'un sevrage dans les 3 à 6 mois, dès que la PR est contrôlée par le traitement de fond. Une alternative à la corticothérapie orale quotidienne est représentée par l'administration ponctuelle d'une corticothérapie par voie injectable (méthylprednisolone 80 à 120 mg par voie intramusculaire ou intraveineuse ou **hexacétonide de triamcinolone** [Hexatrione®] par voie intra-articulaire) qui a l'avantage d'éviter les difficultés de sevrage de la corticothérapie par voie orale.

Plusieurs études ont mis en évidence un effet structural des corticoïdes dans la PR récente, avec une diminution de la progression des lésions radiographiques sur une durée de traitement de 1 à 2 ans, conférant à la corticothérapie orale à faible dose un impact sur la maladie allant au-delà de celui d'un traitement symptomatique.

L'effet symptomatique et structural des glucocorticoïdes est contrebalancé par leurs risques, démontrés dès 5 mg par jour d'équivalent prednisone en cas de prescription continue prolongée, mais aussi pour des doses cumulées élevées en cas de prescription discontinue prolongée. Il s'agit notamment de l'augmentation des risques d'infections sévères, d'événements cardiovasculaires, de troubles métaboliques (diabète de type 2, **dyslipidémie**) et d'**ostéoporose**, sans oublier le risque d'**insuffisance corticotrope** en cas de stress ou lors du sevrage.

Dans tous les cas, la décision d'initier une corticothérapie générale nécessite l'évaluation individuelle de la balance bénéfice/risque chez chaque patient et la prévention des effets indésirables en particulier cardiovasculaires (dépistage et prise en charge des facteurs de risque cardiovasculaire traditionnels) et osseux (évaluation du risque fracturaire et traitement anti-ostéoporotique).

Les **infiltrations intra-articulaires** de corticoïdes constituent une alternative à l'initiation d'une corticothérapie par voie orale, tout en améliorant localement les symptômes de l'inflammation articulaire, avec moins d'effets secondaires à long terme au vu d'une plus faible dose cumulée. Les produits retard sont préférés, notamment l'hexacétonide de triamcinolone. Si la synovite récidive après une à trois infiltrations intra-articulaires de corticoïdes, on peut avoir recours à une **synoviorthèse isotopique**.

F. Soins physiques, réadaptation fonctionnelle et traitement chirurgical

1. Soins physiques et réadaptation fonctionnelle

La **réadaptation fonctionnelle** fait partie intégrante du traitement de la PR, en complément du traitement médicamenteux. Les indications de la réadaptation fonctionnelle sont plus larges dans la PR établie que dans les formes débutantes de la maladie qui ont été transformées par les avancées thérapeutiques médicamenteuses.

Elle a pour objectifs de limiter ou de prévenir les déformations, d'entretenir et d'améliorer la trophicité musculaire, la mobilité articulaire et de lutter contre l'enraidissement. Elle contribue à l'**équilibre psychologique** du malade et facilite son insertion socioprofessionnelle. Elle est idéalement réalisée par des équipes de **kinésithérapeutes**, d'**ergothérapeutes** spécialisés. Elle comporte l'éducation du malade, la réalisation d'appareillages (orthèses de repos et de correction pour les mains, les genoux, les chevilles, orthèses plantaires) et la rééducation proprement dite.

2. Traitement chirurgical

La **chirurgie** fait elle aussi partie intégrante du traitement de la PR, en complément du traitement médicamenteux. Ses indications sont moins fréquentes à l'heure actuelle qu'elles ne l'étaient avant les avancées thérapeutiques médicamenteuses. Elles sont discutées avec le malade, idéalement dans le cadre de consultations médicochirurgicales réunissant le rhumatologue et le **chirurgien orthopédiste**. Il s'agit d'une chirurgie fonctionnelle visant à rétablir une fonction défaillante et à apporter l'indolence.

La chirurgie de la PR obéit à certaines règles : donner la priorité aux membres inférieurs; planifier les gestes chirurgicaux de l'extrémité vers la racine aux membres inférieurs et de la racine vers l'extrémité aux membres supérieurs; commencer par une intervention « gagnante », à forte probabilité de bons résultats, chez un patient qui va justifier plusieurs interventions chirurgicales.

Les **synovectomies** et les **ténosynovectomies** (poignets), les arthrodèses (poignets, arrière-pieds) et les **arthroplasties prothétiques** (épaules, coudes, hanches, genoux) sont les interventions chirurgicales les plus utilisées.

G. Autres éléments de la prise en charge globale et multidisciplinaire (encadré 18.5)

Une **prise en charge globale** et **multidisciplinaire** doit être proposée au patient atteint de PR par le rhumatologue, intégrant outre les traitements médicamenteux, des thérapeutiques non médicamenteuses, adaptées individuellement à chaque patient, pouvant notamment inclure :

- de l'éducation thérapeutique du patient;
- des soins physiques et de la réadaptation fonctionnelle (médecin rééducateur, kinésithérapeute, pédicure-podologue);
- un aménagement de l'environnement personnel (ergothérapeute);
- un aménagement du poste de travail (médecin du travail);
- une prise en charge chirurgicale (chirurgien orthopédiste, neurochirurgien);
- une prise en charge psychologique (psychiatre, psychologue);
- une prise en charge des comorbidités (cardiologue, infectiologue, oncologue);
- une prise en charge diététique (diététicienne).

Encadré 18.5

Autres éléments de la prise en charge globale et multidisciplinaire de la polyarthrite rhumatoïde

- Éducation thérapeutique du patient.
- Soins physiques et réadaptation fonctionnelle (médecin rééducateur, kinésithérapeute, pédicure-podologue).
- Aménagement de l'environnement personnel (ergothérapeute).
- Aménagement du poste de travail (médecin du travail).
- Prise en charge chirurgicale (chirurgien orthopédiste, neurochirurgien).
- Prise en charge psychologique (médecin psychiatre, psychologue).
- Prise en charge des comorbidités (médecin cardiologue, médecin infectiologue, médecin oncologue).
- Prise en charge diététique (diététicienne).

H. Gestion de la rémission persistante

En cas de rémission persistante, sur une période d'au moins 6 mois, on peut envisager un **allégement thérapeutique** progressif.

Avant toute modification des traitements de fond, la corticothérapie orale devra être progressivement arrêtée ou réduite à une dose minimale ≤ 5 mg par jour si l'arrêt complet s'avère impossible.

Toute décision de décroissance du bDMARD doit être prise dans le cadre d'une **décision médicale partagée** avec le patient. Une **stratégie de décroissance** du bDMARD (**réduction de dose** ou **espacement des injections**) est préférable à une tentative d'arrêt brutal, qui expose à un risque de reprise évolutive de la PR, pouvant s'accompagner d'une progression des lésions structurales.

En cas de rémission persistante à l'issue de la décroissance du bDMARD, une stratégie de décroissance du csDMARD (réduction de dose ou espacement des prises du méthotrexate) peut être envisagée, là encore dans le cadre d'une décision médicale partagée avec le patient.

VI. Paramètres du suivi des patients atteints de polyarthrite rhumatoïde

Le rhumatologue coordonne la prise en charge thérapeutique des patients atteints de PR et en assure le suivi conjointement avec le médecin généraliste, qui joue un rôle central dans la coordination du parcours personnalisé de soins et dans la prise en charge des comorbidités.

Les objectifs du suivi des patients sont notamment :

- de s'assurer de l'atteinte et de la persistance de l'objectif de rémission (DAS28 <2,6) ou à défaut de faible niveau d'activité (DAS28 ≤3,2) de la maladie ;
- de s'assurer de la prévention des lésions structurales ;
- de s'assurer de la prévention du handicap fonctionnel ;
- de s'assurer de la prise en charge des manifestations extra-articulaires ou systémiques ;
- de s'assurer de la prévention des comorbidités ;
- de s'assurer de la préservation de la qualité de vie du patient ;
- de s'assurer de la préservation des capacités socioprofessionnelles du patient.

Au cours de la première année de la PR et jusqu'à l'atteinte de l'objectif de rémission ou de faible niveau d'activité de la maladie, on peut recommander une évaluation tous les 1 à 3 mois. Au-delà de la première année de la PR et lorsque l'objectif est atteint de façon persistante, on peut recommander une évaluation tous les 3 à 6 mois.

Le suivi clinique des patients doit comporter l'évaluation systématique :

- de l'activité de la maladie en recueillant les paramètres cliniques et biologiques permettant le calcul du DAS28, afin de s'assurer de l'efficacité de la stratégie thérapeutique en cours ;
- des paramètres de tolérance des traitements de fond, des glucocorticoïdes et des AINS, en adéquation avec les résumés des caractéristiques des produits, en prenant en compte le terrain et les comorbidités du patient ;
- de l'état général du patient ;
- d'éventuelles manifestations extra-articulaires ou systémiques ;
- d'éventuelles comorbidités, notamment cardiovasculaires, tumorales ou infectieuses.

Le suivi biologique du patient contribue à l'évaluation de l'activité de la maladie ; au dépistage ou au suivi de certains événements indésirables induits par les traitements de la PR ; au dépistage ou au suivi de certaines manifestations extra-articulaires et de certaines comorbidités. Il comporte notamment des contrôles réguliers :

- de la VS et/ou de la CRP (activité de la maladie, certains événements indésirables, certaines manifestations extra-articulaires et comorbidités) ;
- de l'hémogramme (tolérance des DMARD et des AINS, manifestations extra-articulaires et comorbidités) ;
- des paramètres hépatiques (tolérance des DMARD et des AINS, comorbidités) ;
- de la fonction rénale (tolérance des AINS) ;
- de la glycémie à jeun (tolérance des glucocorticoïdes) ;
- de l'exploration des anomalies lipidiques (tolérance de certains bDMARD, des anti-JAK et des glucocorticoïdes, comorbidités cardiovasculaires).

Le **suivi radiographique** du patient comporte des radiographies des mains, des pieds et des autres articulations inflammatoires, tous les 6 mois au cours de la première année, puis tous les ans au cours des trois premières années, la périodicité des contrôles étant ensuite adaptée en fonction de l'atteinte de l'objectif thérapeutique de rémission ou de faible niveau d'activité de la maladie et des dommages structuraux préexistants.

Points clés

- La polyarthrite rhumatoïde est le plus fréquent des rhumatismes inflammatoires chroniques. Sa cause exacte demeure inconnue.
- Il s'agit d'une polyarthrite bilatérale et symétrique à tendance destructrice et déformante, touchant en particulier les poignets, les mains et les avant-pieds.
- Le diagnostic, aussi précoce que possible, repose sur deux piliers : l'existence d'une polyarthrite bilatérale évoluant depuis plus de quatre semaines associée à la présence du facteur rhumatoïde et/ou des anticorps anti-peptides cycliques citrullinés (anti-CCP).
- Il existe de nombreux facteurs pronostiques dont : la sévérité initiale clinique et biologique, le caractère érosif d'emblée.
- La polyarthrite rhumatoïde nécessite le recours à un rhumatologue pour confirmer le diagnostic et planifier le traitement.
- L'utilisation optimale des traitements de fond doit permettre d'obtenir la rémission avec disparition des arthrites et du syndrome inflammatoire pour stopper l'apparition des érosions, destructions et déformations articulaires.
- La corticothérapie, utile pour passer un cap douloureux, n'est pas un traitement de fond. Sa mise en route, parfois utile, implique la définition et la réalisation d'un plan de sevrage précis et volontariste.
- Les traitements locaux (infiltrations cortisoniques, chirurgie) doivent être utilisés dès lors que le traitement de fond optimal laisse persister une ou deux arthrites réfractaires.

Notions indispensables et inacceptables

Notions indispensables

- Un diagnostic de PR doit être évoqué devant des douleurs inflammatoires et/ou des gonflements des articulations périphériques.
- La recherche de manifestations extrarhumatologiques pouvant orienter vers d'autres affections s'accompagnant d'arthrites périphériques (diagnostic différentiel) doit être systématique.
- La recherche d'un syndrome inflammatoire biologique, de FR et d'ACPA (diagnostic positif), d'ACAN (diagnostic différentiel) et la réalisation de radiographies des mains et des avant-pieds doivent être systématiques.
- L'évaluation de la PR doit prendre en compte le niveau d'activité de la maladie, la positivité du FR et/ou des ACPA et la présence d'érosions, ainsi que l'existence de manifestations extra-articulaires et/ou de comorbidités.

- L'objectif principal de la prise en charge de la PR est la rémission ou à défaut le faible niveau d'activité de la maladie. L'atteinte de cet objectif permet de prévenir les lésions structurales et le handicap fonctionnel et de préserver la qualité de vie, les capacités socioprofessionnelles et l'espérance de vie des patients.
- Un traitement de fond synthétique conventionnel, préférentiellement le méthotrexate, doit être initié dès que le diagnostic de PR est confirmé par un rhumatologue, à l'issue d'un bilan préthérapeutique s'assurant de l'absence de contre-indication.
- Le traitement de fond synthétique conventionnel peut initialement être associé à de faibles doses de corticoïdes sur une courte durée.
- L'ajout d'un traitement de fond biologique ou d'un traitement de fond synthétique ciblé doit être envisagé par le rhumatologue en cas d'échec du méthotrexate.
- La prise en charge globale et multidisciplinaire de la PR implique notamment l'information et l'éducation du patient.

Notions inacceptables

- Retarder le diagnostic de PR en ne l'évoquant pas en cas d'arthralgies ou d'arthrites.
- Ne pas utiliser un indice composite (DAS-28) pour évaluer l'activité de la PR.
- Retarder l'initiation du traitement de fond synthétique conventionnel ou l'initiation du traitement de fond biologique ou synthétique ciblé.
- Ne pas viser la rémission ou à défaut le faible niveau d'activité de la maladie.
- Utiliser de fortes doses de corticoïdes sur une longue durée et ne pas envisager un sevrage des corticoïdes chez les patients ayant atteint l'objectif thérapeutique.

Réflexes transversalité

UE 1

- Item 1 – La relation médecin-malade dans le cadre du colloque singulier ou au sein d'une équipe, le cas échéant pluriprofessionnelle. La communication avec le patient et son entourage. L'annonce d'une maladie grave ou létale ou d'un dommage associé aux soins. La formation du patient. La personnalisation de la prise en charge médicale
- Item 3 – Le raisonnement et la décision en médecine. La médecine fondée sur les preuves (*Evidence Based Medicine*, EBM). La décision médicale partagée

UE 7

- Item 181 – Réaction inflammatoire : aspects biologiques et cliniques. Conduite à tenir
- Item 188 – Pathologies auto-immunes : aspects épidémiologiques, diagnostiques et principes de traitement
- Item 190 – Lupus érythémateux disséminé. Syndrome des antiphospholipides
- Item 193 – Spondylarthrite inflammatoire
- Item 196 – Douleur et épanchement articulaire. Arthrite d'évolution récente
- Item 198 – Biothérapies et thérapies ciblées

UE 10

- Item 319 – La décision thérapeutique personnalisée : bon usage dans des situations à risque
- Item 320 – Analyser et utiliser les résultats des études cliniques dans la perspective du bon usage
- Item 321 – Éducation thérapeutique, observance et automédication
- Item 323 – Cadre réglementaire de la prescription thérapeutique et recommandations pour le bon usage
- Item 326 – Prescription et surveillance des classes de médicaments les plus courantes chez l'adulte et chez l'enfant

19

Item 193 – UE 7 – Spondylarthrite inflammatoire

Objectifs pédagogiques

Nationaux

- Diagnostiquer une spondylarthrite inflammatoire.
- Argumenter l'attitude thérapeutique et planifier le suivi du patient.

COFER

- Connaître les différentes spondyloarthrites et leurs manifestations communes, en connaître les données épidémiologiques (prévalence, éléments génétiques, facteurs étiologiques).
- Connaître la notion d'enthèse et d'enthésite.
- Savoir définir les manifestations axiales articulaires périphériques, enthésopathiques et extra-articulaires des spondyloarthrites.
- Savoir distinguer, au début, une spondylarthrite ankylosante des autres causes de rachialgies ou d'arthrite sur des arguments cliniques, radiologiques ou biologiques.
- Connaître les signes cliniques et radiologiques de la spondylarthrite ankylosante à la phase d'état.
- Connaître les principes généraux pharmacologiques et non pharmacologiques du traitement et connaître les éléments de suivi d'une spondyloarthrite.

I. Concept de spondyloarthrite

Le concept de spondyloarthrite (SpA, anciennement appelée spondylarthropathie) regroupe des rhumatismes inflammatoires chroniques qui partagent certaines de leurs manifestations cliniques ainsi qu'un terrain génétique commun. En font partie la spondylarthrite ankylosante, le rhumatisme psoriasique, les arthrites réactionnelles, les arthrites associées aux entérocolopathies inflammatoires et les SpA indifférenciées ou spondyloarthrite (fig. 19.1).

Une nouvelle terminologie a été introduite pour mieux décrire le phénotype des patients souffrant de spondyloarthrite (*cf.* encadré).

© 2018, Elsevier Masson SAS. Tous droits réservés

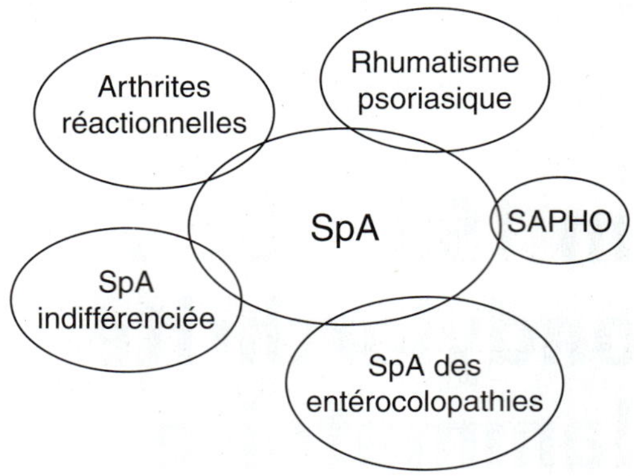

Fig. 19.1. **Le groupe des spondyloarthrites (SpA).**

Terminologie et description des spondyloarthrites

Une nouvelle terminologie a été proposée, permettant de décrire au mieux le phénotypage clinico-radiographique d'un patient atteint de spondyloarthrite (SpA).

- **Spondyloarthrites axiales (SpA axiales)**
  - Radiographiques = avec sacro-iliite radiographique = spondylarthrite ankylosante.
  - Non radiographiques = sans sacro-iliite radiographique.
- **Spondyloarthrites périphériques articulaires (SpA périphériques)**
  - Érosives.
  - Non érosives.
- **Spondyloarthrites périphériques enthésitiques (SpA enthésitiques)**

Afin de mieux caractériser le phénotype de l'atteinte, on peut ajouter les éventuelles **manifestations extra-articulaires concomitantes**. Par exemple :

- spondyloarthrites axiales non radiographiques avec uvéite antérieure ;
- spondyloarthrites périphériques articulaires non érosives avec psoriasis, etc.

D'après : Claudepierre P et al. Rev Rhum 2012 : 79 ; 377–8.

La prévalence globale de l'ensemble des spondyloarthrites est de 0,35 % en France, le sex-ratio étant de 1,5 (hommes/femmes). La majorité des cas débute chez l'adulte jeune (avant trente-cinq ans ou quarante ans).

Les manifestations cliniques des spondyloarthrites combinent de façon variable :

- un syndrome pelvirachidien ou axial (atteinte rachidienne et sacro-iliite) ;
- un syndrome enthésopathique ;
- un syndrome articulaire périphérique ;
- un syndrome extra-articulaire (uvéite, psoriasis, balanite, uréthrite, diarrhée, entérocolopathie inflammatoire).

II. Manifestations cliniques communes des spondyloarthrites

A. Syndrome pelvirachidien

Il s'agit du syndrome axial « inflammatoire » traduisant l'inflammation des enthèses du rachis et des sacro-iliaques. Les enthèses sont les insertions osseuses des tendons, des ligaments, des capsules et des fascias.

1. Dorsolombalgies inflammatoires

Il s'agit de dorsolombalgies présentes depuis au moins trois mois, d'horaire inflammatoire (réveil nocturne, dérouillage matinal de plus de trente minutes), aggravées par le repos et cédant à l'activité physique.

Elles débutent habituellement au niveau de la charnière dorsolombaire puis s'étendent de façon descendante puis ascendante.

L'examen clinique montre une raideur axiale (évaluée par la mesure de l'indice de Schöber ou l'inflexion latérale lombaire) puis l'ankylose rachidienne dont l'un des premiers signes est la disparition de la lordose lombaire physiologique (évaluée par la distance L3-mur) dans les stades évolués.

2. Pygalgies ou fessalgies

La sacro-iliite se traduit par l'apparition de douleurs de la fesse d'horaire le plus souvent inflammatoire. La douleur fessière est soit unilatérale, soit bilatérale, soit à bascule. Cette pygalgie, ou fessalgie, encore dénommée sciatalgie tronquée (ce qui est un mauvais terme puisque le nerf sciatique n'est pas en cause), est une douleur en pleine fesse irradiant parfois en dessous du pli fessier. Elle n'a aucun caractère neurogène (absence de dysesthésies, absence de paroxysme douloureux), ni trajet radiculaire (pas d'irradiation complète au membre inférieur, absence d'impulsivité à la toux), ni de signe neurologique objectif associé. Cette pygalgie peut être déclenchée par les manœuvres de cisaillement des sacro-iliaques : cela impose plusieurs manœuvres maintenues au moins 20 secondes chacune, et dont trois au moins doivent être positives c'est-à-dire déclencher la douleur spontanée.

B. Syndrome articulaire périphérique

Il s'agit classiquement d'une oligoarthrite des membres inférieurs touchant volontiers les grosses articulations (par ordre de fréquence, le genou puis la cheville).

L'atteinte coxofémorale est fréquente et redoutable (certains classent la coxite dans les atteintes rachidiennes axiales). On peut noter également des arthrites des articulations interphalangiennes distales (dans le rhumatisme psoriasique en particulier) ou des dactylites (atteinte inflammatoire de l'ensemble d'un doigt ou d'un orteil).

C. Atteinte enthésopathique périphérique

Il s'agit de l'atteinte caractéristique des spondyloarthrites ⚠ : c'est la traduction clinique de l'enthésopathie inflammatoire, ou enthésite.

1. Enthésite

Toutes les enthèses peuvent être atteintes, mais les enthésites siègent de façon préférentielle aux membres inférieurs. L'atteinte la plus fréquente et la plus caractéristique est la talalgie.

La talalgie est d'horaire inflammatoire, survenant le matin au lever lors du premier pas, elle s'améliore au cours de la journée. Elle est très évocatrice lorsque, survenant chez un sujet jeune, elle est bilatérale ou à bascule.

À la palpation, on note soit une talalgie plantaire inférieure traduisant l'aponévrosite plantaire inférieure siégeant sous le calcanéus, soit une talalgie postérieure correspondant à l'enthésopathie du tendon achilléen ou traduisant l'existence d'une bursite pré- ou rétro-achilléenne.

Il faudra savoir systématiquement rechercher l'existence d'autres enthésites par la palpation et la mise en tension systématique des enthèses (tubérosité tibiale antérieure, grand trochanter, ischion).

2. Orteil ou doigt « en saucisse » (dactylite)

L'orteil ou le doigt « en saucisse » ⚠ correspond à une tuméfaction globale de l'orteil ou du doigt (fig. 19.2). Il s'agit dans la grande majorité des cas de l'association d'une enthésopathie inflammatoire distale, d'une ténosynovite, avec une arthrite le plus souvent tripolaire. Au niveau du premier rayon, elle ne doit pas être confondue avec l'atteinte exclusive de l'articulation métatarsophalangienne (rencontrée dans la goutte).

La recherche d'un orteil « en saucisse » indolent ou pauci-symptomatique est également très importante, justifiant l'examen attentif des pieds des patients. La dactylite est le plus souvent notée au cours des rhumatismes psoriasiques mais aussi des spondyloarthrites. C'est un signe clinique majeur pour le diagnostic de rhumatisme psoriasique retenu dans les critères CASPAR.

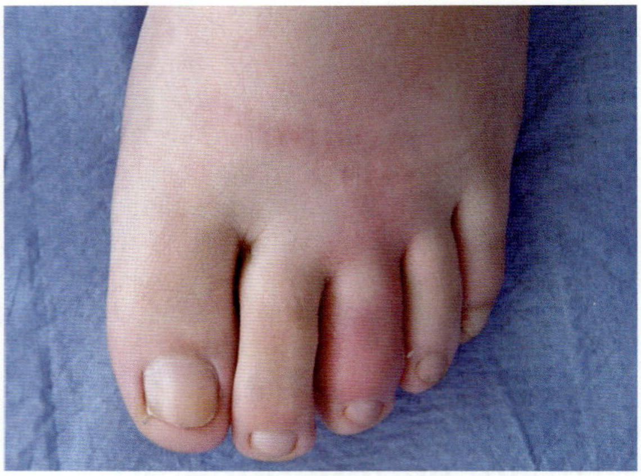

Fig. 19.2. **Tuméfaction et rougeur du troisième orteil : aspect « en saucisse ».**

3. Atteinte de la paroi thoracique antérieure

L'atteinte des articulations sternoclaviculaires et manubriosternale, voire chondrosternales, peut accompagner les manifestations axiales de la maladie.

D. Signes extra-articulaires

L'une des caractéristiques des spondyloarthrites est l'existence de manifestations cliniques communes extra-articulaires, dont la fréquence varie en fonction de la forme clinique. Elles peuvent précéder les manifestations rhumatologiques, elles doivent être recherchées par l'interrogatoire dans les antécédents du patient.

1. Uvéite aiguë antérieure

Il s'agit d'une uvéite aiguë antérieure, non granulomateuse dans la plupart des cas, souvent pauci-symptomatique mais parfois sévère. Cette uvéite est uni- ou bilatérale, voire à bascule. Elle s'associe rarement à une atteinte postérieure mais sa répétition sans traitement efficace (collyres cortisoniques et mydriatiques) peut conduire à des synéchies.

Le dépistage et la surveillance de cette atteinte sont absolument nécessaires ⚠. Elle peut survenir dans 20 % des cas environ et être inaugurale.

2. Entérocolopathie inflammatoire

Elle se traduit le plus souvent par des diarrhées, d'allure banale mais aussi parfois glairosanglantes. Toute diarrhée ou amaigrissement inexpliqué chez un patient suspect de spondyloarthrite doit faire rechercher une maladie de Crohn ou une rectocolite hémorragique.

Les autres signes des entérocolopathies sont à rechercher : fissurations anales, pancolite inflammatoire, sténoses inflammatoires, etc. La prise en charge multidisciplinaire de ces atteintes et la collaboration avec un gastroentérologue sont absolument nécessaires.

3. Psoriasis

Toutes les manifestations du psoriasis sont à prendre en compte. Certaines atteintes sont plus particulièrement associées au rhumatisme psoriasique :

- atteinte du scalp ;
- psoriasis inversé (dans les plis rétro-auriculaires, axillaires, ombilic, pli interfessier) ;
- psoriasis unguéal.

Ces trois atteintes font d'ailleurs partie des zones dites bastions c'est-à-dire résiduelles à distance d'une poussée cutanée et donc à rechercher systématiquement.

D'autres localisations sont à connaître et à rechercher : psoriasis vulgaire en plaques, psoriasis en gouttes, pustulose palmoplantaire (à rapprocher du syndrome SAPHO : Synovite, Acné, Pustulose palmoplantaire, Hyperostose et Ostéite), voire maladie de Verneuil ou hydrosadénite suppurée à rechercher dans les creux axillaires et la région anogénitale.

Le psoriasis précède le plus souvent de 10 ans en moyenne la survenue du rhumatisme psoriasique, mais des formes synchrones sont possibles, voire plus rarement des rhumatismes psoriasiques sans psoriasis. Dans ce cas un psoriasis dans la famille est une des clés du diagnostic (critère CASPAR).

La prise en charge peut nécessiter une collaboration avec le dermatologue pour convenir des traitements à action commune peau et système musculosquelettique.

4. Atteintes cardiaques

À côté des valvulopathies, tardives (*cf. infra*), il faut signaler la possibilité de troubles du rythme ou de la conduction au moment des poussées inflammatoires de la maladie.

E. Critères diagnostiques

Ces différentes manifestations ont été utilisées pour établir des critères de classification des spondyloarthrites : les critères de Bernard Amor[7] (tableau 19.1) et ceux de l'ESSG (*European Spondylarthropathy Study Group* [tableau 19.2]), ayant une sensibilité respective de 85 % et de 87 %, et une spécificité de 90 % et de 87 %, et plus récemment les critères de classification de l'*ASAS group* (tableau 19.3). Ces derniers sont actuellement ceux utilisés afin de classer les patients.

7. Rhumatologue à l'hôpital Cochin, Paris.

Tableau 19.1. Critères d'Amor (à titre indicatif).

Catégorie	Critère	Points*
Signes cliniques ou histoire clinique	– Douleurs nocturnes lombaires ou dorsales et/ou raideur matinale lombaire ou dorsale – Douleurs fessières uni- ou bilatérales – Douleurs fessières à bascule – Oligoarthrite asymétrique – Doigt ou orteil « en saucisse » – Talalgie ou autre enthésopathie – Iritis ou uvéite antérieure aiguë – Uréthrite non gonococcique ou cervicite moins d'un mois avant le début d'une arthrite – Diarrhée moins d'un mois avant le début d'une arthrite – Présence ou antécédent de psoriasis et/ou de balanite et/ou d'entérocolopathie chronique	1 point 1 point 2 points 2 points 2 points 2 points 2 points 1 point 1 point 2 points
Signes radiologiques	Sacro-iliite radiologique ≥ stade 2 si bilatérale ou stade 3 si unilatérale	3 points
Terrain génétique	Présence de l'antigène HLA-B27 ou antécédents familiaux de pelvispondylite, d'arthrite réactionnelle (ex-syndrome de Fiessinger-Leroy-Reiter), de syndrome de Reiter, de psoriasis, d'entérocolopathies chroniques	2 points
Sensibilité au traitement	Amélioration en 48 heures des douleurs par AINS et/ou rechute rapide (48 heures) des douleurs à leur arrêt	2 points

* Diagnostic retenu : score supérieur à 6 points.
Source : Amor B, Dougados M, Mijiyawa M. [Criteria of the classification of spondylarthropathies]. Rev Rhum Osteoartic 1990 ; 57 : 85–9.

Tableau 19.2. Critères de l'*European Spondylarthropathy Study Group* (ESSG) (à titre indicatif).

Critères majeurs*	– Douleurs rachidiennes inflammatoires (début avant 45 ans, amélioration par l'exercice, avec raideur matinale et durée > 3 mois) – Synovites asymétriques ou prédominantes aux membres inférieurs
Critères mineurs*	– Antécédents familiaux de spondyloarthrite ou d'uvéite ou d'entérocolopathie – Psoriasis – Maladie inflammatoire intestinale (entérocolopathie) – Urétrite, cervicite ou diarrhée aiguë dans le mois précédant l'arthrite – Diarrhée aiguë – Douleurs fessières à bascule – Enthésopathie – Sacro-iliite radiologique (bilatérale si grade ≥ 2, unilatérale si grade > 3)

* Diagnostic : un critère majeur + un critère mineur.
Source : Dougados M, van der Linden S, Juhlin R, Huitfeldt B, Amor B, Calin A et al. The European Spondylarthropathy Study Group preliminary criteria for the classification of spondylarthropathy. Arthritis Rheum 1991 ; 34(10) : 1218–27.

Tableau 19.3. Critères de classification ASAS 2009 de spondyloarthrite axiale chez les patients ayant des rachialgies depuis plus de trois mois et un âge de début inférieur à quarante-cinq ans.

Sacro-iliite à l'imagerie* et au moins un signe de SpA** Ou HLA-B27 positif et au moins deux signes de SpA**	* **Sacro-iliite à l'imagerie** : – inflammation active (aiguë) à l'IRM fortement suggestive de sacro-iliite associée à une SpA – sacro-iliite radiologique selon les critères modifiés de New York ** **Signes de SpA** : – rachialgie inflammatoire – arthrite – enthésite (talon) – uvéite – dactylite – psoriasis – maladie de Crohn/rectocolite hémorragique – bonne réponse aux AINS – antécédent familial de SpA – HLA-B27 – CRP élevée

n = 649 patients avec rachialgies : sensibilité : 82 %, spécificité : 84,4 %. Imagerie seule : sensibilité : 66,2 %, spécificité : 97,3 %.

Source : Rudwaleit M, van der Heijde D, Landewé R, Listing J, Akkoc N, Brandt J et al. The development of Assessment of SpondyloArthritis international Society classification criteria for axial spondyloarthritis (part II) : validation and final selection. Ann Rheum Dis 2009 ; 68(6) : 777–83.

III. Différents types de spondyloarthrites

A. Spondylarthrite ankylosante

La spondylarthrite ankylosante est la forme la plus typique et la plus sévère, caractérisée par une atteinte du squelette axial (rachis et sacro-iliaques) pouvant conduire à une ankylose. Sur le plan clinique, elle se manifeste par un syndrome pelvirachidien prédominant. L'atteinte sacro-iliaque radiologique, la sacro-iliite stade 2 bilatérale ou stade 3, est indispensable pour porter le diagnostic de spondylarthrite ankylosante, selon les critères de classification de New York modifiés (tableau 19.4).

Dans certaines formes sévères, l'évolution peut se faire vers une ankylose rachidienne complète, par ossification des enthèses. Cette ossification peut être peu douloureuse.

L'atteinte rhumatismale périphérique est présente dans 50 % des cas. La manifestation extra-rhumatismale la plus fréquente est l'uvéite antérieure aiguë, présente dans 10 à 30 % des cas, parfois révélatrice et évoluant de façon indépendante de l'atteinte rhumatismale.

Tableau 19.4. Critères de New York modifiés pour la spondylarthrite.

Critères cliniques	– Lombalgies avec raideur de plus de trois mois, améliorées à l'effort, mais ne cédant pas au repos – Limitation des mouvements du rachis lombaire à la fois dans le plan frontal et sagittal – Limitation de l'ampliation thoracique par rapport aux valeurs normales corrigées pour l'âge et le sexe
Critères radiologiques	Sacro-iliite bilatérale de grade ≥ 2, ou sacro-iliite unilatérale de grade ≥ 3
Score : la spondylarthrite est définie si le critère radiologique est associé à au moins un des critères cliniques	

Source : van der Linden S, Valkenburg HA, Cats A. Evaluation of diagnostic criteria for ankylosing spondylitis. A proposal for modification of the New York criteria. Arthritis Rheum 1984 ; 27(4) : 361–8.

L'évolution chronique de la spondylarthrite ankylosante se fait par poussées, plus ou moins interrompues par des périodes de rémission, sur une période de dix à vingt ans, à l'origine d'un handicap fonctionnel dans les formes sévères. Des complications sont possibles à long terme (*cf. infra*).

B. Rhumatisme psoriasique

Pour la description du rhumatisme psoriasique, se reporter au chapitre 6. Il s'agit d'une des formes les plus fréquentes de SpA périphérique.

C. Arthrites réactionnelles

Les arthrites réactionnelles sont des arthrites aseptiques parfois associées à une conjonctivite, une urétrite chez l'homme, une cervicite chez la femme et, survenant quelques semaines après, une infection génitale ou digestive. Le syndrome de Fiessinger-Leroy-Reiter est la forme la plus complète d'arthrite réactionnelle et est défini par la triade urétrite-conjonctivite-arthrite.

Les germes en cause dans l'urétrite ou la diarrhée sont le plus fréquemment : *Chlamydia trachomatis*, *Shigella flexneri*, *Yersinia enterocolitica* et *Yersinia pseudotuberculosis*, *Salmonella enteritidis* et *Salmonella typhimurium*, *Campylobacter jejuni*.

L'association au gène HLA-B27 concerne 50 à 95 % des cas.

L'évolution de l'atteinte articulaire se fait sur un mode chronique dans 10 à 20 % des cas, pouvant évoluer vers une spondylarthrite ankylosante.

D. Entérocolopathies inflammatoires chroniques

Dans 10 à 20 % des maladies de Crohn et des rectocolites hémorragiques, surviennent des arthrites périphériques ou une sacro-iliite radiologique le plus souvent asymptomatique. Une forme axiale complète remplissant les critères de spondylarthrite ankylosante est plus rare : moins de 5 %. Classiquement, l'atteinte périphérique évolue parallèlement à l'atteinte digestive, contrairement à l'atteinte axiale qui évolue pour son propre compte. La maladie de Verneuil est une association connue.

E. Spondyloarthrites indifférenciées

Les SpA indifférenciées sont des SpA répondant aux critères de l'ESSG ou d'Amor ou à ceux de l'ASAS. L'enthésite périphérique est la manifestation clinique la plus fréquente, présente chez 92 % des patients. Il s'agit habituellement de formes plus bénignes mais dont l'évolution peut se faire vers une forme différenciée.

IV. Rôle du terrain génétique : le gène HLA-B27

On observe une agrégation familiale des SpA chez 20 à 30 % des patients (spondyloarthrite, uvéite, entérocolopathie, psoriasis, présence du gène HLA-B27) avec une coségrégation des différentes manifestations cliniques, indiquant des facteurs de prédisposition communs aux différentes formes de spondyloarthrites.

HLA-B27 qui est un allèle normal du complexe majeur d'histocompatibilité (CMH) est très fortement associé avec la spondylarthrite ankylosante (il s'agit de l'une des plus fortes associations actuellement connues entre un antigène du système HLA et une maladie, avec un risque relatif [RR] supérieur à 200). La prévalence d'HLA-B27 dans la population générale caucasienne est de 6 à 8 %. Elle est exceptionnelle chez les sujets à peau noire où sa présence est un élément sémiologique encore plus élevé. La prévalence d'HLA-B27 parmi les malades atteints de spondylarthrite ankylosante est supérieure à 90 %, de 63 à 75 % parmi les malades souffrant d'arthrite réactionnelle (ou de syndrome de Fiessinger-Leroy-Reiter), de 50 à 70 % pour le rhumatisme psoriasique et les rhumatismes associés aux entérocolopathies inflammatoires.

Bien qu'il existe plusieurs modèles animaux permettant de les étudier, la physiopathologie précise des SpA reste actuellement mal connue. Plusieurs hypothèses physiopathologiques sont évoquées : HLA-B27 porterait des motifs analogues à certains déterminants antigéniques bactériens (mimétisme moléculaire), ce qui pourrait faciliter, à l'occasion d'une infection bactérienne, une rupture de la tolérance vis-à-vis d'HLA-B27. Le rôle de présentation antigénique de la molécule HLA de classe I, ainsi que l'isolement de bactéries ou de constituants bactériens dans le tissu synovial ou le liquide articulaire au cours des arthrites réactionnelles plaident en faveur d'une origine microbienne des SpA. Dans cette hypothèse, HLA-B27 empêcherait l'élimination des bactéries.

V. Enthèse et enthésopathie inflammatoire (enthésite)

L'enthèse désigne la zone d'ancrage dans l'os de différentes structures fibreuses (les ligaments, les tendons, les capsules articulaires, les fascias). L'atteinte inflammatoire des enthèses (ou enthésites), axiales ou périphériques, est un phénomène central au cours des SpA, par opposition à la polyarthrite rhumatoïde.

Il existe un grand nombre d'enthèses dans l'organisme, tant au voisinage des articulations synoviales, qu'au voisinage des amphiarthroses (symphyse pubienne, articulation manubriosternale, disque intervertébral), ou au voisinage des diarthroses fibreuses (articulation sacro-iliaque, sterno- ou acromioclaviculaire).

L'enthésite fait intervenir les mécanismes habituels de l'inflammation. Des études fondamentales et cliniques récentes ont montré le rôle important joué par le TNFα, expliquant ainsi la grande efficacité des biothérapies anti-TNFα au cours des spondyloarthrites.

L'enthésite se traduit par la douleur locale de type inflammatoire. Elle est réveillée à l'examen physique par la pression et par la mise en tension de l'enthèse. Une tuméfaction locale peut se voir en cas d'enthésite superficielle et très inflammatoire.

Les enthésites prédominent aux membres inférieurs : les plus fréquentes sont calcanéennes, responsables de talalgie plantaire ou postérieure dans 15 à 40 % des cas, puis viennent les enthésites rotuliennes.

VI. Explorations complémentaires au cours des spondyloarthrites

A. Radiographie conventionnelle

Les clichés du rachis cervical, thoracique et lombaire de face et de profil, et du bassin de face sont nécessaires pour mettre en évidence des lésions caractéristiques des spondyloarthrites. Au rachis cervical, il faut des clichés face bouche ouverte, profil et profil en flexion et extension car les atteintes ressemblent à celles de la PR, en particulier dans le rhumatisme psoriasique. Les clichés de trois quarts et de face sont inutiles. En fonction des manifestations cliniques, d'autres clichés peuvent être demandés.

Il faudra rechercher sur la radiographie conventionnelle les différents stades évolutifs de l'enthésopathie :

- stade 0, infraradiologique, correspondant à l'inflammation de la zone d'enthèse sans traduction radioclinique ;
- stade I : érosion ou irrégularité du cortex et ostéopénie sous-chondrale à l'insertion osseuse de l'enthèse ;
- stade II : apparition d'une érosion avec ébauche d'apposition périostée ;
- stade III : apparition d'un enthésophyte ; il s'agit d'une ossification cicatricielle le long de l'enthèse (fig. 19.3 et 19.4).

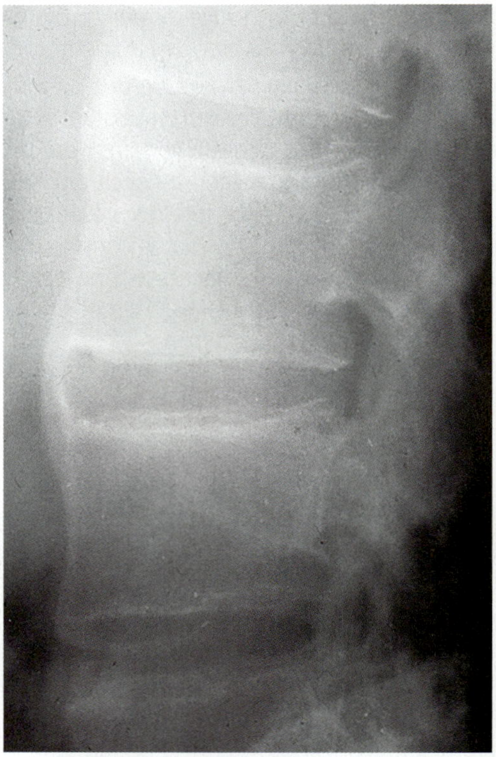

Fig. 19.3. **Atteinte caractéristique de la charnière thoracolombaire avec, à la phase de reconstruction, une ossification en « pont » dénommée syndesmophyte.**

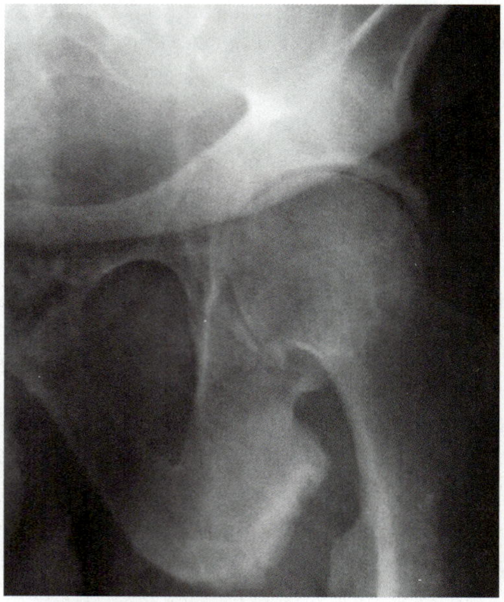

Fig. 19.4. **Radiographie d'une coxite gauche.**

Pincement global de l'interligne coxofémoral, sans signe de construction, aspect irrégulier de l'ischion en rapport avec une enthésopathie.

De façon caractéristique, nous pouvons retenir les lésions radiographiques suivantes :

- à la charnière thoracolombaire : initialement phase d'érosion inflammatoire de l'angle antérieur de la vertèbre, puis ossification sous-ligamentaire aboutissant à la formation de syndesmophytes ; l'existence de syndesmophytes ascendants ou descendants puis, dans les formes ankylosantes, la constitution d'ossifications des ligaments intervertébraux, étagées le long du rachis thoracolombaire, pouvant conduire à la classique « colonne bambou » ou donnant l'aspect « en rail de chemin de fer » sur les radiographies de face ;
- l'articulation sacro-iliaque : là aussi l'enthésopathie siégeant à la partie basse de la sacro-iliaque va connaître les quatre phases évolutives, depuis le stade 0, sacro-iliaque normale, jusqu'au stade d'ankylose complète (fig. 19.5 à 19.7) ;
- la calcanéite inflammatoire : la talalgie inflammatoire est très caractéristique. Radiologiquement, elle évolue également selon quatre stades (fig. 19.8).

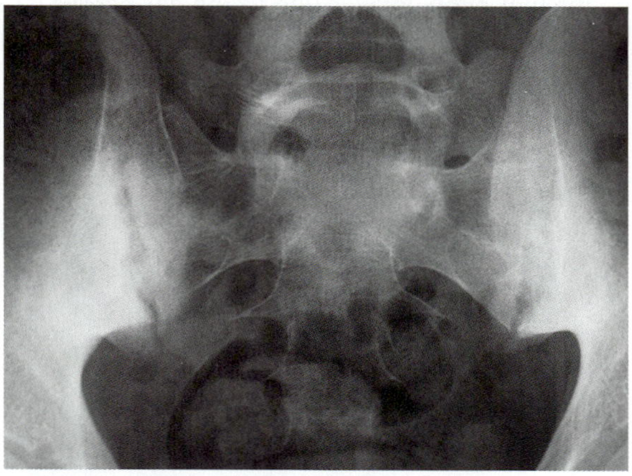

Fig. 19.5. Radiographie du bassin de face : condensation des berges des deux articulations sacro-iliaques et aspect flou de l'interligne.

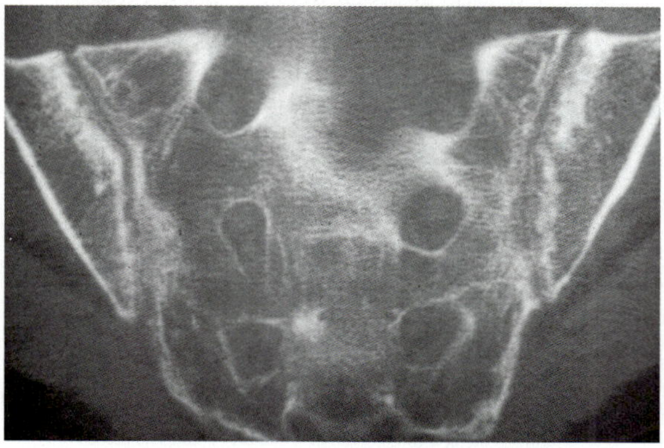

Fig. 19.6. Atteinte sacro-iliaque caractérisée par des érosions et des lésions d'ostéocondensation irrégulières des deux berges donnant l'impression d'un « pseudo-élargissement » (scanner).

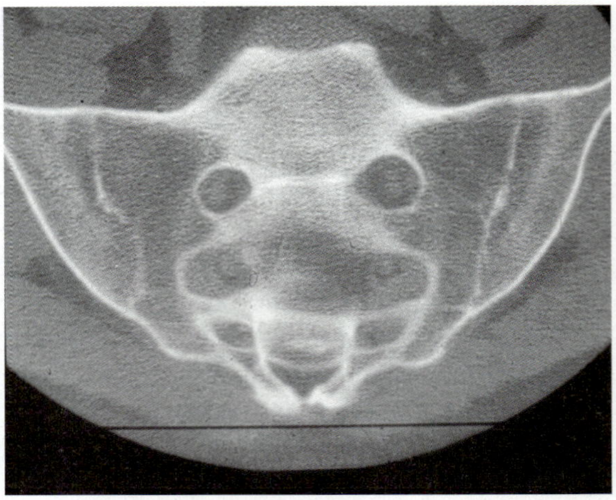

Fig. 19.7. Atteinte sacro-iliaque plus évoluée avec une fusion des berges (scanner).

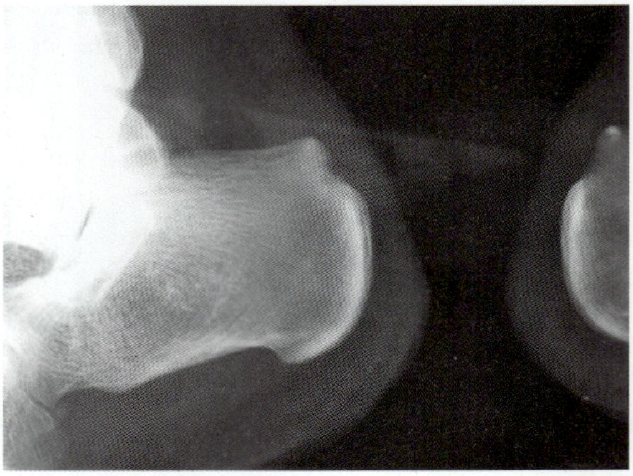

Fig. 19.8. Radiographie du calcanéus de profil, aspect d'érosion active de l'angle postérosupérieur.

B. Autres techniques d'imagerie

- IRM : de nombreux travaux suggèrent que l'IRM du rachis thoracique et lombaire et l'IRM des sacro-iliaques apportent des arguments utiles pour le diagnostic précoce des SpA, mettant en évidence des remaniements inflammatoires, précédant les modifications radiologiques (fig. 19.9). Cependant la spécificité de ces lésions semble être médiocre.
- Échographie-Doppler, non pas des articulations sacro-iliaques mais des enthésopathies périphériques : elle est également utilisée, mais des études complémentaires sont en cours pour affiner son rôle diagnostique et dans le suivi des patients.
- Scintigraphie osseuse au ^{99m}Tc : elle ne doit pas être faite systématiquement. Pour certains, elle permet de confirmer le diagnostic d'enthésite et d'analyser simultanément l'ensemble du squelette. Sa spécificité est en revanche faible.

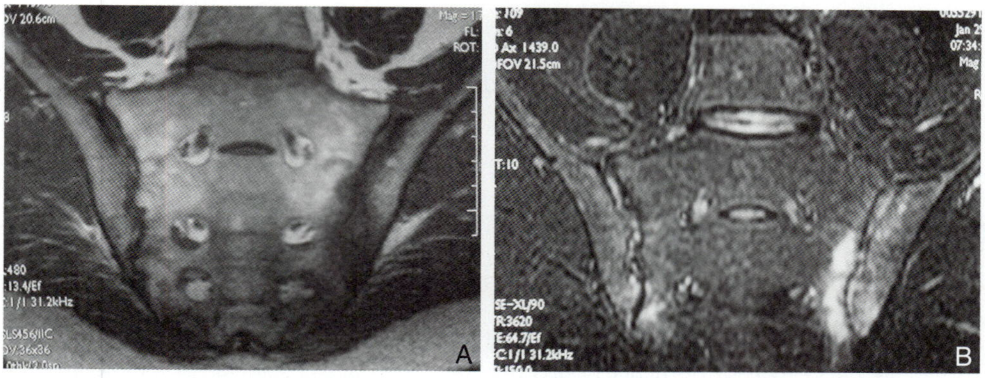

Fig. 19.9. IRM sacro-iliaque.

A. Séquence T1 : hyposignal sur les deux berges de l'articulation sacro-iliaque, en particulier gauche. B. Séquence en équivalent de T2 (inversion-récupération) : hypersignal sur les berges de la sacro-iliaque gauche.

C. Autres examens complémentaires

1. CRP et/ou VS

On estime que 60 % des patients souffrant de SpA et non traités ont une CRP et/ou une VS anormales, mais le syndrome inflammatoire est habituellement plus modeste que dans les autres rhumatismes inflammatoires. Une élévation importante de la VS ou de la CRP doit faire rechercher une affection associée, tumorale ou infectieuse par exemple.

2. HLA-B27

L'intérêt diagnostique de la recherche du HLA-B27 est discuté ⚠. Dans une spondylarthrite ankylosante certaine, la recherche du B27 est inutile.

En revanche, dans certains cas douteux (tableau clinique évocateur mais ne permettant pas d'être affirmatif), on peut demander ce typage, ce qui va alors permettre d'appliquer les nouveaux critères ASAS :

- absent, il ne permet pas d'écarter le diagnostic (10 % d'authentiques spondylarthrites ankylosantes sont B27 négatif);
- positif, il peut conforter un cas clinique douteux mais en aucun cas il ne signe la maladie (97 % des sujets B27+ n'auront jamais de SpA). En effet, 6 à 8 % des sujets caucasiens sont HLA-B27 positif, ce qui diminue beaucoup la spécificité de ce test.

3. Explorations fonctionnelles respiratoires

Les explorations fonctionnelles respiratoires simples peuvent servir à documenter l'atteinte respiratoire restrictive et la fibrose pulmonaire dans les maladies évoluées.

4. Électrocardiogramme

L'électrocardiogramme détecte les troubles du rythme et de la conduction (BAV).

VII. Principes généraux pharmacologiques et non pharmacologiques du traitement d'une spondyloarthrite

L'objectif thérapeutique doit être la rémission ou une activité faible de la maladie.

A. Éducation et information

Comme pour toute affection chronique, l'éducation du patient est fondamentale et fait partie intégrante du traitement.

B. Traitement médicamenteux

1. Anti-inflammatoires non stéroïdiens[8]

Les anti-inflammatoires non stéroïdiens sont la pierre angulaire du traitement des spondyloarthrites ⚠ : les AINS sont efficaces dans plus de 70 % des cas sur la lombalgie inflammatoire au début de la maladie.

Les AINS sont habituellement rapidement efficaces et si l'AINS est arrêté, une rechute douloureuse est observée en moins de quarante-huit heures.

L'AINS doit être utilisé à dose optimale (quand bien même elle correspond à la dose maximale autorisée) avec, si possible, la prise le soir d'une forme à libération prolongée (forme LP, forme « chrono ») permettant de couvrir toute la phase inflammatoire nocturne et matinale.

En cas d'échec, après une ou deux semaines de traitement, il convient de faire l'essai d'un autre AINS. Au moins deux AINS doivent être essayés successivement sur quatre semaines au total avant de conclure à leur échec. Certaines familles comme les propioniques ou les indoliques sont plus actives. Le diclofénac au long cours n'est plus admis par les autorités sanitaires en raison de son risque cardiovasculaire.

Cependant, chez 25 à 50 % des malades, la SpA reste active malgré le traitement par AINS.

2. Antalgiques et myorelaxants

Antalgiques et myorelaxants peuvent être utilisés en complément des AINS, surtout en cas de manifestations enthésopathiques ou rachidiennes ; de plus, ils permettent de faciliter la rééducation.

C. Traitements locaux

Un geste local peut être réalisé en cas d'arthrite (infiltration de corticoïdes, synoviorthèse isotopique) ou d'enthésopathie (infiltration cortisonique) rebelle au traitement général. La physiothérapie, l'ergothérapie et les techniques d'appareillage peuvent également être utilisées en fonction des atteintes et de leur évolution sous l'effet du traitement AINS.

D. Traitements dits « de fond »

Les traitements de fond s'adressent aux patients ne répondant pas, ou répondant partiellement aux AINS et aux gestes locaux. La mise en place d'un traitement de fond et sa surveillance nécessitent une collaboration étroite entre le spécialiste en médecine générale et le rhumatologue. Les traitements de fond, à l'exception de la salazopyrine et des biomédicaments anti-TNFα, ont été mal évalués dans les spondyloarthrites. Le tableau 19.5 et la figure. 19.10 reprennent les recommandations nationales de 2017 en fonction des formes de spondyloarthrites.

8. Se reporter également au chapitre 30, pour les précautions et la surveillance.

Tableau 19.5. Indications des anti-TNF dans la spondyloarthrite (SpA).

SpA axiale	SpA périphérique enthésitique	SpA périphérique articulaire
Réponse AINS insuffisante ET ASDAS ≥ 2,1 Ou BASDAI ≥ 4 ET* RX+ ou inflammation IRM CRP+	Réponse AINS insuffisante ± infiltration ET CRP élevée ou inflammation IRM Douleur ≥ 4	Réponse AINS insuffisante ± infiltration ET échec ≥ 1 DMARD ET NAG et NAD ≥ 3**
ET Conviction du rhumatologue de débuter le traitement		

*Sauf cas particuliers. **Nombre inférieur si coxite ou arthrite réfractaire aux infiltrations ou progression radiographique.
Source : Wendling D, Lukas C, Prati C, Claudepierre P, Gossec L, Goupille P et al. 2018 update of French Society for Rheumatology (SFR) recommendations about the everyday management of patients with spondyloarthritis. Joint Bone Spine 2018 ; 85(3) : 275–84.

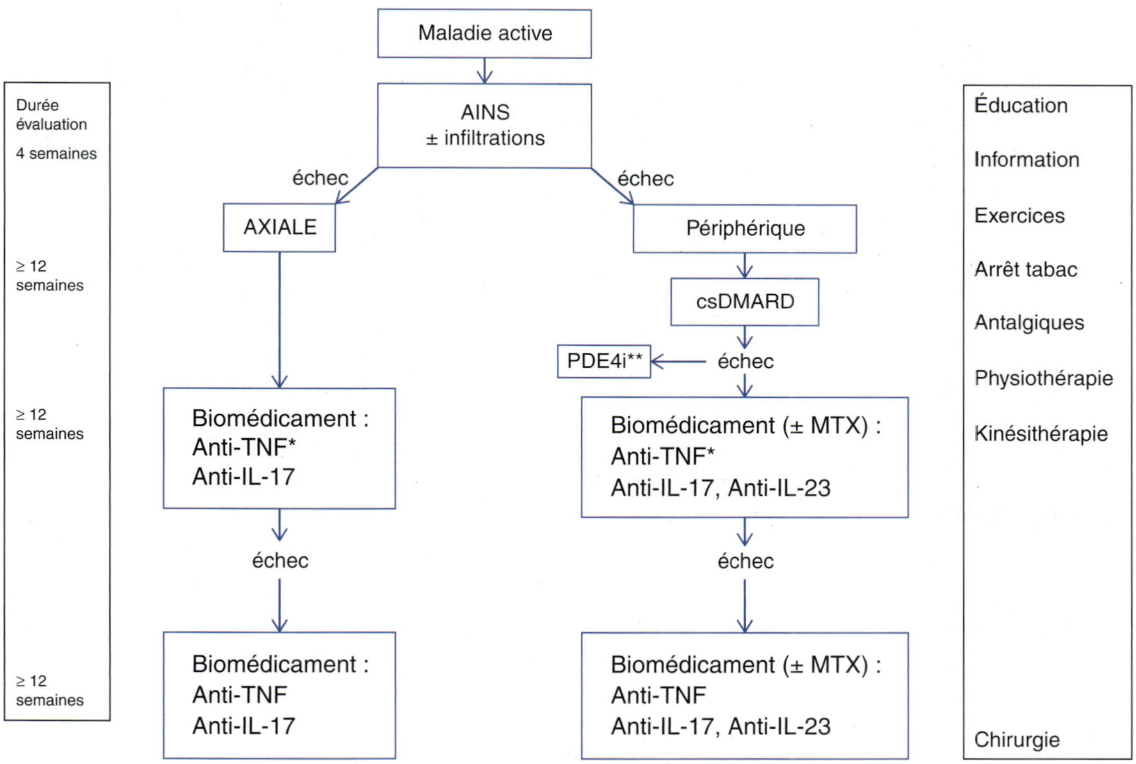

Fig. 19.10. Stratégie thérapeutique dans les spondyloarthrites.
*Actuellement en première intention en général. **Dans certains cas particuliers. Source : Wendling D, Lukas C, Prati C, Claudepierre P, Gossec L, Goupille P et al. 2018 update of French Society for Rheumatology (SFR) recommendations about the everyday management of patients with spondyloarthritis. Joint Bone Spine 2018 ; 85(3) : 275–84.

1. DMARD

Ils ont une action démontrée sur la forme périphérique et sont sans effet sur la forme axiale.

a. csDMARD

Sulfasalazine (Salazopyrine®)

La sulfasalazine est surtout efficace sur les arthrites périphériques et est sans effet sur la forme axiale.

Méthotrexate

Le méthotrexate hebdomadaire, à faible dose comme dans la PR, est utilisé dans les formes articulaires périphériques, en particulier dans le rhumatisme psoriasique. Son efficacité n'est pas démontrée sur l'atteinte axiale. La tolérance hépatique est moins bonne que dans la PR du fait de comorbidités associées (syndrome métabolique, NASH, alcoolisation).

Léflunomide (Arava®)

Il est utilisé dans le rhumatisme psoriasique périphérique, aux posologies employées dans la PR.

b. tsDMARD (*targeted synthetic*)

Aprémilast (Otezla®) : inhibiteur de la phosphodiestérase 4 (PDE4). Il est indiqué dans le rhumatisme psoriasique chez les patients adultes ayant présenté une réponse insuffisante ou une intolérance à un traitement de fond antérieur.

2. DMARD biologiques

a. Biomédicaments (ou traitements biologiques ou DMARD biologiques) anti-TNFα

Ces traitements ont une efficacité remarquable et rapide. Toutefois, ils ne sont indiqués pour le traitement des formes actives de spondyloarthrite qu'après échec d'au moins deux AINS pendant deux mois ⚠, échec des gestes locaux (si ceux-ci sont possibles) et échec des traitements classiques. Un avis d'expert est nécessaire et sa mise en route se fait en milieu hospitalier (prescription initiale hospitalière [PIH], sur ordonnance spéciale après obtention de la prise en charge au titre de l'ALD 30).

b. Biomédicaments anti-TNF

L'étanercept (Enbrel®), l'adalimumab (Humira®), le certolizumab (Cimzia®) et le golimumab (Simponi®) ont l'autorisation de mise sur le marché (AMM) pour le traitement du rhumatisme psoriasique et des spondyloarthrites axiales (spondylarthrite ankylosante et spondyloarthrite non radiographique); l'infliximab (Remicade®) a l'AMM pour le traitement de la spondylarthrite ankylosante et du rhumatisme psoriasique. Ce sont des traitements en injection sous-cutanée, hormis l'infliximab (intraveineux).

c. Biomédicaments anti-IL-17

Le sécukinumab (Cosentyx®) est indiqué dans le rhumatisme psoriasique et la spondylarthrite ankylosante en cas d'échec des traitements conventionnels. C'est un traitement en injection sous-cutanée.

d. Biomédicaments anti-IL-23/12

L'ustékinumab (Stelara®) est indiqué dans le rhumatisme psoriasique en cas d'échec des traitements conventionnels. C'est un traitement en injection sous-cutanée.

C'est le seul biomédicament a n'avoir une efficacité que sur la forme périphérique.

E. Traitements non pharmacologiques

L'**arrêt du tabagisme** est une mesure non pharmacologique indispensable, à discuter, expliquer, et vérifier. Le tabac est un facteur de mauvais pronostic à plusieurs titres :

- progression radiologique vers l'ankylose;
- moindre réponse aux biomédicaments anti-TNFα;

- risque ajouté d'insuffisance respiratoire chronique du fait du trouble ventilatoire obstructif ajouté au syndrome restrictif dû aux ankyloses costovertébrales;
- facteur de risque cardiovasculaire classique.

Prise en compte des comorbidités :

- la maîtrise des facteurs de risque cardiovasculaire s'impose car le sexe masculin et la SpA elle-même sont des facteurs indépendants. Il y a une surmortalité cardiovasculaire dans les SpA. Les AINS au long cours exposent à un risque rénal et d'hypertension;
- l'ostéoporose est une des deux comorbidités les plus fréquemment associée aux SpA, en revanche le sur-risque fracturaire n'est pas formellement identifié chez les patients non ankylosés.

L'**activité physique régulière** (sports quels qu'ils soient) et la **kinésithérapie** accompagnée sont indispensables. Elles vont réduire le risque d'ankylose en mauvaise position. Toutefois, c'est la rééducation supervisée qui est essentielle; autograndissement, postures anticyphose, mobilisation des hanches en extension, rééducation respiratoire. Les biomédicaments n'ont pas d'effet sur ce risque d'ankylose et ne dispensent pas de la kinésithérapie.

Les SpA peuvent comporter des manifestations axiales prédominantes. Il s'agit tout particulièrement de la spondylarthrite ankylosante qui peut aboutir à une ankylose rachidienne invalidante avec perte de la lordose lombaire puis cyphose lombaire, exagération de la cyphose dorsale pouvant conduire à une atteinte vicieuse en *flessum* des hanches. L'ankylose peut porter sur le rachis cervical à haut risque de fractures transdiscales ou corporéales, très instables et à risque de compression médullaire, en cas de chutes.

De même, l'atteinte des articulations costovertébrales peut être responsable d'un syndrome restrictif tout à fait invalidant. Il est absolument indispensable de prévenir l'ankylose rachidienne chez les patients ayant une affection évolutive. Le travail kinésithérapique en extension rachidienne, avec travail de l'amplitude respiratoire est indispensable (*cf.* chapitre 7).

La spondyloarthrite sévère fait partie de la liste des trente maladies (affections de longue durée [ALD]) pouvant donner droit à l'exonération du ticket modérateur.

F. Chirurgie

La chirurgie peut être indiquée dans le cas de remplacement prothétique articulaire (coxite en particulier) ou de libération articulaire (articulation temporomaxillaire ankylosée), plus rarement pour effectuer une ostéotomie rachidienne de correction des cyphoses dorsales majeures (perte du regard horizontal, troubles de déglutition).

G. Prise en charge sociale

Adaptation du poste de travail si nécessaire; prise en charge à 100 % (ALD) pour les formes sévères ou invalidantes.

VIII. Suivi d'un patient spondylarthritique

A. Suivi clinique

Le suivi d'un patient spondylarthritique doit se fonder sur l'évaluation régulière des différents symptômes cliniques ⚠ (tous les trois à six mois selon l'évolutivité de la maladie). Il permet l'évaluation de l'activité de la maladie et de son retentissement fonctionnel, et l'évaluation du traitement (efficacité, tolérance).

1. Atteinte axiale

L'atteinte axiale est évaluée par l'échelle visuelle analogique (EVA) rachidienne, le nombre de réveils nocturnes mais également la mesure régulière, par exemple de façon annuelle, de la taille, des courbures physiologiques (indice de Schöber, mesure de la lordose lombaire, mais également de la cyphose cervicale ou de la cyphose dorsale) et de l'ampliation thoracique.

2. Atteinte articulaire périphérique

L'atteinte articulaire périphérique impose l'examen clinique systématique de l'ensemble des articulations (nombre d'articulations douloureuses et gonflées), en particulier des coxofémorales pour ne pas méconnaître une coxopathie évolutive.

3. Enthésopathie

L'enthésopathie justifie la palpation des différentes enthèses et de noter le nombre d'enthèses douloureuses.

4. Atteintes extra-articulaires

Les différentes manifestations doivent être recherchées et évaluées :

- le psoriasis : il doit être analysé en mesurant la surface corporelle atteinte ;
- une maladie inflammatoire digestive (MICI) ou une entérocolopathie inflammatoire : on recherchera systématiquement l'existence de diarrhées (glairosanglantes en particulier), de douleurs abdominales, leur type et leur fréquence ;
- les uvéites : nombre, intensité depuis la dernière consultation.

5. Scores d'activité

Les **scores d'activité** sont également fréquemment utilisés :

- le score BASDAI (*Bath Ankylosing Spondylitis Disease Activity Index*, de zéro à dix) qui est un autoquestionnaire composé de six questions portant sur la douleur, la fatigue et le dérouillage matinal ressentis par le patient au cours de la semaine précédant l'évaluation. Le seuil de 4 est classiquement utilisé pour parler de maladie active ou inactive ;
- l'ASDAS (*Ankylosing Spondylitis Disease Activity Score*) qui est un score composite clinico-biologique comprenant les résultats de la CRP ou de la VS (ASDAS-VS ou ASDAS-CRP), les résultats de trois des six questions du BASDAI et une évaluation globale de l'activité de la maladie par le patient (EVA). Un score inférieur à 1,3 correspond à une maladie inactive et supérieur à 3,5, une maladie très active.

B. Suivi biologique

Chez les patients ayant un syndrome inflammatoire biologique, la surveillance régulière de la VS et/ou de la CRP est une aide dans l'évaluation de l'activité de la maladie.

C. Suivi radiologique

Dans les formes évolutives, la réalisation régulière (par exemple, tous les deux ou trois ans) de radiographies du rachis cervical de profil, du rachis lombaire de face et de profil et du bassin est nécessaire en particulier quand des syndesmophytes sont présents au diagnostic (valeur pronostique vers l'ankylose plus étendue).

D. Pronostic à long terme

1. Pronostic fonctionnel

La coxite, le début précoce (avant seize ans), la dactylite, l'importance du syndrome inflammatoire, la résistance aux AINS, le tabagisme actif, la présence au diagnostic de syndesmophytes, sont classiquement des facteurs de mauvais pronostic.

L'ankylose rachidienne, l'atteinte des hanches peuvent être source d'un handicap important, de même que l'atteinte restrictive pulmonaire.

L'indice fonctionnel BASFI (*Bath Ankylosing Spondylitis Functional Index,* autoquestionnaire de dix items) permet d'évaluer régulièrement les patients.

2. Complications propres

Elles s'observaient essentiellement lors des formes anciennes en l'absence de traitement.

- L'amylose AA : due à l'inflammation chronique non maîtrisée, elle est une des complications classiques des spondyloarthrites non traitées. Elle peut être fatale (cœur, rein).
- Les dysplasies bulleuses kystiques des apex, parfois rencontrées; la fibrose pulmonaire et surtout le syndrome restrictif, plus fréquents.
- L'atteinte cardiaque : insuffisance aortique et troubles de la conduction (BAV).
- L'atteinte osseuse avec ostéoporose et risque fracturaire (surtout important sur une « colonne bambou » en cervicale avec fractures transcorporéales et transdiscales souvent instable pouvant entraîner des complications neurologiques).
- La dilatation du cul-de-sac dural, responsable de troubles neurologiques sensitivomoteurs aux membres inférieurs et surtout de troubles génitosphinctériens, dans les formes anciennes de la spondylarthrite ankylosante, à diagnostiquer tôt par une IRM lombaire : la dérivation du LCR est efficace.

Ces différentes complications sont rares.

3. Complications des traitements

Le patient doit être informé des effets secondaires possibles des différents traitements et leur survenue doit être régulièrement recherchée (examen clinique, surveillance biologique).

La question de la procréation masculine est au premier plan sous salazopyrine (asthénospermie réversible) et méthotrexate (risque mal connu), alors que les biomédicaments n'ont aucune conséquence chez l'homme. Chez la femme, la salazopyrine n'a pas de conséquence et peut être maintenue durant la grossesse à l'inverse le méthotrexate doit être arrêté. Le risque des biomédicaments est des plus discuté et mérite un avis du spécialiste en sachant que le risque tératogène semble absent (site du CRAT, Paris).

Points clés

- Le concept de spondyloarthrite regroupe des rhumatismes inflammatoires chroniques qui partagent certaines de leurs manifestations cliniques (atteinte inflammatoire du rachis et des articulations sacro-iliaques), ainsi qu'un terrain génétique commun lié en partie à HLA-B27.
- La cible privilégiée des spondyloarthrites est l'enthèse.
- Les AINS sont la base du traitement des spondyloarthrites.
- Le diagnostic et la prise en charge précoce des SpA sont essentiels.
- Les patients souffrant de spondyloarthrite doivent régulièrement être évalués sur le plan clinique, métrologique et également fonctionnel.
- L'arrêt du tabac est essentiel.

Notions indispensables et inacceptables

Notions indispensables

- Le diagnostic de spondyloarthrite repose sur un faisceau d'arguments cliniques, radiologiques et biologiques.
- La prise en charge thérapeutique est fonction de l'atteinte clinique : axiale ou périphérique.

Notion inacceptable

- Oublier de rechercher une atteinte extra-articulaire.

Réflexes transversalité

UE 4

- Item 81 – Œil rouge et/ou douloureux
- Item 114 – Psoriasis

UE 7

- Item 198 – Biothérapies et thérapies ciblées

UE 8

- Item 279 – Maladies inflammatoires chroniques de l'intestin (MICI) chez l'adulte et l'enfant

UE 10

- Item 326 – Prescription et surveillance des classes de médicaments les plus courantes chez l'adulte et chez l'enfant

20

Item 194 – UE 7 – Arthropathie microcristalline

Objectifs pédagogiques

Nationaux

- Diagnostiquer une arthropathie microcristalline.
- Argumenter l'attitude thérapeutique et planifier le suivi du patient.

COFER

- Connaître les caractéristiques cliniques et paracliniques des arthropathies aiguës microcristallines et connaître les diagnostics différentiels des arthropathies microcristallines.
- Connaître les caractéristiques cliniques, biologiques et radiologiques de la goutte, du rhumatisme à pyrophosphate de calcium (chondrocalcinose) et du rhumatisme à (hydroxy)apatite.
- Connaître les principales étiologies associées à la goutte et à la chondrocalcinose.
- Savoir traiter et planifier le suivi d'un accès aigu microcristallin et d'une goutte chronique. Connaître les indications, contre-indications et complications des traitements de la goutte.
- Devant un tableau clinique d'arthrite aiguë, savoir reconnaître un accident de migration d'une calcification tendineuse.
- Connaître le principe de traitement d'une tendinopathie calcifiante.

I. Pour comprendre

Les rhumatismes microcristallins sont caractérisés par des dépôts intra-articulaires ou périarticulaires de microcristaux. Ces dépôts peuvent rester asymptomatiques ou être à l'origine d'accès inflammatoires aigus, ou parfois, d'arthropathies chroniques.

Trois types de microcristaux sont en cause :

- *cristaux d'urate de sodium* (UMS), responsables de la goutte ;
- cristaux calciques :
  - de type *pyrophosphate de calcium* (PPC) pour le rhumatisme associé,
  - de type *phosphates de calcium*, apatite surtout, pour des dépôts radiopaques habituellement périarticulaires. Les cristaux d'UMS et de PPC sont microscopiques et observables en microscopie optique, ceux de phosphate de calcium submicroscopiques et non observés en microcopie optique.

© 2018, Elsevier Masson SAS. Tous droits réservés

Les caractéristiques sémiologiques des accès microcristallins articulaires ou périarticulaires typiques sont les suivantes :

- début brutal, forte intensité de la douleur et de l'inflammation locale (rougeur en particulier), acmé rapide des symptômes en moins de 24 h, résolution spontanée en quelques jours à quelques semaines avec restauration (initiale) *ad integrum* de l'articulation au début de la maladie ;
- des facteurs déclenchants sont à rechercher : traumatisme, contexte postopératoire, infarctus ou infection à distance, prise médicamenteuse, absorption de certaines boissons ou aliments pour les accès goutteux ;
- le terrain diffère selon la maladie : homme mûr, souvent en surpoids ou obèse, atteint de maladies cardiovasculaires ou de diabète pour la goutte ; sujet âgé pour la chondrocalcinose ; femme plus jeune pour les tendinites calciques apatitiques ;
- le site de l'inflammation peut parfois orienter le diagnostic : la goutte donne classiquement pendant les premières années des accès aigus de l'articulation métatarsophalangienne (MTP) du gros orteil ou d'une autre articulation du pied (autres MTP, tarse, cheville). Le rhumatisme à pyrophosphate, autrefois appelé chondrocalcinose se manifeste souvent par une arthrite du genou ou du poignet (arthrite aiguë à PPC, anciennement appelée pseudo-goutte). Les accès périarticulaires liés aux dépôts apatitiques touchent souvent l'épaule par tendinite calcifiante des muscles de la coiffe ;
- l'inflammation aiguë causée par les cristaux peut être à l'origine de *signes généraux* (fièvre, voire frissons) et d'une *réaction inflammatoire biologique* (élévation de la VS et de la CRP, hyperleucocytose). Ces signes peuvent faire craindre et suspecter une infection articulaire (*l'arthrite septique est le principal diagnostic différentiel* +++), un abcès ou une cellulite infectieuse. Ils peuvent aussi correspondre à une infection associée, cause déclenchante classique d'un accès de goutte ou de pseudo-goutte.

Les **clés du diagnostic** sont outre le terrain :

- les caractéristiques cliniques de l'accès aigu et sa répétition ;
- l'*analyse du liquide synovial* : présence dans un liquide articulaire inflammatoire (cellularité supérieure à 2 000 cellules nucléées/mm³) à prédominance de polynucléaires neutrophiles, de *microcristaux d'UMS* (cristaux fins allongés, pointus, fortement biréfringents en lumière polarisée) ou de *PPC* (cristaux courts, carrés ou rectangulaires, négativement ou faiblement biréfringents), typiquement en position intracellulaire voire extracellulaire, et la négativité des examens bactériologiques systématiques (association possible) ; une *recherche de microcristaux est recommandée sur tout liquide articulaire d'arthrite indifférenciée, d'arthrite récidivante inclassée* ;
- la *radiographie standard*, à la recherche de dépôts calciques, radiopaques, périarticulaires pour les accès apatitiques, ou intra-articulaires pour le rhumatisme à PPC. Elle est souvent normale dans la goutte débutante ;
- l'échographie articulaire pour le diagnostic de goutte (classification EULAR/ACR 2015) ;
- les dépôts d'UMS sous forme de tophus goutteux intra- ou périarticulaire.

II. Tableau clinique des arthropathies microcristallines

A. Goutte

La goutte résulte d'une *hyperuricémie chronique* supérieure à 420 µmol/L (70 mg/L), seuil de saturation du plasma en urate de sodium à 37 °C, ou mieux *supérieure à 360 µmol/L (60 mg/L), seuil de saturation du plasma en urate de sodium à 35 °C* (température des extrémités) ⚠. Cette dernière valeur correspond aussi à l'uricémie « cible » qu'il faut atteindre après initiation d'un traitement hypo-uricémiant.

Au pH neutre des tissus, l'équilibre entre l'acide urique et son sel est déplacé vers l'urate de sodium, dont *les dépôts cristallins se forment très lentement* : la goutte est donc une *maladie de surcharge*. Ces microcristaux sont à l'origine des tophus et des arthropathies. Dans les urines, le pH peut être acide (inférieur à 6), ce qui, en cas d'hyperuricurie, permet la formation de lithiases, faites d'acide urique qui cristallise très vite, pouvant donner des crises de colique néphrétique en aigu et de néphropathie goutteuse potentielle en cas de chronicisation.

La goutte est aussi le rhumatisme inflammatoire intermittent le plus fréquent dans les pays industrialisés (prévalence moyenne de 1,4 %, 0,9 % en France), en particulier chez l'homme adulte.

Les cristaux d'UMS libérés dans les articulations sont responsables d'accès articulaires aigus et, avec le temps, de la constitution de dépôts tissulaires d'UMS (intra-articulaires, périarticulaires [tendon, bourse], osseux, cartilage extra-articulaire [oreilles], cutanés), – les tophus goutteux. Les arthropathies chroniques sont la conséquence des tophus intra-articulaires et osseux.

La goutte peut donner lieu aux manifestations suivantes :

- *accès goutteux* : ils débutent très habituellement au membre inférieur, en particulier au pied (articulation MTP du gros orteil, cheville, puis de façon ascendante genou). À ce stade d'accès aigus, les articulations sont normales entre les crises. Après plusieurs années, ils peuvent toucher les membres supérieurs. La goutte touche exceptionnellement le rachis, la hanche, l'épaule. Des polyarthrites goutteuses sont possibles ;
- *arthropathies chroniques* : si la goutte n'est pas traitée, il pourra apparaître des arthropathies chroniques, avec douleurs mécaniques chroniques émaillées de crises inflammatoires, particulières par la présence des tophus visibles sous la peau. Les tophus se localisent autour des articulations atteintes, mais aussi dans des sites électifs : pavillon ou hélix (zone cartilagineuse) de l'oreille, coudes (bursite olécrânienne), tendons d'Achille et patellaire, articulations interphalangiennes distales ou pulpe digitale chez les sujets sous diurétiques ;
- *manifestations rénales* : *lithiase urique* bilatérale (lithiase d'organisme) et radiotransparente, à l'origine de crises de colique néphrétique chez des sujets hyperexcréteurs. Elles sont favorisées par un pH urinaire bas, une uricurie des 24 heures élevée et un faible volume urinaire (qui augmente la concentration d'acide urique urinaire). Une précipitation d'acide urique dans les structures rénales est possible en cas de lyse cellulaire massive au cours d'une chimiothérapie et peut conduire à une anurie calculeuse. La *néphropathie uratique* est devenue rare en France ; observée dans les gouttes sévères et négligées, elle est source d'insuffisance rénale chronique (IRC) aggravée par les AINS.

Diagnostic

Le diagnostic de la goutte repose sur :

- la mise en évidence de microcristaux d'UMS dans le liquide articulaire ou dans un tophus clinique, sous la forme d'aiguilles à extrémités effilées, à forte biréfringence (microscope à lumière polarisée) : c'est l'examen le plus contributif au diagnostic ⚠ ;
- le terrain : homme de plus de trente-cinq ans, femme ménopausée, traitement par diurétiques au long cours, transplantés d'organe. Le contexte familial doit être recherché car *la goutte a une forte composante génétique* (maladie polygénique habituellement, rares mutations dans des gouttes juvéniles) ;
- certains écarts nutritionnels mettant en avant les interactions gènes-environnement : excès de boissons sucrées riches en fructose (sodas), consommation de bières avec ou sans alcool (riches en guanine), alcools forts (whisky, cognac, etc.), alimentation trop calorique (excès de boissons alcoolisées en général) et riche en protéines animales ;
- l'anamnèse (accès antérieurs, antécédents familiaux, antécédents de lithiase urique) ;
- les caractéristiques des accès (début brutal, maximum des symptômes en 24 h, gonflement et rougeur locale, localisation à la MTP du gros orteil, résolution spontanée qui sera raccourcie par les traitements anti-inflammatoires ;
- leur sensibilité rapide à la colchicine (débutée tôt) ;
- la présence de tophus visibles et palpés cliniquement ;
- l'uricémie qui est le plus souvent trouvée supérieure à 360 µmol/L mais qui peut être normale lors des accès ⚠ (il faut répéter le dosage une quinzaine de jours après l'accès goutteux, ce qui permet d'avoir une uricémie « basale » si l'on envisage un traitement hypo-uricémiant) ; *tout individu (homme ou femme) avec une uricémie supérieure à 60 mg/L est à risque de goutte* ;

- la radiographie articulaire ne montre que très tardivement l'aspect d'arthropathie uratique, faite de géodes ou d'encoches épiphysaires, avec conservation prolongée de l'interligne articulaire et ostéophytose marginale (fig. 20.1). Elle a un intérêt dans le diagnostic différentiel avec la « pseudo-goutte » (chondrocalcinose articulaire), une arthrite infectieuse, etc.
- l'échographie articulaire peut être très utile en l'absence de signes radiographiques spécifiques si elle montre un aspect en « double contour » qui correspond aux dépôts uratiques à la surface du cartilage ou pour déceler des tophus goutteux non visibles à l'examen clinique ou à la radiographie (fig. 20.2 et 20.3).

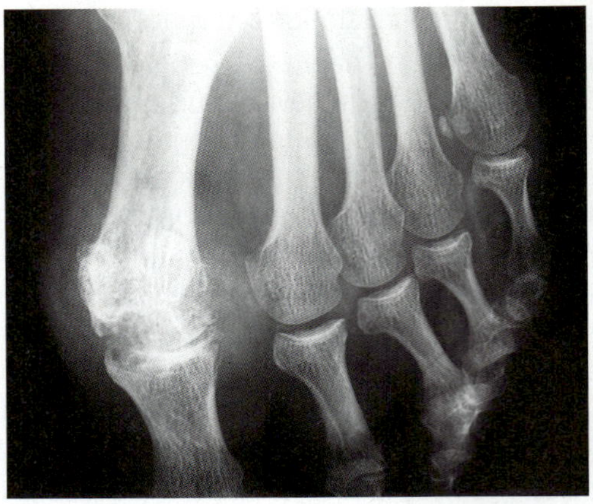

Fig. 20.1. **Arthropathie uratique de l'articulation métatarsophalangienne de l'hallux (radiographie).**

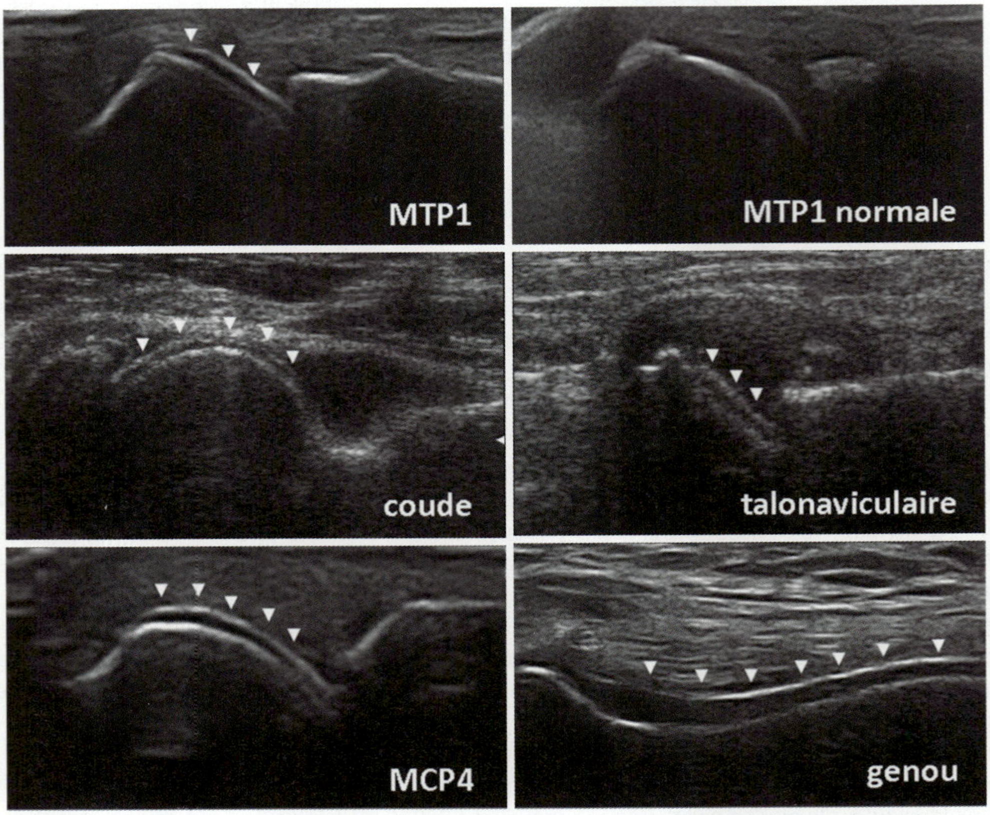

Fig. 20.2. **Aspects échographiques dits « en double contour » à la surface du cartilage (dépôts de cristaux d'urate).**

Remerciements au Dr Sébastien Ottaviani, hôpital Bichat, Paris.

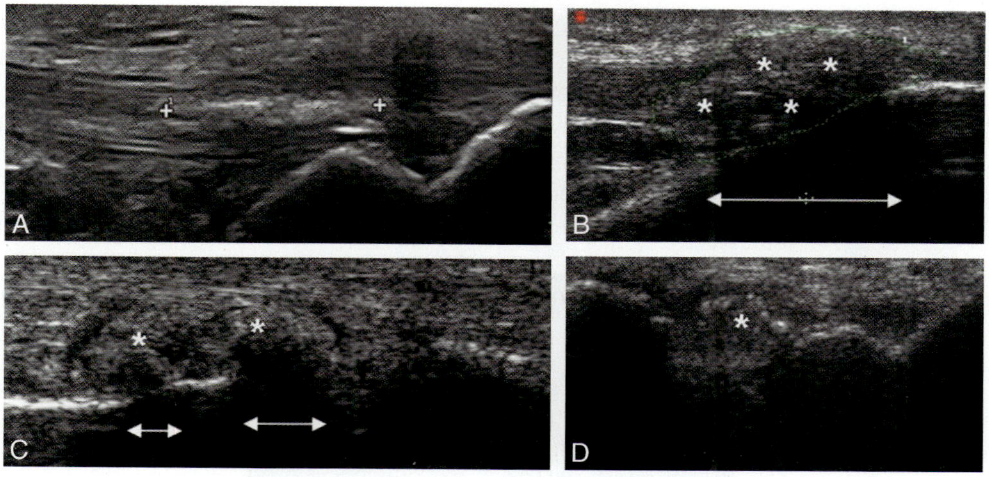

Fig. 20.3. Aspects échographiques : tophus goutteux.
Remerciements au Dr Sébastien Ottaviani, hôpital Bichat, Paris.

B. Rhumatisme à pyrophosphate de calcium (anciennement appelée chondrocalcinose)

Le rhumatisme à PPC est caractérisé par le dépôt dans les tissus articulaires (cartilage hyalin et fibrocartilage surtout) de cristaux de PPC. Sa prévalence augmente avec l'âge : 10 à 15 % entre soixante-cinq et soixante-quinze ans, plus de 30 % au-delà. La prédominance féminine diminue avec l'âge.

Il peut être asymptomatique, de découverte radiographique (désormais appelée chondrocalcinose au sens strict), ou donner lieu à diverses manifestations articulaires (25 % des cas) :

- *arthrite aiguë*, en particulier au genou ou au poignet, mono- ou oligoarticulaire volontiers récidivante, diagnostic à évoquer chez un sujet âgé de plus de soixante ans ; ce tableau clinique peut s'accompagner d'un épanchement hémorragique (hémarthrose) ;
- *polyarthrite subaiguë ou chronique*, rare, touchant de *façon souvent additive et successive* diverses articulations ce qui peut avec le temps aboutir à une présentation globalement bilatérale et symétrique évoquant une polyarthrite rhumatoïde avec pincement des interlignes articulaires ;
- *monoarthropathie chronique à l'origine d'une arthrose secondaire évolutive*, fréquente, pouvant intéresser la hanche ou le genou ou surtout des articulations rarement touchées par l'arthrose primitive : poignet, articulations métacarpophalangiennes, cheville, épaule ;
- *arthropathies destructrices*, souvent multiples touchant la femme âgée et caractérisées par une destruction de l'os sous-chondral. Elles peuvent être rapides, notamment à la hanche et à l'épaule ;
- *atteintes rachidiennes* : calcifications discales pouvant causer des accès aigus, discopathies destructrices, arthrite interapophysaire aiguë, qui peuvent mimer une rachialgie infectieuse ou tumorale.

Le **diagnostic** repose sur :

- la mise en évidence, dans le liquide articulaire de cristaux de PPC ⚠ *sous la forme de cristaux parallélépipédiques, faiblement biréfringents* (microscope à lumière polarisée) **intra-** (ou extra-) cellulaires dans les polynucléaires du liquide synovial ;

- les radiographies articulaires : <u>mise en évidence des calcifications caractéristiques</u> ⚠ :
  - dépôts dans les cartilages articulaires, prenant la forme d'opacités linéaires restant à distance et parallèles à la limite de l'os sous-chondral,
  - dépôts fibrocartilagineux : aux genoux : dessinant par exemple les ménisques des genoux sous la forme d'opacités triangulaires à base tournée vers l'extérieur de l'articulation. Ces calcifications sont présentes dans 90 % des cas (fig. 20.4),
  - aux poignets : ligament triangulaire du carpe (fig. 20.5) mais aussi cartilages intracarpiens,

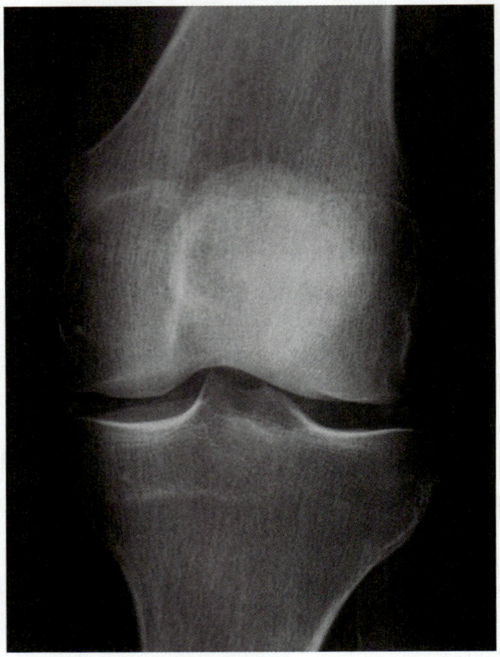

Fig. 20.4. Rhumatisme à PPC.
Calcification des ménisques et opacités linéaires dans l'interligne articulaire fémorotibial (radiographie du genou de face).

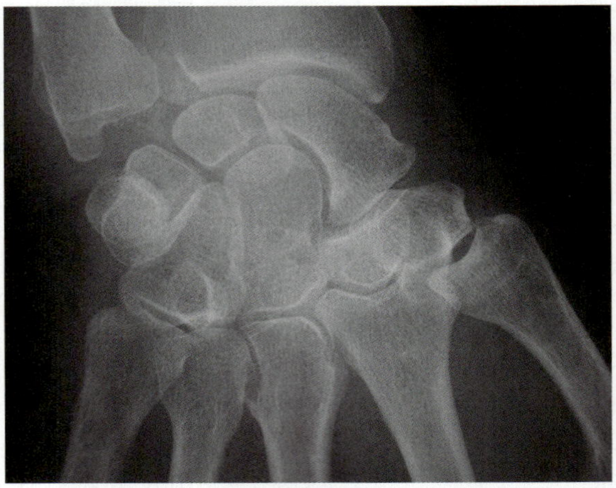

Fig. 20.5. Rhumatisme à PPC.
Calcifications du ligament triangulaire du carpe et de l'interligne articulaire scaphotrapézien (radiographie du poignet de face).

- à la symphyse pubienne : calcification linéaire verticale,
- sur les cartilages fémoraux (tête et condyles),
- moins souvent dans d'autres articulations ;

- l'échographie articulaire : les dépôts de pyrophosphate de calcium peuvent apparaître sous la forme d'une fine bande ou de grains hyperéchogènes *dans l'épaisseur du cartilage* ou de points « scintillants » dans les fibrocartilages ou de calcifications méniscales hyperéchogènes.

C. Rhumatisme apatitique

Le rhumatisme apatitique est dû à des dépôts de cristaux de la famille des apatites (cristaux de phosphate de calcium basique présents naturellement dans l'os et la dentine), essentiellement dans des structures périarticulaires : tendons, tissus sous-cutanés et bourses séreuses. Les dépôts qui peuvent être multiples – on parle alors de maladie des calcifications tendineuses multiples – siègent surtout à l'épaule (tendon du supra-épineux) et à la hanche (région trochantérienne ou para-acétabulaire). Ils peuvent aussi être présents au site d'insertion de n'importe quel tendon ou ligament.

Ils peuvent être asymptomatiques, de découverte radiologique, en particulier à l'épaule, ou causer une inflammation aiguë ou, plus rarement, chronique (*cf. infra*). Les crises douloureuses correspondent à une tentative de résorption aiguë spontanée avec migration calcique possible dans la bourse au contact du tendon ou en intra-osseux.

Plus exceptionnelles sont les érosions osseuses au voisinage des calcifications et les arthrites aiguës, de diagnostic difficile car les cristaux sont *trop petits pour être vus à l'examen du liquide articulaire en microscopie optique* (la coloration histochimique par rouge alizarine peut cependant permettre de les détecter).

Les crises aiguës peuvent toucher n'importe quelle articulation, mais sont fréquentes à l'épaule. Elles sont volontiers très douloureuses avec réveils nocturnes : l'exemple type est celui d'une épaule dite hyperalgique, intouchable, le patient se présentant dans l'attitude dite des traumatisés du membre supérieur, le moindre mouvement déclenchant de vives douleurs. Il peut y avoir de la fièvre et la ponction articulaire doit être faite au moindre doute d'arthrite septique. Le diagnostic peut être fait par l'anamnèse, les crises étant volontiers récidivantes et le patient se sachant souvent porteur de calcifications tendineuses, ou par la radiographie, qui montre l'opacité calcique dans le tendon du supra-épineux ou dans la bourse sous-acromiodeltoïdienne. La calcification peut se résorber complètement lors de la crise aiguë et, si les clichés sont faits tardivement, ils peuvent être normaux. Il faut alors radiographier l'épaule controlatérale ou les hanches à la recherche d'autres calcifications.

III. Principales étiologies associées à la goutte et à la chondrocalcinose

A. Goutte

La goutte est la conséquence d'une hyperuricémie chronique (uricémie > 60 mg/L ou 360 μmol/L). L'hyperuricémie est une cause nécessaire mais non suffisante pour développer une maladie goutteuse. Seuls 10–15 % des sujets hyperuricémiques développent une goutte, ce qui justifie de ne pas traiter une hyperuricémie asymptomatique. Le risque de goutte augmente avec la durée et l'intensité de l'hyperuricémie.

Deux mécanismes principaux mènent à l'hyperuricémie : un excès de production d'acide urique et surtout un défaut d'élimination rénale.

L'hyperuricémie est souvent expliquée (90 % des cas) par une augmentation trop faible de la clairance fractionnée de l'acide urique en réponse à une augmentation de l'uricémie, lorsque les apports alimentaires de purines (dont la dégradation conduit à l'acide urique) augmentent.

Les facteurs de risque de goutte sont (en dehors de l'hyperuricémie) : l'âge, le sexe masculin, la ménopause, les antécédents familiaux de goutte, l'insuffisance rénale chronique, le syndrome métabolique, les habitudes alimentaires (régime hyperprotidique, boissons riches en fructose) et l'alcool, certains médicaments (diurétiques, ciclosporine)

La goutte est habituellement primitive, familiale avec une prédominance masculine. Divers éléments du syndrome métabolique sont fréquemment associés à la goutte : *obésité* avec augmentation du périmètre abdominal (> 94 cm chez l'homme européen et 88 cm chez la femme), *hypertension artérielle*, intolérance au glucose ou *diabète sucré*, dyslipidémie avec diminution du HDL-cholestérol et hypertriglycéridémie.

Les patients goutteux sont donc à considérer à fort risque d'événements cardiovasculaires qui expliquent la surmortalité observée.

La goutte peut être secondaire à :

- une insuffisance rénale chronique, qui diminue l'excrétion d'acide urique ;
- la prise pendant plusieurs années d'un médicament réduisant l'excrétion urinaire d'acide urique et tout particulièrement les diurétiques thiazidiques, furosémide ou acide étacrynique, acétazolamide ;
- rarement une hémopathie chronique (polyglobulie, leucémies chroniques) qui augmente la dégradation des acides nucléiques des cellules tumorales en acide urique.

L'interrogatoire recherchera *systématiquement* une *prise de médicaments hyperuricémiants* (ciclosporine, tacrolimus, aspirine à faible dose, certaines chimiothérapies, certains antituberculeux [éthambutol et pyrazinamide] [brève durée de prescription]).

Le dosage de la créatininémie et le calcul du débit de filtration glomérulaire (DFGe, selon les formules MDRD ou CKD-EPI), une numération-formule sanguine avec taux de plaquettes sont nécessaires au bilan étiologique et au choix des médications.

Dans moins de 1 % des cas, la goutte est due à une *enzymopathie* dont la mieux connue est le déficit en hypoxanthine guanine phosphoribosyl transférase (HGPRT ou HPRT). Ce déficit donne, lorsqu'il est partiel, une goutte sévère, précoce et compliquée de lithiases rénales par hyperuricurie majeure et d'anomalies neurologiques diverses ; lorsqu'il est complet, s'y associe une encéphalopathie sévère (syndrome de Lesch et Nyhan).

Des *gouttes de survenue précoce, avant 35 ans*, sont possibles chez 10–15 % des patients goutteux. Elles sont d'origine génétique avec des anomalies de gènes codant des transporteurs d'acide urique dans les tubules rénaux (URAT-1, ABCG2). Parfois, il s'agit de mutations de gènes UMOD spécifiques pour d'autres transporteurs (uromoduline ou protéine de Tamm-Horsfall) ou MCKD, toutes associées à des néphropathies tubulo-interstitielles familiales avec kystes rénaux, HTA, insuffisance rénale sévère, hyperuricémie et goutte pour UMOD. L'histoire familiale, hommes et femmes, n'est pas seulement celle d'une goutte mais surtout d'une HTA, d'une insuffisance rénale fatale avant les techniques de dialyse et de greffe rénale. Toute goutte précoce débutant avant l'âge de 35 ans doit faire prendre l'avis de rhumatologues ou de néphrologues spécialisés.

B. Rhumatisme à cristaux de PPC (ex-chondrocalcinose)

Ce rhumatisme microcristallin est primitif dans la majorité des cas (aucune cause n'est mise en évidence).

Sa fréquence augmente avec l'âge. Des formes familiales, souvent diffuses et sévères, doivent être évoquées et recherchées devant une chondrocalcinose radiologique volontiers diffuse diagnostiquée chez un sujet âgé de moins de cinquante ans.

Deux formes secondaires sont à rechercher ⚠ :

- une *hémochromatose*, en particulier en cas de chondrocalcinose associée à une arthropathie spécifique aux 2e et 3e articulations métacarpophalangiennes (MCP) (aspect de pincement articulaire avec microgéodes, condensation osseuse sous-chondrale, ostéophytose en hameçon). Le diagnostic est établi devant l'augmentation de la ferritinémie et du *coefficient de saturation de la transferrine (Cs à demander de façon spécifique) (Cs >45 %,* en pratique >60 % chez l'homme et >50 % chez la femme) associée à une mutation homozygote du gène *HFE* (p.Cys282Tyr);
- une *hyperparathyroïdie primitive* par un dosage de la calcémie, de la phosphatémie avec classiquement un profil biologique particulier : hypercalcémie, élévation inappropriée de la parathormone et hypophosphatémie (inconstante).

Plus rarement, la chondrocalcinose accompagne une hypomagnésémie (syndrome de Gitelman), une alcaptonurie (ochronose), une maladie de Wilson (surcharge en cuivre) ou une hypophosphatasie alcaline. Le traitement de la maladie associée ne change pas l'évolution du rhumatisme à cristaux de PPC.

IV. Traitement et suivi d'un rhumatisme microcristallin

A. Accès microcristallin (goutte et chondrocalcinose)

L'accès microcristallin est traité par :

- la *mise au repos de l'articulation* (orthèse au poignet, repos pour le membre inférieur);
- la ponction évacuatrice à visée antalgique en cas de gros épanchement (genou);
- le *glaçage* de la zone articulaire ou périarticulaire, avec protection cutanée, qui raccourcit la durée de l'accès;
- la prescription de *colchicine*, d'un *AINS*, ou de prednisone, tout traitement standard de la crise aiguë, à dose adaptée au terrain (âge, antécédents cardiovasculaires, digestifs et rénaux).

1. Colchicine

La colchicine (comprimés sécables dosés à 1 mg) est efficace dans la goutte, et ce d'autant plus qu'elle est donnée tôt. Les doses ont été récemment revues à la baisse : une prise initiale de 1 mg (1 comprimé) puis de 0,5 mg une heure après (1/2 comprimé) éventuellement répétée 1 à 2 h plus tard. Il ne faut pas dépasser 3 mg le premier jour chez le sujet adulte, et 2 mg/j chez le sujet âgé de plus de 65 ans et/ou en insuffisance rénale. À partir du deuxième jour, la posologie peut être réduite à 1 mg/j voire 0,5 mg trois fois par jour, dose généralement suffisante pour faire céder la crise. La dose d'entretien est de 0,5 à 1 mg/j. La réponse est souvent rapide en quelques heures, ce qui constitue un argument diagnostique en faveur de la goutte. La dose doit être impérativement réduite en cas d'insuffisance rénale et chez le sujet âgé.

Les effets secondaires les plus fréquents sont digestifs (diarrhée) et dose-dépendants (premiers signes de surdosage qui conduisent à diminuer la dose voire à arrêter le traitement), cutanés, sanguins (neutropénie, thrombopénie voire pancytopénie liée à un surdosage) ou musculaires.

Il existe de nombreuses interactions médicamenteuses avec la colchicine. L'association aux macrolides ou à la pristinamycine est formellement contre-indiquée (augmentation du taux de colchicine et des effets secondaires). La colchicine peut potentialiser l'action des antivitamines K. Son emploi est déconseillé avec la ciclosporine, les inhibiteurs de protéase, le ritonavir, le télaprévir, le vérapamil. Des précautions d'emploi sont à observer en association avec les statines (majoration et potentialisation des effets indésirables musculaires).

2. AINS

Les AINS constituent le traitement de première intention des accès de « chondrocalcinose » et de rhumatisme apatitique, compte tenu de la moindre efficacité de la colchicine. Ils sont aussi très efficaces dans les crises de goutte, où ils peuvent être employés en association avec une petite dose de colchicine ou seuls, notamment en cas de contre-indication ou d'intolérance à la colchicine. Ils sont utilisés selon les précautions d'usage (co-prescription d'un inhibiteur de pompe à protons après 65 ans, en cas de facteurs de risque digestifs ; surveillance du poids, de la tension artérielle et de la créatininémie/DFGe). La durée du traitement doit être limitée à une à deux semaines. Ils sont contre-indiqués chez le transplanté rénal, en cas d'insuffisance rénale (DFGe < 60 mL/min), chez la personne âgée ou tout malade sous médicament anticoagulant (AVK, NACO).

3. Glucocorticoïdes

Les glucocorticoïdes ne doivent pas être utilisés, sauf cas particuliers (sujet âgé à haut risque digestif ou rénal, sans insuffisance cardiaque) et après avis spécialisé. Une posologie de 30 mg/j maximum pendant une durée brève de 2 à 3 jours suffit. Le risque est à l'automédication et à ses conséquences. L'injection intra-articulaire d'un cortisonique est très efficace mais ne doit être faite qu'après avoir éliminé une infection.

B. Traitement hypo-uricémiant (uniquement dans le cas d'une goutte)

Une *hyperuricémie isolée* n'est pas une indication à un traitement pharmacologique mais à des mesures diététiques et d'ajustement médicamenteux ⚠. Il faut ainsi remplacer un traitement diurétique antihypertenseur au profit du losartan ou de l'amlodipine, antihypertenseurs à effet uricosurique. *L'arrêt des bières et sodas sucrés s'impose* aussi. Une hyperuricémie doit faire rechercher des maladies métaboliques (diabète sucré) et cardiaques associées (HTA, angor, etc.).

La goutte peut être « guérie » par l'abaissement de l'uricémie en dessous d'une valeur cible de moins de 60 mg/L (360 µmol/L) (point de saturation de l'urate de sodium), *ce qui permet la dissolution des dépôts cristallins articulaires et sous-cutanés.* Cet objectif doit être clairement expliqué au patient pour augmenter l'adhérence thérapeutique, pas toujours bonne chez les patients goutteux.

Le traitement de première intention comporte, chez tous les malades, une *éducation* (à la maladie et aux traitements) et des *mesures hygiénodiététiques simples*.

1. Éducation à la maladie

Elle est adaptée au niveau socioculturel du patient en choix des termes. Elle doit viser à *déculpabiliser le patient* et à l'en débarrasser des images d'Épinal véhiculées dans la goutte : maladie des gros mangeurs et buveurs ; *au contraire il faut prendre du temps pour expliquer* qu'il s'agit *d'une maladie génétique dont témoignent les cas familiaux, résultant d'un défaut d'élimination de l'acide urique par les reins* ; *l'acide urique en excès s'accumule et donne formation aux microcristaux* stockés dans et autour des articulations voire *sous la peau* (tophus des hélix des oreilles). On explique alors que le *phénomène est* *totalement réversible* avec un traitement abaissant l'uricémie de façon permanente (annonce d'une maladie chronique) ⚠.

Le *traitement hypo-uricémiant* (qui abaisse l'uricémie/acide urique) doit être commencé à *posologie progressive et par paliers*, sans urgence mais sans arrêt d'ajustement de la posologie à la hausse (risque d'inertie clinique) *jusqu'à une cible thérapeutique* (comme dans l'HTA [pression artérielle] et le diabète [taux d'HbA1c traités]) : uricémie < 60 mg/ou 360 μmol/L dans la goutte simple, < 50 mg/L ou 300 μmol/L dans la goutte sévère (tophus, arthropathies clinique et radiographiques, insuffisance rénale chronique associée) ou celle du jeune (goutte débutant avant 35 ans). Une fois la cible atteinte après quelques mois (dosages couplés de l'uricémie et de la créatininémie/DFGe), le traitement est maintenu à la dose active. *Uricémie et DFGe seront alors vérifiés tous les 6 mois.*

2. Mesures hygiénodiététiques

- Amaigrissement progressif en cas d'obésité ou de surcharge pondérale.
- Diminution des boissons alcoolisées.
- Interdiction des spiritueux et de la bière (très riche en purines même lorsqu'elle est sans alcool) et arrêt des sodas sucrés et diminution des jus de fruits riches en fructose. La consommation de laitage écrémé doit être encouragée (effet uricosurique).

Frein sur les ABS : alcools forts, bières, sodas sucrés sont interdits.

- Modération de la consommation de viande et de produits de la mer.
- Les facteurs de risque de goutte et les comorbidités (cardiovasculaires, rénaux, syndrome métabolique) sont à dépister et traiter systématiquement.
- Un éventuel traitement diurétique favorisant sera, si c'est possible (HTA), stoppé.

Les médicaments hypo-uricémiants comportent un certain risque d'intolérance médicamenteuse. La balance bénéfice/risque ne penchait jusqu'alors en faveur du traitement que dans les gouttes récidivantes (2e crise) ou les gouttes compliquées (goutte avec complications rénales, tophus, arthropathies uratiques). Un premier accès goutteux ne justifiait pas toujours la mise en route d'un traitement hypo-uricémiant, mais cela se discutait en fonction du terrain (sujet jeune ou en insuffisance rénale) ⚠. Selon les nouvelles recommandations internationales auxquelles des rhumatologues français ont participé, *tout sujet goutteux doit être traité dès la première crise*.

Le patient doit être averti de la nécessité de poursuivre le traitement au long cours et de la possibilité de survenue de crises de goutte lors des premiers mois du traitement hypo-uricémiant, ce qui justifie la prescription d'un traitement préventif des crises aiguës à l'instauration du traitement hypo-uricémiant et pendant 6 mois (colchicine à faible dose 1 mg/j [0,5 mg chez le sujet âgé ou en IRC3] ou AINS avec une gastroprotection en l'absence de contre-indication). L'objectif à atteindre doit être clairement expliqué au patient, à savoir une uricémie cible inférieure à 60 mg/L (360 μmol/L).

3. Traitement médicamenteux

a. Inhibiteurs de la xanthine oxydase

Allopurinol

L'*allopurinol* inhibe la xanthine oxydase, enzyme clé de la formation d'acide urique, et diminue rapidement l'uricémie. Les comprimés disponibles sont dosés à 100, 200 et 300 mg. Le princeps (Zyloric®) ou un générique de marque X une fois choisi ne doit pas être modifié car les variations d'activité sont connues.

La *posologie doit être débutée à 100 mg par jour* (incidence médicolégale) et l'uricémie vérifiée après deux à 4 semaines de traitement ⚠. Elle doit être augmentée progressivement, par paliers de 50 mg (1/2 cp) à 100 mg (1 cp), selon l'âge et la fonction rénale, en vérifiant l'uricémie à chaque palier. La tolérance à l'allopurinol est habituellement bonne en particulier au long cours.

Dans les trois premiers mois, des réactions allergiques (éruption même mineure, ou survenue rare mais grave, d'hypersensibilité médicamenteuse à type de toxidermie, de syndrome de Lyell, ou de DRESS [*Drug Reaction with Eosinophilia and Systemic Symptoms*]) peuvent survenir. Elles sont plus fréquentes chez les sujets d'origine asiatique (chinois Han en particulier), porteurs du gène HLA-B58*01, et africaine. *Ces éruptions, même minimes, imposent l'arrêt immédiat du médicament car l'issue peut être fatale* et un avis médical doit être pris (à enseigner au patient) couplé au contrôle de la numération-formule sanguine, du DFGe et des tests hépatiques. *La reprise du traitement est formellement contre-indiquée.*

Certaines associations médicamenteuses sont contre-indiquées (azathioprine, vidarabine, mercaptopurine, chlorpropamide). D'autres sont à prendre en compte : augmentation de l'effet des anticoagulants oraux.

Selon le *Vidal*, « chez l'adulte, la posologie usuelle varie de 2 à 10 mg/kg/j, soit 100 à 200 mg par jour dans les cas légers, 300 à 600 mg par jour dans les cas modérés, ou 700 à 900 mg (posologie maximale) par jour dans les cas sévères ». La posologie maximale doit aussi être adaptée à la fonction rénale estimée par le DFGe mais, selon le niveau de la clairance de la créatinine, les abaques proposés dans le *Vidal* ne sont plus adaptés aux nouvelles normes de l'insuffisance rénale. La posologie maximale en France est de 900 mg/j. On peut proposer d'augmenter peu à peu, mois après mois, avec une augmentation de dose journalière de 100 mg chaque mois : 100 mg le premier mois, 200 mg le second mois, 300 mg à partir du 3e mois avec un contrôle de l'uricémie à la fin de chaque mois. Une fois la cible atteinte, la posologie est maintenue. Des paliers intermédiaires par 1/2 cp supplémentaire (50 mg) sont possibles. Une posologie de 300 mg serait déjà efficace pour beaucoup de malades. Une fois débuté, le traitement ne doit pas être interrompu, même en cas de crise de goutte notamment en début de traitement. L'allopurinol n'est pas un traitement de la crise ⚠. Une fois à la cible d'uricémie (< 60 mg/L ou 50 mg/L dans les formes tophacées ou avec arthropathies), il n'y a pas lieu de changer de traitement hypo-uricémiant.

Fébuxostat

C'est un puissant inhibiteur de la xanthine oxydase, mais non purinique. Il ne nécessite pas d'adaptation posologique tant que le DFGe reste > 30 mL/min. Les effets indésirables les plus fréquents sont des troubles digestifs dépendant de la dose (nausées, dyspepsie, diarrhée, constipation), des céphalées, des anomalies des tests hépatiques mais également des allergies cutanées parfois graves : ces dernières peuvent aussi être croisées à celles de l'allopurinol. Les mêmes précautions que pour l'allopurinol doivent donc être prises. Le fébuxostat n'est pas recommandé en cas de cardiopathie ischémique, d'insuffisance cardiaque congestive, ni chez les patients sous azathioprine ou mercaptopurine.

La posologie initiale est de 80 mg/j, à augmenter à 120 mg/j au bout de quatre semaines si le taux cible d'une uricémie < 60 mg/L n'a pas été atteint. La disponibilité actuelle de comprimés non sécables, dosés à 80 mg et 120 mg rend difficile l'escalade de dose. Certains proposent de débuter le traitement en espaçant les premières prises les premiers mois : 80 mg deux fois par semaine pendant un mois puis 80 mg un jour sur deux par exemple. Cela évite la baisse brutale de l'uricémie et les crises de goutte que le patient comprendrait mal.

b. Uricosuriques

Ils sont prescrits par des spécialistes de la goutte en cas d'échec ou surtout d'intolérance ou d'impossibilité d'utilisation de l'allopurinol ou du fébuxostat. Il faut que l'uricurie soit < 600 mg/24 h en régime libre sous peine d'augmenter le risque de lithiase urique et que le patient n'ait pas d'antécédent de lithiase urinaire. Deux uricosuriques sont actuellement accessibles : le probénécide (en accès limité) et la benzbromarone (en autorisation temporaire nominative).

C. Tendinopathie calcifiante

Le traitement comprend : repos, glaçage, AINS, voire corticothérapie orale (30 mg/j avec régime sans sel) en *cure courte de trois à cinq jours*. Les injections cortisoniques locales sont efficaces mais doivent être évitées en cas de crise aiguë hyperalgique car elles peuvent augmenter transitoirement les douleurs.

Les calcifications peuvent aussi causer des douleurs chroniques, à l'épaule surtout. Lorsque, devant une épaule douloureuse chronique, on met en évidence une calcification du supra-épineux sans signe de rupture de coiffe. On peut proposer après avis d'un spécialiste rhumatologue, si la douleur résiste aux traitements usuels, de retirer la calcification causale par ponction-aspiration radioguidée, ou sous arthroscopie. La fragmentation par ondes de choc (lithotritie) est proposée dans certaines indications.

Points clés

- Devant une arthropathie aiguë microcristalline, le diagnostic étiologique est orienté par le terrain.
- La goutte résulte d'une hyperuricémie chronique supérieure à 60 mg/L (360 µmol/L).
- Le diagnostic d'arthropathie microcristalline repose principalement sur les caractéristiques cliniques de la crise aiguë et la présence de microcristaux dans un liquide articulaire.
- Devant une arthropathie aiguë microcristalline, le diagnostic de d'arthrite aiguë à cristaux de pyrophosphate de calcium (PPC, ex-chondrocalcinose) repose sur la présence de microcristaux de PPC dans le liquide articulaire et sur l'existence de calcifications articulaires radiographiques caractéristiques. Dans la crise de goutte aiguë, les radiographies sont généralement normales, la mise en évidence de cristaux d'urate de sodium permet de poser le diagnostic. L'échographie articulaire peut mettre en évidence un aspect en double contour de bonne valeur diagnostique.
- Une hyperuricémie isolée ne justifie pas la mise en route d'un traitement hypo-uricémiant mais les comorbidités (obésité, diabète, HTA, angor, AOMI, insuffisance cardiaque, etc.) doivent être recherchées (et vice versa) et prises en charge.
- La goutte primitive est due dans 90 % des cas à un défaut d'élimination rénale de l'acide urique.
- Le dosage de la créatininémie et le calcul du débit de filtration glomérulaire (DFGe) sont indispensables pour prendre en charge une arthropathie microcristalline (choix des doses de colchicine, d'AINS ou contre-indication).
- Les petites doses de colchicine sont aussi efficaces et moins toxiques que les fortes doses.
- La posologie maximale de colchicine autorisée est de 3 mg/j chez le sujet à fonction rénale normale. La posologie maximale de colchicine doit être réduite chez le sujet âgé et chez l'insuffisant rénal (2 mg/j).
- La goutte se traite comme la polyarthrite rhumatoïde avec une cible simple (« *treat to target* ») : l'uricémie. La **valeur cible de l'uricémie** sous traitement hypo-uricémiant doit être inférieure à 60 mg/L (360 µmol/L) en l'absence de complications. La valeur cible est abaissée à 50 mg/L (300 µmol/L) en cas de tophus ou d'arthropathie goutteuse.
- L'ajustement progressif et continu des posologies d'un traitement hypo-uricémiant permet d'éviter l'inertie clinique et donc de ne pas atteindre la cible thérapeutique.
- La prophylaxie des accès goutteux lors de l'initiation d'un traitement hypo-uricémiant repose essentiellement sur la colchicine (0,5–1 mg/j) et doit être poursuivie pendant six mois au moins.
- L'information, l'éducation et les conseils d'hygiène de vie sont au centre de la prise en charge du goutteux, y compris la prise en charge des autres facteurs de risque cardiovasculaire.

Notions indispensables et inacceptables

Notions indispensables

- Connaître les différents rhumatismes microcristallins.
- Connaître le seuil de saturation du plasma en urate de sodium.
- Savoir différencier les cristaux d'urate de sodium et de pyrophosphate de calcium.
- Connaître les tableaux cliniques des différents rhumatismes microcristallins.
- Connaître la régulation de l'acide urique et les causes de dépôts de pyrophosphate de calcium.
- Connaître les principes thérapeutiques.

Notions inacceptables

- Retenir le diagnostic sans éliminer l'arthrite septique.
- Ne pas mettre en place les règles hygiénodiététiques en cas de goutte.

Réflexes transversalité

UE 7

- Item 181 – Réaction inflammatoire : aspects biologiques et cliniques. Conduite à tenir
- Item 192 – Polyarthrite rhumatoïde
- Item 193 – Spondylarthrite inflammatoire
- Item 196 – Douleur et épanchement articulaire. Arthrite d'évolution récente

UE 8

- Item 215 – Pathologie du fer chez l'adulte et de l'enfant

21

Item 195 – UE 7 – Syndrome douloureux régional complexe (ex. : algodystrophie)

Objectifs pédagogiques

Nationaux

- Diagnostiquer un syndrome douloureux régional complexe.
- Connaître les principes généraux du traitement.

COFER

- Savoir rechercher par l'interrogatoire les arguments orientant vers le diagnostic d'algoneurodystrophie (SDRC type 1) (diagnostic positif et différentiel).
- Connaître les signes cliniques de l'algoneurodystrophie (SDRC type 1).
- Connaître les étiologies de l'algoneurodystrophie (SDRC type 1), les facteurs de risque ou déclenchants.
- Savoir quelles explorations complémentaires sont utiles au diagnostic d'algoneurodystrophie (SDRC type 1) et en connaître les principaux résultats.
- Connaître les principes généraux du traitement d'une algoneurodystrophie (SDRC type 1) en fonction du stade évolutif (uniquement les traitements ayant prouvé leur efficacité).

I. Définition, épidémiologie

Le terme « syndrome douloureux régional complexe » (SDRC en français et CRPS en anglais pour *Complex Regional Pain Syndrome*) est récent (1993). Il correspond à l'algodystrophie (SDRC de type 1) ou à la causalgie (SDRC de type 2). Lors d'une localisation au membre supérieur, le terme de syndrome épaule-main reste souvent employé.

La définition du SDRC est clinique.

On retient la définition du SDRC de type 1 par l'IASP (*International Association for the Study of Pain*) et les critères de Budaspest.

Le SDRC 1 correspond un tableau clinique douloureux qui a pour caractéristiques principales :

- une douleur régionale, continue, spontanée ou provoquée, qui paraît disproportionnée en intensité ou en durée par rapport à l'évolution attendue de l'événement déclenchant ;

© 2018, Elsevier Masson SAS. Tous droits réservés

- cette douleur régionale ne correspond pas à un territoire nerveux périphérique (tronculaire ou radiculaire);
- cette douleur peut être associée à des signes cliniques moteurs, sensitifs, sudomoteurs, vasomoteurs, trophiques qui peuvent être inconstants et variables dans le temps.

On distingue le SDRC :

- de type 1 : en l'absence de lésion nerveuse périphérique patente; ancien terme d'algodystrophie;
- de type 2 : en cas de lésion nerveuse périphérique patente; ancien terme de causalgie.

L'évolution est spontanément favorable dans 90 % des cas, mais peut être prolongée (douze à vingt-quatre mois). Plus rarement (5 à 10 % des cas), l'évolution est plus lente avec persistance des douleurs pendant plusieurs années, associées à des troubles trophiques et des rétractions aponévrotiques.

Le SDRC de type 1 se rencontre à tout âge chez l'adulte avec une prédominance féminine (trois femmes pour un homme). Le SDRC est possible chez l'enfant et l'adolescent mais reste exceptionnel.

L'incidence annuelle du SDRC (type 1) est faible, estimée entre 5 et 25 pour 100000.

II. Étiologie et physiopathologie

La physiopathologie du SDRC est mal connue. Il existe des dysfonctionnements neurologiques : périphériques (inflammation neurogène périphérique); médullaires (dysfonctionnements sympathiques et sensitifs); cérébraux (réorganisations fonctionnelles des cortex sensitifs et moteurs). Une participation du système immunitaire est aussi envisagée.

Le SDRC est très souvent associé à un facteur déclenchant.

A. Traumatismes

Les traumatismes sont à l'origine de plus de la moitié des SDRC 1. Il n'y a pas de relation entre le déclenchement d'un SDRC 1 et la sévérité du traumatisme. Le délai entre traumatisme et SDRC 1 est variable (quelques jours à quelques semaines). La chirurgie, en particulier orthopédique, est une cause favorisante fréquemment retrouvée. De même, une rééducation trop intensive et douloureuse peut aggraver ou déclencher un SDRC 1, ou à l'inverse une immobilisation prolongée inappropriée.

B. Causes non traumatiques

De très nombreuses causes non traumatiques ont été rapportées. Parmi les plus fréquentes, on peut citer les causes :

- neurologiques : accident vasculaire cérébral, sclérose en plaques;
- cancérologiques : envahissement néoplasique locorégional, tumeur thoracique sous-jacente (pour le SDRC 1 du membre supérieur), formes paranéoplasiques rares;
- vasculaire : thrombose veineuse profonde;
- infectieuses : zona, panaris;
- endocrinologiques : diabète, dysthyroïdies;
- médicamenteuse : barbituriques;
- obstétricale : SDRC 1 de hanche au cours de la grossesse.

En revanche, la symptomatologie anxiodépressive, souvent retrouvée, ne peut être considérée comme un facteur déclenchant en soi mais le plus souvent la conséquence du retentissement psychologique de cette maladie douloureuse et invalidante. Il n'existe pas de personnalité typique prédisposante.

III. Quand faut-il évoquer le diagnostic ?

La forme « commune » survient après un traumatisme :

- le début est souvent progressif, caractérisé par une phase, dite « chaude », inflammatoire, évoluant de quelques semaines à six mois. C'est un tableau d'« arthrite sans arthrite » avec douleur articulaire et périarticulaire, raideur, chaleur locale et retentissement fonctionnel majeur ;
- la phase dite « froide » lui succède, et s'étale jusqu'à la guérison du SDRC après douze à vingt-quatre mois (fig. 21.1). Elle est inconstante, survenant quelques semaines après la précédente, marquée par l'apparition de troubles trophiques (segment de membre froid, peau pâle, lisse et atrophique, acrocyanose) et de rétractions capsuloligamentaires (fig. 21.2).

En réalité, le SDRC 1 peut se présenter de multiples façons : phase froide d'emblée ou phase purement chaude, ou alternance de phase froide et de phase chaude.

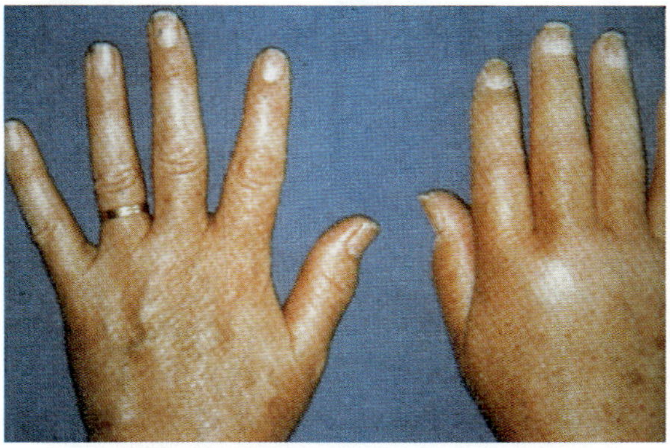

Fig. 21.1. SDRC de la main. Aspect œdémateux initial de la main droite.
Collection J. Sibilia – Strasbourg.

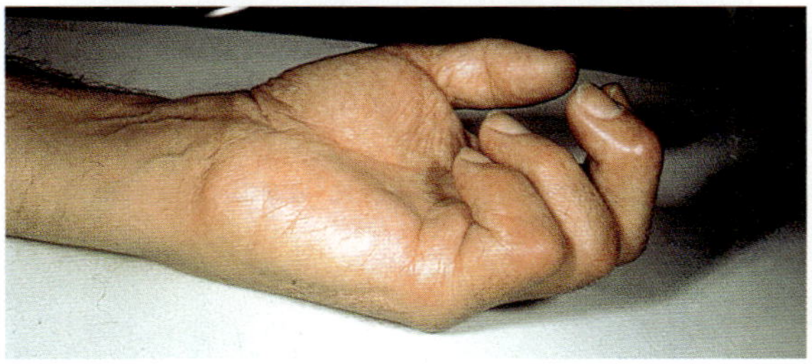

Fig. 21.2. SDRC de la main. Évolution en griffe avec d'importants troubles trophiques (rétractations).
Collection J. Sibilia – Strasbourg.

IV. Comment faire le diagnostic ?

Le diagnostic est essentiellement clinique, les examens complémentaires permettent d'éliminer les diagnostics différentiels.

A. Signes biologiques

Le SDRC 1 ne s'accompagne d'aucune anomalie biologique reconnue ou identifiée. En cas d'augmentation de la VS et de la CRP, un autre diagnostic doit être évoqué, à moins que le syndrome inflammatoire ne soit expliqué par l'affection à l'origine du SDRC 1.

B. Radiographies standard

L'examen radiologique peut détecter des signes décalés dans le temps de quelques semaines à un mois par rapport aux signes cliniques (fig. 21.3). Deux éléments sont importants :

- l'interligne articulaire est toujours respecté au long de l'évolution ;
- la déminéralisation est d'abord modérée avec amincissement des lames sous-chondrales, puis hétérogène et mouchetée, avec parfois une disparition quasi complète de la trame et des corticales. Cette déminéralisation est régionale, intéressant habituellement les deux versants d'une articulation.

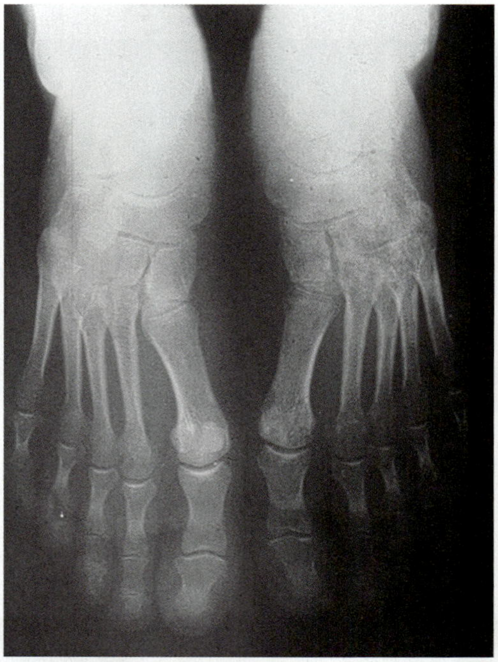

Fig. 21.3. SDRC du pied.
L'aspect caractéristique est une déminéralisation mouchetée de l'avant-pied avec respect des interlignes articulaires.

C. Scintigraphie osseuse

L'hyperfixation locorégionale est l'élément caractéristique mais n'est pas spécifique. Elle précède les signes radiographiques, avec une « extension » aux articulations de voisinage, et elle est présente au temps précoce (vasculaire), à la phase intermédiaire (tissulaire) et au temps tardif (osseux, fig. 21.4). L'hyperfixation peut être absente dans certains cas, parfois remplacée par une hypofixation plus fréquente chez l'enfant et l'adolescent (forme froide d'emblée).

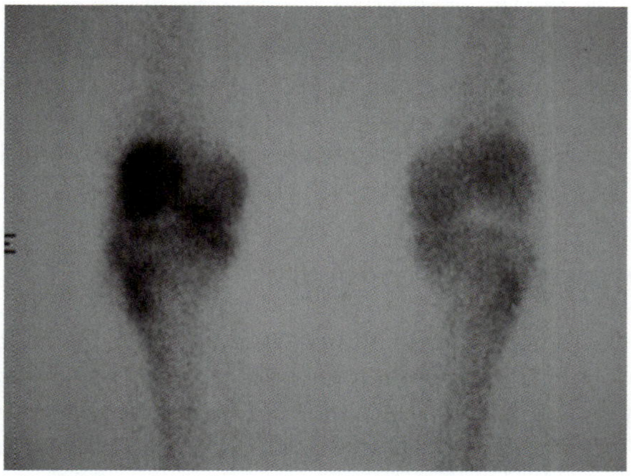

Fig. 21.4. SDRC du genou droit. Scintigraphie osseuse (temps tardif).
Hyperfixation des deux versants de l'articulation et de la rotule.

D. IRM

C'est maintenant l'examen de référence. Les anomalies sont aussi précoces que celles de la scintigraphie (fig. 21.5) :

- présence d'un œdème magnétique régional, en particulier ostéomédullaire, touchant plusieurs pièces osseuses (à la hanche, seule l'épiphyse fémorale supérieure est intéressée); hyposignal sur les séquences en T1, corrigé par l'injection de gadolinium, et hypersignal sur les séquences en T2 et STIR ;
- une IRM normale ne permet toutefois pas de rejeter le diagnostic de SDRC. L'IRM est normale dans les formes froides d'emblée.

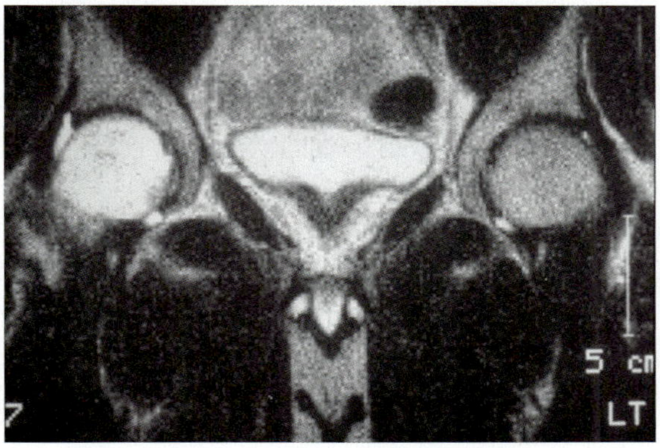

Fig. 21.5. SDRC de la hanche droite. Aspect IRM (séquence pondérée en T2).
La hanche algodystrophique se caractérise par un hypersignal de la tête fémorale s'étendant vers le col mais ne touchant pas le cotyle. Cet aspect traduit globalement un œdème osseux.

V. Formes cliniques

A. Atteinte du membre inférieur

L'atteinte du membre inférieur est deux fois plus fréquente que l'atteinte du membre supérieur, avec une atteinte préférentiellement distale : cheville et pied.

L'atteinte de la hanche n'est pas rare mais le diagnostic est difficile. C'est une « hanche douloureuse à radiographie initiale normale » faisant discuter aussi une ostéonécrose aseptique au stade précoce ou une fracture trabéculaire (« fissure osseuse » sous-chondrale, ou épiphysaire). L'IRM de hanche peut permettre le diagnostic différentiel entre ces différentes étiologies.

B. Atteinte du membre supérieur

La forme la plus fréquente est l'atteinte de la main et du poignet, parfois associée à une atteinte de l'épaule. Le classique syndrome épaule-main est volontiers secondaire à une pathologie intrathoracique, à la prise de barbituriques ou à un traumatisme. L'atteinte de l'épaule précède souvent l'atteinte de la main et se traduit par une douleur profonde, irradiant vers le membre supérieur, voire le cou. Après quelques semaines ou quelques mois, s'installe une capsulite rétractile de l'épaule. La scintigraphie (non indispensable) montre, de façon inconstante, une hyperfixation bifocale (main et épaule).

VI. Éléments de physiopathogénie

Les mécanismes précis du SDRC sont méconnus. Un dysfonctionnement du système nerveux central (intégration anormale de la douleur) et périphérique (dérèglement régional du système nerveux végétatif) est suspecté. Des neuropeptides joueraient un rôle dans les phénomènes vasomoteurs.

VII. Comment traiter ?

Il n'y a pas de traitement consensuel et spécifique du SDRC 1, mais des recommandations émanant de plusieurs sociétés savantes (SFR, SFETD, SOFCOT, SOFMER) sont en cours d'élaboration, pour paraître en 2018.

Aucun traitement médicamenteux n'a d'AMM ⚠ dans cette indication en France, actuellement, mais beaucoup de médicaments sont proposés, sur des bases empiriques, ou sur des études de qualité méthodologique faible, car le SDRC n'est pas fréquent et est très variable dans sa présentation.

Le traitement associe une kinésithérapie et les antalgiques. Le traitement a pour but de limiter les douleurs, de préserver la mobilité articulaire et de favoriser la guérison sans séquelles ⚠.

A. Repos

Le repos relatif est indiqué en phase chaude, le repos total est interdit car il pérennise le SDRC 1. Pour le membre inférieur, le pas peut être simulé et le port de bas de contention limite la stase veineuse et l'œdème. L'immobilisation stricte est proscrite. Il faut mobiliser dès que possible, grâce aux antalgiques.

B. Traitement rééducatif et physiothérapie

Le traitement rééducatif est indispensable et occupe une place prépondérante dans la prise en charge du SDRC.

La kinésithérapie doit être progressive, associant physiothérapie à visée antalgique, balnéothérapie et drainage circulatoire. Au cours de la phase froide, la kinésithérapie vise à limiter les rétractions capsuloligamentaires, à lutter contre l'enraidissement articulaire pour reprendre une fonction normale.

L'application d'agents physiques : chaud, froid, bains écossais, peut être utile, en évitant les températures extrêmes (trop froid ou trop chaud).

C. Neurostimulation

- La neurostimulation électrique transcutanée (TENS) peut être utile.
- La neurostimulation médullaire est proposée dans les formes très sévères.

D. Traitements médicamenteux

Aucun des traitements à visée antalgique n'a démontré de résultats très probants. Sont associés en fonction de la réponse thérapeutique individuelle :

- les antalgiques (classes I et II de l'OMS) souvent peu efficaces, tout comme les anti-inflammatoires (AINS ou corticoïdes), sur les douleurs de fond, ils sont par contre utiles pour les douleurs liées au mouvement et doivent être utilisés en préventif avant toute rééducation ;
- d'autres traitements en cours d'étude :
  - les bisphosphonates (intraveineux ou *per os*) (pamidronate, ibandronate, néridronate) utilisés hors AMM dans les SDRC sévères, sur la base de résultats positifs, essentiellement sur la douleur, lors d'études ouvertes de faible qualité méthodologique,
  - les perfusions de kétamine pour agir sur la douleur chronique, sans protocole validé,
  - les traitements modulateurs de la douleur : antidépresseurs, antiépileptiques…
  - les patchs de capsaïcine à forte concentration sont en cours d'étude,
  - les anciens traitements, tels que calcitonine, bêtabloquants, griséofulvine, blocs au buflomédil ou à la guanéthidine… sont inefficaces, voire dangereux et ne doivent plus être proposés.

E. Traitements préventifs

Il s'agit actuellement de la meilleure approche thérapeutique. Ainsi, la meilleure prise en charge de la douleur postopératoire en milieu orthopédique et traumatologique, la limitation de l'immobilisation, et des protocoles de rééducation individualisés et progressifs ont permis de limiter le risque de développer un SDRC de type 1. Des approches préventives par vitamine C avant chirurgie sont proposées, sans preuve formelle de leur efficacité.

Points clés

- L'algodystrophie doit être maintenant dénommée SDRC de type 1. Les critères diagnostiques sont les critères de Budapest.
- Le SDRC de type 1 (syndrome douloureux régional complexe) associe une douleur continue, un enraidissement progressif et des troubles vasomoteurs.
- Dans plus d'un cas sur deux, il succède à un traumatisme locorégional.

- C'est un tableau clinique pseudo-inflammatoire articulaire et périarticulaire sans inflammation systémique.
- La radiographie peut être caractéristique (déminéralisation mouchetée locorégionale) mais les signes sont retardés. L'interligne articulaire reste toujours normal.
- La scintigraphie et plus encore l'IRM sont capitales pour le diagnostic précoce et différentiel, mais les anomalies ne sont ni constantes, ni spécifiques.
- L'évolution est longue (douze à vingt-quatre mois, parfois plus) mais favorable dans la majorité des cas.
- Le traitement associe une kinésithérapie douce et des médicaments dont l'effet est aléatoire (aucune AMM pour le SDRC en France actuellement). Une prise en charge globale est indispensable.
- L'immobilisation est délétère.

Notions indispensables et inacceptables

Notions indispensables

- Le SDRC de type 1 correspond à l'algodystrophie, le SDRC de type 2 comporte une lésion nerveuse.
- Le SDRC du membre inférieur est le plus souvent post-traumatique.
- La prise en charge du SDRC doit associer la prise en charge de la douleur et de l'impact fonctionnel.
- Le traitement du SDRC comprend des mesures pharmacologiques et non pharmacologiques, notamment la prise en charge physique et psychologique.
- La prise en charge du SDRC doit inclure la rééducation active.

Notions inacceptables

- Il ne faut pas considérer que la survenue d'un SDRC est liée à une personnalité pathologique.
- Il ne faut pas considérer que l'hyperfixation en scintigraphie osseuse est spécifique du SDRC.
- Il ne faut pas oublier les mesures non pharmacologiques dans la prise en charge du SDRC.
- Il n'y a pas de relation entre la survenue d'un SDRC et la sévérité du traumatisme initial.

Réflexes transversalité

UE 5

- Item 118 – Principales techniques de rééducation et de réadaptation. Savoir prescrire la massokinésithérapie
- Item 131 – Bases neurophysiologiques, mécanismes physiopathologiques d'une douleur aiguë et d'une douleur chronique
- Item 132 – Thérapeutiques antalgiques, médicamenteuses et non médicamenteuses

UE 10

- Item 326 – Prescription et surveillance des classes de médicaments les plus courantes chez l'adulte et chez l'enfant (anti-inflammatoires stéroïdiens et non stéroïdiens)

22

Item 196 – UE 7 – Douleur et épanchement articulaire. Arthrite d'évolution récente

Objectifs pédagogiques

Nationaux

- Devant une douleur ou un épanchement articulaire, argumenter les principales hypothèses diagnostiques et justifier les examens complémentaires pertinents.
- Devant une arthrite d'évolution récente, argumenter les principales hypothèses diagnostiques et justifier les examens complémentaires pertinents.

COFER

- Savoir diagnostiquer un épanchement articulaire (le différencier de la douleur, de la bursite).
- Connaître la démarche diagnostique devant une monoarthropathie avec épanchement : en particulier connaître les symptômes et signes permettant de distinguer une arthrite (septique ou microcristalline) d'une affection non inflammatoire.
- Connaître les méthodes de ponction des principales articulations périphériques.
- Savoir interpréter les résultats de la ponction articulaire et connaître l'aspect macroscopique et microscopique d'un liquide synovial (arthrite septique, microcristalline, inflammatoire ou mécanique, hydarthrose d'une hémarthrose).
- Connaître les principales étiologies d'arthrite récente en fonction de la localisation et des éventuels signes d'accompagnement.

I. Diagnostiquer un épanchement articulaire

A. Définition

Un épanchement est toujours la traduction d'une souffrance intra-articulaire qui peut être d'origines diverses. Physiologiquement, dans une articulation normale, il existe un faible film liquidien qui, dans la plupart des cas, n'est pas visible, même avec des examens complémentaires sensibles (échographie ou IRM). Le liquide articulaire a une fonction nutritive envers le cartilage, tissu avasculaire. Il exerce également un rôle mécanique de lubrification des surfaces articulaires par ses propriétés viscoélastiques reposant, particulièrement, sur sa haute teneur en acide hyaluronique.

© 2018, Elsevier Masson SAS. Tous droits réservés

B. Diagnostic

L'examen clinique permet de rechercher un épanchement qui peut être observé parfois dès l'inspection pour les articulations « superficielles » (doigts, poignets, coudes, genoux, pieds) sous la forme d'une tuméfaction globale de l'articulation avec diminution ou disparition des reliefs anatomiques. L'épanchement peut se palper, en particulier au niveau du genou par la mise en évidence d'un choc rotulien. Il faut signaler qu'un épanchement volumineux peut s'accumuler dans un kyste ou un diverticule de la capsule (kyste poplité, par exemple). En cas de doute quant à l'existence d'un épanchement ou pour les articulations profondes, la hanche en particulier, l'échographie est l'examen de choix pour confirmer ou infirmer rapidement cet épanchement ; elle peut également permettre de guider la ponction pour les articulations plus difficiles à ponctionner ou d'épanchement de faible volume. L'IRM permet aussi de détecter un épanchement et a également l'avantage de bien explorer les structures ostéoarticulaires et périarticulaires ; elle n'est cependant pas adaptée à la plupart des situations qui nécessitent un accès facile et rapide à cette technique en prolongement de l'examen clinique. L'IRM n'apporte pas non plus d'éléments discriminants sur la nature de l'épanchement dans la grande majorité des cas (uniquement si hémarthrose). Quant aux radiographies standard et au scanner (sans injection), ils ne permettent d'identifier que les épanchements de grande abondance sur certaines articulations (coude, genou).

La constatation clinique d'un épanchement conduira directement à la réalisation d'une ponction articulaire dans la plupart des situations (grosse ou moyenne articulation).

C. Diagnostic différentiel

Un épanchement articulaire ne doit pas être confondu avec :

- un hygroma (ou bursite) ou une ténosynovite qui sont la conséquence d'une atteinte des structures périarticulaires ;
- une lésion cutanée inflammatoire, en particulier un érysipèle ;
- un œdème douloureux des parties molles, en particulier lors d'une thrombose veineuse profonde ;
- une lésion tumorale ostéoarticulaire (rare).

En cas de doute avec ces situations, l'échographie articulaire est là encore d'un apport facile et précieux.

II. Démarche diagnostique devant une arthropathie

A. Généralités

La douleur articulaire est un motif très fréquent de consultation de médecine générale, et de nombreuses affections articulaires et systémiques peuvent être révélées par ce symptôme.

Il n'y a pas d'atteinte articulaire sans douleur articulaire, sauf en cas d'arthropathie débutante qui deviendra symptomatique en fonction de la progression des lésions ou en cas d'arthropathie nerveuse telle que celle du diabète pouvant être caractérisée par des destructions articulaires importantes avec peu ou pas de douleur. La douleur articulaire peut cependant évoluer indépendamment d'une arthropathie, sans manifestation objective, telle qu'un gonflement articulaire dont elle devra bien être distinguée à l'examen articulaire.

L'analyse du caractère mécanique ou inflammatoire de la douleur et surtout d'un éventuel liquide articulaire associé recueilli à la ponction articulaire est le point central de la démarche étiologique qui justifie un interrogatoire précis et un examen clinique minutieux.

B. Éliminer l'atteinte d'une autre structure anatomique

La douleur articulaire ne doit pas être confondue avec :

- une **lésion de voisinage** :
  - *atteinte osseuse* : tumeur osseuse bénigne ou maligne, fracture ou fissure osseuse, ostéite, ostéonécrose, algodystrophie…
  - *atteinte périarticulaire* : tendinite, enthésite, bursite…
  - *atteinte musculaire* : tumorale, post-traumatique…
  - *atteinte vasculaire* : thrombose veineuse ou artérielle, syndrome de Raynaud, syndrome canalaire du défilé cervico-thoraco-brachial…
- une **douleur projetée** :
  - *atteinte viscérale* : pathologie coronarienne, hépatovésiculaire pouvant se traduire par des douleurs scapulaires…
  - *atteinte articulaire projetée* :
    - *périphérique* : l'atteinte coxofémorale peut être à l'origine d'une douleur du genou…
    - *rachidienne* : le syndrome de la charnière dorsolombaire ou syndrome de Maigne peut être à l'origine d'une fausse douleur de hanche…
  - *atteintes neurologiques* : radiculaire comme une névralgie cervicobrachiale pouvant mimer des scapulalgies ou tronculaire comme un syndrome du canal carpien pouvant mimer des arthralgies aux doigts…

C. Caractériser la douleur

1. Ancienneté et évolution

L'évolution peut être *aiguë* (<3 mois) ou *chronique* >3 mois. Le diagnostic de polyarthrite rhumatoïde ne se discute qu'après 6 semaines d'évolution d'une polyarthrite, afin d'éliminer les origines infectieuses. Une évolution par poussées peut évoquer un rhumatisme inflammatoire chronique.

2. Localisation de la douleur

Le nombre d'articulations touchées, la topographie des atteintes et une atteinte rachidienne associée seront ensuite confirmés par l'examen clinique et permettent d'orienter le diagnostic étiologique.

- Nombre d'articulations périphériques atteintes :
  - mono- (1 articulation) ;
  - oligo- (2–3 articulations) ;
  - polyarticulaire (≥ 4 articulations).
- Topographie des atteintes :
  - des douleurs rhizoméliques fréquemment associées à des bursites peuvent orienter vers une pseudo-polyarthrite rhizomélique (PPR) ;
  - une atteinte sternoclaviculaire fera rechercher un syndrome SAPHO (synovite, acné, pustulose palmoplantaire, hyperostose, ostéite) ;
  - une atteinte bilatérale, symétrique, distale des mains et pieds avec respect des articulations interphalangiennes distales (IPD) orientera vers une polyarthrite rhumatoïde ;
  - l'arthrose digitale touche les articulations interphalangiennes proximales (IPP) et IPD avec respect des articulations métacarpophalangiennes (MCP) ;

- l'atteinte d'un rayon entier y compris de l'IPD est très évocatrice d'un rhumatisme psoriasique;
- une atteinte de la première articulation métatarsophalangienne (MTP) est très évocatrice d'une crise de goutte…

- Atteinte axiale associée :
  - des rachialgies et des douleurs sacro-iliaques inflammatoires sont très évocatrices de spondyloarthrite;
  - il n'y a pas d'atteinte rachidienne au cours de la polyarthrite rhumatoïde sauf au niveau atloïdo-axoïdien.

3. Horaire de la douleur

- La douleur **mécanique** est :
  - aggravée par ou au décours de l'effort;
  - calmée par le repos;
  - maximale en fin journée, sans réveils nocturnes;
  - associée à un dérouillage matinal <30 minutes.
- La douleur **inflammatoire** est :
  - peu ou pas influencée par l'effort;
  - non calmée par le repos;
  - aggravée en deuxième partie de nuit avec réveils nocturnes;
  - associée à un dérouillage matinal >30 minutes.

4. Antécédents et contexte

Il faut noter :

- les *caractéristiques individuelles* : âge, surpoids, profession, pratique sportive, traumatisme… pouvant favoriser l'arthrose;
- les *antécédents personnels et familiaux* : goutte, maladies auto-immunes, polyarthrite rhumatoïde, spondyloarthrite, symptômes extra-articulaires (psoriasis, maladie inflammatoire chronique intestinale [MICI], uvéite…)…
- les *traitements médicamenteux* : antiaromatases, trithérapie anti-VIH… favorisant les arthralgies; médicaments hyperuricémiants favorisant les crises de goutte, traitement anticoagulant pouvant favoriser la survenue d'une hémarthrose…
- le *contexte de survenue* :
  - hémophilie, traitement anticoagulant, traumatisme… pouvant orienter vers une hémarthrose;
  - fièvre, prodromes, geste local, porte d'entrée infectieuse, traitements immunosuppresseurs… pouvant orienter vers une atteinte septique;
  - infection du tractus gastro-intestinal ou génito-urinaire 1 à 4 semaines avant l'atteinte articulaire pouvant orienter vers des arthrites réactionnelles.

D. Examen physique

1. Examen articulaire

Étape essentielle du diagnostic, il est bilatéral et comparatif et s'attache à préciser :

- la *topographie* et le *nombre d'articulations atteintes*, douloureuses et gonflées à la palpation, en complément de l'interrogatoire;

- l'*existence de signes articulaires locaux* :
  - des *troubles statiques* (*varum*, *valgum*, inégalité de longueur des membres inférieurs…), favorisant la survenue de lésions dégénératives arthrosiques, ou des *déformations* liées à un rhumatisme destructeur (polyarthrite rhumatoïde ou rhumatisme psoriasique) ou à une arthrose évoluée,
  - un *gonflement articulaire* dont la recherche est plus ou moins aisée selon l'articulation affectée. En effet, la majorité des articulations sont superficielles et donc accessibles à la recherche d'un *épanchement articulaire*, que l'on précise en mobilisant le liquide synovial dans les culs-de-sac synoviaux. Au niveau de la hanche et de l'épaule dans une moindre mesure, cette recherche sera impossible et seule la limitation douloureuse de l'articulation sera analysée,
  - un épaississement de la membrane synoviale, *synovite*, se rencontre surtout dans la polyarthrite rhumatoïde, tandis qu'une *dactylite* orientera davantage vers une spondyloarthrite, en particulier vers un rhumatisme psoriasique. La présence de *rougeur* et *chaleur* cutanées associées orienteront, si elles sont intenses, vers une origine septique ou microcristalline,
  - une limitation de l'*amplitude articulaire* passive et active : toute douleur peut entraîner une limitation de la mobilité active mais seules une destruction ostéoarticulaire et/ou une capsulite peuvent provoquer une limitation de la mobilité passive,
  - une amyotrophie traduisant la souffrance articulaire ;
- l'importance du *retentissement fonctionnel*, boiterie, flessum par exemple, résultant de la douleur et de la limitation articulaire.

2. Examen général

Il recherche :

- des *signes généraux*, en particulier la *fièvre*, qui évoque une étiologie septique ou plus rarement microcristalline. La fièvre au cours d'un rhumatisme inflammatoire en traduit l'activité et la sévérité ;
- des *signes extra-articulaires* qui orientent l'enquête étiologique en particulier devant une arthrite (détaillés dans le tableau 22.1).

E. Un diagnostic d'élimination : la fibromyalgie

Au terme de l'examen clinique, il faudra bien distinguer les arthropathies des arthralgies, qui ne se manifestent par aucun signe objectif. Lorsque les douleurs articulaires sont présentes sans anomalie clinique et sans substratum biologique, le diagnostic de fibromyalgie est à évoquer. Les douleurs apparaissent le plus souvent progressivement. Elles sont invalidantes par leur intensité, leur diffusion et leur possible horaire nocturne. Elles sont diffuses et siègent le plus souvent sur des zones d'insertion tendinomusculaire. Elles sont souvent associées à d'autres manifestations comme l'asthénie, des troubles du sommeil, des paresthésies des extrémités, des céphalées, des troubles digestifs, des troubles anxiodépressifs…

La fibromyalgie peut cependant se surajouter à une maladie chronique telle qu'une polyarthrite rhumatoïde et toute la difficulté alors sera de différencier une réelle atteinte organique, qui va nécessiter un traitement spécifique, des manifestations fibromyalgiques qui elles, seront prises en charge comme une forme particulière de dépression.

Tableau 22.1. Orientation diagnostique face à une ou des arthrites caractérisées par des signes associés.

Peau	Éruption lupique du visage et des zones photo-exposées Livedo, ulcères du syndrome des antiphospholipides Sclérodactylie de la sclérodermie Lésions cutanées de vascularite Érythème intermittent de la maladie de Still Érythème noueux de la sarcoïdose, d'une entérocolopathie, d'une arthrite réactionnelle ou d'un Behçet Nodules rhumatoïdes Psoriasis cutané du cuir chevelu et des ongles Pustulose palmoplantaire du SAPHO Antécédent d'érythème migrant de la maladie de Lyme Érythème viral (parvovirus, rubéole) Tophus goutteux
Sphère ORL	Aphtose buccale de la maladie de Behçet Atteinte des glandes salivaires du Gougerot-Sjögren Atteinte du parodonte et perte dentaire des sclérodermies et syndrome de Gougerot-Sjögren Lésion du nez du Wegener et de la polychondrite atrophiante Lésions des oreilles de la polychondrite et les tophus goutteux Foyers infectieux (sinus, gorge, dents) des rhumatismes post-streptococciques, post-infectieux et de l'endocardite infectieuse
Yeux	Sécheresse et kératoconjonctivite du syndrome de Gougerot-Sjögren Sclérite de la polyarthrite rhumatoïde et des vascularites Conjonctivite du syndrome de Fiessinger-Leroy-Reiter Uvéites des spondyloarthrites et entérocolopathies, Behçet et sarcoïdose
Cœur	Valvulopathie des rhumatismes articulaires aigus, endocardite aseptique lupique (Libman-Sacks) et des spondyloarthrites Péricardite du lupus, de la polyarthrite rhumatoïde
Atteinte vasculaire	Phlébite de la maladie de Behçet et du syndrome des antiphospholipides primaire ou associé à un lupus Syndrome de Raynaud de la sclérodermie ou d'une autre connectivite Lésion artérielle ou artériolaire d'une vascularite
Poumon Plèvre	Infiltrats parenchymateux des pneumopathies infectieuses, connectivites, vascularites, lymphomes Lésion parenchymateuse des vascularites (Wegener), tuberculose, sarcoïdose ou cancer Pleurésie d'un lupus, polyarthrite rhumatoïde, cancer, tuberculose Adénopathies médiastinales de la sarcoïdose, d'un lymphome, d'une tuberculose ou d'un cancer
Tube digestif	Diarrhée infectieuse d'une arthrite réactionnelle Troubles digestifs des entérocolopathies inflammatoires (rectocolite ulcérohémorragique, maladie de Crohn), maladie de Whipple Douleurs abdominales de la maladie périodique
Foie	Syndrome ictérique ou autres anomalies hépatiques des hépatites virales (B, C), hépatites auto-immunes
Rate Ganglion	Splénomégalie d'une infection chronique (endocardite) ou d'un lymphome Adénopathies des infections, lymphomes, lupus, vascularite, sarcoïdose, polyarthrite rhumatoïde
Rein Appareil urogénital	Atteinte rénale d'un lupus ou d'une vascularite Urétrite, balanite des gonococcies, arthrites réactionnelles Aphtose d'une maladie de Behçet, d'une maladie de Crohn Colique néphrétique de la goutte
Système nerveux central et périphérique	Neuropathies périphériques d'un Gougerot-Sjögren ou d'une vascularite, d'une polyarthrite rhumatoïde Atteintes centrales d'un lupus, vascularite, syndrome des antiphospholipides, Behçet, syndrome de Gougerot-Sjögren ou d'une maladie de Lyme

III. Ponction et interprétation de l'analyse du liquide articulaire

La ponction articulaire, lorsqu'elle est réalisable, en particulier au niveau du genou, est d'une grande aide à l'orientation étiologique. Elle devra être *systématique* devant tout épanchement inexpliqué, en particulier devant une suspicion d'infection, avant de débuter tout traitement antibiotique. De plus, il n'est pas recommandé d'effectuer dans le même temps une infiltration cortisonique car, par définition, si le liquide articulaire est analysé, c'est que l'étiologie de l'épanchement n'est pas connue. Outre cet objectif diagnostique de la ponction articulaire cependant, celle-ci a un rôle thérapeutique permettant d'une part le drainage d'une arthrite septique ou d'une hémarthrose et d'autre part un effet antalgique par réduction de la pression intra-articulaire.

Toutes les articulations périphériques (ou presque) peuvent être ponctionnées. Les articulations les plus superficielles sont les plus faciles à ponctionner directement (genoux, chevilles, poignets). Les articulations plus profondes (hanches) nécessitent un écho- ou radioguidage.

Les *contre-indications* à une ponction articulaire sont :

- une infection cutanée au niveau du site de ponction ;
- des troubles de la coagulation par coagulopathie ou traitement anticoagulant ;
- une thrombopénie < 50 G/L ;
- du matériel prothétique articulaire ;
- une fracture intra-articulaire.

Cependant en cas de suspicion d'arthrite septique, toute contre-indication est relative.

La ponction justifie de mettre le malade en confiance en lui expliquant les objectifs et le principe du geste. Elle peut être au besoin précédée de l'application d'une pommade anesthésique ou d'une anesthésie locale et nécessite de bien installer le patient, allongé en décubitus strict et avec une bonne exposition de l'articulation à ponctionner.

La procédure exige une préparation cutanée antiseptique avec un nettoyage de la peau par un produit détergent, puis l'application d'un produit antiseptique (éventuellement iodé sauf en cas d'allergie). La position du malade, le choix du matériel et le choix de la voie de ponction sont fonction de l'expérience de l'intervenant et de la localisation de l'épanchement (fig. 22.1) mais en limitant au maximum le risque infectieux lié à l'effraction capsulaire.

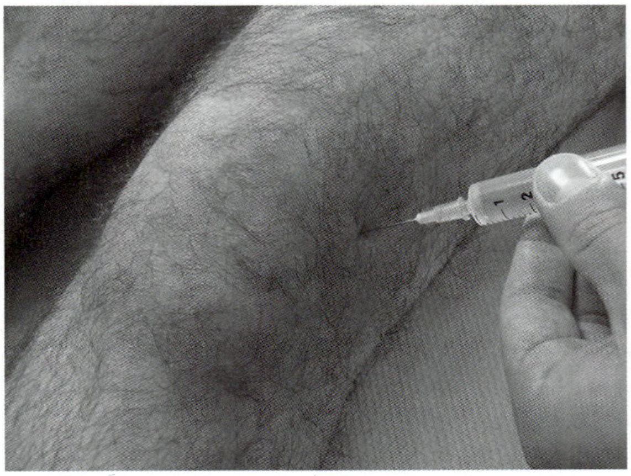

Fig. 22.1. Ponction articulaire du genou.

La voie supéro-externe est la plus utilisée pour ponctionner le genou. Le patient est installé en décubitus dorsal, genou droit tendu, quadriceps détendu. Le point de ponction se situe 1 cm au-dessus et 1 cm en dehors du coin supéro-externe de la rotule. Après avoir légèrement subluxé la rotule, l'aiguille doit être dirigée sous la rotule, dans le sillon intercondylorotulien.

L'analyse du liquide articulaire comprendra :

- une analyse de l'*aspect macroscopique* du liquide :
  - un liquide jaune citrin translucide et visqueux est très probablement mécanique,
  - un liquide trouble et fluide est probablement inflammatoire,
  - un liquide hémorragique correspond à une hémarthrose ;
- une *analyse cytologique* avec numération et typage cellulaire :
  - globules blancs < 1 000/mL dont moins de 50 % de polynucléaires : liquide mécanique,
  - globules blancs > 2 000/mL : liquide inflammatoire ;

- Un liquide riche en polynucléaires neutrophiles (> 50 %) est inflammatoire et doit faire éliminer en premier lieu une cause septique d'autant plus si ceux-ci sont fortement altérés.
- Un liquide riche en lymphocytes peut être septique, de cause virale le plus souvent, mais fait également évoquer une connectivite ou une sarcoïdose.
- Un liquide riche en monocytes n'a pas de spécificité, mais s'observe surtout dans les viroses.
- Un liquide riche en polynucléaires éosinophiles évoque une exceptionnelle cause parasitaire.

- une analyse biochimique non systématique, car n'apportant pas plus d'information que la numération :
  - protides < 40 g/L : liquide mécanique,
  - protides > 40 g/L : liquide inflammatoire ;
- une *analyse microcristalline* avec recherche et identification de microcristaux :
  - cristaux d'*urate de sodium* dans la goutte,
  - cristaux de *pyrophosphate de calcium* dans la chondrocalcinose articulaire,
  - cristaux d'*hydroxyapatite* dans le rhumatisme à apatite ;
- une analyse microbiologique : le diagnostic repose sur l'identification de l'agent pathogène par *examen direct* ou *culture* du liquide articulaire, mais également sur la *biologie moléculaire* (*Polymerase Chain Reaction*) en particulier pour les mycobactéries. Celle-ci peut permettre l'identification d'un germe, y compris lorsque la culture est négative, mais ne doit pas remplacer celle-ci en pratique car elle ne permet pas de tester la résistance aux antibiotiques. Le gonocoque est fragile et nécessite un ensemencement rapide sur des milieux de cultures spéciaux enrichis et des flacons d'hémocultures peuvent être utilisés pour le prélèvement de ponction.

IV. Démarche diagnostique devant un épanchement articulaire

Devant un épanchement articulaire, une enquête précise sera menée. L'élément clé du raisonnement est la nature inflammatoire ou mécanique de l'épanchement.

A. Nature de l'épanchement

1. Liquide articulaire mécanique

Le liquide articulaire mécanique est jaune clair, transparent et visqueux (il fait un « fil » en coulant). Sa composition est proche de celle d'un ultrafiltrat du plasma, avec une composition ionique quasi identique. Ce liquide est pauvre en cellules (moins de 1 000 cellules/mL, dont moins de 50 % de polynucléaires) et en protéines (< 40 g/L). Suivant le contexte et la radiographie standard, les diagnostics à évoquer sont :

- une poussée congestive d'arthrose avec épanchement réactionnel ;
- des lésions méniscales ou chondrales, une ostéochondrite ;
- une ostéonécrose aseptique ;
- une algodystrophie ;
- une chondromatose synoviale…

À ce stade, l'enquête étiologique reposera avant tout sur le mode de début (brutal, aigu, éventuellement avec traumatisme, ou progressif), la localisation de la douleur, l'aspect radiographique ; en cas de normalité des radiographies et en l'absence d'orientation évidente, une IRM peut être discutée si l'évolution clinique est défavorable.

2. Liquide articulaire inflammatoire

Le liquide articulaire inflammatoire est initialement jaune et fluide, parfois trouble. Il est riche en cellules (plus de 2 000 globules blancs/mL) et en protéines (> 40 g/L).

Différentes étiologies sont possibles (détaillées dans le tableau 22.2) :

- **infectieuse**. Un liquide inflammatoire souvent trouble voire puriforme (> 20 000 globules blancs/mL) sera considéré comme possiblement septique d'autant plus s'il s'agit d'une monoarthrite qui évolue dans un contexte infectieux (fièvre, frissons…), de porte d'entrée éventuelle (chirurgie articulaire récente, infiltration cortisonique…) et d'éventuelle immunodépression. Cependant, quand l'infection est débutante, le liquide peut être citrin. C'est une *urgence diagnostique et thérapeutique* du fait du risque de dissémination systémique et du risque d'évolution destructrice articulaire rapide. Le liquide est souvent très riche en polynucléaires neutrophiles, souvent altérés. Le diagnostic repose sur l'identification bactérienne par examen direct et culture nécessitant parfois d'être complétés, selon le contexte clinique dont il est important d'informer le médecin biologiste, par des techniques de culture sur milieux spécifiques (gonocoque, mycobactéries…) et de biologie moléculaire particulièrement utiles en cas d'infection décapitée par une antibiothérapie préalable à la ponction articulaire.
  - Les arthrites virales sont le plus souvent limitées à la phase d'invasion (hépatites, mononucléose infectieuse, rubéole), sont volontiers polyarticulaires avec un liquide articulaire polymorphe souvent riche en lymphocytes. Par contre, l'infection à VIH peut prendre de nombreux aspects, y compris celui d'une polyarthrite chronique. De même, l'infection à *parvovirus B19* peut prendre l'aspect d'une polyarthrite rhumatoïde débutante, avec un caractère symétrique de diffusion et même parfois la présence de facteur rhumatoïde.
  - Les causes mycosiques sont exceptionnelles en France survenant le plus souvent dans un contexte d'immunodépression ;
- **microcristalline**. Le liquide est riche en polynucléaires, avec parfois un aspect puriforme dans les formes aiguës de goutte ou de chondrocalcinose. Le diagnostic repose sur l'identification et la caractérisation des cristaux au microscope à lumière polarisée, ainsi que sur les arguments cliniques et d'imagerie ;
- **rhumatismale**. Le liquide est le plus souvent polymorphe (polynucléaires neutrophiles, lymphocytes, monocytes) et l'atteinte souvent oligo- ou polyarticulaire. Le diagnostic repose sur un ensemble de critères, parfois très spécifiques, cliniques, articulaires et extra-articulaires, et biologiques.

À noter qu'un épanchement *puriforme* n'est qu'une forme particulière d'épanchement inflammatoire, puriforme par sa grande concentration cellulaire (plus de 10 000 globules blans/mL, très souvent constitué essentiellement de polynucléaires neutrophiles). Dans ce cas, les étiologies suivantes doivent être évoquées en priorité : surtout (par degré d'urgence et gravité) l'arthrite septique bactérienne, puis l'arthrite microcristalline (surtout une goutte), plus rarement une chondrocalcinose. Ensuite seront discutées les présentations rares de rhumatisme inflammatoire chronique.

Tableau 22.2. Principales étiologies des arthrites.

Affections rhumatismales inflammatoires	**Rhumatismes inflammatoires chroniques**	– Polyarthrite rhumatoïde – Arthrites juvéniles idiopathiques – Spondyloarthrites : - spondylarthrite ankylosante (ou spondyloarthrite axiale) - rhumatisme psoriasique - forme associée aux entéropathies (Crohn, rectocolite ulcérohémorragique) - arthrites réactionnelles
	Maladies auto-immunes systémiques	– Syndrome de Gougerot-Sjögren – Lupus – Sclérodermie – Myosites – Autres
	Vascularites	– Maladie de Horton – Maladie de Wegener – Maladie de Behçet – Périartérite noueuse – Purpura rhumatoïde
	Autres	– Pseudo-polyarthrite rhizomélique – Maladie de Still de l'adulte – Sarcoïdose – Maladies auto-inflammatoires (maladie périodique, fièvre méditerranéenne et autres fièvres périodiques) – Arthrites à corps étranger
Arthropathies infectieuses et post-infectieuses	**Bactériennes**	– Aiguës (gonocoque, staphylocoque, streptocoque, bacilles Gram–, borreliose, etc.) – Chroniques (tuberculose, etc.) – Endocardite
	Virales	– Hépatites A, B, C – Rubéole – Parvovirus B19 – VIH – Autres
	Mycosiques (rare)	
	Parasitaires (rare)	
	Post-infectieuses	
	Rhumatisme post-streptococcique	
Arthropathies microcristallines et métaboliques	**Microcristallines**	– Goutte – Chondrocalcinose – Rhumatisme à apatite
	Métaboliques	– Hémochromatose

3. Cas particulier : l'épanchement hémorragique ou hémarthrose

L'hémarthrose traduit toujours une agression aiguë de la synoviale et/ou un trouble de la coagulation. Dans ce cas, le liquide hémorragique est « incoagulable », ce qui permet de le distinguer d'un liquide hémorragique par accident de ponction qui est coagulable.

L'« agression aiguë » de la synoviale peut être liée à :

- un traumatisme avec des lésions ligamentaires et/ou ostéoarticulaires ; par exemple, entorse d'un ligament collatéral du genou (c'est le cas le plus fréquent) ;

- une inflammation aiguë de la synoviale liée à des microcristaux (surtout une chondrocalcinose) ou plus rarement une infection aiguë;
- une lésion tumorale de la membrane synoviale, en particulier une synovite villonodulaire;
- un trouble de la coagulation :
  - l'hémophilie A (plus rarement B) peut être révélée dès la petite enfance (acquisition de la marche) par une hémarthrose,
  - plus rarement d'autres troubles de la coagulation (maladie de Willebrand, thrombopénie, surdosage en AVK) peuvent aussi se compliquer d'hémarthrose.

B. Examens complémentaires d'orientation diagnostique

Ils sont à envisager en fonction de l'étiologie suspectée et pourront comprendre les analyses suivantes.

1. Analyses biologiques

- **Biologie inflammatoire**. L'augmentation de la VS et de la CRP, témoignant du syndrome inflammatoire, est habituelle dans les arthrites quelle qu'en soit la cause. Elle n'a donc que peu de valeur d'orientation diagnostique, mais le syndrome inflammatoire biologique est en général marqué dans les causes septiques, peu marqué dans la spondyloarthrite, dissocié dans le lupus en l'absence d'infection (VS élevée par élévation polyclonale des immunoglobulines et CRP normale).
- **Numération-formule sanguine**. L'anémie inflammatoire est fréquente mais sans valeur d'orientation. Une anémie hémolytique avec test de Coombs positif, une thrombopénie, une leucopénie ou une lymphopénie orientent vers un lupus. Une importante hyperleucocytose à polynucléaires neutrophiles oriente vers une arthrite septique, une maladie de Still.
- **Coagulation** : en cas d'hémarthrose.
- **Examens à la recherche d'une cause infectieuse** :
  - *prélèvements bactériologiques :* hémocultures, examen cytobactériologique des urines en cas de suspicion d'arthrite septique; prélèvement urétral ou cervicovaginal en cas de suspicion d'arthrite gonococcique; PCR sur premier jeu d'urine chez l'homme ou la femme, ou prélèvement cervical chez la femme en cas de suspicion d'arthrite réactionnelle…
  - *sérologies infectieuses* (demandées en fonction du contexte) : des hépatites B, C, du VIH, du parvovirus B19, de la borréliose de Lyme (éventuellement en complément sur le liquide articulaire pour cette dernière)…
- **Uricémie**. L'existence d'une hyperuricémie (> 420 µmol/L) peut orienter vers une goutte, en sachant qu'une hyperuricémie peut être asymptomatique et que l'uricémie peut être normale, cependant rarement, lors d'un accès aigu de goutte.
- Autoanticorps : la recherche du facteur rhumatoïde (FR), des anti-peptides citrullinés (anti-CCP) et des anticorps antinucléaires (ANA). La présence du FR et/ou des anti-CCP oriente fortement vers une PR alors que celle des ANA oriente vers une connectivite type lupique.
- **Tests génétiques**. La positivité de la recherche de l'*antigène HLA-B27* associée à une arthrite oriente vers le diagnostic de spondyloarthrite périphérique après avoir éliminé les autres causes d'arthrite en particulier septiques. Sa présence est surtout associée à la forme axiale des spondyloarthrites. À noter cependant que la prévalence de l'antigène HLA-B27 est de l'ordre de 8 % dans la population générale caucasienne.

La forme la plus fréquente d'hémochromatose est liée à des mutations du gène codant la protéine *HFE*. Le diagnostic génétique de la fièvre méditerranéenne familiale repose sur la recherche de mutations du gène *MEFV*.

2. Analyses morphologiques

Elles comprendront au minimum des *radiographies standard* bilatérales et comparatives des articulations touchées. Elles peuvent montrer : une déminéralisation en bandes, un pincement localisé (arthrose) ou diffus (arthrite) de l'interligne articulaire, des érosions osseuses, un liseré de chondrocalcinose …mais elles sont le plus souvent normales initialement dans les rhumatismes inflammatoires, aidant peu au diagnostic étiologique.

C. Orientation étiologique devant une arthrite

L'enquête étiologique repose avant tout sur le mode de début (aigu ou progressif), sur le terrain (sexe et âge), les signes d'accompagnement actuels ou passés (fièvre, présence de signes rachidiens et d'enthésopathies, présence de signes extra-articulaires, *cf.* tableau 22.2), la topographie de la douleur.

Quelques exemples d'orientation donnés par ces éléments cliniques simples.

- Le sexe et l'âge. Dans les arthrites microcristallines, un homme d'âge jeune ou moyen oriente vers la goutte alors qu'une femme plus âgée oriente vers la chondrocalcinose. Dans les rhumatismes inflammatoires, la polyarthrite rhumatoïde et le lupus se voient surtout chez la femme (surtout jeune pour le lupus).
- Le caractère mono-/oligo-/polyarticulaire :
  - une arthrite septique bactérienne est presque toujours monoarticulaire ;
  - une polyarthrite rhumatoïde est presque toujours polyarticulaire, même si elle peut débuter de façon mono- ou oligoarticulaire ;
  - une goutte est le plus souvent initialement mono-, mais peut devenir oligo- ou polyarticulaire dans les formes sévères.
- La topographie peut être caractéristique :
  - une polyarthrite rhumatoïde touche de façon plus ou moins bilatérale et symétrique les articulations des doigts, des poignets et des orteils, mais en respectant les articulations interphalangiennes distales ;
  - une spondyloarthrite touchant les articulations périphériques a une prédilection pour les grosses articulations des membres inférieurs, de façon asymétrique ; sauf en cas de psoriasis où l'atteinte asymétrique souvent oligoarticulaire des doigts ou orteils est fréquente (articulations interphalangiennes distales ++).
- Le caractère aigu, brutal d'une arthrite évoque plutôt une arthrite septique ou microcristalline. Néanmoins, certaines arthrites septiques (tuberculose, etc.) peuvent être subaiguës, voire chroniques.
- Les antécédents et circonstances déclenchantes : une arthrite septique débute dans plus de la moitié des cas après un geste intra-articulaire ou une effraction cutanée de proximité (plaie, brûlure, pose de cathéter, etc.).
- Les antécédents familiaux peuvent orienter vers différentes formes d'arthrite. À titre d'exemple, dans la goutte, il existe des antécédents familiaux dans un tiers des cas environ. C'est le cas également dans les spondyloarthrites (notion d'agrégation familiale).
- L'existence de signes généraux est importante. Toute arthrite (*a fortiori* une monoarthrite) fébrile doit être considérée comme une arthrite septique. Une atteinte polyarticulaire fébrile est rare. Elle est exceptionnellement bactérienne, mais elle peut être virale ou traduire une endocardite ou l'existence d'une maladie inflammatoire assez sévère (polyarthrite rhumatoïde, connectivite, vascularite, maladie de Still) ou plus rarement une arthropathie microcristalline sévère.
- L'existence d'enthésopathies (inflammation de la zone d'ancrage du tendon sur l'os, comme par exemple des talalgies achilléennes) ou de signes rachidiens inflammatoires caractérise une spondyloarthrite.

- L'existence de signes extra-articulaires est fondamentale pour le diagnostic étiologique car certains sont très spécifiques. Par exemple, l'existence de signes cutanés peut traduire le fait qu'une polyarthrite est liée à un lupus (*cf.* tableau 22.2).

Quelques grands principes de l'enquête étiologique devant une arthrite récente

Les principes hiérarchisés de l'enquête étiologique d'une arthrite récente justifient cinq étapes :

- la priorité est d'éliminer une arthrite d'origine infectieuse (bactérienne le plus souvent) qui est une urgence diagnostique ;
- le rhumatisme microcristallin doit être éliminé car il peut justifier d'un traitement symptomatique intra-articulaire (infiltration cortisonée) et à distance de la crise, d'un traitement de fond spécifique (hypo-uricémiant pour la goutte) ;
- une affection rhumatismale inflammatoire sévère doit être recherchée pour deux raisons :
  - une polyarthrite rhumatoïde justifie un diagnostic et une prise en charge rapide pour éviter l'apparition de destructions ostéoarticulaires,
  - une affection inflammatoire systémique justifie un diagnostic étiologique rapide pour éviter l'apparition de complications viscérales ;
- il faut éliminer de principe un rhumatisme paranéoplasique qui est une situation très rare, mais souvent crainte par le malade et le médecin, surtout quand il existe des signes généraux. Les manifestations rhumatologiques paranéoplasiques ne sont pas forcément une arthrite, mais plus souvent d'autres manifestations (myosite, fasciite, para-ostéoarthropathie) ;
- en cas de monoarthrite persistante sans étiologie évidente, il faut évoquer de principe une arthrite à corps étranger (épine végétale, épine d'oursin) car c'est une synovite de résorption parfois intense qui ne disparaît qu'après l'ablation du corps étranger.

V. Démarche diagnostique devant une arthrite récente

Il existe presque toujours un épanchement articulaire accessible à la ponction avec un liquide analysable ; dans ce cas, la démarche est superposable à celle qui a été développée devant un épanchement articulaire inflammatoire. Dans de rares cas contraires, il existe une douleur, mono-, oligo- ou polyarticulaire d'horaire clairement inflammatoire mais sans épanchement suffisant pour être ponctionné ou pour qu'une numération fiable sur très peu de liquide puisse être réalisée. Devant ces arthralgies ou arthrites inflammatoires sans épanchement suffisant, la conduite diagnostique sera la même que devant un épanchement articulaire inflammatoire. Il faut noter cependant que les causes bactériennes intra-articulaires et la goutte deviennent alors quasiment exclues.

Points clés

- Tout épanchement articulaire doit être systématiquement ponctionné et ce avant tout éventuel traitement antibiotique ou corticoïde. La priorité est d'éliminer une arthrite infectieuse, en particulier septique.
- L'analyse du liquide de ponction articulaire comporte une analyse cytologique, bactériologique (standard et parfois orientée) et une recherche de microcristaux. Elle est le point clé de la démarche diagnostique.
- L'examen du liquide de ponction articulaire permet de distinguer les atteintes mécaniques des arthrites.
- L'interrogatoire, l'examen clinique complet articulaire mais aussi général à la recherche de signes extra-articulaires et de signes généraux sont indispensables au diagnostic étiologique d'une mono-, oligo- ou polyarthrite.
- L'arthrite septique est une urgence thérapeutique.
- Toute suspicion d'arthrite septique impose une prise en charge urgente et hospitalière.

Notions indispensables et inacceptables

Notions indispensables

- Tout épanchement articulaire doit être systématiquement ponctionné et ce, avant tout éventuel traitement antibiotique ou corticoïde. La priorité est d'éliminer une arthrite infectieuse, en particulier septique.
- L'analyse du liquide de ponction articulaire comporte une analyse cytologique, bactériologique (standard et parfois orientée) et une recherche de microcristaux. Elle est le point clé de la démarche diagnostique.
- L'examen du liquide de ponction articulaire permet de distinguer les atteintes mécaniques des arthrites.
- L'interrogatoire, l'examen clinique complet articulaire mais aussi général à la recherche de signes extra-articulaires et de signes généraux sont indispensables au diagnostic étiologique d'une mono-, oligo- ou polyarthrite.
- L'arthrite septique est une urgence thérapeutique.
- Toute suspicion d'arthrite septique impose une prise en charge urgente et hospitalière.

Notions inacceptables

- Oublier d'analyser un liquide de ponction articulaire.
- Oublier que toute monoarthrite est une arthrite septique jusqu'à preuve du contraire.
- Débuter une antibiothérapie devant une arthrite sans ponction préalable.
- Réaliser une infiltration de corticoïdes sans diagnostic étiologique.

Réflexes transversalité

UE 4

- Item 114 – Psoriasis

UE 5

- Item 125 – Arthrose

UE 6

- Item 153 – Infections ostéoarticulaires (IOA) de l'enfant et de l'adulte

UE 7

- Item 188 – Pathologies auto-immunes : aspects épidémiologiques, diagnostiques et principes de traitement
- Item 189 – Connaître les principaux types de vascularite systémique, les organes cibles, les outils diagnostiques et les moyens thérapeutiques
- Item 190 – Lupus érythémateux disséminé. Syndrome des antiphospholipides
- Item 191 – Artérite à cellules géantes
- Item 192 – Polyarthrite rhumatoïde
- Item 193 – Spondylarthrite inflammatoire
- Item 194 – Arthropathie microcristalline
- Item 195 – Syndrome douloureux régional complexe (ex. : algodystrophie)
- Item 207 – Sarcoïdose

UE 11

- Item 357 – Lésions péri-articulaires et ligamentaires du genou, de la cheville et de l'épaule

23

Item 198 – UE 7 – Biothérapies et thérapies ciblées

Objectifs pédagogiques[9]

Nationaux

- Connaître les bases cellulaires et moléculaires des cellules souches embryonnaires et adultes, des cellules reprogrammées.
- Connaître les principes des thérapies cellulaires et géniques.
- Expliquer les principes d'évaluation des biothérapies.
- Connaître les bases cellulaires et tissulaires d'action des thérapies ciblées.
- Argumenter les principes de prescription et de surveillance.

COFER

- Connaître les indications et contre-indications.
- Connaître les principes de surveillance.
- Connaître le rôle du médecin traitant dans leur gestion.

I. Introduction et nomenclature

Les rhumatismes inflammatoires comme la polyarthrite rhumatoïde, les spondyloarthrites, les arthrites juvéniles idiopathiques et certaines maladies inflammatoires ou auto-immunes systémiques (lupus, vascularites à ANCA) ont bénéficié successivement de l'arrivée il y a une quinzaine d'années des biothérapies. Les biothérapies (en général des anticorps antiprotéine cible, ou des protéines de fusion) représentent l'ensemble des substances produites et purifiées à partir de l'utilisation d'organismes vivants ou d'animaux modifiés dans le but de traiter ces maladies.

D'autres spécialités en ont bénéficié comme la médecine interne, la gastroentérologie, la dermatologie, l'oncologie, la pédiatrie, ou encore l'ophtalmologie. En rhumatologie, d'autres pathologies sont concernées comme l'ostéoporose (anticorps anti-RANKL, dénosumab).

9. Les objectifs pédagogiques nationaux 1 et 2 intègrent des notions qui concernent également la thérapie cellulaire dont les indications en rhumatologie sont actuellement très limitées. Par contre, les biothérapies encore appelées biomédicaments sont largement utilisées en rhumatologie et les objectifs du COFER concernent ces traitements ciblés.

© 2018, Elsevier Masson SAS. Tous droits réservés

Quelques notions de nomenclature sont nécessaires. Les traitements de fond s'opposent aux traitements symptomatiques (antidouleurs, anti-inflammatoires, etc.). Dans la nomenclature anglo-saxonne, qui tend à s'imposer, nous parlons de DMARD (*Drug Modifing the Activity of the Rheumatic Disease*).

On distingue deux classes de traitements de fond ou DMARD : synthétiques et biologiques.

- Les DMARD synthétiques ou sDMARD sont représentés, par exemple, par le méthotrexate, le léflunomide ou les inhibiteurs de kinases.
- Les DMARD biologiques ou bDMARD sont représentés, par exemple, par les anti-TNF, les anti-récepteurs à l'IL-6, le récepteur antagoniste de l'IL-1 ou l'anti-IL-12, les anti-IL-17, les anti-lymphocytes B déplétants (rituximab ; anti-CD20), les antagonistes de l'activation des lymphocytes B (anti-BAFF ; belimumab) ou des lymphocytes T (abatacept ; CTLA4-Ig).

Parmi les sDMARD, on distingue les sDMARD *conventionnels* ou csDMARD comme le méthotrexate et les sDMARD ciblés (*targeted*) ou tsDMARD comme les inhibiteurs de kinases (tofacitinib, baricitinib, etc.) ou de phosphodiestérase (aprémilast).

Parmi les bDMARD, on distingue les originaux (boDMARD) et les biosimilaires (bsDMARD) qui sont sur le marché depuis 2016. Les biosimilaires correspondent à des copies des molécules originales mais qui nécessitent la même technologie pour les produire. Leur coût est moins élevé et peut permettre d'envisager des économies.

Tout ceci est résumé figure 23.1.

Encore une notion de nomenclature : on oppose les protéines de fusion (suffixe : -cept) aux anticorps monoclonaux ou *monoclonal antibody* (suffixe : -mab). Les anticorps monoclonaux, en fonction de leur construction, sont chimériques (-ximab, ils contiennent une séquence protidique de l'anticorps animal souvent murin comme l'infliximab), humanisés partiellement (-zumab comme le tocilizumab), humanisés complètement ou humains (-mumab comme l'adalimumab) (fig. 23.2).

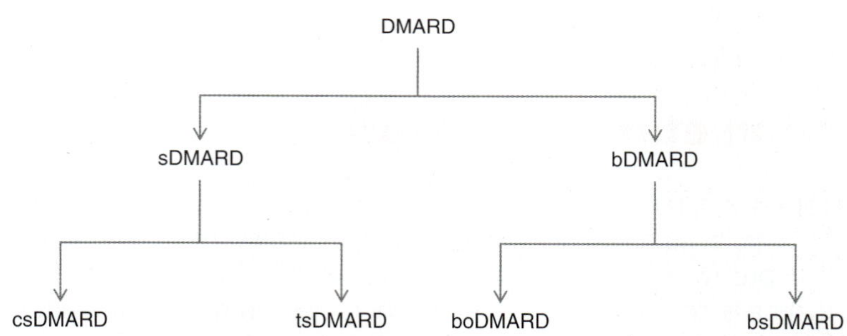

Fig. 23.1. Nomenclature des traitements de fond.

DMARD : *drug modifing the activity of the rheumatic disease* ; sDMARD : *synthetic* DMARD ; bDMARD : *biological* DMARD ; csDMARD : *conventional synthetic* DMARD ; tsDMARD : *targeted synthetic* DMARD ; boDMARD : *biological original* DMARD ; bsDMARD : *biosimilar* DMARD.

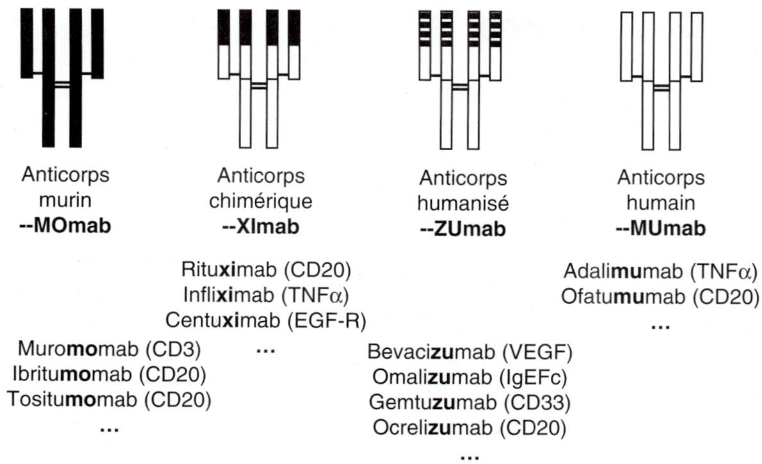

Fig. 23.2. Exemples d'anticorps monoclonaux avec leurs cibles entre parenthèses.

II. Les molécules à disposition

Nous disposons actuellement en France de douze biothérapies qui ont une AMM dans les rhumatismes inflammatoires chroniques et maladies auto-immunes.

- Cinq anti-TNF : l'infliximab (Remicade®), l'étanercept (Enbrel®), l'adalimumab (Humira®), le certolizumab (Cimzia®), le golimumab (Simponi®).
- Un anti-lymphocyte B CD20+ (le rituximab, MabThera®).
- Un inhibiteur de la différenciation et activation des lymphocytes B (belimumab, Benlysta®).
- Un inhibiteur de la co-activation des lymphocytes T (abatacept, Orencia®).
- Deux anticorps anti-récepteur de l'IL-6 : tocilizumab (RoActemra®) et sarilumab (Kevzara®).
- Un anticorps anti-récepteur de l'IL-1 (anakinra, Kineret®).
- Un anticorps anti-IL-17 (secukinumab, Cosentyx®)
- Un anticorps anti-récepteur de IL-12 et IL-23 (ustékinumab, Stélara®).

Plusieurs biosimilaires sont commercialisés en France depuis 2016 :

- il y a deux biosimilaires de l'infliximab, un qui a deux noms commerciaux (Inflectra®/ Remsima®, fabriqués au même endroit mais distribués par deux laboratoires différents) et le Flixabi® distribué par un autre laboratoire ;
- et deux biosimilaires de l'étanercept (Benapali®, Erelzi®).

D'autres biosimilaires seront dès 2018 sur le marché français.

III. Efficacité, tolérance

Ces molécules se distinguent par leur efficacité sur le plan clinique, structural et sur divers points comme l'amélioration de la qualité de vie, la diminution de la mortalité cardiovasculaire. En termes d'efficacité, globalement, le nombre de patients à traiter (*Number Needed to Treat* [NNT]) pour obtenir une amélioration de 50 % des signes et symptômes varie entre 4 et 6 pour la majorité de ces molécules.

Le rapport efficacité/tolérance reste toujours en leur faveur avec plus de 15 ans de recul maintenant pour les plus anciennes biothérapies. Leur efficacité anti-inflammatoire permet de diminuer les risques liés à l'inflammation chronique.

Toutefois leur tolérance doit être pondérée par plusieurs points :

- un taux d'infections sévères (sévérité définie par l'hospitalisation ou la mise sous antibiothérapie intraveineuse ou le décès) augmenté avec un taux d'événements pour 100 patients/année (95 % CI) autour de 4 (intervalle de confiance à 95 % significatif) quelle que soit la molécule. La recherche d'infection préexistante (hépatite B ou C, infection due au VIH, tuberculose évolutive ou latente, infection pulmonaire, sinusienne, dentaire) est un élément clé de la tolérance. Ce sur-risque infectieux est très largement majoré par la dose de corticoïdes reçue quotidiennement et il devient significatif dès le seuil de 0,1 mg/kg/j d'équivalent prednisone franchi ;
- un sur-risque tumoral concernant les cancers cutanés non mélanomateux qui justifie une surveillance cutanée régulière ;
- un sur-risque de perforations digestives largement majoré par la prise concomitante de corticoïdes quel que soit le traitement de fond ou DMARD associé même si ce risque semble plus fréquent avec le tocilizumab ;
- la tolérance biologique des biomédicaments est bonne. Une surveillance régulière de l'hémogramme et des transaminases (ASAT-ALAT) est réalisée. Un contrôle régulier du profil lipidique notamment pour le tocilizumab est réalisé. Pour le rituximab, une surveillance du taux d'immunoglobuline est réalisée avant un nouveau cycle de traitement.

IV. Indications et stratégie

La prescription des biomédicaments est encadrée par une prescription initiale hospitalière (PIH). Ils ne peuvent donc être prescrits que par certaines spécialités et certains spécialistes exerçant dans une structure hospitalière ou clinique. La prescription d'une biothérapie dépend de plusieurs facteurs qui sont liés à quatre points :

- la *voie d'administration* (galénique SC ou IV, préférences patient/rhumatologue, possibilités d'éducation thérapeutique lors de l'administration…) ;
- le *cadre de la prescription* (AMM, association/monothérapie, première ligne, deuxième ou nième ligne, coût…) ;
- le *patient* (les maladies associées ou comorbidités, l'association à une autre maladie inflammatoire [psoriasis, uvéite, maladies inflammatoires intestinales] ou auto-immune (syndrome de chevauchement), dans le cadre d'une pathologie frontière, observance, mode de vie…) ;
- le *produit* (efficacité/tolérance, demi-vie, adaptation de la posologie…).

Dans la *polyarthrite rhumatoïde* (PR) les indications sont résumées par la figure 23.3.

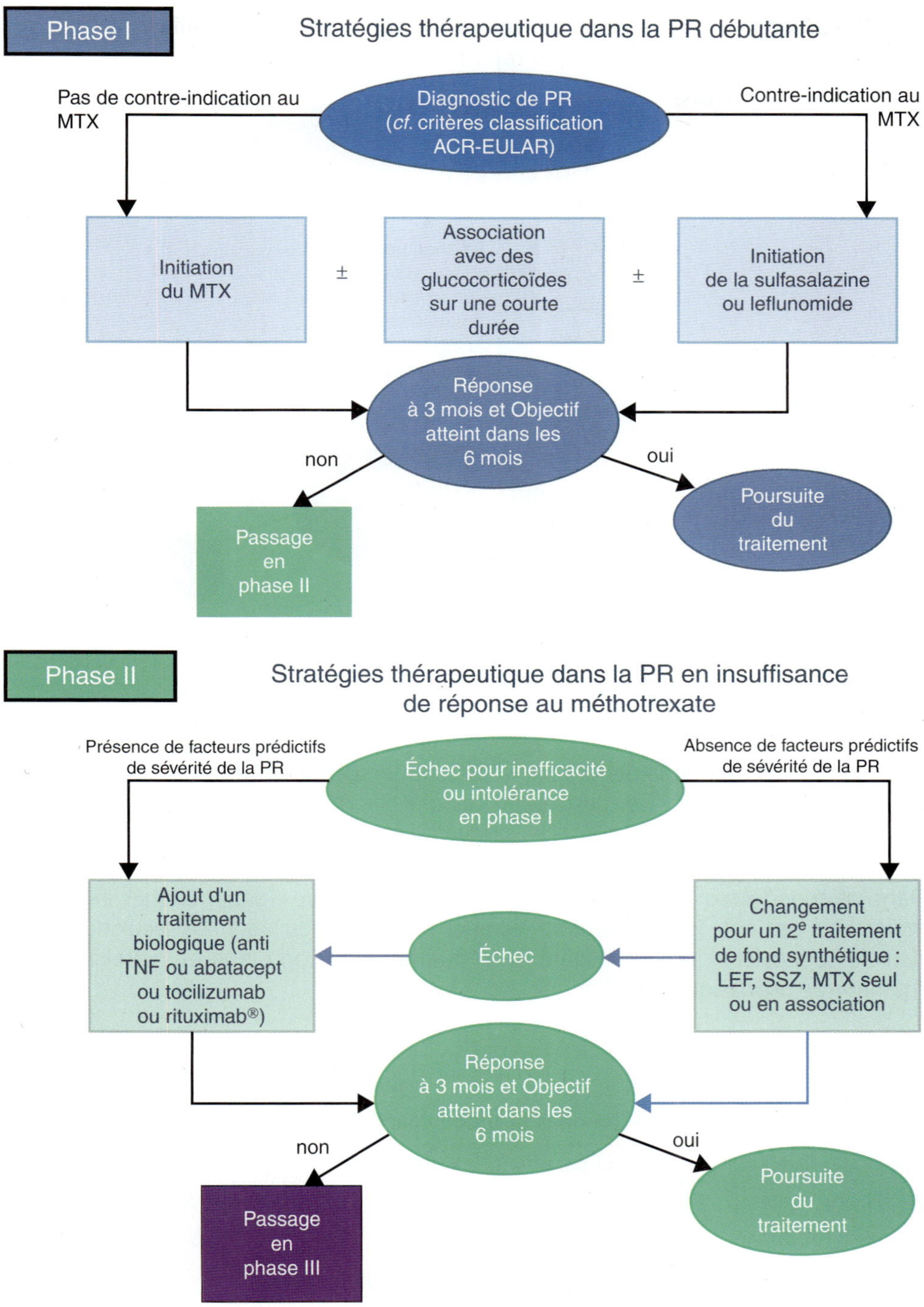

Fig. 23.3. Stratégie thérapeutique (traitement de fond) en fonction de l'évaluation de la sévérité de la polyarthrite rhumatoïde débutante.

MTX : méthotrexate ; LEF : léflunomide ; SSZ : sulfasalazine ; TNF : *tumor necoris factor*. Source : Gaujoux-Viala C, Gossec L, Cantagrel A, Dougados M, Fautrel B, Mariette X et al. Recommandations de la Société française de rhumatologie pour la prise en charge de la polyarthrite rhumatoïde. Rev Rhum 2014 ; 81 : 303–12.

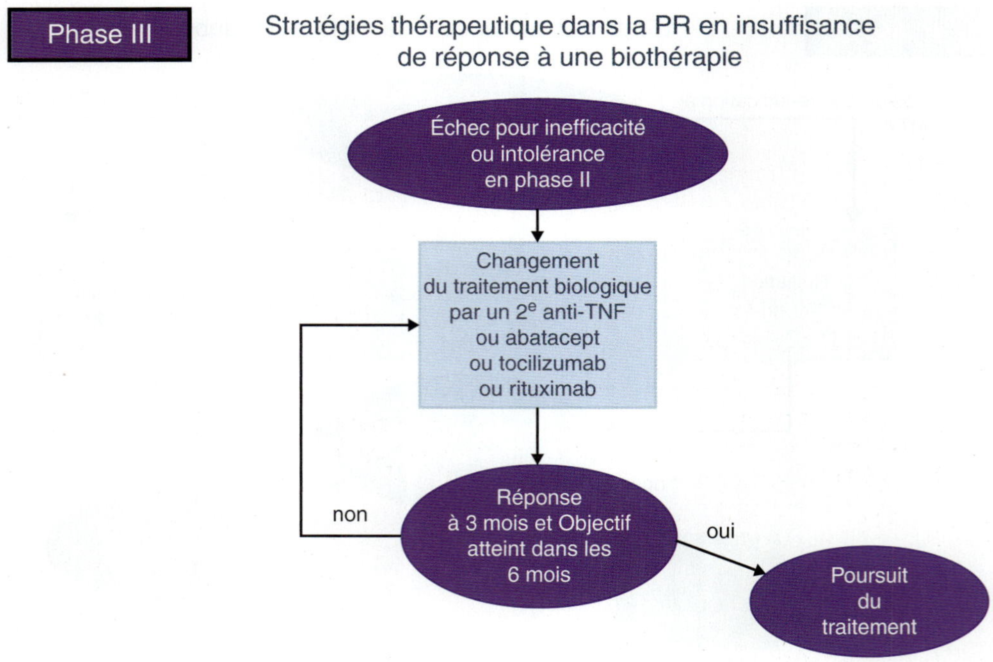

Fig. 23.3. Suite.

La stratégie thérapeutique débute par la prescription de csDMARD (méthotrexate et si contre-indication, léflunomide). Ce n'est qu'en cas d'échec de ce dernier que l'on a recours à une biothérapie. Il est en général conseillé, sauf intolérance, d'associer une biothérapie à un traitement de fond classique, DMARD, type méthotrexate.

Dans les *spondyloarthrites* axiales, périphériques articulaires, périphériques enthésitiques, les indications des anti-TNF peuvent se résumer par le tableau 23.1. Le secukinumab a l'AMM dans la spondylarthrite ankylosante et le rhumatisme psoriasique et l'ustékinumab dans le rhumatisme psoriasique périphérique (fig. 23.4).

Tableau 23.1. Indications des anti-TNF dans la spondyloarthrite (SpA).

SpA axiale	SpA périphérique enthésitique	SpA périphérique articulaire
Réponse AINS insuffisante ET ASDAS ≥ 2,1 Ou BASDAI ≥ 4 ET* RX+ ou inflammation IRM CRP+	Réponse AINS insuffisante ± infiltration ET CRP élevée ou inflammation IRM Douleur ≥ 4	Réponse AINS insuffisante ± infiltration ET échec ≥ 1 DMARD ET NAG et NAD ≥ 3**
ET Conviction du rhumatologue de débuter le traitement		

* Sauf cas particuliers.

** Nombre inférieur si coxite ou arthrite réfractaire aux infiltrations ou progression radiographique.

Source : Wendling D, Lukas C, Prati C, Claudepierre P, Gossec L, Goupille P et al. 2018 update of French Society for Rheumatology (SFR) recommendations about the everyday management of patients with spondyloarthritis. Joint Bone Spine 2018 ; 85(3) : 275–84.

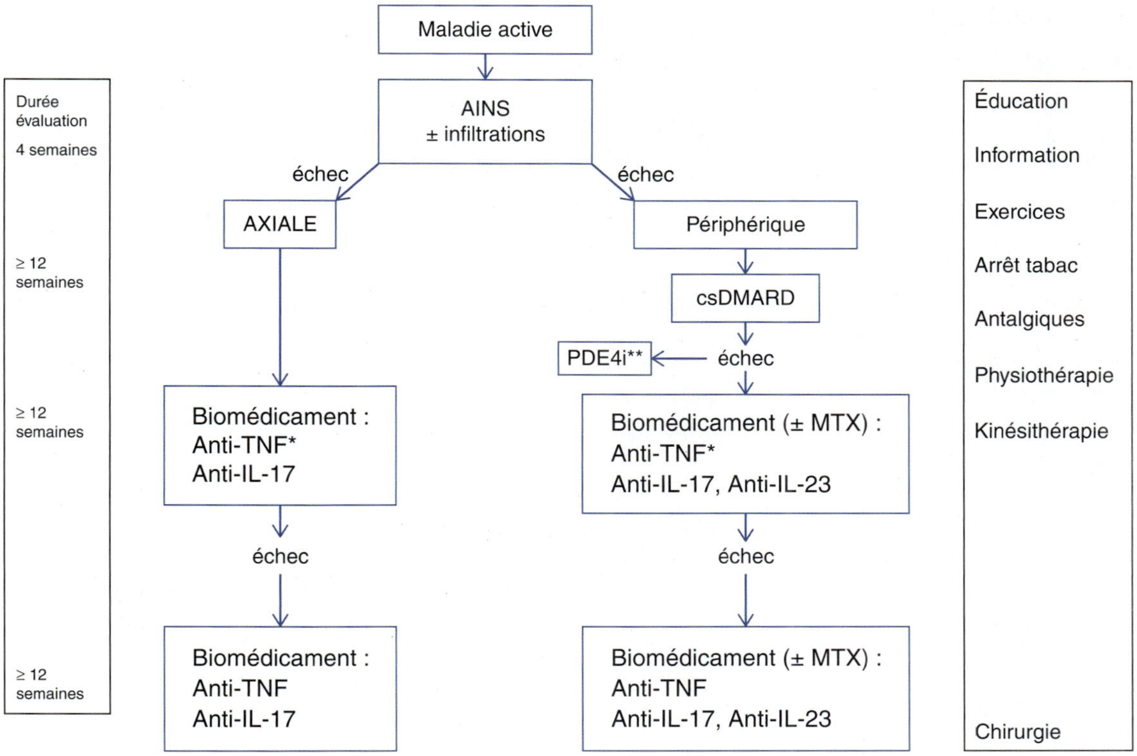

Fig. 23.4. Stratégie thérapeutique dans les spondyloarthrites.

* Actuellement en première intention en général. ** Dans certains cas particuliers. Source : Wendling D, Lukas C, Prati C, Claudepierre P, Gossec L, Goupille P et al. 2018 update of French Society for Rheumatology (SFR) recommendations about the everyday management of patients with spondyloarthritis. Joint Bone Spine 2018 ; 85(3) : 275–84.

V. Surveillance[10] (tableau 23.2)

Tableau 23.2. Principales biothérapies utilisées dans les affections rhumatismales de l'adulte : effets indésirables et surveillance (à titre indicatif).

Produits	Dose/voie d'administration	Effets indésirables	Surveillance
Infliximab (Rémicade®) anti-TNF	3 à 7,5 mg/kg IV aux semaines S0, S2, S6 puis toutes les 8 semaines (ampoule = 100 mg)	Infections Hypersensibilité Induction d'autoanticorps	Hémogramme Transaminases
Étanercept (Enbrel®) anti-TNF	50 mg par semaine SC chez l'adulte 0,4 mg/kg 2 fois par semaine SC chez l'enfant (> 4 ans) (ampoule = 25 ou 50 mg)	Infections Éruption aux points d'injection	Hémogramme
Adalinumab (Humira®) anti-TNF	40 mg SC toutes les 2 semaines	Infections Éruption aux points de ponction	Hémogramme
Certolizumab (Cimzia®) anti-TNF	SC toutes les 2 semaines avec une dose de charge de 400 mg les 3 premières injections puis 200 mg ensuite	Infections Éruption aux points de ponction	Hémogramme

(Suite)

10. Données complémentaires sur le site : fiches du CRI (http://www.cri-net.com/).

Tableau 23.2. Suite.

Produits	Dose/voie d'administration	Effets indésirables	Surveillance
Golimumab (Simponi®) anti-TNF	50 mg SC toutes les 4 semaines	Infections Éruption aux points de ponction	Hémogramme
Rituximab (Mabthera®) anti-lymphocyte B CD20+	1 g IV lente J0 et J15	Réactions à la perfusion Infections	Hémogramme Dosage pondéral des Ig
Abatacept (Orencia®) inhibiteur de la co-activation des lymphocytes T	500 à 750 ou 1 000 mg J0, J14 et J28 puis 1/mois IV ou 125 mg/sem en SC	Infections Céphalées, nausées	Hémogramme
Tocilizumab (RoActemra®) Anti-récepteur IL-6	8 mg/kg toutes les 4 semaines en perfusion IV ou 162 mg/sem en SC	Réactions à la perfusion Infections Dyslipidémie Cytolyse hépatique, neutropénie	Hémogramme Profil lipidique Transaminases
Sarilumab (Kevzara®) Anti-récepteur IL-6	200 mg/15 j en SC	Infections Dyslipidémie Cytolyse hépatique, neutropénie	Hémogramme Profil lipidique Transaminases
Anakinra (Kineret®) Anti-récepteur IL-1	100 mg/j SC	Infections Éruption aux points de ponction surtout le premier mois	Hémogramme
Secukinumab (Cosentyx®) anti-IL17	SC toutes les semaines à la dose de 150 ou 300 mg pendant 5 semaines puis 1 fois par mois	Infections (candidoses)	Hémogramme
Ustékinumab, Stelara® Récepteur antogaoniste de IL-12/23	SC à 90 mg à répéter à 1 mois puis tous les 3 mois	Infections	Hémogramme

SC : sous-cutané ; IV intraveineuse.

VI. Rôles du médecin traitant

La coordination entre prescripteur et médecin traitant doit être parfaite. Ce dernier est impliqué à plusieurs niveaux à la fois dans : le diagnostic précoce du rhumatisme inflammatoire, la première biologie spécifique demandée (facteurs rhumatoïdes, anticorps anti-CCP, anticorps anti-nucléaires), la demande rapide d'une imagerie classique (radiographie) ou moderne (échographie), l'adaptation du traitement antalgique, le renouvellement de traitements conventionnels comme le méthotrexate, la surveillance biologique, l'évaluation des facteurs de risque cardiovasculaire, la réalisation et la mise à jour des vaccinations (vaccins du calendrier vaccinal auxquels s'ajoutent les vaccins contre la grippe et le pneumocoque), le bilan préthérapeutique, la gestion des effets indésirables (infections ++++), les conseils à donner aux patients dans certaines circonstances (voyages, grossesse, chirurgie…). Le bilan prébiothérapie comporte en particulier un interrogatoire sur les antécédents infectieux tels qu'infections récurrentes, notion d'infection tuberculeuse ou de contage tuberculeux. Les sérologies hépatites B et C et la recherche d'une tuberculose latente avec la réalisation d'une intradermoréaction (IDR) ou mieux un Quantiféron® qui est maintenant remboursé dans cette indication ainsi qu'une radiographie du thorax sont réalisées de manière systématique. La vaccination du patient et de son entourage est une mesure préventive importante pour réduire ce risque infectieux.

Si les vaccins inactivés ou non vivants peuvent être réalisés sans arrêter le biomédicament, les vaccins vivants sont par contre contre-indiqués sous biomédicament et nécessitent un arrêt de 3 mois (6 mois pour le rituximab) avant leur réalisation.

Points clés

- Les biothérapies et thérapies ciblées sont indiquées dans les rhumatismes inflammatoires et les maladies inflammatoires ou auto-immunes actifs, sévères, ou potentiellement sévères.
- Leur balance efficacité/tolérance est favorable à condition de respecter les contre-indications et précautions d'emploi, en particulier sur les risques infectieux.

Notions indispensables et inacceptables

Notions indispensables

- Les biomédicaments sont envisagés dans les rhumatismes inflammatoires chroniques après échec d'au moins un traitement conventionnel avec un suivi de l'efficacité sur un score d'activité validé et de la tolérance.
- Le risque infectieux sous biomédicament est à évaluer avant l'initiation avec la recherche systématique d'une tuberculose latente et tout signe pouvant faire évoquer une infection sous biomédicament doit s'accompagner d'un arrêt du traitement et une consultation médicale le plus tôt possible.

Notion inacceptable

- Débuter ou poursuivre un traitement ciblé en cas d'infection active ou de tuberculose latente non traitée.

Réflexes transversalité

UE 4

- Item 114 – Psoriasis

UE 7

- Item 190 – Lupus érythémateux systémique. Syndrome des antiphospholipides
- Item 191 – Artérite à cellules géantes
- Item 192 – Polyarthrite rhumatoïde
- Item 193 – Spondyloarthrite

24

Item 207 – UE 7 – Sarcoïdose

Objectifs pédagogiques

Nationaux

- Diagnostiquer une sarcoïdose.
- Décrire les principes du traitement et de la prise en charge au long cours.

COFER

- Connaître les signes du syndrome de Löfgren (sarcoïdose initiale), connaître son pronostic et son traitement.
- Devant une oligoarthrite inflammatoire, connaître les signes cliniques qui orientent vers une sarcoïdose et rechercher d'autres atteintes asymptomatiques.
- Savoir évoquer une sarcoïdose devant des lésions radiologiques symptomatiques ou non de l'extrémité des membres ou des anomalies du métabolisme phosphocalcique.
- Connaître la lésion élémentaire histologique de la sarcoïdose et la rentabilité des biopsies (BGSA).
- Connaître les principales manifestations pulmonaires et extrapulmonaires de la sarcoïdose, connaître les principes ou méthodes du diagnostic de sarcoïdose (principaux examens, indications et résultats attendus).
- Connaître les principes de traitement et de surveillance.

I. Définition

La sarcoïdose est une maladie granulomateuse systémique d'étiologie inconnue, qui peut toucher de nombreux organes : le poumon préférentiellement (localisation médiastinothoracique) mais aussi la peau, la synoviale, l'os, le cœur, le rein ou le système nerveux central. L'atteinte médiastinothoracique est isolée dans 40 % des cas ou s'associe à des manifestations extrathoraciques dans 40 % des cas. Les manifestations rhumatologiques concernent 25 à 33 % des patients. La sarcoïdose survient préférentiellement entre vingt et quarante ans et est plus fréquente chez le sujet noir.

II. Manifestations rhumatologiques de la sarcoïdose

A. Syndrome de Löfgren

Il s'agit de la sarcoïdose aiguë (révélatrice dans 5 à 10 % des cas) qui atteint souvent la femme. Il associe classiquement :

© 2018, Elsevier Masson SAS. Tous droits réservés

- *érythème noueux* (fig. 24.1) : il est typique et évolue sans séquelles, spontanément ou grâce à un traitement par repos, antalgique et anti-inflammatoire non stéroïdien. La biopsie cutanée de la nouure est aspécifique et n'a aucun intérêt ;
- *atteinte articulaire* : le plus souvent, il s'agit d'une oligo- ou polyarthrite fébrile, aiguë et symétrique, touchant les grosses et moyennes articulations des membres inférieurs (chevilles et genoux). L'atteinte bilatérale des chevilles est quasi constante, très évocatrice (une sarcoïdose doit toujours être évoquée devant une biarthrite de cheville) et se distingue par une augmentation de volume liée à l'arthrite, aux ténosynovites et à l'infiltration du tissu périarticulaire (fig. 24.2). Les radiographies articulaires sont normales ;
- *adénopathies hilaires bilatérales asymptomatiques et non compressives* : la radiographie du thorax montre un stade I dans 80 % des cas. Parfois, il apparaît un infiltrat pulmonaire (stade II).

Le syndrome de Löfgren est la seule forme de la maladie qui ne nécessite pas de confirmation histologique. Le pronostic du syndrome de Löfgren est tout à fait favorable, la guérison étant obtenue spontanément en quelques mois. Cependant de rares malades ont une évolution chronique.

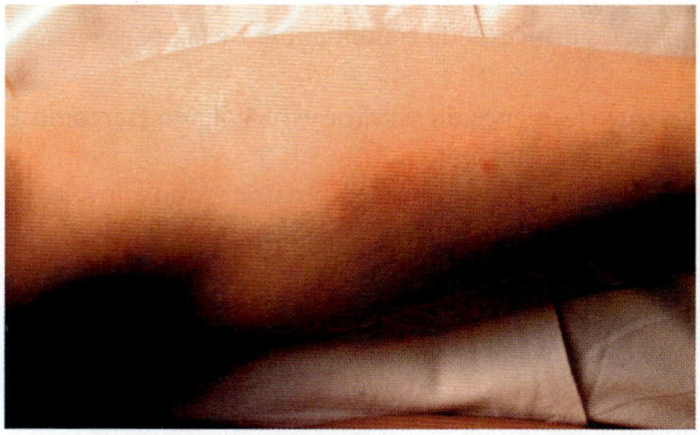

Fig. 24.1. Érythème noueux aspécifique dans le cadre d'une sarcoïdose.

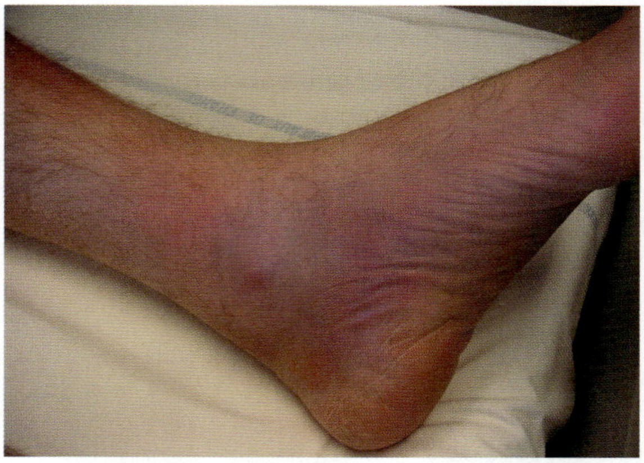

Fig. 24.2. Atteinte de la cheville au cours d'une sarcoïdose (arthrite et infiltration du tissu périarticulaire).
Collection C. Marcelli – Caen.

B. Mono-, oligo- ou polyarthrites aiguës, arthropathies chroniques

Elles sont rares, le plus souvent symétriques, parfois migratrices, avec atteinte des petites et moyennes articulations, sans érythème noueux.

Leur diagnostic est difficile (l'atteinte des chevilles étant cependant évocatrice). Il faut rechercher, lors des premiers signes et au cours de l'évolution, d'autres signes de sarcoïdose.

Les oligo- ou polyarthrites chroniques sont rares, généralement non déformantes et non destructrices, et évoluent par poussées. La biopsie synoviale peut être utile et montre une synovite granulomateuse.

C. Dactilyte

L'atteinte de la main se présente sous forme d'une dactylite inflammatoire, uni- ou bilatérale, de la deuxième et troisième phalange, fréquemment asymptomatique ou peu douloureuse. Le doigt est infiltré et prend un aspect dit en « radis », avec coloration violine, cyanique, avec parfois les ongles fendillés.

D. Atteinte axiale

Une atteinte sacro-iliaque peut être observée au cours de la sarcoïdose. Une atteinte vertébrale, le plus souvent asymptomatique, est parfois présente avec des lésions, d'aspect ostéolytique et/ou ostéosclérosant, comme au cours des spondyloarthrites.

E. Myalgies

Les myalgies sont habituellement modérées et prédominent aux ceintures. Sauf dans les rares formes de myopathie aiguë, le taux des enzymes musculaires est normal ou peu élevé. L'IRM musculaire peut être utile pour évoquer le diagnostic et guider les biopsies. L'histologie musculaire est souvent positive avec mise en évidence de granulomes.

F. Atteinte osseuse et anomalies du métabolisme phosphocalcique

L'atteinte osseuse, souvent asymptomatique, est sous-diagnostiquée. L'atteinte osseuse est parfois associée à une atteinte de la peau et des tissus mous. L'ensemble du squelette peut être atteint. L'atteinte des mains est la plus fréquente, suivie par celle du crâne, des os de la face, du sternum, des côtes, des vertèbres et des os longs.

Sur les radiographies des mains, on peut trouver soit un kyste circonscrit (ostéite cystoïde), soit de multiples lacunes de petite taille réalisant souvent un aspect grillagé, soit une ou plusieurs géodes volumineuses. Au niveau des os longs et du crâne, il existe radiologiquement des lacunes sans condensation périlésionnelle.

Des perturbations du métabolisme phosphocalcique peuvent être observées.

Il s'agit d'une hypercalciurie (35 % des malades environ) avec ou sans hypercalcémie (présente dans 10 % des cas), qui peut être responsable de lithiases calciques et de néphrocalcinose. Elle est la conséquence de la production par le granulome sarcoïdosique de 1,25-$(OH)_2$-vitamine D3. Une hypercalcémie sévère est possible, surtout après exposition solaire ; une corticothérapie peut alors être indiquée.

III. Comment faire le diagnostic de sarcoïdose ?

A. Diagnostic de certitude

Le diagnostic de sarcoïdose repose sur trois éléments indispensables ⚠ :

- la conjonction de signes cliniques et paracliniques compatibles ;
- la mise en évidence d'un granulome épithélioïde et gigantocellulaire sans nécrose caséeuse ;
- l'exclusion des autres diagnostics potentiels : granulomatoses infectieuses (tuberculose, mycobactéries atypiques, histoplasmose, mycoses, parasitoses), toxiques (bérylliose, médicamenteuses), inflammatoires (maladie de Wegener, pneumopathie d'hypersensibilité, etc.), lymphomes.

Sauf dans la forme typique du syndrome de Löfgren, le diagnostic nécessite une confirmation histologique (granulome sans nécrose caséeuse). En l'absence de confirmation histologique possible, il faut rester prudent et savoir réévaluer le diagnostic au cours du suivi.

B. Éléments cliniques et paracliniques orientant le diagnostic

Il faut systématiquement rechercher les autres manifestations asymptomatiques et symptomatiques de la sarcoïdose ⚠.

1. *Examens complémentaires*

Certains examens complémentaires peuvent orienter vers le diagnostic de sarcoïdose :

- la numérotation-formule sanguine est le plus souvent normale (parfois lymphopénie) ainsi que la VS (sauf dans le syndrome de Löfgren) ;
- une hypercalciurie avec ou sans hypercalcémie peut être trouvée ;
- une hypergammaglobuline polyclonale (inconstante) peut être présente ;
- une intradermoréaction à la tuberculine peut être utile et montre une anergie ou mieux, une négativation de l'IDR ;
- l'enzyme de conversion de l'angiotensine I (ECA) est élevée dans 40 à 90 % des cas. Cette élévation est évocatrice mais n'est ni sensible, ni spécifique (elle peut s'observer également au cours d'autres affections granulomateuses) et son taux corrèle mal avec l'activité de la maladie ;
- la radiographie de thorax : indispensable, elle oriente le diagnostic chez 80 % des malades (*cf. infra*) ;
- l'imagerie par tomographie par émission de positons (TEP-FDG) peut être utile pour guider une biopsie lors du diagnostic et évaluer l'activité de la maladie, notamment l'atteinte cardiaque.

2. *Biopsies*

Les **biopsies** *les moins agressives possibles* doivent être utilisées : tout d'abord les biopsies superficielles, puis les biopsies plus profondes en l'absence de lésion superficielle :

- une biopsie d'une lésion cutanée ou d'une adénopathie superficielle ;
- une biopsie des glandes salivaires accessoires (sensibilité de 30 %) ;
- une biopsie bronchique ou transbronchique (sensibilité de 60 %) ;
- une biopsie synoviale (au cours des arthropathies chroniques) ;
- une biopsie hépatique (sensibilité de 90 % mais faible spécificité) ;
- une biopsie médiastinale, etc.

La biopsie recherche le granulome épithélioïde et gigantocellulaire qui comporte :

- des cellules épithélioïdes en amas, mêlées à des cellules géantes de type cellules de Langhans (noyau en « fer à cheval ») ;
- de nombreux lymphocytes en zone marginale ;
- une réaction fibroblastique en couronne.

Il n'existe jamais de nécrose caséeuse ni d'agent pathogène ⚠ (qu'il faut rechercher systématiquement : bacille tuberculeux, bacille acido-alcoolo-résistant, parasite, corps étrangers, exposition particulière : bérylliose, etc.).

IV. Autres manifestations de sarcoïdose

A. Manifestations médiastinothoraciques (80 %)

Toux spasmodique, dyspnée d'effort souvent modérée peuvent révéler la maladie, mais souvent le patient est asymptomatique.

1. Radiographie de thorax

La radiographie de thorax doit être systématique. Il existe quatre types d'atteinte radiologique :

- stade 0 : image thoracique normale au cours d'une sarcoïdose extrathoracique (20 % des malades) ;
- stade 1 : adénopathies intrathoraciques isolées, non compressives, le plus souvent asymptomatiques (50 %) (fig. 24.3) ;
- stade 2 : image infiltrative diffuse avec adénopathies intrathoraciques ;
- stade 3 : image infiltrative diffuse sans fibrose (25 %) ;
- stade 4 : lésions irréversibles fibro-emphysémateuses (5 à 8 % des cas).

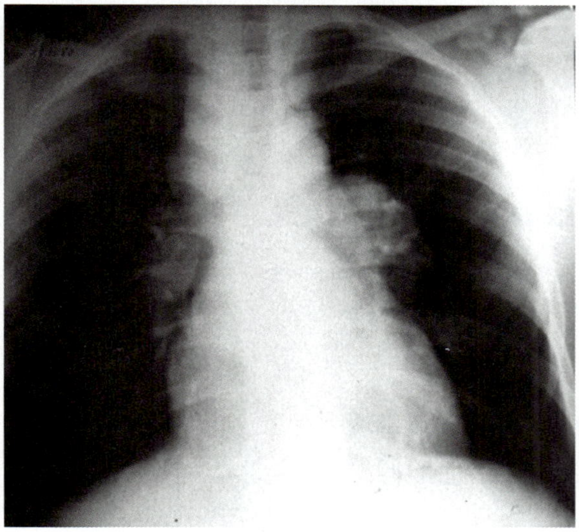

Fig. 24.3. Adénomégalies médiastinales bilatérales (« lymphome hilaire bilatéral ») sans atteinte pulmonaire interstitielle, dans une sarcoïdose pulmonaire au stade I.

2. Épreuve fonctionnelle respiratoire (EFR) avec spirométrie et DLCO

Elle doit être systématique pour évaluer le retentissement fonctionnel respiratoire initial puis dépister les aggravations.

3. Scanner thoracique haute résolution avec injection

Il précise les lésions et est plus sensible dans la détection de l'atteinte interstitielle.

4. Fibroscopie avec lavage bronchoalvéolaire et biopsies étagées multiples

L'indication sera portée par le pneumologue : le lavage bronchoalvéolaire montre le plus souvent une alvéolite lymphocytaire avec augmentation du pourcentage de lymphocytes CD4+. Cette anomalie peut exister au cours des sarcoïdoses à manifestation purement extrathoracique.

B. Manifestations cutanées (20 %)

L'érythème noueux du syndrome de Löfgren n'a aucune caractéristique propre et évolue favorablement en quelques semaines. Il faut éliminer les autres causes d'érythème noueux (tuberculose, streptocoques, *Yersinia*, médicaments, etc.).

Les sarcoïdes sont des lésions cutanées spécifiques infiltrées, violines, qui font apparaître à la vitropression les « grains lupoïdes jaunâtres ». Les sarcoïdes peuvent être soit papuleuses, de petit diamètre ou plus volumineuses à gros nodules. Il faut les rechercher au visage, sur les membres mais aussi sur les cicatrices du patient.

Le *lupus pernio* consiste en des lésions en placard, rouges ou violacées prédominant à la face ; une atteinte nasale peut être associée.

C. Manifestations oculaires (20 %)

L'atteinte de la conjonctive et des glandes lacrymales est le plus souvent bénigne.

Les uvéites granulomateuses (20 % des patients) menacent le pronostic oculaire et sont souvent associées à une atteinte médiastinopulmonaire grave. Elles sont habituellement antérieures, et chroniques. Parfois, elles sont postérieures avec atteinte rétinienne et vascularite de mauvais pronostic, et nécessitent une corticothérapie générale.

Un examen ophtalmologique régulier est indispensable.

D. Adénopathies périphériques

Des adénopathies périphériques sont trouvées chez 10 % des patients : cervicales, sus-claviculaires, épitrochléennes, etc.

E. Manifestations salivaires

Les parotidites et sous-maxillites réalisent le syndrome de Mikulicz. L'association d'une uvéo-parotidite fébrile avec atteinte du nerf facial (syndrome de Heerfordt) est classique. La sarcoïdose peut également être responsable d'un syndrome sec.

F. Manifestations cardiaques

La cardiomyopathie se traduit par des troubles de la conduction, en particulier le bloc auriculo-ventriculaire du premier, deuxième ou troisième degré ou des troubles du rythme responsables de syncopes ou de mort subite.

Cette atteinte justifie un dépistage systématique lors du suivi (Holter-ECG, IRM cardiaque, TEP-TDM cardiaque). Une confirmation de la cardiopathie par un avis spécialisé est nécessaire dans les plus brefs délais : c'est une indication formelle à une corticothérapie à forte dose et à un traitement immunosuppresseur.

G. Manifestations neurologiques

L'atteinte des paires crâniennes concerne le VII, le nerf ophtalmique ou le V. Des méningites lymphocytaires souvent latentes mais également une pachyméningite granulomateuse sont parfois observées. D'autres manifestations neurologiques centrales (myélite, lésions granulomateuses cérébrales, vascularite cérébrale) ont été rapportées.

H. Manifestations rénales

On observe parfois une néphrocalcinose secondaire à l'hypercalciurie ; rarement une infiltration rénale par des granulomes sarcoïdosiques.

I. Manifestations hépatiques et digestives

Hépatomégalie et anomalies biologiques (cholestase) sont rares, mais le parenchyme hépatique est souvent le siège d'un infiltrat sarcoïdosique.

V. Traitement et suivi

A. Traitement

La plupart des patients ne nécessite pas de traitement (découverte fortuite, atteinte osseuse asymptomatique). Le traitement dans le syndrome de Löfgren est exclusivement symptomatique et fondé sur le repos, les antalgiques et les AINS ⚠. On évite la corticothérapie sauf dans les formes d'évolution défavorable.

La corticothérapie doit être discutée dans les formes avec atteintes pulmonaires invalidantes (stades III et IV ou aggravation progressive) et manifestations extrathoraciques graves (uvéite postérieure, atteinte rénale, atteintes cardiaques ou neurologiques symptomatiques) ainsi que dans les rares formes rhumatologiques chroniques et l'hypercalcémie.

Dans les formes chroniques, un traitement d'épargne cortisonique est souvent proposé, mais aucun de ces traitements n'a fait l'objet d'un essai randomisé à part les anti-TNF dans l'atteinte respiratoire (avec des résultats mitigés) et dans l'atteinte cutanée (un essai positif). L'efficacité de l'hydroxychloroquine, du méthotrexate et du léflunomide, a été rapportée dans les atteintes cutanées, articulaires et musculaires. Dans les atteintes réfractaires, pulmonaires, rhumatologiques, neurologiques et cardiaques, l'efficacité des anti-TNF a été rapportée.

B. Surveillance régulière

La surveillance s'impose ⚠ par un examen clinique tous les trois à six mois et un bilan plus complet tous les six à douze mois incluant, en fonction de l'atteinte initiale : radiographie de thorax, EFR avec spirométrie et DLCO, ECG, une consultation ophtalmologique, un contrôle biologique incluant une calciurie des vingt-quatre heures et un dosage de l'enzyme de conversion de l'angiotensine (ECA).

Points clés

- La sarcoïdose est une maladie granulomateuse diffuse multiviscérale avec atteinte préférentielle médiastinothoracique.
- Le syndrome de Löfgren est la sarcoïdose aiguë initiale associant oligo- ou polyarthrite affectant généralement les chevilles, érythème noueux et adénopathies médiastinales. Son pronostic est favorable.
- Le diagnostic de sarcoïdose repose sur la mise en évidence d'un granulome épithélioïde et gigantocellulaire sans nécrose caséeuse et sur l'élimination des diagnostics différentiels.
- Un suivi régulier est indispensable pour dépister les manifestations viscérales graves ou une aggravation, en particulier respiratoire.

Notions indispensables et inacceptables

Notions indispensables

- Le diagnostic de sarcoïdose repose sur un faisceau d'arguments cliniques, biologiques, histologiques et radiologiques.
- Le diagnostic de sarcoïdose doit être évoqué en cas d'érythème noueux, et/ou d'arthrite de cheville.
- Lors du diagnostic de sarcoïdose, les complications pulmonaires et cardiaques doivent être dépistées.

Notion inacceptable

- Dans le syndrome de Löfgren et dans les complications articulaires de la sarcoïdose, la prescription de manière systématique de corticoïdes et/ou d'immunosuppresseurs, sans essai au préalable des antalgiques ou des AINS, voire d'un geste local.

Réflexes transversalité

UE 4

- Item 81 – Œil rouge et/ou douloureux

UE 7

- Item 198 – Biothérapies et thérapies ciblées

UE 10

- Item 326 – Prescription et surveillance des classes de médicaments les plus courantes chez l'adulte et chez l'enfant

25

Item 215 – UE 7 – Pathologie du fer chez l'adulte et l'enfant

Objectifs pédagogiques

Nationaux

- Diagnostiquer une carence ou une surcharge en fer.
- Argumenter l'attitude thérapeutique et planifier le suivi du patient.

COFER

- Connaître les manifestations articulaires et osseuses de l'hémochromatose génétique.
- Savoir prescrire les examens biologiques permettant d'affirmer le diagnostic d'hémochromatose génétique.
- Causes d'hémochromatose secondaire et particularités de la prise en charge.
- Principes de la prise en charge des manifestations osseuses et articulaires de l'hémochromatose.

On parle maintenant d'hémochromatoses génétiques (au pluriel) pour désigner les différentes situations pathologiques aboutissant à une surcharge en fer d'origine génétique. La plupart d'entre elles sont de transmission récessive et sont rares voire exceptionnelles (mutation dans les gènes de l'hémojuvéline, l'hepcidine, le récepteur de la transferrine de type 2), la maladie de la ferroportine est, elle, de transmission dominante. La forme la plus fréquente d'hémochromatose génétique reste de très loin celle liée à la mutation homozygote *C282Y* (nommée actuellement *pCys.282Tyr*) du gène *HFE* chez les Caucasiens. Sa transmission est récessive. Cette homozygotie est présente chez environ 3 sujets sur 1 000 mais son expression phénotypique est très variable. C'est de cette maladie dont nous traiterons dans la suite de ce chapitre.

I. Connaître les manifestations articulaires et osseuses de l'hémochromatose génétique HFE

Le tableau typique de l'hémochromatose associant une mélanodermie, un diabète sucré, une cirrhose, une cardiomyopathie est devenue fort heureusement rare. En effet, avec le développement des dosages biologiques et des bilans de santé, la maladie est généralement dépistée plus tôt, avant les complications viscérales, sur des anomalies des paramètres du fer. Néanmoins, les manifestations ostéoarticulaires ont la particularité d'être fréquemment révélatrices de la maladie, notamment les douleurs articulaires qui sont parmi les manifestations cliniques les plus fréquentes après l'asthénie.

Rhumatologie
© 2018, Elsevier Masson SAS. Tous droits réservés

A. Manifestations articulaires

Les manifestations articulaires de l'hémochromatose génétique (HG) sont importantes à connaître. En effet, elles sont fréquentes (deux tiers des patients) et font souvent partie, avec l'asthénie inexpliquée, des premières manifestations de l'affection. Elles sont inaugurales dans près d'un tiers des cas, mais très souvent négligées, entraînant un retard de diagnostic de plusieurs années. La raison de ce retard diagnostique tient au fait que les manifestations articulaires de l'HG peuvent apparaître assez communes puisque globalement, la maladie entraîne des lésions d'arthrose ou de maladie à cristaux de pyrophosphate de calcium appelée communément chondrocalcinose articulaire (CCA). Néanmoins, certaines particularités doivent faire évoquer le diagnostic d'HG. Il est important de les reconnaître car poser le diagnostic aboutit à la mise en place d'un traitement par saignées qui prévient les complications viscérales graves de la maladie (cirrhose et carcinome hépatocellulaire, diabète, insuffisance cardiaque).

1. Quand doit-on penser à une arthropathie hémochromatosique ?

- Arthrose ou CCA à un âge plus jeune qu'à l'accoutumée (moins de 50 ans).
- Arthrose à des sites habituellement préservés par l'arthrose « primitive », sans contexte post-traumatique.
  - Articulations métécarpophalangiennes (notamment 2 et 3) +++.
  - Chevilles.
  - Poignets.
  - Épaules (omarthrose centrée, sans rupture de la coiffe des rotateurs).

2. Formes cliniques

- Formes localisées. Classique signe de la « douleur à la poignée de main » (atteinte des MCP 2 et 3).
- Plutôt arthralgies d'effort, raideur douloureuse limitant les mouvements. Aspect peu inflammatoire tant cliniquement qu'en échographie.
- Les épanchements articulaires sont plus rares que dans la CCA classique et le liquide généralement peu inflammatoire sauf en cas de réelle poussée microcristalline avec mise en évidence intra-articulaire des microcristaux de pyrophosphate de calcium.
- En plus des articulations sus-citées, il existe fréquemment une atteinte des hanches et des genoux.
- Le retentissement est grave puisque le risque d'avoir une prothèse articulaire est multiplié par 9 à la hanche et est augmenté dans de moindres proportions au genou et à la cheville par rapport à la population générale. Leur mise en place est aussi plus précoce.
- Dans un certain nombre de cas, le tableau est celui d'une polyarthrite inflammatoire et destructrice, parfois difficile à différencier d'un autre rhumatisme inflammatoire et notamment d'une polyarthrite rhumatoïde. Il existe des associations des deux maladies.

3. Imagerie

En radiologie conventionnelle, l'atteinte articulaire de l'HG est proche de celle du rhumatisme à cristaux de pyrophosphate de calcium avec ou sans CCA. L'association des radiologues européens (EULAR) signal bien l'HG comme cause de CCA.

- Les signes les plus caractéristiques concernent tout particulièrement l'atteinte des MCP 2 et 3 : ostéophyte très particulier en « hameçon » au niveau de la tête métacarpienne, pincement articulaire.

- Signes d'arthropathie chondrale et sous-chondrale sur des articulations peu touchées par l'arthrose, avec des géodes cernées par une condensation et disposées en « chapelet » dans la zone osseuse sous-chondrale, des ostéophytes à extrémité arrondie.
- Chondrocalcinose articulaire (fig. 25.1).
- Il n'a pas été décrit de spécificité échographique de l'HG, mais il est évident que comme dans les autres maladies articulaires, cette modalité d'imagerie a toute sa place y compris pour mettre en évidence des calcifications infraradiologiques.

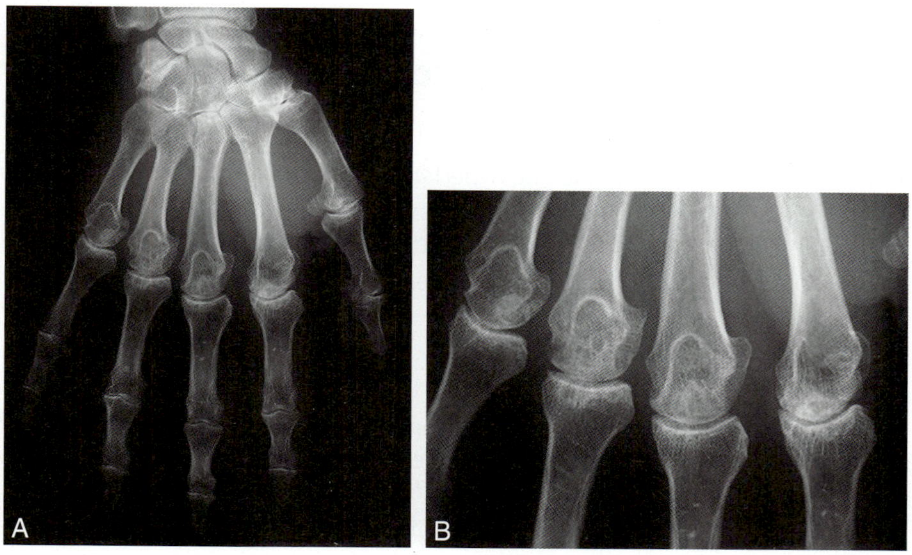

Fig. 25.1. Hémochromatose. Arthropathie des articulations métacarpophalangiennes d'allure mixte, destructrice (pincement de l'interligne articulaire et géodes sous-chondrales) et constructrice (condensation osseuse et ostéophytose périphérique).
A. Radiographie de la main de face. B. Cliché centré sur les articulations métacarpophalangiennes.

B. Manifestations osseuses

Les surcharges en fer sont responsables d'une perte osseuse. C'est le cas de l'HG mais également des thalassémies. Dans l'HG, les études les plus récentes montrent une diminution de la densité minérale osseuse (DMO) et une augmentation du risque fracturaire. Les facteurs classiques d'ostéoporose ne sont pas retrouvés dans cette population plutôt jeune et les hypothèses anciennes la reliant à un hypogonadisme n'ont plus lieu d'être puisque l'hypogonadisme est à l'heure actuelle inexistant dans la plupart des cas, la maladie étant détectée plus tôt. Il semble que la toxicité du fer soit au premier plan de la physiopathologie de cette ostéoporose, soit directement soit indirectement en modulant d'autres systèmes importants pour le métabolisme osseux. La prévalence de l'ostéoporose dans l'HG est estimée à environ 30 % et la prévalence des fractures à 20 % (bien que ce dernier chiffre soit moins bien étayé). La recherche de l'HG comme cause d'ostéoporose en l'absence d'autre étiologie évidente est justifiée, particulièrement chez les sujets jeunes, femme ou homme.

II. Diagnostic de l'hémochromatose génétique

A. Recherche de signes de surcharge en fer en dehors des manifestations ostéoarticulaires

- Fatigue chronique ++++.
- Mélanodermie.
- Insuffisance hypophysaire, gonadique.
- Signes hépatiques, pancréatiques (y compris diabète), cardiaques.

B. Dosage de la ferritine et du coefficient de saturation de la transferrine

- Toute surcharge en fer entraîne une hyperferritinémie, mais toutes les hyperferritinémies ne correspondent pas à des surcharges en fer.
- Éliminer les causes classiques d'hyperferritinémie sans surcharge viscérale :
  - syndrome métabolique (hors hépatosidérose dysmétabolique) ;
  - alcoolisme ;
  - inflammation ;
  - cytolyse.
- Le coefficient de saturation de la transferrine (Cs) est indispensable au diagnostic, couplé à celui de la ferritine. Dosés dans de bonnes conditions, le matin à jeun, et si possible en s'abstenant de boissons alcoolisées plusieurs jours avant :
  - hyperferritinémie : ferritine > 300 µg/L chez l'homme et > 200 µg/L chez la femme ;
  - Cs ≤45% : chercher une autre cause que l'hémochromatose HFE. Avant tout, le syndrome métabolique, cause la plus fréquente d'hyperferritinémie qui peut s'accompagner soit de l'absence de surcharge en fer soit d'une surcharge très modérée (dite hépatosidérose dysmétabolique). Éliminer aussi un syndrome inflammatoire (CRP) ;
  - Cs > 45 % et le plus souvent > 60 % : envisager l'hémochromatose HFE.
  - Ne pas oublier que l'augmentation peut être atténuée voire masquée chez la femme non ménopausée en raison des pertes sanguines mensuelles.

C. IRM hépatique

Elle permet d'authentifier et de quantifier la surcharge viscérale en fer (au niveau du foie dans le cadre de l'HG) sans avoir à réaliser une ponction-biopsie hépatique (PBH).

D. Recherche de la mutation du gène *HFE C282Y*

- À réaliser, après accord signé du potentiel probant, en cas d'augmentation (confirmée sur un deuxième prélèvement sanguin) du Cs et, *a fortiori*, en cas d'augmentation conjointe du Cs et de la ferritinémie.
- La surcharge IRM est variable.
- Seuls les patients homozygotes pour la mutation C282Y sont susceptibles de développer une surcharge en fer significative dans le cadre de l'HG HFE.

E. Les différents stades de la maladie et conduite à tenir

1. Classification

- Stade 0 : absence d'expression clinique ou biologique.
- Stade 1 : augmentation isolée du taux de CS à 45 %. En pratique, il est le plus souvent supérieur à 60 % chez l'homme et 50 % chez la femme.
- Stade 2 : stade 1 + augmentation de la ferritine au-delà de 300 µg/L chez l'homme et 200 µg/L chez la femme, mais sans aucun signe clinique.
- Stade 3 : stade 2 + diminution de la qualité de vie liée à l'asthénie, l'impuissance, les arthropathies.
- Stade 4 : stade 2 + compromission du pronostic vital liée à une cirrhose (avec risque de carcinome hépatocellulaire), un diabète insulinodépendant, une cardiomyopathie.

2. Conduite

- Stades 0 et 1 : il n'y a pas d'élévation de la ferritinémie. Aucun examen complémentaire systématique n'est recommandé en dehors de la mesure de la ferritinémie et du Cs. Un examen clinique soigneux est nécessaire à la recherche d'une asthénie, d'une mélanodermie, de douleurs articulaires, d'antécédents familiaux.
- Stades 2, 3 et 4 : en plus de l'examen clinique et du bilan martial, les explorations se focalisent sur quatre organes :
  - le *foie* : transaminases et échographie hépatique en cas d'hépatomégalie clinique ou d'élévation des transaminases. S'il existe une hypertransaminémie ou une hépatomégalie ou une ferritinémie supérieure à 1 000 µg/L, une ponction-biopsie hépatique est indiquée, non pas pour faire le diagnostic (établi sur l'élévation des paramètres martiaux et l'étude génétique) mais pour déceler une éventuelle fibrose ou cirrhose ;
  - les *gonades* : chez l'homme il faut rechercher d'une part des signes cliniques d'hypogonadisme et, d'autre part, doser la testostéronémie ;
  - l'*os* : une ostéodensitométrie est recommandée par la HAS, notamment en cas d'existence de cofacteurs d'ostéoporose tels que l'hypogonadisme, la ménopause ou une cirrhose ;
  - le *cœur* : une échocardiographie est indispensable.

III. Prise en charge des manifestations ostéoarticulaires de l'hémochromatose

Le principal traitement de l'hémochromatose génétique est représenté par les saignées régulières de manière à normaliser le taux de ferritine < 50 µg/L et si possible le CS < 45 %. Elles permettent de prévenir les complications viscérales graves de la maladie.

Malheureusement, elles sont peu efficaces sur les manifestations articulaires, dont le traitement est donc essentiellement symptomatique. Certaines données semblent suggérer que même si la ferritine est normalisée, la persistance d'un coefficient de saturation élevé serait un facteur de risque de persistance de symptômes articulaires.

- Il est fondamental d'assurer un suivi rhumatologique régulier de ces patients pour s'assurer de l'observance de ce traitement certes symptomatique mais le plus souvent efficace s'il est bien conduit et combiné.
- La première étape consiste à proposer des traitements antalgiques de niveau 1 ou 2, de façon suffisamment prolongée.

- Les AINS (ou la colchicine) peuvent être utilisés ponctuellement en cas de crise aiguë ou plus inflammatoire, de manière limitée dans le temps et en tenant compte des comorbidités et des autres traitements des patients.
- Les infiltrations articulaires sont souvent très efficaces.
- Il ne faut pas négliger les mesures de kinésithérapie, d'ergothérapie (orthèses), de podologie…
- Le traitement de l'ostéoporose de l'hémochromatose ne diffère pas du traitement de l'ostéoporose post-ménopausique ou masculine.

Points clés

- Les manifestations articulaires de l'hémochromatose sont très diverses (mono-, oligo- ou polyarticulaires, périphériques ou axiales, de type mécanique, dégénératif ou inflammatoire) et de gravité variable.
- L'hémochromatose est une cause de chondrocalcinose articulaire et d'arthrose secondaire. La localisation à des articulations épargnées par les formes primitives de l'arthrose et/ou la survenue chez des sujets jeunes doivent alerter le clinicien.
- Le diagnostic d'hémochromatose doit être évoqué devant des signes radiographiques d'arthropathie chondrale et sous-chondrale sur des articulations habituellement peu touchées par l'arthrose.
- En cas d'hémochromatose, une ostéopathie fragilisante doit être recherchée par l'ostéodensitométrie.
- Les anomalies biologiques évocatrices d'hémochromatose sont l'augmentation du coefficient de la transferrine, d'abord isolée (stade 1) puis associée à l'augmentation de la ferritine sérique (stades 2, 3, 4).
- Les manifestations articulaires de l'hémochromatose relèvent de traitements généraux (antalgiques, AINS, colchicine) et locaux (synoviorthèses) ainsi que de traitements de kinésithérapie, ergothérapie, orthèses.
- Le traitement de l'ostéoporose ne diffère pas du traitement de l'ostéoporose post-ménopausique ou masculine.

Notions indispensables et inacceptables

Notions indispensables

- Penser à l'hémochromatose dans les cas suivants :
  - arthrose ou CCA à un âge plus jeune qu'à l'accoutumée (moins de 50 ans);
  - arthrose à des sites habituellement préservés par l'arthrose « primitive », sans contexte post-traumatique;
  - ostéoporose sans cause retrouvée, notamment chez quelqu'un de jeune.
- Recherche de signes de surcharge en fer en dehors des manifestations ostéoarticulaires.
- Doser la ferritine et, à 2 reprises le coefficient de saturation de la transferrine dans de bonne conditions analytiques (le matin à jeun et à distance de plusieurs jours de toute prise d'alcool).
- Confirmer le diagnostic par la recherche de l'homozygotie C282Y.
- Affirmer et quantifier la surcharge en fer par l'IRM hépatique.
- Faire une ponction biopsie hépatique en cas de forte suspicion de fibrose ou cirrhose.
- Mettre en route un programme de saignées dès le diagnostic posé afin d'obtenir et de maintenir une ferritinémie < 50 µg/L pour prévenir les complication viscérales majeures.

Notions inacceptables

- Doser et interpréter une augmentation de la ferritine sans analyse concomitante du coefficient de saturation de la transferrine.
- Ne pas poser le diagnostic, ce qui expose le patient à des complications viscérales évitables par le traitement et empêche d'évaluer le risque de la maladie dans sa famille.

Réflexes transversalité

UE 5

- Item 124 – Ostéopathies fragilisantes
- Item 125 – Arthrose

UE 7

- Item 194 – Arthropathie microcristalline
- Item 196 – Douleur et épanchement articulaire. Arthrite d'évolution récente

UE 8

- Item 276 – Cirrhose

26

Item 253 – UE 8 – Aptitude au sport chez l'adulte et l'enfant ; besoins nutritionnels chez le sportif[11]

Objectifs pédagogiques

Nationaux

- Conduire un examen médical d'aptitude au sport.
- Exposer les bénéfices et les inconvénients de la pratique sportive chez l'enfant et l'adulte.
- Exposer les besoins nutritionnels chez le sportif enfant et le sportif adulte.
- Argumenter les précautions et contre-indications à la pratique sportive intensive.

I. Introduction

La pratique des activités physiques et sportives connaît actuellement une croissance importante dans la population française, en particulier parce qu'elle est un facteur efficace de prévention primaire, secondaire et tertiaire d'un grand nombre de pathologies dites « non transmissibles », et d'amélioration d'états physiologiques comme le vieillissement. La promotion de l'activité physique et sportive pour la santé et pour tous représente une mission importante de la médecine du sport. De plus, le sport de compétition est aussi largement démocratisé et valorisé.

Dans ce contexte, le médecin doit avoir des connaissances pour pouvoir répondre à ces missions de santé autour du sportif, pour permettre une prise en charge complète du sujet pratiquant ou souhaitant pratiquer une activité physique et sportive, quels que soient son âge et son niveau, avec un objectif de protection de la santé des sportifs et de promotion de l'activité physique pour la santé et pour tous.

---

11. Remerciements : document rédigé en collaboration avec le Pr Pierre Rochcongar (Société française de médecine de l'exercice et du sport).

© 2018, Elsevier Masson SAS. Tous droits réservés

II. Examen médical de non-contre-indication à la pratique du sport

A. Objectifs de la visite médicale de non-contre-indication à la pratique du sport

Les objectifs de la visite et l'examen médical de non-contre-indication à la pratique du sport sont :

- **rechercher (éliminer) des contre-indications à la pratique sportive**, rechercher une pathologie ou une anomalie clinique pouvant s'aggraver à l'exercice et entraîner un risque pour le pratiquant et qui serait une contre-indication (partielle ou totale) à la pratique du sport;
- rechercher des facteurs incompatibles avec la pratique sportive intense (pour les sportifs concernés);
- dépister des facteurs de risque de blessures;
- donner des conseils :
  - de **prévention** des blessures, de récupération, de nutrition, du dopage et des conduites dopantes (prévention, information, éducation),
  - concernant les disciplines sportives et modalités de pratiques à privilégier le cas échéant;
- délivrer le certificat médical de non-contre-indication à la pratique du sport;
- délivrer une information concernant le questionnaire de santé « QS-SPORT » qu'il aura à renseigner les années pour lesquelles un certificat ne sera pas exigé.

B. Certificat médical de non-contre-indication

Le cadre juridique du certificat médical de non-contre-indication à la pratique du sport est dans le Code du sport.

- **Art. L231-2 du Code du sport** : l'obtention d'une licence d'une fédération sportive est subordonnée à la présentation d'un certificat médical datant de moins d'un an et permettant d'établir l'absence de contre-indication à la pratique du sport ou, le cas échéant, de la discipline concernée.

Lorsque la licence sollicitée permet la participation aux compétitions organisées par une fédération sportive, le certificat médical atteste l'absence de contre-indication à la pratique du sport ou de la discipline concernés en compétition.

La fréquence à laquelle un nouveau certificat médical est exigé pour le renouvellement de la licence est fixée à 3 ans par le décret n° 2016-1157 du 24 août 2016, sous réserve d'avoir complété un questionnaire de santé sans réponse positive, sinon le sportif se doit de produire un nouveau certificat médical (art. D. 231-1-4)[12].

Les disciplines suivantes présentent des contraintes particulières (art. D. 231-1-5) : alpinisme, plongée subaquatique, spéléologie, sports de combats avec possibilité de KO, armes à feu ou air comprimé, véhicules à moteur, aéronef et rugby à XV, XIII et VII. Pour ces disciplines, la délivrance ou le renouvellement de la licence ainsi que la participation à des compétitions sont soumis à la production d'un certificat médical datant de moins d'un an établissant l'absence de contre-indication à la pratique de la discipline concernée. La délivrance de ce certificat est subordonnée à la réalisation d'un examen médical spécifique dont les caractéristiques sont fixées par arrêté des ministres chargés de la santé et des sports (arrêté du 24 juillet 2017 fixant les caractéristiques de l'examen médical spécifique relatif à la délivrance du certificat médical de non-contre-indication à la pratique des disciplines sportives à contraintes particulières, NOR : SPOV1722815A).

12. Consultable au lien suivant : https://www.service-public.fr/particuliers/vosdroits/F1030

Le certificat médical peut, à la demande du licencié, ne porter que sur une discipline ou un ensemble de disciplines connexes.

- **Art. L231-2-1 du Code du sport** : pratique en compétition d'une discipline sportive à l'occasion d'une manifestation organisée par une fédération subordonnée à la présentation :
  - d'une licence mentionnée au L231-2 portant attestation de la délivrance de ce certificat ;
  - d'un certificat médical datant de moins d'un an attestant de l'absence de contre-indication à la pratique en compétition de cette discipline ou activité sportive.

Certificat médical de non-contre-indication à la pratique du sport

Le contenu du certificat médical de non-contre-indication à la pratique du sport n'est pas figé, il peut être le suivant.
Je soussigné, docteur... (nom et prénom du médecin, numéro RPPS ou ADELI),

- certifie, au terme de mon examen de M./Mme ... (nom et prénom du sportif), né(e) le...(date de naissance du sportif) demeurant... (adresse du sportif)
- n'avoir pas constaté à ce jour de signes cliniques apparents évocateurs de contre-indication médicale à la pratique de... (sport pratiqué)
- à l'entraînement, en loisir et en compétition (dans sa catégorie d'âge) :...

Certificat médical réalisé à la demande de M... et remis en main propre pour faire valoir ce que de droit.
Date, lieu, signature, tamponné par le cachet professionnel du médecin

À noter : en milieu scolaire, il existe une aptitude *a priori*, y compris pour les activités pratiquées en association sportive scolaire mais hormis pour les disciplines à contraintes particulières, et seules les dispenses à l'activité sportive scolaire feront l'objet d'un certificat effectué par un médecin docteur en médecine (thésé) et visé par le médecin scolaire en cas de dispense prolongée.

C. Examen médical de non-contre-indication à la pratique du sport

Les grandes lignes de l'examen médical de non-contre-indication à la pratique du sport sont décrites ci-dessous, l'objectif étant qu'il soit le plus approfondi et soigné possible car il va aboutir à la rédaction d'un certificat médical qui engage la responsabilité professionnelle du médecin. Le médecin peut utilement s'aider de l'interrogatoire et l'examen clinique type élaborés de manière consensuelle par la Société française de médecine de l'exercice et du sport[13].

1. État civil et renseignements administratifs

Nom, prénom, date de naissance, latéralité, niveau scolaire, d'étude ou profession (horaires, stress...), médecin traitant, kinésithérapeute...

2. Interrogatoire

- Antécédents :
  - sportifs et pratique actuelle : niveau (haut niveau, loisir, amateur, compétition, palmarès), rythme, volume et intensité de pratique, ludique ou compétition, objectifs, conditions

13. Téléchargeable au lien suivant : http://www.sfmes.org/sfmes/textes-utiles ou https://www.sfmes.org/images/sfmes/pdf/Visite_NCI.pdf

de pratique sportive (terrain, équipement, engagement dans un sport à catégorie de poids, conditions climatiques…), motivation de la pratique (compétition, modification corporelle, gestion du poids, maintien de la forme…) et désir sportif…
 - familiaux au premier degré : infarctus du myocarde ou **mort subite** avant 55 ans chez un homme ou 65 ans chez une femme, accident vasculaire cérébral constitué précoce chez un homme ou une femme de moins de 45 ans, coronaropathie, cardiopathie, hypertension artérielle, diabète, maladies musculaires, maladies génétiques, troubles de la coagulation…
 - médicaux : facteurs de risque cardiovasculaire personnels : âge > 50 ans chez l'homme et > 60 ans chez la femme, tabagisme actuel ou arrêté depuis moins de 3 ans (nombre de paquets-année), hypertension artérielle traitée ou non, diabète de type 2 (dernière hémoglobine glyquée ou HbA1C), dyslipidémie (dernier LDLc, HDLc et triglycérides), surpoids ou obésité (calcul de l'IMC), cardiopathie (dernier électrocardiogramme de repos et dernière échocardiographie), asthme (dernière exploration fonctionnelle respiratoire), épilepsie (dernier électroencéphalogramme), myopie (dernières corrections), traumatisme crânien (avec ou sans perte de connaissance), maladies musculaires, pathologies neurologiques, troubles de la coagulation, perte ou non-fonctionnalité d'un organe pair, maladies génétiques, traumatologiques (blessures antérieures, entorses récidivantes) ;
 - chirurgicaux.
- Allergies.
- Lecture du carnet de santé (maladies infantiles, recommandations médicales particulières, contre-indications médicamenteuses, supplémentations vitaminiques, courbe de croissance staturopondérale (contrôler l'âge du rebond d'adiposité, signe d'alerte s'il apparaît avant 6 ans).

- Vaccinations : BCG (recommandé à partir de 1 mois), diphtérie-tétanos-poliomyélite (recommandé à âges fixes chez l'adulte soit 25, 45, 65 ans puis tous les 10 ans), coqueluche, rougeole-oreillons-rubéole (pour les personnes nées après 1980, être à jour signifie avoir eu deux doses de vaccin), hépatite B (à partir de 16 ans, elle est recommandée uniquement chez les personnes exposées au risque d'hépatite B).
- État pubertaire et sphère gynécologique (âge des premières règles, régularité des cycles, contraception, vaccination du papillomavirus humain, HPV).
- Habitudes de consommation de produits :
 - toxiques ou interdits (tabac, cannabis, alcool, dopage…) ;
 - à des fins de performances (compléments alimentaires, phytothérapie, boissons énergisantes…).
- Traitements médicamenteux et non médicamenteux (avec et hors prescriptions) : antalgiques, anti-inflammatoires stéroïdiens et non stéroïdiens (AINS), traitements anticoagulants, compléments alimentaires, kinésithérapie, semelles orthopédiques… Pour les traitements figurant sur la liste de produits interdits par l'Agence mondiale anti-dopage, vérifier que le sportif possède bien les éléments justifiant l'utilisation thérapeutique et qu'une autorisation d'usage à des fins thérapeutiques est mise en place si elle est nécessaire (pour plus d'information *cf.* item 78 – Dopage).
- Habitudes de vie : habitudes alimentaires (petit déjeuner, déjeuner, collation, dîner, hydratation), habitudes de sommeil (heures de coucher et de lever, insomnie, réveils nocturnes), temps de sédentarité (télévision et/ou jeux vidéo, à quantifier en heure/jour), nombre de déplacements avec distance et moyen de locomotion utilisé, hygiène corporelle…
- **Signes fonctionnels (symptômes) au repos et à l'effort** : doléances du moment, douleur, signes fonctionnels cardiovasculaires (douleur thoracique, palpitations, syncope, perte de connaissance, dyspnée et/ou asthénie anormale), signes fonctionnels de l'appareil locomoteur (douleur, boiterie, instabilité, raideur…), fatigue chronique, contre-performances, signes de stress, troubles du sommeil…

3. Examen physique

Complet, systématique et soigneux, orienté par l'interrogatoire.

- Bilan morphologique : **poids, taille, indice de masse corporelle** (IMC), composition corporelle (impédancemétrie ou plis cutané, estimation de la masse grasse et du poids idéal), envergure, empan (largeur d'une main ouverte, du bout du pouce jusqu'au bout du petit doigt), périmètre physiologique des membres supérieurs (bras et avant-bras) et inférieurs (cuisses et jambes).
- Évaluation de la croissance, développement psychomoteur, stade pubertaire (critères de Tanner).
- Appareil cardiovasculaire : fréquence cardiaque de repos, tension artérielle aux deux bras à la recherche d'une à une anisotension, recherche des pouls périphériques, **auscultation à la recherche de souffles cardiaques** et périphériques. Les sociétés française et européenne de cardiologie préconisent l'ECG de repos systématique à partir de 12 ans, répété tous les 3 ans jusqu'à 20 ans puis tous les 5 ans jusqu'à 35 ans. Après 35 ans, l'épreuve d'effort remplace l'ECG de repos mais elle n'est pas systématique. Elle doit en effet être adaptée au niveau et au type d'activité physique pratiquée et au risque cardiovasculaire du patient. Lorsqu'elle est réalisée, l'épreuve d'effort est généralement répétée tous les 5 ans, mais il n'existe pas de consensus formel des sociétés savantes (un algorithme décisionnel est proposé en figure 26.1).

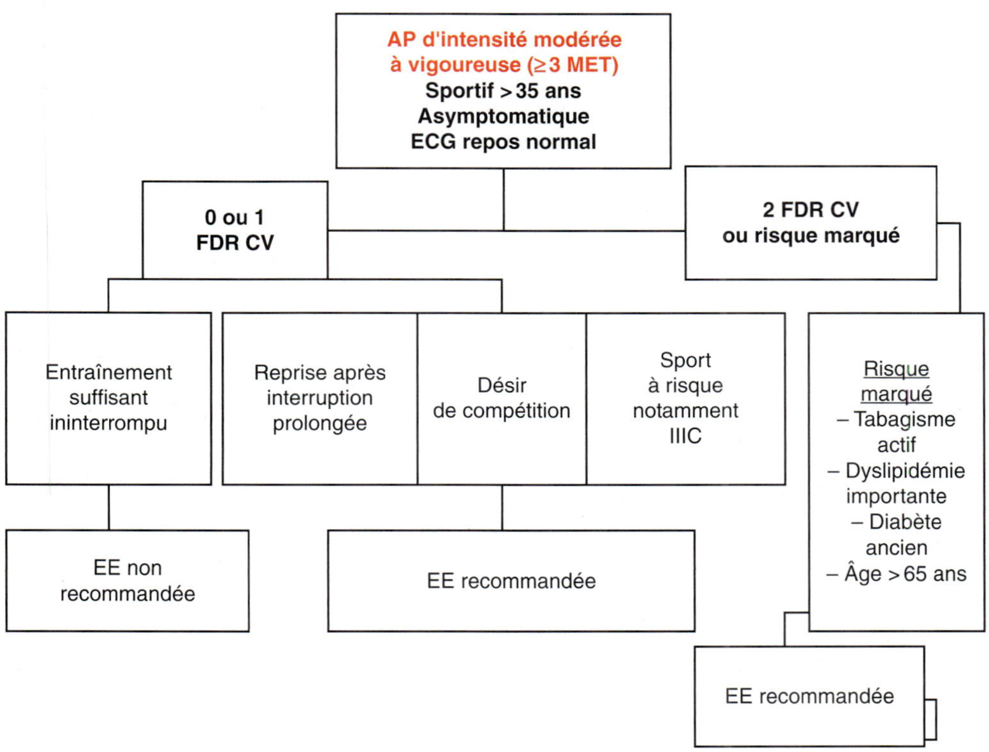

Fig. 26.1. Algorithme décisionnel pour la réalisation d'une épreuve d'effort avec ECG d'effort.

Le MET pour *metabolic equivalent of task* est utilisé comme unité de mesure de l'intensité d'une activité physique ; 1 MET correspond au niveau de dépense énergétique au repos (ex. : assis sur une chaise, 3,5 mL/min/kg). Les activités supérieures ou égales à 3 MET sont considérées comme d'intensité modérée à vigoureuse.

La pratique d'un sport à risque selon la classification de Mitchell[14] concerne les activités sportives à composantes statique et dynamique élevées (groupe IIIC) comme l'aviron, la boxe, le canoë-kayak, le cyclisme, le décathlon, l'heptathlon, le patinage de vitesse (glace et rollers) et le triathlon. Source : adaptée de Borjesson M et al. (Eur J Cardiovasc Prev Rehabil 2011 ; 18(3) : 446–58) et Carré F (Médecine du sport 2012).

14. Mitchell JH, Haskell W, Snell P, Van Camp SP. Task Force 8 : classification of sports. J Am Coll Cardiol 2005 ; 45(8) : 1364–7.

- Appareil locomoteur : troubles de la statique rachidienne (symétrie des épaules, bascule du bassin, attitude scoliotique ou scoliose vraie avec recherche d'une gibbosité en flexion antérieure du bassin, inégalité de longueur des membres recherchée en décubitus dorsal), troubles de la statique des membres inférieurs (*genu valgum* ou *varum*), amplitudes articulaires, laxité articulaire (épaule, genou, cheville), raideurs tendinomusculaires (chaînes sous-pelviennes postérieures [ischiojambiers] ou antérieures [quadriceps]), existence de points douloureux apophysaires (tubérosité tibiale antérieure = Maladie d'Osgood-Schlatter ; calcanéum = maladie de Sever), examen podologique (hyperkératose traduisant un hyperappui, pieds creux ou pieds plats à l'examen au podoscope).
- Appareil respiratoire, digestif, orifices herniaires.
- Examen neurologique : motricité, sensibilité, réflexes ostéotendineux, équilibre…
- Bilan ophtalmologique : acuité visuelle, vision des couleurs.
- Bilan ORL : tympans, sinus, acuité auditive…
- État buccodentaire : date de la dernière visite chez le dentiste, panoramique dentaire, dents de sagesse, orthodontie, troubles de l'articulé dentaire…
- Aires ganglionnaires, paroi abdominale, organes génitaux, phanères…
- Analyse d'urine par bandelette urinaire (glycosurie, albuminurie).

Aucun examen paraclinique n'est indispensable chez le sujet jeune asymptomatique. Si l'examen clinique révèle une (ou des) anomalie(s), des examens paracliniques pourront être demandés en fonction de l'interrogatoire et l'examen clinique, de même qu'un avis spécialisé : échocardiographie, ECG d'effort, VO_{2max}, mesures ventilatoires (exploration fonctionnelle respiratoire [spirométrie + courbe débit/volume]…). Dans l'attente, le médecin ne rédigera alors pas le certificat médical de non-contre-indication, mais surtout **il se doit de rédiger un certificat médical de contre-indication temporaire** à la pratique du sport. Chez le jeune en période scolaire, il convient aussi de rédiger une dispense d'EPS. Chez le sportif professionnel, il convient de réaliser un arrêt de travail.

Si lors de l'examen médical, le médecin décèle des signes évoquant une pratique de dopage (art. L232-3 du Code du sport) :

- il est tenu de refuser la délivrance du certificat médical de non-contre-indication à la pratique du sport ;
- il doit informer son patient des risques encourus, et doit lui proposer de le diriger vers une antenne médicale de prévention du dopage, et doit en liaison avec celle-ci et en fonction des nécessités, lui prescrire des examens, un traitement ou un suivi médical adapté ;
- il doit transmettre obligatoirement au médecin responsable de l'antenne médicale de prévention du dopage les constatations qu'il a faites. Il doit par ailleurs informer son patient de cette obligation de transmission qui est couverte par le secret médical.

Le non-respect de cette obligation est passible de sanctions disciplinaires (art. L232-4 Code du sport).

D. Contre-indications à la pratique du sport

Elles peuvent être transitoires (temporaires) ou définitives (permanentes), totales ou partielles ; elles peuvent être spécifiques d'un sport (tableau 26.1).

Un avis auprès de la commission médicale de la fédération du sport concerné peut être utile avant de décider d'une contre-indication à la pratique sportive.

À noter que chez l'enfant, une maigreur (IMC < 3e percentile) ou une obésité (IMC ≥ 97e percentile), un souffle cardiaque anorganique, une hématurie ou une protéinurie isolée ne constituent pas une contre-indication à la pratique sportive sous réserve de l'absence de pathologie sous-jacente.

Tableau 26.1. Contre-indications à la pratique sportive.

Permanentes/absolues	Temporaires	Spécifiques d'un sport (liste non exhaustive)
Insuffisance respiratoire, cardiaque, et rénale non stabilisées, atteintes neurologiques et musculosquelettiques évolutives… Cependant, dans ce type de pathologies chroniques, la pratique d'activités physiques non compétitives sera encouragée, après bilan médical soigneux, si besoin initialement dans le cadre d'un programme de réentraînement à l'effort, notamment pour des sports avec une dépense énergétique modérée (marche, golf…)	Phase aiguë d'une maladie : **fièvre** (+++ risque de myocardite), infectieuse, inflammatoire, vaccinations non à jour, pathologies chroniques non équilibrées (diabète, maladies psychiatriques, comitialité, asthme non stabilisé…), pathologies de l'appareil locomoteur en cours de consolidation (plaques d'ostéosynthèse, fractures immobilisées, entorses graves…)	– Sports de contact ou violent : perte d'un organe pair (œil, rein, gonade…), existence d'une splénomégalie, hémophilie, affections du tronc cérébral, traitement par AVK… – Boxe : myopie – Sports aquatiques : comitialité – Plongée : diabète, pathologies ORL, myopie sévère – Sports de collision, haltérophilie, équitation : affection du rachis, traitement par AVK Dans certains sports (boxe, sport automobile…), un accident déclaré suspend automatiquement la licence, la reprise sportive et compétitive est subordonnée à un examen médical

Source : Cofemer.

E. Conseils, information, éducation, prévention

Durant cette visite médicale, il convient de dégager un temps pour prodiguer des conseils adaptés pour une pratique sportive permettant le maintien voire l'amélioration de la santé :

- hygiène de vie : repas équilibrés et adaptés aux modalités de la pratique sportive, quantité et qualité du sommeil, bonne hydratation, apport calcique suffisant, harmonie de l'emploi du temps (sport, travail, repos);
- conseils de récupération (repos, étirements, hydratation);
- équipement sportif de qualité et adapté, utilisation du matériel de protection (indispensable pour certains sports);
- environnement sportif sérieux et encadrement de qualité, suivi scolaire;
- notion d'entraînement : échauffement, étirement, récupération…;
- reconnaître et signaler une douleur anormale, des signes de fatigue…;
- évoquer avec le sportif la question de la consommation de produits à des fins de performance (motivations, risques, possibilités de performance sans consommation de produit…), mettre en garde contre les dangers des conduites à risques et du dopage.

III. Bénéfices et inconvénients de la pratique d'activités physiques et sportives chez l'adulte

A. Bénéfices chez l'adulte

Les bénéfices de la pratique d'activités physiques et sportives pour la santé sont maintenant bien connus et supportés par de nombreuses études scientifiques. La pratique régulière d'activités physiques et sportives permet la diminution du risque de mortalité et morbidité notamment cardiovasculaire (20 à 30 % selon les études), l'allongement de l'espérance de vie (entre 2 et 3 ans selon les études), l'amélioration de la qualité de vie et de l'autonomie, la prévention des pathologies chroniques métaboliques (diabète, obésité), néoplasiques (cancers du côlon et du sein), neurologiques dégénératives (maladie d'Alzheimer, de Parkinson) et cognitives. La pratique d'activités physiques et sportives est aussi bénéfique pour l'appareil locomoteur par l'augmentation de la masse musculaire et des fonctions du muscle, l'augmentation des capacités physiques d'un individu, l'amélioration de la souplesse et de l'équilibre, et la prévention des pathologies de l'appareil locomoteur (arthrose, ostéoporose…). L'activité physique a également montré son intérêt dans le traitement et la prévention secondaire et tertiaire des diverses pathologies suscitées. La pratique d'activités physiques et sportives a un rôle sur le bon équilibre psychologique, il intervient sur les troubles de l'humeur, le comportement relationnel, la gestion du stress… Les bienfaits d'une activité physique quotidienne sont également importants sur le plan collectif et financier (diminution des dépenses de Sécurité sociale notamment).

L'activité physique et sportive a donc un intérêt physique, psychologique et social. Mais pour être bénéfique, la pratique sportive doit être encadrée, surveillée et soumise à certaines règles, pouvant se résumer à une pratique « 3R » : raisonnée, régulière, et raisonnable.

Les recommandations de l'Inserm (2008) et plus récemment de l'Anses (2016) sont : 30 minutes d'activité physique à intensité modérée (≥ 3 MET) par jour 5 jours par semaine (ou 150 minutes d'activité physique modérée par semaine), auquel s'ajoute la pratique d'exercices de renforcement musculaire léger 2 fois par semaine plus ou moins d'exercices d'équilibre, en particulier chez la personne âgée à risque de chutes.

B. Risques de la pratique d'activités physiques et sportives chez l'adulte

La **mort subite du sportif** représente le principal danger. Les étiologies sont différentes en fonction de l'âge et de l'origine ethnique :

- < 35 ans : cardiomyopathies hypertrophiques, dysplasie arythmogène du ventricule droit, lésions coronaires congénitales, myocardites, rupture aortique, AVC… ;
- > 35 ans : lésions coronaires athéromateuses, AVC.

À noter que l'ECG de repos, associé à l'examen clinique, dépisterait 60 à 90 % des cardiopathies responsables de morts subites contre 5 % pour l'examen clinique seul.

Au niveau de l'appareil locomoteur, les dangers de l'activité physique et sportive sont dus :

- aux **traumatismes aigus** (chutes, chocs, traumatismes indirects…) ;
- ou aux **microtraumatismes**, étant liés à l'hyperutilisation par des gestes répétés, à la nature du sport (sollicitation intensive des membres inférieurs, sport en charge, sports de pivot-contact…) ;
- à la charge d'entraînement (nombre d'heures par semaine [volume], intensité des entraînements, charge sur les articulations et les tendons en musculation) ;
- à la nature des lésions de l'appareil locomoteur que le sujet peut présenter (osseuses, cartilagineuses, tendineuses, musculaires…) ;
- mais également à un équipement inadapté ou en mauvais état.

Pour une bonne protection de l'appareil locomoteur et un effet bénéfique du sport sur celui-ci, il conviendra de trouver « le juste milieu » entre le « trop » d'activité qui est nuisible et le « pas » qui n'apporte aucun bénéfice (en sachant qu'ils peuvent être ressentis dès 15 minutes de pratique par jour).

Dans certains cas et à la faveur de certains contextes, les pratiquants d'activités physiques et sportives ont des usages de consommation de produits à des fins de performance (dopage et conduites dopantes, *cf.* item 78 – Dopage). La consommation de certains de ces produits (médicaments, stupéfiants, compléments alimentaires contaminés…) peut occasionner des problèmes de santé tant sur le plan physique que psychologique ou social. Certains consommateurs présentent également des conduites addictives.

Chez tout sportif, la pratique régulière devenant trop intensive ou inadaptée peut entraîner un état de **surentraînement**. Le diagnostic de cet état clinique est important, car le traitement principal est simple : repos sportif complet ou relatif. Les **signes généraux de repos** suivants peuvent être des signes d'alerte : baisse des performances, perte de l'esprit de compétition, troubles du sommeil et de l'appétit, élévation de la fréquence cardiaque de repos et de la tension artérielle de repos, irritabilité, cortège de plaintes fonctionnelles (précordialgies, malaises...) avec des examens cliniques et complémentaires normaux. On peut également retrouver les **signes d'effort** suivants : plafonnement puis chute progressive des performances, hypoglycémie d'effort, fatigue précoce pour des efforts modérés, récupération plus longue et difficile après un effort habituel. Un questionnaire validé par la Société française de médecine de l'exercice et du sport peut apporter une aide au diagnostic mais aussi dans le suivi de la pathologie[15]. La prise en charge conseillée est la suivante :

- **éliminer une pathologie intercurrente** (inflammatoire, infectieuse, néoplasique...) car le diagnostic de surentraînement est un diagnostic d'élimination;
- **favoriser le repos sportif et général adapté à l'état de fatigue**, d'une durée variable (en fonction des signes), avec arrêt provisoire de toutes compétitions, en privilégiant des séances de relaxation, un soutien psychologique, une vérification des habitudes alimentaires et de sommeil.

Une situation propre à l'athlète féminine est la **«triade» de l'athlète féminine**, pathologie complexe, multifactorielle, dans laquelle il existe une inadéquation entre les apports et la dépense énergétique à une place essentielle, et les désordres alimentaires prennent souvent une place importante. Elle est souvent mal diagnostiquée et difficile à prévenir. Elle associe : **aménorrhée, désordres alimentaires (anorexie, alternant parfois avec boulimie, phobies alimentaires...) et ostéoporose**. Cliniquement, elle se présente, plus souvent chez la jeune adulte ou l'adolescente, par : des fractures de fatigue récurrentes, une maigreur, un comportement compulsif, une faible estime de soi, un perfectionnisme, parfois une humeur dépressive...

Les facteurs de risque sont :

- des prédispositions générales : régime chronique et modifications pondérales de type «yoyo», faible estime de soi, famille décomposée, abus physique ou sexuel, perfectionnisme, manque de connaissance sur la nutrition du sportif;
- des risques spécifiques au sportif : la pratique de la haute compétition (même si cette situation peut être également rencontrée chez des amateurs), sports artistiques ou à catégorie de poids, pression parentale, des entraîneurs, des juges pour perdre du poids, souhait de gagner à tout prix, identité personnelle liée au sport, surentraînement et/ou sous-alimentation.

Certains sportifs présentent un véritable tableau de «dépendance à l'exercice physique» qui va les amener à continuer la pratique malgré les blessures, la fatigue, mais également à négliger leur vie personnelle et/ou professionnelle.

IV. Bénéfices et inconvénients de la pratique d'activités physiques et sportives chez l'enfant

A. Particularités de l'enfant

L'enfant est un être en croissance et en évolution constante, donc particulièrement fragile et vulnérable. Étant en croissance, il est prédisposé à des lésions spécifiques qui vont concerner avant tout les zones de cartilage de croissance et qui risqueront de compromettre la croissance

15. Consultable au lien suivant : https://www.sfmes.org/activites/positions-consensus

de la zone atteinte. L'enfant n'est pas un adulte miniature, mais un individu à part entière qui a sa propre spécificité et sa propre physiologie qu'il faut respecter. Il est aussi un adulte en devenir, un accident pourrait laisser des cicatrices définitives, ou pouvant compromettre irrémédiablement son avenir.

L'enfant est *a priori* considéré comme apte à la pratique du sport et seule la mise en évidence d'une contre-indication lors de l'examen clinique peut remettre en cause cette présomption d'aptitude. La visite médicale va avoir comme objectif principal d'éliminer les principales contre-indications inhérentes à l'activité physique, nécessaire à la pratique normale et non dangereuse du sport. L'examen médical doit prendre le temps nécessaire, doit être complet, afin de ne pas omettre une éventuelle contre-indication.

Le médecin devra prendre en compte les spécificités :

- du sport (technique, niveau, catégorie d'âge, condition, volume et intensité de pratique…) ;
- de l'enfant (troubles morphologiques, risques traumatiques aigus ou chroniques…).

La conclusion de la visite médicale de non-contre-indication se fera en fonction des exigences médicales du sport envisagé et des aptitudes et spécificités de l'enfant.

B. Bénéfices chez l'enfant

Chez l'enfant, la pratique d'activités physiques et sportives a des bénéfices pour le développement physique, intellectuel, social, et psychologique, l'épanouissement, l'intégration du schéma corporel, le contrôle postural, la coordination, l'équilibre, la latéralité, l'orientation dans l'espace…

Les bénéfices sont donc :

- **physique** : développement musculaire harmonieux, meilleure répartition des « masse grasse/masse maigre », meilleur pic de masse osseuse ;
- **psychologique et intellectuel** : le sport va participer à l'acquisition par l'enfant de son autonomie, l'affirmation son schéma corporel, l'amélioration de sa coordination motrice et temporospatiale, la gestion de ses émotions et tensions quotidiennes, l'amélioration ses capacités de concentration… ;
- **social** : l'éthique du mouvement sportif (appelée également esprit sportif et définie dans le code mondial antidopage) transmet un message de tolérance, de courage, de persévérance, d'esprit d'équipe, de respect de soi, des autres et des règles. Cela devrait aider à mieux se connaître, à connaître les autres et leurs différences. Mais si les éducateurs sportifs ne véhiculent pas cette éthique (dans leurs paroles mais surtout leurs actes et posture) la pratique sportive seule ne les véhiculera pas ;
- **thérapeutique** : le sport (ou les activités physiques et sportives) est devenu un complément thérapeutique indispensable dans les pathologies chroniques et pour tout handicap.

C. Risques liés à la pratique du sport chez l'enfant et leur prévention

Les risques chez l'enfant sont liés :

- au non-respect de la spécificité de l'enfant : organisme en croissance, pas adulte en miniature ;
- au non-respect de la physiologie de l'enfant : bon apprentissage et bonne exécution du geste sportif, maturation de l'appareil locomoteur, maturation de l'appareil cardiovasculaire, maturation des filières énergétiques ;
- au défaut de dépistage et à la non-prise en compte de la douleur : la douleur est le premier signe de souffrance par surutilisation physique chez l'enfant ;

- au défaut de prise en compte des facteurs prédisposant à la pathologie : morphologie, environnement sportif, équipement mal adapté, non-utilisation des équipements de protection, manque d'encadrement et de surveillance, mauvaise hygiène de vie (diminution des temps de repos, alimentation non équilibrée, carences…), pathologie éventuelle (cardiovasculaire, pathologie chronique, aiguë, traumatique…)… ;
- au syndrome de réussite par procuration notamment de la famille ou de l'entraînement;
- à l'entraînement sportif intensif (ESI) : plus de 10 heures de pratique par semaine chez les enfants de plus de 10 ans, et à partir de 6 heures par semaine avant 10 ans. Un enfant soumis à un ESI est un enfant à risque qu'il convient de suivre régulièrement afin de déceler toute difficulté.

Chez l'enfant, l'appareil locomoteur est en croissance. Les maladies de croissance du jeune sportif sont fréquentes dans cette période de fragilité de 9 à 15 ans. Ces pathologies vont se présenter par une douleur d'une extrémité osseuse, d'apparition progressive ou brutale lors de la pratique sportive, d'horaire mécanique, toujours bénigne mais d'évolution souvent longue. Cinquante zones ont été décrites, les plus fréquentes sont les apophysoses de croissance, principalement au niveau du genou (maladie d'Osgood-Schlatter), du talon (maladie de Sever), et du rachis (maladie de Scheuermann). Les causes sont la répétition des mêmes gestes, les sols durs et les chaussures inadaptées, les raideurs tendinomusculaires. Ces pathologies peuvent être prévenues en variant les gestes et les situations sportives, avec un équipement adapté, par la pratique des étirements, et surtout en ne négligeant pas les plaintes de l'enfant.

V. Besoins nutritionnels chez le sportif

L'activité physique entraîne une augmentation de la dépense énergétique au-dessus de la dépense énergétique de repos. La nutrition du sportif doit donc répondre aux besoins nutritionnels spécifiques qui découlent des réponses physiologiques à l'exercice et de leur enchaînement. Pour cela le sportif doit adapter ses apports au quotidien, aussi bien en quantité, qualité, qu'en termes de répartition dans la journée (repas, collations, etc.), mais aussi dans la saison (période de compétition, période de préparation physique, intersaison, arrêt ou blessure…). **Les caractéristiques des besoins nutritionnels du sportif sont globalement les mêmes que pour l'ensemble de la population** (*cf.* item 45 – Alimentation et besoins nutritionnels du nourrisson et de l'enfant » et item 246 – Prévention primaire par la nutrition chez l'adulte et l'enfant), **mais adaptés à l'augmentation des besoins/dépenses énergétiques et au processus de récupération**.

Le sportif occasionnel a des besoins équivalents à ceux de la population générale : glucides 50 %, lipides 35 %, protéines 15 %. Une alimentation équilibrée, diversifiée et adaptée aux conditions d'activité physique et sportive est suffisante pour couvrir les apports de la majorité des pratiquants y compris des sportifs ayant une pratique intensive.

Pour le sportif régulier $\geq$3 fois par semaine les apports recommandés sont les suivants :

- glucides : pour un sportif d'endurance, entre 5 et 10 g/kg/j, soit 55 à 65 % de l'apport énergétique total quotidien (AETQ), pas moins de 4 g/kg/j au risque d'altérer la performance. Pour un sportif de force, au moins 50 % de l'AETQ pour assurer les synthèses en protéines musculaires;
- lipides : pas moins de 15 % des AETQ, entre 1,2 et 1,5 g/kg/j en limitant les apports en acides gras saturés à 25 % des apports lipidiques et en veillant à la qualité des lipides ingérés;
- protéines : chez le sportif de force, augmentation des apports aux alentours de 1,8 g/kg/j. Des apports supérieurs à 3 g/kg/j n'ont aucun bénéfice. Le maintien de la masse musculaire est obtenu pour des apports de 1,3 à 1,5 g/kg/j. Les apports glucidiques doivent être suffisants pour procurer l'énergie nécessaire à la synthèse des protéines musculaires. Chez le

sportif d'endurance, les apports protéiques sont légèrement supérieurs aux apports nutritifs conseillés (ANC) pour des efforts soutenus (> 1 heure) et répétés (> 3 fois par semaine);
- eau et électrolytes : débuter une épreuve dans un état de normohydratation et s'hydrater régulièrement au cours de l'effort (au minimum 0,6 L/h). Après l'effort, boire l'équivalent du poids perdu pendant l'activité physique, auquel on ajoute 40 %, ajouter 20 à 30 mEq/L (équivalent de 0,6 à 1 g/L) de sodium dans la boisson de l'effort pour des efforts de plus de 3 heures. Les boissons énergisantes (présentées comme des stimulants de l'effort physique et intellectuel, contenant des substances comme la caféine, la taurine…) ne doivent pas être considérées comme des boissons de l'effort (dites énergétiques, qui répondent en principe aux besoins des sportifs).

Les besoins en vitamines et minéraux (et en antioxydants) des sportifs sont les mêmes que ceux de la population générale (ANC) et sont assurés par une alimentation variée et équilibrée.

Chez le jeune sportif, les besoins nutritionnels sont d'autant plus majorés que le jeune est en croissance, il convient là encore d'adapter les apports alimentaires.

VI. Précautions et les contre-indications à la pratique sportive intensive

La pratique sportive intensive est définie par plus de 10 heures de pratique par semaine chez les enfants de plus de 10 ans, et à partir de 6 heures par semaine avant 10 ans.

A. Risques de la pratique sportive intensive

Les risques de la pratique sportive intensive sont les mêmes que ceux qui ont été développés dans les paragraphes sur les inconvénients et dangers de la pratique sportive chez l'adulte et l'enfant. Cependant, la pratique sportive intensive ou non raisonnée peut augmenter la fréquence de survenue de ces risques. Les dérives liées au sport intensif et de haut niveau (pressions familiales, des entraîneurs, des responsables de clubs, des médias, financières…) peuvent potentialiser ces risques.

Chez l'enfant, les risques de la pratique sportive intensive seront notamment engendrés par le non-respect de sa spécificité et de sa physiologie. Les risques de la pratique sportive intensive peuvent être : biomécaniques (ostéochondrose, périostites, arrachement, fracture de fatigue…), risque pour la croissance staturopondérale, retentissement pubertaire (aménorrhée primaire et secondaire), carences nutritionnelles, retentissement psychologique (stress invalidant, troubles de la conduite alimentaire, troubles du comportement alimentaire, syndrome dépressif…), dopage, entraînement abusif, maltraitance.

B. Précautions

La protection de la santé des sportifs pratiquant une activité sportive intense va notamment passer par un suivi médical régulier et attentif, mais également par une bonne coordination de ces professionnels. Le suivi médical pourra consister en :
- une visite médicale de début de saison;
- associée à des visites régulières durant l'année;
- une prise en charge adaptée des éventuelles déficiences mises en évidence lors des visites;
- une prise en charge rapide et précoce des petites plaintes pour éviter la chronicisation.

Les sportifs de haut niveau sur les listes ministérielles bénéficient d'un suivi médical réglementaire définit par un cadre légal et adapté en fonction de la discipline sportive pratiquée (art. L231-6, art. A. 231-3, art. A. 231-4 du Code du sport). Ce suivi médical réglementaire fait partie des éléments mis en place pour protéger la santé des sportifs.

C. Contre-indications à la pratique sportive intensive

Hormis les pathologies ou circonstances détaillées dans le paragraphe § II. D. Contre-indications à la pratique sportive, on peut ajouter comme contre-indication à la pratique sportive intense :

- une douleur chronique ou une faiblesse de l'appareil locomoteur;
- une immaturité physique et/ou psychique;
- un trouble psychologique ou psychiatrique;
- certaines activités sportives par leurs contraintes biomécaniques et leurs risques traumatiques.

Points clés

- L'activité physique et sportive a de multiples effets bénéfiques sur la santé.
- Les missions du médecin du sport sont :
  - dépister, prévenir et/ou prendre en charge les complications éventuelles liées à une activité physique et sportive chez les sportifs;
  - promouvoir la santé par les activités physiques et sportives et lutter contre la sédentarité.
- Le certificat médical de non-contre-indication à la pratique du sport peut être rédigé et délivré par tout médecin docteur en médecine (thésé).
- Le certificat médical de non-contre-indication à la pratique du sport ne s'établit qu'après un examen approfondi personnalisé, tenant compte de l'état de santé du sportif et de ses ambitions de pratique sportive.
- Ce certificat est obligatoire pour pouvoir participer à des compétitions sportives.
- L'examen clinique doit être complet, systématique, soigneux afin de rechercher des contre-indications à la pratique du sport.
- Sur le plan cardiovasculaire, il doit absolument rechercher les antécédents familiaux de mort subite et les souffles cardiaques; les sociétés française et européenne de cardiologie préconisent l'ECG de repos systématique à partir de 12 ans, répété tous les 3 ans jusqu'à 20 ans puis tous les 5 ans jusqu'à 35 ans. Après 35 ans, l'épreuve d'effort n'est pas systématique; son indication dépend du type d'activité physique pratiquée et du risque cardiovasculaire du patient.
- Les contre-indications absolues définitives à la pratique d'une activité physique et sportive sont rares. La plupart du temps elle reste possible sous réserve d'un bilan approfondi si nécessaire et un encadrement initial spécifique.
- Le principal risque de la pratique sportive concerne l'appareil cardiovasculaire. L'appareil locomoteur vient en second. Ces risques peuvent être dans la majorité des cas prévenus par un examen clinique préventif soigneux et l'adaptation de l'activité en fonction de l'individu.
- Chez l'enfant, l'activité physique et sportive a donc des bénéfices physiques, psychologiques, psychomoteurs et sociaux. Les principaux risques concernent les appareils cardiovasculaire et locomoteur, la croissance, et la fragilité psychologique, mais ils peuvent être dans la majorité des cas prévenus par une attention portée à l'interrogatoire, l'environnement de la pratique sportive, un examen clinique préventif soigneux, et une adaptation de la pratique aux spécificités de l'enfant.

Notions indispensables et inacceptables

Notions indispensables

- Savoir rechercher les contre-indications à la pratique sportive.
- Tout médecin docteur en médecine peut rédiger et délivrer un certificat médical de non-contre-indication à la pratique du sport.
- En milieu scolaire, l'aptitude au sport est *a* priori sans nécessité d'un certificat de non-contre-indication à la pratique sportive.

Notions inacceptables

- Faire un certificat de non-contre-indication à la pratique du sport sans un examen clinique préalable.
- Ne pas rechercher des antécédents familiaux de mort subite et un souffle cardiaque.

Réflexes transversalité

Cet item a un enjeu prioritaire de transversalité.

Sémiologie de l'examen clinique enfant et adulte

UE 1

- Item 9 – Certificats médicaux. Décès et législation. Prélèvements d'organes et législation

UE 2

- Item 44 – Suivi d'un nourrisson, d'un enfant et d'un adolescent normal. Dépistage des anomalies orthopédiques, des troubles visuels et auditifs. Examens de santé obligatoires. Médecine scolaire. Mortalité et morbidité infantiles
- Item 45 – Alimentation et besoins nutritionnels du nourrisson et de l'enfant
- Item 47 – Puberté normale et pathologique

UE 3

- Item 53 – Développement psychomoteur du nourrisson et de l'enfant : aspects normaux et pathologiques (sommeil, alimentation, contrôles sphinctériens, psychomotricité, langage, intelligence). L'installation précoce de la relation parents-enfant et son importance. Troubles de l'apprentissage
- Item 78 – Dopage

UE 5

- Item 115 – Vieillissement normal : aspects biologiques, fonctionnels et relationnels. Données épidémiologiques et sociologiques. Prévention du vieillissement pathologique

UE 8

- Item 219 – Facteurs de risque cardiovasculaire et prévention
- Item 229 – Électrocardiogramme : indications et interprétations
- Item 246 – Prévention primaire par la nutrition chez l'adulte et l'enfant
- Item 247 – Modifications thérapeutiques du mode de vie (alimentation et activité physique) chez l'adulte et l'enfant

Connaissances de base

- L'activité physique : *cf.* Item 247 – Modifications thérapeutiques du mode de vie (alimentation et activité physique) chez l'adulte et l'enfant.

27

Item 266 – UE 8 – Hypercalcémie

Objectifs pédagogiques

Nationaux

- Argumenter les principales hypothèses diagnostiques et justifier les examens complémentaires pertinents.
- Identifier les situations d'urgence et planifier leur prise en charge.

COFER

- Connaître la régulation de la calcémie.
- Connaître la définition biologique d'une hypercalcémie et connaître les signes cliniques d'hypercalcémie.
- Connaître les complications des hypercalcémies majeures et connaître les principes du traitement d'urgence d'une hypercalcémie.
- Connaître le bilan paraclinique à effectuer devant une hypercalcémie (démarche diagnostique et thérapeutique).
- Connaître l'étiologie des hypercalcémies.
- Connaître les manifestations cliniques et radiologiques de l'hyperparathyroïdie (HPTH), savoir la diagnostiquer et connaître ses principes de traitement.

I. Comprendre…

- Retenir la question de l'hypercalcémie nécessite une parfaite connaissance des points clés de la régulation de la calcémie ce qui permettra de retrouver les signes et les étiologies des hypercalcémies.
- Le calcium est un ion essentiel dans l'organisme. Il est finement régulé pour assurer son homéostasie intracellulaire et plasmatique. Il est impliqué dans :
  - la signalisation intracellulaire comme second messager ubiquitaire (ex. : des récepteurs protéines G) ;
  - le fonctionnement des cellules excitables nécessaires au bon fonctionnement cérébral (neurones) et à la contraction musculaire (cardiomyocytes, cellules musculaires lisses, cellules musculaires squelettiques) ;
  - la minéralisation osseuse (formation des cristaux d'hydroxyapatite).
- Le calcium plasmatique total regroupe le calcium lié à l'albumine (40 %), le calcium lié aux anions (5 %) et le calcium libre ionisé (55 %). C'est le calcium libre ionisé qui est la forme active. La calcémie donnée par le ionogramme correspond à la calcémie totale. Elle oscille entre 2,2 mmol/L et 2,6 mmol/L. La valeur doit être corrigée en cas de perturbation de l'albumine selon la formule suivante :

© 2018, Elsevier Masson SAS. Tous droits réservés

Calcium total corrigé = calcium total mesuré (mmol/L) + (40 – albumine en g/L)/40

Le dosage de référence de la calcémie (surtout en cas d'hypoalbuminémie) reste celui de la calcémie ionisée mais il est plus compliqué à réaliser (prélèvement sur seringue à gaz du sang, envoi immédiat à 4 °C pour mesure). La calcémie ionisée varie entre 1,15 et 1,3 mmol/L. Le dosage de calcium ionisé peut être perturbé par le pH (l'acidose augmente le calcium ionisé) et la phosphatémie (l'hypophosphatémie diminue le calcium ionisé).

Régulation de la calcémie : rôle de la PTH et de la vitamine D

L'homéostasie calcique repose essentiellement sur trois organes clés (l'intestin, le rein et l'os) et deux hormones régulatrices (la parathormone [PTH] et la vitamine D). Chez l'individu sain, l'absorption digestive du calcium est en équilibre avec les pertes urinaires afin de maintenir l'homéostasie. Les entrées digestives sont régulées par la vitamine D active, également appelée calcitriol (1,25-$[OH]_2$-vitamine D3), qui favorise l'absorption du calcium. L'excrétion urinaire est régulée par la réabsorption rénale au niveau du tubule distal. Cette réabsorption est augmentée par la PTH.
La PTH est l'hormone clé qui permet de soutenir la calcémie. Elle est sécrétée par les glandes parathyroïdes en réponse à une baisse de la calcémie détectée par les CaSR (*calcium sensing receptors*) présents dans les glandes parathyroïdes. La PTH stimule alors la réabsorption tubulaire rénale distale du calcium, la conversion par la 1α-hydroxylase, de la 25-OH-vitamine D3 en vitamine D active (mécanismes instantanés) et à plus long terme la résorption osseuse, l'ensemble contribuant à remonter la calcémie (fig. 27.1).

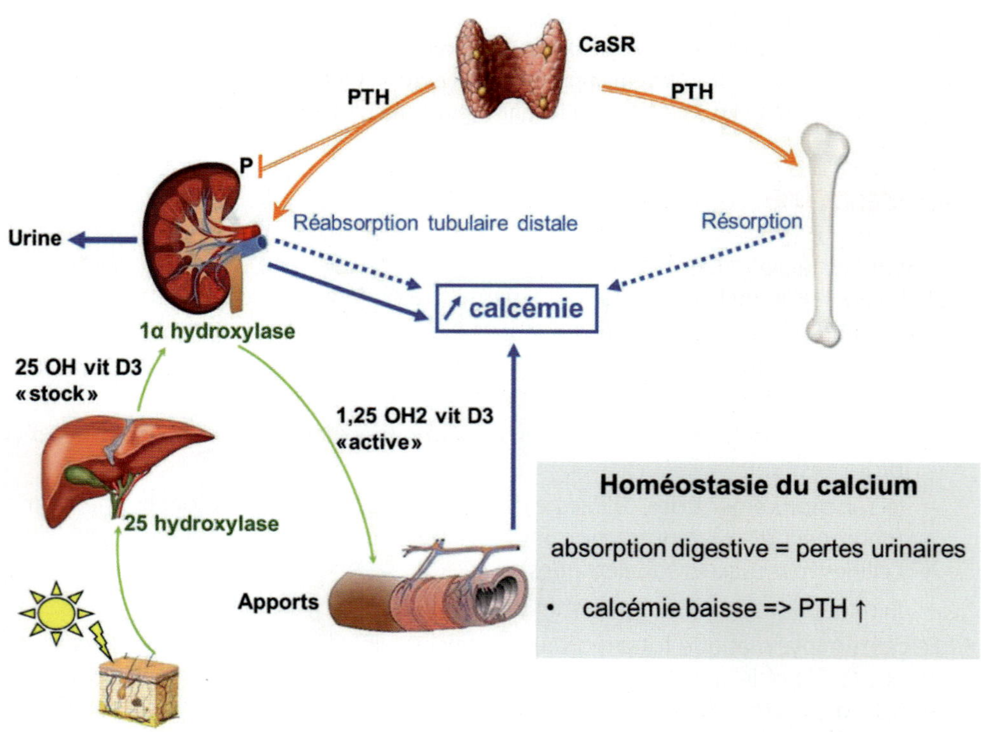

Fig. 27.1. **Homéostasie du calcium.**
Source : UCBL Lyon 1 – UFR Lyon Est.

II. Définition biologique d'une hypercalcémie

L'hypercalcémie est définie par un taux de calcium total (corrigé si nécessaire) supérieur à 2,6 mmol/L ou par une calcémie ionisée supérieure à 1,35 mmol/L.

La découverte d'une hypercalcémie impose la réalisation d'un second dosage de confirmation, sans retarder le traitement s'il existe des signes menaçants (éliminer les erreurs de dosage, de prélèvement) ⚠.

III. Sémiologie de l'hypercalcémie

La sémiologie de l'hypercalcémie est très variable selon le degré d'hypercalcémie, la vitesse d'installation (aiguë, chronique) et la pathologie sous-jacente parfois au premier plan. Le diagnostic est souvent difficile.

À ce stade, il faut distinguer deux tableaux cliniques complètement différents : l'hypercalcémie aiguë souvent mal tolérée cliniquement (d'autant plus mal que l'installation est brusque et le taux élevé) que l'on rencontrera dans un contexte le plus souvent d'urgence voire de réanimation et l'hypercalcémie chronique d'installation lente et dont la sémiologie est volontiers fruste même pour des valeurs parfois élevées.

A. Signes d'hypercalcémie

On estime que 40 % des hypercalcémies sont asymptomatiques et de découverte fortuite sur un ionogramme sanguin fait à titre systématique ou dans le cadre d'un bilan de fragilité osseuse.

Signes d'hypercalcémie

- Asthénie.
- Signes digestifs : anorexie, constipation, douleurs diffuses plutôt épigastriques.
- Signes rénaux : polyurie, lithiases, néphrocalcinose.
- Signes neurologiques : confusion, dépression.
- Troubles du rythme cardiaque (ECG).
- Calcifications ectopiques.

1. Signes généraux

- Asthénie physique ou psychique.
- Amaigrissement avec déshydratation extracellulaire.
- Fièvre.

2. Signes digestifs

- Anorexie.
- Nausées.
- Vomissements (parfois incoercibles) ou constipation.
- Douleurs épigastriques.

3. Manifestations rénales

- Syndrome polyuropolydipsique (20 % des cas).
- Insuffisance rénale.

L'hypercalcémie chronique se complique volontiers de :

- lithiases de phosphate ou d'oxalate de calcium (coliques néphrétiques, hématurie ou infection urinaire) ;
- néphrocalcinose ;
- insuffisance rénale obstructive.

4. Signes neurologiques et psychiatriques

- Céphalées.
- Syndrome « pseudo-polynévritique » (hyporéflexie voire aréflexie et paralysie distale).
- Allure « pseudo-myopathique » (hypotonie).
- Symptômes psychiatriques (agitation ou syndrome dépressif, etc.).
- Confusion mentale, somnolence et coma.

5. Manifestations cardiovasculaires

- Signes ECG : raccourcissement du segment ST et de l'intervalle QT.
- Troubles du rythme (tachycardie, extrasystole ventriculaire, fibrillation ventriculaire) ou de la conduction (bloc auriculoventriculaire).
- Hypertension artérielle.
- Calcifications ectopiques.

B. Crise aiguë hypercalcémique (Ca > 3,5 mmol/L)

1. Clinique

L'hypercalcémie aiguë est une urgence médicale avec un risque de décès par troubles du rythme cardiaque ⚠. Les signes cliniques sont les suivants :

- fièvre ;
- troubles de la vigilance, obnubilation pouvant aller jusqu'au coma ;
- douleurs abdominales pseudo-chirurgicales avec vomissements ;
- déshydratation extracellulaire avec insuffisance rénale aiguë (hyperprotidémie, élévation de l'hématocrite).

Il faut réaliser un ECG en urgence pour rechercher les troubles du rythme (tachycardie, raccourcissement du QT, ondes T à début précoce) car il y a un risque de fibrillation ventriculaire et de mort subite ⚠. Le patient devra être scopé.

Il existe fréquemment des signes biologiques associés avec une alcalose métabolique, une hypochlorémie, des troubles de la magnésémie et une hypokaliémie.

2. Prise en charge d'urgence

La découverte d'une hypercalcémie impose une hospitalisation pour réaliser le traitement d'urgence (le second dosage de confirmation ne retardera aucunement celui-ci). Il comporte les mesures suivantes :

- arrêt des traitements potentialisateurs :
  - digitaliques,
  - alcalins,
  - calcium et vitamine D,
  - diurétiques et hypokaliémiants ;
- réhydratation intraveineuse importante pour corriger la déshydratation (insuffisance rénale aiguë fonctionnelle) et diluer la calcémie. Sérum salé isotonique (NaCl 9 ‰), 3 à 6 L par vingt-quatre heures (à adapter à la déshydratation et en surveillant étroitement la diurèse/8 h). Contrôle et équilibrage de la magnésémie ;
- maintien de l'hyperhydratation pour favoriser l'élimination urinaire du calcium. L'utilisation concomitante de furosémide pour maintenir la diurèse (surveillance/8 h) est possible en cas d'insuffisance rénale fonctionnelle ou d'insuffisance cardiaque associée ; elle s'effectue après réhydratation et en l'absence de protéines monoclonales urinaires (risque de tubulopathie avec insuffisance rénale aiguë) ;
- blocage de la résorption osseuse par une première administration intraveineuse d'un bisphosphonate (acide zolédronique, ou pamidronate). La perfusion est réalisée après réhydratation et sous réserve de la fonction rénale (à adapter à la fonction rénale).

La calcitonine n'a plus sa place dans le traitement des hypercalcémies.

Si le pronostic vital est engagé, peuvent être utilisés en unité de soins intensifs :

- un volume de perfusion supérieur à 6 L par vingt-quatre heures avec monitorage de la fonction cardiaque ;
- si nécessaire, épuration extrarénale (dialyse péritonéale ou hémodialyse).

IV. Diagnostic étiologique

Lorsque l'hypercalcémie est symptomatique et sévère (*a fortiori* s'il s'agit d'une crise aiguë hypercalcémique), l'enquête étiologique ne doit pas retarder la mise en route du traitement. Comme nous l'avons vu dans la physiopathologie, l'hormone clé de la régulation est la PTH. L'examen central de la démarche diagnostique est donc le dosage de la PTH.

A. Hypercalcémies à PTH élevée (= hyperparathyroïdie)

Il s'agit le plus souvent du tableau typique d'hyperparathyroïdie primitive. À ce tableau s'ajoutent des causes beaucoup plus rares : l'hyperplasie diffuse des quatre glandes et les formes familiales (NEM, FHH…).

1. Hyperparathyroïdie primitive

L'hyperparathyroïdie primitive correspond à une sécrétion de parathormone inadaptée à la valeur de la calcémie et ayant pour conséquences une augmentation de l'absorption intestinale du calcium, une augmentation de la réabsorption tubulaire rénale du calcium, une diminution de la réabsorption tubulaire rénale des phosphates et une augmentation de la résorption osseuse. L'hyperparathyroïdie primitive est liée à la survenue d'un adénome parathyroïdien, le plus souvent unique et de localisation cervicale. Il existe parfois des localisations ectopiques (notamment médiastinales) voire des adénomes multiples. L'existence d'un carcinome parathyroïdien est extrêmement rare (moins de 2 % des cas) mais possible.

L'hyperparathyroïdie primitive est la première cause d'hypercalcémie (60 % des hypercalcémies). Elle survient typiquement chez la femme (sex-ratio femmes/hommes de 2 à 3) d'âge moyen (soixante ans) lors du diagnostic. L'incidence annuelle de la maladie est d'environ 30 cas pour 100 000 personnes.

L'évolution est habituellement lente sur plusieurs mois ou années avec une hypercalcémie fluctuante, souvent modérée. Le plus souvent, le tableau clinique est fruste (hypercalcémie de découverte fortuite) du fait de l'installation progressive des troubles biologiques.

a. Profil biologique

L'association d'une hypercalcémie et d'un taux sérique de parathormone élevé (ou même normal alors qu'il devrait être abaissé) assure le diagnostic d'hyperparathyroïdie primaire. Le profil biologique associe typiquement :

- une hypercalciurie moins importante que ne le voudrait la calcémie ;
- une hypophosphatémie (dans deux tiers des cas) en lien avec la diminution du taux de réabsorption des phosphates ;
- une acidose métabolique avec hyperchlorémie.

b. Particularités des manifestations osseuses

L'hyperparathyroïdie au long cours entraîne un hyper-remodelage osseux et à terme une fragilisation osseuse qui peut se traduire par :

- une douleur osseuse mécanique dans les zones portantes (bassin, rachis lombaire) ;
- voire une fracture spontanée (col fémoral).

L'ostéodensitométrie est utile pour évaluer le retentissement osseux de l'hyperparathyroïdie.

On peut exceptionnellement rencontrer des formes historiques très évoluées d'hyperparathyroïdie avec un retentissement osseux majeur. Le tableau a été décrit par von Recklinghausen qui lui a laissé son nom comme l'ostéite fibrokystique de von Recklinghausen. Elle se traduit cliniquement par des tuméfactions, un raccourcissement des dernières phalanges, des déformations osseuses des tibias, des avant-bras ou des mâchoires, et une résorption de l'os alvéolaire (« dents flottantes ») conduisant à leur chute.

Les signes radiologiques à rechercher sont :

- l'acro-ostéolyse = érosion des houppes phalangiennes (aspect sucé) ;
- la résorption sous-périostée des phalanges avec incurvation symétrique du bord radial de P2 (liée à la traction des enthèses sur une corticale très fragilisée) ;
- des corticales amincies et festonnées ;
- un aspect granuleux du crâne ;
- la résorption de l'os alvéolaire des mâchoires ;
- des images kystiques épiphysaires typiquement radiales et ulnaires (voire du carpe) (équivalentes à celles des tumeurs brunes rencontrées dans l'hyperparathyroïdie de l'insuffisance rénale chronique).

c. Manifestations extra-osseuses

Les manifestations extra-osseuses de l'hyperparathyroïdie primitive sont devenues rares. Il s'agit notamment des lithiases rénales bilatérales avec néphrocalcinose (à rechercher par échographie) et de la pancréatite calcifiante aiguë.

L'association chondrocalcinose articulaire et hyperparathyroïdie primitive est fréquente.

d. Localisation de l'adénome

Les examens localisant l'adénome ou identifiant l'hyperplasie ne sont pas nécessaires au diagnostic mais guideront le choix de la technique chirurgicale. Il s'agit de :

- l'échographie cervicale (sensibilité de 50 % environ en fonction de l'opérateur, de la localisation et du volume ; spécificité de 93 %) ;

- la scintigraphie au MIBI (1-méthoxy-isobutyl-isonitrile) qui fixe de façon assez spécifique le tissu parathyroïdien et dont la sensibilité est de 80 % environ ; elle est particulièrement intéressante pour les localisations ectopiques ;
- de plus en plus la scintigraphie au MIBI est supplantée par le PET-scan à la choline qui permet également de localiser l'adénome y compris en situation ectopique.

e. Traitement

Chirurgie

Le traitement repose essentiellement sur la chirurgie d'exérèse de l'adénome.

- Tout patient présentant des complications cliniques de l'hyperparathyroïdie primitive (lithiase rénale, fractures de fragilité, syndrome neuromusculaire) doit être opéré.
- En cas d'hyperparathyroïdie asymptomatique, les recommandations internationales considèrent les paramètres suivants comme justifiant également la chirurgie : calcémie à plus de 0,25 mmol/L au-dessus de la limite supérieure des valeurs normales ; calciurie supérieure à 10 mmol par vingt-quatre heures ; clairance de la créatinine réduite de 30 % ; *T-score* de densité minérale osseuse inférieur à – 2,5 DS quel que soit le site mesuré ; âge inférieur à cinquante ans ; impossibilité d'une surveillance régulière.

L'intervention doit être faite par un chirurgien entraîné. Il s'agit classiquement d'une cervicotomie exploratrice avec contrôle des quatre glandes. Toutefois, la localisation de l'adénome en préopératoire par les examens paracliniques autorise l'exploration de la seule glande suspecte et son exérèse sous anesthésie locale avec contrôle peropératoire de la normalisation du taux de PTH et de la calcémie.

En cas d'hyperplasie, la cervicotomie permet une exérèse subtotale (trois glandes parathyroïdiennes sur quatre).

Au décours immédiat de l'intervention chirurgicale, il est absolument nécessaire de contrôler la normalisation de la calcémie. Parfois une hypocalcémie survient qui peut être symptomatique et dont la durée est variable.

Abstention chirurgicale

Chez le sujet très âgé ou ayant une contre-indication chirurgicale, ou lorsque l'hyperparathyroïdie est asymptomatique et sans retentissement osseux ou urinaire, une simple surveillance peut être instituée. Cette surveillance repose sur le dosage de la calcémie tous les six mois, de la créatinine sérique tous les ans et sur l'ostéodensitométrie aux deux sites (rachis lombaire, hanche totale) tous les ans.

Traitement médicamenteux

Le cinacalcet (Mimpara®) est un agent calcimimétique qui abaisse directement le taux de PTH en augmentant la sensibilité du récepteur sensible au calcium extracellulaire (CaSR). La diminution du taux de PTH est associée à une réduction concomitante de la calcémie. Le cinacalcet est un traitement oral et indiqué dans l'hyperparathyroïdie primitive en cas de contre-indication à la chirurgie et dans les hyperparathyroïdies secondaires chez les patients insuffisants rénaux sévères.

En alternative, un traitement par bisphosphonate peut abaisser la calcémie et prévenir la perte osseuse. En cas d'administration préopératoire, il expose à un risque d'hypocalcémie. Il convient également de veiller à un apport calcique suffisant de l'ordre de 1 g par jour. Il n'y a en effet aucun rationnel pour une restriction alimentaire en calcium. Celle-ci pourrait au contraire stimuler l'hypersécrétion de parathormone. Il faut s'assurer de même de l'absence de carence en vitamine D.

f. Diagnostic différentiel

- Hyperparathyroïdie secondaire à une hypocalcémie chronique (ostéomalacie par carence en vitamine D, insuffisance rénale chronique). La réponse parathyroïdienne est alors physiologique avec augmentation de volume des quatre glandes. La calcémie est normale. Il s'agit d'une situation très fréquente.

- Hyperparathyroïdie tertiaire : si elle n'est pas traitée, l'hyperplasie secondaire des parathyroïdes peut « s'autonomiser » avec constitution d'un adénome.
- Hypercalcémie humorale maligne (sécrétion de PTHrP : profil biologique identique mais PTH effondrée, *cf. infra*).

2. Hyperplasie diffuse des quatre glandes parathyroïdiennes

L'hyperplasie diffuse des quatre glandes parathyroïdes est responsable d'une hypersécrétion de PTH anormale. Elle survient dans 10 à 15 % des cas.

3. Formes familiales d'hyperparathyroïdie

Dans des cas rares, l'adénome parathyroïdien peut s'intégrer dans une maladie génétique appelée néoplasie endocrinienne multiple (NEM). L'adénome survient alors souvent chez des sujets plus jeunes, ce qui doit attirer l'attention du clinicien qui dépistera les autres atteintes endocriniennes et recherchera les mutations génétiques.

L'hyperparathyroïdie est présente dans la NEM de type 1 (ou syndrome de Wermer) qui associe hyperparathyroïdie, tumeur hypophysaire et tumeurs entéropancréatiques. D'autres lésions (endocrines ou non) ont été décrites, incluant tumeurs des corticosurrénales, carcinoïdes des bronches, du tube gastro-intestinal et du thymus, ainsi que des lipomes, des angiofibromes et des collagénomes. Elle est de transmission autosomique dominante et correspond à l'inactivation du gène *MEN1*.

L'hyperparathyroïdie est aussi présente dans la NEM de type 2A (ou syndrome de Sipple) qui est la plus fréquente. Elle est de transmission autosomique dominante et correspond à la mutation activatrice du gène *RET*. Elle associe un carcinome médullaire de la thyroïde, un phéochromocytome et l'hyperparathyroïdie. Lorsque l'hyperparathyroïdie survient avant le cancer médullaire de la thyroïde, sa recherche systématique peut permettre un diagnostic précoce du cancer et une prise en charge à un stade localisé curateur transformant le pronostic du patient.

B. Hypercalcémie à PTH basse

1. Démarche générale

Les hypothèses diagnostiques se retrouvent facilement à partir du schéma de physiologie (fig. 27.2 et 27.3).

L'enquête étiologique débute par l'interrogatoire et l'examen clinique :

- avec recherche de prise médicamenteuse, d'antécédent de néoplasie, d'altération de l'état général, de douleurs osseuses, etc. ;
- et palpation des seins et des aires ganglionnaires, recherche d'organomégalie, recherche de foyers douloureux ou de tuméfactions osseuses, etc.

L'enquête sera ensuite complétée par un bilan paraclinique de débrouillage pour balayer l'ensemble des hypothèses étiologiques et susciter les examens paracliniques plus pointus.

2. Bilan complémentaire en plus de Ca et PTH

- **Biologie** : NFP, VS, CRP, ionogramme sanguin, phosphatémie et créatininémie, 25-OH-vitamine D, calciurie des 24 h, électrophorèse des protides sériques, éventuellement complétée en cas d'anomalie par une immunofixation, le dosage pondéral des immunoglobulines et la réalisation d'une immunofixation des protides urinaires. Le bilan osseux sera volontiers complété d'un marqueur de résorption osseuse le matin à jeun avant 9 heures de type télopeptides C du collagène de type I (S-CTX-I). Magnésémie en cas d'hypercalcémie sévère.

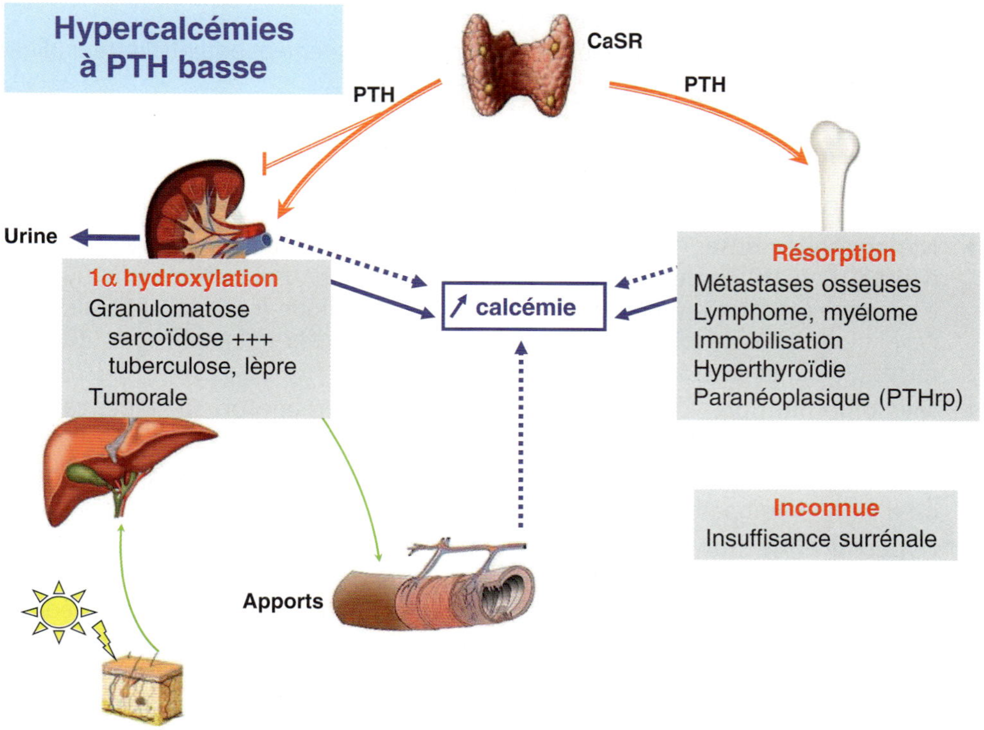

Fig. 27.2. **Hypercalcémies à PTH basse.**
Source : UCBL Lyon 1 – UFR Lyon Est.

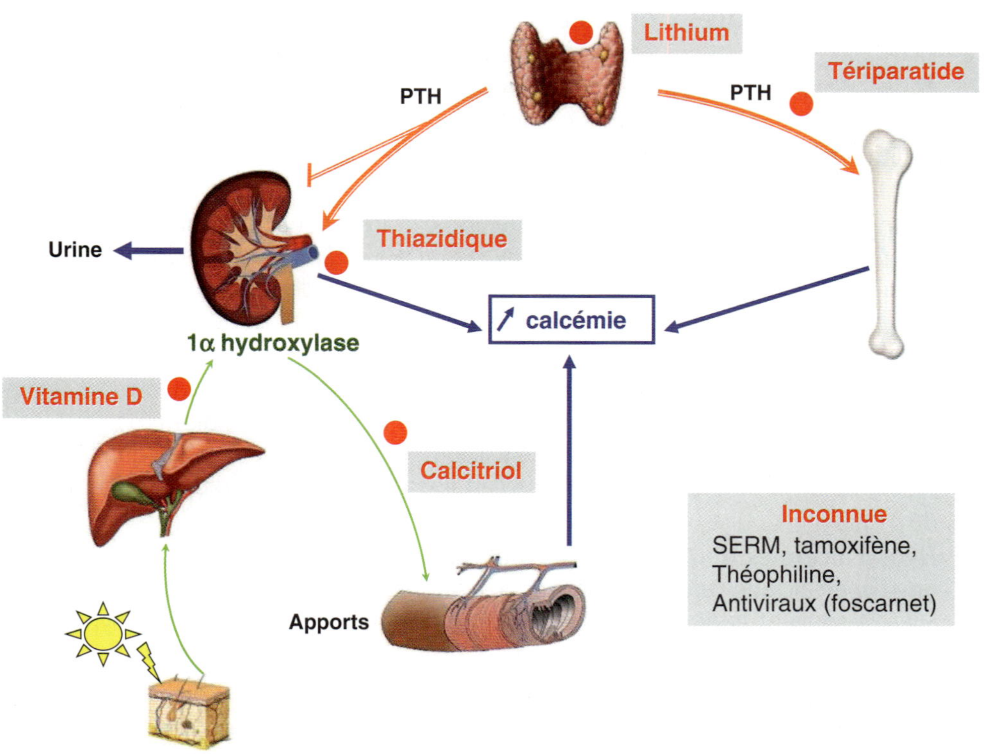

Fig. 27.3. **Hypercalcémies iatrogéniques à PTH basse.**
Source : UCBL Lyon 1 – UFR Lyon Est.

- **Imagerie** : radiographie thoracique.
- **ECG** : urgent en cas d'hypercalcémie majeure ou de traitement potentialisateur (digitalique).

3. Points particuliers

a. Affections néoplasiques

- **Métastases osseuses**. L'hypercalcémie est souvent symptomatique en raison de sa rapidité d'installation. 20 % des patients ayant des métastases osseuses ont une hypercalcémie. L'hypercalcémie est révélatrice de la tumeur métastatique (rare) ou apparaît au cours de l'évolution d'une néoplasie connue : essentiellement cancers mammaires (30 %), pulmonaires (30 %) et rénaux, etc.
- **Myélome multiple**. L'hypercalcémie est présente dans environ 30 % des cas et est souvent aggravée par une atteinte rénale myélomateuse.
- **Autres hémopathies** (plus rares). Il s'agit de lymphomes hodgkiniens et non hodgkiniens ou d'autres hémopathies essentiellement en phase d'acutisation.
- **Hypercalcémie humorale maligne**. Dans certains cancers, l'hypercalcémie n'est pas due aux métastases osseuses mais à l'existence d'une tumeur maligne libérant un facteur hypercalcémiant dans la circulation générale. On parle de syndrome paranéoplasique. Il s'agit d'une hormone peptidique, la PTHrP (PTH-*related peptide*), apparentée à la PTH et ayant la même activité biologique. Le cancer est le plus souvent pulmonaire, œsophagien, utérin, cutané ou glandulaire (rein, vessie, ovaire). Cette forme d'hypercalcémie est souvent caractérisée par une plus grande résistance au traitement antirésorptif. Son dosage est compliqué et elle n'est recherchée que dans un deuxième temps lorsqu'aucune étiologie n'est mise en évidence, notamment devant la combinaison d'un taux sérique de PTH effondré et l'absence de lésions osseuses d'allure maligne.

b. Autres étiologies (moins de 10 % des cas)

- **Médicamenteuses**. Devant une hypercalcémie, il faut regarder systématiquement la liste des médicaments reçus à la recherche d'une intoxication par la vitamine D (hypervitaminose D), d'une prise de rétinoïdes utilisés en dermatologie (hypervitaminose A), d'une prise de lithium (action directe sur les parathyroïdes) ou de diurétiques thiazidiques (augmentation de la réabsorption tubulaire rénale du calcium).
- **Granulomatoses**. Il s'agit de la production extrarénale par le granulome, *via* l'expression inappropriée de 1α hydroxylase, de la 1,25-$(OH)_2$-vitamine D3 (vitamine D3 active), non soumise à une régulation physiologique. Elle peut être observée au cours de la sarcoïdose (hypercalcémie avec normophosphatémie), de la tuberculose, de la lèpre, de l'histoplasmose, de la bérylliose, etc.
- **Syndrome des buveurs de lait et des alcalins**. Devenu rarissime depuis l'avènement des inhibiteurs de la pompe à protons, il résultait du traitement de l'ulcère gastroduodénal par l'ingestion massive de sels alcalins de calcium ou de lait, responsable, dans la forme chronique, du syndrome de Burnett et de certaines formes aiguës d'hypercalcémie (syndrome de Coppe).
- **Hypercalcémies d'immobilisation**. Il s'agit d'une hypercalcémie avec le plus souvent, une hypercalciurie survenant lors des comas prolongés ou chez les patients paraplégiques. Elle est souvent aggravée par la nutrition parentérale exclusive. Cette hypercalcémie est résolutive à la verticalisation. En cas d'impossibilité de verticalisation, un traitement par un bisphosphonate peut être prescrit.
- **Hypercalcémies endocriniennes** (en dehors des hyperparathyroïdies) :
  - hyperthyroïdie, surtout chez le malade âgé ;
  - insuffisance surrénalienne aiguë ;
  - phéochromocytome isolé ou acromégalie.

- **Insuffisance rénale chronique**. L'insuffisance rénale chronique s'accompagne habituellement précocement d'une hypocalcémie. Toutefois, elle peut être responsable d'hypercalcémie par :
  - hyperparathyroïdie tertiaire ;
  - utilisation de carbonate de calcium à forte dose, comme chélateur du phosphore ;
  - erreur de bain de dialyse (rare actuellement).

Points clés

- L'hypercalcémie est définie par un calcium total supérieur à 2,6 mmol/L.
- La crise aiguë hypercalcémique (supérieure à 3,5 mmol/L) peut engager le pronostic vital et doit être traitée en urgence (réhydratation et bisphosphonate).
- La présentation clinique de l'hypercalcémie est très trompeuse et polymorphe.
- Toute hypercalcémie (même de découverte fortuite) doit être explorée.
- Pour l'étiologie, le dosage de la PTH est central dans le raisonnement. Les deux grandes causes d'hypercalcémies sont les affections malignes – métastases et myélome (PTH basse) – et l'hyperparathyroïdie primitive (PTH haute).
- Le traitement de l'hyperparathyroïdie primitive est d'abord chirurgical.

Notions indispensables et inacceptables

Notions indispensables

- Connaître la régulation de la calcémie.
- Connaître les concentrations définissant l'hypercalcémie et la crise aiguë hypercalcémique.
- Connaître les signes cliniques.
- Connaître la prise en charge de la crise aiguë hypercalcémique.
- Connaître les signes cliniques et les principales causes de l'hypercalcémie.

Notions inacceptables

- Ne pas doser la PTH dans la démarche diagnostique.
- Ne pas faire un ECG en cas d'hypercalcémie.

Réflexes transversalité

UE 9

- Item 289 – Diagnostic des cancers : signes d'appel et investigations paracliniques ; caractérisation du stade, pronostic
- Item 304 – Tumeurs des os primaires et secondaires
- Item 317 – Myélome

28

Item 304 – UE 9 – Tumeurs des os primitives et secondaires

Objectifs pédagogiques

National

- Diagnostiquer une tumeur des os primitive et secondaire.

COFER

- Connaître les critères cliniques et radiologiques en faveur de la bénignité ou de la malignité.
- Connaître les principales tumeurs osseuses primitives bénignes et malignes.
- En présence d'un patient souffrant de métastase(s) osseuse(s) révélatrice(s), savoir orienter l'enquête étiologique en fonction du terrain, des signes cliniques et biologiques, du nombre et de l'aspect des métastases.
- Connaître les principes du traitement et du suivi d'une maladie osseuse métastatique et savoir orienter le patient souffrant d'une tumeur osseuse primitive maligne vers un *centre reconnu dans le traitement des tumeurs osseuses.*

Le tissu osseux peut donner lieu au développement de tumeurs dont certaines sont bénignes et d'autres malignes.

Elles peuvent être découvertes à tout âge.

Elles peuvent être :

- primitives, développées à partir de différents tissus, bénignes ou malignes (tableau 28.1) ;
- secondaires, dans le cadre du processus métastatique d'une tumeur située à distance.

Elles sont à distinguer des lésions pseudo-tumorales d'autre origine : dysplasie fibreuse, infarctus osseux, kyste essentiel ou anévrismal.

I. Circonstances révélatrices

Elles sont multiples :

- douleur osseuse, en rapport soit avec l'extension de la tumeur (douleur d'horaire inflammatoire), soit avec une complication fissuraire ou fracturaire (douleur d'horaire mixte ou mécanique) ;

© 2018, Elsevier Masson SAS. Tous droits réservés

Tableau 28.1. Principales tumeurs à localisation osseuse.

Tissu d'origine	Tumeur bénigne	Tumeur maligne
Tissu osseux	Ostéome ostéoïde Ostéoblastome	Ostéosarcome
Tissu cartilagineux	Chondrome, enchondrome Exostose ostéogénique Ostéochondrome	Chondrosarcome
Tissu conjonctif	Fibrome non ossifiant Fibrome myxoïde Fibrome chondromyxoïde Tumeur à cellules géantes (TCG)	Fibrosarcome Histiocytofibrome malin
Tissu hématopoïétique		Plasmocytome Lymphome osseux
Tissus embryonnaires		Sarcome d'Ewing (neuroectoderme) Chordome (notoderme)

- signes neurologiques de type radiculalgie ou compression médullaire dans le cadre des tumeurs vertébrales ;
- tuméfaction osseuse ou des parties molles adjacentes ;
- fracture pathologique.

L'interrogatoire (âge, caractérisation précise de la douleur…) et l'examen clinique permettent de retrouver des signes d'orientation pour une tumeur bénigne ou maligne.

L'imagerie permettra de préciser le diagnostic :

- radiographie : ostéolyse, ostéocondensation, ou aspect mixte ;
- scanner (permettant une analyse optimale de la trame osseuse et des limites corticales) : processus ostéolytique ou ostéocondensant, identification d'une effraction corticale, d'une fissure ou d'une fracture infraradiographique, détermination du volume tumoral ;
- IRM (permettant une analyse globale de l'os et des tissus adjacents) : extension dans les parties molles ou vers les structures neurologiques.

II. Caractère bénin ou malin

A. Clinique

La clinique oriente :

- vers la bénignité (sans certitude) si l'on a la notion d'une évolution lente ou si les douleurs sont absentes, de rythme mécanique ;
- vers la malignité si les douleurs ont un rythme inflammatoire et une intensité croissante, ou s'il apparaît des signes de compression nerveuse (médullaire, radiculaire ou tronculaire) ou d'altération de l'état général.

B. Biologie

Les lésions bénignes ne sont associées à aucune anomalie biologique.

La présence d'un syndrome inflammatoire (VS, CRP) ou d'une hypercalcémie sera évocatrice de lésions malignes. En cas d'hypercalcémie, le dosage de la PTH est nécessaire.

En cas de lésions métastatiques, le dosage des marqueurs tumoraux sera décidé en fonction de la clinique : en cas de chiffre élevé, le suivi des taux de marqueur tumoral permettra d'évaluer la réponse thérapeutique.

C. Radiographie

La radiographie, centrée sur la zone symptomatique, est le premier examen d'imagerie à réaliser : elle permet de préciser la localisation de la lésion, et de rechercher des signes évocateurs de bénignité ou de malignité (fig. 28.1, tableau 28.2). Un seul signe de malignité suffit pour imposer la poursuite des investigations ⚠.

Il faut ajouter à ces critères :

- l'évolution lente (bénignité) ou rapide (malignité);
- le caractère multiple des images tumorales, plutôt évocateur de malignité à quelques exceptions près (ostéochondromes et enchondromes).

Cas spécifique des lésions vertébrales

Devant une fracture vertébrale, les principaux signes radiographiques de malignité sont les suivants :

- ostéolyse localisée de la corticale ou du spongieux, non-visualisation du pédicule d'une vertèbre sur un cliché radiographique de face (vertèbre dite « borgne »), *cf.* fig. 28.6);
- fracture-tassement asymétrique de la vertèbre de face (hors zone de courbure d'une scoliose);
- déformation (bombement) ou rupture du mur postérieur;
- hétérogénéité de la trame osseuse;
- fracture-tassement d'une vertèbre au-dessus de T5.

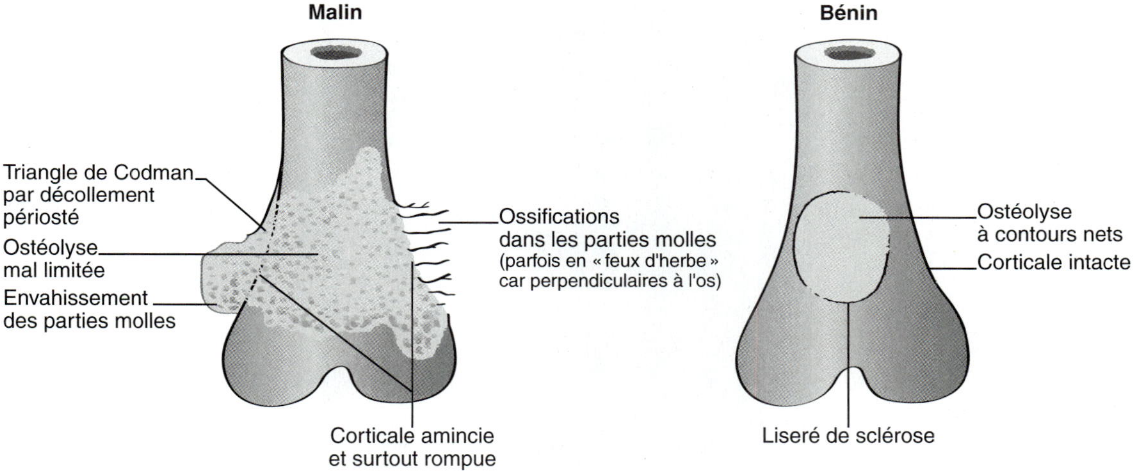

Fig. 28.1. Caractéristiques radiographiques des tumeurs osseuses.
D'après B. Tomeno.

Tableau 28.2. Arguments radiographiques en faveur de la nature bénigne ou maligne d'une lésion osseuse d'allure tumorale.

	Bénignité	Malignité
Limites	Nettes	Floues
Zone lytique	Liseré condensé périphérique	Ostéolyse à bords flous (mitée ou vermoulue)
Corticales	Respectées	Rompues ou érodées
Périoste	Non visible Ou Apposition périostée unilamellaire	Appositions périostées : – plurilamellaires (bulbe d'oignon) – spiculées +++ (feu d'herbe)
Parties molles	Normales	Tuméfaction possible

D. Autres examens d'imagerie

En cas d'image suspecte de malignité, des examens d'imagerie complémentaires devront être réalisés pour :

- mieux caractériser la lésion ;
- identifier le retentissement local (fragilisation de l'os, menace sur les structures neurologiques ou vasculaires adjacentes) ;
- guider la biopsie.

1. IRM

L'IRM est actuellement l'examen de référence ⚠, permettant de caractériser plus précisément la tumeur, sa topographie et son extension éventuelle dans les parties molles, l'analyse de la matrice tumorale (ossifiante, cartilagineuse, kystique, graisseuse...) et le risque de complications fracturaires ou neurologiques (en cas de lésion vertébrale [fig. 28.2]).

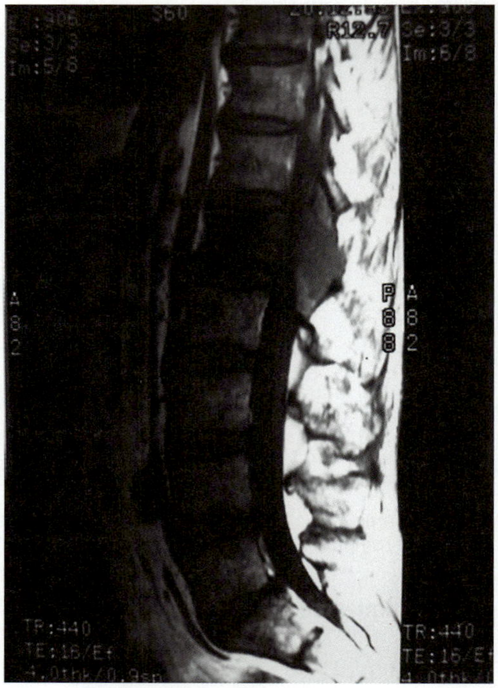

Fig. 28.2. Métastase de L1 (adénocarcinome bronchique).
Hyposignal du corps vertébral et de l'arc postérieur, bombement du mur vertébral postérieur et compression du névraxe (IRM T1).

2. Tomodensitométrie (scanner)

La tomodensitométrie peut préciser les caractères de l'atteinte osseuse (rupture corticale, présence d'appositions périostées, type de matrice osseuse) et rechercher un envahissement des parties molles.

3. Scintigraphie osseuse

La scintigraphie squelettique au technétium permet de rechercher des localisations (hyperfixations) osseuses multiples, orientant vers un processus tumoral métastatique (ou éventuellement infectieux dans le cadre de tuberculose polyostotique).

4. TEP-scan

Il s'agit d'un examen très utile en cas d'atteinte métastatique révélatrice pour identifier la lésion primitive.

E. Biopsie

La réalisation d'une biopsie par voie percutanée sous contrôle radiographique ou scanographique ou par voie chirurgicale est l'examen clé du diagnostic.

- En cas de suspicion de tumeur osseuse primitive maligne, il est donc important que le patient ait une prise en charge après une réunion multidisciplinaire spécialisée. Celle-ci devra se faire selon une voie prédéfinie avec le chirurgien : en cas de lésion maligne primitive, ce dernier pourra réséquer les tissus sur le trajet du trocart, lequel peut être envahi par des cellules tumorales.
- L'analyse comprendra systématiquement une analyse histologique (incluant un immunomarquage) et une analyse bactériologique (germes banals et mycobactéries) à visée diagnostique différentielle.

III. Tumeurs primitives

Ce sont généralement des tumeurs du sujet jeune.

A. Tumeurs bénignes

Elles répondent fidèlement à l'ensemble des critères radiologiques simples énumérés ci-dessus et se différencient selon leur siège sur la pièce osseuse.

1. Localisations métaphysaires des os longs

a. Fibrome non ossifiant

Le fibrome non ossifiant ou « cortical defect » est une lésion métaphysaire, corticale, excentrée, rencontrée chez les enfants et les adultes jeunes. Elle est cernée d'un liseré de condensation périphérique et régresse en se calcifiant avec l'âge.

b. Exostose, ostéochondrome et enchondrome

L'exostose (ou ostéochondrome), tumeur sessile ou pédiculée réalisant une image d'addition, nait perpendiculairement à la métaphyse et se dirige vers la diaphyse, et est dotée d'une coiffe cartilagineuse parfois calcifiée. Elle est asymptomatique ; la survenue de douleurs inflammatoires doit faire craindre une dégénérescence sarcomateuse qui ne se produit guère que dans les formes multiples.

L'enchondrome, tumeur à différenciation cartilagineuse, se développe au centre de l'os, le plus souvent dans les os distaux réalisant une ostéolyse bien limitée parsemée de calcifications annulaires ; les formes rhizoméliques sont les plus susceptibles de dégénérer ; il existe des formes multiples.

c. Ostéome ostéoïde

L'ostéome ostéoïde a un siège métaphysaire ou diaphysaire; il est cortical, médullaire ou sous-périosté. Il dessine une image lytique centrale de petite taille (nidus) parfois calcifiée en son centre, entourée d'une importante sclérose réactionnelle intéressant parfois la corticale (fig. 28.3). Il est la cause de douleurs nocturnes, typiquement bien calmées par les AINS, notamment l'aspirine.

d. Lésions pseudo-tumorales

La dysplasie fibreuse est une tumeur métaphysaire, touchant en premier lieu le col fémoral ou les côtes; elle est en général de découverte fortuite. Elle se présente sous la forme d'une image « en verre dépoli », avec condensation périphérique (fig. 28.4). L'atteinte osseuse peut être monostotique ou polyostotique; elle peut faire partie du syndrome de McCune-Albright avec taches cutanées « café au lait » et manifestations endocriniennes.

Elle peut dégénérer dans de très rare cas.

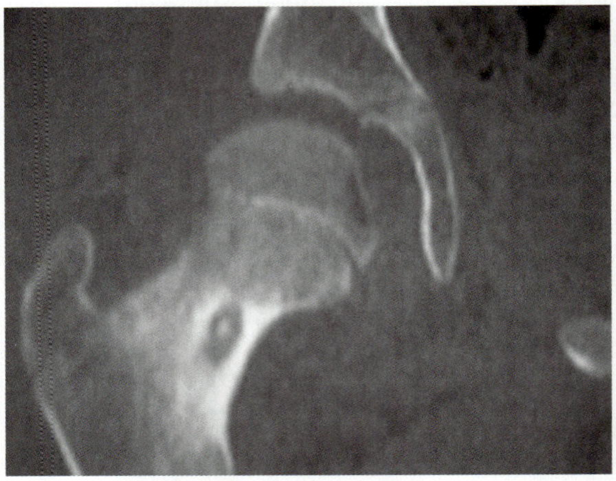

Fig. 28.3. Ostéome ostéoïde du col fémoral (scanner) : ostéolyse ovalaire avec calcification centrale (nidus) et ostéosclérose périphérique.

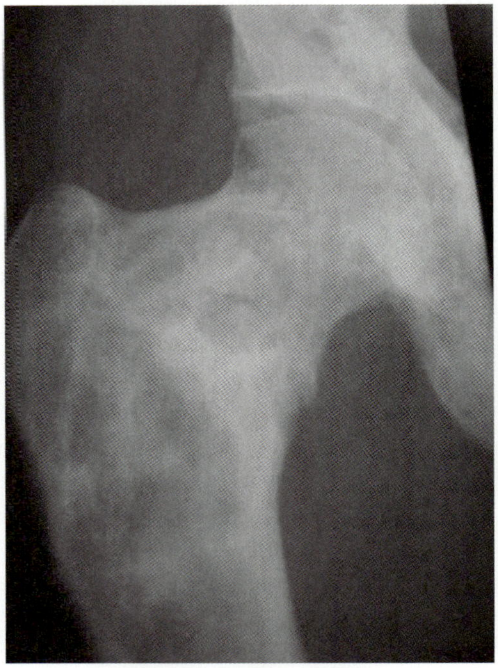

Fig. 28.4. Dysplasie fibreuse du col fémoral (radiographie).

2. Localisations épiphysaires des os longs

a. Chondroblastome

Le chondroblastome bénin, à différenciation cartilagineuse, réalise une image kystique parsemée de calcifications; il a tendance à détruire progressivement l'épiphyse nécessitant alors sa résection et son remplacement prothétique.

b. Tumeur à cellules géantes

La tumeur à cellules géantes, dont l'agressivité peut également aboutir à la destruction de l'épiphyse et, paradoxalement, pour cette tumeur qui reste bénigne au plan cytologique, à l'envahissement des parties molles, voire à des métastases pulmonaires. Elle doit être différenciée d'une tumeur brune parfois rencontrée dans les hyperparathyroïdies primitives évoluées, histologiquement très proches.

3. Prise en charge des tumeurs osseuses primitives bénignes

Le traitement des tumeurs primitives bénignes est généralement simple :

- respect des exostoses asymptomatiques;
- surveillance des enchondromes des ceintures et ablation monobloc sans ouverture de la pièce au cas où ils deviennent douloureux;
- ablation des ostéomes ostéoïdes si possible par technique percutanée (forage ou laser);
- surveillance des chondroblastomes bénins et des tumeurs à cellules géantes avec chirurgie (parfois lourde) pour les localisations douloureuses ou à risque fracturaire.

B. Tumeurs malignes

Le bilan radiologique va permettre d'orienter le diagnostic, mais seule la biopsie pourra le confirmer et permettra d'adapter le traitement.

1. Chez l'adolescent et l'adulte jeune

a. Ostéosarcome

L'ostéosarcome est la tumeur primitive la plus souvent en cause. Il siège le plus souvent près du genou. L'aspect radiologique peut être ostéolytique, ostéocondensant ou mixte, avec une image périostée en feu d'herbe (fig. 28.5).

Les critères de malignité radiologiques sont généralement facilement mis en évidence et doivent faire adresser le jeune patient en milieu spécialisé où seront pratiqués un bilan d'extension par IRM sur l'os atteint, une recherche de métastases pulmonaires et une biopsie par le même chirurgien qui assurera ultérieurement l'exérèse monobloc extratumorale tout en préservant la fonction du membre.

Le traitement chirurgical est encadré par une polychimiothérapie, qui a transformé le pronostic (guérison à cinq ans dans plus de 75 % des cas).

b. Sarcome d'Ewing

Le sarcome d'Ewing (sarcome à petites cellules neuroectodermiques) réalise typiquement une lésion ostéolytique bordée d'une réaction périostée en bulbe d'oignon.

L'association chimiothérapie, chirurgie et radiothérapie permet d'obtenir la guérison dans plus de 60 % des cas.

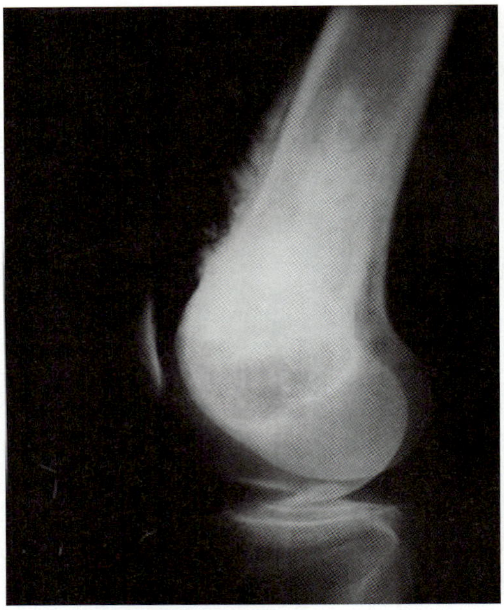

Fig. 28.5. **Ostéosarcome de l'extrémité inférieure du fémur.**

2. Chez l'adulte

Les trois tumeurs les plus fréquentes sont le chondrosarcome, le lymphome osseux primitif et le plasmocytome solitaire.

a. Chondrosarcome

Le chondrosarcome (à différenciation cartilagineuse) peut être primitif, ou plus rarement, se développer sur une exostose ou un enchondrome proximal. Il réalise une image lytique parsemée de calcifications avec extension aux parties molles adjacentes.

Il est insensible à la chimiothérapie et à la radiothérapie et doit faire l'objet d'une exérèse chirurgicale monobloc passant au large de la tumeur, rendant souvent nécessaire l'amputation.

b. Lymphome osseux primitif

Le lymphome osseux primitif réalise une ostéolyse irrégulière et mouchetée, de diagnostic radiologique souvent difficile. L'IRM permet de mieux voir l'envahissement des parties molles.

Le traitement associe radiothérapie et chimiothérapie.

c. Plasmocytome

Le plasmocytome solitaire est la tumeur osseuse maligne la plus fréquente. Il donne une image de lacune plus ou moins soufflée.

Le diagnostic est parfois évoqué sur l'existence d'un pic monoclonal sérique et doit être confirmé par la biopsie. Pour retenir le diagnostic de plasmocytome, le myélogramme ou la biopsie ostéomédullaire ne doit montrer aucun infiltrat plasmocytaire (auquel cas, le diagnostic de myélome serait retenu).

Le traitement est chirurgical ou radiothérapique et son succès est attesté par la disparition de l'immunoglobuline monoclonale. Dans 50 % des cas, cependant, l'évolution se fait vers un myélome multiple dans les trois ans.

d. Chordome

Le chordome est une tumeur de bas grade de malignité, développé surtout sur le squelette axial surtout au niveau du sacrum, et d'évolution locale lente. Il peut être révélé par des signes neurologiques et le pronostic dépend des possibilités de résection locale.

IV. Tumeurs secondaires

A. Épidémiologie

L'os est la troisième localisation métastatique après le poumon et le foie.

Les cancers qui métastasent le plus au squelette sont par ordre de fréquence décroissante :

- le sein ;
- la prostate ;
- le poumon ;
- le rein ;
- la thyroïde.

Les sites les plus touchés sont le rachis lombaire et thoracique, puis le bassin, les côtes, le sternum, les fémurs, les humérus et le crâne. Les métastases osseuses distales sont plus rares.

Les métastases sont le plus souvent multiples, mais toutes ne sont pas toujours symptomatiques.

B. Circonstances de découverte

Le diagnostic est porté dans trois circonstances différentes :

- lors du premier bilan d'extension exhaustif d'un cancer ;
- lors du suivi de la pathologie cancéreuse, plus ou moins longtemps après le diagnostic ;
- lorsque la métastase est révélatrice de la maladie cancéreuse.

C. Diagnostic étiologique

Lorsque la métastase osseuse est inaugurale, il importe de rechercher son origine.

La première donnée est l'aspect radiologique de la métastase (fig. 28.6 et 28.7) :

- une *métastase condensante* chez l'homme oriente vers un cancer de la prostate (mais 25 % des métastases prostatiques sont lytiques) ;
- une *métastase mixte* ostéocondensante et ostéolytique peut être le fait de très nombreuses tumeurs, en particulier du sein ou du poumon ;
- une *métastase lytique pure* oriente en premier lieu vers un cancer du sein, du rein, du poumon, ou de la thyroïde.

Cependant, aucun aspect n'est spécifique ⚠.

L'**interrogatoire** joue un rôle déterminant, à la recherche :

- de signes de complications fracturaires ou neurologiques (atteinte vertébrale) ;
- de signes fonctionnels orientant vers le primitif (tabagisme, infections respiratoires à répétition, hématurie, douleurs abdominales, etc.) ;
- d'antécédents personnels et familiaux d'affections néoplasiques.

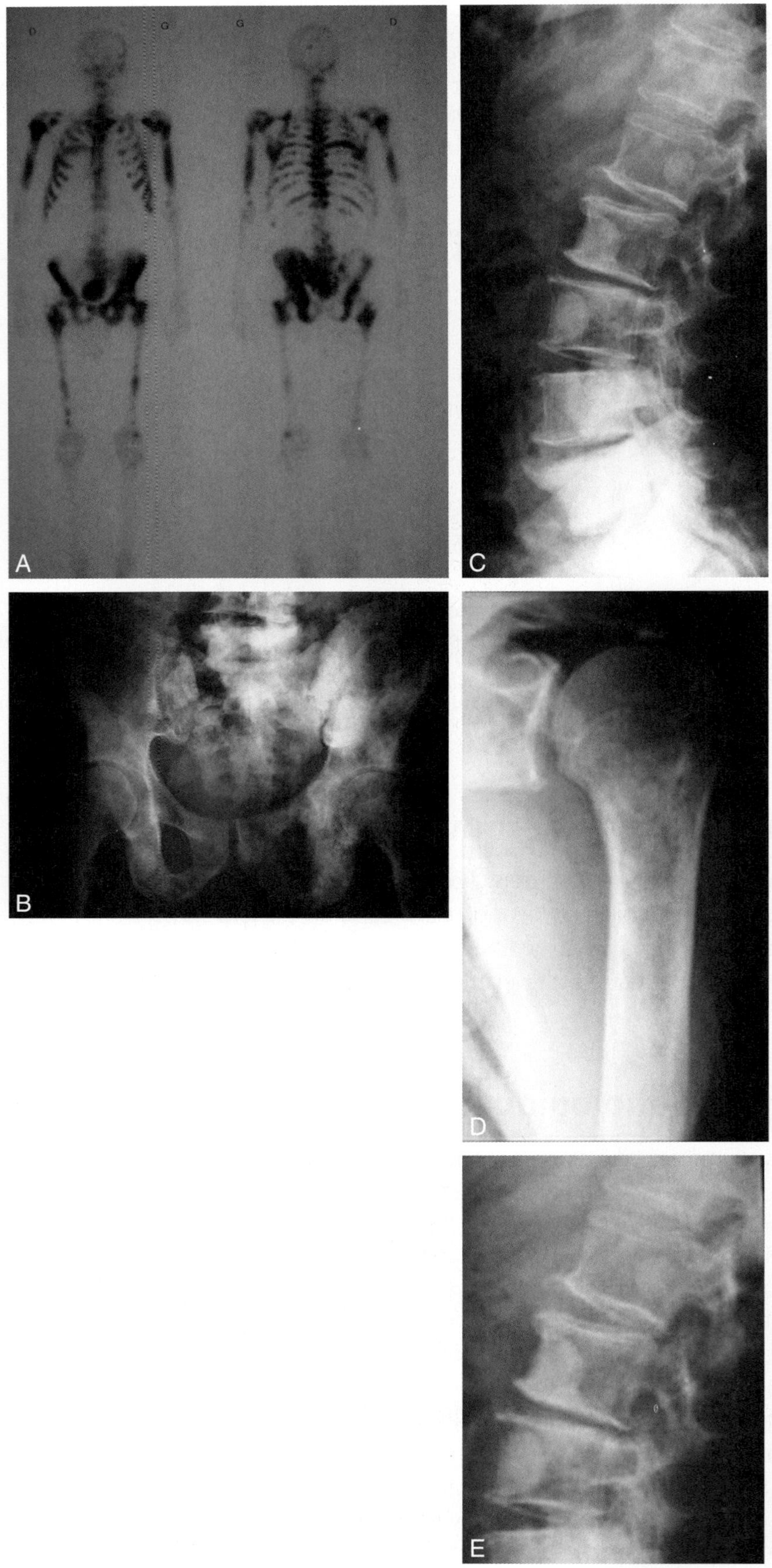

Fig. 28.6. **A à E. Métastases multiples condensantes et lytiques d'un cancer de la prostate (radiographie et scintigraphie osseuse).**

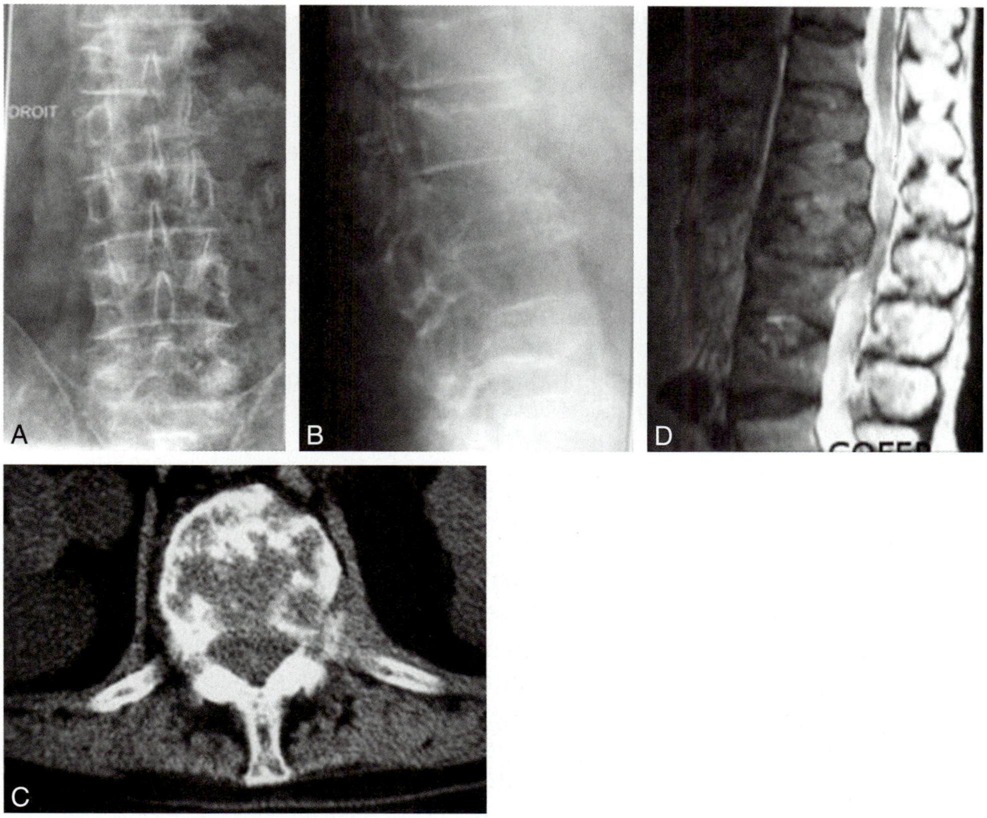

Fig. 28.7. A à D. Métastases multiples lytiques dans le cadre d'un cancer du sein (radiographie, scanner et IRM en séquence pondérée T2) :

– lyse du pédicule gauche de la vertèbre L2 sur la radiographie de face, fracture vertébrale de L1 et surtout L2, avec recul du mur postérieur de L2 sur la radiographie de profil;

– aspect mité du corps vertébral de L2 sur le scanner avec rupture corticale à plusieurs endroits;

– envahissement des corps vertébraux de L1 et L2, avec effraction des murs postérieurs.

L'examen clinique complet comprend :

- la recherche d'un syndrome lésionnel avec douleur à la percussion d'une vertèbre ou d'une région osseuse, une modification des téguments (rougeur ou induration);
- la recherche de complications neurologiques dans le cas d'une localisation vertébrale avec identification d'un syndrome lésionnel (douleur en hémi-ceinture, irradiation crurale ou sciatique par exemple) ou sous-lésionnel (syndrome pyramidal par compression médullaire ou syndrome de la queue de cheval);
- la recherche d'une lésion primitive par la palpation des seins, de la thyroïde, du foie, des fosses lombaires et de l'abdomen, des aires ganglionnaires, l'examen des téguments (mélanome), la réalisation des touchers rectal (prostate, blindage pelvien) et vaginal (lésion utérine ou annexielle), et l'examen des testicules.

D. Explorations complémentaires

1. Biologie

Les examens biologiques courants sont de peu de rendement en dehors des rares syndromes paranéoplasiques orientant principalement vers un cancer du poumon.

On demandera systématiquement une électrophorèse des protéines sériques et un bilan phosphocalcique à la recherche d'une hypercalcémie.

En ce qui concerne les marqueurs tumoraux, seront effectués :

- systématiquement un dosage des PSA chez l'homme (sensible et très spécifique au-dessus de 15 ng/mL);
- en fonction du contexte, les seuls autres marqueurs utiles dans la recherche étiologique : l'alpha-fœtoprotéine et la bêta-HCG chez les sujets jeunes, à la recherche d'une tumeur germinale non séminomateuse du testicule;
- également en fonction du contexte, les autres marqueurs tumoraux qui ont moins d'intérêt car ils sont moins sensibles et moins spécifiques; leur apport réside plus dans le suivi que dans le diagnostic (CA 15-3, CA 125, CA 19-9, NSE, CYFRA 21-1, thyroglobuline). On n'y recourra dans l'enquête étiologique qu'en dernier ressort en ne considérant que le marqueur dont l'élévation relative est la plus forte, puisqu'ils sont souvent plusieurs à voir leurs valeurs s'élever. L'apparition d'immunomarqueurs spécifiques de plus en plus nombreux, augmente peu à peu les possibilités diagnostiques.

2. Imagerie

Une radiographie du thorax et chez la femme une mammographie sont utiles à demander en première intention en cas de métastase osseuse révélatrice.

La scintigraphie osseuse au Tc-99m permet d'identifier d'autres lésions métastatiques osseuses asymptomatiques mais peut être prise en défaut en cas de métastases osseuses purement lytiques.

La tomodensitométrie thoraco-abdomino-pelvienne constitue l'imagerie la plus performante à la fois pour mettre en évidence des tumeurs viscérales primitives tout en permettant un bilan d'extension à la recherche d'autres localisations secondaires.

Le TEP-scan lorsqu'il est accessible est également pertinent.

3. Biopsie

La biopsie osseuse a pour but de confirmer la nature maligne de la lésion osseuse et l'identification de la tumeur primitive ou du moins de préciser le type histologique de la tumeur primitive, en s'aidant également de marqueurs immunohistochimiques.

Ces analyses permettront également pour certains cancers d'identifier des facteurs pronostiques de la réponse thérapeutique et de permettre des traitements ciblés.

Au terme des explorations, le cancer primitif reste méconnu dans environ 10 % des métastases osseuses révélatrices.

V. Traitement des métastases osseuses

La stratégie thérapeutique est discutée en réunion de concertation pluridisciplinaire (RCP) réunissant oncologues, radiothérapeutes, radiologues interventionnels, rhumatologues, chirurgiens…

Cette prise en charge peut comporter des traitements locaux (chirurgie, gestes de radiologie interventionnelle, radiothérapie), systémiques (traitement antitumoral, inhibiteurs de la résorption osseuse, radiothérapie métabolique), des soins de support (antalgiques, orthèses, kinésithérapie…); le choix de ces traitements nécessite une collaboration étroite entre les différents acteurs concernés, en concertation avec la prise en charge oncologique spécifique d'organe.

A. Prise en charge symptomatique et prévention des complications fracturaires ou neurologiques

Dès le diagnostic évoqué, la prise en charge doit intégrer :

- la prescription d'antalgiques adaptés à l'intensité de la douleur;
- la prévention des complications thromboemboliques;
- le traitement d'une hypercalcémie;
- l'appréciation du risque fracturaire et le risque d'instabilité d'un rachis métastatique (avec l'aide de certains scores), ainsi que l'état neurologique, l'état général du patient et les comorbidités présentées;
- la mise en décharge des zones lytiques à risque de fracture (repos au lit pour les atteintes vertébrales).

B. Traitements locaux

1. Chirurgie

a. Chirurgie à visée carcinologique

Une chirurgie d'exérèse est parfois envisagée dans les rares cas de métastase osseuse unique, extirpable chirurgicalement et satellite d'un cancer que l'on espère pouvoir maîtriser.

b. Chirurgie à visée symptomatique

Il peut s'agir :

- d'une chirurgie de décompression en cas de symptomatologie neurologique rapidement évolutive;
- de la prise en charge d'une fracture pathologique, de la stabilisation de lésions menaçantes en termes de fracture (au niveau d'un membre ou du rachis) ou de compression de structures adjacentes (compression neurologique en cas d'atteinte vertébrale).

2. Traitements locaux percutanés

Les techniques de radiologie interventionnelle comportent des techniques :

- de consolidation osseuse : cimentoplastie.
  - Au niveau du rachis, la vertébroplastie (injection de ciment chirurgical dans le corps vertébral) et la cyphoplastie à ballonnets (injection de ciment après expansion du corps vertébral à l'aide d'un ballonnet gonflable) ont un effet antalgique obtenu rapidement.
  - Elles peuvent être réalisées s'il n'y a pas d'instabilité vertébrale ni de compression neurologique;
- de destruction tumorale telles que la radiofréquence, la cryoablation.

3. Radiothérapie

La radiothérapie conventionnelle a une place dans le traitement de la douleur. Elle a aussi un effet de consolidation, de décompression neurologique.

Elle doit également être effectuée en postopératoire (pour limiter le risque de dissémination tumorale et réduire le risque de récidive).

La radiothérapie stéréotaxique permet de délivrer une plus forte dose avec précision entraînant un effet antalgique prolongé et peut être discutée actuellement en cas de territoire précédemment irradié, ou en cas d'atteinte oligométastatique.

C. Traitements systémiques

1. Traitements médicaux antitumoraux

- L'hormonothérapie est souvent proposée lors du cancer du sein en présence de récepteurs hormonaux, du cancer de la prostate.
- À côté de la chimiothérapie, se développent actuellement des thérapies ciblées grâce à la mise en évidence d'altérations moléculaires oncogéniques au sein de certaines tumeurs permettant une augmentation de la survie, et l'immunothérapie pour certaines tumeurs.

2. Radiothérapie métabolique

La radiothérapie métabolique peut agir à la fois sur la tumeur primitive et sur ses métastases :

- iode radioactif des formes curables de cancers thyroïdiens après thyroïdectomie et éventuelle chirurgie de réduction tumorale et stimulation par la TSH ;
- strontium-89, samarium-153 au cours des métastases hormonorésistantes du cancer de la prostate ; plus récemment étude du dichlorure de radium-223.

3. Inhibiteurs de la résorption osseuse

Les traitements inhibiteurs de la résorption osseuse : injections mensuelles par voie intraveineuse de bisphosphonates (acide zolédronique 4 mg) ou par voie sous-cutanée d'anticorps monoclonal bloquant le système RANK/RANK ligand (dénosumab 120 mg) ont montré leur efficacité pour diminuer ou retarder la survenue des complications des métastases osseuses ou événements osseux (survenue de fracture pathologique, de compression médullaire, nécessité d'une radiothérapie à visée antalgique ou d'une chirurgie osseuse, survenue d'une hypercalcémie).

L'intérêt de ces traitements en adjuvant avant la survenue de métastases osseuses est en cours d'évaluation.

D. Soins de support

1. Traitement antalgique

Ce traitement fait rapidement appel aux antalgiques antinociceptifs opioïdes faibles ou forts.

Les co-analgésiques sont d'un appoint précieux :

- les anti-inflammatoires non stéroïdiens sont souvent efficaces ;
- dans les douleurs neurogènes, on peut faire appel aux neuroleptiques et aux anticonvulsivants ;
- les anxiolytiques et antidépresseurs ont également leur utilité dans ce contexte ;
- les corticoïdes sont utiles pour réduire les conséquences des compressions nerveuses.

2. Corset rigide

L'utilisation d'un corset rigide peut être utile pour reverticaliser un patient ayant des métastases rachidiennes.

Une prise en charge globale intégrant un accompagnement psychologique et des thérapeutiques non médicamenteuses doit être proposée, à la fois au patient et à ses aidants.

Au total, le diagnostic de métastase osseuse signe toujours un pronostic vital péjoratif. C'est dire que l'ambition première du traitement sera de procurer au patient, au plus vite, la meilleure qualité de vie possible.

Points clés

- Devant une lésion osseuse d'allure tumorale, il convient de rassembler les arguments radiographiques en faveur de sa nature bénigne ou maligne.
- Chez l'enfant, l'adolescent et l'adulte jeune, une tumeur maligne est souvent primitive; chez l'adulte après cinquante ans, les métastases osseuses sont les plus fréquentes.
- Le principal but du bilan radiologique est la recherche de signes d'agressivité qui doivent faire poursuivre les investigations :
  - en cas de lésion primitive : IRM, ± TDM;
  - en cas de lésion secondaire : TDM thoraco-abdomino-pelvienne, scintigraphie osseuse, ± bilan sénologique et dosage des PSA; biopsie.
- En cas de métastase osseuse, la recherche étiologique est couronnée de succès dans environ 90 % des cas.
- En cas de suspicion de tumeur primitive maligne, le patient doit avoir une prise en charge après une réunion multidisciplinaire spécialisée et la biopsie doit être faite selon une voie prédéfinie avec le chirurgien.
- La stratégie de prise en charge des métastases osseuses doit être discutée en réunion de concertation pluridisciplinaire et en concertation avec la prise en charge oncologique spécifique d'organe.

Notions indispensables et inacceptables

Notions indispensables

- En cas de suspicion de tumeur primitive maligne, le patient doit être pris en charge en milieu spécialisé.
- En cas de métastase osseuse, les marqueurs tumoraux ont plus un intérêt pour le suivi que la recherche diagnostique de la tumeur primitive (en dehors du PSA chez l'homme, et de l'alpha-fœtoprotéine et bêta-HCG chez les sujets jeunes).
- Savoir reconnaître une complication neurologique en cas de localisation vertébrale, et les principes de sa prise en charge.
- Savoir que le risque fracturaire et le risque d'instabilité doivent être recherchés en cas de métastase osseuse vertébrale.
- Connaître l'utilisation des traitements inhibiteurs de la résorption osseuse pour retarder la survenir des complications des métastases osseuses.
- Savoir discuter de la prise en charge des patients ayant des lésions osseuses malignes au mieux en réunion de concertation pluridisciplinaire.

Notions inacceptables

- Oublier de planifier une biopsie selon une voie prédéfinie avec le chirurgien en cas de suspicion de sarcome.
- Oublier que la scintigraphie osseuse peut être prise en défaut en cas de métastases osseuses lytiques.

Réflexes transversalité

UE 5

- Item 132 – Thérapeutiques antalgiques, médicamenteuses et non médicamenteuses

UE 8

- Item 266 – Hypercalcémie

UE 9

- Item 289 – Diagnostic des cancers : signes d'appel et investigations paracliniques ; caractérisation du stade ; pronostic
- Item 291 – traitement des cancers : chirurgie, radiothérapie, traitements médicaux des cancers
- Item 306 – Tumeurs du poumon, primitives et secondaires
- Item 307 – Tumeurs de la prostate
- Item 308 – Tumeurs du rein
- Item 309 – Tumeurs du sein

29

Item 317 – UE 9 – Myélome multiple des os

Objectifs pédagogiques

Nationaux

- Diagnostiquer un myélome multiple des os.
- Connaître la démarche diagnostique en présence d'une gammapathie monoclonale.

COFER

- Savoir faire le diagnostic d'un myélome.
- Connaître les signes ostéoarticulaires révélateurs et connaître les éléments du diagnostic différentiel devant une localisation rachidienne ou périphérique.
- Connaître les complications fréquentes de cette maladie et connaître les gestes thérapeutiques urgents visant à prévenir ses complications ou à retarder le retentissement moteur des localisations rachidiennes ou appendiculaires.
- Connaître les critères pronostiques et savoir planifier le suivi d'un patient myélomateux.
- Connaître les orientations thérapeutiques en fonction de l'âge : traitement médical et non médical (orthopédique).
- Décrire le syndrome « POEMS ».
- Savoir détecter sur l'électrophorèse un aspect d'immunoglobuline monoclonale et confirmer ce diagnostic.
- Savoir distinguer les immunoglobulines monoclonales associées aux myélomes ou aux hémopathies des immunoglobulines monoclonales de signification indéterminée.
- Connaître les méthodes de suivi et le pronostic des immunoglobulines monoclonales de signification indéterminée.
- Connaître les arguments en faveur d'une immunoglobuline monoclonale associée au myélome.
- Connaître les hémopathies associées aux immunoglobulines monoclonales, connaître les signes osseux et articulaires de ces hémopathies.

I. Définition

Le myélome multiple, ou maladie de Kahler, est une prolifération maligne d'un clone plasmocytaire produisant de manière inadaptée et exagérée une immunoglobuline ou l'un de ses fragments et des facteurs d'activation des ostéoclastes. Le myélome multiple représente 10 %

© 2018, Elsevier Masson SAS. Tous droits réservés

des hémopathies malignes. C'est une affection du sujet de plus de cinquante ans. Son incidence augmente avec l'âge (cinq pour 100 000 individus à cinquante ans, vingt pour 100 000 à quatre-vingts ans); l'âge moyen au diagnostic est de soixante-quatre ans. Il est légèrement plus fréquent chez l'homme que chez la femme.

II. Circonstances de découverte

Le myélome multiple est une maladie très « polymorphe » ⚠, toutes les disciplines médicales peuvent être confrontées aux manifestations d'un myélome non connu :

- signes osseux : douleurs osseuses, fractures, etc. Les plus fréquents, concernent plus de 80 % des patients;
- complications neurologiques : radiculalgies symptomatiques, compressions médullaires, syndrome de la queue de cheval, etc.;
- signes hématologiques : anémie, pancytopénie;
- insuffisance rénale aiguë;
- infections bactériennes récurrentes;
- hypercalcémie symptomatique;
- vitesse de sédimentation (VS) accélérée sans syndrome inflammatoire (CRP normale) et anomalies à l'électrophorèse des protéines sériques (EPS) : pic monoclonal ou hypogammaglobulinémie (en cas de myélome à chaînes légères);
- altération de l'état général : asthénie, amaigrissement, fébricule.

III. Anomalies de l'électrophorèse des protéines

L'électrophorèse des protides sériques (EPS) est un examen biologique simple qui permet une appréciation quantitative mais également qualitative (sur l'aspect du tracé) des principales composantes protéiques du plasma ⚠. Les protéines sont analysées par migration dans un champ électrique et dépôt en fonction de leur charge électrique.

A. Quand faut-il faire une EPS ?

Il faut réaliser une EPS lorsqu'on se trouve devant :

- un taux de protides circulants élevé;
- une élévation inexpliquée de la VS;
- des infections répétées en particulier bactériennes (recherche d'un déficit immunitaire responsable d'une hypogammaglobulinémie);
- des manifestations cliniques (*cf. infra*) ou biologiques (une hypercalcémie, par exemple) faisant suspecter la survenue d'un myélome ou d'une hémopathie;
- une suspicion de syndrome inflammatoire;
- une cirrhose éventuellement;
- toute exploration d'ostéoporose.

B. Analyse de l'EPS

1. EPS normale

- Albumine : 40 à 45 g/L.
- α_1-globulines : 2 à 4 g/L.

- α_2-globulines : 4,5 à 7 g/L.
- β-globulines : 7 à 13 g/L.
- γ-globulines : 6 à 15 g/L.

À noter que le fibrinogène n'est pas visible sur l'EPS car il est contenu dans le plasma mais perdu dans le sérum. Sa concentration normale est entre 2 et 4 g/L.

2. EPS anormale

- Hypoalbuminémie de causes variées : hémodilution, dénutrition, infection chronique, myélome…
- Hyper-α_2-globulinémie : satellite d'un état inflammatoire.
- Bloc β-γ : lié à une augmentation des IgA qui migrent entre bêta et gamma, cirrhose.
- Présence d'un pic pointu à base étroite, qui doit faire évoquer une immunoglobuline monoclonale (gammapathie monoclonale, ou dysglobulinémie), migrant dans la zone γ le plus souvent, parfois dans la zone β.
- Hypergammaglobulinémie polyclonale : augmentation homogène et globale dite « en dôme » des γ-globulines.
- Hypogammaglobulinémie : effondrement des γ-globulines.

La détection sur l'électrophorèse des protides sériques d'un pic en bande étroite impose la réalisation d'une immunoélectrophorèse (fig. 29.1).

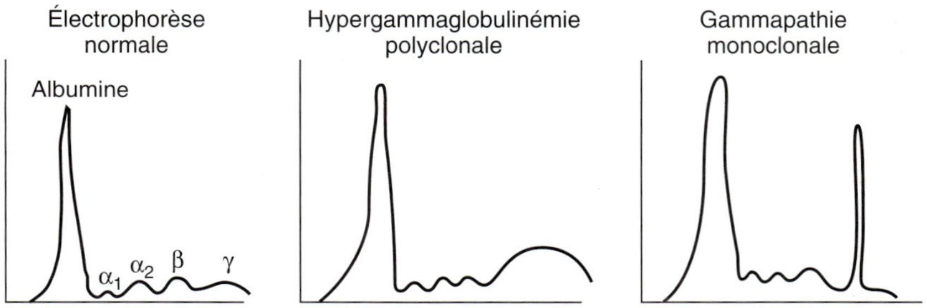

Fig. 29.1. Aspects électrophorétiques des anomalies des gammaglobulines.

IV. Anomalies des gammaglobulines

A. Hypogammaglobulinémie (γ-globulines < 6 g/L)

Cette anomalie doit faire évoquer le diagnostic de :

- déficit immunitaire B primitif : hypogammaglobulinémie constitutionnelle ou agammaglobulinémie (maladie de Bruton) qui se manifeste par des infections récidivantes bactériennes, tout particulièrement néonatales ;
- déficit immunitaire B secondaire : syndrome lymphoprolifératif (leucémie lymphoïde chronique, ou lymphome malin non hodgkinien), myélome, **en particulier le myélome à chaînes légères** ;
- carences nutritionnelles et fuites protéiques : dans ces situations, l'hypogammaglobulinémie s'accompagne d'une hypoalbuminémie : les malabsorptions ou le kwashiorkor, syndrome néphrotique, entéropathie exsudative ;
- immunosuppression acquise : causes iatrogènes (corticothérapie, immunosuppresseurs, chimiothérapies).

B. Hypergammaglobulinémie diffuse ou polyclonale

Elle se traduit par une augmentation des γ-globulines dite en « dôme » (on notera parfois que la migration se fait également sur les β-globulines avec le typique bloc β-γ). Il s'agit d'une stimulation polyclonale des lymphocytes B quel qu'en soit le mécanisme. Elle peut être associée à un syndrome inflammatoire (CRP élevée) et dans ce cas il faut rechercher en premier lieu une cause infectieuse de type infection bactérienne chronique (abcès profond, endocardite, ostéomyélite, tuberculose, dilatation des bronches, etc.). En l'absence de syndrome inflammatoire (CRP normale), les principales causes sont :

- une autre cause infectieuse chronique comme une infection parasitaire : trypanosomiase, leishmaniose, etc. ; infection virale, tout particulièrement par le VIH ou par l'hépatite C ;
- une affection hépatique chronique : cirrhose alcoolique (augmentation plus importante des IgA avec bloc β-γ), hépatites auto-immunes chroniques (hyper-IgG et IgA), cirrhose biliaire primitive, cirrhose post-hépatite, etc. ;
- une maladie auto-immune ou inflammatoire chronique : lupus érythémateux systémique (environ 50 % des cas), maladie de Gougerot-Sjögren (60 %), polyarthrite rhumatoïde (50 %) sclérodermie, sarcoïdose, etc. ;
- une maladie tumorale : lymphome, leucémie myélomonocytaire.

C. Pic d'aspect monoclonal

La présence d'un pic à base étroite et symétrique qui migre dans la zone des γ-globulines lorsqu'il s'agit d'une IgG ou, plus rarement, dans la zone des β-globulines lorsqu'il s'agit d'une IgA, est évocatrice d'une dysglobulinémie monoclonale. La clonalité doit être confirmée par l'immunoélectrophorèse ⚠.

Deux types de sécrétions monoclonales peuvent survenir :

- immunoglobuline de structure le plus souvent normale mais en quantité augmentée (immunoglobuline complète, IgG, IgA ou IgM ou plus rarement IgD ou IgE) ;
- fragment d'immunoglobuline : soit d'une chaîne légère (anciennement dénommée protéine de Bence-Jones mais dans ce cas, comme elle est éliminée dans les urines, elle n'est le plus souvent pas visible sur l'EPS qui ne retrouve qu'une hypogammaglobulinémie), soit d'une chaîne lourde.

Cette immunoglobuline monoclonale, identifiée par sa chaîne lourde et/ou sa chaîne légère, est synthétisée par un clone de lymphocytes B ; elle est le témoin d'une prolifération lymphocytaire B clonale qui peut être bénigne ou maligne ⚠.

Cette immunoglobuline peut avoir des effets propres en raison de particularités physicochimiques :

- augmentation de la viscosité sanguine essentiellement s'il s'agit d'une IgM et à condition qu'elle soit à un taux élevé ;
- précipitation à froid : dénommée cryoglobulinémie monoclonale ou de type 1, observée en particulier lors des hémopathies (leucémie lymphoïde chronique, maladie de Waldenström), elle peut être responsable d'un purpura pétéchial, infiltré avec lésions nécrotiques en cocarde, d'un syndrome de Raynaud ou de n'importe quel signe ischémique ;
- précipitation dans les tubules rénaux ;
- dépôt dans les tissus responsables d'une amylose AL ou d'une maladie des dépôts (maladie de Randall) ;
- action autoanticorps le plus souvent en cas d'IgM monoclonale : anticorps anti-myéline (anti-MAG) responsable de neuropathie périphérique ou activité facteur rhumatoïde (responsable d'une cryoglobulinémie mixte de type 2 ou 3), ou anti-globule rouge responsable d'une hémolyse (maladie des agglutinines froides liée à une IgM monoclonale anti-I), etc.

Le problème posé par une dysglobulinémie est sa signification.

1. Gammapathie monoclonale de signification indéterminée

La gammapathie monoclonale de signification indéterminée (*Monoclonal Gammopathy of Undetermined Significance* [MGUS] pour les Anglo-Saxons) est la plus fréquente des gammapathies monoclonales; sa prévalence augmente avec l'âge : 0,5 % à trente ans, 2 % à cinquante ans, pour atteindre 10 % à plus de quatre-vingts ans.

Porter un diagnostic de MGUS impose la réalisation d'examens complémentaires afin d'éliminer une hémopathie satellite, surtout un myélome multiple (*cf. infra*).

La gammapathie de signification indéterminée est caractérisée par :

- une gammapathie monoclonale à taux faible (< 30 g/L);
- un patient strictement asymptomatique, la découverte étant le plus souvent fortuite (absence de lésion osseuse, d'anémie, d'hypercalcémie ou de néphropathie);
- une faible plasmocytose médullaire < 10 %, plasmocytes non dystrophiques;
- l'absence ou la présence à taux très faible de chaînes légères monoclonales dans les urines.

La découverte d'un pic monoclonal nécessite donc la réalisation d'un bilan minimal comprenant :

- NFS, ionogramme, créatininémie, calcémie, protéinurie des 24 heures, chaînes légères sériques;
- si pic IgG > 15 g/L, pic IgA, pic IgE, pic IgD : myélogramme, radiographies du squelette ou scanner faible dose corps entier;
- si pic IgM : radiographie de thorax, échographie abdominale, ces deux examens pouvant être remplacés par un scanner thoraco-abdominopelvien.

Dans le temps, la gammapathie peut rester stable ou évoluer vers une hémopathie maligne, le plus souvent un myélome, rarement une maladie de Waldenström, un lymphome malin non hodgkinien, une leucémie lymphoïde chronique. Le risque de progression vers une hémopathie maligne est de l'ordre de 1 % par an et donc de 10 % à dix ans. Il est d'autant plus important que le pic est initialement élevé, que l'isotype de l'immunoglobuline n'est pas G, que le rapport des chaînes légères kappa/lambda (rapport *Free light chain* [FLC]) est anormal. Les patients avec MGUS nécessitent donc d'être suivis régulièrement.

L'EPS peut être répétée à six mois puis de façon annuelle. La surveillance sera ensuite adaptée en fonction de l'existence ou non de facteurs de risque de progression au diagnostic (pic de plus de 15 g/L, Ig non IgG, rapport FLC anormal), de l'évolution de la gammapathie – stabilité ou augmentation progressive.

2. Gammapathie liée à une hémopathie

a. Myélome multiple

Parmi les hémopathies avec gammapathie monoclonale, le myélome est la pathologie la plus fréquente (*cf. infra*).

b. Maladie de Waldenström

La maladie de Waldenström est définie par :

- une prolifération lymphoplasmocytaire clonale médullaire;
- une lymphocytose sanguine clonale, non systématique;
- la sécrétion d'une immunoglobuline monoclonale de type IgM.

Elle peut associer une hypertrophie ganglionnaire, splénique ou hépatique, des signes généraux (amaigrissement, sueurs), une anémie de mécanismes divers.

L'Ig peut être responsable d'un syndrome d'hyperviscosité avec céphalées, vertiges, d'une activité auto-immune (cryoglobulinémie, anti-MAG avec neuropathie, hémolyse).

c. Leucémie lymphoïde chronique

La leucémie lymphoïde chronique correspond à une prolifération monoclonale de lymphocytes B matures, de siège médullaire et sanguin. Les lymphocytes sont le plus souvent normaux morphologiquement, mais anormaux au plan fonctionnel.

Cette pathologie se caractérise par :

- un examen clinique longtemps normal ;
- un syndrome tumoral associant adénopathies, splénomégalie, hépatomégalie ;
- une hyperlymphocytose sanguine :
  - d'importance variable (> 5 G/L),
  - dont la clonalité est affirmée par l'immunophénotypage, lequel retrouve en plus la présence de CD5 sur les lymphocytes B leucémiques.

Par ailleurs, il existe parfois :

- sur la numération-formule sanguine : anémie ou thrombopénie ;
- sur l'EPS : une hypogammaglobulinémie ou une immunoglobuline monoclonale, le plus souvent de type IgM (10 % des cas) ;
- un contexte auto-immun (auto-immunisation anti-érythrocytaire).

d. Autres affections

Plus rarement, l'immunoglobuline monoclonale révèle un lymphome malin non hodgkinien B ou une amylose.

V. Diagnostic de myélome

Le diagnostic repose sur :

- la mise en évidence d'une immunoglobuline monoclonale sérique et/ou urinaire ;
- la mise en évidence d'une prolifération plasmocytaire médullaire ;
- l'analyse du retentissement de ces deux paramètres.

A. Mise en évidence de la gammapathie monoclonale (sérique et/ou urinaire)

Le clone plasmocytaire synthétise de façon incontrôlée une immunoglobuline (Ig) monoclonale.

Cette Ig peut être :

- complète, sanguine : IgG (55 %), IgA (20 %), IgD (1 %), IgE exceptionnelle ;
- incomplète, sous la forme :
  - d'une chaîne légère kappa ou lambda (15 à 20 % des cas) retrouvée alors dans les urines et non sur l'électrophorèse des protéines plasmatiques sur laquelle on retrouve dans ce cas une hypogammaglobulinémie. Il faut noter que dans les myélomes à Ig entière, il est également fréquent de retrouver des chaînes légères monoclonales en excès dans les urines,
  - ou d'une chaîne lourde ;
- non secrétée (très rare, < 1 %) dans le cas de myélome non secrétant.

Une élévation très marquée de la VS (au-delà de 100 mm) est le plus souvent rencontrée – exception faite des rares myélomes à VS normale correspondant soit à un myélome non secrétant soit à un myélome à chaînes légères. Cette VS accélérée est liée au pic monoclonal et ne traduit pas un syndrome inflammatoire (CRP normale).

Les examens nécessaires pour mettre en évidence ce composant monoclonal sont :

- l'EPS (qui révèle son existence);
- l'immunoélectrophorèse, examen permettant de définir l'isotype de la chaîne légère et de la chaîne lourde;
- la protéinurie des vingt-quatre heures;
- l'électrophorèse des protéines urinaires et l'immunoélectrophorèse des urines (ex. : recherche de protéinurie de Bence-Jones), qui permettent de caractériser le composant monoclonal urinaire;
- en cas de myélome à chaînes légères, le dosage sérique des chaînes légères est utile pour le diagnostic et l'évaluation de la réponse au traitement. Dans un myélome à Ig entière, le dosage sérique des chaînes légères n'est pas utile sauf en cas de myélome pauci- ou non secrétant.

B. Mise en évidence de la prolifération plasmocytaire : myélogramme

Il a pour but d'apprécier :

- le degré de prolifération plasmocytaire médullaire : le diagnostic de myélome multiple est retenu en cas de prolifération ≥ 10 % de plasmocytes médullaires;
- le caractère dystrophique des cellules.

Le diagnostic de myélome peut être retenu si, malgré un taux de plasmocytes < 10 %, ceux-ci présentent d'importantes dystrophies nucléaires. Le phénotypage des plasmocytes médullaires n'est pas indispensable pour le diagnostic. Il confirmerait le caractère clonal des plasmocytes avec un isotype des chaînes lourdes et légères identique à celui de l'Ig monoclonale sérique.

Le myélogramme doit être complété par l'analyse caryotypique des plasmocytes médullaires qui a un intérêt pronostique.

Si, exceptionnellement, le myélogramme est normal, la biopsie ostéomédullaire au niveau de l'épine iliaque postérosupérieure doit être réalisée afin de confirmer le diagnostic

C. Étude du retentissement de l'Ig et de la prolifération plasmocytaire

- Numération-formule sanguine.
- Calcémie.
- Créatinémie.
- Bilan osseux : radiographies du squelette axial, crâne (F + profil), humérus et fémurs de face, bassin de face et gril costal ou scanner faible dose corps entier.

Le caractère symptomatique du myélome dont dépend l'indication du traitement repose sur l'existence de symptômes cliniques ou d'une atteinte d'organe définie par au moins une des anomalies suivantes (critères CRAB) (tableau 29.1) :

- C : hypercalcémie > 2,75 mmol/L;
- R : insuffisance rénale avec clairance < 40 mL/mn attribuable au myélome;
- A : anémie < 10 g/dL;
- B : atteinte osseuse (*Bone*) lésion lytique visible en radiographie, scanner, *scanner low dose*, ou TEP-TDM.

Trois critères de malignité ont été ajoutés aux critères CRAB et définissent également le caractère symptomatique du myélome. Il s'agit de :

- plus de 1 lésions focales de ≥ 5 mm en IRM;
- plasmocytose médullaire ≥ 60 %;
- ratio chaînes légères libres impliquée/chaînes légères libres non impliquées ≥ 100.

Tableau 29.1. Définition des formes cliniques (HAS 2010, IMWG 2014).

MGUS	Pas de symptômes (critères CRAB)	Immunoglobuline monoclonale détectée mais < 30 g/L si IgG et plasmocytose médullaire < 10 %
Myélome multiple asymptomatique	Pas de symptômes (ni critères CRAB, ni critères de malignité)	Immunoglobuline monoclonale détectée > 30 g/L et/ou plasmocytose médullaire ≥ 10 %
Myélome multiple symptomatique	Symptômes : – au moins 1 critère CRAB – et/ou critères de malignité	Immunoglobuline monoclonale détectée dans le sérum et ou les urines et/ou plasmocytose médullaire ≥ 10 %

VI. Signes osseux révélateurs

Les manifestations osseuses résultent d'une augmentation de l'activité ostéoclastique au contact des plasmocytes : augmentation de la résorption osseuse avec ostéolyse diffuse ou multifocale. En effet, les cellules myélomateuses stimulent la sécrétion de cytokines activatrices des ostéoclastes, telles que l'IL-6, l'IL-1 ou le TNFβ, etc. De plus, il existe au cours des myélomes multiples une dérégulation du système RANK-RANKL-ostéoprotégérine (système essentiel dans l'activation et la différenciation des ostéoclastes). En effet, les plasmocytes tumoraux vont induire une hyperexpression de RANKL sur les cellules stromales médullaires qui va en se liant à RANK sur les ostéoclastes les activer. De plus, il y a dans le myélome une diminution de l'ostéoprotégérine qui est un régulateur négatif du système (fig. 29.2). Par ailleurs, à côté de cette hyperostéoclatose, il y a dans le myélome une hypo-ostéoblatose qui est due à une sécrétion directe par les cellules myélomateuses de DKK1, un puissant inhibiteur de l'ostéoblastose. Tous les éléments sont donc réunis pour observer des lésions osseuses lytiques.

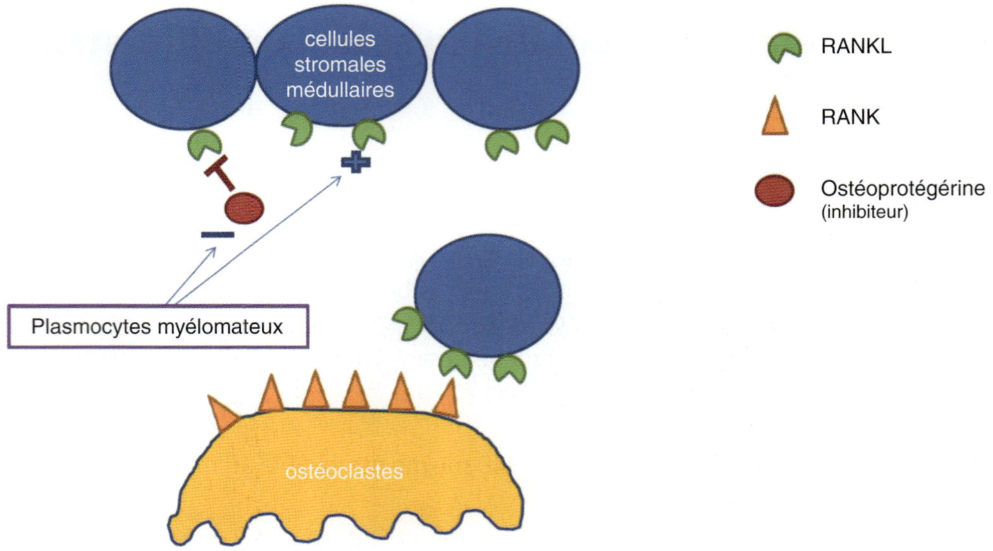

Fig. 29.2. Le système RANK-RANKL-OPG et myélome : le plasmocyte myélomateux induit une augmentation de RANKL et une baisse de l'ostéoprotégerine (OPG), régulateur négatif du système. Cela aboutit à la stimulation de l'ostéoclastose.

Source : Inserm 1184.

A. Manifestations cliniques et biologiques

1. Signes ostéoarticulaires révélateurs

- Douleurs osseuses : plus de 80 % des patients présentent des douleurs osseuses, d'apparition le plus souvent brutale, principalement localisées au rachis et aux côtes. Elles sont rarement nocturnes, souvent trompeuses car d'allure banale, aggravées aux mouvements et au port de charges.
- Fractures osseuses :
  - au rachis : fractures vertébrales d'aspect malin, très évocatrices si elles sont situées au-dessus de T5, avec recul du mur postérieur et aspect plus lytique que fracturé ; elles peuvent se compliquer de compression médullaire ou radiculaire ;
  - aux os longs : humérus et fémur (fractures pathologiques), etc. ;
  - des côtes et du sternum.

2. Hypercalcémie

L'hypercalcémie concerne 10 % des patients. Elle est le plus souvent symptomatique. Il s'agit d'un élément de mauvais pronostic.

B. Lésions radiologiques

Toute suspicion de myélome doit conduire à la réalisation systématique de radiographies standard du crâne, du rachis cervical, thoracique et lombaire, du bassin, des fémurs, des humérus et du gril costal.

On recherche la lésion lytique de type « géode à l'emporte-pièce », lacune ovalaire ou ronde sans structure interne visible, bien limitée, sans réaction périphérique ; elle est multiple dans 80 % des cas et tous les os peuvent être atteints (fig. 29.3).

Des formes cliniques particulières peuvent être observées :

- des ostéolyses segmentaires réalisant une lyse d'un pédicule vertébral (aspect dit de « vertèbre borgne »), disparition en totalité ou en partie d'une côte, etc. ;
- des lacunes avec soufflure des os longs ou plats ;
- une déminéralisation osseuse diffuse qui peut être la seule anomalie. Il s'agit de la forme myélomateuse décalcifiante diffuse (5 à 10 % des cas, difficile à différencier d'une ostéoporose commune). Cette forme justifie que l'on évoque et que l'on élimine le myélome multiple devant toute ostéoporose d'allure commune ;
- des lésions ostéocondensantes (3 % des cas), s'intégrant volontiers dans le syndrome POEMS (*cf. infra*).

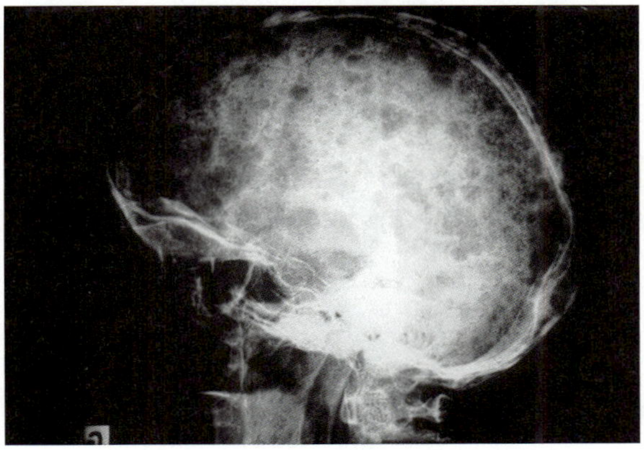

Fig. 29.3. Aspect radiographique. Lacunes multiples à l'« emporte-pièce » du crâne.

Le plasmocytome solitaire doit être reconnu. Il s'agit d'une lésion plasmocytaire unique osseuse le plus souvent mais possiblement extra-osseuse (*cf. infra*).

Enfin, 20 % des myélomes multiples ne présentent aucune lésion osseuse décelable en imagerie standard. On peut alors discuter d'autres examens d'imagerie.

C. Autres explorations par imagerie médicale

1. IRM

L'IRM panrachidienne et du bassin (fig. 29.4) est de plus en plus pratiquée lorsque le diagnostic de myélome est établi. Elle permet d'analyser la moelle osseuse à la rechercher d'une infiltration médullaire en l'absence de lésions sur les radiographies notamment dans le myélome indolent. Elle peut détecter des lésions plasmocytaires nodulaires qui ont aujourd'hui la même signification que les lésions radiographiques et s'intègrent donc dans les critères de myélome symptomatique (IMWG 2014).

Elle permet en cas de symptomatologie douloureuse rachidienne de rechercher une épidurite, une compression radiculaire ou médullaire. Elle est également indiquée en cas de plasmocytome solitaire pour s'assurer du caractère isolé de la lésion.

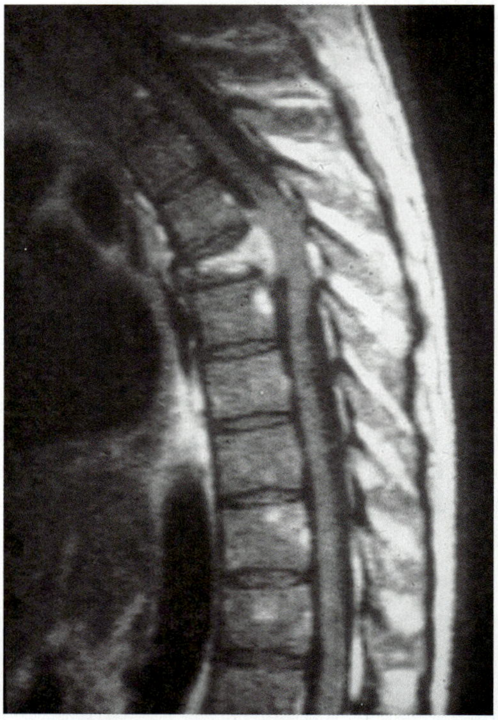

Fig. 29.4. Aspect IRM (séquence pondérée en T1).

Hypersignal hétérogène (prise de contraste après injection de gadolinium) d'une vertèbre fracturée qui comprime la moelle thoracique.

2. Scanner

Le scanner (fig. 29.5) est indiqué :

- en cas de suspicion de compression médullaire si l'IRM est contre-indiquée ;
- en cas d'extension aux parties molles avec nécessité de biopsie guidée ;

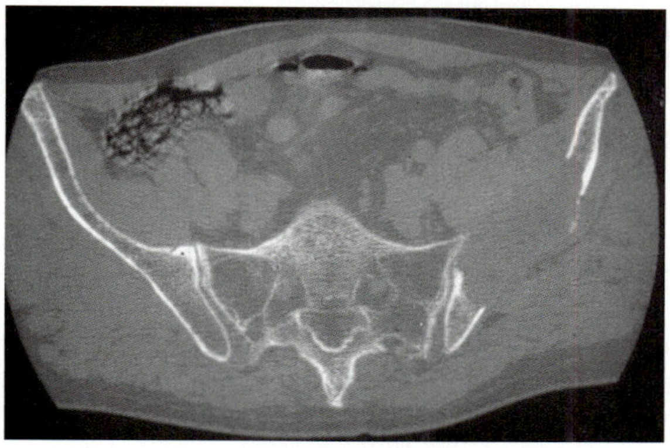

Fig. 29.5. Aspect scanographique d'un plasmocytome de l'aile iliaque gauche.

- en cas de lésion lytique sur un os long afin d'apprécier le risque fracturaire.

Le scanner faible dose (*low dose*) corps entier peut remplacer les radiographies du squelette dans le bilan initial.

Il peut être utilisé pour préciser des lésions radiologiques discutables.

3. PET-scan

Le PET-scan est plus sensible que les radiographies standard. Il a son intérêt pour évaluer une localisation extramédullaire de la maladie, pour le bilan d'un plasmocytome couplé à l'IRM panrachidienne, et est en cours d'évaluation pour apprécier la qualité de la rémission complète quand elle survient.

4. Scintigraphie osseuse

La scintigraphie osseuse n'a aucun intérêt : elle est le plus souvent normale ; les atteintes osseuses myélomateuses sont rarement hyperfixantes car ostéolytiques pures.

VII. Complications du myélome multiple

A. Insuffisance médullaire

La prolifération plasmocytaire médullaire entraîne une raréfaction de l'hématopoïèse normale associant à des degrés divers anémie, thrombopénie, neutropénie.

L'anémie peut être liée à plusieurs mécanismes :

- hémodilution liée à la gammapathie ;
- insuffisance médullaire quantitative ;
- insuffisance rénale ;
- hémolyse liée à l'activité auto-immune de l'Ig.

L'absence de plasmocytes normaux, secondaire à l'envahissement tumoral médullaire, peut entraîner une baisse de la synthèse des Ig normales. Ainsi, en cas de myélome, on a très souvent à la fois un pic monoclonal et une hypogammaglobulinémie polyclonale.

B. Complications osseuses

Il s'agit de fractures et de l'hypercalcémie. Les fractures vertébrales exposent au risque de compression médullaire.

C. Infections récidivantes

L'hypogammaglobulinémie polyclonale favorise les infections bactériennes récidivantes, en particulier ORL et pulmonaires.

D. Atteinte rénale

Environ 50 % des patients atteints de myélome présentent une atteinte rénale ; celle-ci est due à la production excessive de chaînes légères d'Ig monoclonales, réalisant deux types anatomo-cliniques de néphropathie :

- la néphropathie tubulo-interstitielle avec cylindres, caractéristique du rein myélomateux ;
- la néphropathie par dépôts (glomérulaires et/ou tubulo-interstitiels) : soit dépôts de fibrilles d'amylose de type AL, soit dépôts non fibrillaires de chaînes légères le plus souvent, rarement de chaînes lourdes ou d'immunoglobuline entière (maladie de Randall).

1. Néphropathie tubulo-interstitielle, ou rein myélomateux

Elle est fréquente : 80 % des insuffisances rénales aiguës au cours du myélome multiple sont liées à cette tubulopathie.

Elle est le fait de l'obstruction tubulaire par des cylindres composés de l'agrégation de chaînes légères néphrotoxiques et d'une protéine, la protéine de Tamm et Horsfall, synthétisée par les cellules de la branche ascendante de l'anse de Henlé. Cette obstruction tubulaire conduit à la rupture de la membrane basale.

La précipitation des cylindres est favorisée par :

- la déshydratation secondaire à l'hypercalcémie, aux traitements (diurétiques, chimiothérapie), aux infections ;
- les médicaments néphrotoxiques (AINS, inhibiteurs de l'enzyme de conversion) ;
- les produits de contraste iodés.

L'utilisation de médicaments néphrotoxiques et de produits de contraste iodés est donc formellement contre-indiquée dans le myélome.

Le traitement est double, d'une part celui du myélome, d'autre part celui de la néphropathie : diurèse abondante (environ trois litres par jour), alcalinisation des urines (qui diminue la précipitation des chaînes légères), correction des facteurs aggravants (contre-indication aux examens avec produit de contraste).

2. Syndrome de Fanconi

La tubulopathie de type proximal avec syndrome de Fanconi est très rare, elle est le témoin d'une toxicité particulière des chaînes légères kappa vis-à-vis des cellules tubulaires.

Elle associe une tubulopathie avec glycosurie à glycémie normale, aminoacidurie généralisée, hypophosphatémie, acidose chronique. Son traitement est symptomatique (correction de l'acidose, de l'hypophosphatémie, supplémentation en 1-α-hydroxyvitamine D3).

3. Néphropathie par dépôts d'Ig

a. Amylose

Sa fréquence est variable : 5 à 10 %. Elle se rencontre essentiellement dans le myélome à chaînes légères lambda. Les localisations tissulaires, rénales, cardiaques, neurologiques, synoviales, et la sémiologie clinique sont celles décrites dans l'amylose AL.

b. Maladie des dépôts de chaînes légères, de chaînes lourdes ou d'immunoglobuline entière : syndrome de Randall

Le plus souvent il s'agit de chaînes légères produites en excès qui se déposent dans le glomérule mais ne prennent pas de structure fibrillaire.

L'amylose et la maladie des dépôts se caractérisent par une protéinurie glomérulaire faite majoritairement d'albumine. L'électrophorèse des protéines urinaires permet de faire la différence avec une néphropathie tubulaire liée à la précipitation de chaînes légères. Cliniquement, le tableau associe néphropathie glomérulaire avec protéinurie, voire syndrome néphrotique.

VIII. Évolution, pronostic et surveillance

A. Évolution

À l'heure actuelle, la guérison du myélome ne peut pas être obtenue. L'objectif est d'atteindre une rémission la plus longue possible ⚠. Le traitement fait régresser la dysglobulinémie, corrige l'anémie, l'hypercalcémie, l'insuffisance rénale. L'os peut se reconstruire même si cela n'est pas le plus fréquent. Puis, la maladie évolue à nouveau.

Cependant, les progrès thérapeutiques ont permis d'allonger la survie. Chez le sujet âgé de moins de soixante-cinq ans, la survie médiane est d'environ 5 ans grâce à l'apport d'une phase de chimiothérapie à haute dose suivie d'autogreffe de cellules souches. Chez les patients plus âgés inéligibles à l'intensification suivie d'autogreffe, la survie médiane est moins bonne entre 3 et 5 ans.

B. Pronostic

Le pronostic global du myélome multiple reste péjoratif dans la mesure où aucun traitement à l'heure actuelle ne permet d'obtenir la guérison. Néanmoins, l'arsenal thérapeutique s'est considérablement enrichi ces dernières années. Par ailleurs, il existe des disparités importantes dans la survie en fonction des types de myélome (formes peu actives : myélome indolent, stade I) ou des traitements réalisés.

Différents critères de pronostic sont utilisés :

- la classification internationale (ISS) de valeur basée sur les taux de β_2-microglobulinémie et d'albuminémie (tableau 29.2) est la classification de référence actuelle ;
- la classification de Durie et Salmon évalue l'importance de la masse tumorale (tableau 29.3). Elle tient compte du taux d'Ig monoclonale quantifiée sur l'EPS ou l'EPU, du taux d'hémoglobine, de la calcémie, de l'existence de lésions ostéolytiques sur les radiographies, de la créatinémie ;
- d'autres critères pronostiques péjoratifs sont individualisés :
  - la présence d'anomalies cytogénétiques, telles que t(4 ; 14), del13, del17p sur l'analyse par FISH des plasmocytes tumoraux,
  - un taux élevé de CRP (présent exceptionnellement au diagnostic),
  - un taux élevé de LDH.

Tableau 29.2. Score pronostique international (ISS 2003).

	Stade I	Stade II	Stade III
Critères	β_2-microglobuline < 3,5 mg/L et Albumine > 35 g/L	β_2-microglobuline < 3,5 mg/L et Albumine < 35 g/L ou 3,5 mg/L < β_2-microglobuline < 5,5 mg/L	β_2-microglobuline > 5,5 mg/L
Survie médiane	62 mois	45 mois	29 mois

Tableau 29.3. Classification de Durie et Salmon.

	Critères
Stade I	**Myélome de faible masse tumorale** Présence de **tous** les critères suivants : – hémoglobine > 10 g/dL – calcémie ≤ 3 mmol/L – os normal ou un seul plasmocytome osseux – faible taux d'immunoglobuline monoclonale : - IgG sérique < 50 g/L - IgA sérique < 30 g/L – protéinurie monoclonale < 4 g/24 h
Stade II	**Myélome de masse tumorale intermédiaire** Regroupe les myélomes multiples ne répondant ni aux critères de stade I, ni aux critères de stade III
Stade III	**Myélome de forte masse tumorale** Présence **d'un ou plusieurs** des critères suivants : – hémoglobine < 8,5 g/dL – calcémie > 3 mmol/L – atteinte ostéolytique multiple – taux élevé d'immunoglobuline monoclonale : - IgG sérique > 70 g/L - IgA sérique > 50 g/L – protéinurie monoclonale > 12 g/24 h
Sous-classification selon la fonction rénale	
Stade A **Stade B**	– Créatinine < 20 mg/L – Créatinine ≥ 20 mg/L

Source : Durie BG, Salmon SE. A clinical staging system for multiple myeloma. Correlation of measured myeloma cell mass with presenting clinical features, response to treatment, and survival. Cancer 1975 ; 36(3) : 842–54.

C. Surveillance

La surveillance est clinique et biologique. Elle a pour but d'apprécier l'efficacité du traitement et de dépister les rechutes du myélome.

Le traitement doit permettre d'obtenir la disparition de la douleur et l'amélioration de l'état général. L'aggravation clinique doit faire rechercher une reprise évolutive de la pathologie.

La surveillance biologique comprendra :

- EPS ou EPU, en cas de gammapathie sécrétée ; le traitement doit entraîner la diminution du pic sur l'EPS ou la disparition de la protéinurie ;
- numération-formule sanguine, calcémie, créatininémie ; l'objectif du traitement est de normaliser les anomalies préexistantes (anémie, hypercalcémie, insuffisance rénale).

  Sauf si l'on souhaite confirmer une rémission complète après disparition du pic, il est inutile de répéter les myélogrammes au cours du suivi ;
- chaînes légères sériques si myélome à chaînes légères, pauci- ou non secrétant.

IX. Traitement

A. Traitement antitumoral

Le traitement antitumoral s'adresse aux myélomes symptomatiques (critères CRAB). Il a pour but de contrôler la prolifération des cellules myélomateuses. Le choix du traitement est adapté à l'âge, au statut physiologique (fig. 29.6).

Les types de traitements sont :

- les alkylants : melphalan (Alkéran®), cyclophosphamide (Endoxan®);
- les IMID :
  - thalidomide,
  - lénalidomide (Revlimid®);
- les inhibiteurs du protéasome :
  - bortézomib (Velcade®);
- l'intensification thérapeutique par melphalan (Alkéran®) forte dose avec autogreffe de cellules souches hématopoïétiques; elle est réalisée après une phase cytoréductrice basée sur l'association de corticoïdes, d'un IMID et de bortézomib pendant deux à quatre mois;
- les nouvelles drogues :
  - nouvel IMID : pomalidomide,
  - nouvel inhibiteur du protéasome : carfilzomib,
  - immunothérapie du myélome : anti-CD38 (daratumumab) avec des premiers résultats très prometteurs;
- le traitement immunomodulateur par allogreffe de cellules souches hématopoïétiques donne des résultats plus décevants que dans les leucémies aiguës. Il n'est utilisé qu'en deuxième ligne chez des sujets jeunes ayant un donneur familial ou de fichier compatible.

Schématiquement : la chimiothérapie doit être débutée uniquement chez les patients ayant un myélome symptomatique c'est-à-dire avec au moins un critère CRAB (hypercalcémie,

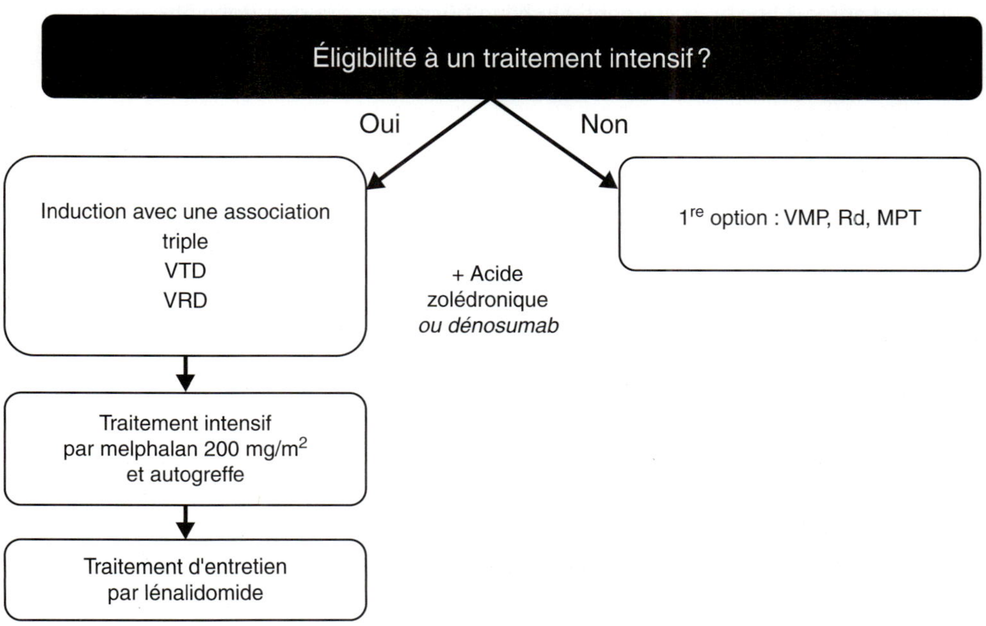

Fig. 29.6. Stratégie thérapeutique pour la prise en charge du myélome en première ligne.
VTD : bortézomib-thalidomide-dexaméthasone; VRD : bortézomib-lénalidomide-dexaméthasone; VMP : melphalan-prednisone-bortézomib; Rd : lénalidomide-dexaméthasone; MPT : melphalan-prednisone-thalidomide.
D'après *Annals of Oncology* 28 (Supplement 4) : iv52–iv61, 2017.

insuffisance rénale, anémie et atteinte osseuse). On associe généralement 1 ou 2 classes thérapeutiques à la corticothérapie.

- Avant l'âge de soixante-cinq ans : chimiothérapie intensive par melphalan (Alkéran®) avec autogreffe.
- Après soixante-cinq ans : il existe à ce jour trois schémas thérapeutiques de référence :
  - association « melphalan, prednisone, thalidomide » (MPT) chez les patients les plus fragiles ;
  - association « melphalan, prednisone, bortézomib (Velcade®) » (VMP) ;
  - association « lénalidomide (Revlimid®), dexaméthasone » (RD).

Les nouvelles drogues ont leur place en rechute et sont en cours d'évaluation en première ligne au sein de protocoles.

L'objectif thérapeutique aujourd'hui est exceptionnellement la guérison et ceci doit être expliqué au patient. Le myélome est un exemple de cancer devenant une maladie chronique avec des phases de traitement et des phases de rémission. La qualité de vie des patients doit être une priorité et ces stratégies permettent au patient de mener le plus souvent une vie normale. Cependant, si la guérison reste exceptionnelle, l'objectif thérapeutique est d'obtenir une rémission biologique soit complète, soit partielle d'excellente qualité (baisse de plus de 90 % du pic), car c'est ce qui permet d'obtenir la survie sans progression la meilleure.

B. Traitements satellites

1. Traitements à visée osseuse

Les bisphosphonates réduisent l'incidence des complications osseuses (douleur, fracture, hypercalcémie) ; parallèlement, ils améliorent la qualité de vie.

On utilise généralement l'acide zolédronique ou le pamidronate en perfusion mensuelle.

Ces deux traitements peuvent entraîner une ostéonécrose de la mâchoire. Le risque augmente de manière significative avec la durée de traitement et la dose cumulée avec un risque quatre fois plus élevé après 2 ans de traitement. Un bilan buccodentaire doit donc être réalisé au préalable.

Le dénosumab anti-Rank ligand est à l'étude dans cette indication.

2. Radiothérapie

La radiothérapie est utilisée :

- en cas de compression médullaire par épidurite ou d'épidurite menaçante (en urgence) ;
- en complément d'un traitement chirurgical ;
- en cas de douleurs osseuses persistantes (lésions lytiques non fracturées et fractures vertébrales) malgré la chimiothérapie et les bisphosphonates ;
- devant un plasmocytome solitaire (dose éradicatrice avec pour objectif la guérison).

3. Vertébroplastie

La cimentoplastie (introduction percutanée de ciment liquide par injection directe) ou la kyphoplastie (introduction de ciment à forte viscosité après dilatation par des ballons intravertébraux) sont particulièrement indiquées chez les patients présentant des douleurs rachidiennes avec ou sans fracture. Ils peuvent également stabiliser une lésion préfracturaire.

L'IMWG recommande la vertébroplastie en cas de douleur sévère (EVA > 7/10) en présence d'une ou plusieurs fractures vertébrales, en cas d'ostéolyse avec risque de collapsus du corps vertébral. En l'absence de douleur sévère, la vertébroplastie est recommandée en cas de diminution significative de la hauteur, de l'intégrité structurale ou de la stabilité des corps vertébraux.

4. Traitement chirurgical

Le traitement chirurgical est indiqué en urgence en cas de signes neurologiques graves (compression médullaire, syndrome de la queue de cheval par compression osseuse) nécessitant une libération avec ou sans ostéosynthèse. Cependant, la compression médullaire ou radiculaire myélomateuse ou lymphomateuse représente la seule étiologie où l'urgence chirurgicale n'est pas formelle, car il est possible de débuter un traitement médical par fortes doses de corticoïdes, associées à une chimiothérapie et/ou radiothérapie avant d'envisager un traitement chirurgical. La chirurgie est aussi proposée en cas de fracture périphérique (réduction et fixation).

Il sera à discuter en cas de lésion osseuse avec risque important d'instabilité ou de fracture.

5. Autres traitements

- Prise en charge de la douleur (opiacés, radiothérapie, bisphosphonates).
- Correction de l'anémie par érythropoïétine.
- Prévention du risque thromboembolique en cas de traitement par IMID.
- Remise à jour du statut vaccinal : DTPolio, vaccin antipneumococccique, vaccin antigrippal.
- Prévention de l'atteinte rénale : contre-indication aux AINS, à l'injection de produits iodés.
- Prévention du risque de zona par valaciclovir en cas de traitement par bortézomib.

X. Formes particulières

A. Syndrome « POEMS »

Il s'agit d'un acronyme correspondant à l'association d'une :

- Polyneuropathie périphérique sensitivomotrice ;
- Organomégalie (hépatosplénomégalie) ;
- Endocrinopathie (diabète, insuffisance surrénalienne) ;
- gammapathie Monoclonale (*Monoclonal gammopathy*) : il peut s'agir d'une MGUS (gammapathie monoclonale de signification indéterminée), d'un plasmocytome, d'un myélome multiple ;
- atteinte cutanée (*Skin disease*) : dépilation, hyperpigmentation, œdèmes importants, parfois tableau d'anasarque.

Il survient surtout chez l'homme vers cinquante ans. La moyenne de survie est de 165 mois. Le plus souvent, s'y associe une lésion osseuse unique ou multiple, condensante.

B. Plasmocytome solitaire

Le plasmocytome solitaire doit être reconnu. Il s'agit d'une lésion plasmocytaire unique osseuse le plus souvent mais possiblement extra-osseuse. Il existe un composant monoclonal sécrété dans le sang ou les urines mais le myélogramme est normal et les examens d'imagerie ne retrouvent pas d'autres lésions osseuses. Dans ce cas, il est important d'être absolument certain de l'absence d'autres localisations et donc de réaliser soit une IRM corps entier soit une IRM panrachidienne associée à un PET-scan. Ce bilan d'extension est très important car s'il est vraiment solitaire, le plasmocytome est la seule forme clinique du myélome susceptible de guérir avec un traitement par radiothérapie. En l'absence de traitement complètement éradicateur, le plasmocytome solitaire évolue habituellement vers un myélome quelquefois sous la forme d'un plasmocytome multifocal, dont le suivi et le traitement sont les mêmes que pour un myélome multiple.

C. Autres formes

La leucémie avec plasmocytes circulants est une forme gravissime, rapidement létale.

Points clés

- Le myélome multiple est une hémopathie maligne caractérisée par la prolifération de plasmocytes, le plus souvent médullaires, qui sécrètent une immunoglobuline monoclonale retrouvée dans le sang et/ou les urines.
- Les plasmocytes tumoraux stimulent la résorption osseuse responsable de lacunes osseuses avec risque de fracture pathologique et d'hypercalcémie.
- Le diagnostic de myélome multiple repose sur la mise en évidence de la prolifération maligne médullaire de plasmocytes, d'une immunoglobuline monoclonale sérique ou urinaire, et sur l'analyse de leur retentissement osseux, rénal et médullaire (calcémie, créatininémie, taux d'hémoglobine).
- Le dépistage d'un pic en bande étroite à l'EPS impose la réalisation d'une immunoélectrophorèse, pour confirmer la clonalité et préciser l'isotype de l'immunoglobuline monoclonale.
- Les MGUS (*Monoclonal Gammapathy of Undetermined Significance*), ou gammapathies de signification indéterminée, sont fréquentes, jusqu'à 10 % des sujets après 80 ans.
- Les MGUS ne sont pas une maladie mais une anomalie biologique. Cependant, elles peuvent évoluer vers le myélome (1 %/an)) et imposent donc une surveillance régulière.
- À l'heure actuelle, l'objectif du traitement du myélome est l'obtention d'une rémission prolongée. Il n'existe pas encore de stratégie permettant d'obtenir la guérison. Cependant, l'objectif thérapeutique est d'obtenir une rémission biologique soit complète, soit partielle d'excellente qualité (baisse de plus de 90 % du pic), associée à une meilleure survie sans progression. La survie moyenne d'un malade est de trois à cinq ans. Cependant, de multiples facteurs influencent le pronostic.
- Le traitement associe une chimiothérapie (à discuter avec une équipe d'hématologie, en fonction de l'âge physiologique du patient), et les bisphosphonates. On peut y associer une radiothérapie ou plus rarement une chirurgie selon les présentations.
- Les IEC, les AINS, les aminosides, les produits de contraste sont sauf exception contre-indiqués au cours du myélome. En cas de besoin, ils peuvent être utilisés avec une extrême prudence et grâce à une hyperhydratation.

Notions indispensables et inacceptables

Notions indispensables

- Le diagnostic repose sur une plasmocytose médullaire dystrophique > 10 % ou plasmocytose médullaire ou extramédullaire.
- Les critères permettant de différencier les myélomes symptomatiques (traitement spécifique) des myélomes asymptomatiques (surveillance) :
  - nouveaux marqueurs de malignité : lésions focales IRM > 1, plasmocytose médullaire ≥ 60 %, ratio chaînes légères libres impliquée/chaînes légères libres non impliquée ≥ 100 ;
  - critères CRAB : Hyper**C**alcémie, Insuffisance **R**énale, **A**némie, Lésions osseuses (***B**one*).
- Facteurs pronostiques : stade ISS, analyse cytogénétique.
- Si âge < 65 ans : autogreffe ; si âge > 65 ans : chimiothérapie seule sans autogreffe.
- Traitements adjuvants : bisphosphonates, vaccinations, prévention du risque thromboembolique.
- Au cas par cas : cimentoplastie, chirurgie, radiothérapie, EPO.

Notions inacceptables

- Contre-indication des médicaments néphrotoxiques (AINS, produits de contraste iodés…).
- Ne pas traiter en urgence une hypercalcémie.
- Ne pas évoquer le diagnostic de myélome devant une hypogammaglobulinémie.

Réflexes transversalité

UE 1

- Item 1 – La relation médecin-malade dans le cadre du colloque singulier ou au sein d'une équipe, le cas échéant pluriprofessionnelle. La communication avec le patient et son entourage. L'annonce d'une maladie grave ou létale ou d'un dommage associé aux soins. La formation du patient. La personnalisation de la prise en charge médicale

UE 4

- Item 90 – Déficit moteur et/ou sensitif des membres
- Item 91 – Compression médullaire non traumatique et syndrome de la queue de cheval

UE 7

- Item 208 – Hémogramme chez l'adulte et l'enfant : indications et interprétation
- Item 217 – Amylose

UE 8

- Item 266 – Hypercalcémie

UE 9

- Item 304 – Tumeurs des os primitives et secondaires

UE 11

- Item 343 – Insuffisance rénale aiguë – Anurie

30

Item 326 – UE 10 – Prescription et surveillance des classes de médicaments les plus courantes chez l'adulte et chez l'enfant

Anti-inflammatoires stéroïdiens et non stéroïdiens

Objectifs pédagogiques

National

- Connaître pour chacune les mécanismes d'action de classe et des produits individuels, les principes du bon usage, les critères de choix d'un médicament en première intention, les causes d'échec, les principaux effets indésirables et interactions.

COFER

- Connaître les principales classes d'anti-inflammatoires non stéroïdiens (AINS) et anti-inflammatoires stéroïdiens (AS) (molécules, voies d'administration et propriétés pharmacologiques).
- Connaître le mécanisme d'action des AINS et AS.
- Connaître les principales indications des AINS et AS (par voie locale et par voie générale) dans le domaine de l'appareil locomoteur.
- Connaître les contre-indications absolues et relatives des AINS et AS (par voie locale et par voie générale) ainsi que leurs principales interactions médicamenteuses.
- Connaître les effets indésirables des AINS et AS (par voie locale et par voie générale) et leurs facteurs favorisants.
- Savoir prévenir les complications des traitements par des AINS et AS (par voie locale et par voie générale).
- Connaître les modalités de prescription et de surveillance de ces thérapeutiques.

Rhumatologie
© 2018, Elsevier Masson SAS. Tous droits réservés

I. Prescription et surveillance des anti-inflammatoires stéroïdiens

Les anti-inflammatoires stéroïdiens ou (gluco)corticoïdes sont des dérivés synthétiques des hormones naturelles, cortisol et cortisone, dont ils se distinguent par un pouvoir anti-inflammatoire plus marqué et, à l'inverse, un moindre effet minéralocorticoïde (tableau 30.1).

Tableau 30.1. Caractéristiques pharmacologiques des principaux corticoïdes destinés à la voie orale.

Nature	Spécialités	EAI	EMC	½ vie biologique	Équivalence de dose
Cortisol*	Hydrocortisone® PO et IV	1	1	8–12 heures	20 mg
Prednisone	Cortancyl® PO	4	0,8	18–36 heures	5 mg**
Prednisolone	Solupred® PO	4	0,8	18–36 heures	5 mg
Méthylprednisolone	Médrol® PO Solu-Medrol® IV, IM	5	0,5	18–36 heures	4 mg
Triamcinolone	Kénacort Retard® IM	5	0	36–54 heures	4 mg
Bétaméthasone	Betnesol® PO, IV, IM Célestène® PO, IV, IM	25–30	0	36–54 heures	0,75 mg
Dexaméthasone	Dectancyl® PO Dexamethasone® IV, IM	25–30	0	36–54 heures	0,75 mg

EAI : effet anti-inflammatoire ; EMC : effet minéralocorticoïde, PO : *per os ;* IV : intraveineux ; IM : intramusculaire.
* Hormone naturelle (référence).
** Pour l'équivalence de dose, la prednisone sert de référence.

A. Caractéristiques générales

1. Propriétés thérapeutiques et indications

a. Action anti-inflammatoire

L'activité anti-inflammatoire des corticoïdes s'exerce sur les différentes phases de la réaction inflammatoire et se manifeste dès les faibles doses (de l'ordre de 0,1 mg/kg par jour d'équivalent prednisone). L'importance de cette propriété varie selon le dérivé, parallèlement à la durée de l'effet freinateur de l'axe hypothalamo-hypophyso-surrénalien ou de la demi-vie biologique (*cf.* tableau 30.1). En l'absence d'un processus inflammatoire, les corticoïdes (contrairement aux AINS) n'ont pas d'effet antalgique.

b. Action antiallergique et immunosuppressive

Ces deux propriétés requièrent habituellement des posologies plus élevées que celles nécessaires à l'activité purement anti-inflammatoire.

2. Formes galéniques

La corticothérapie générale fait essentiellement appel à la voie orale, qui assure le plus souvent une bonne biodisponibilité du médicament. Les solutions d'esters hydrosolubles sont destinées à l'administration parentérale et les suspensions microcristallines aux injections locales (elles s'accompagnent toujours d'un passage systémique du corticoïde).

3. Principaux effets indésirables

La plupart des effets indésirables des corticoïdes sont inhérents à leurs propriétés pharmacologiques (« effets secondaires »). Leur fréquence et leur gravité dépendent de la posologie quotidienne et/ou de la durée du traitement, mais aussi du terrain et des comorbidités ⚠. De ces faits découle la règle d'or de la prescription des corticoïdes : dose la plus faible possible et sur une durée la plus courte possible ⚠. La nature du dérivé et la voie d'administration interviennent également dans certains cas.

a. Hypercorticisme iatrogène

Il associe à des degrés divers :

- une obésité faciotronculaire ;
- une hypokaliémie et une rétention hydrosodée (œdèmes, augmentation de la pression artérielle) pour les dérivés pourvus d'une action minéralocorticoïde (risque mineur si < 10 mg/j). Il existe également des risques de décompensation d'insuffisance cardiaque et une augmentation de la mortalité cardiovasculaire décrite dans la polyarthrite rhumatoïde. La prise de poids parfois constatée est liée à la retention hydrosodée, mais aussi à une stimulation de l'appétit par les corticoïdes ;
- une intolérance au glucose, d'où l'éventuelle révélation ou décompensation d'un diabète ;
- une hyperlipidémie, qui à long terme contribuerait au développement de l'athérosclérose ;
- des manifestations cutanées, fréquentes lors d'un traitement prolongé même à faible dose, consistant en une atrophie cutanée, une fragilité de la peau et des capillaires (lésions purpuriques, ecchymoses) surtout marquée chez les personnes âgées, une acné, une hypertrichose, des vergetures, des folliculites, un retard à la cicatrisation des plaies ;
- une myopathie des ceintures, caractérisée par une atrophie et une faiblesse musculaires prédominant à la racine des membres inférieurs, mais n'apparaissant généralement qu'après plusieurs mois d'une corticothérapie supérieure à 10 mg/j d'équivalent prednisone ;
- une ostéoporose cortico-induite fréquente, essentiellement trabéculaire, à la fois dose et durée-dépendante, mais plus nette au cours des six à douze premiers mois de traitement, pour des doses > 7,5 mg/j et partiellement réversible à l'arrêt des corticoïdes. Le risque d'ostéoporose cortisonique varie en outre selon le capital osseux initial, expliquant la prédisposition des femmes âgées, ménopausées, aux fractures (vertèbres, côtes et plus rarement col fémoral) ;
- des ostéonécroses épiphysaires, parfois bilatérales, voire multifocales, touchant avec prédilection les têtes fémorales chez l'adulte et les condyles fémoraux chez l'enfant. On les observe principalement après l'emploi de fortes posologies de corticoïdes ;
- une fragilisation et rupture tendineuses (surtout tendon d'Achille) ;
- un retard de croissance chez l'enfant ;
- une aménorrhée, une impuissance.

b. Complications digestives

Les dyspepsies sous corticoïdes sont rares et le risque d'ulcère gastroduodénal est extrêmement faible. Ce risque est majoré en cas de co-prescription d'AINS et d'antécédents digestifs ulcéreux. La stéatose hépatique est un effet indésirable retardé et insidieux. Des cas de pancréatite aiguë ou de perforation sur diverticulose colique peuvent survenir sous traitement corticoïde.

c. Risque infectieux

Les infections sont la conséquence d'une moindre résistance aux agents bactériens, viraux, parasitaires ou fongiques, induite par les corticoïdes. Ce risque est augmenté à partir de 20 mg/j d'équivalent prednisone et à des doses plus faibles en cas d'immunodépression liée à la maladie sous-jacente (polyarthrite rhumatoïde), aux thérapeutiques (immunosuppresseurs, biothérapies) ou aux états morbides associés. Il peut s'agir de la reviviscence d'une infection latente, « enclose » (tuberculose, anguillulose, toxoplasmose, herpès, zona, etc.) ou d'une surinfection, quelquefois due à un germe opportuniste. La sémiologie d'appel des surinfections est souvent pauvre : il faut en évoquer l'hypothèse devant toute fièvre isolée persistante. Comme les corticoïdes entraînent une hyperleucocytose à polynucléaires neutrophiles, cette perturbation biologique ne saurait constituer à elle seule un argument en faveur d'un processus septique.

d. Manifestations neuropsychiques

En plus de leur effet orexigène, les corticoïdes exercent une action insomniante et excitatrice chez certains patients. Aux posologies élevées, généralement supérieures à 40 mg/j d'équivalent prednisone, ils peuvent provoquer des troubles psychiatriques (dépression, délire, hallucinations, agitation maniaque) de survenue précoce.

e. Complications oculaires

La cataracte postérieure sous-capsulaire est une complication tardive, mais commune (> 10 %) des corticoïdes même à faible dose. Les glaucomes sont bien plus exceptionnels et se rencontreraient surtout sur un terrain prédisposé (diabète, myopie sévère, antécédent familial de glaucome). Une surveillance ophtalmologique est recommandée lors d'une corticothérapie prolongée, notamment chez le sujet âgé.

f. Complications liées à l'arrêt de la corticothérapie

Syndrome de sevrage

Il regroupe des symptômes non spécifiques de type nausées, fatigue, faiblesse, arthralgies, proches de ceux de l'insuffisance surrénalienne chez des patients ayant arrêté la corticothérapie et répondant normalement au test de l'axe hypothalamo-hypophyso-surrénalien. L'arrêt de la corticothérapie peut également induire un syndrome dépressif. Il est parfois difficile de distinguer ce syndrome de sevrage d'une authentique poussée de la maladie à l'arrêt de la cortisone.

Insuffisance surrénalienne

Elle survient lors de l'arrêt trop brutal d'une corticothérapie prolongée. Elle se manifeste par une asthénie intense, une hypotension, des nausées, diarrhée, douleurs abdominales, fièvre, myalgies, confusion et troubles psychiatriques, mais peut aussi être asymptomatique. Elle est rare (prévalence de 0,015 à 0,1 %) et se manifeste le plus souvent à partir d'une dose de 5 mg/j d'équivalent prednisone.

g. Complications particulières aux infiltrations

Les infiltrations de corticoïdes exposent à des effets généraux liés à la diffusion systémique du médicament. Certains sont particuliers à cette voie : *flush* (bouffée vasomotrice, céphalées) et réactions d'hypersensibilité immédiate (éruption, œdème de Quincke, voire choc) – parfois dues à des conservateurs (sulfites) présents dans des préparations injectables.

Les infiltrations intra-articulaires de corticoïdes en suspension se compliquent rarement d'une arthrite aiguë microcristalline, qui se déclare dans les 24 heures suivant le geste et s'estompe en un à deux jours. Les arthrites septiques sont exceptionnelles (moins de 1 pour 10 000 infiltrations) quand on respecte les contre-indications et précautions d'asepsie. Leur délai d'apparition est plus long (> 24 h), l'analyse bactériologique du liquide synovial est impérative.

Des ruptures tendineuses et des atrophies cutanées localisées sont possibles après une infiltration.

B. Modalités de prescription et de surveillance

1. Corticothérapie par voie générale

En dehors des administrations à dose massive (bolus), les corticoïdes comportent peu de risques quand ils sont employés durant une *période brève* (7 à 10 jours au plus), sans toutefois mettre à l'abri de complications précoces liées à leurs effets diabétogène, immunodépresseur, digestif, ou minéralocorticoïde. Des manifestations psychiatriques et une hypertonie intraoculaire sont également possibles. Une corticothérapie courte n'impose pas de sevrage progressif.

Les modalités de prescription sont plus contraignantes lors d'une *corticothérapie prolongée*.

« Il faut utiliser les corticoïdes à la plus petite dose possible pendant le moins longtemps possible. »

a. Bilan préalable

Il vise à rechercher des affections susceptibles de se décompenser sous corticoïdes ou des facteurs prédisposant à leurs complications.

- *Recherche des contre-indications :* il n'existe pas d'interdit absolu à l'emploi des corticoïdes s'ils sont indispensables ⚠ – ce qui suppose une certitude diagnostique. Mais dans certains cas, le recours aux corticoïdes ne se conçoit qu'après une évaluation soigneuse du rapport bénéfice/risque ⚠. Une infection patente (en particulier l'herpès, le zona oculaire, la varicelle, l'anguillulose, la tuberculose, les mycoses, la trypanosomiase, la toxoplasmose et les hépatites virales aiguës) est en principe une contre-indication au moins transitoire à la corticothérapie, le temps que l'infection soit maîtrisée par un traitement approprié. Si l'indication des corticoïdes prime, on peut aussi être amené à traiter concomitamment une poussée hypertensive, un ulcère gastroduodénal, un diabète déséquilibré, etc.

  De même, la corticothérapie est compatible avec la grossesse puisqu'elle n'est pas tératogène. Par prudence, il convient de prévoir l'accueil du nouveau-né dans une unité spécialisée malgré la rareté de l'insuffisance surrénale néonatale. L'allaitement est en revanche déconseillé si la mère prend une corticothérapie à dose importante.
- *Un bilan préthérapeutique* est proposé (tableau 30.2) qu'il y a lieu de compléter selon les données de l'interrogatoire et de l'examen clinique.
- Éducation thérapeutique, conseils vis-à-vis de l'activité physique et de la diététique (voire consultation avec une diététicienne).

Tableau 30.2. Bilan préalable à une corticothérapie prolongée.

Examens	Biologie
Poids, IMC, TA Recherche de foyers infectieux (ORL, stomatologie, urinaire, etc.) Recherche d'antécédents digestifs et facteurs de risque cardiovasculaires (FDR CV) Électrocardiogramme (si FDR CV) IDR à la tuberculine ou test interféron Radiographie pulmonaire Ostéodensitométrie Radiographies du rachis si douleurs ou perte de taille > 3 cm (recherche fracture vertébrale)	Hémogramme Ionogramme sanguin Glycémie à jeun Bilan phosphocalcique, 25-OH-vitamines D2 + D3 Bilan lipidique Sérologies des hépatites Examen parasitologique des selles (séjour récent ou patient originaire d'une région tropicale)

b. Choix du médicament et modalités d'administration

On opte généralement pour la prednisone parce qu'elle offre un bon compromis entre activité anti-inflammatoire d'une part, et amplitude de la dépression hypothalamo-hypophysaire et de la rétention hydrosodée d'autre part. Enfin, elle a l'avantage d'une absorption digestive plus constante et régulière que le sel de prednisolone commercialisé en France.

La posologie initiale de la corticothérapie orale dépend de l'indication, et de la sévérité de la pathologie motivant la prescription.

En prescription de courte durée, la dose initiale est la plupart du temps de 1 mg/kg/j avec une dose rapidement décroissante pour un arrêt au bout d'une dizaine de jours.

Pour les prescriptions au long cours, la posologie peut être très variable en fonction de l'indication et de sa sévérité. Il est communément admis de prescrire la corticothérapie le matin pour réduire son impact sur l'axe corticosurrénalien. La dose initiale est souvent plus élevée et doit être diminuée.

On peut schématiquement opposer :

- la polyarthrite rhumatoïde sans manifestations extra-articulaires, pour laquelle on recommande une faible posologie (environ 0,1 mg/kg par jour) et où l'ajustement posologique se fait au milligramme pour se rapprocher de 7 à 10 mg/j et dans l'optique de l'arrêt;
- la maladie de Horton ou les formes graves de vascularites systémiques requièrent à l'inverse des doses moyennes (0,5 mg/kg par jour) ou fortes (1 mg/kg par jour) de prednisone, qui seront maintenues jusqu'à ce que l'affection soit contrôlée.

Les bolus cortisoniques sont utilisés dans certaines indications avec une hétérogénéité des pratiques, réservés à des pathologies sévères ou en poussée. Les effets indésirables sont généralement mineurs (flush, état d'excitation, troubles du sommeil, augmentation de la glycémie) mais il existe exceptionnellement des complications sévères essentiellement cardiovasculaires, étroitement liées au terrain sous-jacent.

c. Mesures adjuvantes

Elles essaient de prévenir ou limiter les complications attendues de la corticothérapie ⚠. Elles sont d'autant plus justifiées que la durée prévisible du traitement est supérieure à deux semaines et que la posologie de prednisone dépasse 15 mg par jour. Elles consistent principalement en :

- des mesures hygiénodiététiques : restriction, voire suppression des sucres d'absorption rapide; limitation des apports sodés et supplémentation en potassium (selon le type de corticoïde et sa dose); régime enrichi en calcium et protides; activité physique régulière (si l'affection l'autorise);
- supplémentation vitamino-calcique si le dosage de la 25(OH) vitamines D2 + D3 <30 ng/mL.

d. Traitement anti-ostéoporotique

Il est indiqué selon les recommandations actuelles (fig. 30.1).

- Prévention de l'athérosclérose : correction des autres facteurs de risque éventuels (dyslipidémie, hypertension artérielle, hyperglycémie) et arrêt du tabagisme.
- Vaccinations antigrippal et antipneumococcique.
- Mesures plus spécifiques, liées au terrain du malade : telles que la modification du traitement d'un diabète connu. En effet, les corticoïdes majorent les besoins en insuline et peuvent rendre insulinorequérant un diabète traité jusque-là par des hypoglycémiants oraux.

e. Modalités de surveillance

La surveillance régulière des malades a pour but d'apprécier l'efficacité et la tolérance du traitement et de déceler précocement tout événement intercurrent ou toute complication justiciable de mesures particulières (tableau 30.3).

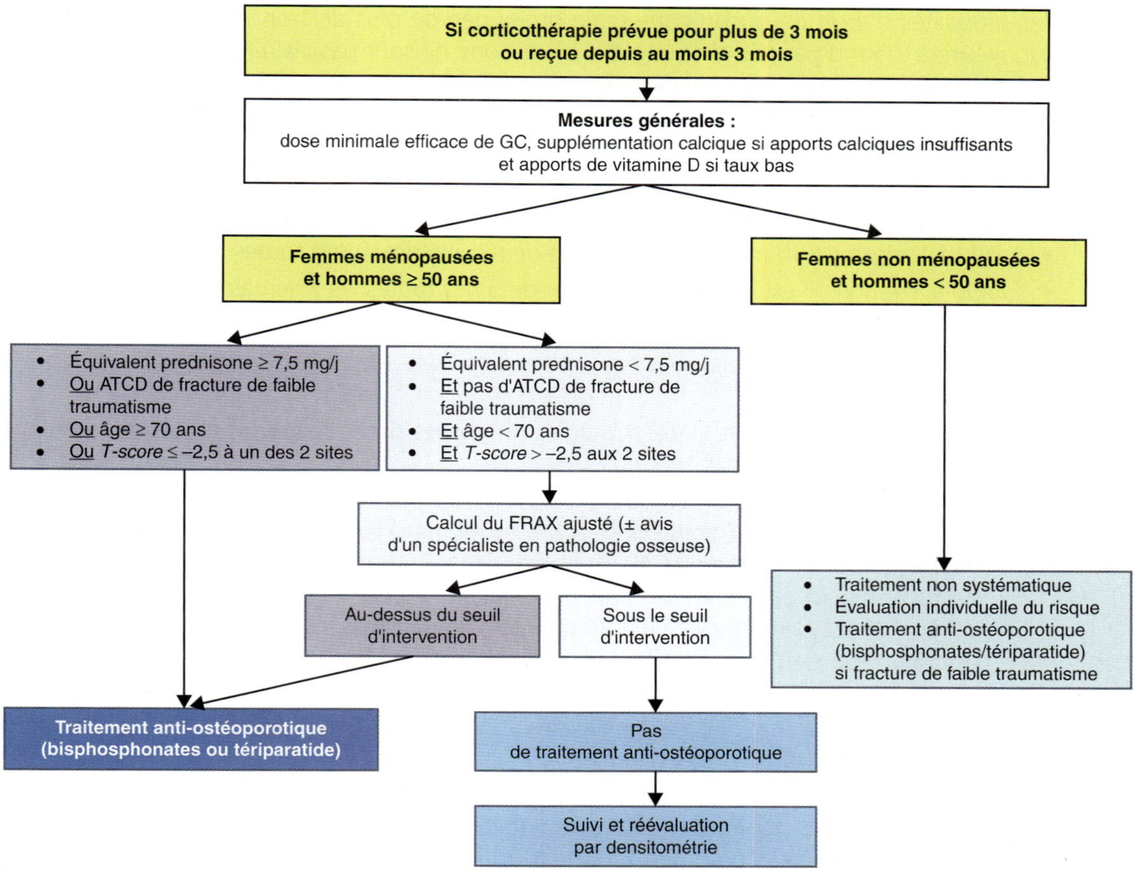

Fig. 30.1. Actualisations 2014 des recommandations sur la prévention de l'ostéoporose cortico-induite.
Source : Briot K, Cortet B, Rouxa C, Fardet L, Abitbol V, Bacchetta J et al. Actualisation 2014 des recommandations sur la prévention et le traitement de l'ostéoporose cortico-induite. Rev Rhum 2014; 81 : 385–94.

Tableau 30.3. Surveillance clinique et paraclinique d'une corticothérapie au long cours.

Surveillance clinique	Surveillance paraclinique
Prise de poids Tension artérielle Œdème des membres inférieurs Signes d'insuffisance cardiaque Examen cutané, musculaire Dépistage des infections	Bilan lipidique complet à 6 mois Ionogrammme sanguin à J15, 1 mois, puis tous les 3 mois Glycémie à J15, M1, puis tous les 3 mois HbA1C tous les 3 mois si diabète Dosage de la 25(OH) vitamines D2 + D3 Ostédensitométrie : 1 an après le début s'il n'y a pas eu de co-prescription de traitement anti-ostéoporotique, sinon en cas d'événements osseux Examen ophtalmologique et tonus oculaire en fonction des antécédents

f. Modalités de sevrage

Une corticothérapie prolongée doit être arrêtée progressivement car il existe un risque de rebond de la maladie et un risque d'insuffisance surrénale (IS) dans les situations suivantes :

- si dose > 10–20 mg/j pendant plus de 3 semaines;
- risque plus important après 6 mois de traitement;
- lors de la baisse de la corticothérapie à partir de la dose de 5 mg/j de prednisone;
- lors d'un arrêt brutal.

Les modalités d'arrêt de la corticothérapie prolongée de plus de trois mois à une posologie supérieure à 7,5 mg par jour d'équivalent prednisone ne sont pas clairement définies. Il existe peu d'études sur les stratégies de décroissance et d'arrêt de la corticothérapie et leur niveau de preuve est faible. Les schémas de décroissance posologique sont toujours assez superposables et systématiquement basés sur le double objectif d'éviter l'effet rebond évolutif de la maladie et d'éviter l'insuffisance surrénalienne.

Un exemple de stratégie de décroissance posologique peut être proposé ainsi :

- jusqu'à la dose de 30 mg/j : il est possible de réduire de 10 mg toutes les 2 semaines;
- de 30 à 15 mg/j : il est possible de réduire de 5 mg toutes les 2 semaines;
- de 15 à 7,5 mg/j : diminution de 2,5 mg toutes les 2 semaines;
- de 7,5 à 5 mg/j, la décroissance est encore plus lente, de l'ordre de 1 mg toutes les 2 à 3 semaines;
- à partir de 5 mg/j, il existe deux stratégies proposées par les experts, stratégies qui n'ont jamais été comparées :
  - remplacer la dose de 5 mg/j de prednisone ou prednisolone par de l'hydrocortisone 15 à 25 mg par jour (moitié dose à 8 h et moitié dose à midi). Après un délai de 6 à 12 semaines, un test à l'ACTH (Synacthène® : 0,25 mg IM ou IV avec mesure de la cortisolémie 30 et 60 minutes après) est réalisé. S'il est normal (500 ou 550 nmol/L ou 20 μg/100 mL de cortisolémie à 30 minutes), l'hydrocortisone peut être arrêtée. S'il est anormal, elle est prolongée 3 à 6 mois et un autre test à l'ACTH est réalisé au bout de ce délai,
  - la seconde stratégie repose sur la diminution lente de la dose journalière de 1 mg chaque mois jusqu'à l'arrêt complet

Plus que le schéma strict de décroissance posologique, c'est la surveillance clinique qui est importante dans le but de dépister un rebond de la maladie ou la survenue d'une insuffisance surrénalienne. Il est également important de fournir une information au patient sur les signes d'insuffisance surrénale.

2. Infiltrations de corticoïdes

a. Principales indications

Les principales indications des infiltrations de corticoïdes sont les suivantes :

- injections intra-articulaires : arthrite inflammatoire et arthrose périphérique en poussée, surtout si elle est associée à des phénomènes congestifs;
- injections périarticulaires : tendinopathie, bursite;
- syndromes canalaires (canal carpien);
- injections épidurales : radiculalgies sciatiques ou crurales communes rebelles (intérêt controversé).

Les indications varient d'une spécialité à l'autre de sorte qu'il faut consulter le dictionnaire *Vidal* au préalable. Il est préférable d'utiliser des corticoïdes ayant l'AMM en intradurale pour les infiltrations épidurales compte tenu du risque de brèche méningée potentiel d'un tel geste.

b. Contre-indications

Les contre-indications sont essentiellement représentées par :

- une infection générale ou locale, articulaire ou de voisinage, y compris cutanée;
- des troubles de la coagulation (coagulopathie);
- une hypersensibilité à l'un des constituants (principe actif ou excipient) de la préparation;
- un matériel étranger : prothèse ou matériel d'ostéosynthèse.

Certaines précautions doivent être prises lors de la prise d'anticoagulants ou antiagrégants plaquettaires.

c. Modalités pratiques

La pratique des infiltrations suppose le respect de certaines règles :

- informer le malade du bénéfice escompté et des risques encourus ;
- assurer une asepsie stricte lors du geste ;
- adapter le volume (ou la quantité) injecté à la taille de l'articulation ;
- la mise en décharge (repos ou déplacement à l'aide de cannes) de toute articulation portante pendant 24 heures pourrait renforcer l'effet local par diminution de la diffusion systémique du corticoïde ;
- limiter le nombre d'infiltrations à quatre par an au maximum, pour un site articulaire donné ;
- demander une analyse bactériologique du liquide synovial devant toute réaction post-infiltrative (surtout si elle persiste ou survient au-delà de la 24e heure suivant le geste).

II. Prescription et surveillance des anti-inflammatoires non stéroïdiens

A. Mécanisme d'action

Les prostanoïdes (prostaglandines D_2, E_2, F_2, prostacycline, thromboxane A_2) sont des eicosanoïdes exerçant une action purement locale. Mais leur distribution quasi ubiquitaire leur permet d'intervenir dans de nombreux processus physiologiques et pathologiques.

Ils sont synthétisés à partir de l'acide arachidonique (lui-même issu des phospholipides membranaires) grâce à la cyclo-oxygénase (Cox), dont il existe deux isoenzymes :

- Cox-1, présente sous forme constitutive dans presque tous les tissus, catalyse la formation de prostaglandines impliquées dans la cytoprotection de la muqueuse gastrique et la préservation de la fonction rénale, ainsi que la production de thromboxane A_2 (TxA_2, vasoconstrictrice et proagrégante) par les plaquettes ;
- Cox-2, qui est essentiellement une isoenzyme inductible dans les états inflammatoires, conduit à la libération de prostaglandines ayant un rôle pathologique (fièvre, douleur, inflammation, prolifération cellulaire), mais aussi un rôle bénéfique dans divers processus (cicatrisation, fonction rénale, ovulation, etc.) et gouvernant la synthèse de prostacycline (PGI_2), vasodilatatrice et antiagrégante, par les cellules endothéliales.

Les anti-inflammatoires non stéroïdiens (AINS) non sélectifs diminuent la production des prostanoïdes en inhibant de façon plus ou moins sélective Cox-1 et Cox-2. Les AINS sélectif de la Cox-2 ou coxibs ont été conçus pour permettre une inhibition préférentielle de Cox-2.

B. Principales caractéristiques des AINS

1. Classifications des AINS

Ce mécanisme d'action commun d'inhibition de la synthèse des prostanoïdes confère aux AINS leurs propriétés pharmacologiques, mais aussi leurs effets indésirables.

On peut classer les AINS selon leur famille chimique (tableau 30.4), leur demi-vie (tableau 30.5) ou selon leur spécificité anti-Cox. Sur ce dernier critère, on distingue quatre catégories d'AINS :

- les *anti-Cox-1 préférentiels* : représentés par l'aspirine à faible dose (300 mg par jour ou moins), employée comme antiagrégant à visée antithrombotique, mais aussi l'indométacine et le piroxicam ;
- les *anti-Cox-2 préférentiels* : méloxicam (Mobic®) ;

Tableau 30.4. Principaux AINS commercialisés en France (formes orales destinées à l'adulte).

Famille chimique	DCI	Spécialités (exemples)	Posologie quotidienne moyenne/maximale
Salicylés	Acide acétylsalicylique	Aspirine Upsa®	2–3 g/6 g
	Acétylsalicylate de lysine	Aspégic®	2–3 g/6 g
	Carbasalate calcique	Solupsan®	2–3 g/6 g
Acide arylcarboxylique	Acide tiaprofénique*	Surgam® Flanid®	300–400 mg/600 mg
	Fénoprofène	Nalgésic®	900 mg/1 500 mg
	Flurbiprofène	Cébutid®, Antadys®	100 mg/300 mg
	Ibuprofène*	Brufen®, Advil®, etc	1,2 g/2,4 g
	Kétoprofène*	Profénid®, Ketum®	150–200 mg/200 mg
	Naproxène sodique*	Apranax® Naprosyne®	550 mg/1 100 mg
	Nabumétone	Nabucox®	1 g/2 g
	Étodolac	Lodine®	200 mg/600 mg
	Diclofénac*	Voltarène® Flector®	75–100 mg/150 mg
	Alminoprofène	Minalfène®	600 mg/900 mg
	Acéclofénac	Cartrex®	200 mg/200 mg
Acides anthraniliques ou fénamates	Acide niflumique	Nifluril®	750–1 000 mg/1 500 mg
Coxibs	Célécoxib	Celebrex®	200 mg/400 mg
	Étoricoxib	Arcoxia®	30–60 mg/120 mg
Oxicams	Méloxicam	Mobic®	7,5 mg/15 mg
	Piroxicam*	Feldène®, Brexin®	10–20 mg/20 mg
	Tenoxicam	Tilcotil®	10 mg/20 mg
Indoliques	Indométacine*	Indocid®	50–150 mg/200 mg
	Sulindac	Arthrocine®	200 mg/400 mg

* Médicament disponible sous la forme de générique. DCI : dénomination commune internationale.

Tableau 30.5. Classification des principaux AINS disponibles en France en fonction de leur durée d'action.

Demi-vie de	DCI	Nom commercial
Demi-vie courte (< 6 heures)	Kétoprofène	Profénid®
	Ibuprofène	Brufen®
	Furbiprofène	Cébutid®
	Acide niflumique	Nifluril®
	Acide tiaprofénique	Surgam®
	Alminoprofène	Minalfène®
	Diclofénac	Voltarène®
Demi-vie intermédiaire	Sulindac	Arthrocine®
	Naproxène	Naprosyne®
	Naproxène sodique	Apranax®
	Étodolac	Lodine®
	Méloxicam	Mobic®

Demi-vie longue (< 24 heures)	Piroxicam	Feldène®
	Ténoxicam	Tilcotil®
	Piroxicam β-cyclodextrine	Cycladol®, Brexin®
Libération prolongée (exemples)	Indométacine	Chrono-Indocid 75®
	Kétoprofène	Profénid LP®
	Dicolfénac	Voltarène LP®

- les *anti-Cox-2 sélectifs* : célécoxib (Celebrex®), parécoxib (Dynastat®) qui se démarquent des précédents par leur moindre risque ulcérogène et l'absence d'effet antiagrégant plaquettaire ;
- les *AINS classiques*, qui tous inhibent Cox-2 et peu ou prou Cox-1 aux doses thérapeutiques.

Il existe par ailleurs de nombreux AINS commercialisés comme antalgiques-antipyrétiques, à faible dose, en vente libre (ibuprofène, kétoprofène, flurbiprofène, diclofénac, acide méfénamique, fénoprofène). Il reste néanmoins des AINS avec leurs complications (attention de rester attentif aux automédications et au risque d'association d'un AINS avec AINS faible dose non déclaré par le patient).

2. Propriétés thérapeutiques et indications

a. Action antipyrétique

Les AINS diminuent la fièvre quelle qu'en soit l'origine : infectieuse, inflammatoire ou néoplasique.

b. Action antalgique

Les AINS sont efficaces sur un large éventail de syndromes douloureux par excès de nociception. Les posologies employées pour une action antalgique peuvent rester faibles :

- pathologies aiguës : douleurs dentaires, postopératoires, post-traumatiques, céphalées ou migraines, coliques néphrétiques, pathologie ORL, etc. ;
- pathologies chroniques : affections rhumatologiques dégénératives, douleurs néoplasiques.

c. Action anti-inflammatoire

Cette action porte principalement sur la composante vasculaire de la réaction inflammatoire, responsable de la classique tétrade : œdème, douleur, rougeur et chaleur. L'action anti-inflammatoire requiert généralement des posologies d'AINS plus élevées que celles nécessaires dans les autres variétés de douleurs ou dans la fièvre. Les indications sont les accès aigus microcristallins (goutte, chondrocalcinose), les pathologies abarticulaires, pathologies rachidiennes et radiculaires et des rhumatismes inflammatoires chroniques (polyarthrite rhumatoïde et spondyloarthrites surtout).

3. Voies d'administration

a. Voies générales

Ces voies comportent toutes les mêmes risques, auxquels s'ajoutent parfois des complications locales particulières :

- *voie orale* : c'est la voie préférentielle, ce d'autant que la biodisponibilité est excellente (> 90 %) ;
- *voie rectale* : les suppositoires sont résorbés plus irrégulièrement que les formes orales ;
- *voie intramusculaire* : cette voie est surtout intéressante quand l'administration orale est impossible, dans un contexte d'urgence, vu sa rapidité d'action (colique néphrétique). Son emploi en rhumatologie est en revanche discutable : elle n'est pas intrinsèquement plus

efficace que la voie orale, mais l'effet placebo est plus marqué, et elle ne met pas à l'abri des complications systémiques des AINS, notamment digestives, tout en comportant un risque de nécrose ou d'abcès de la fesse, ou de lésion du nerf sciatique. En pratique, il faut limiter son usage à des cures brèves de deux ou trois jours, uniquement si les autres voies d'administration ne sont pas possibles;

- *voie intraveineuse* : selon les AMM, cette voie est réservée à des indications particulières telles que le traitement de la douleur postopératoire ou le traitement des crises de colique néphrétique. Elle ne doit pas être maintenue plus de 72 heures.

b. Voies locales

Les applications de gel ou de pommades d'AINS peuvent suffire à soulager les douleurs liées à une entorse bénigne, une contusion, une tendinite, une arthrose de petites articulations. Ces formes exposent à des réactions d'hypersensibilité locales, voire d'effets indésirables du fait d'un faible passage systémique de l'AINS.

4. Principaux effets indésirables

Tous les AINS exposent virtuellement aux mêmes complications ⚠. Mais l'incidence d'un effet indésirable donné dépend de la nature de l'AINS et souvent de sa posologie ainsi que du terrain du malade et des médicaments associés. Les facteurs physiopathologiques et pharmacologiques favorisant la survenue des accidents graves constituent les principales contre-indications et précautions d'emploi des AINS.

a. Effets indésirables digestifs

Il faut distinguer :

- les manifestations fonctionnelles digestives hautes (dyspepsie, gastralgies, nausées) : fréquentes et rapidement résolutives à l'arrêt du produit. Elles sont mal corrélées à l'existence de lésions de la muqueuse gastroduodénale;
- les ulcères gastroduodénaux : plus fréquents avec les AINS classiques qu'avec les coxibs, et asymptomatiques dans la moitié des cas.

Les *complications d'ulcères* : hémorragie digestive, perforation, de survenue parfois précoce, ont une fréquence de 2 à 4 % patients-années avec les AINS classiques. Ces complications surviennent surtout lorsqu'il existe des facteurs de risque (encadré 30.1). Ce risque est environ deux fois plus faible avec les coxibs qui perdent toutefois cet avantage quand le malade prend simultanément de l'aspirine à visée antithrombotique.

Les *complications digestives intestinales* : ulcérations du grêle, du côlon souvent méconnues avec parfois des complications (perforation, hémorragie, anémie). Il faut éviter les AINS en cas de maladie chronique inflammatoire de l'intestin. Les AINS favoriseraient les poussées de diverticulite chez les patients avec une diverticulose.

Encadré 30.1

Facteurs de risque de complications digestives graves sous AINS

- Sujet âgé : âge > 65 ans.
- Antécédent d'ulcère gastroduodénal ou d'hémorragie digestive haute ou infection à *Helicobacter pylori*.
- Comorbidités sévères.
- AINS utilisés à posologie élevée ou association de deux AINS.
- Coprescription d'aspirine (même à faible dose à visée antiagrégante plaquettaire), d'anticoagulants, d'antiagrégants plaquettaires, de corticoïdes.
- Affection inflammatoire (polyarthrite rhumatoïde par exemple).

b. Complications allergiques

Les allergies cutanées se manifestent par de simples éruptions urticariennes jusqu'à de possibles dermatoses bulleuses graves telles que le syndrome de Stevens-Johnson et le syndrome de Lyell. Toute manifestation cutanée sous AINS doit conduire à l'arrêt immédiat du traitement.

Les AINS sont aussi responsables de bronchospasme, ils sont d'ailleurs contre-indiqués chez les patients aux antécédents d'asthme.

c. Complications rénales

Les plus communes sont précoces, dose-dépendantes et consécutives à l'inhibition des Cox rénales.

Insuffisance rénale aiguë fonctionnelle

Elle survient volontiers chez les patients âgés ou en situation d'hypovolémie.

Les facteurs de risque sont :

- traitement par diurétique, inhibiteur de l'enzyme de conversion ou antagoniste de l'angiotensine II ;
- déshydratation ;
- régime désodé ;
- insuffisance cardiaque.

HTA par rétention hydrosodée

Il est nécessaire de surveiller la TA dans un traitement prolongé.

Insuffisance rénale chronique

L'insuffisance rénale chronique par néphropathie tubulo-interstitielle chronique pour les traitements AINS au long cours. Il est nécessaire de surveiller le débit de filtration glomérulaire dans les traitements prolongés.

d. Complications cardiovasculaires

Ce sont les études sur les coxibs qui ont apporté un éclairage particulier sur les complications cardiovasculaires des AINS. Il faut retenir que globalement tous les AINS peuvent être potentiellement responsables d'effets secondaires cardiovasculaires de type hypertension artérielle, décompensation d'une insuffisance cardiaque, thrombose coronarienne ou accident vasculaire cérébral. Néanmoins, il ressort de l'analyse de la littérature que ce sont surtout les coxibs, par leur effet spécifiquement inhibiteur de la Cox-2, qui sont le plus responsables de ces effets cardiovasculaires. Ceci a conduit au retrait du rofécoxib et à la restriction d'utilisation du célécoxib.

Risque thrombotique artériel

Les effets thrombotiques (infarctus du myocarde et accident vasculaire cérébral) des inhibiteurs de la Cox-2 sont faibles (3 à 4 événements pour 1 000 patients-année), ce risque est néanmoins confirmé dans de nombreuses études. Cependant tous les AINS, surtout utilisés à forte dose, peuvent être responsables de thrombose artérielle, avec un risque plus important pour les coxibs et le diclofénac et à un moindre degré l'ibuprofène selon les données des méta-analyses des essais randomisés. Avec le naproxène, ce risque semble moins élevé.

Les données actuelles font penser que ce risque est existant même avec une prescription de courte durée.

Ce qu'il faut retenir :

- si antécédent de cardiopathie ischémique avérée, artériopathie des membres inférieurs, antécédent d'AVC ou AIT, insuffisance cardiaque congestive :
  - contre-indication aux coxibs et au diclofénac,
  - et AINS classiques déconseillés ;

- si facteurs de risque cardiovasculaire (HTA, diabète, dyslipidémie, tabagisme) : prescription d'AINS prudente, seulement si nécessaire, avec surveillance;
- pour les patients sous traitement antiagrégant plaquettaire :
  - la prescription d'un AINS doit être évitée,
  - si elle est nécessaire, ne doit pas conduire à l'arrêt de l'antiagrégant.

Insuffisance cardiaque

L'insuffisance cardiaque associée aux AINS est plus probable chez les patients ayant des antécédents de cardiopathie de quelque forme que ce soit. L'utilisation des AINS chez les patients âgés prenant des diurétiques est associée à un risque deux fois plus élevé d'hospitalisation pour insuffisance cardiaque.

Risque d'accident thromboembolique

La prescription d'AINS semble associée à une augmentation du risque relatif d'accidents thromboemboliques (thromboses veineuses profondes et embolies pulmonaires).

e. Complications gynéco-obstétricales

En inhibant la Cox-2, les AINS exercent une activité tocolytique. Ils exposent le fœtus à une fermeture prématurée du canal artériel et à une insuffisance rénale à partir du sixième mois de grossesse. Ils sont éventuellement responsables d'une diminution de la fertilité mais par contre ne diminuent pas l'efficacité des dispositifs intra-utérins comme il est communément admis à tort.

f. Divers

Les AINS provoquent parfois des troubles neurosensoriels (céphalées, vertiges, acouphènes, etc.). Les cytopénies sanguines sont rares, de même que les hépatites à expression clinique.

C. Contre-indications

- Allergie connue au médicament ou aux molécules apparentées.
- Ulcère gastroduodénal évolutif et antécédent d'ulcère peptique ou d'hémorragie récurrente (au moins deux épisodes objectivés).
- Asthme à l'aspirine et allergie croisée aux autres AINS (syndrome de Fernand-Vidal).
- Insuffisance rénale, insuffisance hépatocellulaire sévère, insuffisance cardiaque sévère.
- Grossesse (à partir du 6e mois pour les AINS et pendant toute la grossesse pour les coxibs) et allaitement.
- Maladies hémorragiques.
- Les coxibs et le diclofénac sont contre-indiqués en cas de cardiopathie ischémique avérée, d'artériopathie périphérique, d'antécédent d'accident vasculaire cérébral (dont accident ischémique transitoire). L'étoricoxib est également contre-indiqué en cas d'hypertension artérielle non contrôlée.

D. Modalités de prescription des AINS

1. Évaluation personnalisée du rapport bénéfice/risque ⚠

Elle doit prendre en compte l'indication, le terrain, les comorbidités et les médicaments en cours. Le recours aux AINS ne s'impose en pratique que lors des rhumatismes inflammatoires, les spondyloarthrites surtout. Dans tous les autres domaines d'indications potentielles, les AINS apparaissent comme une alternative aux autres analgésiques lorsque ceux-ci sont inefficaces, contre-indiqués ou mal tolérés. Le paracétamol reste à cet égard l'antalgique de première intention dans la plupart des syndromes douloureux d'intensité modérée, notamment chez le sujet âgé. De même, il est souvent préférable d'employer un corticoïde à faible dose par voie orale dans la polyarthrite rhumatoïde chez un patient à risque digestif ou rénal vis-à-vis des AINS.

En cas d'échec d'un AINS aux posologies recommandées, il convient d'essayer une autre molécule en raison de la variabilité individuelle de réponse à un AINS donné. En toute hypothèse, il faut employer la dose minimale utile, en commençant par des posologies moyennes, voire faibles, en particulier dans les rhumatismes dégénératifs et chez le sujet âgé puisque les principaux effets indésirables des AINS sont dose-dépendants. S'agissant de médicaments purement symptomatiques, le traitement doit être interrompu pendant les périodes de rémission.

2. Indications

En dépit de leurs similitudes pharmacologiques, les AINS n'ont pas tous les mêmes indications. Cela tient à des différences dans leur rapport bénéfice/risque et dans les essais cliniques menés en vue de l'obtention de leur AMM. Il est donc nécessaire de consulter le dictionnaire *Vidal* pour connaître le libellé exact des indications reconnues à chaque spécialité. Il existe schématiquement trois types d'AINS :

- AINS de la liste I : généralement destinés à l'ensemble des affections rhumatologiques douloureuses ou invalidantes (rhumatismes inflammatoires aigus ou chroniques, arthrose, tendinite, bursite, radiculalgies aiguës);
- AINS de la liste II : susceptibles d'être autorisés dans les indications précédentes et en traumatologie (entorse), ORL et stomatologie (sinusite, otite, douleur dentaire), gynécologie (dysménorrhée primitive, ménorragie fonctionnelle), urologie (colique néphrétique) et dans les états fébriles;
- AINS hors liste : AINS faiblement dosés, ne nécessitant pas d'ordonnance, dévolus au traitement symptomatique des affections douloureuses ou fébriles.

3. Précautions d'emploi

a. Dose et durée minimales ⚠

Il est possible de limiter la posologie des AINS et, par conséquent, leur toxicité, en leur adjoignant du paracétamol ou/et un opioïde.

b. Adaptation aux facteurs de risque digestifs et cardiovasculaire

Il est nécessaire pour toute prescription de tenir compte des facteurs de risque digestifs et cardiovasculaire. Chez les patients à risque digestif, la prescription d'AINS doit être associée à un inhibiteur de la pompe à protons ou une prostaglandine de synthèse (misoprostol). Un guide peut être proposé (tableau 30.6).

c. Évaluation du risque rénal

Attention aux patients âgés, à risque d'hypovolémie, avec insuffisance cardiaque ou troubles hépatiques. La prescription d'AINS doit être évitée en cas d'insuffisance rénale, y compris avec les formes topiques cutanées.

d. Information du patient sur les principaux risques encourus ⚠

Le patient doit arrêter le médicament ou solliciter un avis médical devant certains signes d'alerte digestifs, rénaux (oligurie, prise de poids rapide) ou cutanéomuqueux. Comme l'automédication est fréquente au cours des syndromes douloureux, on l'avertira de l'incompatibilité entre le médicament prescrit et les AINS vendus sans ordonnance comme antalgiques-antipyrétiques.

Tableau 30.6. Guide prescription des AINS en fonction des facteurs de risque digestifs et cardiovasculaires.

	Pas de risque GI 0 facteur de risque	**Risque gastro-intestinal faible 1 à 2 facteur(s) de risque**	**Risque gastro-intestinal modéré 3 ou + facteurs de risque ou prise AAS**	**Risque gastro-intestinal élevé Complications gastro-intestinales antérieures sérieuses**
Absence de risque cardiovasculaire	AINS	AINS + IPP ou M ou coxibs	*Seulement si nécessaire :* coxib + IPP ou M	Tous les AINS doivent être évités
Présence de risque cardiovasculaire (hypertension, hyperlipidémie, diabète, tabagisme, artériopathie périphérique) Patients sous AAS	AINS IPP ou M si AAS Utilisation courte Éviter coxibs et diclofénac	AINS + IPP ou M Utilisation courte Éviter coxibs et diclofénac	*Seulement si nécessaire :* AINS + IPP ou M Utilisation courte Éviter coxibs et diclofénac	Tous les AINS doivent être évités
Antécédent d'AVC Coronaropathie Insuffisance cardiaque (classe NYHA II à IV)	*Seulement si nécessaire :* AINS + IPP ou M + AAS Utilisation courte Contre-indication des coxibs et diclofénac	*Seulement si nécessaire :* AINS + IPP ou M + AAS Utilisation courte Contre-indication des coxibs et diclofénac	Tous les AINS doivent être évités	Tous les AINS doivent être évités

AVC : accident vasculaire cérébral ; AAS : acide acétylsalicylique faible dose (doit être pris au moins 2 heures avant l'AINS si association) ; IPP : inhibiteur de la pompe à protons ; M : misoprostol ; NYHA : *New-York Heart Association.*

e. Recherche des interactions médicamenteuses

Les règles de bon usage des AINS (Ansm 2013) rappellent la nécessité de rechercher les interactions médicamenteuses (tableau 30.7).

4. Surveillance

Une utilisation prolongée d'AINS ne se conçoit pas sans une surveillance régulière, clinique et biologique ⚠ :

- TA, poids, œdème, si antécédents ou facteurs de risque cardiovasculaire ou rénaux, ou traitement anti-hypertenseur ;
- manifestations cutanées ;
- infection : une pathologie infectieuse sérieuse doit conduire à l'arrêt du traitement ;
- biologie : hémoglobine, débit de filtration glomérulaire, enzymes hépatiques, pro-BNP en fonction du contexte ;
- lithémie, le cas échéant.

En résumé, la prescription d'un AINS par voie générale se conçoit seulement en l'absence d'alternative thérapeutique plus sûre, après une estimation personnalisée du rapport bénéfice/risque, en respectant scrupuleusement ses indications, contre-indications et précautions d'emploi. La posologie et la durée du traitement seront adaptées à chaque patient, en se limitant au minimum nécessaire.

Tableau 30.7. **Interactions médicamenteuses.**

Classe thérapeutique	Interactions
AINS	Ne pas associer deux AINS, y compris l'aspirine à dose anti-inflammatoire
Anticoagulant oral	Majoration du risque hémorragique – piroxicam et aspirine à dose anti-inflammatoire : association contre-indiquée – autres AINS : association déconseillée. Quand cette association est indispensable, elle nécessite une surveillance clinique étroite, voire biologique
Antiagrégant plaquettaire (y compris aspirine à dose antiagrégante)	Majoration du risque d'hémorragie digestive Les patients sous aspirine à dose antiagrégante plaquettaire doivent être avertis des risques de l'automédication avec l'aspirine ou un autre AINS
Antidépresseur inhibiteur sélectif de la recapture de la sérotonine (ISRS)	Majoration du risque d'hémorragie digestive
Inhibiteur de l'enzyme de conversion (IEC) Diurétique, antagoniste des récepteurs de l'angiotensine II (ARA II)	Risque d'insuffisance rénale aiguë chez le malade à risque (sujet âgé et/ou déshydraté)
Corticothérapie	Majoration du risque d'ulcération et d'hémorragie gastro-intestinale
Médicaments susceptibles de favoriser une hyperkaliémie (IEC, ARA II, héparines, ciclosporine, tacrolimus et triméthoprime en particulier diurétiques hyperkaliémiants, notamment lorsqu'ils sont associés entre eux ou avec des sels de potassium)	

Source : Ansm. Rappel des règles de bon usage des anti-inflammatoires non stéroïdiens (AINS). Juillet 2013.

Points clés

- Les corticoïdes sont de très puissants anti-inflammatoires dont la dose peut être modulée.
- La fréquence et la gravité des effets indésirables des corticoïdes dépendent de la posologie quotidienne et/ou de la durée du traitement, mais aussi de la susceptibilité individuelle, du terrain et des comorbidités.
- La prévision d'une corticothérapie prolongée (plus d'un mois) justifie un bilan préalable pour rechercher des affections susceptibles de se décompenser sous corticoïdes ou des facteurs prédisposant à leurs complications.
- La prescription d'une corticothérapie prolongée doit s'accompagner d'une surveillance régulière clinique et biologique, de coprescriptions et règles diététiques visant à diminuer les effets indésirables.
- Pour les corticoïdes et pour les AINS, la posologie doit être la plus faible possible sur la durée la plus courte possible.
- Les AINS sont des médicaments symptomatiques partageant trois propriétés thérapeutiques (antipyrétique, antalgique et anti-inflammatoire) et exposant à des complications communes, liées à leur mécanisme d'action, l'inhibition de la synthèse des prostaglandines.
- L'incidence d'un effet indésirable donné varie selon l'AINS (type, posologie) et le terrain du malade (âge, antécédents, comorbidités, médicaments en cours) d'où la notion de « patients à risque » notamment du point de vue digestif, rénal et cardiovasculaire.
- Les coxibs sont des AINS inhibiteurs sélectifs de Cox-2 qui se différencient des AINS classiques par leur moindre risque ulcérogène gastroduodénal et leur absence d'activité antiagrégante. Il faut donc leur adjoindre de l'aspirine à faible dose quand l'état cardiovasculaire du malade le justifie; mais ils perdent alors leur bénéfice digestif.
- Les effets indésirables graves, notamment rénaux et digestifs, sont en partie évitables pour peu qu'on suive quelques règles simples : prescription raisonnée des AINS après une évaluation personnalisée du rapport bénéfice/risque, durée et posologie minimales utiles, surveillance chez les sujets à risque, information du malade sur les signes d'alerte devant l'amener à arrêter l'AINS et/ou à solliciter un avis médical.
- Il est nécessaire de réévaluer régulièrement le bien-fondé de la prescription d'AINS, de rechercher d'autres alternatives thérapeutiques médicamenteuses et non médicamenteuses plus adaptées.

Notions indispensables et inacceptables

Notions indispensables

- La prescription d'un AINS nécessite au préalable la recherche d'antécédents digestifs, cardiaques et rénaux.
- Tenir compte des éventuelles interactions médicamenteuses avec les AINS (autre AINS, corticoïdes, anticoagulants, antiagrégants plaquettaires, ISRS, IEC, ARA II, diurétiques).
- La prescription d'une corticothérapie au long cours nécessite un bilan préalable à la recherche de facteurs de risque de complications (diabète, facteurs de risque cardiovasculaire, statut osseux, infections notamment hépatite).
- La prescription d'une corticothérapie ou d'AINS au long cours nécessite une surveillance clinique et paraclinique adaptée.
- Les effets indésirables des AINS et des corticoïdes sont dose- et durée-dépendants. Privilégier faible dose et courte durée de traitement.

Notions inacceptables

- Prescrire des AINS chez un patient avec une insuffisance rénale.
- Prescrire des coxibs ou du diclofénac en cas de cardiopathie ischémique avérée, d'artériopathie périphérique, d'antécédent d'accident vasculaire cérébral.
- Prescrire des AINS si ulcère gastroduodénal évolutif ou antécédent d'au moins deux épisodes d'ulcère peptique ou d'hémorragie.
- Prescrire des corticoïdes chez un patient atteint de pathologie infectieuse grave (attention à l'endocardite).

Réflexes transversalité

UE 5

- Item 118 – Principales techniques de rééducation et de réadaptation. Savoir prescrire la massokinésithérapie
- Item 131 – Bases neurophysiologiques, mécanismes physiopathologiques d'une douleur aiguë et d'une douleur chronique
- Item 132 – Thérapeutiques antalgiques, médicamenteuses et non médicamenteuses

UE 7

- Item 196 – Douleur et épanchement articulaire. Arthrite d'évolution récente

31

Item 357 – UE 11 – Lésions périarticulaires et ligamentaires du genou, de la cheville et de l'épaule

Objectifs pédagogiques

Nationaux

- Diagnostiquer une lésion périarticulaire de l'épaule.
- Diagnostiquer une lésion ligamentaire et/ou méniscale du genou.
- Diagnostiquer une lésion ligamentaire de la cheville.
- Diagnostiquer une fracture bimalléolaire.

COFER

- Savoir reconnaître :
  - une tendinite;
  - une ténosynovite;
  - une enthésopathie.
- Savoir assurer la prise en charge thérapeutique d'une tendinite, d'une ténosynovite, d'une enthésopathie, d'une capsulite.
- Savoir diagnostiquer les différentes atteintes périarticulaires de l'épaule et mettre en place le traitement adapté.

Cet item traite des principales lésions périarticulaires non traumatiques touchant le genou, la cheville ou l'épaule, en insistant sur les tendinopathies et les bursopathies. Cet item ne traite pas les lésions traumatiques du genou, de la cheville ou de l'épaule, comme les entorses, et les fractures qui sont traitées dans les référentiels d'orthopédie.

I. Diagnostic et traitement des tendinopathies

Les tendons et leurs gaines, ainsi que les bourses séreuses, peuvent être le siège de pathologies traumatiques et microtraumatiques, mais également inflammatoires, microcristallines, infectieuses, métaboliques, tumorales et iatrogènes. La multiplicité de ces étiologies doit faire préférer le terme de tendinopathie à celui de tendinite.

- La *tendinopathie* correspond à l'atteinte du tendon souvent en regard d'une poulie ou au contact d'une irrégularité.

© 2018, Elsevier Masson SAS. Tous droits réservés

- Une *ténosynovite* est une atteinte primitive de la gaine synoviale entourant certains tendons.
- Une *ténopériostite*, ou une *enthésopathie*, correspond à la pathologie d'insertion du tendon ou du ligament dans l'os.

A. Diagnostic

L'interrogatoire précise le geste ayant déclenché le symptôme : geste répétitif sportif ou professionnel, ou geste traumatique. La douleur est de rythme mécanique le plus souvent, avec, parfois, la transformation progressive en un rythme mixte (douleur incomplètement soulagée au repos ou douleur nocturne lors de l'appui). L'examen clinique va rechercher la triade diagnostique :

- une douleur à l'insertion ou sur le trajet tendineux, une douleur à la palpation du tendon ;
- une douleur à l'étirement passif du tendon ;
- puis une douleur à la contraction musculaire contre résistance.

À l'inverse, les mobilités passives de l'articulation qui ne mobilisent pas le tendon sont strictement indolores.

Parfois, il existe des signes inflammatoires devant faire évoquer dans un premier temps une infection, puis une atteinte rhumatismale ou microcristalline.

De même, on cherchera une cause iatrogène liée à l'infiltration de corticoïdes, à la prise de corticoïdes ou à la prise de quinolone qui peut déclencher des tendinopathies, tout particulièrement achilléennes.

B. Explorations complémentaires

- Un bilan biologique est demandé à la recherche d'un syndrome inflammatoire ainsi que des radiographies standard de la région douloureuse, comparatives, qui permettent de vérifier l'intégrité de l'interligne articulaire, de rechercher l'existence d'une éventuelle tendinopathie calcifiante et, parfois, de visualiser l'épaississement du tendon ou de sa gaine.
- L'échographie peut être utile pour confirmer l'absence de rupture tendineuse, pour chercher un éventuel épanchement dans la gaine du tendon et pour guider l'injection péritendineuse de corticoïdes.
- L'IRM est surtout utile pour confirmer l'origine inflammatoire d'une enthésopathie chronique.

C. Traitement

- **Tendinopathie aiguë** : repos articulaire, antalgique, AINS en l'absence de contre-indication, traitement physique et rééducation (cryothérapie et physiothérapie sédatives, puis étirements passifs et reprise progressive de l'activité ; suppression du facteur déclenchant).
- **Tendinopathie chronique** : repos articulaire, antalgique, AINS, injection péritendineuse de corticoïdes (une à trois injections, éviter les dérivés retard), traitement physique, rééducation, immobilisation par orthèse ou attelles peuvent être utiles. La rééducation fonctionnelle et l'ergothérapie sont tout à fait utiles dans les formes chroniques pour permettre une réhabilitation du geste. On ne discutera une intervention chirurgicale qu'en cas d'échec d'un traitement médical bien conduit et si la gêne fonctionnelle est très importante.

II. Bursopathies

Les bourses séreuses font partie des structures permettant de faciliter les frottements de l'organisme. Dans l'appareil locomoteur, les bourses permettent ainsi une interface entre l'os et un tendon, un muscle ou même la peau. Elles peuvent être le siège d'une pathologie mécanique, inflammatoire ou infectieuse. Toutes ces pathologies sont regroupées sous le terme de bursopathies.

A. Diagnostic

Une bursopathie va se manifester par une douleur et un gonflement en regard de la bourse séreuse, plus ou moins visible selon la localisation et son importance. L'examen clinique s'efforcera d'éliminer des signes en faveur d'une cause infectieuse, qui fait la gravité de ces pathologies : signes locaux inflammatoires (rougeur, chaleur), signes généraux (fièvre, frissons), adénopathies, évolution défavorable.

B. Explorations complémentaires

En cas de doute clinique, des examens d'imagerie sont parfois nécessaires pour évaluer l'importance de la bursite, et confirmer le diagnostic, notamment à l'épaule ou le diagnostic clinique n'est pas toujours aisé du fait de la profondeur de l'articulation. En cas de fièvre, une ponction de la bursite avec analyse cytobactériologique du liquide de ponction est indispensable pour rechercher un germe. On y recherchera également des microcristaux en lumière polarisée.

C. Traitement

Le traitement des bursopathies dépend de leur cause mécanique, inflammatoire ou infectieuse.

Pour les causes mécaniques, le traitement repose sur l'éviction des excès de frottements mécaniques, le repos articulaire, les AINS en l'absence de contre-indication. L'injection de dérivés cortisoniques directement dans la bourse est le plus souvent le traitement le plus radical.

Pour les causes infectieuses, un traitement par antibiotique couvrant le staphylocoque et le streptocoque est indiqué pour une durée d'au moins une semaine, avec une réévaluation clinique rapprochée de l'efficacité du traitement.

Le traitement des bursites inflammatoires est conditionné par le diagnostic de la pathologie sous-jacente : spondyloarthrite, polyarthrite rhumatoïde, goutte…

III. Formes topographiques

En dehors de la pathologie sportive, les tendinopathies siègent essentiellement au niveau de l'épaule : tendinopathie de la coiffe des rotateurs ou du long biceps radial. On distingue plusieurs formes cliniques.

A. Épaule

1. Tendinopathie simple

Elle est responsable d'une douleur de l'épaule déclenchée par des gestes particuliers (en abduction surtout). L'examen clinique déclenche la douleur liée au conflit sous-acromial par la mobilisation active (« accrochage douloureux » en abduction) ou passive (test de Neer et Hawkins) de l'épaule.

Il permet également de provoquer la douleur par la mobilisation contrariée sollicitant le tendon atteint (tableau 31.1). L'échographie permet un bilan lésionnel, montrant parfois un épanchement de la gaine du tendon. Le traitement repose essentiellement sur la rééducation fonctionnelle visant à l'apprentissage du recentrage dynamique de l'épaule par le renforcement des muscles abaisseurs et stabilisateurs de l'épaule afin d'éviter le conflit sous-acromial en abduction.

Tableau 31.1. Le testing musculaire.

Manœuvre		Position anatomique de référence	Manœuvre
Yocum	Conflit sous-acromial	Le malade place sa main à plat sur l'épaule opposée saine, coude fléchi à 90°	Le malade décolle son coude du thorax contre résistance
Neer	Conflit sous-acromial	L'examinateur bloque la scapula par un appui sur le moignon de l'épaule	Élévation passive du membre supérieur en rotation interne et antépulsion
Hawkins	Conflit sous-acromial	Rotation interne avec l'épaule à 90° d'antépulsion, avant-bras fléchi à 90°	Rotation interne passive
Jobe	Supra-épineux	Bras à 90° d'abduction dans le plan scapulaire, rotation interne (pouce tourné vers le sol)	Abduction contre résistance
Patte	Infra-épineux	Bras à 90° d'élévation dans le plan scapulaire, avant-bras fléchi à 90°	Rotation externe contre résistance
Gerber	Subscapulaire	Rotation interne mains dans le dos	Rotation interne contre résistance
Palm up test	Long biceps	Bras à 90° d'antépulsion en rotation externe	Flexion coude/antépulsion épaule contre résistance

2. Épaule hyperalgique

Il s'agit le plus souvent d'une bursite hyperalgique compliquant une tendinopathie calcifiante. Les calcifications peuvent être longtemps latentes (asymptomatiques) ou à l'origine de douleurs chroniques (épaule douloureuse simple), mais elles peuvent s'exprimer de façon brutale par une douleur très intense empêchant tout mouvement et insomniante.

L'examen clinique est quasiment impossible, toute mobilisation active ou passive de l'épaule est très douloureuse. Une fièvre modérée (inférieure à 38 °C) est possible, de même que l'existence d'un syndrome biologique inflammatoire avec polynucléose.

L'examen radiographique des épaules retrouve les calcifications sur une ou plusieurs incidences (rotation neutre, latérale et médiale et profil). Les calcifications sous-acromiales sont souvent bilatérales, même si une seule épaule est douloureuse.

Lors d'une crise hyperalgique, la calcification devient souvent hétérogène, mal limitée et elle peut migrer plus ou moins complètement dans la bourse sous-acromiodeltoïdienne (fig. 31.1) ; elle peut parfois disparaître.

Le traitement comporte la prescription d'antalgiques (morphiniques si nécessaire), d'AINS ; l'injection péritendineuse de corticoïdes est en général très efficace.

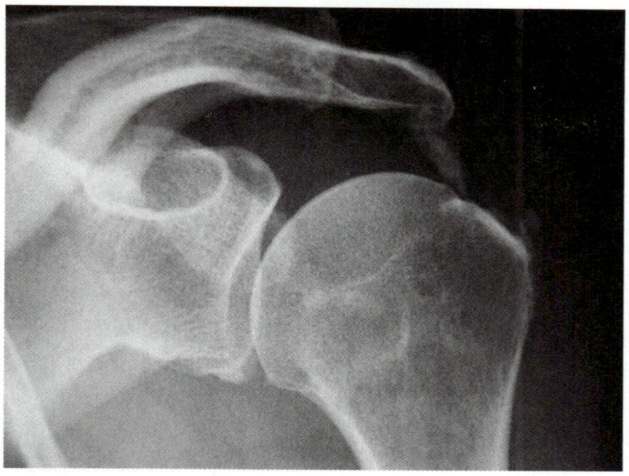

Fig. 31.1. Radiographie de l'épaule gauche de face : calcification du tendon du supra-épineux partiellement migrée dans la bourse sous-acromiodeltoïdienne.

3. Épaule pseudo-paralytique, ou rupture de la coiffe des rotateurs

La rupture traumatique de la coiffe des rotateurs peut survenir chez le sujet jeune mais elle est exceptionnelle. Il s'agit habituellement de rupture survenant chez des patients âgés, présentant des lésions tendineuses dégénératives. Chez le sujet jeune, il s'agit d'une urgence chirurgicale. À l'inverse, chez le sujet âgé, le tableau pseudo-paralytique est caractérisé par une perte de la mobilité active sans déficit neurologique avec des mobilités passives conservées.

Il peut s'agir d'une rupture partielle, le plus souvent du supra-épineux. Le patient ne peut alors résister à la pression exercée lors du test de Jobe. Il peut s'agir également d'une rupture complète qui, parfois, aboutit à une impotence fonctionnelle totale.

Les radiographies ne montrent que des signes indirects de rupture de coiffe : diminution de la hauteur acromiohumérale avec ascension de la tête humérale, rupture du cintre glénohuméral, condensation et ostéophytose à la partie inférieure de l'acromion puis une excentration de la tête humérale avec le développement d'une arthrose scapulohumérale excentrée.

La première phase du traitement de cette rupture de la coiffe des rotateurs est la rééducation, passive dans un premier temps, puis active, avec travail en isométrique et dynamique, de manière à renforcer les muscles abaisseurs (grand dorsal, grand pectoral) et stabilisateurs de l'épaule.

Une indication de réparation chirurgicale de la coiffe (à ciel ouvert ou sous arthroscopie) ne se discutera qu'en cas d'échec du traitement médical et rééducatif d'une coiffe ayant une trophicité musculaire satisfaisante et si l'état physiologique du patient permet l'intervention.

Les imageries complémentaires (arthroscanner ou IRM) ne seront demandées qu'en cas d'échec du traitement médical, lorsqu'une réparation chirurgicale de la coiffe est discutée.

4. Épaule enraidie, ou capsulite retractile

Il s'agit d'une rétraction capsulaire de l'épaule. Elle peut être secondaire à une tendinopathie aiguë ou chronique ou être primitive et relève alors de l'étiologie des algoneurodystrophies ou syndrome douloureux régional complexe (*cf.* chapitre 21).

Le jeu articulaire de l'épaule est limité en actif comme en passif. Le diagnostic est suspecté par l'examen clinique retrouvant la limitation passive de l'articulation alors même que l'interligne articulaire glénohumérale est normal sur les clichés radiographiques, faisant ainsi la différence avec une arthrose de l'épaule. L'arthrographie opaque n'est réalisée qu'en cas de doute diagnostique, avec fréquemment une sensation de résistance à l'injection de produit de contraste. Deux éléments caractérisent la rétraction capsulaire : la diminution de la capacité articulaire (< 8 mL) et la disparition des récessus supérieur et surtout inférieur. On ne retrouve sur l'arthrographie ni épanchement intra-articulaire ni rupture de la coiffe des rotateurs. Son traitement repose essentiellement sur la rééducation indolente. Une capsulodistension de l'épaule peut être proposée couplée à l'arthrographie et suivie immédiatement par une rééducation plus intense pour gagner plus rapidement en amplitude articulaire.

B. Cheville

1. Tendinopathie d'Achille (= calcanéenne)

C'est la plus fréquente des tendinopathies de la cheville, surtout observée chez les coureurs de fond. Elle se traduit par des douleurs postérieures de cheville, dans le corps du tendon, et est provoquée par l'étirement passif du tendon lors de la dorsiflexion de la cheville et par la contraction contre résistance du triceps sural. La palpation de nodules dans le corps du tendon est possible en cas d'atteinte chronique. Le diagnostic différentiel avec une rupture se fait par le test de Thompson. En cas de rupture, la pression du mollet n'entraîne plus la flexion plantaire de la cheville.

Le diagnostic est clinique mais peut être confirmé par une échographie qui appréciera le type de tendinopathie et éliminera une rupture du tendon. Le traitement repose sur le repos articulaire et la prescription de talonnettes de surélévation pour soulager le complexe suro-calcanéo-plantaire.

2. Bursite rétrocalcanéenne (ou préachilléenne)

La bourse rétrocalcanéenne ou préachilléenne (entre le calcanéum et l'insertion du tendon achilléen) peut être le siège d'une pathologie mécanique en cas de conflit avec le coin postérosupérieur du calcanéum (maladie de Haglund) mais doit faire rechercher une pathologie inflammatoire, notamment une spondyloarthrite. Le diagnostic est évoqué à l'imagerie par des radiographies de cheville de profil pour évaluer la forme du calcanéum et rechercher des érosions à l'insertion du tendon d'Achille signant une atteinte inflammatoire. L'échographie et surtout l'IRM retrouveront un épanchement inflammatoire dans la bourse (fig. 31.2). En dehors du traitement de la cause, une infiltration radio- ou échoguidée dans la bourse permet d'améliorer la symptomatologie.

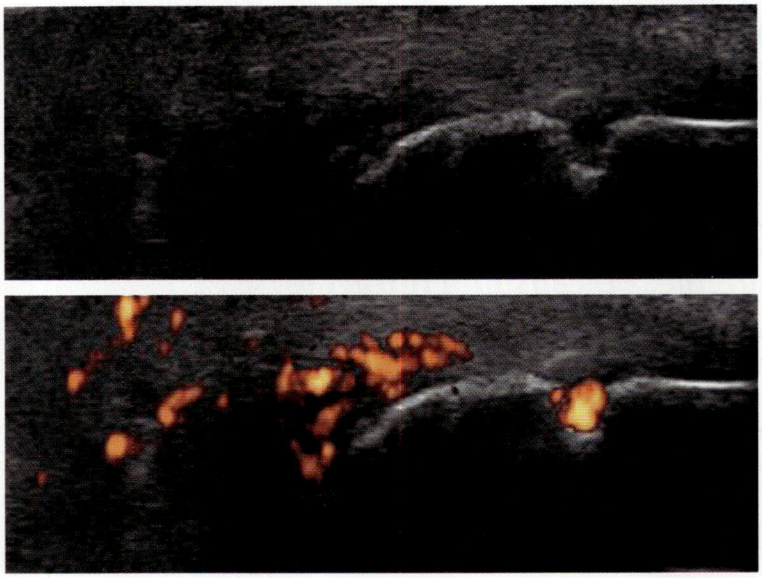

Fig. 31.2. Échographie du tendon d'Achille : enthésite du tendon d'Achille dans le cadre d'une spondyloarthrite.

C. Genou

En dehors des lésions ligamentaires et méniscales traumatiques, des lésions méniscales peuvent survenir au cours de pathologies dégénératives du genou, responsables de symptômes douloureux de l'interligne articulaire éventuellement associées à des épisodes de blocage. Le genou est le siège de nombreuses insertions tendineuses. Les tendinopathies du genou entraînent des douleurs bien localisées que le patient désigne volontiers par son index à son insertion.

1. Tendinopathie quadricipitale ou rotulienne

Pathologie plus fréquente du sujet jeune et sportif, elle traduit une atteinte périarticulaire de l'appareil extenseur du genou. Son diagnostic est clinique et se caractérise par un réveil douloureux à la pression du pôle supérieur de la patella (tendinopathie quadricipitale) ou de la pointe de la rotule (tendinopathie rotulienne), ainsi qu'à l'extension contrariée du membre inférieur.

2. Tendinopathie de la patte d'oie

La tendinite de la patte d'oie (ou des ischiojambiers) se traduit par une douleur d'insertion de la patte d'oie, sur la face antéro-interne du tibia, en dessous de l'interligne articulaire. Elle est reproduite à la flexion contrariée du genou permettant un diagnostic clinique. Son traitement repose sur le repos articulaire et les infiltrations, particulièrement efficaces.

3. Tendinopathie du tenseur du fascia lata (ou syndrome de la bandelette iliotibiale)

Pathologie fréquemment observée chez les sportifs (coureurs), elle se traduit par une douleur du bord latéral du genou déclenchée à l'effort. Favorisée par le frottement du tenseur du *fascia lata* sur le condyle externe du genou lors de l'extension du genou, la douleur est reproduite à un moment précis de l'extension, réalisant le signe caractéristique de l'essuie-glace.

4. Bursite prérotulienne

Cette bursite (ou « hygroma ») se traduit par un gonflement extra-articulaire du genou, qu'il faut bien différencier d'une arthrite du genou. Elle se traduit par une tuméfaction rénitente, douloureuse, souvent d'allure inflammatoire (rougeur) située en avant de la rotule et sans choc rotulien. Pouvant être infectieuse, il convient de bien la repérer cliniquement avant de ponctionner, afin de ne pas inoculer à tort un germe depuis la bursite vers l'articulation. Son traitement dépend de la cause (*cf. supra*).

Points clés

- Les lésions périarticulaires de l'épaule, du genou et de la cheville sont particulièrement fréquentes.
- Ces lésions comprennent les atteintes des tendons, des gaines tendineuses, des bourses séreuses et de la capsule articulaire.
- Leur reconnaissance et leur diagnostic sont essentiellement cliniques, l'échographie est particulièrement intéressante dans ce cas pour préciser les lésions.
- Les atteintes périarticulaires de l'épaule se déclinent en : tendinite simple, bursite microcristalline (épaule aiguë hyperalgique), ruptures tendineuses (épaule pseudo-paralytique) et rétraction capsulaire (épaule gelée).
- Le traitement fait appel au repos, à la physiothérapie et aux traitements anti-inflammatoires généraux et locaux.

Notions indispensables et inacceptables

Notions indispensables

- Le diagnostic de tendinopathie repose sur la recherche de facteurs favorisants et/ou déclenchants, la douleur à l'insertion ou sur le trajet tendineux, majorée par la contraction musculaire contre résistance.
- L'échographie peut être utile pour le diagnostic, la recherche de complications et pour guider l'injection de corticoïdes péritendineuse ou de la bourse séreuse.

Notion inacceptable

- Oublier de rechercher une atteinte septique ou un rhumatisme inflammatoire sous-jacent.

Réflexes transversalité

UE 6

- Item 153 – Infections ostéoarticulaires (IOA) de l'enfant et de l'adulte

UE 7

- Item 193 – Spondylarthrite inflammatoire

II

Entraînement

32 Dossiers progressifs

Énoncés

DP 1

Monsieur A., vingt-cinq ans, étudiant vétérinaire, vient consulter pour lombalgies. La symptomatologie évolue depuis trois ans. Le patient n'avait jamais consulté car les douleurs étaient auparavant intermittentes, de faible intensité, et étaient soulagées par du paracétamol acheté en vente libre en pharmacie. Depuis quatre mois, la symptomatologie s'est modifiée. Les douleurs sont plus intenses et plus invalidantes. Elles siègent au rachis lombaire et dans les fesses. Elles réveillent le patient vers 3 heures du matin. Elles sont maximales en début de journée et entraînent un dérouillage matinal que le patient évalue à environ une heure. Le traitement par paracétamol s'est avéré inefficace.

L'examen clinique trouve un sujet d'état général conservé. Il n'y a pas de fièvre. Le rachis lombaire est raide et douloureux à la palpation. Les manœuvres sacro-iliaques sont douloureuses, en particulier à gauche. Il n'y a pas de signe de Lasègue. L'examen neurologique est sans particularité. L'examen général est normal.

Parmi les antécédents, on retient un tabagisme à cinq paquets-année et quelques lésions traumatiques : deux entorses de la cheville droite il y a cinq et deux ans, une entorse du genou gauche avec lésion du ménisque interne ayant nécessité une suture sous arthroscopie il y a trois ans, un accident de la voie publique il y a cinq mois, s'étant soldé par des plaies cutanées.

Question 1

Quel(s) est (sont) le(s) diagnostic(s) à évoquer ?

A. spondyloarthrite axiale
B. lombarthrose
C. spondylodiscite
D. polyarthrite rhumatoïde
E. poussée aiguë de pancréatite chronique

Question 2

Quelle(s) donnée(s) clinique(s) complémentaire(s) en faveur du diagnostic le plus probable recherchez-vous ?

A. antécédents familiaux de polyarthrite rhumatoïde
B. présence de psoriasis
C. présence de nodules d'Heberden
D. antécédent d'infection urogénitale
E. antécédent de diarrhée glaireuse ou sanglante

Question 3

Ces recherches sont négatives. Vous revoyez le patient avec les résultats de clichés radiographiques (rachis thoracique et lombaire face et profil, bassin de face [fig. 1]). Les résultats des examens de laboratoire sont les suivants :

- hémoglobinémie : 13 g/100 mL ; leucocytes : 5 300/mm^3 (65 % de polynucléaires neutrophiles, 25 % de lymphocytes) ; plaquettes : 188 000/mm^3 ;
- vitesse de sédimentation : 8 mm ; protéine C réactive : 4 mg/L (N < 5) ;
- natrémie : 142 mEq/L ; kaliémie : 4,1 mEq/L ; albuminémie : 39 g/L ; créatininémie : 85 µmol/L ;
- calcémie : 2,35 mmol/L.

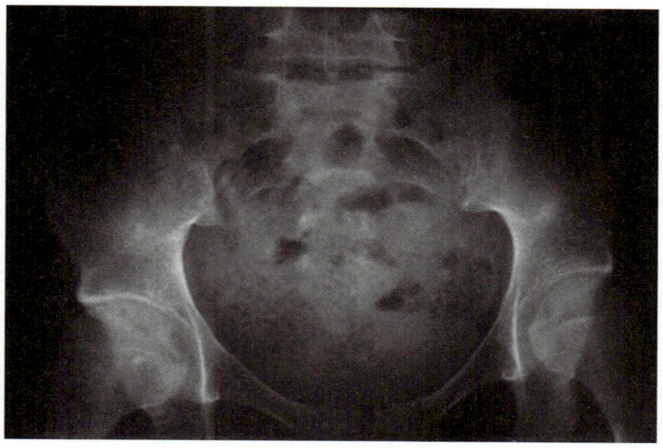

Fig. 1.

Après quelques semaines, le patient se plaint de gastralgies. La fibroscopie œsogastroduodénale objective un ulcère gastrique prépylorique de 0,5 cm de diamètre, macroscopiquement bénin (les biopsies réalisées n'objectivent que des remaniements inflammatoires banals).

Quel diagnostic retenez-vous en priorité au vu de ces dernières données ?

A. spondyloarthrite axiale radiographique
B. spondyloarthrite axiale non radiographique
C. spondylodiscite
D. polyarthrite rhumatoïde
E. poussée aiguë de pancréatite chronique

Rhumatologie
© 2018, Elsevier Masson SAS. Tous droits réservés

Question 4

Quelle(s) anomalie(s) radiologique(s) retenez-vous sur la radiographie standard du bassin ?

A. flou des berges des sacro-iliaques
B. condensation des berges des deux sacro-iliaques
C. érosions de la sacro-iliaque droite
D. œdème osseux
E. fracture du cadre obturateur

Question 5

Si les radiographies standards du bassin et du rachis cervico-dorso-lombaire étaient normales, quel(s) examen(s) radiologique(s) demanderiez-vous en première intention ?

A. échographie abdominale
B. imagerie par résonance magnétique nucléaire (IRM) du rachis cervico-dorso-lombaire
C. échographie des muscles paravertébraux
D. imagerie par résonance magnétique nucléaire (IRM) des sacro-iliaques
E. scintigraphie osseuse

Question 6

Quelle conduite à tenir thérapeutique privilégiez-vous en première intention ?

A. antalgiques
B. anti-inflammatoires stéroïdiens hors contre-indication digestive
C. rééducation fonctionnelle avec auto-éducation
D. inhibiteur du TNFα
E. éducation du patient

Question 7

Quel(s) indice(s) de suivi de l'activité de la maladie préconisez-vous ?

A. *Health Assessment Questionnaire* (HAQ)
B. *Disease Activity Score 28* (DAS 28)
C. *Bath Ankylosing Spondylitis Disease Activity Index* (BASDAI)
D. indice algofonctionnel de Lequesne
E. *Ankylosing Spondylitis Disease Activity Score* (ASDAS)

Question 8

L'évolution ultérieure de la spondylarthrite ankylosante se fait vers une aggravation des symptômes. Le patient est très invalidé. Il existe un échappement ou une contre-indication aux traitements de première intention.

Parmi les classes thérapeutiques suivantes, laquelle (lesquelles) peu(ven)t être envisagée(s) ?

A. corticoïde
B. sulfasalazine
C. méthotrexate
D. inhibiteur du TNFα
E. inhibiteur de l'IL-17

Question 9

Que peut comprendre votre prescription de rééducation fonctionnelle ?

A. un apprentissage de l'auto-éducation
B. des séances de balnéothérapie
C. des exercices de flexion rachidienne
D. un travail de l'amplitude respiratoire
E. des massages décontracturants rachidiens

Question 10

Le patient a entendu parler de cures thermales et vous demande les modalités et leurs spécificités. Que lui répondez-vous ?

A. une cure thermale peut être utile dans la spondyloarthrite axiale
B. une cure thermale doit être réalisée en période de poussée de la maladie
C. une cure thermale doit être réalisée dans une station thermale agréée
D. une demande de prise en charge de cure thermale doit être adressée par le patient à sa mutuelle
E. la demande de prise en charge d'une cure thermale doit être obligatoirement remplie par un médecin

Question 11

La maladie est peu active pendant plusieurs mois. Malheureusement, l'évolution se fait vers un échappement thérapeutique. Le patient vient vous demander conseil. Il lui a été proposé d'être inclus dans une étude testant l'efficacité d'un nouveau traitement, en comparaison avec un placebo.

Qu'est-ce qu'un placebo ?

A. il s'agit d'une substance avec une activité pharmacologique de référence
B. il s'agit d'une substance délivrée dans un contexte thérapeutique
C. il s'agit d'une substance nécessaire à l'évaluation de l'efficacité des traitements
D. il s'agit d'une substance nécessaire à l'évaluation de la tolérance des traitements
E. il s'agit d'une substance de galénique fixe

DP 2

Monsieur B., quarante-quatre ans, professeur de mathématiques, sans antécédents, vient vous consulter pour une lombalgie irradiant dans le membre inférieur gauche.

La douleur lombaire est apparue il y a quinze jours après un effort de soulèvement. Il s'agit d'une douleur lombaire basse, relativement supportable, irradiant à la face postéro-externe de la cuisse, à la face externe de la jambe et au dos du pied. La douleur est aggravée par les efforts, soulagée par le repos, impulsive à la toux.

Son seul antécédent est une malposition urétérale opérée dans l'enfance.

L'examen clinique montre un signe de Lasègue à gauche à 55°, une colonne lombaire enraidie et douloureuse à la palpation. Il n'y a pas d'anomalie à l'examen neurologique, pas de fièvre, pas d'altération de l'état général.

Il vous apporte ses radiographies et son scanner qui explore L5-S1 et L4-L5 (fig. 2 et 3).

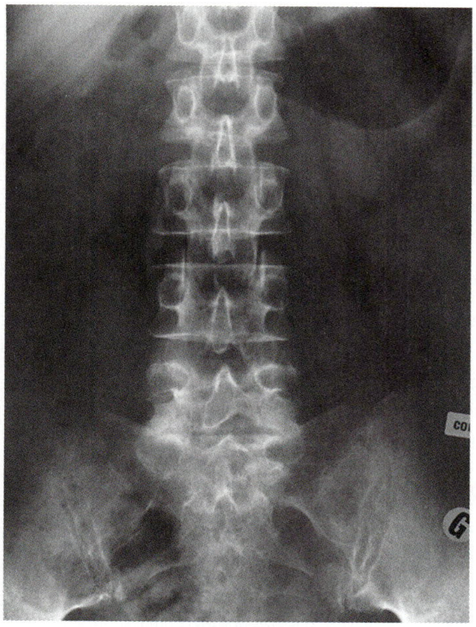

Fig. 2.

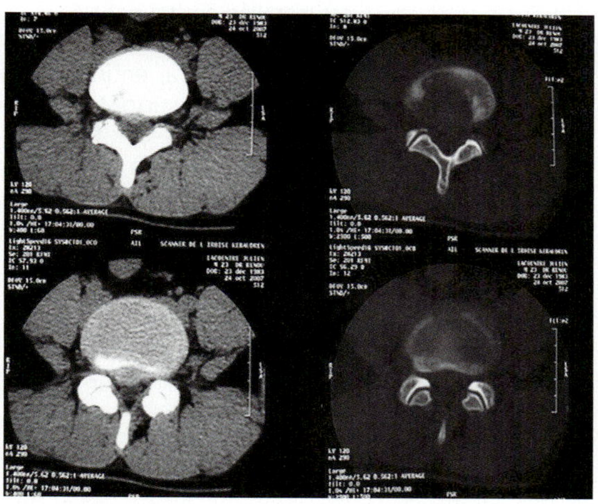

Fig. 3.

Question 1

Quel est le diagnostic à évoquer ?

A. lombosciatique L5 gauche
B. lombosciatique S1 gauche
C. lombocruralgie L4 gauche
D. lumbago
E. spondyloarthrite axiale

Question 2

Quel mécanisme évoquez-vous en priorité ?

A. arthrose lombaire
B. hernie discale
C. fracture vertébrale post-traumatique
D. contracture musculaire paravertébrale
E. tumeur vertébrale

Question 3

Cet épisode douloureux et invalidant dure depuis plus de 15 jours, quel(s) examen(s) paraclinique(s) prescrire à Monsieur B. ?

A. bilan biologique inflammatoire
B. nouvelle radiographie standard du rachis lombosacré F + P
C. imagerie par résonance magnétique nucléaire (IRM) lombaire
D. électromyogramme des membres inférieurs
E. aucun examen

Question 4

Parmi les propositions suivantes, quelle(s) est (sont) celle(s) qui est (sont) exacte(s) concernant la manœuvre ou signe de Lasègue ?

A. c'est un signe recherchant une douleur radiculaire du membre inférieur
B. il teste les racines L3, L4 et L5
C. il oriente vers un conflit discoradiculaire
D. il rend compte de la grosseur de la hernie discale
E. il se recherche par l'élévation progressive du membre inférieur

Question 5

Quelle prise en charge peut être mise en place ?

A. hospitalisation
B. repos allongé toujours sur un plan dur
C. traitement de type anti-inflammatoire non stéroïdien *per os*
D. traitement de type antalgique *per os*
E. information au patient quant aux règles posturales

Question 6

Quelques jours plus tard, le patient revient consulter. Les douleurs vont un peu mieux, sans plus.
Que montre le scanner lombaire ?

A. hernie discale L5-S1 gauche
B. lombarthrose
C. hernie discale L4-L5 gauche
D. tumeur vertébrale
E. spondylodiscite L4-L5

Question 7

De plus, le patient présente des épigastralgies, et il a noté depuis 48 heures des selles noires.
Quelle est la conduite à tenir ?

A. arrêter les anti-inflammatoires non stéroïdiens
B. réaliser une fibroscopie gastrique
C. réaliser une NFS-plaquettes
D. faire une recherche d'*Helicobacter pilori*
E. faire une rectoscopie

Question 8

Après un traitement antiulcéreux adapté, le patient revient vous voir avec des douleurs lombaires et des membres inférieurs persistantes, trois semaines après la première consultation. Il est toujours gêné, et il existe un déficit du releveur du pied depuis 24 heures.
Quelle est votre attitude ?

A. vous réintroduisez les anti-inflammatoires non stéroïdiens avec un protecteur gastrique

B. vous l'adressez en neurochirurgie pour avis
C. vous lui prescrivez des séances de rééducation fonctionnelle du rachis cervico-dorso-lombaire en actif
D. vous passez d'une antalgie de niveau I à un niveau II
E. vous demandez un complément d'examen par un électromyogramme des membres inférieurs

Question 9

Quelques jours plus tard, malgré un traitement médical bien conduit, le patient bénéficie finalement d'une discectomie L4-L5 chirurgicale en urgence du fait d'un déficit avec un syndrome de la queue de cheval. Il est dans un premier temps amélioré, avec notamment régression de la radiculalgie. Cependant, deux semaines après la chirurgie, il présente une aggravation de ses lombalgies. Ces dernières sont permanentes, insomniantes, non irradiées. Il existe une fièvre à 38–38,5 °C. La vitesse de sédimentation est de 45 mm à la première heure et la protéine C réactive à 120 mg/L. Une IRM est réalisée (T1 + gadolinium) (fig. 4).
Quel diagnostic est à évoquer en priorité ?
A. spondylarthrite ankylosante
B. spondylodiscite chronique
C. spondylodiscite post-chirurgicale
D. tumeur surinfectée
E. récidive herniaire

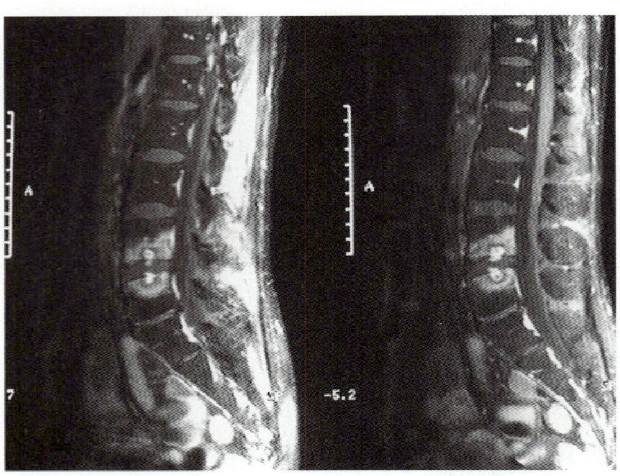

Fig. 4.

Question 10

Que constatez-vous sur les images de résonance magnétique nucléaire du rachis lombaire ?
A. hypersignal du disque intervertébral L4-L5
B. hyposignal du disque intervertébral L4-L5
C. hypersignal vertébral en L4 et L5
D. récidive herniaire
E. abcès des parties molles adjacentes au disque L4-L5

Question 11

Quel(s) examen(s) paraclinique(s) est (sont) à prescrire ?
A. hémocultures
B. examen cytobactériologique urinaire
C. coproculture
D. intradermoréaction à la tuberculine
E. Quantiféron®

Question 12

Quelle est la conduite thérapeutique à tenir après les prélèvements effectués ?
A. mise en place d'une bi-antibiothérapie adaptée
B. suivi du bilan sanguin inflammatoire rapproché
C. suivi par imagerie par résonance magnétique nucléaire (IRM) à 1 mois
D. suivi radiologique standard du rachis lombaire une fois tous les 15 jours pendant 2 mois puis une fois par mois pendant 3 mois
E. surveillance de la température

DP 3

Madame C., âgée de cinquante-six ans, employée de bureau, consulte pour des douleurs articulaires des mains, de l'épaule droite et du rachis lombaire. Elle vous explique que la douleur lombaire a débuté à l'âge de cinquante ans, brutalement, en portant une grosse valise. Depuis, elle a une douleur lors des efforts de soulèvement. Elle a une douleur de l'épaule droite, depuis un mois, qui s'est installée petit à petit. Elle est surtout gênée pour lever le bras mais elle arrive quand même au bout du mouvement. Elle a, enfin, depuis deux mois une gêne des deux mains, surtout des articulations interphalangiennes proximales, notamment les dix premières minutes du matin. Cela dit, elle va beaucoup mieux depuis quinze jours car son médecin lui a prescrit un anti-inflammatoire. Il semble qu'elle a eu par le passé des poussées beaucoup plus aiguës qui avaient aussi été améliorées par ce traitement.
Dans ses antécédents, on retient seulement une sécheresse buccale qu'elle attribue à la prise régulière d'un antidépresseur (clomipramine, Anafranil®) pour un état dépressif, cet effet secondaire étant noté sur l'ordonnance du psychiatre qui la suit. Elle est ménopausée depuis onze ans, sans substitution. Elle a fait une fracture du poignet droit il y a deux ans en chutant sur le verglas. La taille est de 1,68 m et le poids de 45 kg. Elle fume un paquet de cigarettes par jour. Elle boit 30 g d'alcool par jour.
L'épaule droite n'est limitée ni activement ni passivement mais elle est douloureuse et ne résiste pas du tout à la manœuvre de Jobe, douloureuse à celle de Yocum mais pas à celles de Patte, Gerber, *palm-up*, Hawkins et Neer.
Le rachis est aujourd'hui souple (Schöber : 5 cm ; ampliation thoracique : 7 cm).
Les articulations interphalangiennes proximales et distales des deux mains sont le siège de déformations, ainsi que les bases des pouces (fig. 5). Le reste de l'examen est normal.
La tension artérielle est à 130/80 mmHg.
Elle vous apporte aussi une radiographie du rachis thoracique de profil (fig. 6) faite par son médecin traitant l'année précédente à l'occasion d'une dorsalgie post-traumatique (ivresse aiguë).

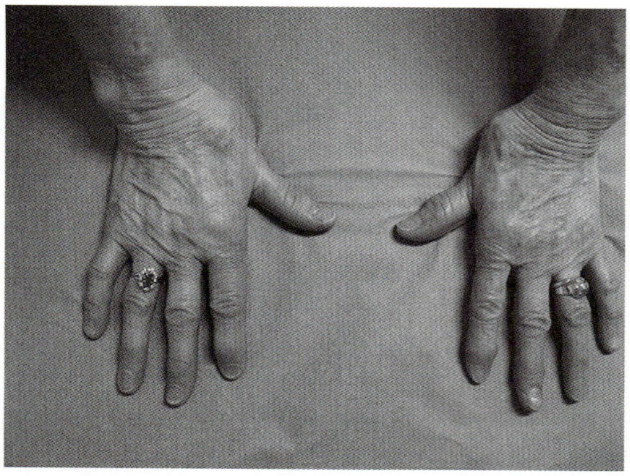

Fig. 5.

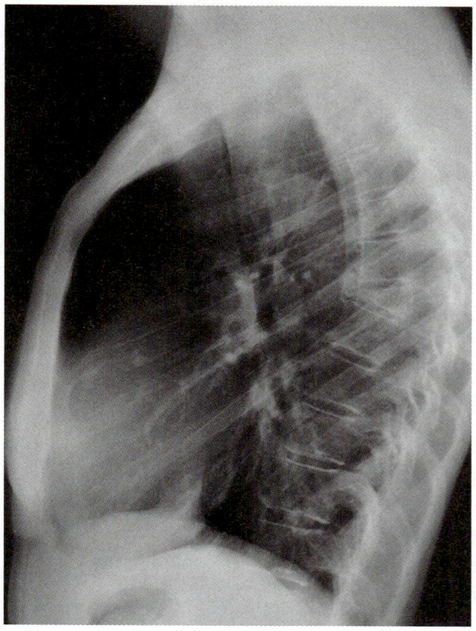

Fig. 6.

Question 1
Quels sont les trois problèmes rhumatologiques les plus probables chez cette patiente ?
A. épaule douloureuse avec une rupture du tendon supraspinatus
B. épaule douloureuse avec rupture du long biceps
C. arthropathie mécanique des mains
D. ostéoporose
E. polyarthrite rhumatoïde

Question 2
Quel(s) diagnostic(s) différentiel(s) devez-vous éliminer ?
A. chondrocalcinose
B. sarcoïdose
C. virose
D. sclérodermie
E. rhumatisme inflammatoire

Question 3
Parmi les propositions suivantes concernant le tendon supraspinatus, laquelle (lesquelles) est (sont) exacte(s) ?
A. il est exploré par la manœuvre de Jobe
B. il est abducteur de l'épaule
C. il est abaisseur de l'épaule
D. il est fréquemment atteint dans les lésions de la coiffe
E. il peut être le siège de calcifications

Question 4
Quelle exploration radiologique privilégiez-vous en première intention pour l'exploration du supra-épineux ?
A. imagerie par résonance magnétique (IRM) de l'épaule
B. arthroscopie de l'épaule
C. échographie de l'épaule
D. arthroscanner de l'épaule
E. arthro-IRM de l'épaule

Question 5
Parmi les propositions suivantes concernant l'arthrose des doigts longs, laquelle (lesquelles) est (sont) exacte(s) ?
A. un des signes cliniques en est les nodules d'Heberden
B. la localisation interphalangienne proximale est fréquente
C. elle est appelée rhizarthrose
D. elle peut générer une altération de la qualité de vie
E. elle est le plus souvent primitive

Question 6
Afin d'éliminer une chondrocalcinose associée, quel(s) examen(s) complémentaire(s) prescrivez-vous ?
A. radiographie standard des chevilles de face
B. radiographie standard du bassin de face
C. radiographie standard des genoux de face
D. radiographie standard des poignets de face
E. radiographie standard du thorax de face

Question 7
Dans l'hypothèse d'une chondrocalcinose associée, quel(s) examen(s) biologique(s) prescrivez-vous ?
A. dosage de la calcémie
B. dosage du fer sérique
C. dosage du coefficient de saturation de la transferrine
D. dosage de la phosphatémie
E. dosage de l'hormone parathyroïdienne

Question 8
Vous prescrivez une ostéodensitométrie. Qu'est-ce qui justifie cette prescription chez cette patiente ?
A. ménopause précoce
B. fracture du poignet
C. tabagisme actif
D. arthrose sévère
E. indice de masse corporelle (IMC) bas

Question 9
Une ordonnance de rééducation fonctionnelle de l'épaule est faite, que doit-elle indiquer ?
A. soulager la douleur par physiothérapie

B. réaliser une rééducation durant les phases douloureuses de type remise en tension des muscles de la coiffe
C. réaliser un travail actif contre résistance progressive
D. réaliser une rééducation en décoaptation des abaisseurs de l'épaule
E. réaliser une rééducation en décoaptation des rotateurs de l'épaule

Question 10

La patiente est gênée pour ses activités ménagères, à son bureau et dans les activités de préhension prolongée.
Un avis auprès d'un ergothérapeute est prescrit. Quel pourra être son rôle ?
A. adapter le poste de travail de votre patiente
B. adapter le domicile de votre patiente
C. réaliser une rééducation de ses mains et de ses doigts
D. réaliser des orthèses de repos des doigts
E. réaliser des orthèses de repos des mains

DP 4

Madame D., soixante-huit ans, est lombalgique chronique depuis quinze ans, mais elle n'a jamais consulté pour cela. Jusqu'alors, la gêne était modérée et ne l'empêchait pas de vivre normalement. Elle présente depuis trois semaines, peut être après une marche prolongée, une douleur fessière (pygalgie) importante, d'intensité progressivement croissante. La douleur est permanente mais augmentée au moindre mouvement, par la toux et par l'éternuement. La patiente reste le plus souvent au lit du fait de son intensité.
Dans ses antécédents, vous notez :

- sur le plan personnel : une phlébite au décours de son premier accouchement, à vingt-cinq ans ; un problème cutané prurigineux évoluant par poussées depuis deux ans et pour lequel elle pense qu'on lui a parlé de psoriasis ; une hypertension artérielle traitée par nifédipine ; une infection urinaire basse il y a deux mois traitée par une quinolone dont elle a oublié le nom ;
- dans sa famille : une polyarthrite rhumatoïde chez sa mère ; un cancer du côlon chez son père.

À l'examen, vous observez une douleur à la palpation lombaire basse, surtout en région paravertébrale droite. Il y a une limitation du rachis lombaire dans toutes les directions que la patiente dit avoir toujours eue. C'est en fait surtout debout qu'elle a mal, à l'appui, et non au mouvement ni au lit sans bouger. L'examen neurologique est normal. L'auscultation cardiopulmonaire est normale.
L'examen cutané trouve au niveau des deux cuisses l'éruption citée dans les antécédents (fig. 7). Elle est érythémateuse, discrètement en relief, s'effaçant à la vitropression, non squameuse et réapparaît tous les mois environ, durant quelques jours, pouvant être tantôt d'un côté tantôt de l'autre, parfois au tronc.
L'examen général est normal : pas de fièvre, pas d'adénopathie palpable, pas d'hépatosplénomégalie.
Sur une prise de sang faite il y a huit jours, vous notez : VS : 65 mm à la première heure ; CRP : 35 mg/L ; leucocytes : 4800/mm^3 ; hémoglobine : 14 g/dL ; plaquettes : 160000/mm^3 ; créatininémie : 86 µmoles/L.

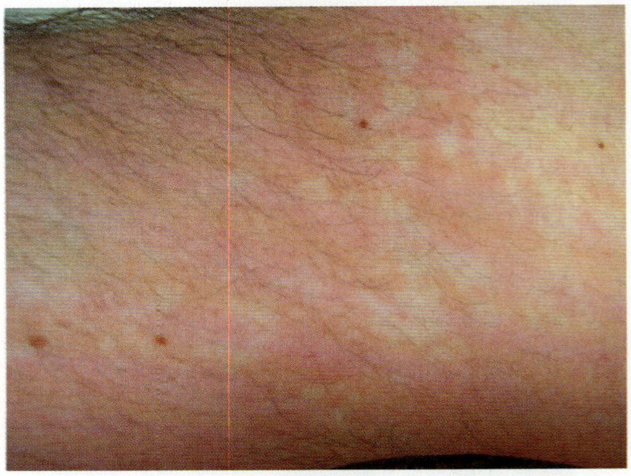

Fig. 7.

Question 1

Devant la fessalgie (pygalgie) de cette patiente, quel(s) diagnostic(s) est (sont) à évoquer ?
A. spondylodiscite infectieuse
B. métastase osseuse
C. spondyloarthrite périphérique
D. fracture sacrée
E. fracture vertébrale

Question 2

Quel est le diagnostic à éliminer en priorité ?
A. spondylodiscite infectieuse
B. métastase osseuse
C. discopathie
D. myélome
E. lombarthrose

Question 3

Quelle(s) anomalie(s) montre(nt) les radiographies du rachis lombaire (F et P) (fig. 8 et 9) ?
A. fracture de L1 d'allure ostéoporotique
B. spondylodiscite L3-L4
C. discopathies dégénératives étagées
D. calcifications de la paroi de l'aorte abdominale
E. arthrose des articulations zygapophysaires

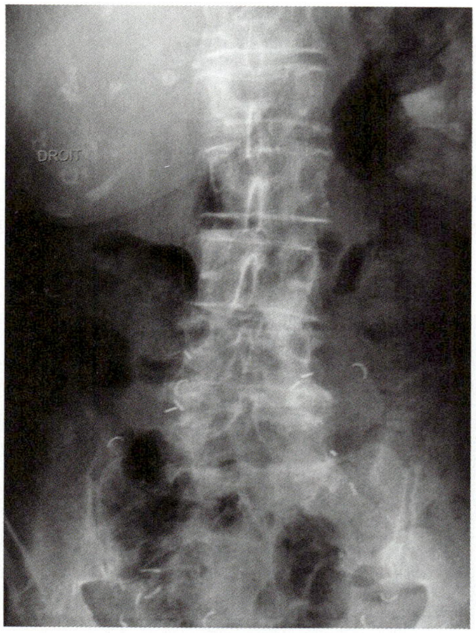

Fig. 8.

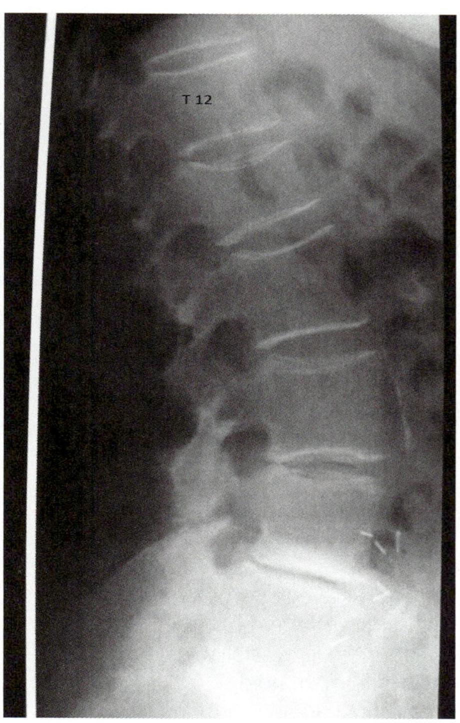

Fig. 9.

Question 4

Quels examens biologiques demandez-vous ?

A. hémocultures
B. dosage sanguin du calcium
C. dosage sanguin de la créatinine
D. examen cytobactériologique des urines
E. électrophorèse des protéines sériques

Question 5

Vous trouvez finalement une infection urinaire haute qui peut à elle seule au moins expliquer le syndrome inflammatoire. Vous demandez une scintigraphie osseuse (fig. 10).

Comment interprétez-vous ces images de scintigraphie osseuse ?

A. hyperfixation en H évoquant une fracture du sacrum
B. hyperfixation en H évoquant une infection du sacrum
C. fausse hyperfixation due à la réplétion vésicale
D. hyperfixation en H évoquant une sacro-iliite
E. fausse hyperfixation en H due à une pyélonéphrite

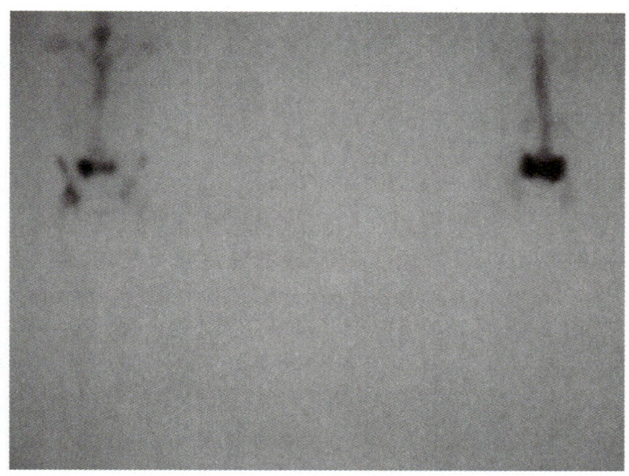

Fig. 10.

Question 6

Parmi les propositions suivantes concernant la scintigraphie osseuse au Tc99m en rhumatologie, laquelle (lesquelles) est (sont) exacte(s) ?

A. elle permet de localiser une lésion de l'appareil locomoteur hypervascularisée
B. elle peut être utile dans le diagnostic de fracture de fatigue
C. elle peut être utile dans le diagnostic d'algoneurodystrophie
D. elle peut être faussée par une radiothérapie récente
E. elle peut être faussée par une perfusion de bisphosphonate précédant l'examen

Question 7
Parmi les propositions suivantes concernant les fractures du sacrum, laquelle (lesquelles) est (sont) exacte(s) ?
A. elles sont fréquemment dues à une insuffisance osseuse
B. elles imposent un bilan d'ostéoporose
C. elles nécessitent une prise en charge chirurgicale
D. elles nécessitent une prise en charge en kinésithérapie
E. elles nécessitent le repos

Question 8
Pour réaliser un bilan d'ostéoporose, que demandez-vous ?
A. calcémie
B. phosphatémie
C. magnésémie
D. coefficient de saturation de l'hémoglobine
E. ostéodensitométrie

Question 9
Les lésions cutanées présentées par la patiente (une ou plusieurs réponses exactes) :
A. évoquent une urticaire
B. ne sont probablement pas un psoriasis
C. peuvent générer le syndrome inflammatoire biologique
D. peuvent être d'origine allergique
E. peuvent être dues au stress

DP 5

Madame E., soixante-huit ans, se plaint de douleur des deux épaules évoluant depuis trois mois.
L'histoire a débuté après un rhume. Au début, elle était un peu raide le matin pour s'habiller. Progressivement, elle a eu des douleurs nocturnes et, actuellement, elle est très gênée à son lever, le matin, au point qu'elle n'arrive pas à lever les deux bras au-delà de 90° jusqu'à 10 heures (alors qu'elle se lève vers 8 heures). Par ailleurs, depuis un mois, elle a des douleurs des deux fesses. Elle craint de souffrir d'une ostéoporose, comme sa mère qui a d'ailleurs connu une fracture du col fémoral il y a cinq ans.
Dans ses antécédents personnels, vous notez :

- une appendicectomie ;
- une arthrite du genou droit, inexpliquée, il y a un an ;
- une primo-infection tuberculeuse à douze ans ;
- un ulcère duodénal à cinquante-cinq ans ;
- un asthme depuis l'âge de dix-huit ans, traité lors des crises, par salbutamol ;
- ménopause depuis l'âge de quarante-quatre ans.

À l'examen clinique, vous notez :

- température : 37 °C ;
- poids : 48 kg ;
- taille : 1,70 m ;
- l'examen des épaules, à 17 heures, ne trouve qu'une gêne en fin d'élévation. Les manœuvres sous-acromiales sont normales ;
- l'examen général est normal.

Elle a eu des examens biologiques :

- vitesse de sédimentation : 45 mm à la première heure ;
- protéine C réactive : 23 mg/L (N < 6) ;
- numération-formule sanguine : normale.

Elle a fait des radiographies d'épaules, qu'elle vous apporte (fig. 11 et 12), et des radiographies du rachis thoracolombaire (normales).

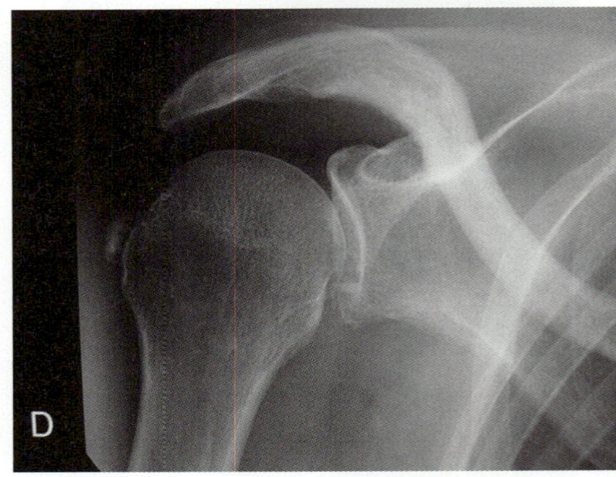

Fig. 11.

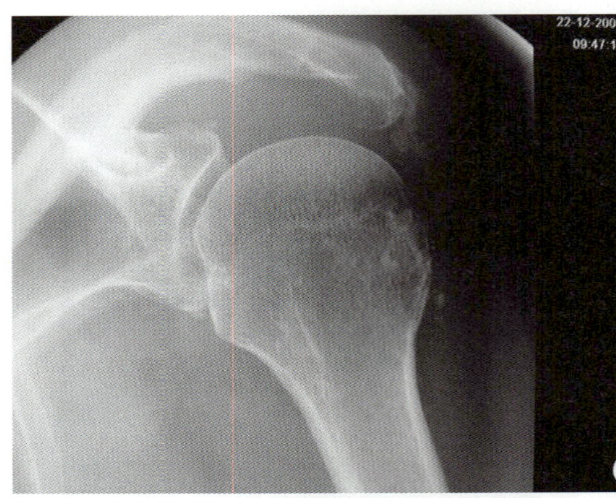

Fig. 12.

Question 1
Quel diagnostic évoquez-vous en priorité ?
A. pseudo-polyarthrite rhizomélique
B. rhumatisme microcristallin
C. polyarthrite rhumatoïde
D. rhumatisme paranéoplasique
E. spondyloarthrite axiale

Question 2
Quel(s) signe(s) clinique(s) associé(s) est (sont) à rechercher ?
A. abolition des pouls temporaux
B. faiblesse musculaire distale
C. amaigrissement

D. induration des artères temporales
E. synovites périphériques

Question 3

Quel(s) examen(s) aidera(ont) à étiqueter le diagnostic ?

A. radiographies standard des genoux et des poignets
B. examen cytobactériologique des urines
C. dosage de l'activité de la créatine phosphokinase (CPK)
D. dosage d'anticorps anti-peptides citrullinés
E. dosage des facteurs rhumatoïdes

Question 4

Parmi les propositions suivantes concernant une pseudo-polyarthrite rhizomélique, laquelle (lesquelles) est (sont) exacte(s) ?

A. elle atteint essentiellement les poignets et les genoux
B. elle atteint les sujets de plus de cinquante ans
C. elle peut être un syndrome paranéoplasique
D. elle se traite par corticothérapie en intraveineux
E. elle guérit le plus souvent avec un traitement adapté

Question 5

Quelle(s) pathologie(s) est (sont) associée(s) à la pseudo-polyarthrite rhizomélique ?

A. psoriasis
B. artérite à cellules géantes
C. ostéoporose
D. lupus érythémateux systémique
E. bronchopneumopathie chronique obstructive

Question 6

Quel traitement est prescrit en première intention chez un patient atteint de pseudo-polyarthrite rhizomélique ?

A. anti-inflammatoires non stéroïdiens
B. corticothérapie
C. supplémentation vitamino-calcique
D. azathioprine
E. inhibiteur du TNFα

Question 7

Une ostéodensitométrie est prescrite à cette patiente. Parmi les propositions suivantes, quelle(s) raison(s) justifie(nt) cette prescription ?

A. elle a un index de masse corporelle élevé
B. elle a des antécédents personnels de fractures
C. elle a présenté un ulcère duodénal
D. elle a des antécédents familiaux de fractures ostéoporotiques chez sa mère
E. elle a une corticothérapie au long cours

Question 8

Que demandez-vous en complément du bilan d'ostéoporose chez cette patiente ?

A. calcémie
B. créatininémie
C. phosphatémie
D. électrophorèse des protéines sanguines
E. dosage de la vitamine D

Question 9

Que montrent les radiographies standard des épaules ?

A. des calcifications d'hydroxyapatite
B. des calcifications d'acide urique
C. des géodes
D. une fracture à droite de la clavicule
E. aucune anomalie

DP 6

Madame F., âgée de soixante-quinze ans, consulte pour une altération de l'état général. Dans ses antécédents, on retrouve une hypertension artérielle traitée par diltiazem et une appendicectomie.

Sa fille la soupçonne de débuter une maladie d'Alzheimer car elle ne supporte plus d'aller chez le coiffeur et préfère ne plus faire de coloration ni même se peigner. Elle refuse de manger car elle dit que cela la fatigue. Elle se plaint de douleurs des deux épaules et des deux cuisses et ne veut plus s'habiller le matin. Elle a perdu 10 kg en six mois.

Lorsque vous la voyez en consultation cet après-midi, l'examen est en revanche extrêmement pauvre. Tout au plus notez-vous qu'elle a des douleurs en fin de mouvement des deux épaules et une limitation des hanches en rotation interne (10°) avec quelques craquements.

- Biologie : hémoglobine : 10,9 g/dL ; VGM : 88 µm^3 ; plaquettes : 500 000/mm^3 ; leucocytes : 8 500/mm^3, avec une formule normale ; créatinine : 90 µmol/L ; VS : 34 mm à la première heure ; ASAT : 24 UI ; ALAT : 32 UI ; phosphatases alcalines 234 UI (N = 40-140 UI) ; électrophorèse (fig. 13).

Vous faites des radiographies des épaules et du bassin (fig. 14 à 18).

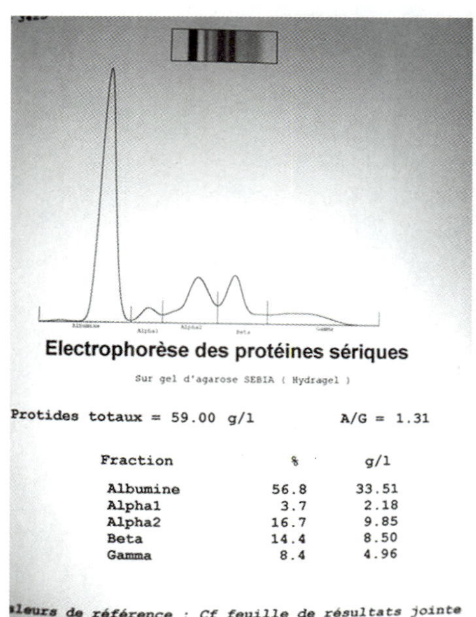

Fig. 13.

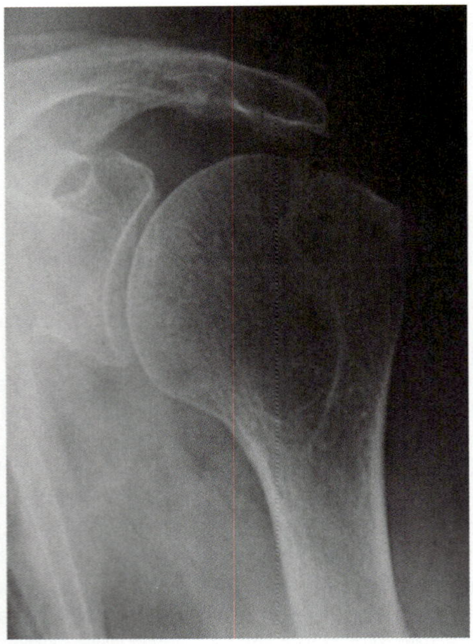

Fig. 14.

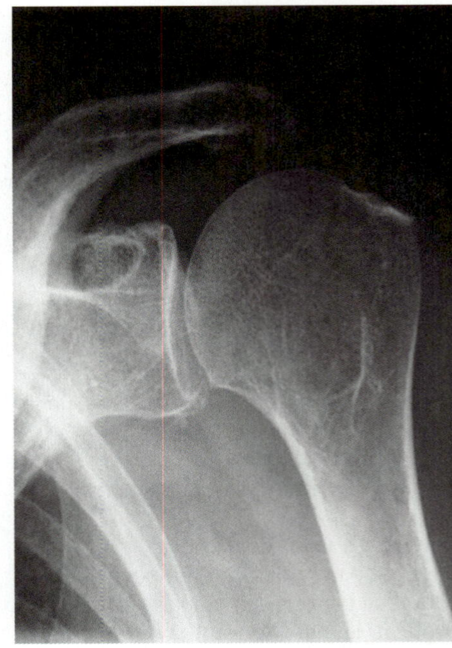

Fig. 16.

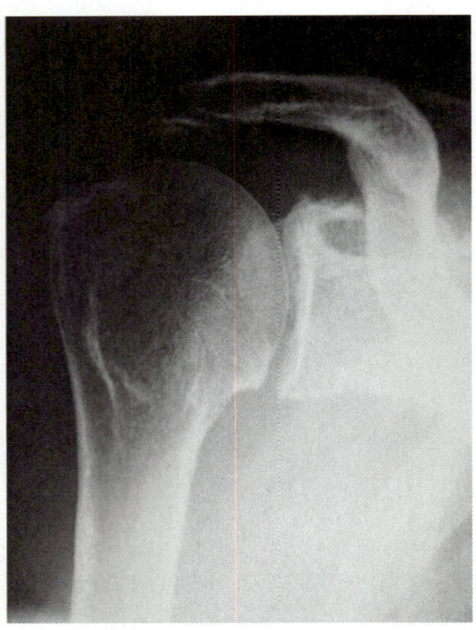

Fig. 15.

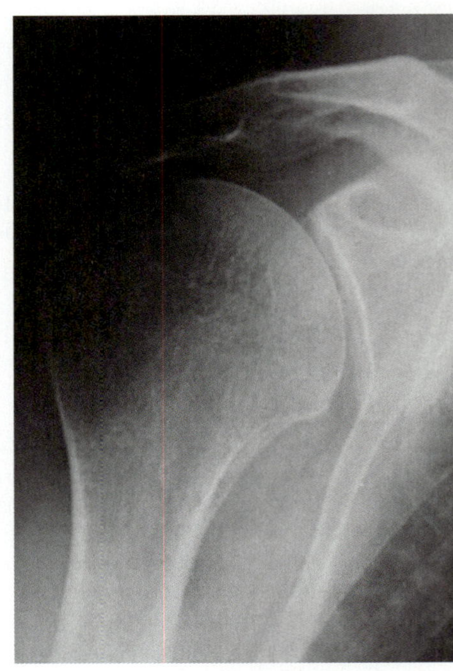

Fig. 17.

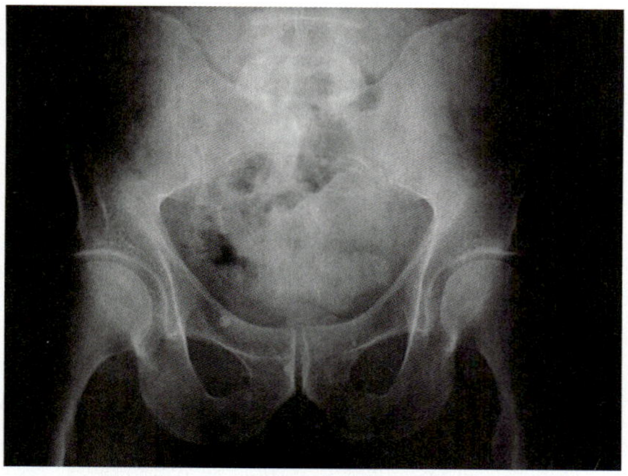

Fig. 18.

Question 1

Quel diagnostic évoquez-vous en priorité ?

A. artérite à cellules géantes
B. céphalées neurogènes
C. syndrome paranéoplasique
D. chondrocalcinose
E. lupus érythémateux systémique

Question 2

Quel(s) signe(s) peu(ven)t accompagner une artérite à cellules géantes ?

A. céphalées
B. amaigrissement
C. douleurs des ceintures
D. claudication de la mâchoire
E. douleurs du cuir chevelu

Question 3

Comment confirmez-vous de façon formelle une artérite à cellules géantes ?

A. écho-Doppler des artères temporales
B. angiographie des gros vaisseaux
C. biopsie des artères temporales
D. dosage pondéral des immunoglobulines
E. dosage des anticorps anti-endothélium

Question 4

Quel(s) signe(s) anatomopathologique(s) recherche-t-on sur une biopsie de l'artère temporale dans le cadre d'une artérite à cellules géantes ?

A. une artérite nécrosante
B. des cellules géantes
C. une rupture de la lame limitante interne
D. une atteinte segmentaire et focale
E. aucune de ces anomalies

Question 5

L'artérite à cellules géantes touche (une ou plusieurs propositions exactes) :

A. les vaisseaux de calibre moyen
B. les sujets de plus de 50 ans
C. plus les hommes que les femmes
D. le plus souvent la carotide externe
E. quelquefois des vaisseaux extracrâniens

Question 6

L'artérite à cellules géantes peut atteindre (une ou plusieurs propositions exactes) :

A. les vaisseaux coronaires
B. les artères sous-clavières
C. l'aorte
D. les artères fémorales
E. les artères axillaires

Question 7

Parmi les propositions suivantes concernant le traitement de l'artérite à cellules géantes par corticothérapie, laquelle (lesquelles) est (sont) exacte(s) ?

A. il est prescrit pour une durée de trois mois
B. il est prescrit à forte dose
C. il est le plus souvent efficace très rapidement
D. il doit s'accompagner d'un traitement protecteur gastrique
E. il doit s'accompagner d'une protection du capital osseux

Question 8

Les complications d'une artérite à cellules géantes peuvent être (une ou plusieurs propositions exactes) :

A. un syndrome cérébelleux
B. une cécité brusque définitive
C. une hémorragie cérébrale
D. une claudication à la marche
E. une amaurose transitoire

Question 9

Vous revoyez un an plus tard la patiente qui se plaint de la récidive des douleurs inguinales, alors que celles-ci avaient complètement disparu. Vous demandez une nouvelle radiographie du bassin (fig. 19).

Comment interprétez-vous cette radiographie du bassin de face ?

A. il s'agit d'une arthrose bilatérale sévère de hanche
B. il s'agit d'une ostéonécrose bilatérale de hanche
C. il s'agit d'une fracture sous-chondrale bilatérale de hanche
D. il s'agit d'une maladie de Paget du bassin avec atteinte des deux hanches
E. il s'agit d'un rhumatisme à hydroxyapatite localisé aux hanches

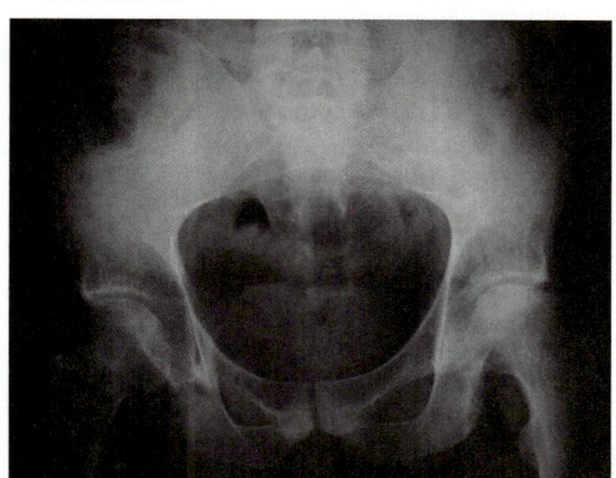

Fig. 19.

Question 10
Quel est le facteur de risque médicamenteux d'ostéonécrose de hanche ?
A. corticothérapie
B. antihypertenseurs thiazidiques
C. anticoagulants
D. anti-inflammatoires non stéroïdiens
E. anxiolytiques

Question 11
Quels sont les facteurs de risque non médicamenteux d'ostéonécrose de hanche ?
A. hypertriglycéridémie
B. hypertension artérielle
C. drépanocytose
D. maladie d'Alzheimer
E. alcoolisme

DP 7

Madame G., soixante-quatre ans, ouvrière, vient vous consulter pour une lombalgie irradiant dans la fesse gauche et, parfois, le long de la cuisse sur sa face postérieure jusqu'au tendon d'Achille.
Son principal antécédent est un asthme qui justifie parfois la prise de cortisone. Elle a un syndrome de Raynaud depuis sa ménopause, survenue il y a quinze ans. Elle signale par ailleurs qu'elle a eu une tendinite d'Achille gauche il y a deux ans.
La douleur actuelle est apparue il y a huit jours, immédiatement après un effort de soulèvement au cours du travail. Il s'agit d'une douleur lombaire basse, irradiant à la face postérieure de la cuisse et du mollet gauche, et à la plante du pied. Elle est aggravée par les efforts, soulagée par le repos, impulsive à la toux. Elle semble stable depuis le début.
L'examen clinique montre un signe de Lasègue lombaire à gauche à 45°, une colonne lombaire enraidie et douloureuse à la palpation.

Question 1
Quel(s) signe(s) clinique(s) recherchez-vous à l'interrogatoire ?
A. antécédents de lombalgies
B. perte des fèces
C. syndrome fébrile
D. antécédents tumoraux
E. perte des urines

Question 2
Quel(s) signe(s) clinique(s) recherchez-vous à l'examen clinique ?
A. déficit sensitif du périnée
B. abolition du réflexe achilléen
C. parésie des releveurs du pied
D. abolition du réflexe rotulien
E. difficulté à la marche sur le talon

Question 3
Quel(s) diagnostic(s) pouvez-vous évoquer ?
A. lombosciatique commune
B. fracture vertébrale ostéoporotique
C. fracture vertébrale pathologique
D. lombocruralgie commune
E. syndrome de Cockett

Question 4
Que pensez-vous des radiographies standard lombaires et du bassin de ce patient (fig. 20 et 21) ?
A. il s'agit d'un cliché de de Sèze
B. il existe une fracture vertébrale
C. il existe une lombarthrose
D. il existe une ostéolyse vertébrale multi-étagée
E. il existe une discopathie L5-S1

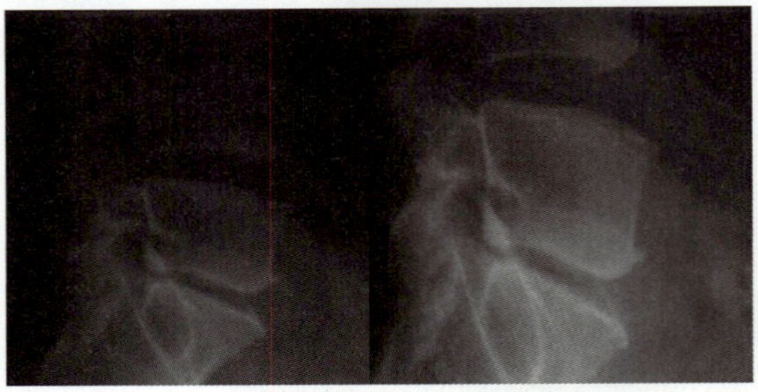

Fig. 20.

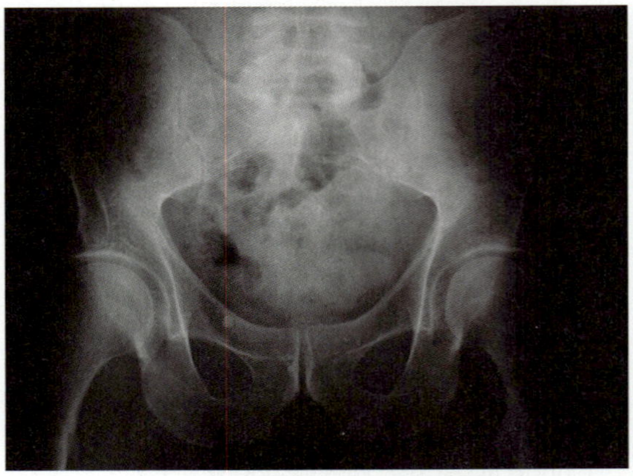

Fig. 21.

Question 5
Quel est votre diagnostic clinique ?
A. lombosciatique commune S1
B. fracture vertébrale ostéoporotique
C. fracture vertébrale pathologique
D. lombocruralgie commune L5
E. lombocruralgie commune S1

Question 6
Quelle conduite à tenir adoptez-vous en première intention ?
A. prescription d'antalgiques de palier I ou II hors contre-indication
B. corticothérapie hors contre-indication
C. repos strict au lit d'une semaine
D. arrêt de travail de 2 mois
E. prescription d'anti-inflammatoire non stéroïdien hors contre-indication

Question 7

Six mois plus tard, le tableau persiste et une aggravation est perceptible depuis quatre mois. Une IRM est réalisée (fig. 22 et 23 ; coupe axiale en L5-S1).
Que visualisez-vous sur les clichés d'imagerie par résonance magnétique lombaire ?

A. hernie postérolatérale L5-S1 gauche
B. hernie postérolatérale L3-L4 gauche
C. fracture vertébrale L5
D. tumeur intrarachidienne en L5
E. coupes en pondération T2

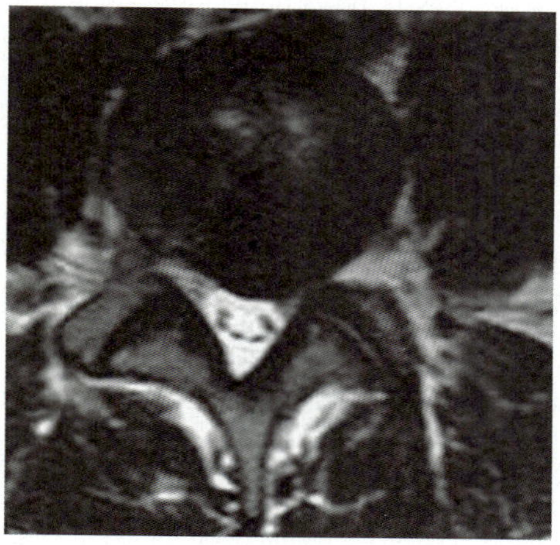

Fig. 22.

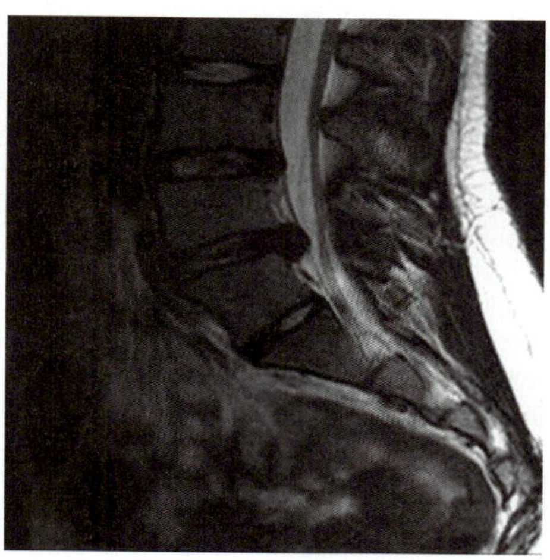

Fig. 23.

Question 8

Quel est votre diagnostic clinique ?

A. lombosciatique commune sur hernie discale L5
B. lombosciatique commune sur lombarthrose
C. lombosciatique commune sur fracture vertébrale ostéoporotique
D. lombosciatique commune sur hernie discale S1
E. lombosciatique sur tumeur intrarachidienne

Question 9

À ce stade, quel traitement doit être envisagé ?

A. infiltration périradiculaire L3-L4
B. chirurgie rachidienne
C. prise en charge active en rééducation fonctionnelle
D. mise en place d'un corset plâtré antalgique
E. traitement par décontracturants musculaires

Question 10

Il s'agit d'un accident du travail. Parmi les propositions suivantes, laquelle (lesquelles) est (sont) exacte(s) ?

A. l'épisode est survenu dans le cadre de l'exercice de sa profession
B. un médecin doit établir un certificat initial
C. l'employeur doit être averti dans les 24 heures
D. l'employeur doit déclarer l'accident dans les 48 heures après en avoir eu connaissance
E. le salarié envoie le certificat initial à sa mutuelle

DP 8

Vous voyez en consultation pour la première fois Madame H., âgée de cinquante et un ans, fonctionnaire.
Depuis trois mois, elle se plaint d'une douleur en fin de nuit (à partir de 4 heures du matin), suivie d'une raideur (tous les matins pendant une heure), siégeant principalement aux articulations métatarsophalangiennes, métacarpophalangiennes et interphalangiennes proximales des deux pieds et des deux mains.
À l'interrogatoire, vous ne notez pas d'événement intercurrent ou ayant précédé le début des troubles.
Elle présente pour principaux antécédents une hystérectomie pour fibrome utérin il y a deux ans, un glaucome à angle ouvert, une dilatation des bronches semble-t-il secondaire à une primo-infection tuberculeuse à l'âge de dix ans, un asthme allergique (depuis l'enfance) et une hypertension artérielle traitée depuis cinq ans par irbésartan et hydrochlorothiazide. Elle fume un paquet de cigarettes par jour. Elle n'est pas ménopausée.
Son traitement habituel comprend, outre l'antihypertenseur, du salbutamol en spray à la demande.
L'examen rhumatologique retrouve un gonflement du genou droit, des poignets, des 1re, 2e, 3e, 4e articulations métacarpophalangiennes, et des 2e, 3e, 4e interphalangiennes proximales des deux mains. Les articulations interphalangiennes distales sont discrètement déformées, sans signes inflammatoires locaux, avec une palpation au travers de la peau de tuméfactions osseuses évocatrices d'ostéophytes.
L'examen général met en évidence la présence de crépitants à la base droite.

Question 1

Que diagnostic clinique évoquez-vous en première intention ?

A. rhumatisme psoriasique
B. pseudo-polyarthrite rhizomique
C. artérite à cellules géantes
D. polyarthrite rhumatoïde
E. goutte

Question 2
Quel(s) examen(s) complémentaire(s) demandez-vous pour confirmer le diagnostic ?
A. dosage d'anticorps anti-peptides citrullinés
B. biopsie synoviale du poignet droit
C. radiographie standard des mains de face
D. radiographie standard des poignets de face
E. radiographie standard des pieds de trois-quarts

Question 3
Parmi les propositions suivantes concernant les facteurs rhumatoïdes, laquelle (lesquelles) est (sont) exacte(s) ?
A. ils sont spécifiquement augmentés dans la polyarthrite rhumatoïde
B. ils sont plus sensibles que les ACPA dans la polyarthrite rhumatoïde
C. ils sont un critère de sévérité de la maladie lorsqu'ils sont fortement augmentés
D. ils sont équivalents aux ACPA
E. ils sont exprimés en unité internationale

Question 4
Quel(s) diagnostic(s) différentiel(s) pouvez-vous évoquer ?
A. lupus érythémateux systémique
B. goutte
C. sarcoïdose
D. chondrocalcinose familiale
E. arthrose isolée

Question 5
Qu'attendez-vous de visualiser sur la radiographie standard des mains et des poignets ?
A. zones d'ostéolyses floues
B. érosions osseuses
C. déminéralisation
D. géodes
E. liseré calcique

Question 6
Les radiographies demandées sont normales, quel(s) examen(s) complémentaire(s) peu(ven)t être discuté(s) ?
A. échographie articulaire des articulations atteintes
B. imagerie par résonance magnétique des poignets et des mains
C. scintigraphie osseuse corps entier au Tc99m
D. TEP-scan corps entier
E. scanner thoraco-abdomino-pelvien

Question 7
Après traitement par anti-inflammatoire non stéroïdien, Madame H. présente une élévation de la créatinémie à 110 micromoles alors qu'elle était à 80 auparavant.
L'insuffisance rénale de cette patiente (une ou plusieurs propositions exactes) :
A. est une insuffisance rénale aiguë fonctionnelle
B. est une insuffisance rénale aiguë organique
C. est majorée par l'association sartan thiazidique et anti-inflammatoire non stéroïdien
D. peut évoluer vers une insuffisance rénale chronique
E. est toujours totalement régressive

Question 8
Quel(s) examen(s) complémentaire(s) demandez-vous devant cette insuffisance rénale ?
A. ionogramme sanguin
B. électroencéphalogramme
C. échographie rénale
D. protidémie
E. bandelette urinaire

Question 9
Grâce à vos conseils, tout se passe bien pendant dix ans sur le plan rénal. Mais vous avez eu du mal à contrôler l'inflammation qui a toujours persisté durant le suivi. Elle développe alors une insuffisance rénale plus franche et, cette fois-ci, compte tenu de la durée de l'inflammation, vous évoquez une amylose.
L'amylose dans la polyarthrite rhumatoïde (une ou plusieurs propositions exactes) :
A. est de type AA
B. peut s'explorer par biopsie de la graisse ombilicale
C. est secondaire
D. peut se révéler par une macroglossie
E. peut s'explorer par une biopsie des glandes salivaires

Question 10
Le tabac dans la polyarthrite rhumatoïde (une ou plusieurs propositions exactes) :
A. a probablement un rôle physiopathologique
B. peut être un facteur de résistance à certains traitements
C. a la même toxicité sur l'évolution d'une polyarthrite rhumatoïde que l'alcool
D. n'augmente pas le risque néoplasique
E. n'a pas d'incidence sur le risque de développer la maladie

DP 9

Monsieur I., cinquante-trois ans, souffrent depuis six mois d'une polyarthrite de début brutal aux genoux puis qui a touché ensuite successivement les deux poignets, les articulations métacarpophalangiennes (prédominant sur les 2ᵉ et 3ᵉ rayons) et les chevilles. Les anti-inflammatoires non stéroïdiens sont peu efficaces et la polyarthrite reste douloureuse sous 15 mg de prednisone (Cortancyl®), avec une raideur matinale de deux heures et de nombreux réveils nocturnes.
Il s'agit d'un patient ayant une intoxication tabagique de 100 paquets-année. Il a été opéré, un an avant la polyarthrite, d'un carcinome épidermoïde du lobe supérieur droit. Le bilan d'extension était négatif et l'exérèse de la tumeur a été complète. L'intervention s'est compliquée d'une embolie pulmonaire traitée par anticoagulants.
L'examen clinique montre la persistance de synovites des articulations douloureuses et un hippocratisme digital, sans autre élément d'orientation. La VS est à 59 mm à la première heure ; la CRP est à 30 mg/L ; la calcémie est normale ainsi que le bilan hépatique. L'examen du liquide synovial du genou montre 20 000 éléments/mm^3 dont 90 % de polynucléaires, sans germe ni microcristaux. Les facteurs rhumatoïdes sont négatifs. Des anticorps antinucléaires sont présents à taux faible (1/160). Des radiographies des mains et une radiographie pulmonaire sont réalisées (fig. 24 et 25).

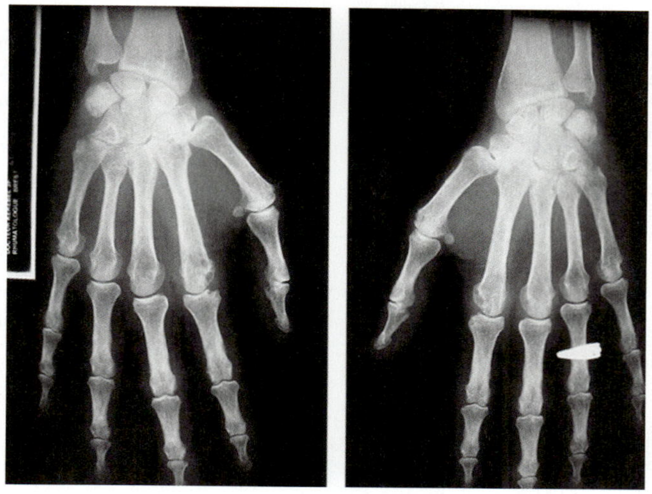

Fig. 24.

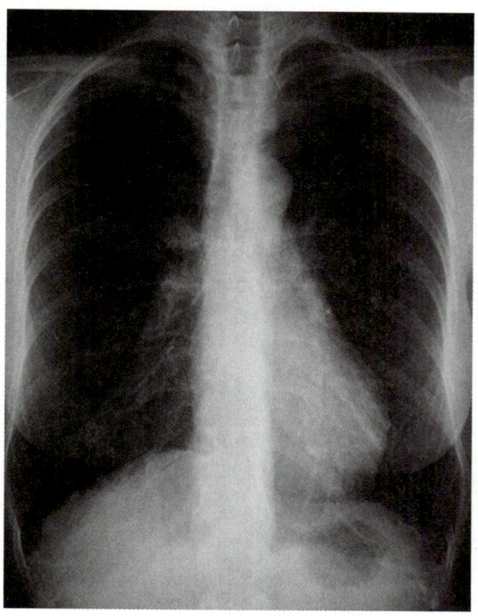

Fig. 25.

Question 1

Quelle(s) est (sont) votre (vos) hypothèse(s) diagnostique(s) ?

A. polyarthrite rhumatoïde
B. polyarthrite paranéoplasique
C. chondrocalcinose
D. pseudo-polyarthrite rhizomélique
E. connectivite

Question 2

Quel(s) examen(s) complémentaire(s) demandez-vous ?

A. radiographie des avant-pieds de trois-quarts
B. dosage d'anticorps anti-peptides citrullinés
C. scanner thoraco-abdomino-pelvien
D. dosage d'anticorps anti-ADN natif
E. dosage d'anticorps anti-cardiolipine

Question 3

Tous les examens demandés reviennent normaux en dehors d'anticorps anti-nucléaires à 160 UI/L connus. Quels traitements peuvent être débutés (hors des contre-indications) ou modifiés ?

A. antalgiques
B. méthotrexate
C. inhibiteur du TNFα
D. azathioprine
E. infiltration de corticoïdes dans le genou

Question 4

Que surveillez-vous dans le suivi de ce patient ?

A. l'apparition de nouveaux signes cliniques
B. la numération-formule sanguine, les plaquettes
C. les anticorps anti-nucléaires
D. le syndrome inflammatoire
E. le bilan hépatique : SGOT, SGPT, GGT

Question 5

Le patient étant de plus en plus gêné par ses douleurs et limitations d'amplitude, vous décidez de lui prescrire de la kinésithérapie. Il a des difficultés croissantes à assumer ses tâches quotidiennes.
Quelles sont les grandes catégories de techniques antalgiques que peut employer le kinésithérapeute ?

A. massages
B. thermothérapie
C. électrothérapie
D. ultrasons
E. mobilisation active

Question 6

Vous décidez de faire appel à un ergothérapeute libéral pour revoir l'organisation du domicile.
Parmi les propositions suivantes concernant les modalités de prise en charge, laquelle (lesquelles) est (sont) exacte(s) ?

A. les séances de rééducation réalisées par un kinésithérapeute sur prescription médicale sont remboursées par la Sécurité sociale

B. les séances d'ergothérapies réalisées par un ergothérapeute sur prescription médicale ne sont pas remboursées par la Sécurité sociale
C. les séances de balnéothérapie réalisées par un kinésithérapeute sur prescription médicale sont remboursées par la Sécurité sociale
D. les séances de thalassothérapie réalisées par un kinésithérapeute sont remboursées par la Sécurité sociale
E. les transports en lien avec les séances de rééducation fonctionnelle réalisées par un kinésithérapeute sur prescription médicale sont remboursés par la Sécurité sociale

Question 7

Vous constatez un enraidissement articulaire croissant à l'examen clinique.
Par quelles techniques le kinésithérapeute pourra-t-il améliorer l'usage des membres supérieurs à court et long terme ?
A. séances de rééducation réalisées en mobilisation passive à sec
B. séances de rééducation réalisées en mobilisation active à sec
C. séances de rééducation réalisées en mobilisation active dans l'eau (balnéothérapie)
D. séances de renforcement des muscles périarticulaires
E. apprentissage au patient de l'auto-rééducation

DP 10

Monsieur J., âgé de quarante-neuf ans, se présente aux urgences pour une histoire curieuse ; sans antécédent, il note que depuis quinze jours il est fatigué et a perdu 5 kg sans aucune raison.
Depuis la même date, il a des douleurs musculaires diffuses. Surtout, il a présenté hier, sans raison, une douleur du testicule droit, dans un contexte de fébricule, et ce matin il s'est réveillé en boitant car son pied gauche ne se soulève pas lors du pas.
Son principal antécédent familial est une polyarthrite rhumatoïde chez sa mère.
À l'examen, vous notez une fébricule à 38 °C. L'examen cardiaque est normal. Sur le plan cutané, vous constatez un discret livedo des membres inférieurs. L'examen rhumatologique est normal, hormis la palpation musculaire douloureuse et une paralysie du muscle tibial antérieur gauche, de l'extenseur du gros orteil et des péroniers latéraux, tous cotés à 2. Les pouls pédieux sont présents mais le droit est beaucoup plus difficile à percevoir que le gauche. Les réflexes sont tous présents. Le reste de l'examen neurologique est normal. L'auscultation pulmonaire est normale. Le testicule droit est sensible à la palpation.
Biologiquement :

- VS : 72 mm ; Hb : 10,3 g/100 mL ; GB : 12 000/mm^3 (neutrophiles : 67 %, lymphocytes : 20 %, éosinophiles : 5 %, monocytes : 5 %, basophiles : 3 %) ; créatinine : 178 µmol/L ; Na : 137 mmol/L ; K : 4,9 mmol/L.
- Latex : 1/40 ; facteurs anti-nucléaires : 1/160 sans spécificité (N ≤ 1/160) ; anticorps anti-cytoplasme des polynucléaires neutrophiles : 1/10 (N ≤ 1/10) ; anticorps anti-myéloperoxydase et anti-protéinase 3 négatifs.

Question 1

À quoi attribuez-vous l'impossibilité de relever le pied gauche ?
A. thrombose vasculaire
B. paralysie crurale
C. paralysie du sciatique poplité externe
D. gonarthrose
E. kyste poplité

Question 2

Comment interprétez-vous les données du bilan sanguin ?
A. le test au latex à 1/40e signe une polyarthrite rhumatoïde
B. le taux de facteurs anti-nucléaires a 1/160e signe un lupus érythémateux systémique débutant
C. le taux des anticorps anti-cytoplasme de polynucléaires neutrophiles a 1/10e signe une granulomatose avec polyangéite
D. la VS et la CRP augmentées signent une infection profonde
E. aucune conclusion diagnostique ne peut être faite

Question 3

Quel diagnostic vous paraît le plus vraisemblable ?
A. polyarthrite rhumatoïde
B. lupus érythémateux systémique débutant
C. granulomatose avec polyangéite
D. périartérite noueuse
E. aucun de ces diagnostics

Question 4

Quel(s) est (sont) le(s) signe(s) clinique(s) à rechercher chez un patient atteint de périartérite noueuse ?
A. polyarthrite distale asymétrique
B. paralysie du sciatique poplité externe
C. diminution d'un pouls
D. myalgies
E. altération de l'état général

Question 5

Quels traitements pouvez-vous envisager ?
A. AINS
B. corticostéroïdes
C. immunosuppresseurs
D. inhibiteur du TNF
E. sulfasalazine

Question 6

Parmi les propositions suivantes concernant la périartérite noueuse, laquelle (lesquelles) est (sont) exacte(s) ?
A. elle est de cause inconnue
B. elle est associée au virus de l'hépatite B
C. elle est une vascularite inflammatoire nécrosante
D. elle touche les petits et moyens vaisseaux
E. elle touche plusieurs organes

Question 7

La périartérite noueuse (une ou plusieurs propositions exactes) :

A. apparaît souvent après 40 ans
B. est une maladie auto-immune
C. apparaît sur un terrain génétique défini
D. est fatale sans traitement
E. atteint en priorité les muscles

Question 8

Quel(s) est (sont) l'(les) examen(s) complémentaire(s) à prescrire dans la périartérite noueuse ?

A. bilan inflammatoire
B. artériographie rénale
C. artériographie mésentérique
D. biopsie musculaire
E. sérologie hépatite C

Question 9

Quel(s) est (sont) le(s) signe(s) clinique(s) à rechercher dans une périartérite noueuse ?

A. arthromyalgies
B. orchite
C. hypertension artérielle
D. diabète non insulinodépendant
E. douleurs digestives

Question 10

Dans la périarthrite noueuse (une ou plusieurs propositions exactes) :

A. le rein est un des organes le plus souvent atteint
B. des lésions artérielles micro-anévrismales sont présentes
C. une fièvre au long cours est un des signes de la maladie
D. une insuffisance rénale aiguë ou chronique doit être recherchée
E. une pancréatite aiguë en est un des signes

DP 11

Madame L., âgée de vingt-deux ans, se présente aux urgences à 18 heures pour une toux sèche et un point de côté droit survenus le matin même.

Elle a consulté dans le service de rhumatologie huit jours plus tôt pour une monoarthrite du poignet droit, et une hospitalisation de jour à visée étiologique a eu lieu il y a trois jours. Vous en retrouvez les principaux résultats sur l'ordinateur de l'hôpital.

Dans ses antécédents, vous notez :

- un psoriasis du cuir chevelu ;
- un herpès récidivant ;
- une paralysie faciale il y a un an ;
- une fausse couche il y a deux ans, compliquée d'une phlébite au décours ; elle est malgré tout sous œstroprogestatif depuis ;
- une polyarthrite inexpliquée ayant récidivé deux fois au cours des deux derniers étés.

À l'examen, elle pèse 44 kg pour 1,53 m. Elle n'est pas fébrile et se trouve en bon état général.

L'auscultation cardiaque et pulmonaire est normale. L'examen rhumatologique est normal, en dehors d'une limitation en fin de mouvement et d'un discret gonflement du poignet droit.

Le reste de l'examen clinique est normal.

Biologie :

- VS : 42 mm ; CRP : 12 mg/L ; GB : 3 400/mm^3 (neutrophiles : 60 %, lymphocytes : 30 %, éosinophiles : 4 %) ; Hb : 12 g/100 mL ; plaquettes : 132 000/mm^3 ; TP : 98 % ; TCA : 40/30 ; créatinine : 78 μmol/L.
- facteurs rhumatoïdes par latex : 1/20 ; facteurs anti-nucléaires en IFI : 1/500 ; les anticorps anti-cytoplasme des polynucléaires neutrophiles sont négatifs en immunofluorescence et en ELISA (anti-protéinase 3 et anti-myéloperoxydase).

La radiographie pulmonaire (fig. 26) et l'électrocardiogramme sont joints (fig. 27).

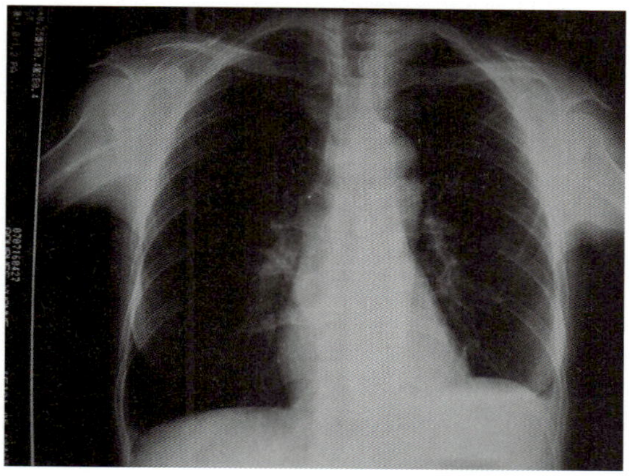

Fig. 26.

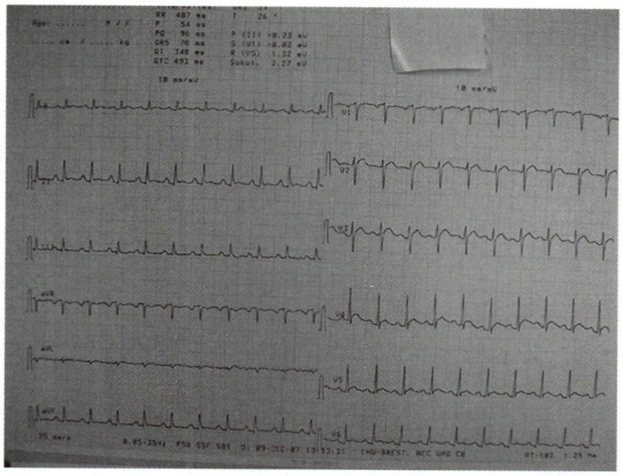

Fig. 27.

Question 1

Quelle(s) étiologie(s) évoquez-vous pour la dyspnée ?

A. pleurésie
B. pneumopathie interstitielle
C. péricardite
D. embolie
E. crise d'asthme

Question 2
Quel(s) argument(s) plaide(nt) en faveur de la péricardite sur cet ECG ?
A. sous-décalage de PQ
B. tachycardie
C. bradycardie
D. sous-décalage de ST
E. onde Q

Question 3
Quel(s) argument(s) radiologique(s) plaide(nt) en faveur d'un des diagnostics évoqués ?
A. épanchement pleural
B. hypertrophie ventriculaire gauche
C. hypertrophie auriculaire droite
D. pneumopathie basale droite
E. infiltrats péribronchiques

Question 4
Quel diagnostic est finalement le plus vraisemblable ?
A. lupus érythémateux systémique avec syndrome des antiphospholipides (SAPL)
B. lupus érythémateux systémique sans syndrome des antiphospholipides (SAPL)
C. syndrome des antiphospholipides (SAPL) sans lupus érythémateux systémique
D. arthrite réactionnelle à mycoplasme
E. asthme

Question 5
Quelles données de l'interrogatoire et de l'examen clinique sont en faveur de ce diagnostic ?
A. polyarthrite
B. trouble neurologique sous pilule
C. terrain (jeune femme)
D. psoriasis du cuir chevelu
E. herpès récidivant

Question 6
Quelles données des examens complémentaires sont en faveur du syndrome des antiphospholipides ?
A. TCA allongé
B. TCA raccourci
C. thrombopénie
D. éosinophilie
E. VS élevée

Question 7
Quelle est la méthode qui sera utilisée pour le dépistage des anticorps anti-nucléaires ?
A. immunofluorescence sur cellules Hep-2
B. immunofluorescence sur cellules du patient
C. immunofluorescence sur *Crithidia luciliae*
D. test de Farr
E. ELISA

Question 8
Quels autoanticorps spécifiques du lupus pourront être recherchés ?
A. anti-centromères
B. anti-cytoplasme de polynucléaires neutrophiles
C. anti-Sm
D. anti-Mag
E. anti-ADN double brin

Question 9
Quel traitement habituellement utilisé en première intention et de façon quasi systématique dans le lupus proposez-vous à la patiente ?
A. cyclophosphamide
B. méthotrexate
C. mycophénolate mofétil
D. hydroxychloroquine
E. azathioprine

Question 10
Parmi les propositions suivantes concernant la grossesse au cours du lupus, quelle(s) est (sont) l'(les) affirmation(s) exacte(s) ?
A. il y a un risque de poussée lupique
B. il y a un risque de problème cardiaque pour le fœtus lié à la présence d'anti-SSA
C. la grossesse est autorisée quel que soit le stade de la maladie à condition de prendre des précautions
D. l'hydroxychloroquine (Plaquenil®) doit toujours être arrêté préalablement
E. la cortisone doit toujours être arrêtée préalablement

DP 12

Monsieur M., quarante et un ans, arrive le dimanche soir dans le service des urgences où vous êtes de garde, pour une polyarthrite.

Dix-huit jours plus tôt est survenue une urétrite, contractée à Madagascar, traitée par ampicilline pendant sept jours. Depuis cinq jours, Monsieur M. se plaint de talalgies bilatérales à la marche, de lombalgies le réveillant la nuit, d'un gonflement douloureux avec augmentation de chaleur locale de l'épaule droite, du genou droit et des deux chevilles.

L'examen clinique objective une fébricule (37,8 °C), des adénopathies cervicales et des arthrites au niveau des articulations précitées.

Biologiquement, la vitesse de sédimentation est élevée à 50 mm. La numération-formule sanguine, le ionogramme sanguin, l'uricémie et la fonction rénale sont normaux.

Question 1
Quel diagnostic vous paraît le plus vraisemblable ?
A. arthrite réactionnelle
B. arthrite septique staphylococcique
C. polyarthrite rhumatoïde
D. lupus érythémateux systémique
E. arthrite médicamenteuse à l'ampicilline

Question 2
Vous retenez finalement le diagnostic d'arthrite réactionnelle. Citez les deux diagnostics différentiels que vous envisagez en priorité ?
A. polyarthrite gonococcique
B. primo-infection à VIH
C. arthrite tuberculeuse
D. polyarthrite rhumatoïde
E. lupus érythémateux systémique

Question 3
Quels sont les deux examens complémentaires que vous programmez ce soir en urgence pour étayer le diagnostic rhumatologique ?
A. facteurs rhumatoïdes
B. facteurs anti-nucléaires
C. ponction articulaire
D. hémocultures
E. radiographie des avant-pieds

Question 4
Quels sont les examens complémentaires que vous programmez à distance pour rechercher les maladies vénériennes ayant pu être contractées ?
A. prélèvement urétral ou des urines du matin
B. sérologie de la syphilis
C. sérologie VIH
D. sérologie hépatite B
E. sérologie mycoplasme

Question 5
Quels germes urogénitaux peuvent être à l'origine de l'arthrite réactionnelle ?
A. *Enterococcus sexualis*
B. *Mycoplasma hominis*
C. *Ureaplasma urealiticum*
D. *Chlamydiae trachomatis*
E. bacille de Döderlein

Question 6
Par quel mécanisme expliquez-vous les talalgies ?
A. enthésite inflammatoire
B. enthésite septique
C. fissure osseuse
D. rupture de l'aponévrose plantaire
E. arthrite talonaviculaire

Question 7
Vous retenez le diagnostic d'arthrite réactionnelle. Quel traitement proposez-vous ce soir ?
A. anti-inflammatoire non stéroïdien
B. corticothérapie *per os*
C. corticothérapie intraveineuse
D. anti-TNF
E. sulfasalazine

Question 8
Quand pourriez-vous instaurer un traitement anti-TNFα ?
A. après échec d'un AINS
B. après réponse insuffisante à la sulfasalazine
C. après échec des AINS et si la maladie est active (BASDAI $\geq$ 4)
D. après échec des AINS et si la maladie est active (ASDAS $\geq$ 2,1)
E. après la prise en compte de l'existence de manifestations extra-articulaires : MICI, uvéite

Question 9
Quels anti-TNF sont actuellement disponibles dans les spondyloarthrites ?
A. méthotrexate
B. infliximab
C. adalimumab
D. tocilizumab
E. abatacept

Question 10
En cas d'échec des anti-TNF quel traitement biologique peut être prescrit dans les spondyloarthrites ?
A. tocilizumab
B. abatacept
C. rituximab
D. ustékinumab
E. secukinumab

DP 13

Monsieur N., vingt et un ans, étudiant en médecine, est hospitalisé pour une polyarthrite qui a débuté il y a six mois. Elle a touché les talons, les genoux puis les épaules dans un contexte de fébricule. Il existe en outre une douleur de la fesse droite qui le réveille le matin vers 6 heures et persiste toute la journée.
Dans ses antécédents personnels médicaux, on note un rhumatisme articulaire à douze ans et un eczéma des deux mains. Il a été opéré il y douze ans d'une torsion du testicule droit. Sur le plan familial, il vous signale une uvéite chez sa sœur âgée de vingt-quatre ans. Son père et sa mère ont été opérés d'une hernie discale lombaire. Sa mère a une diverticulose colique. Son frère a un eczéma.
À l'examen physique, vous notez de discrets signes inflammatoires locaux des genoux, une limitation des épaules en abduction. L'articulation sacro-iliaque droite est douloureuse à la palpation. Le rachis lombaire est limité en flexion antérieure (main-sol : 40 cm, indice de Schöber : 2 cm). Le tendon d'Achille droit est un peu sensible à la palpation. L'auscultation cardiaque vous permet de noter un souffle systolique du foyer aortique irradiant aux vaisseaux du cou d'intensité 2/10. Il a de nombreux nævi d'allure bénigne. Le reste de l'examen clinique est normal.

Question 1
Quel est le diagnostic le plus probable ?
A. spondyloarthrite axiale
B. polyarthrite rhumatoïde
C. goutte
D. chondrocalcinose
E. lupus érythémateux systémique

Question 2
Parmi les familles de rhumatisme suivantes, le patient vous demande de lui expliquer à laquelle appartient ce diagnostic ?
A. connectivites
B. vascularites
C. spondyloarthrites
D. spondylolisthésis
E. spondylarthoses

Question 3

Vous retenez finalement le diagnostic de spondyloarthrite. Quel(s) argument(s) est (sont) en faveur de ce diagnostic ?

A. sexe masculin
B. atteinte des articulations des membres inférieurs
C. sacro-iliite
D. raideur rachidienne
E. enthésopathies

Question 4

Quelles sont les autres affections appartenant à cette famille ?

A. spondylarthrite ankylosante
B. arthrites des entérocolopathies
C. syndrome de Reiter
D. rhumatisme psoriasique
E. polyarthrite rhumatoïde

Question 5

Quel(s) examen(s) complémentaire(s) peu(ven)t aider à ce diagnostic positif ?

A. HLA-B27
B. radiographie lombaire
C. radiographie du bassin
D. facteurs rhumatoïdes
E. sérodiagnostic de salmonelle

Question 6

Quel traitement peut être proposé ?

A. AINS
B. kinésithérapie
C. traitement de fond par méthotrexate
D. rituximab
E. anti-récepteur de l'IL-6

Question 7

Sur quel(s) élément(s) allez-vous suivre à l'interrogatoire ou à l'examen clinique l'évolution de la maladie elle-même ?

A. BASDAI
B. articulations gonflées
C. palpation des enthèses
D. recherche des signes extra-articulaires
E. test de Schöber

Question 8

Après cinq ans d'évolution, vous faites une radiographie du rachis qui est la suivante (fig. 28).
Quelle est votre conclusion ?

A. présence de syndesmophytes
B. absence de syndesmophytes
C. présence d'ostéophytes
D. absence d'ostéophytes
E. vertèbre borgne

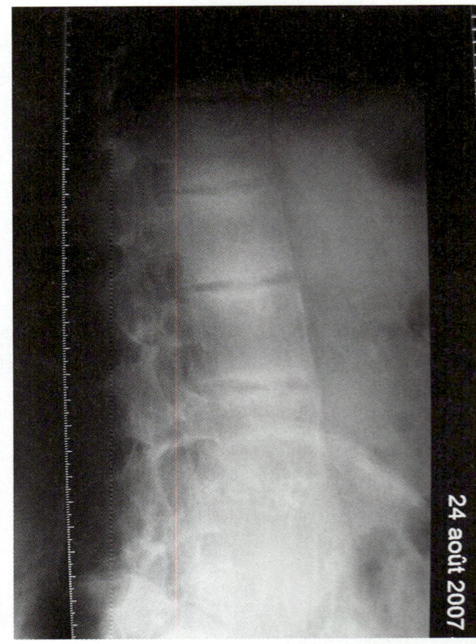

Fig. 28.

Question 9

Vous faites également une radiographie du bassin qui est la suivante (fig. 29).
Quelle est votre conclusion ?

A. sacro-iliite uniquement droite
B. sacro-iliite uniquement gauche
C. sacro-iliite bilatérale
D. coxopathie uniquement droite
E. coxopathie uniquement gauche

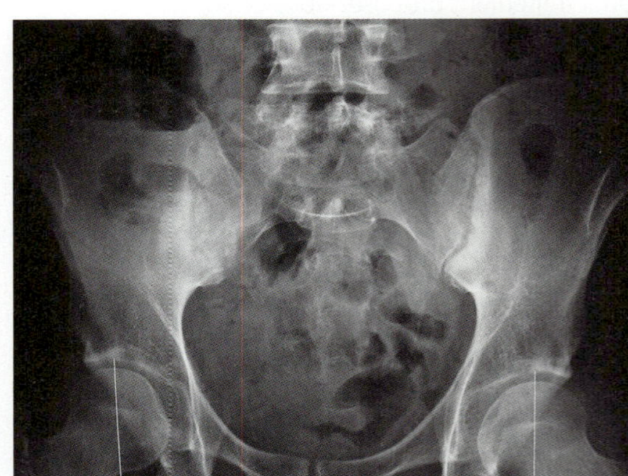

Fig. 29.

Question 10

Quels signes extra-articulaires peuvent éventuellement survenir ultérieurement en lien avec la spondyloarthrite ?

A. psoriasis
B. insuffisance aortique
C. amylose
D. maladie de Crohn
E. sclérodermie

DP 14

Monsieur O., cinquante ans, sans antécédent, présente brutalement une augmentation de volume du genou droit, survenue il y a vingt-quatre heures.

À l'entrée aux urgences où vous le recevez à 23 heures, il dit souffrir atrocement.

Son principal antécédent est une pose de *stent* au décours d'un syndrome coronarien aigu un an plus tôt. Il est traité depuis par clopidogrel.

Il pèse 80 kg pour 1,70 m. Le pouls est à 120/min. La TA est à 17/8 et la température à 39,5 °C. Il a eu quelques frissons.

Le genou droit est globuleux, rouge. Il y a un choc rotulien. Il y a un discret *flessum* réductible. L'examen cutané retrouve une lésion cutanée de la cuisse gauche évocatrice d'un furoncle. Le reste de l'examen est normal.

Le bilan biologique est le suivant : Hb : 14,9 g/100 mL ; GB : 18 000/mm^3 ; plaquettes : 178 000/mm^3 ; créatinine : 110 µmol/L ; uricémie : 460 µm/L.

La bandelette urinaire est négative.

La radiographie pulmonaire est normale.

Question 1

Quels sont les deux diagnostics que vous évoquez en priorité ?

A. monoarthrite aiguë septique hématogène
B. arthrite microcristalline
C. spondylarthrite ankylosante
D. polyarthrite rhumatoïde
E. rhumatisme psoriasique

Question 2

Quels sont les deux examens complémentaires les plus importants pour le diagnostic d'arthrite septique chez ce patient ?

A. ponction articulaire
B. facteurs rhumatoïdes
C. uricémie
D. hémocultures
E. biopsie synoviale

Question 3

Concernant les risques de la ponction articulaire dans ce contexte, quelle attitude vous paraît fondée ?

A. du fait du clopidogrel je ne fais pas de ponction
B. je fais un relais par aspirine et ponctionne demain
C. je fais un relais par aspirine et ponctionne dans 4 jours
D. je fais un relais par HBPM et ponctionne demain
E. je fais une ponction articulaire après explication de la balance bénéfice/risque

Question 4

Quel traitement proposez-vous immédiatement ?

A. hospitalisation
B. immobilisation
C. antibiothérapie après ponction mais avant résultat
D. antibiothérapie seulement si examen direct positif
E. traitement d'épreuve par colchicine

Question 5

Vous débutez finalement une antibiothérapie après prélèvement mais avant résultats. Quel germe vous paraît vraisemblable et allez-vous chercher à traiter ?

A. *Staphylococcus aureus*
B. *Streptococcus pneumoniae*
C. *Escherichia coli*
D. *Chlamydiae*
E. *Mycoplasma*

Question 6

Quelle est la durée habituelle de ce traitement ?

A. 8 jours
B. 15 jours
C. 4 semaines
D. 6 semaines
E. 6 mois

Question 7

En cas de persistance de douleur au décours du traitement, sur un mode mécanique, quels sont les deux principaux mécanismes que vous évoquez ?

A. algodystrophie
B. polyarthrite rhumatoïde post-traumatique
C. arthrose post-arthritique
D. spondyloarthrite post-traumatique
E. lupus médicamenteux

Question 8

Vous revoyez le patient en consultation cinq ans plus tard. Il a la radiographie suivante (fig. 30). Quelle est votre conclusion ?

A. arthrose fémoropatellaire
B. arthrose fémorotibiale interne
C. arthrose fémorotibiale externe
D. arthrose biconpartimentale
E. absence d'arthrose

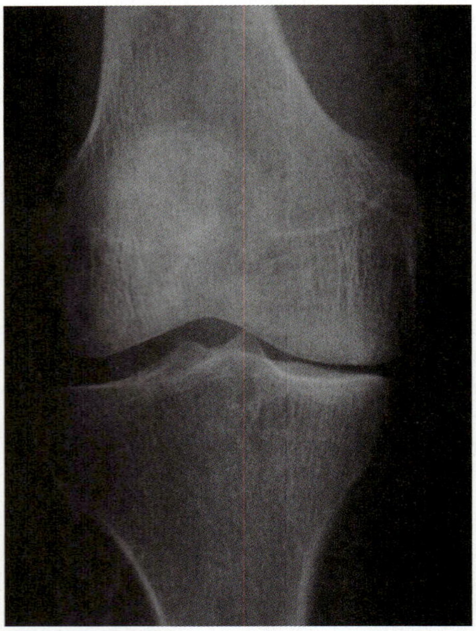

Fig. 30.

Question 9
Quel(s) autre(s) facteur(s) pourrai(en)t expliquer cette arthrose ?
A. obésité
B. maigreur
C. chirurgie méniscale
D. pathologie méniscale non opérée
E. rupture du croisé antérieur

Question 10
Quel traitement peut-on proposer dans cette arthrose en cas de poussée douloureuse avec épanchement d'un liquide mécanique ?
A. injection d'acide hyaluronique
B. greffe de cartilage
C. greffe de cellule souche
D. amaigrissement
E. infiltration de corticoïdes

DP 15

Monsieur P., cinquante-quatre ans, consulte samedi soir, à 20 heures, dans le service des urgences pour une douleur du gros orteil droit évoluant depuis la nuit dernière.
Dans ses antécédents, vous notez une colique hépatique et une prothèse de hanche droite compliquée de calcifications périprothétiques, une insuffisance cardiaque pour laquelle il a oublié le nom des traitements.
La première articulation métatarsophalangienne droite est rouge, tuméfiée, et il y a une ulcération cutanée en regard qui est apparue selon le patient il y a quinze jours (fig. 31). Il vous semble exister un épanchement articulaire.

L'examen de cet homme, pesant 85 kg pour 1,76 m, ne trouve pas d'autres anomalies. Il est apyrétique et son examen général est normal.
Vous demandez une radiographie du pied (fig. 32).

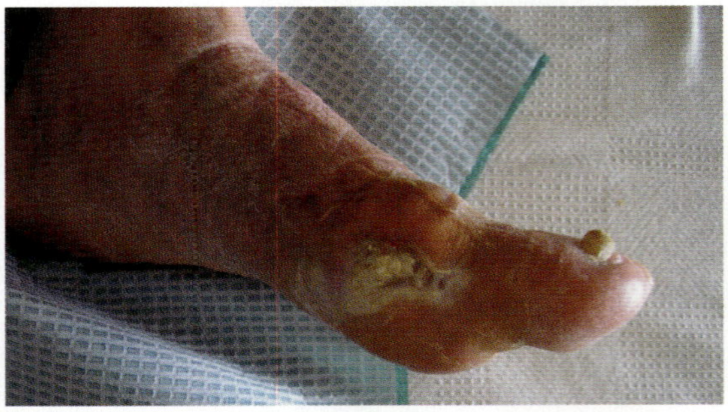

Fig. 31.

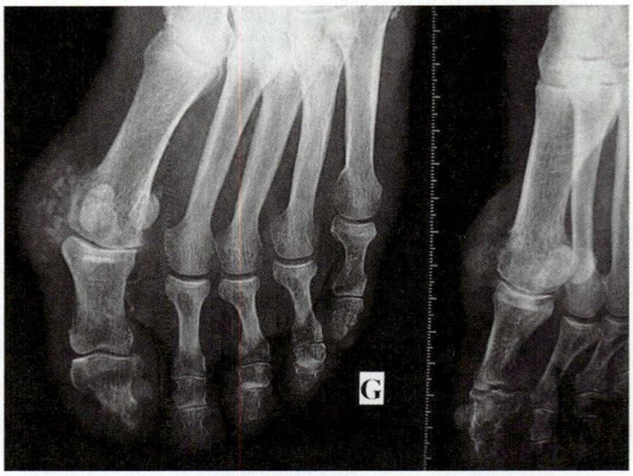

Fig. 32.

Question 1
Quels sont les deux diagnostics que vous évoquez ?
A. goutte articulaire
B. arthrite septique
C. sclérodermie
D. polyarthrite rhumatoïde
E. chondrocalcinose

Question 2
Quel(s) argument(s) plaide(nt) pour une goutte ?
A. surpoids
B. antécédent de colique hépatique
C. antécédents de crises similaires résolutives sous AINS
D. radiographie du pied
E. aspect cutané

Question 3
Quel(s) examen(s) demandez-vous ce soir ?
A. hémocultures
B. prélèvement de l'ulcération cutanée si possible
C. ponction articulaire si possible
D. uricémie
E. IRM du pied

Question 4
Quel(s) élément(s) rendrai(en)t une hospitalisation obligatoire ?
A. frissons
B. fièvre supérieure à 39 °C
C. aspect puriforme du liquide de ponction
D. uricémie normale
E. CRP élevée

Question 5
Quelle est selon vous la meilleure preuve diagnostique ?
A. uricémie
B. hémocultures
C. prélèvement de l'ulcération cutanée
D. ponction articulaire
E. CRP élevée

Question 6
Il n'a pas de fièvre ni de frisson. Quel traitement proposez-vous ce soir ?
A. hypo-uricémiants
B. uricolytique
C. uricosurique
D. antibiotique
E. aucun

Question 7
Quelle(s) prise(s) médicamenteuse(s) pouvant augmenter l'uricémie recherchez-vous par l'interrogatoire ?
A. furosémide
B. alendronate
C. colchicine
D. allopurinol
E. oméprazole

Question 8
Quelle(s) erreur(s) alimentaire(s) pourrai(en)t favoriser cette hyperuricémie ?
A. apport excessif en crustacés
B. apport excessif en sodas
C. apport excessif en bière
D. apport excessif en agrumes
E. apport excessif en viandes rouges

Question 9
Vous décidez de débuter un traitement de fond hypo-uricémiant. Quelles molécules sont disponibles dans cette indication ?
A. allopurinol
B. colchicine
C. fébuxostat
D. léflunomide
E. cyclophosphamide

Question 10
Vous décidez de débuter un traitement par allopurinol. Dans ce cas, pendant combien de temps associez-vous de la colchicine ?
A. 1 jour
B. 10 jours
C. 1 mois
D. 6 mois
E. jamais

DP 16

Madame Q., âgée de soixante-six ans, ménopausée à l'âge de quarante-neuf ans, sans antécédents, est hospitalisée pour un épisode de lombalgie aiguë survenu il y a trois semaines en portant une bouteille de gaz. La douleur, intense la première semaine, s'était atténuée grâce au repos au lit et à un traitement par kétoprofène (Profénid®), mais est redevenue très invalidante après un effort de toux la veille, motivant l'hospitalisation.

L'interrogatoire ne retrouve pas de notion de perte de poids, d'anorexie, d'asthénie ou de fièvre.

Son seul antécédent est un cancer du sein considéré comme guéri après tumorectomie et radiothérapie. Elle signale qu'elle a eu des périodes alternées de boulimie et d'anorexie. Elle signale qu'elle mesure 1,64 m pour 60 kg mais qu'à 20 ans elle faisait 1,70 m pour 48 kg.

À l'examen clinique, possible uniquement en décubitus, vous notez l'absence de déficit moteur ou sensitif, l'absence de syndrome pyramidal et l'absence de syndrome lésionnel. Les paires crâniennes sont normales. Il n'y a pas de syndrome cérébelleux. La palpation de la charnière thoracolombaire est douloureuse. L'examen des membres est normal. L'examen cardiovasculaire, pleuropulmonaire, gastroentérologique, endocrinien, la palpation des seins et l'examen ganglionnaire sont normaux.

Biologiquement, vous notez : calcémie : 2,32 mmol/L ; calciurie : 3,54 mmol/24 h ; phosphorémie : 1,20 mmol/L ; phosphaturie : 18 mmol/24 h ; VS : 7 mm ; phosphatases alcalines : 98 UI/L (N = 40–140) ; créatinine : 83 µmol/L ; numération-formule sanguine : normale.

Vous demandez des radiographies du rachis lombaire (fig. 33 et 34).

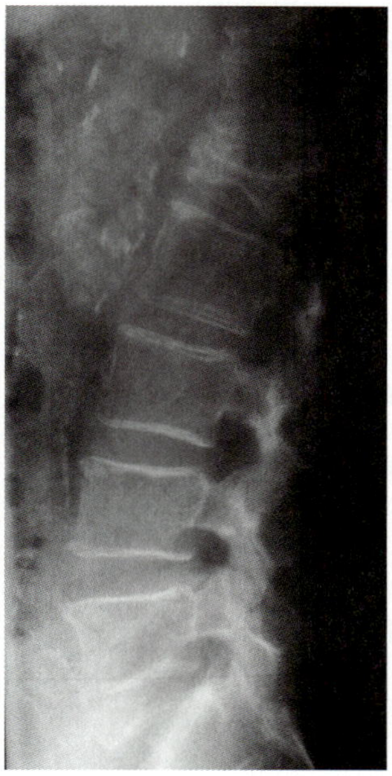

Fig. 33.

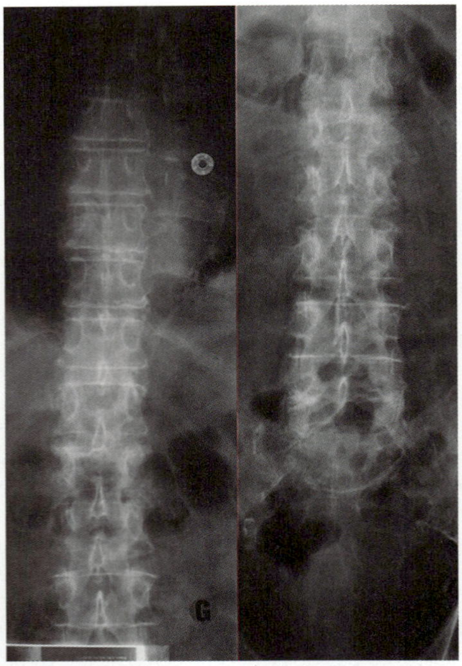

Fig. 34.

Question 1

Quel est le diagnostic étiologique le plus probable ?

A. fractures vertébrales ostéoporotiques
B. fractures vertébrales de myélome
C. fracture vertébrale de métastase
D. ostéoporose non fracturaire
E. spondylarthrite

Question 2

Quel(s) élément(s) de l'examen clinique est (sont) en faveur d'une ostéoporose ?

A. femme ménopausée depuis plus de dix ans
B. début brutal
C. horaire inflammatoire
D. absence de signes neurologiques
E. diminution de taille

Question 3

Quel(s) élément(s) de l'examen radiographique retenez-vous sur ces clichés ?

A. fracture au-dessous de T5
B. contour net
C. structure homogène
D. mur postérieur respecté
E. arc postérieur non respecté

Question 4

Quel(s) autre(s) examen(s) complémentaire(s) biologique(s) est (sont) indispensables(s) ?

A. sodium
B. potassium
C. électrophorèse des protéines plasmatiques
D. CTX
E. hydroxyprolinurie

Question 5

Quelle(s) prise(s) de toxiques ou médicaments à l'origine d'une ostéoporose recherchez-vous par l'interrogatoire ?

A. tabac
B. alcool
C. traitement hormonal substitutif
D. corticoïdes
E. nouveaux anticoagulants oraux

Question 6

Quelle contre-indication à un biphosphonate recherchez-vous ?

A. mauvais état dentaire
B. insuffisance rénale
C. diabète
D. fracture du col
E. allergie à l'iode

Question 7

Vous revoyez Madame Q. six mois plus tard pour une dorsalgie, survenue cette fois-ci progressivement. L'examen clinique ne retrouve pas de douleur à la palpation du rachis qui est néanmoins enraidi globalement. Sur le plan cutané, vous observez des lésions qui vous font douter du rôle de l'ostéoporose dans leur survenue (fig. 35 et 36).

Quel diagnostic évoquez-vous ?

A. urticaire
B. herpès
C. zona monocentrique
D. zona multicentrique
E. psoriasis

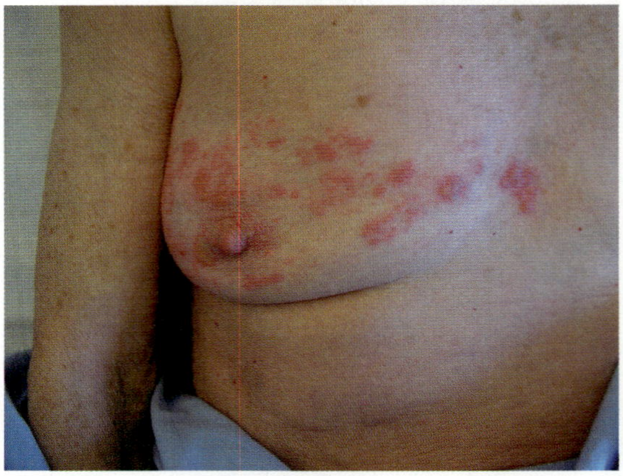

Fig. 35.

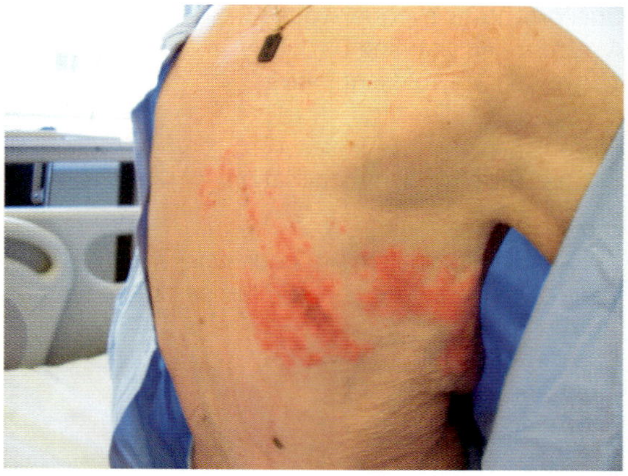

Fig. 36.

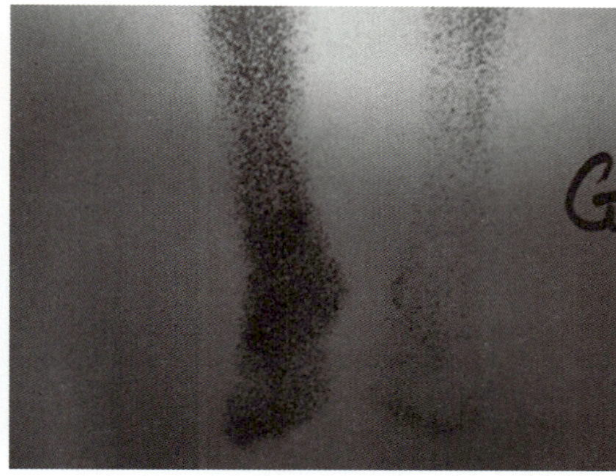

Fig. 38.

DP 17

Monsieur R., âgé de quarante-six ans, a présenté une entorse bénigne de la cheville droite il y a trois mois après une crise d'épilepsie. Après radiographies, il a été traité chirurgicalement. Le chirurgien est surpris par la persistance de douleurs à deux mois d'évolution et vous l'adresse en consultation. Il présente toujours une importante douleur permanente de la cheville. L'examen clinique ne trouve pas de signes inflammatoires locaux. La cheville est stable, non limitée, mais la palpation de l'ensemble de la cheville et du pied droit est douloureuse.

Son seul antécédent est une tuberculose pulmonaire et méningée traitée il y a un an et dont il vient de finir le traitement. L'épilepsie est survenue au décours de cette pathologie.

Des radiographies de contrôle et une scintigraphie sont réalisées (fig. 37 et 38).

Question 1

Les examens biologiques ne retrouvent pas de syndrome inflammatoire.

Quel est le diagnostic le plus probable ?

A. algoneurodystrophie de la cheville droite
B. arthrite de la cheville droite
C. nécrose de l'astragale
D. fracture du tibia
E. pathologie méniscale de cheville

Question 2

Quel(s) argument(s) plaide(nt) pour une algodystrophie dans cette observation ?

A. atteinte post-traumatique
B. atteinte régionale clinique
C. atteinte régionale scintigraphique
D. déminéralisation régionale
E. condensation sous-chondrale

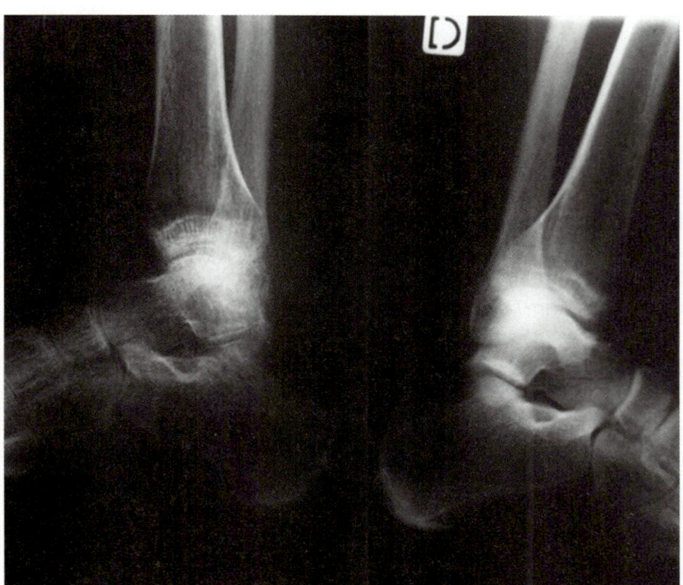

Fig. 37.

Question 3
Demandez-vous un examen complémentaire pour le confirmer ?
A. oui, une IRM
B. oui, un scanner
C. oui, une ponction
D. oui, une arthrographie
E. non, aucun

Question 4
Quelle prise médicamenteuse dans celle qu'il a reçue au cours du suivi pourrait avoir déclenché une algodystrophie ?
A. phénobarbital
B. paracétamol
C. aspirine
D. héparine
E. anti-inflammatoires locaux

Question 5
Quel traitement proposez-vous d'emblée ?
A. repos
B. rééducation douce
C. antalgique
D. calcitonine
E. pamidronate

Question 6
En cas de persistance à trois mois, pensez-vous qu'il serait utile de l'adresser au chirurgien pour qu'il bénéficie d'une arthroscopie ?
A. oui, pour rechercher une arthrose
B. oui, pour rechercher une pathologie méniscale
C. oui, pour rechercher une nécrose
D. oui, pour rechercher une arthrite
E. non

Question 7
Quelle est l'évolution prévisible de cette algodystrophie ?
A. moins de deux mois
B. moins de deux ans
C. plus de deux ans
D. plus de quatre ans
E. plus de dix ans

Question 8
Comme la radiographie vous paraît déminéralisée de façon diffuse en plus de l'atteinte algodystrophique, vous faites un complément d'examens complémentaires. L'ostéodensitométrie révèle un *T-score* à – 4 DS au rachis lombaire.
Vous faites un bilan biologique dont les résultats sont les suivants :
- calcémie : 2,68 mmol/L; phosphorémie : 0,69 mmol/L; calciurie : 5,3 mmol/24 h; phosphaturie : 20 mmol/24 h;
- créatininémie 66 µmol/L; VS : 6 mm; électrophorèse des protéines : normale (albuminémie 38 g/L).

Quel diagnostic évoquez-vous ?
A. carence en vitamine D
B. hyperparathyroïdie primitive
C. hyperthyroïdie
D. insuffisance rénale
E. hypercalcémie d'immobilisation

Question 9
Vous penchez finalement pour une hyperparathyroïdie. Quel est l'examen le plus pertinent pour le prouver ?
A. dosage de la PTH
B. dosage de la TSH
C. dosage de la STH
D. échographie parathyroïdienne
E. scintigraphie des parathyroïdes

Question 10
Quel(s) organe(s) peu(ven)t être touché(s) par la pathologie ?
A. os
B. tube digestif
C. reins
D. système nerveux
E. système musculaire

Question 11
Quel(s) signe(s) ECG est (sont) observable(s) ?
A. tachycardie
B. trouble du rythme
C. QT court
D. extrasystole
E. sous-décalage de PR

Question 12
Quel est le principe du traitement que vous proposez à ce patient ?
A. traitement par hydratation
B. traitement urgent par biphosphonate *per os*
C. traitement urgent par biphosphonate IV
D. traitement chirurgical exploratoire systématique
E. traitement chirurgical discuté après localisation par échographie

DP 18
Madame T., cinquante ans, souffre de lombalgies chroniques survenant en fin de journée. Elle travaille comme gardienne dans un immeuble de cinq étages où elle fait le ménage des parties communes. Les douleurs étaient essentiellement déclenchées par l'hyperextension du rachis ou le port de charges.
Alors qu'elle nettoyait son carrelage, elle a ressenti une violente lombalgie basse, qui l'a obligée à s'allonger. La douleur disparaît au repos mais dès qu'elle se relève la douleur lombaire est très aiguë.
Vous l'examinez le lendemain et retrouvez un syndrome rachidien dissocié, avec surtout une limitation

en flexion antérieure du rachis. La douleur disparaît dès qu'elle s'allonge.
Vous suspectez un lumbago.

Question 1

Quel repos conseillez-vous pour traiter son lumbago ?
A. repos au lit 24 h/24 h pendant 1 mois
B. repos au lit 16 h/24 h pendant 1 mois
C. repos au lit 24 h/24 h pendant 7 jours
D. repos au lit 16 h/24 h pendant 7 jours
E. repos relatif pendant quelques jours

Question 2

La douleur s'intensifie le lendemain. Au moment où elle veut se lever, elle se rend compte que la douleur irradie dans le membre inférieur droit, à la face postérieure de la cuisse, et, sans avoir mal dans le mollet, elle ressent des sensations de « décharges électriques » et des « picotements » le long du bord externe du pied.
Elle continue à travailler malgré les douleurs mais, quinze jours plus tard, c'est devenu impossible. Elle sent sa jambe « comme paralysée ».
Elle se traite par des antalgiques (aspirine et paracétamol) avec un résultat modeste si bien qu'elle vous consulte au bout de 3 jours.
À l'examen, elle pèse 70 kg pour 1,60 m. Elle ne peut pas faire un pas sur les talons et sur la pointe du pied droit selon elle seulement depuis ce matin.
Des radiographies sont réalisées (fig. 39 et 40).
Quel est le diagnostic le plus probable ?
A. lombosciatique biradiculaire L5 et S1 droite paralysante
B. lombosciatique L5 droite paralysante
C. lombosciatique L5 droite non déficitaire
D. lombosciatique S1 droite paralysante
E. lombosciatique S1 droite non déficitaire

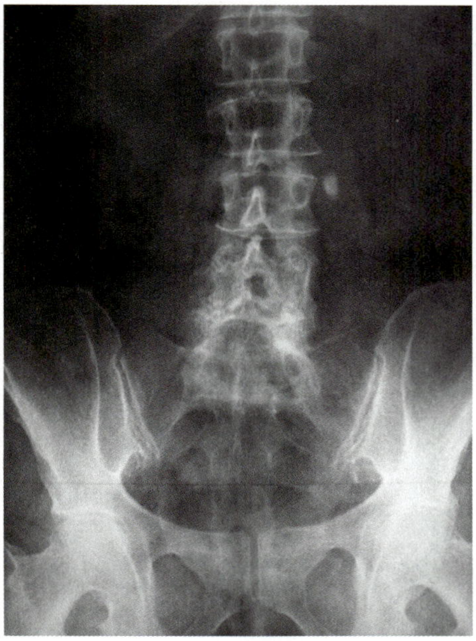

Fig. 39.

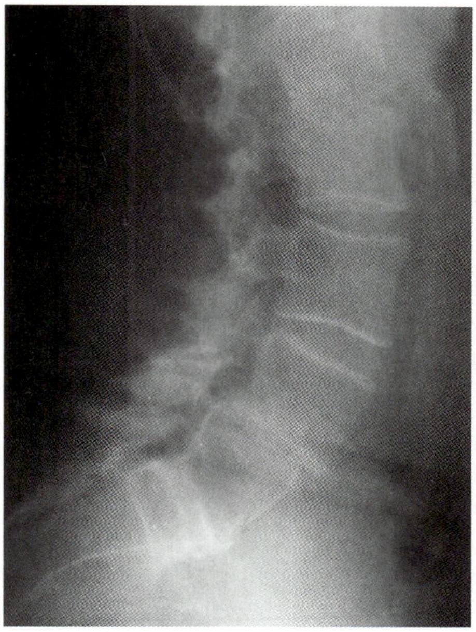

Fig. 40.

Question 3

Dans ce cadre, quelle est la question fondamentale qui manque pour compléter l'interrogatoire à la recherche d'un syndrome de la queue de cheval ?
A. horaire de la douleur
B. impulsivité à la toux
C. troubles sphinctériens
D. douleur sacrée
E. impression du patient d'avoir une queue

Question 4

Le traitement chirurgical de cette malade doit-il être envisagé en urgence ?
A. oui, car en cas de paralysie récente de moins de 48 heures les chances de récupération sont considérées supérieures
B. oui, mais c'est une urgence relative et il faut au moins se donner 48 heures d'essai du traitement médical
C. non, car en cas de paralysie récente il faut se donner au moins 48 heures de délai pour juger des chances de guérison spontanées
D. non, en cas de paralysie récente les chances de récupération ne sont considérées supérieures que dans les 4 premières heures
E. non, la chirurgie ne fait jamais mieux que le traitement médical

Question 5

Prescrivez-vous des examens complémentaires et si oui lequel (lesquels) ?
A. une IRM ou, à défaut, un scanner est indispensable le plus vite possible, dans les six heures
B. une TDM ou, à défaut, une IRM est indispensable le plus vite possible, dans les six heures

C. une saccoradiculographie ou, à défaut, une IRM est indispensable le plus vite possible, dans les six heures
D. un électromyogramme dans les 48 heures
E. aucun

Question 6

Six mois plus tard, malgré un geste chirurgical, elle a une forte gêne pour s'habiller et faire sa toilette en raison d'une raideur du rachis à laquelle s'associe une douleur de hanche par coxarthrose.
Quel(s) professionnel(s) paramédical(aux) pourrai(en)t lui apporter une amélioration dans sa vie quotidienne ?
A. infirmier
B. kinésithérapeute
C. orthophoniste
D. psychomotricien
E. ergothérapeute

Question 7

Vous avez prescrit de la kinésithérapie et orienté le patient vers un ergothérapeute.
Parmi les propositions suivantes, laquelle (lesquelles) est (sont) exacte(s) ?
A. la kinésithérapie ne sera pas remboursée par la Sécurité sociale car le patient bénéficie de la CMU
B. le kinésithérapeute peut choisir librement ses techniques
C. vous prescrivez deux à trois séances de kinésithérapie par semaine
D. une physiothérapie antalgique est indispensable avant toute séance de kinésithérapie
E. le travail d'assouplissement du rachis peut réduire les limitations d'activités de la patiente

Question 8

Les limitations d'activités de cette patiente sont la réduction des capacités à faire sa toilette et à s'habiller.
Parmi les propositions suivantes concernant l'ergothérapeute, laquelle (lesquelles) est (sont) exacte(s) ?
A. il peut prescrire une canne pour faciliter la marche comme un kinésithérapeute
B. les soins ne seront pas pris en charge par la Sécurité sociale
C. les orthèses qu'il peut réaliser sont utiles à cette patiente
D. une visite à domicile est réalisable par l'ergothérapeute
E. l'ergothérapeute agit principalement sur le gain d'autonomie de la patiente

DP 19

Vous recevez aux urgences Monsieur A., soixante et un ans.
Bon vivant, il pèse 80 kg pour 1,70 m.
Il consulte pour une douleur de la fesse gauche évoluant depuis 3 mois. Il a mal essentiellement à l'appui.
Il n'a pas de fièvre.
La CRP est à 2 mg/L. La NFS est normale en dehors d'une macrocytose (104 μ^3). Les ALAT sont un peu élevées (80 UI) pour des ASAT normales.

Question 1

À votre avis, quelle(s) pathologie(s) peu(ven)t déclencher une douleur mécanique de la fesse gauche (associée ou non à une autre douleur) ?
A. ostéonécrose de la tête fémorale gauche
B. coxarthrose gauche
C. lombosciatique
D. lombocruralgie
E. lumbago

Question 2

À votre avis, quelle(s) pathologie(s) peu(ven)t déclencher une douleur inflammatoire de la fesse gauche (associée ou non à une autre douleur) ?
A. spondylodiscite
B. coxite gauche
C. sacro-iliite gauche
D. tumeur primitive de la fesse gauche
E. tumeur secondaire de la fesse gauche

Question 3

Si la douleur a un caractère inflammatoire, quel(s) signe(s) peu(ven)t plaider en faveur d'une spondyloarthrite ?
A. lombalgie d'horaire inflammatoire
B. talalgie bilatérale
C. sacro-iliite gauche
D. sensibilité aux anti-inflammatoires
E. psoriasis et pustulose palmoplantaire

Question 4

Vous faites une radiographie qui est la suivante (fig. 41).
Quel diagnostic retenez-vous ?
A. ostéonécrose de la tête fémorale gauche
B. coxarthrose gauche
C. lombosciatique gauche
D. lombocruralgie gauche
E. lumbago

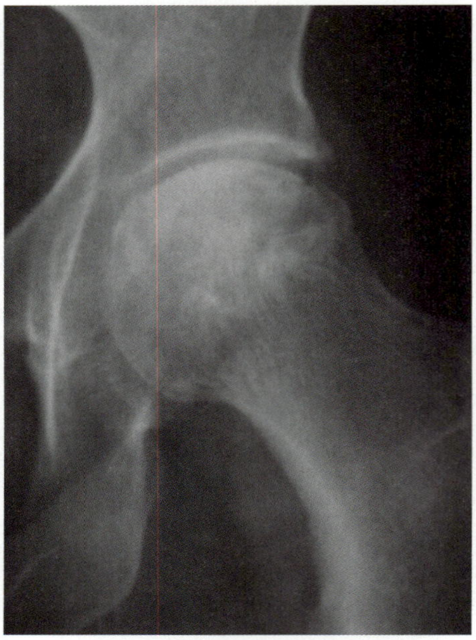

Fig. 41.

Question 5

Malgré l'existence de cette pathologie de hanche, vous êtes surpris qu'il ait un signe de Lasègue qui entraîne une douleur jusque dans le pied vers le gros orteil. Quelle autre pathologie associée peut-on évoquer ?

A. lombosciatique L5
B. lombosciatique S1
C. lombocruralgie L4
D. lombocruralgie L3
E. lombosciatique L4

Question 6

Vous retenez finalement qu'il a une lombosciatique L5 gauche. Quels déficits peut-on craindre habituellement sur cette localisation (2 sites) ?

A. releveur du pied gauche
B. releveur du gros orteil gauche
C. fléchisseur plantaire gauche
D. releveur plantaire gauche
E. fléchisseur du gros orteil gauche

Question 7

Parmi les signes suivants, lequel (lesquels) ne vous paraî(ssen)t pas plaider pour une cause discale ?

A. impulsivité
B. syndrome rachidien global
C. trajet monoradiculaire
D. attitude antalgique
E. signe du caddie

Question 8

Vous faites une IRM qui montre en L4-L5 (axiale T2) l'image suivante (fig. 42). À propos de cette image que concluez-vous ?

A. qu'elle n'est pas compatible car au mauvais étage
B. qu'elle n'est pas compatible car trop petite
C. qu'elle est compatible et qu'il y a un probable conflit discoradiculaire
D. qu'elle est compatible car du bon côté et au bon étage mais non discale
E. qu'il s'agit probablement d'un kyste interapophysaire postérieur L4-L5 gauche

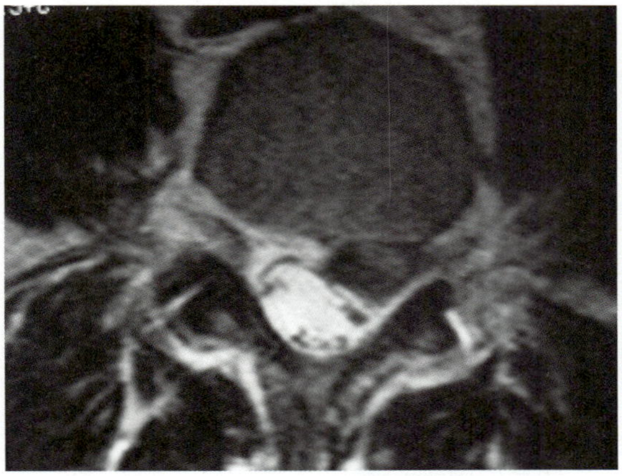

Fig. 42.

DP 20

Monsieur X., soixante-huit ans, est hospitalisé pour des douleurs des mains et pieds avec actuellement une poussée particulièrement vive.

Il a depuis cinq ans des douleurs récidivantes aux mains et aux pieds évoluant par crises, le réveillant la nuit vers 5 heures du matin, s'améliorant en début de matinée puis minimes le jour, durant en général moins d'une semaine.

Il est assez bien soulagé par des corticoïdes qu'il prend en fonction de l'intensité de ses douleurs.

Dans ses antécédents, vous trouvez une lombalgie chronique depuis trois ans, une crise de coliques néphrétiques, une appendicectomie, une maladie de Raynaud, et une arythmie traitée par anticoagulants oraux.

L'aspect de ses mains et pieds est le suivant (fig. 43 et 44).

Sa radiographie de la main droite est la suivante (fig. 45).

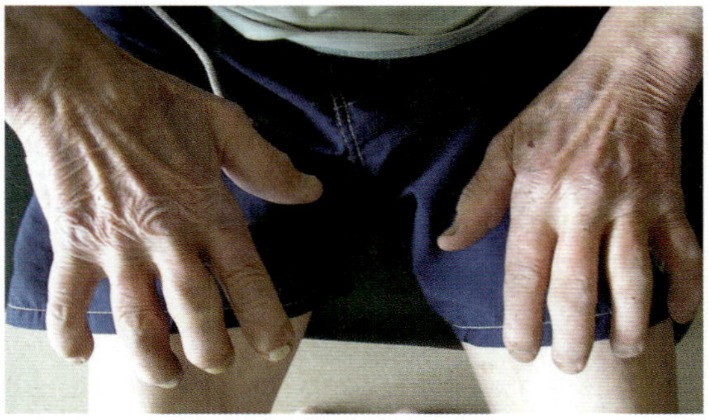

Fig. 43.

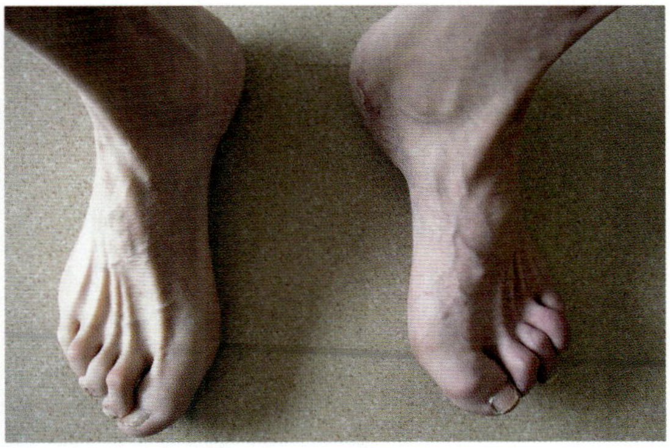

Fig. 44.

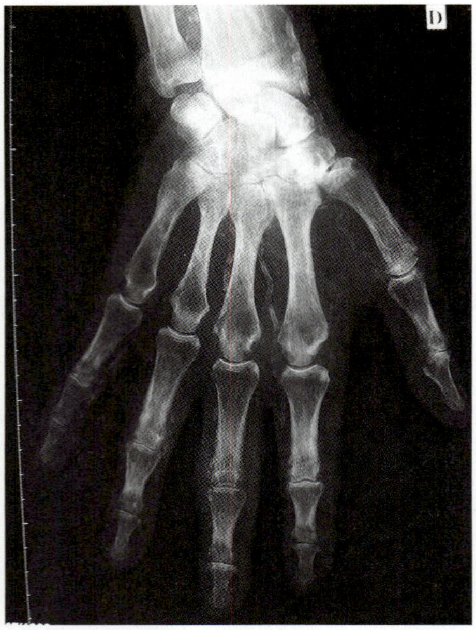

Fig. 45.

Question 1

Quels sont les trois diagnostics qui vous paraissent possibles ?

A. arthrose
B. polyarthrite rhumatoïde
C. rhumatisme psoriasique
D. arthrite septique
E. goutte

Question 2

Parmi les arguments suivants, lequel (lesquels) est (sont) contre le diagnostic de polyarthrite rhumatoïde ?

A. atteinte dominante des articulations interphalangiennes proximales
B. respect des articulations métacarpophalangiennes
C. atteinte des articulations interphalangiennes distales
D. présence de géodes
E. présence de calcifications vasculaires

Question 3

Quelle(s) méthode(s) diagnostique(s) permettrai(en)t de poser le diagnostic de goutte de façon formelle ?

A. ponction d'une articulation gonflée
B. ponction d'un tophus pour rechercher des cristaux d'urate
C. dosage de l'uricémie
D. dosage de l'uraturie
E. biopsie d'artère temporale

Question 4

Vous proposez un traitement de la goutte, ce diagnostic étant finalement retenu du fait de cristaux sur une ponction articulaire.

Parmi les affirmations concernant les traitements envisageables chez ce patient, laquelle (lesquelles) est (sont) exacte(s) ?

A. on peut proposer un inhibiteur de synthèse de type fébuxostat au long cours
B. on peut proposer un inhibiteur de synthèse de type fébuxostat mais seulement en cas de crise
C. on peut proposer un inhibiteur de synthèse de type allopurinol au long cours
D. on peut proposer un inhibiteur de synthèse de type allopurinol mais seulement en cas de crise
E. l'objectif est atteint en dessous du seuil de saturation de l'urate de sodium (360 µmol/L)

Question 5

Quelle(s) mesure(s) est (sont) nécessaire(s) au début de tout traitement hypo-uricémiant ?

A. mise en place d'un traitement par colchicine
B. régime hyperuricémiant
C. surveillance de l'uricémie
D. arrêt en cas d'éruption d'allure allergique
E. arrêt définitif de tout apport en alcool

Question 6

Vous craignez une ostéoporose du fait des rachialgies. Que concluez-vous après avoir vu la radiographie (fig. 46) ?

A. ostéocondensation diffuse
B. ostéocondensation localisée d'allure tumorale
C. ostéolyse vertébrale
D. fracture d'allure ostéoporotique
E. aucune fracture vertébrale

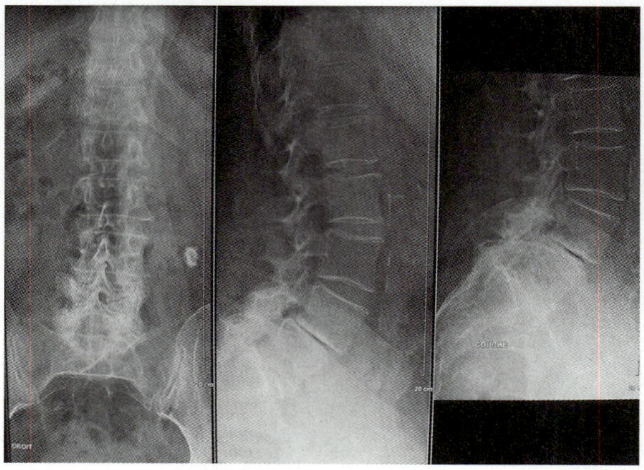

Fig. 46.

Question 7

Cette radiographie vous apporte-t-elle d'autres informations pouvant contribuer aux lombalgies ?

A. oui, il y a une lombarthrose
B. oui, il y a une spondylodiscite
C. oui, il y a une spondylarthrite
D. oui, il a un spondylolisthésis
E. non, la radiographie est normale

Question 8

Quels facteurs recherchez-vous pour évaluer son risque d'ostéoporose ?

A. corticothérapie
B. antécédent familial de fracture
C. hyperactivité physique
D. tabagisme
E. traitement par anti-inflammatoire au long cours

Question 9

Dans le bilan de déminéralisation, vous faites l'électrophorèse suivante (fig. 47 et 48).

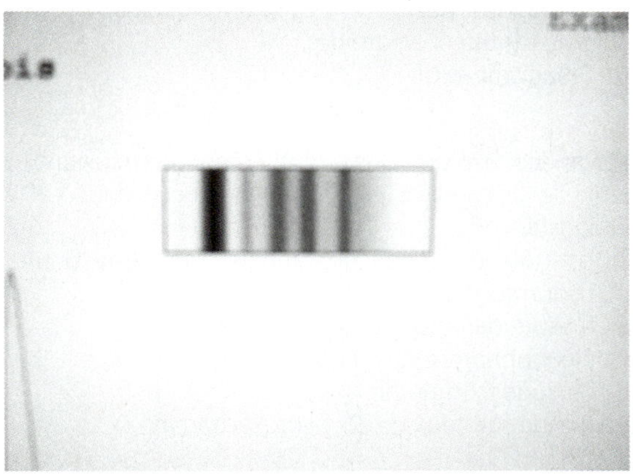

Fig. 47.

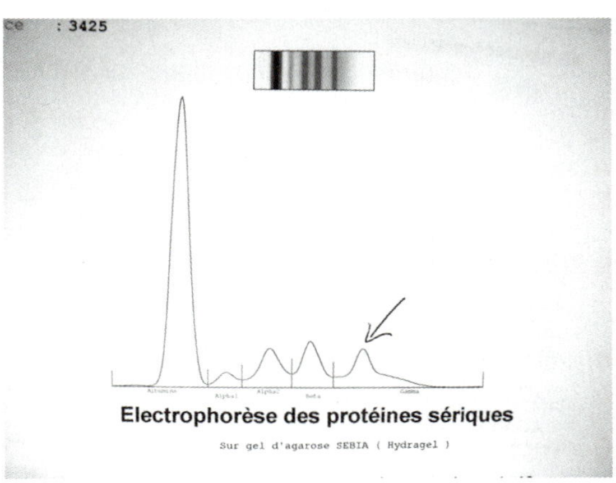

Fig. 48.

Quelle est votre interprétation ?

A. hypergammapathie monoclonale évocatrice de myélome
B. gammapathie monoclonale évocatrice de myélome
C. hypergammapathie monoclonale évocatrice d'ostéomalacie
D. hypogammaglobulinémie évocatrice d'ostéomalacie
E. hypergammapathie monoclonale évocatrice de lupus

Question 10

Durant l'hospitalisation, peut-être après être tombé, il développe une douleur rachidienne qui irradie à la face antérieure de la cuisse gauche jusqu'au genou, plutôt en dehors, et qui va parfois jusque devant le tibia.

Quel diagnostic évoquez-vous ?

A. cruralgie L4
B. cruralgie L3
C. cruralgie L5
D. cruralgie S1
E. sciatique L4

Question 11

Vous faites un scanner (fig. 49).

Parmi les affirmations suivantes, laquelle est exacte ?

A. il s'agit d'une hernie discale L3-L4
B. il s'agit d'une hernie discale L4-L5
C. il s'agit d'une hernie discale L5-S1
D. il s'agit probablement d'un hématome du psoas
E. il s'agit probablement d'une métastase musculaire

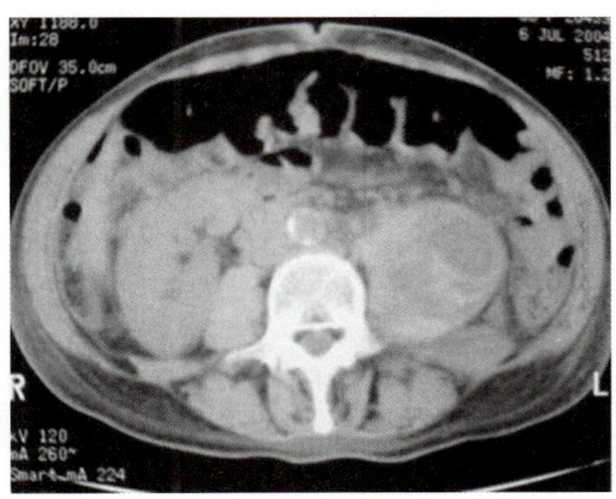

Fig. 49.

DP 21

Madame R., soixante et onze ans, souffre d'une polyarthrite rhumatoïde qui évolue depuis douze ans mais qui semble bien équilibrée sous méthotrexate et kétoprofène.

Elle se présente en consultation pour une douleur fessière droite.

Le début semble avoir été progressif après une longue marche il y a un mois. Le tableau s'aggrave progressivement.

Elle a fait une radiographie (fig. 50) puis une scintigraphie osseuse (face postérieure [fig. 51]) à la demande de son médecin traitant.

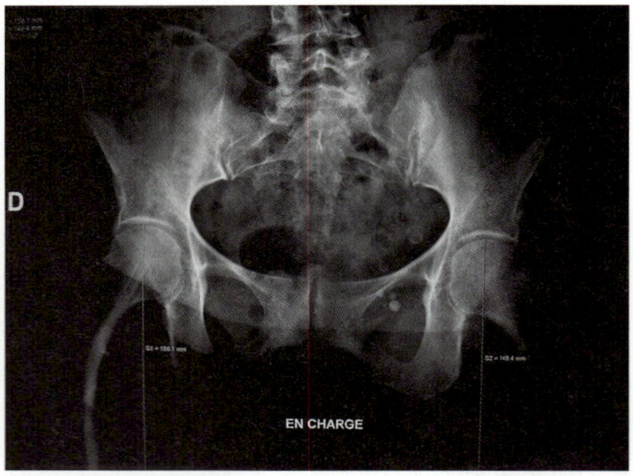

Fig. 50.

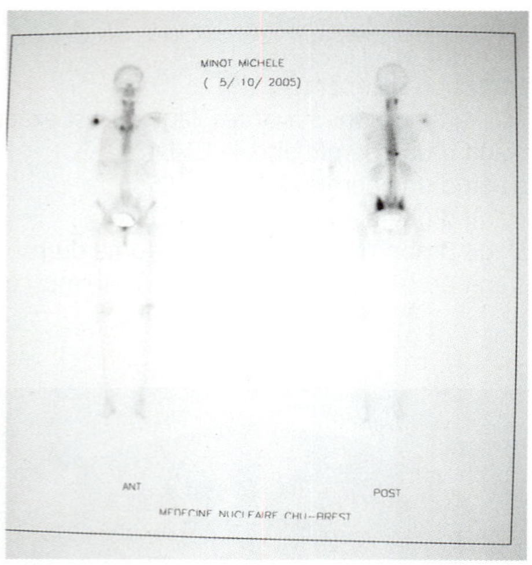

Fig. 51.

Question 1

Quel diagnostic évoque la scintigraphie osseuse ?

A. métastase du sacrum
B. sacro-iliite infectieuse droite
C. fracture de contrainte du sacrum
D. maladie de Paget du sacrum
E. plasmocytome du sacrum

Question 2

Elle pèse 64 kg pour 1,58 m. À l'examen, vous notez des déformations des doigts et des avant-pieds en rapport avec la polyarthrite rhumatoïde. L'extension lombaire réveille la douleur à la fesse droite. Les hanches ne sont pas douloureuses ou limitées à la mobilisation. Pourtant, elle a une boiterie d'appui du côté droit. L'examen neurologique des membres inférieurs est normal. Les pouls périphériques sont présents.

Elle a déjà eu les examens complémentaires suivants :

- NFS : normale ;
- VS : 19 mm ;
- fibrine : 4 g/L ;
- créatininémie : 120 µmol/L (elle était à 80 µmol/L six mois auparavant).

Parmi les propositions suivantes concernant la physiopathologie des fractures par insuffisance osseuse, laquelle (lesquelles) est (sont) exacte(s) ?

A. elles résultent de contraintes mécaniques inhabituelles et répétées appliquées à un os sain
B. elles résultent de contraintes mécaniques banales appliquées sur un squelette fragile dans son ensemble
C. elles résultent de contraintes mécaniques banales appliquées sur un os pathologique, le reste du squelette étant normal
D. elles résultent d'une contrainte mécanique brutale et intense appliquée sur un os normal
E. aucune des propositions précédentes n'est exacte

Question 3

Parmi les propositions suivantes, laquelle (lesquelles) est (sont) un (des) facteur(s) de risque d'ostéoporose ?

A. traitement anti-inflammatoire non stéroïdien prolongé
B. antécédent maternel d'ostéoporose
C. ménopause survenue à cinquante-deux ans
D. polyarthrite rhumatoïde
E. tabagisme actif

Question 4

Parmi les explorations complémentaires suivantes, laquelle (lesquelles) est (sont) justifiée(s) dans cette circonstance ?

A. contrôle de la fonction rénale après une bonne hydratation
B. mesure de la calcémie et du taux de PTH
C. électrophorèse des protéines sériques
D. ostéodensitométrie
E. mesure du taux de 25-hydroxyvitamine D

Question 5

L'ostéodensitométrie confirme l'existence d'une ostéoporose densitométrique et les examens biologiques sont normaux, en dehors d'un taux bas de 25-hydroxyvitamine D.

Parmi les propositions thérapeutiques suivantes, laquelle (lesquelles) est (sont) adaptée(s) à cette circonstance ?

A. repos relatif évitant la survenue de la douleur
B. arrêt du méthotrexate et du kétoprofène dans l'attente du résultat du contrôle de la fonction rénale
C. traitement de l'ostéoporose par un bisphosphonate (si le débit de filtration glomérulaire est > 30 mL/min)
D. infiltration intrarachidienne de corticoïdes
E. supplémentation régulière en vitamine D

Question 6

Parmi les propositions suivantes, quels sont les critères permettant l'évaluation de l'évolution de la polyarthrite ?

A. contrôle de la vitesse de sédimentation globulaire
B. nombre d'articulations douloureuses à la palpation
C. contrôle régulier du taux de facteur rhumatoïde
D. durée de la raideur articulaire matinale
E. nombre d'articulations gonflées

Question 7

La déformation des doigts et des pieds n'est pas douloureuse actuellement mais s'aggrave progressivement. La radiographie montre d'ailleurs des déformations (fig. 52 et 53). La patiente est gênée pour s'habiller et enfiler ses chaussures. La dépendance de cette patiente nécessite l'aide d'une tierce personne pour des actes de la vie quotidienne.

De quel(s) professionnel(s) l'intervention serait utile dans cette circonstance ?

A. diététicienne
B. kinésithérapeute
C. orthophoniste
D. podologue-orthésiste
E. ergothérapeute

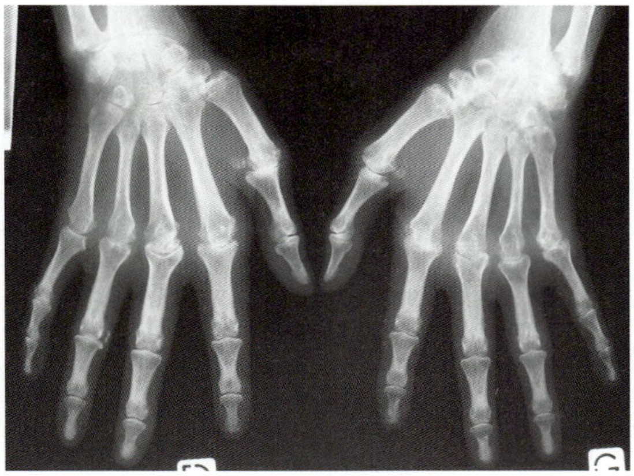

Fig. 52.

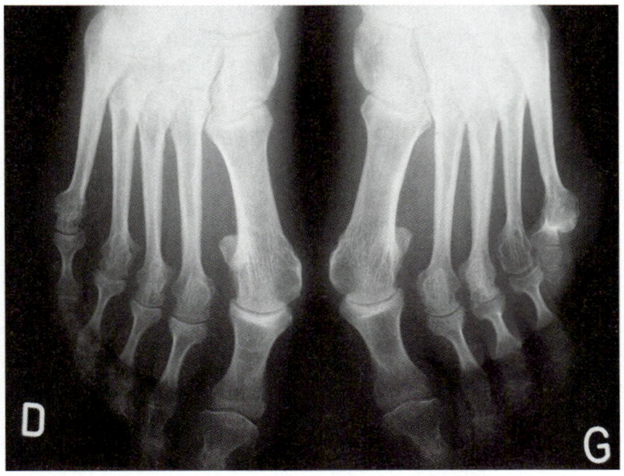

Fig. 53.

DP 22

Monsieur V., soixante-huit ans, présente des douleurs dans les membres inférieurs depuis quelques mois. Ces douleurs sont exacerbées par la marche, qui est limitée à 500 mètres. Le patient est soulagé en position assise et dort en chien de fusil car le décubitus dorsal prolongé lui est intolérable. Les douleurs irradient dans les fesses, à la face postérieure des cuisses ainsi qu'à la face postérieure des deux jambes. Il vit dans son pavillon de banlieue avec sa femme et consacre la plupart de son temps au jardinage, qu'il continue à pratiquer car il a remarqué que ça le soulageait. Comme antécédents, vous trouvez une surcharge pondérale, une hypertension artérielle traitée efficacement par nifédipine (Chronadalate®), ainsi qu'un tabagisme chronique non sevré à 50 paquets-année. Il pèse 80 kg pour 1,70 m.

Question 1

Quel(s) diagnostic(s) évoque ce tableau clinique ?

A. syndrome de la queue de cheval
B. sciatique « à bascule »
C. spondylodiscite infectieuse
D. syndrome du canal lombaire rétréci
E. coxarthrose bilatérale

Question 2

Quel est le principal diagnostic différentiel ?

A. syndrome de la queue de cheval
B. sciatique « à bascule »
C. spondylodiscite infectieuse
D. claudication vasculaire
E. coxarthrose bilatérale

Question 3

Parmi les symptômes suivants, lequel (lesquels) est (sont) évocateur(s) d'un syndrome du canal lombaire rétréci ?

A. douleur lombaire impulsive à la toux
B. douleurs dans les membres inférieurs majorées par l'exposition à la chaleur
C. crampes dans les mollets après un certain périmètre de marche
D. lors de la marche, diminution des symptômes par la flexion antérieure du tronc
E. absence de douleurs dans les membres inférieurs lors de la pratique du vélo

Question 4

Quel(s) signe(s) recherchez-vous avec attention à l'examen physique ?

A. signe de Lasègue
B. signe de Léri
C. diminution ou abolition des pouls aux membres inférieurs
D. recherche de souffles vasculaires aux membres inférieurs
E. diminution des amplitudes articulaires des genoux

Question 5

Lors de l'examen physique, vous notez uniquement une raideur lombaire dans toutes les amplitudes.

Quel(s) examen(s) d'imagerie est (sont) utiles(s) dans cette circonstance ?

A. radiographies des hanches et des genoux
B. artériographie des membres inférieurs
C. radiographies du rachis lombaire
D. IRM de l'ensemble du névraxe
E. potentiels évoqués somesthésiques

Question 6

Vous retenez le diagnostic de syndrome du canal lombaire rétréci d'origine dégénérative.

Parmi les propositions thérapeutiques suivantes, laquelle (lesquelles) est (sont) adaptée(s) à la circonstance ?

A. rééducation du rachis lombaire en lordose corrigée
B. infiltration épidurale lombaire de corticoïdes
C. traitement antalgique
D. intervention chirurgicale pour arthrodèse lombaire
E. corticothérapie orale continue à faible dose

Question 7

Le patient revient un mois plus tard à votre consultation. Les douleurs n'ont été soulagées que transitoirement par votre traitement et ont repris il y a une semaine. Cette fois-ci, il signale des fourmillements dans les pieds, une faiblesse dans les deux jambes et des difficultés à uriner. Un scanner lombaire a déjà été réalisé sur les conseils de son cousin médecin (fig. 54 : image passant par L4-L5).

Parmi les propositions suivantes concernant les anomalies constatées sur l'image du scanner, laquelle (lesquelles) est (sont) exacte(s) ?

A. hernie discale médiane
B. protrusion discale globale
C. image aérique dans le disque en faveur de la nature dégénérative de la discopathie
D. ostéolyse du plateau vertébral
E. hypertrophie dégénérative des massifs articulaires postérieurs

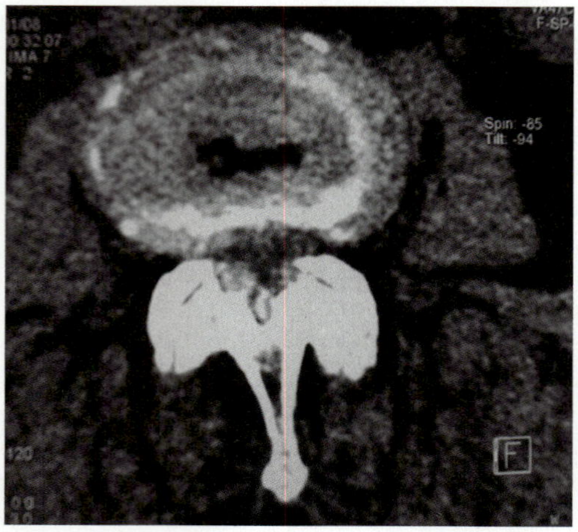

Fig. 54.

Question 8

Parmi les propositions suivantes concernant la prise en charge du patient en urgence, laquelle (lesquelles) est (sont) exacte(s) ?

A. infiltration épidurale lombaire de corticoïdes
B. IRM lombaire en urgence pour juger de l'étendue de la sténose canalaire
C. nouvelle prescription de kinésithérapie lombaire
D. chirurgie en urgence pour décompression de la queue de cheval
E. corticothérapie intraveineuse à forte dose

DP 23

Monsieur W., vingt-huit ans, se présente à votre cabinet pour des lombalgies irradiant à la face postérieure de la cuisse, au mollet puis en arrière de la malléole externe jusqu'au 5e orteil droit. Les douleurs sont apparues à la suite d'un déménagement, il y a soixante-douze heures ; elles sont d'horaire mécanique.

Il est apyrétique et il n'y a pas d'altération de l'état général récente.

Question 1

Quelles sont, parmi les propositions suivantes, les données de l'interrogatoire orientant vers l'origine discale de la douleur ?

A. le patient a des antécédents de lombalgie commune et de lumbago
B. la douleur est impulsive à la toux
C. la douleur suit un trajet radiculaire S1
D. le patient a souffert d'un lumbago pendant quarante-huit heures, puis la douleur a irradié selon un trajet S1
E. le patient décrit des paresthésies le long du trajet douloureux

Question 2

Quelles sont, parmi les propositions suivantes, les données issues de l'examen physique plaidant en faveur de l'origine discale de la douleur ?

A. la douleur suit un trajet S1 jusqu'au pied
B. la douleur est déclenchée en hyperextension
C. il existe une faiblesse des releveurs du pied
D. il existe un signe de Lasègue à 25°
E. le réflexe achilléen est aboli du côté droit

Question 3

Lors de l'examen physique vous notez une attitude antalgique lombaire, l'abolition du réflexe achilléen droit, une hypoesthésie au bord externe du pied droit et l'absence de déficit moteur aux membres inférieurs. Concernant la réalisation d'explorations complémentaires dans cette circonstance, quelle(s) est (sont), parmi les propositions suivantes, celle(s) qui est (sont) exacte(s) ?

A. l'abolition du réflexe achilléen justifie la réalisation d'un scanner lombaire en urgence
B. des radiographies du rachis lombaire doivent être réalisées du fait de l'existence d'une attitude antalgique
C. si le réflexe achilléen reste aboli après une semaine de traitement médical, un scanner lombaire devra être réalisé en vue d'une intervention chirurgicale

D. il est recommandé de ne pas réaliser d'explorations complémentaires
E. la réalisation d'un électromyogramme des membres inférieurs est utile pour confirmer l'atteinte radiculaire S1 droite

Question 4

Vous traitez le patient par antalgiques de palier II, AINS et myorelaxant. Vous lui prescrivez également un court arrêt de travail. Dix jours plus tard, il revient vous voir car les douleurs se sont aggravées. De plus, il ne passe plus le pas sur la pointe du pied droit.
Quelle est, parmi les propositions suivantes, la mesure adaptée à la circonstance ?

A. vous réalisez en urgence une infiltration épidurale lombaire de dérivés cortisonés
B. vous prescrivez une corticothérapie orale par prednisone 40 mg par jour et demandez à revoir le patient en consultation une semaine plus tard
C. vous adressez le patient à un kinésithérapeute pour la réalisation d'une physiothérapie antalgique
D. vous adressez le patient en urgence dans un service hospitalier ou dans un service d'urgences
E. vous prescrivez la réalisation d'un scanner lombaire en urgence et vous prenez rendez-vous dans le mois avec un correspondant neurochirurgien

Question 5

Un scanner lombaire est réalisé en urgence (fig. 55).
Parmi les propositions suivantes, laquelle (lesquelles) est (sont) exacte(s) ?

A. le scanner montre un rétrécissement du canal lombaire par arthrose postérieure
B. le scanner lombaire est normal
C. le scanner montre une hernie discale postérolatérale droite en L5-S1
D. la réalisation du scanner en urgence était justifiée par la survenue d'un déficit moteur évalué à 3/5
E. le scanner doit toujours être réalisé après des radiographies standard du rachis lombaire

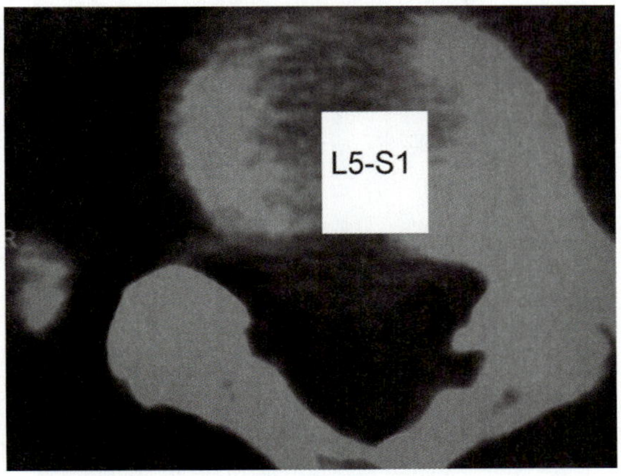

Fig. 55.

DP 24

Monsieur X., représentant de commerce chez un marchand de spiritueux, vous consulte pour une douleur du membre supérieur gauche.
Ce patient a pour antécédent une lobectomie pulmonaire inférieure droite pour adénocarcinome bronchique il y a deux ans, un tabagisme sevré chiffré à 30 paquets-année, une hypercholestérolémie, une hypertension artérielle, un ulcère duodénal perforé il y a trois ans, une allergie à l'iode.
Monsieur X. se plaint donc de douleurs du bras à l'union du tiers supérieur et du tiers moyen évoluant depuis trois semaines à la suite d'efforts répétés de manutention, et d'intensité progressivement croissante. Ces douleurs le réveillent la nuit aux changements de position mais, surtout, l'empêchent de porter ses caisses d'échantillons. Il vous dit avoir présenté un épisode similaire l'année dernière : l'évolution en avait été rapidement favorable sous antalgiques de palier II.
L'examen, torse nu, montre une mobilisation du cou indolore. L'épaule gauche ne dépasse pas 80° d'abduction active à gauche et d'antépulsion. La « redescente » du bras déclenche une douleur de l'épaule. La rotation externe active coude au corps est peu douloureuse et non limitée. Le sujet ne peut pas toucher la partie médiane du dos du fait d'une douleur d'épaule. Les mouvements passifs ne sont ni limités ni douloureux. L'examen neurologique est normal.

Question 1

Devant ce tableau clinique, quel(s) diagnostic(s) peu(ven)t être évoqué(s) ?

A. arthrite infectieuse de l'épaule gauche
B. névralgie cervicobrachiale C8 gauche
C. capsulite rétractile de l'épaule gauche
D. fracture pathologique de l'humérus gauche
E. tendinopathie aiguë de la coiffe des rotateurs

Question 2

Quelle(s) donnée(s) de l'examen clinique plaide(nt) en faveur du diagnostic de tendinopathie de la coiffe des rotateurs ?

A. la rotation externe active coude au corps est peu douloureuse et non limitée
B. la manœuvre de Neer (abduction passive de l'épaule à 30° d'antépulsion) est douloureuse
C. la manœuvre de Jobe (abduction contrariée de l'épaule à 30° d'antépulsion) est négative (le patient résiste à la pression de l'examinateur), bien que douloureuse
D. la douleur est identique à celle de l'épisode douloureux survenu un an plus tôt
E. la douleur cède en position assise coude au corps

Question 3

Quelle(s) exploration(s) complémentaire(s) est (sont) utile(s) dans cette circonstance ?

A. radiographies du bras gauche
B. radiographies de l'épaule gauche
C. hémocultures
D. radiographie du thorax de face
E. vitesse de sédimentation

Question 4

Au vu des radiographies de l'épaule, du bras, du thorax, et de la vitesse de sédimentation, vous retenez le diagnostic de tendinopathie aiguë de la coiffe des rotateurs et vous réalisez une infiltration locale de dérivés cortisonés. Deux jours plus tard, le patient revient vous voir car les douleurs se sont aggravées, devenant insomniantes. Il est fébrile (38,2 °C). L'impotence fonctionnelle est majeure. Toute mobilisation de l'épaule est impossible.

Quel diagnostic devez-vous évoquer en priorité ?

A. épaule hyperalgique par migration calcique
B. arthrite microcristalline post-infiltration
C. réaction allergique au dérivé cortisoné
D. hémarthrose de l'épaule compliquant la ponction articulaire
E. arthrite septique de l'épaule

Question 5

Parmi les propositions suivantes, quelle(s) est (sont) l'(les) exploration(s) complémentaire(s) utile(s) dans cette circonstance ?

A. réalisation de nouvelles radiographies de l'épaule gauche
B. ponction articulaire de l'épaule gauche
C. hémocultures
D. analyse bactériologique du liquide articulaire de l'épaule gauche
E. biopsie synoviale de l'épaule gauche

Question 6

L'analyse bactériologique du liquide articulaire de l'épaule montre, quarante-huit heures après la ponction, la présence de nombreuses colonies de *Staphylococcus epidermidis*.

Quelle(s) est (sont), parmi les propositions suivantes concernant la prise en charge thérapeutique, celle(s) qui est (sont) exacte(s) ?

A. la présence de *Staphylococcus epidermidis* témoigne vraisemblablement d'une souillure et contre-indique une antibiothérapie immédiate
B. l'antibiothérapie ne sera débutée que si les hémocultures sont également positives à *Staphylococcus epidermidis*
C. l'infection à *Staphylococcus epidermidis* est fréquente en cas d'inoculation directe
D. le traitement antibiotique doit être débuté en urgence, par voie intraveineuse, en milieu hospitalier
E. un « nettoyage articulaire » sous contrôle arthroscopique doit systématiquement être associé à l'antibiothérapie

DP 25

Monsieur T., soixante-dix ans, vous consulte en raison d'une difficulté croissante à la marche. Il n'arrive plus à marcher plus de 20 mètres car alors il a des douleurs dans les mollets.

Question 1

Parmi les propositions suivantes, quelle(s) est (sont) la (les) cause(s) possible(s) des douleurs ?

A. gonarthrose bilatérale
B. artérite oblitérante des membres inférieurs
C. canal lombaire rétréci
D. claudication médullaire
E. cruralgie bilatérale

Question 2

Parmi les propositions suivantes, quelle(s) est (sont) la (les) donnée(s) de l'examen physique qui oriente(nt) votre diagnostic ?

A. palpation des pouls aux membres inférieurs
B. percussion des réflexes aux membres inférieurs
C. mesure des amplitudes articulaires des hanches
D. recherche du réflexe cutané plantaire
E. manœuvre de Lasègue

Question 3

Le patient vous dit que, lorsqu'il fait ses courses en grande surface avec un caddie, il peut marcher autant qu'il veut.

À l'issue de l'examen, vous évoquez un canal lombaire rétréci et demandez des radiographies du rachis lombaire (fig. 56 à 58).

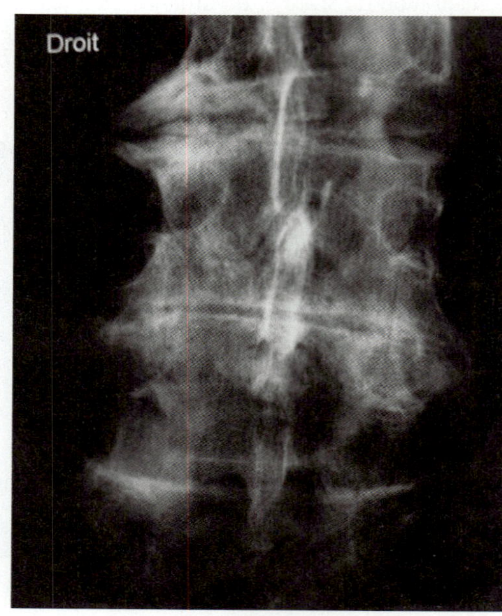

Fig. 56.

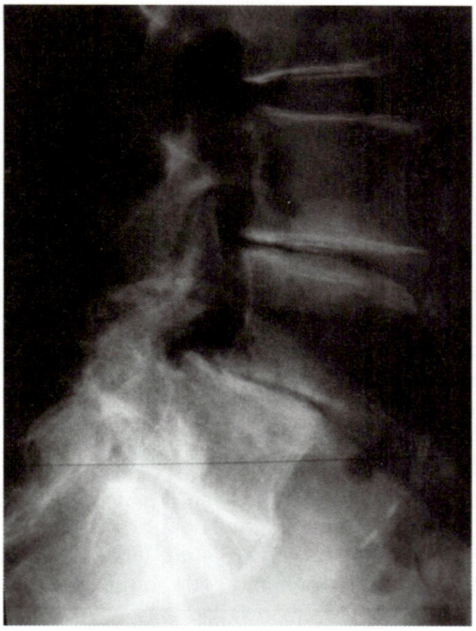

Fig. 57.

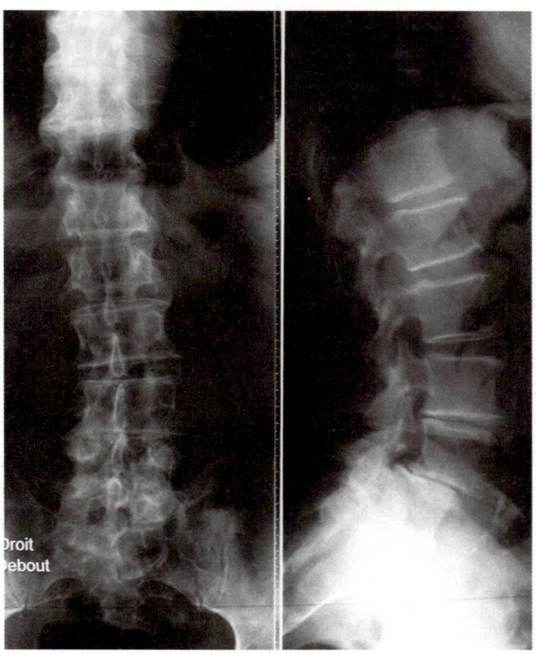

Fig. 58.

Parmi les signes radiographiques suivants, lequel n'est pas observé sur ces radiographies ?

A. discarthrose étagée
B. inclinaison lombaire dans le plan frontal
C. arthrose étagée des articulations zygapophysaires
D. spondylolisthésis L4-L5 par lyse isthmique bilatérale
E. ostéophytes latéraux droits en L3-L4

Question 4

Vous demandez un scanner, dont une coupe en L4-L5 est représentée (fig. 59).

Parmi les signes radiographiques suivants, lequel (lesquels) est (sont) observé(s) sur la coupe du scanner ?

A. hernie discale foraminale gauche
B. ostéophytes marginaux du plateau vertébral
C. hypertrophie dégénérative des massifs articulaires postérieurs
D. important rétrécissement du canal rachidien
E. image aérique intradiscale en faveur de la nature dégénérative de la discopathie

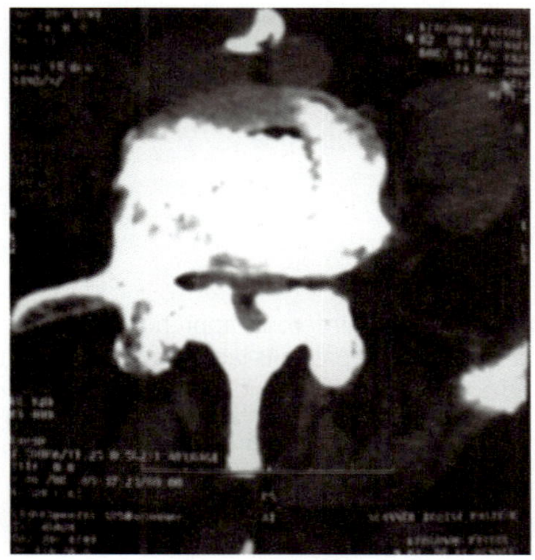

Fig. 59.

Question 5

Finalement, vous retenez le diagnostic de syndrome du canal lombaire rétréci d'origine dégénérative.

Parmi les propositions thérapeutiques suivantes, laquelle (lesquelles) est (sont) adaptée(s) à la circonstance ?

A. perte de poids en cas d'obésité
B. rééducation lombo-abdominale en lordose corrigée
C. prednisone, 60 mg par jour pendant deux semaines, puis à dose dégressive
D. paracétamol, jusqu'à 4 g par jour en fonction de l'intensité des douleurs
E. injection par voie épidurale lombaire d'un dérivé cortisoné

DP 26

Madame Y., quatre-vingt-deux ans, est hospitalisée pour une fracture du col fémoral droit, survenue lors d'une chute alors qu'elle se levait de son lit.

Elle a été ménopausée à quarante-six ans et n'a jamais eu de traitement hormonal substitutif. Elle a eu une fracture du poignet après une chute de sa hauteur en glissant sur son parquet ciré à l'âge de soixante-cinq ans.

Cette patiente a des antécédents d'hypercholestérolémie traitée par une statine et des antécédents de dépression ; elle prend un traitement par Témesta® 2,5 mg (lorazépam), 1/2 cp matin et midi et 1 cp le soir, Prozac® (fluoxétine), 1 gélule à 20 mg par jour, et Stilnox® (zolpidem), 1/2 cp au coucher. Elle reçoit également un traitement antihypertenseur et un traitement par Modopar® 62,5 (50 mg–12,5 mg, lévodopa-bensérazide) (3 cp par jour) pour une maladie de Parkinson diagnostiquée il y a deux ans.
Son poids habituel est de 44 kg et sa taille était récemment mesurée à 1,60 m.

Question 1

Parmi les propositions suivantes, quel(s) est (sont) le(s) facteur(s) de risque de chute ?

A. traitement par une statine
B. traitement par fluoxétine
C. traitement par zolpidem
D. maladie de Parkinson
E. âge élevé

Question 2

L'enquête alimentaire vous apprend qu'elle n'aime pas le lait. Les seuls produits laitiers qu'elle consomme quotidiennement sont : à midi un yaourt et, le soir, un petit-suisse ; elle boit par ailleurs un demi-litre d'eau de Volvic.
Parmi les propositions suivantes concernant les apports calciques quotidiens, laquelle (lesquelles) est (sont) exacte(s) ?

A. la consommation quotidienne d'au moins quatre produits laitiers couvre les besoins en calcium
B. le calcium médicamenteux est plus « efficace » que le calcium alimentaire pour couvrir les besoins
C. le calcium contenu dans l'eau de boisson est aussi « efficace » que le calcium contenu dans les laitages pour couvrir les besoins
D. les laitages représentent 80 % environ des apports calciques alimentaires
E. l'absorption intestinale du calcium diminuant avec l'âge, les apports quotidiens en calcium doivent être plus élevés chez le sujet âgé que chez le sujet jeune

Question 3

Quelle est la valeur recommandée des apports calciques quotidiens pour une femme de cet âge ?

A. 500 mg
B. 800 mg
C. 1 000 mg
D. 1 200 mg
E. 1 500 mg

Question 4

À l'examen, vous remarquez l'existence d'une cyphose dorsale importante. La patiente ne décrit aucune douleur rachidienne, actuelle ou antérieure. Elle se souvient qu'elle mesurait 1,68 m en fin de croissance.
Parmi les explorations complémentaires suivantes, laquelle (lesquelles) est (sont) utile(s) dans cette circonstance ?

A. scintigraphie osseuse
B. dosage de la calcémie et de la phosphatémie
C. radiographies du rachis dorsal et lombaire
D. dosage de la 25-hydroxyvitamine D
E. dosage de la créatininémie et évaluation du débit de filtration glomérulaire

Question 5

Les résultats du bilan biologique sont les suivants :

- protides à 60 g/L avec une albuminémie à 40 g/L ;
- électrophorèse des protides normale et protéinurie nulle ;
- créatininémie normale ;
- phosphatémie à 0,72 mmol/L (N = 0,8–1,3 mmol/L) ;
- calcémie à 2,16 mmol/L (N = 2,2–2,6 mmol/L) et calciurie à 1,12 mmol/24 h (N = 2,5–6,5 mmol/24 h) ;
- 25-OH-vitamine D3 à 5 μg/L (N = 10–30 μg/L) et parathormonémie à 70 pg/mL (N = 15–60 pg/mL).

Parmi les propositions suivantes concernant ces résultats biologiques, laquelle (lesquelles) est (sont) exacte(s) ?

A. profil d'hyperparathyroïdie primitive
B. profil d'ostéomalacie par carence en vitamine D
C. profil d'hyperparathyroïdie secondaire à l'hypophosphatémie
D. profil évocateur d'un myélome à chaînes légères
E. profil d'hyperparathyroïdie secondaire à l'hypocalcémie chronique

Question 6

Parmi les propositions thérapeutiques suivantes, laquelle (lesquelles) est (sont) adaptée(s) à la situation ?

A. traitement par phosphore *per os*
B. traitement par calcium 1 g par jour *per os*
C. traitement par la 1,25-dihydroxyvitamine D (calcitriol) *per os*
D. traitement par la vitamine D3 *per os*
E. traitement par perfusion intraveineuse de calcium

DP 27

Madame Z., soixante-douze ans, est hospitalisée en urgence en raison de l'apparition brutale, quelques heures auparavant, d'une douleur intense de la face antérieure de la cuisse gauche survenue sans effort déclenchant. La douleur est permanente, diurne et nocturne, partiellement soulagée par la flexion de la cuisse.
À l'examen, on note une altération de l'état général avec asthénie, sueurs et pâleur conjonctivale. La patiente se présente en décubitus latéral, la cuisse gauche fléchie. La tentative d'extension de la cuisse est très douloureuse.

Question 1

Parmi les diagnostics sémiologiques suivants, lequel (lesquels) est (sont) plausible(s) dans cette circonstance ?

A. sciatique L5 gauche
B. attitude en psoïtis

C. possible anémie
D. cruralgie L4 gauche
E. arthrite infectieuse de hanche gauche

Question 2

Quelle est, parmi les données suivantes de l'interrogatoire et de l'examen physique, celle qui n'oriente pas vers le diagnostic ?
A. il existe une abolition du réflexe rotulien gauche et une hypoesthésie de la face antérieure de la cuisse gauche
B. la patiente est traitée par Préviscan® (fluindione) depuis huit mois à la suite d'une embolie pulmonaire
C. la patiente a des antécédents de lombalgies communes et un antécédent de sciatique droite quinze ans auparavant
D. les réflexes achilléens sont présents et symétriques
E. l'examen du genou gauche est normal

Question 3

En effet, dans les antécédents, vous notez une phlébite surale gauche et une embolie pulmonaire huit mois auparavant, dans les suites d'une intervention pour éventration, justifiant la prise quotidienne de Previscan® (1 cp par jour). Un contrôle, réalisé huit jours auparavant, montrait un INR à 1,2 et a motivé une augmentation de la posologie à 1 comprimé et demi par jour.
Les examens biologiques pratiqués en urgence montrent une anémie (hémoglobine à 9,4 g/100 mL) microcytaire (VGM à 72); la vitesse de sédimentation est à 10 mm à la première heure.
Parmi les diagnostics suivants, lequel (lesquels) pouvez-vous évoquer dans cette circonstance ?
A. cruralgie gauche par hernie discale
B. hématome du psoas favorisé par le traitement anticoagulant
C. arthrite microcristalline de la hanche gauche
D. anémie par saignement
E. cruralgie gauche par compression du nerf crural

Question 4

Parmi les explorations complémentaires suivantes, laquelle (lesquelles) peu(vent) être demandée(s) en urgence dans cette circonstance ?
A. radiographie du bassin et de la hanche gauche
B. échographie abdominale
C. électromyogramme des membres inférieurs
D. scintigraphie osseuse
E. scanner abdominal et pelvien

Question 5

Un scanner abdominal a été réalisé sur vos conseils (fig. 60).
Parmi les signes suivants, lequel est observé sur la coupe du scanner ?
A. métastase vertébrale condensante
B. hernie discale foraminale gauche
C. occlusion intestinale
D. hypertrophie du psoas gauche
E. amyotrophie du psoas droit

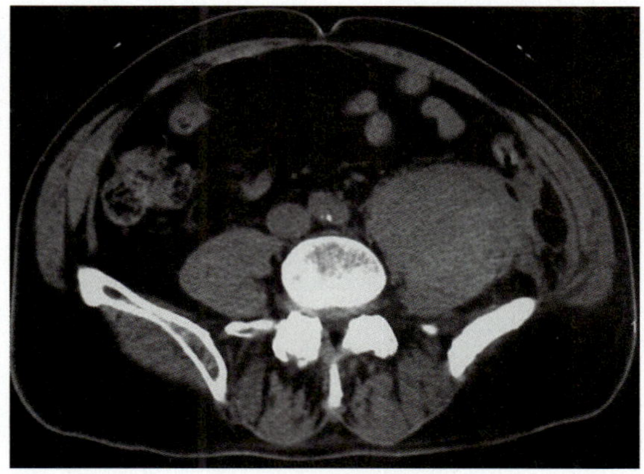

Fig. 60.

Question 6

Vous retenez le diagnostic de cruralgie gauche due à un hématome du psoas compliquant le traitement anticoagulant.
Parmi les propositions thérapeutiques suivantes, laquelle (lesquelles) est (sont) adaptée(s) à la circonstance ?
A. traitement par anti-inflammatoire non stéroïdien
B. traitement par antalgique de palier II
C. arrêt du traitement anticoagulant
D. évacuation chirurgicale de l'hématome du psoas
E. repos au lit

DP 28

Monsieur A., trente-six ans, chauffagiste, sans aucun antécédent notable, consulte pour des douleurs lombaires et des mains.
Vous apprenez à l'interrogatoire que les douleurs rachidiennes évoluent depuis au moins un an. Il s'agit de lombalgies basses, irradiant vers les fesses. Elles se sont majorées depuis trois mois. À ce moment, des douleurs des extrémités des doigts des deux mains sont également survenues, ainsi qu'une déformation des ongles des doigts concernés.
À l'examen, il est en bon état général. Il pèse 72 kg pour 1,70 m. Il a mal à la pression des articulations sacro-iliaques. Il a un érythème et un gonflement en regard des articulations interphalangiennes proximales des 2e, 3e et 4e doigts des deux mains.
Vous observez des lésions cutanées à la plante des pieds (fig. 61) et à la paume des mains (fig. 62).

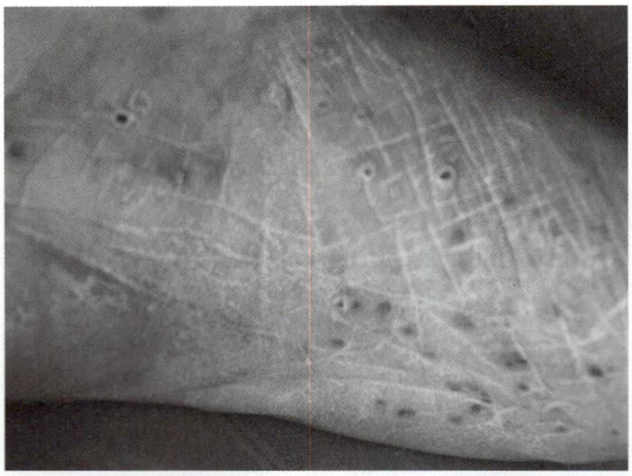

Fig. 61.

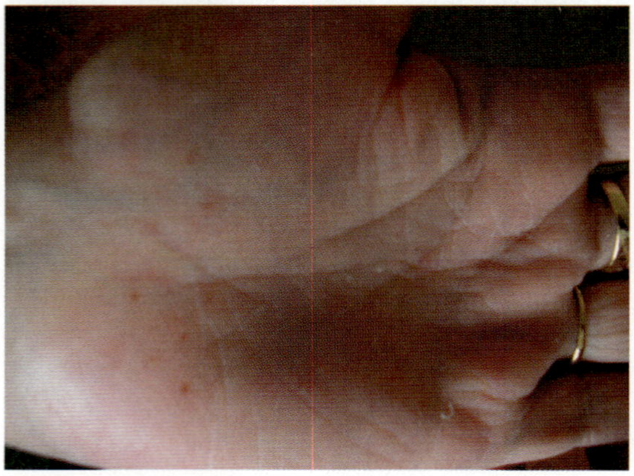

Fig. 62.

Question 1

Parmi les diagnostics suivants concernant les lésions cutanées, lequel est exact ?

A. eczéma
B. psoriasis en plaques
C. érythème
D. pustulose
E. urticaire

Question 2

Parmi les propositions suivantes, quel(s) diagnostic(s) est (sont) compatible(s) avec le tableau clinique ?

A. polyarthrite rhumatoïde
B. rhumatisme psoriasique
C. SAPHO
D. rougeole
E. maladie de Still

Question 3

Parmi les examens d'imagerie suivants, lequel (lesquels) est (sont) utile(s) dans cette circonstance ?

A. radiographie du bassin
B. radiographie du thorax
C. scintigraphie osseuse
D. radiographies des mains et des pieds
E. échographie des poignets et des mains

Question 4

Parmi les examens biologiques suivants, lequel (lesquels) est (sont) utile(s) dans cette circonstance ?

A. vitesse de sédimentation
B. sérologie des *Yersinia*
C. facteur rhumatoïde
D. antigène HLA-B27
E. ANCA (anticorps anti-cytoplasme des polynucléaires neutrophiles)

Question 5

Les douleurs sont partiellement soulagées par un traitement antalgique associé à un premier AINS.
Parmi les traitements suivants, lequel (lesquels) peu(ven)t être prescrit(s) dans cette situation ?

A. corticothérapie orale à forte dose
B. remplacement du premier AINS par un second
C. léflunomide (Arava®)
D. méthotrexate
E. azathioprine (Imurel®)

Question 6

En accord avec le patient, vous décidez de prescrire un traitement par le méthotrexate.
Parmi les explorations complémentaires suivantes, laquelle (lesquelles) est (sont) nécessaire(s) avant de débuter le traitement ?

A. NFS-plaquettes
B. radiographie du thorax
C. bilan hépatique
D. échographie abdominale
E. recherche de protéinurie

Question 7

Parmi les examens biologiques suivants, lequel (lesquels) doi(ven)t être régulièrement répété(s) pour le suivi du traitement ?

A. vitesse de sédimentation
B. ferritinémie
C. NFS-plaquettes
D. dosage des transaminases
E. ACPA (ou anticorps anti-CCP)

Question 8

Parmi les propositions suivantes, quels sont les effets secondaires possibles du traitement par le méthotrexate devant faire l'objet d'une information spécifique auprès du patient ?

A. hyperéosinophilie
B. leuconeutropénie
C. hypertriglycéridémie
D. augmentation des transaminases
E. pneumopathie allergique

DP 29

Un patient de soixante-dix ans vous est adressé car il souffre depuis un mois d'arthromyalgies d'horaire inflammatoire avec réveils nocturnes multiples et dérouillage matinal de trois heures. Ces douleurs sont bilatérales et symétriques, touchant les ceintures scapulaire et pelvienne, et accompagnées d'une importante asthénie. Votre examen clinique est sans particularité en dehors de myalgies à la palpation proximale des masses musculaires et de douleurs à la mobilisation des articulations glénohumérales et coxofémorales. Il n'y a pas de synovite périphérique. La vitesse de sédimentation est augmentée à 70 mm à la première heure et la CRP est élevée à 80 mg/L (normale inférieure à 5 mg/L).

Question 1

Quel(s) est (sont), parmi les propositions suivantes, le(s) diagnostic(s) pouvant être évoqué(s) devant ce tableau clinique ?

A. polyarthrite rhumatoïde
B. spondylarthrite ankylosante
C. lupus érythémateux systémique
D. pseudo-polyarthrite rhizomélique
E. artérite à cellules géantes

Question 2

Parmi les symptômes suivants, lequel (lesquels) doi(ven)t être recherché(s) systématiquement à l'interrogatoire car étant évocateur(s) d'une artérite à cellules géantes associée ?

A. céphalées
B. ptosis
C. douleur au toucher du cuir chevelu
D. douleur à la mastication
E. hypoacousie bilatérale

Question 3

Vous évoquez le diagnostic d'artérite à cellules géantes associée à la pseudo-polyarthrite rhizomélique.
Parmi les propositions suivantes, quelle(s) est (sont) la (les) complication(s) possible(s) de l'artérite à cellules géantes ?

A. infarctus du myocarde
B. accident vasculaire cérébral
C. phlébite surale
D. artérite oblitérante de l'artère ophtalmique
E. névrite optique ischémique

Question 4

Parmi les propositions suivantes, quelle(s) est (sont) l'(les) exploration(s) complémentaire(s) pouvant être utile(s) pour confirmer le diagnostic d'artérite à cellules géantes ?

A. biopsie d'une artère temporale
B. échographie des épaules
C. écho-Doppler des artères temporales
D. radiographies des épaules et des hanches
E. tomographie par émission de positons (TEP)

Question 5

Parmi les mesures thérapeutiques suivantes, laquelle (lesquelles) prenez-vous immédiatement dans l'attente de la réalisation des explorations complémentaires ?

A. traitement AVK
B. prednisone 10 mg par jour *per os*
C. prednisone 0,7 mg par kg par jour
D. régime hyperglucidique
E. régime hyposodé

DP 30

Monsieur B., âgé de soixante-huit ans, veuf, est hospitalisé pour la découverte d'anomalies radiographiques (fig. 63 et 64) à l'occasion de douleurs de hanche et de rachialgies dorsolombaires de rythme inflammatoire.

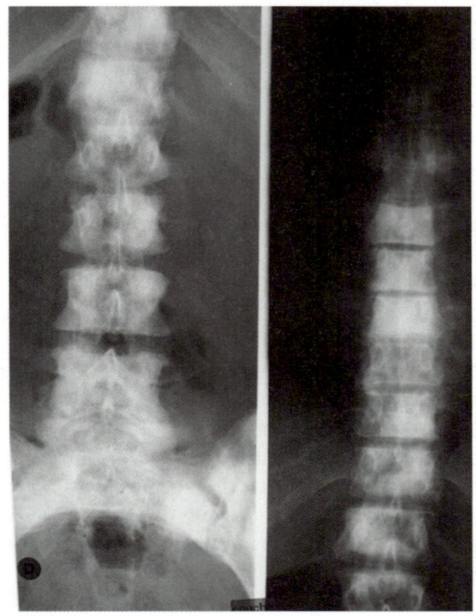

Fig. 63.

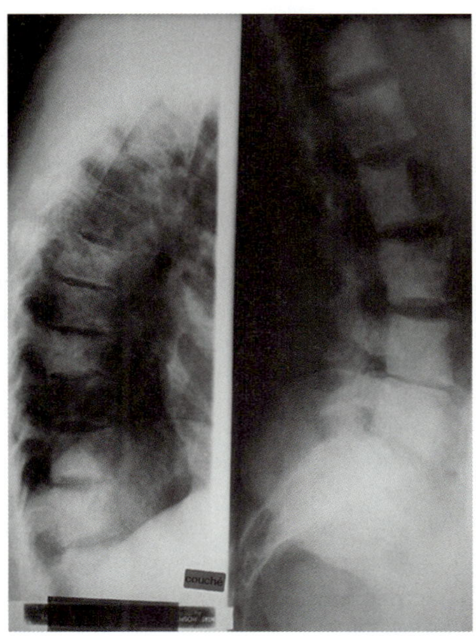

Fig. 64.

Question 1

Parmi les diagnostics suivants, lequel doit être évoqué devant ces radiographies ?

A. ostéomalacie
B. myélome condensant
C. métastases osseuses condensantes
D. maladie de Paget
E. hémochromatose

Question 2

Parmi les propositions suivantes concernant la distribution anatomique des métastases osseuses, laquelle (lesquelles) est (sont) exacte(s) ?

A. elles prédominent aux diaphyses des membres
B. elles ne concernent jamais les os courts
C. elles prédominent dans les os riches en moelle hématopoïétique
D. elles concernent souvent un seul hémicorps
E. elles prédominent au rachis et au bassin

Question 3

Cette découverte, associée à une baisse de l'état général (amaigrissement de 5 kg en trois mois) et à la constatation au toucher rectal d'une prostate augmentée de volume, asymétrique, avec un nodule dur dans le lobe droit, fait évoquer une ostéose métastatique d'origine prostatique.

Le reste de l'examen clinique est normal.

Les antécédents sont limités à une hypertension artérielle essentielle traitée par diurétiques.

Parmi les explorations complémentaires suivantes, laquelle (lesquelles) est (sont) utile(s) dans cette circonstance ?

A. dosage de l'antigène carcino-embryonnaire (ACE)
B. échographie prostatique
C. scintigraphie osseuse
D. dosage de l'antigène spécifique de la prostate (PSA)
E. évaluation de la fonction rénale

Question 4

Les premiers résultats biologiques sont les suivants :

- VS : 65 mm ;
- NFS : 7 000 GB dont 70 % de neutrophiles ; hémoglobine : 12 g/dL ; plaquettes : 40 000/mm^3 ;
- créatininémie : 100 µmol/L ; débit de filtration glomérulaire : 68 mL/min ;
- calcémie : 2,12 mmol/L ; phosphatémie : 0,73 mmol/L.

Parmi les propositions suivantes, quel(s) diagnostic(s) peu(ven)t expliquer les anomalies biologiques ?

A. coagulation intravasculaire disséminée (CIVD)
B. insuffisance rénale aiguë
C. syndrome inflammatoire
D. thrombopénie immunoallergique
E. lyse osseuse

Question 5

Le taux de PSA est de 66 ng/mL (N < 4,5 ng/mL) et la biopsie prostatique confirme le diagnostic d'adénocarcinome.

Parmi les traitements suivants, lequel (lesquels) peu(ven)t être proposé(s) ?

A. antalgique de palier II ou III, selon l'efficacité
B. castration chirurgicale
C. traitement par la testostérone
D. traitement AINS associé au traitement antalgique
E. traitement anti-androgénique

DP 31

Monsieur C., âgé de quarante-neuf ans, manipulateur radio, consulte car, depuis trois semaines, il est fatigué et a perdu 5 kg sans aucune raison. Depuis la même date, il a des douleurs diffuses, ainsi qu'une douleur et un gonflement de la cheville droite et des 2e, 3e et 4e articulations métacarpophalangiennes gauches, surtout pendant les deux premières heures après le lever.

Le bilan fait aux urgences est le suivant :

- VS : 72 mm ;
- Hb : 10,3 g/100 mL ;
- GB : 12 000/mm^3 (neutrophiles : 67 %, lymphocytes : 20 %, éosinophiles : 5 %, monocytes : 5 %, basophiles : 3 %) ;
- créatinine : 78 µmol/L ;
- Na : 137 mmol/L ; K : 4,9 mmol/L.

Il n'a jamais été malade dans le passé, si ce n'est une possible primo-infection tuberculeuse à quinze ans. Il ne fume pas plus de trois cigarettes par jour depuis l'âge de vingt-cinq ans. Il ne boit pas d'alcool habituellement mais un peu de vin le week-end.

À l'examen, vous notez une fébricule à 38 °C. L'examen cardiaque est normal. Sur le plan cutané, vous retrouvez une coloration anormale des membres inférieurs et de petites lésions autour des ongles (fig. 65 et 66). L'examen rhumatologique retrouve un gonflement et une douleur à la mobilisation de la cheville droite et des 2e, 3e et 4e articulations métacarpophalangiennes gauches, sans limitation des amplitudes. Les pouls pédieux sont présents mais le droit est beaucoup plus difficile à percevoir que le gauche. Les réflexes sont tous présents. L'examen neurologique est normal. L'auscultation pulmonaire est normale. Le reste de l'examen clinique est normal.

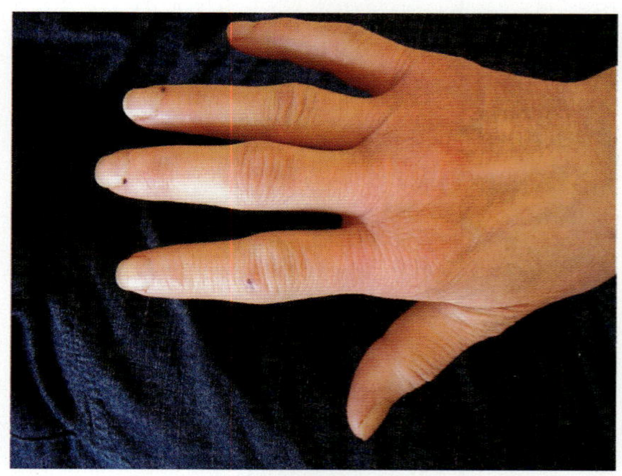

Fig. 65.

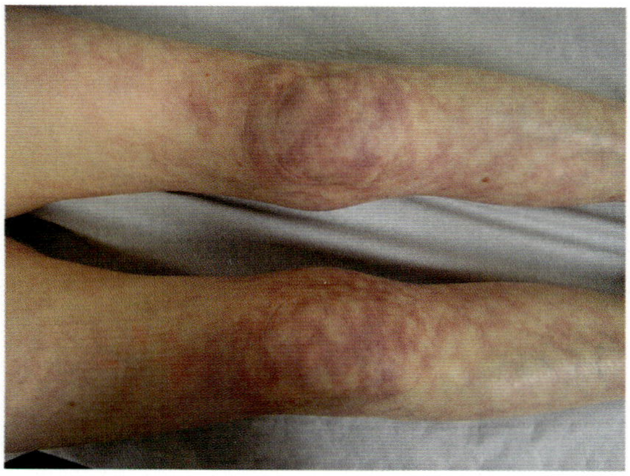

Fig. 66.

Question 1
Parmi les propositions suivantes, quel(s) diagnostic(s) retenez-vous pour les lésions cutanées ?
A. psoriasis
B. eczéma
C. vascularite distale
D. livedo
E. réaction allergique

Question 2
Parmi les diagnostics suivants, lequel (lesquels) permet(tent) d'expliquer les signes cutanés et articulaires ?
A. vascularite cryoglobulinémique
B. polyarthrite rhumatoïde
C. pseudo-polyarthrite rhizomélique
D. endocardite infectieuse
E. chondrocalcinose articulaire

Question 3
Parmi les explorations complémentaires suivantes, laquelle (lesquelles) est (sont) utile(s) à la démarche diagnostique ?
A. glycémie à jeun
B. ACPA (ou anticorps anti-CCP)
C. échographie des mains et poignets
D. recherche de cryoglobulinémie
E. sérologies des hépatites virales

Question 4
Le diagnostic de polyarthrite rhumatoïde sévère et associée à une cryoglobulinémie mixte sur hépatite C est finalement retenu.
Parmi les traitements suivants, lequel (lesquels) peu(ven)t être prescrit(s) dans cette circonstance ?
A. corticothérapie orale
B. traitement antalgique
C. infiltration articulaire d'un dérivé cortisoné
D. hydroxychloroquine (Plaquénil®) en monothérapie
E. cyclophosphamide associé à la corticothérapie

Question 5
Quels sont, parmi les propositions suivantes, les critères utiles pour le suivi évolutif de la polyarthrite rhumatoïde ?
A. quantification de l'asthénie
B. nombre d'articulations gonflées
C. BASDAI
D. durée de dérouillage articulaire matinal
E. taux du facteur rhumatoïde

Question 6
Parmi les propositions suivantes, quelle est la mesure devant être prise rapidement par le médecin traitant ?
A. demande de mise en invalidité troisième catégorie
B. demande d'allocation adulte handicapé
C. demande de pension d'invalidité
D. demande de prise en charge en ALD (affection de longue durée)
E. demande de congé longue maladie

DP 32

Monsieur D. est hospitalisé aux urgences un samedi soir pour nausées et vomissement.
Âgé de soixante-cinq ans, alcoolotabagique, il se plaint de lombalgie depuis trois mois, surtout à l'effort. Il a des nausées depuis quinze jours et a eu des selles liquides hier. Il boit plus que d'habitude et a peur d'avoir un diabète comme son grand-père car il « urine encore plus qu'il boit ! » Il a perdu 5 kg en trois mois.
L'examen clinique montre l'existence d'une raideur du rachis lombaire dans toutes les directions et d'une tachycardie.
Les premiers examens biologiques montrent :
- VS : 39 mm ;
- Hb : 12,8 g/100 mL ;
- Ca : 2,9 mmol/L ;
- K : 3,5 mmol/L ; Cl : 96 mmol/L ;
- créatinine : 130 µmol/L.

Vous demandez des radiographies du rachis lombaire (fig. 67) et du poumon (fig. 68).

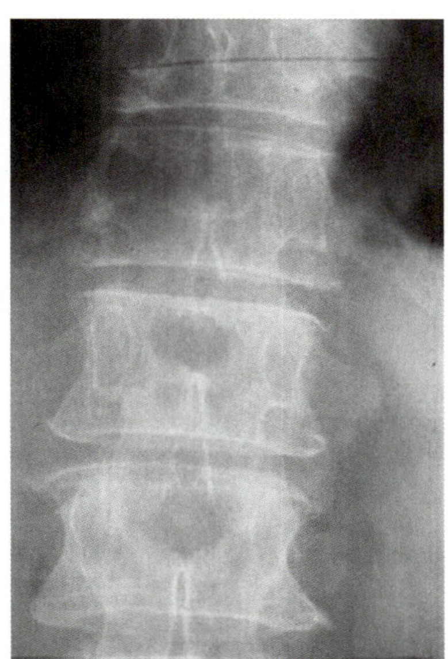

Fig. 67.

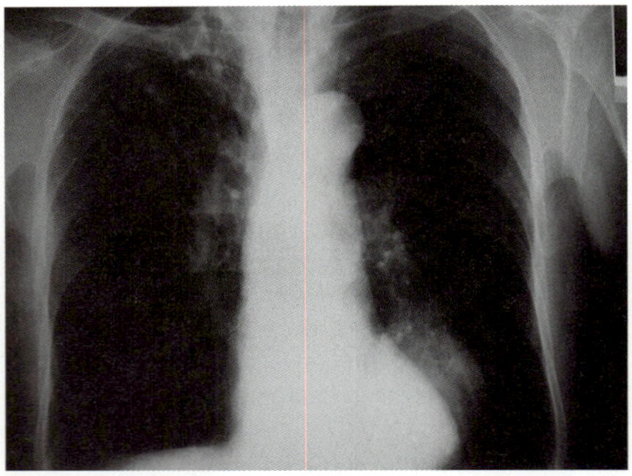

Fig. 68.

Question 1

Parmi les propositions suivantes, quelle(s) est (sont) l'(les) anomalie(s) constatée(s) sur la radiographie du rachis lombaire de face ?

A. ostéophytes latéraux du corps vertébral de L2
B. ostéocondensation de L1 et L2
C. ostéolyse de T12
D. lyse partielle du pédicule gauche de T12
E. spondylodiscite L1-L2

Question 2

Parmi les propositions suivantes, quelle(s) anomalie(s) peut-on observer sur la radiographie du thorax de face ?

A. pneumothorax
B. lyse costale droite
C. cardiomégalie
D. tumeur pulmonaire parenchymateuse du lobe inférieur gauche
E. élargissement du médiastin

Question 3

Parmi les propositions diagnostiques suivantes, laquelle (lesquelles) est (sont) compatible(s) avec ce cas clinique ?

A. hyperparathyroïdie primitive
B. métastases vertébrales
C. cancer pulmonaire
D. hypercalcémie maligne
E. spondylodiscite compliquant une pneumopathie infectieuse

Question 4

Quelle(s) exploration(s) complémentaire(s), parmi les propositions suivantes, peu(ven)t être utile(s) dans cette circonstance ?

A. scintigraphie osseuse
B. biopsie osseuse
C. biopsie pulmonaire
D. scanner thoraco-abdomino-pelvien
E. électrocardiogramme

Question 5

Parmi les traitements suivants, lequel (lesquels) peu(ven)t être prescrit(s) en urgence (avant de connaître les résultats des explorations complémentaires) ?

A. réhydratation par voie veineuse
B. traitement digitalique
C. traitement antalgique adapté à l'intensité des douleurs
D. traitement par la calcitonine
E. traitement par la vitamine D3

Question 6

Les résultats des examens biologiques complémentaires confirment le diagnostic d'hypercalcémie maligne.
Quelle(s) est (sont), parmi les propositions suivantes, l'(les) anomalie(s) biologique(s) compatible(s) avec ce diagnostic ?

A. hypophosphatémie
B. élévation du taux de PTH
C. effondrement du taux de PTH
D. taux bas de 25-hydroxyvitamine D
E. taux élevé de PTHrP

DP 33

Un homme de quarante-deux ans consulte pour une arthrite inflammatoire du genou droit. Il a souffert huit mois auparavant d'une arthrite de la première articulation métatarsophalangienne droite et un mois auparavant d'une atteinte identique au pied gauche. Les crises ont rapidement cessé sous l'effet d'un traitement anti-inflammatoire.

Question 1

Parmi les arguments suivants, lequel vous permet d'affirmer qu'il s'agit d'une crise de goutte ?

A. uricémie à 372 μmol/L (N <340)
B. antécédent de goutte chez son père
C. le patient est en surpoids (IMC = 29 kg/m^2)
D. présence de cristaux d'urate de sodium dans le liquide articulaire
E. recherche de facteur rhumatoïde négative

Question 2

Le patient ne suit pas les traitements et conseils donnés par le médecin. Il reconsulte à l'âge de cinquante-six ans pour suspicion de goutte chronique. Il a effectivement depuis cinq ans des nodules qui apparaissent aux mains (fig. 69) et il souffre régulièrement de douleurs aux mains et aux pieds d'horaire inflammatoire. Ces derniers sont d'ailleurs déformés (fig. 70 et 71). Il apporte une radiographie de ses avant-pieds (fig. 72).
Parmi les propositions suivantes, quel(s) est (sont) le(s) signe(s) radiographique(s) évocateur(s) d'une goutte ?

A. lésions prédominant aux premières articulations métatarsophalangiennes
B. lésions articulaires combinant des érosions et des appositions périostées périphériques
C. érosions des cinquièmes têtes métatarsiennes
D. hypertrophie des parties molles correspondant aux tophus
E. lésions respectant les articulations interphalangiennes

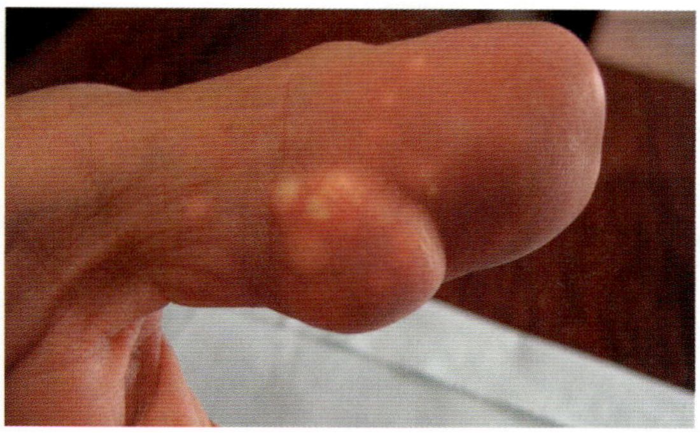

Fig. 69.

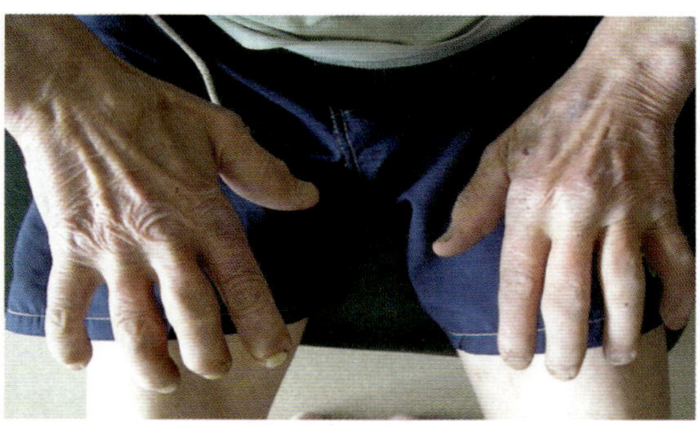

Fig. 70.

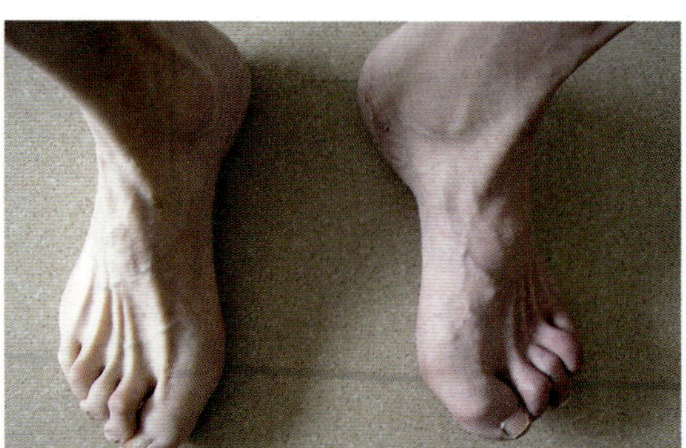

Fig. 71.

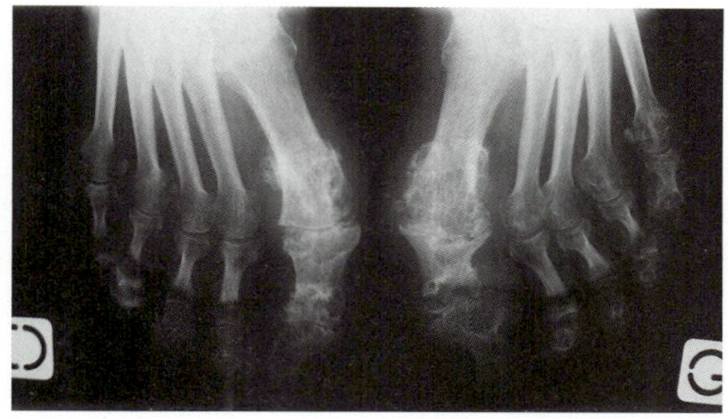

Fig. 72.

Question 3
Vous retenez le diagnostic de goutte tophacée. Les explorations complémentaires montrent l'existence d'une insuffisance rénale modérée (clairance de la créatinine : 45 mL/min).
Quelle(s) est (sont), parmi les propositions suivantes concernant le traitement de l'hyperuricémie chronique, celle(s) qui est (sont) exacte(s) ?
A. l'insuffisance rénale chronique contre-indique le traitement par allopurinol
B. du fait de l'insuffisance rénale, le seul traitement pouvant être prescrit est le fébuxostat
C. le traitement par allopurinol doit être débuté à la dose de 100 mg par jour
D. du fait de l'insuffisance rénale, le taux de l'uricémie ne peut être surveillé
E. le risque de réaction allergique existe avec l'allopurinol

Question 4
Parmi les propositions suivantes concernant le traitement d'une nouvelle crise aiguë de goutte, laquelle (lesquelles) est (sont) exacte(s) ?
A. un traitement par AINS à dose pleine pendant deux semaines peut être prescrit
B. le traitement par allopurinol doit être interrompu pendant la crise
C. une corticothérapie orale brève est indiquée dans cette situation
D. un traitement par le furosémide pourrait faire baisser l'uricémie
E. du fait de l'insuffisance rénale, seul un traitement antalgique peut être prescrit

Question 5
Parmi les propositions suivantes, quels sont conseils à donner au patient ?
A. limiter durablement les activités physiques et sportives
B. suivre un régime hyperprotidique
C. augmenter les apports alimentaires en charcuterie
D. assurer une bonne hydratation
E. supprimer la consommation de sodas

Réponses

DP 1

Question 1

N°	Réponses	OK	PCZ	SCZ	Commentaires
A	spondyloarthrite axiale	✓	✓		
B	lombarthrose				
C	spondylodiscite	✓	✓		
D	polyarthrite rhumatoïde				
E	poussée aiguë de pancréatite chronique				

Question 2

N°	Réponses	OK	PCZ	SCZ	Commentaires
A	antécédents familiaux de polyarthrite rhumatoïde				
B	présence de psoriasis	✓			
C	présence de nodules d'Heberden				Cela oriente vers une arthrose digitale
D	antécédent d'infection urogénitale	✓			
E	antécédent de diarrhée glaireuse ou sanglante	✓			

Question 3

N°	Réponses	OK	PCZ	SCZ	Commentaires
A	spondyloarthrite axiale radiographique	✓			
B	spondyloarthrite axiale non radiographique				
C	spondylodiscite				
D	polyarthrite rhumatoïde				
E	poussée aiguë de pancréatite chronique				

Question 4

N°	Réponses	OK	PCZ	SCZ	Commentaires
A	flou des berges des sacro-iliaques	✓			
B	condensation des berges des deux sacro-iliaques	✓			
C	érosions de la sacro-iliaque droite	✓			
D	œdème osseux			✓	
E	fracture du cadre obturateur			✓	

Question 5

N°	Réponses	OK	PCZ	SCZ	Commentaires
A	échographie abdominale			✓	Ne permet pas le diagnostic
B	imagerie par résonance magnétique nucléaire (IRM) du rachis cervico-dorso-lombaire				
C	échographie des muscles paravertébraux			✓	
D	imagerie par résonance magnétique nucléaire (IRM) des sacro-iliaques	✓			
E	scintigraphie osseuse			✓	Une hyperfixation des sacro-iliaques n'est pas spécifique d'une axSpA

Question 6

N°	Réponses	OK	PCZ	SCZ	Commentaires
A	antalgiques	✓			
B	anti-inflammatoires stéroïdiens hors contre-indication digestive	✓			
C	rééducation fonctionnelle avec auto-éducation	✓			
D	inhibiteur du TNFα				En cas d'échec de deux AINS
E	éducation du patient	✓			

Question 7

N°	Réponses	OK	PCZ	SCZ	Commentaires
A	*Health Assessment Questionnaire* (HAQ)	✓			
B	*Disease Activity Score 28* (DAS 28)				
C	*Bath Ankylosing Spondylitis Disease Activity Index* (BASDAI)	✓			
D	indice algofonctionnel de Lequesne				
E	*Ankylosing Spondylitis Disease Activity Score* (ASDAS)	✓			

Question 8

N°	Réponses	OK	PCZ	SCZ	Commentaires
A	corticoïde				
B	sulfasalazine				
C	méthotrexate				
D	inhibiteur du TNFα	✓			
E	inhibiteur de l'IL-17	✓			

Question 9

N°	Réponses	OK	PCZ	SCZ	Commentaires
A	un apprentissage de l'auto-éducation	✓			
B	des séances de balnéothérapie	✓			
C	des exercices de flexion rachidienne			✓	Non il faut lutter contre cette attitude vicieuse
D	un travail de l'amplitude respiratoire	✓			
E	des massages décontracturants rachidiens	✓			

Question 10

N°	Réponses	OK	PCZ	SCZ	Commentaires
A	une cure thermale peut être utile dans la spondyloarthrite axiale	✓			
B	une cure thermale doit être réalisée en période de poussée de la maladie				
C	une cure thermale doit être réalisée dans une station thermale agréée	✓			
D	une demande de prise en charge de cure thermale doit être adressée par le patient à sa mutuelle				
E	la demande de prise en charge d'une cure thermale doit être obligatoirement remplie par un médecin	✓			

Question 11

N°	Réponses	OK	PCZ	SCZ	Commentaires
A	il s'agit d'une substance avec une activité pharmacologique de référence			✓	
B	il s'agit d'une substance délivrée dans un contexte thérapeutique	✓			
C	il s'agit d'une substance nécessaire à l'évaluation de l'efficacité des traitements	✓			
D	il s'agit d'une substance nécessaire à l'évaluation de la tolérance des traitements	✓			
E	il s'agit d'une substance de galénique fixe			✓	

DP 2

Question 1

N°	Réponses	OK	PCZ	SCZ	Commentaires
A	lombosciatique L5 gauche	✓			Le trajet est typique de la racine L5
B	lombosciatique S1 gauche				
C	lombocruralgie L4 gauche				
D	lumbago			✓	Il n'y a pas de lumbago
E	spondylarthrite ankylosante			✓	Une douleur de sacro-iliite irradie éventuellement jusqu'au genou sans le dépasser

Question 2

N°	Réponses	OK	PCZ	SCZ	Commentaires
A	arthrose lombaire				
B	hernie discale	✓			
C	fracture vertébrale post-traumatique				
D	contracture musculaire paravertébrale				
E	tumeur vertébrale				

Question 3

N°	Réponses	OK	PCZ	SCZ	Commentaires
A	bilan biologique inflammatoire				
B	nouvelle radiographie standard du rachis lombosacré F + P				
C	imagerie par résonance magnétique nucléaire (IRM) lombaire				
D	électromyogramme des membres inférieurs			✓	L'EMG n'a aucun intérêt dans la prise en charge aiguë d'une lomboradiculalgie commune
E	aucun examen	✓			

Question 4

N°	Réponses	OK	PCZ	SCZ	Commentaires
A	c'est un signe recherchant une douleur radiculaire du membre inférieur	✓			
B	il teste les racines L3, L4 et L5				

C	il oriente vers un conflit discoradiculaire	✓	✓		
D	il rend compte de la grosseur de la hernie discale			✓	Il n'y a aucune association entre la taille de la hernie discale et ce signe
E	il se recherche par l'élévation progressive du membre inférieur	✓			

Question 5

N°	Réponses	OK	PCZ	SCZ	Commentaires
A	hospitalisation				
B	repos allongé toujours sur un plan dur			✓	
C	traitement de type anti-inflammatoire non stéroïdien *per os*	✓			
D	traitement de type antalgique *per os*	✓			
E	information au patient quant aux règles posturales	✓			

Question 6

N°	Réponses	OK	PCZ	SCZ	Commentaires
A	hernie discale L5-S1 gauche				
B	lombarthrose				
C	hernie discale L4-L5 gauche	✓			
D	tumeur vertébrale			✓	Le scanner retrouve une hernie discale
E	spondylodiscite L4-L5			✓	Le scanner retrouve une hernie discale

Question 7

N°	Réponses	OK	PCZ	SCZ	Commentaires
A	arrêter les anti-inflammatoires non stéroïdiens	✓	✓		La présence d'une hémorragie digestive sous AINS impose leur arrêt
B	réaliser une fibroscopie gastrique	✓	✓		La recherche d'une cause à ce saignement est une urgence
C	réaliser une NFS-plaquettes	✓	✓		La NFP permet d'apprécier le retentissement de cette hémorragie digestive
D	faire une recherche d'*Helicobacter pilori*	✓			
E	faire une rectoscopie				

Question 8

N°	Réponses	OK	PCZ	SCZ	Commentaires
A	vous réintroduisez les anti-inflammatoires non stéroïdiens avec un protecteur gastrique				
B	vous l'adressez en neurochirurgie pour avis	✓	✓		Le traitement neurochirugical est le traitement compte tenu de l'échec du traitement médical et l'apparition d'un déficit moteur
C	vous lui prescrivez des séances de rééducation fonctionnelle du rachis cervico-dorso-lombaire en actif				

N°	Réponses	OK	PCZ	SCZ	Commentaires
D	vous passez d'une antalgie de niveau I à un niveau II				
E	vous demandez un complément d'examen par un électromyogramme des membres inférieurs				

Question 9

N°	Réponses	OK	PCZ	SCZ	Commentaires
A	spondylarthrite ankylosante				
B	spondylodiscite chronique				
C	spondylodiscite post-chirurgicale	✓			
D	tumeur surinfectée				
E	récidive herniaire			✓	Ce diagnostic ne peut être retenu devant la fièvre et le syndrome inflammatoire biologique

Question 10

N°	Réponses	OK	PCZ	SCZ	Commentaires
A	hypersignal du disque intervertébral L4-L5				
B	hyposignal du disque intervertébral L4-L5				
C	hypersignal vertébral en L4 et L5	✓			
D	récidive herniaire				
E	abcès des parties molles adjacentes au disque L4-L5				

Question 11

N°	Réponses	OK	PCZ	SCZ	Commentaires
A	hémocultures	✓	✓		L'hémoculture peut permettre le diagnostic de spondylodiscite
B	examen cytobactériologique urinaire	✓			
C	coproculture				
D	intradermoréaction à la tuberculine				
E	Quantiféron®				

Question 12

N°	Réponses	OK	PCZ	SCZ	Commentaires
A	mise en place d'une bi-antibiothérapie adaptée	✓			
B	suivi du bilan sanguin inflammatoire rapproché	✓			
C	suivi par imagerie par résonance magnétique nucléaire (IRM) à 1 mois			✓	L'IRM n'a aucun intérêt dans le suivi d'une spondylodiscite
D	suivi radiologique standard du rachis lombaire une fois tous les 15 jours pendant 2 mois puis une fois par mois pendant 3 mois				
E	surveillance de la température	✓			

DP 3

Question 1

N°	Réponses	OK	PCZ	SCZ	Commentaires
A	épaule douloureuse avec une rupture du tendon supraspinatus	✓			
B	épaule douloureuse avec rupture du long biceps				
C	arthropathie mécanique des mains	✓			
D	ostéoporose	✓			
E	polyarthrite rhumatoïde				

Question 2

N°	Réponses	OK	PCZ	SCZ	Commentaires
A	chondrocalcinose	✓			
B	sarcoïdose				Plutôt le sujet jeune
C	virose				
D	sclérodermie				Ce n'est pas le tableau clinique
E	rhumatisme inflammatoire	✓	✓		Ce diagnostic doit être éliminé car un traitement précoce améliore son pronostic

Question 3

N°	Réponses	OK	PCZ	SCZ	Commentaires
A	il est exploré par la manœuvre de Jobe	✓			
B	il est abducteur de l'épaule	✓			
C	il est abaisseur de l'épaule	✓			
D	il est fréquemment atteint dans les lésions de la coiffe	✓			
E	il peut être le siège de calcifications	✓			

Question 4

N°	Réponses	OK	PCZ	SCZ	Commentaires
A	imagerie par résonance magnétique (IRM) de l'épaule				
B	arthroscopie de l'épaule				
C	échographie de l'épaule	✓			C'est après la radiographie l'examen de référence
D	arthroscanner de l'épaule				
E	arthro-IRM de l'épaule				

Question 5

N°	Réponses	OK	PCZ	SCZ	Commentaires
A	un des signes cliniques en est les nodules d'Heberden	✓			
B	la localisation interphalangienne proximale est fréquente	✓			

N°	Réponses	OK	PCZ	SCZ	Commentaires
C	elle est appelée rhizarthrose			✓	Non, c'est l'arthrose trapézo-métacarpienne
D	elle peut générer une altération de la qualité de vie	✓			
E	elle est le plus souvent primitive	✓			

Question 6

N°	Réponses	OK	PCZ	SCZ	Commentaires
A	radiographie standard des chevilles de face				
B	radiographie standard du bassin de face	✓			
C	radiographie standard des genoux de face	✓			
D	radiographie standard des poignets de face	✓			
E	radiographie standard du thorax de face				
Les radiographies des sites à réaliser afin de rechercher une calcification sont le bassin de face, les genoux et les poignets					

Question 7

N°	Réponses	OK	PCZ	SCZ	Commentaires
A	dosage de la calcémie	✓			
B	dosage du fer sérique	✓			
C	dosage du coefficient de saturation de la transferrine	✓			
D	dosage de la phosphatémie	✓			
E	dosage de l'hormone parathyroïdienne	✓			
Devant une chrondrocalcinose, il faut toujours rechercher une hyperparathyroïdie et une hémochromatose					

Question 8

N°	Réponses	OK	PCZ	SCZ	Commentaires
A	ménopause précoce	✓			
B	fracture du poignet	✓			
C	tabagisme actif	✓			
D	arthrose sévère				
E	indice de masse corporelle (IMC) bas	✓			

Question 9

N°	Réponses	OK	PCZ	SCZ	Commentaires
A	soulager la douleur par physiothérapie	✓			
B	réaliser une rééducation durant les phases douloureuses de type remise en tension des muscles de la coiffe				
C	réaliser un travail actif contre résistance progressive	✓			
D	réaliser une rééducation en décoaptation des abaisseurs de l'épaule	✓			
E	réaliser une rééducation en décoaptation des rotateurs de l'épaule	✓			

Question 10

N°	Réponses	OK	PCZ	SCZ	Commentaires
A	adapter le poste de travail de votre patiente	✓			
B	adapter le domicile de votre patiente	✓			
C	réaliser une rééducation de ses mains et de ses doigts	✓			
D	réaliser des orthèses de repos des doigts	✓			
E	réaliser des orthèses de repos des mains	✓			

DP 4

Question 1

N°	Réponses	OK	PCZ	SCZ	Commentaires
A	spondylodiscite infectieuse	✓			
B	métastase osseuse	✓			
C	spondyloarthrite périphérique	✓			
D	fracture sacrée				
E	fracture vertébrale				

Question 2

N°	Réponses	OK	PCZ	SCZ	Commentaires
A	spondylodiscite infectieuse	✓			C'est la maladie curable par une antibiothérapie adaptée
B	métastase osseuse				
C	discopathie				
D	myélome				
E	lombarthrose				

Question 3

N°	Réponses	OK	PCZ	SCZ	Commentaires
A	fracture de L1 d'allure ostéoporotique	✓			
B	spondylodiscite L3-L4				
C	discopathies dégénératives étagées	✓			
D	calcifications de la paroi de l'aorte abdominale	✓			
E	arthrose des articulations zygapophysaires	✓			

Question 4

N°	Réponses	OK	PCZ	SCZ	Commentaires
A	hémocultures	✓			
B	dosage sanguin du calcium	✓			
C	dosage sanguin de la créatinine	✓			
D	examen cytobactériologique des urines	✓			
E	électrophorèse des protéines sériques	✓			

Question 5

N°	Réponses	OK	PCZ	SCZ	Commentaires
A	hyperfixation en H évoquant une fracture du sacrum	✓			
B	hyperfixation en H évoquant une infection du sacrum				
C	fausse hyperfixation due à la réplétion vésicale			✓	
D	hyperfixation en H évoquant une sacro-iliite				
E	fausse hyperfixation en H due à une pyélonéphrite			✓	
Une hyperfixation scintigraphique osseuse correspond à une hyperactivation ostéoblastique					

Question 6

N°	Réponses	OK	PCZ	SCZ	Commentaires
A	elle permet de localiser une lésion de l'appareil locomoteur hypervascularisée	✓			
B	elle peut être utile dans le diagnostic de fracture de fatigue	✓			
C	elle peut être utile dans le diagnostic d'algoneurodystrophie	✓			
D	elle peut être faussée par une radiothérapie récente	✓			
E	elle peut être faussée par une perfusion de bisphosphonate précédant l'examen	✓			

Question 7

N°	Réponses	OK	PCZ	SCZ	Commentaires
A	elles sont fréquemment dues à une insuffisance osseuse	✓			
B	elles imposent un bilan d'ostéoporose	✓	✓		Elle fait partie des fractures sévères
C	elles nécessitent une prise en charge chirurgicale				
D	elles nécessitent une prise en charge en kinésithérapie				
E	elles nécessitent le repos	✓			

Question 8

N°	Réponses	OK	PCZ	SCZ	Commentaires
A	calcémie	✓	✓		
B	phosphatémie	✓	✓		
C	magnésémie				
D	coefficient de saturation de l'hémoglobine			✓	
E	ostéodensitométrie	✓			
La calcémie et la phosphatémie font partie des examens de première intention de toute fragilité osseuse					

Question 9

N°	Réponses	OK	PCZ	SCZ	Commentaires
A	évoquent une urticaire	✓			
B	ne sont probablement pas un psoriasis	✓			
C	peuvent générer le syndrome inflammatoire biologique				
D	peuvent être d'origine allergique	✓			
E	peuvent être dues au stress	✓			
La lésion évoque avant tout une urticaire					

DP 5

Question 1

N°	Réponses	OK	PCZ	SCZ	Commentaires
A	pseudo-polyarthrite rhizomélique	✓			À évoquer car urgence thérapeutique
B	rhumatisme microcristallin				
C	polyarthrite rhumatoïde				
D	rhumatisme paranéoplasique				
E	spondyloarthrite axiale				

Question 2

N°	Réponses	OK	PCZ	SCZ	Commentaires
A	abolition des pouls temporaux	✓			
B	faiblesse musculaire distale				
C	amaigrissement	✓			
D	induration des artères temporales	✓			
E	synovites périphériques	✓			
Rechercher des éléments vers une artérite à cellules géantes associée ou vers une polyarthrite rhumatoïde					

Question 3

N°	Réponses	OK	PCZ	SCZ	Commentaires
A	radiographies standard des genoux et des poignets	✓			
B	examen cytobactériologique des urines				
C	dosage de l'activité de la créatine phosphokinase (CPK)	✓			Sera normal
D	dosage d'anticorps anti-peptides citrullinés	✓			
E	dosage des facteurs rhumatoïdes	✓			
L'un des diagnostics différentiels est la polyarthrite rhumatoïde					

Question 4

N°	Réponses	OK	PCZ	SCZ	Commentaires
A	elle atteint essentiellement les poignets et les genoux			✓	Non atteinte des ceintures
B	elle atteint les sujets de plus de cinquante ans	✓			
C	elle peut être un syndrome paranéoplasique	✓			
D	elle se traite par corticothérapie en intraveineux				La corticothérapie orale est possible et est de première intention
E	elle guérit le plus souvent avec un traitement adapté	✓			

Question 5

N°	Réponses	OK	PCZ	SCZ	Commentaires
A	psoriasis				
B	artérite à cellules géantes	✓			Associée à la PPR
C	ostéoporose	✓			Associée principalement à la corticothérapie
D	lupus érythémateux systémique				
E	bronchopneumopathie chronique obstructive				

Question 6

N°	Réponses	OK	PCZ	SCZ	Commentaires
A	anti-inflammatoires non stéroïdiens				
B	corticothérapie	✓	✓		C'est le traitement
C	supplémentation vitamino-calcique				
D	Azathioprine				
E	inhibiteur du TNFα				

Question 7

N°	Réponses	OK	PCZ	SCZ	Commentaires
A	elle a un index de masse corporelle élevé				
B	elle a des antécédents personnels de fractures	✓			
C	elle a présenté un ulcère duodénal				
D	elle a des antécédents familiaux de fractures ostéoporotiques chez sa mère	✓			
E	elle a une corticothérapie au long cours	✓			
Ce sont les critères de réalisation d'une ostéodensitométrie osseuse					

Question 8

N°	Réponses	OK	PCZ	SCZ	Commentaires
A	calcémie	✓			
B	créatininémie	✓			
C	phosphatémie	✓			
D	électrophorèse des protéines sanguines	✓			
E	dosage de la vitamine D	✓			

Question 9

N°	Réponses	OK	PCZ	SCZ	Commentaires
A	des calcifications d'hydroxyapatite	✓			
B	des calcifications d'acide urique				Non, radio opaque
C	des géodes				
D	une fracture à droite de la clavicule				
E	aucune anomalie				

DP 6

Question 1

N°	Réponses	OK	PCZ	SCZ	Commentaires
A	artérite à cellules géantes	✓			C'est une urgence fonctionnelle À évoquer devant ce tableau
B	céphalées neurogènes				
C	syndrome paranéoplasique				
D	chondrocalcinose				
E	lupus érythémateux systémique				

Question 2

N°	Réponses	OK	PCZ	SCZ	Commentaires
A	céphalées	✓			
B	amaigrissement	✓			
C	douleurs des ceintures	✓			
D	claudication de la mâchoire	✓			
E	douleurs du cuir chevelu	✓			

Question 3

N°	Réponses	OK	PCZ	SCZ	Commentaires
A	écho-Doppler des artères temporales				
B	angiographie des gros vaisseaux				
C	biopsie des artères temporales	✓			C'est le gold standard pour confirmer le diagnostic de manière formelle
D	dosage pondéral des immunoglobulines				
E	dosage des anticorps anti-endothélium				

Question 4

N°	Réponses	OK	PCZ	SCZ	Commentaires
A	une artérite nécrosante			✓	Il n'y a pas de nécrose dans l'ACG
B	des cellules géantes	✓			
C	une rupture de la lame limitante interne	✓			
D	une atteinte segmentaire et focale	✓			
E	aucune de ces anomalies				

Question 5

N°	Réponses	OK	PCZ	SCZ	Commentaires
A	les vaisseaux de calibre moyen	✓			
B	les sujets de plus de 50 ans	✓			
C	plus les hommes que les femmes				
D	le plus souvent la carotide externe	✓			
E	quelquefois des vaisseaux extracrâniens	✓			

Question 6

N°	Réponses	OK	PCZ	SCZ	Commentaires
A	les vaisseaux coronaires	✓			
B	les artères sous-clavières	✓			
C	l'aorte	✓			
D	les artères fémorales	✓			
E	les artères axillaires	✓			

Question 7

N°	Réponses	OK	PCZ	SCZ	Commentaires
A	il est prescrit pour une durée de trois mois				Non, la médiane de traitement est de l'ordre de 12–18 mois
B	il est prescrit à forte dose	✓			
C	il est le plus souvent efficace très rapidement	✓			
D	il doit s'accompagner d'un traitement protecteur gastrique	✓			
E	il doit s'accompagner d'une protection du capital osseux	✓			

Question 8

N°	Réponses	OK	PCZ	SCZ	Commentaires
A	un syndrome cérébelleux	✓			
B	une cécité brusque définitive	✓			
C	une hémorragie cérébrale				Non, plutôt des ischémies
D	une claudication à la marche	✓			
E	une amaurose transitoire	✓			

Question 9

N°	Réponses	OK	PCZ	SCZ	Commentaires
A	il s'agit d'une arthrose bilatérale sévère de hanche				
B	il s'agit d'une ostéonécrose bilatérale de hanche	✓			
C	il s'agit d'une fracture sous-chondrale bilatérale de hanche				
D	il s'agit d'une maladie de Paget du bassin avec atteinte des deux hanches				
E	il s'agit d'un rhumatisme à hydroxyapatite localisé aux hanches				
Il existe une perte de la sphéricité de la tête fémorale gauche. Il n'y a pas de signes d'arthrose ni de fracture, d'anomalie de la trame osseuse ou de calcification					

Question 10

N°	Réponses	OK	PCZ	SCZ	Commentaires
A	corticothérapie	✓			
B	antihypertenseurs thiazidiques			✓	
C	anticoagulants			✓	
D	anti-inflammatoires non stéroïdiens			✓	
E	anxiolytiques			✓	
La corticothérapie est le facteur médicamenteux d'ostéonécrose de hanche					

Question 11

N°	Réponses	OK	PCZ	SCZ	Commentaires
A	hypertriglycéridémie	✓			
B	hypertension artérielle			✓	
C	drépanocytose	✓			
D	maladie d'Alzheimer			✓	
E	alcoolisme	✓			

DP 7

Question 1

N°	Réponses	OK	PCZ	SCZ	Commentaires
A	antécédents de lombalgies	✓			
B	perte des fèces	✓	✓		
C	syndrome fébrile	✓	✓		
D	antécédents tumoraux	✓	✓		
E	perte des urines	✓	✓		
La recherche d'une cause symptomatique et de critères de gravité est systématique					

Question 2

N°	Réponses	OK	PCZ	SCZ	Commentaires
A	déficit sensitif du périnée	✓	✓		
B	abolition du réflexe achilléen	✓			
C	parésie des releveurs du pied	✓	✓		
D	abolition du réflexe rotulien	✓			
E	difficulté à la marche sur le talon	✓	✓		
La recherche d'une cause symptomatique et de critères de gravité est systématique					

Question 3

N°	Réponses	OK	PCZ	SCZ	Commentaires
A	lombosciatique commune	✓			
B	fracture vertébrale ostéoporotique	✓			
C	fracture vertébrale pathologique	✓			
D	lombocruralgie commune				
E	syndrome de Cockett				

Question 4

N°	Réponses	OK	PCZ	SCZ	Commentaires
A	il s'agit d'un cliché de de Sèze			✓	C'est un dorso-lombo-pelvi-fémoral de face
B	il existe une fracture vertébrale			✓	
C	il existe une lombarthrose	✓			
D	il existe une ostéolyse vertébrale multi-étagée			✓	
E	il existe une discopathie L5-S1	✓			Il y a un pincement du disque L5-S1

Question 5

N°	Réponses	OK	PCZ	SCZ	Commentaires
A	lombosciatique commune S1	✓			
B	fracture vertébrale ostéoporotique		✓		Il n'y a pas de fracture
C	fracture vertébrale pathologique		✓		Il n'y a pas de fracture
D	lombocruralgie commune L5		✓		Pour le trajet L5, on parle de sciatalgie
E	lombocruralgie commune S1		✓		Pour le trajet S1, on parle de sciatalgie

Question 6

N°	Réponses	OK	PCZ	SCZ	Commentaires
A	prescription d'antalgiques de palier I ou II hors contre-indication	✓			
B	corticothérapie hors contre-indication				
C	repos strict au lit d'une semaine			✓	Non, à éviter
D	arrêt de travail de 2 mois				
E	prescription d'anti-inflammatoire non stéroïdien hors contre-indication	✓			

Question 7

N°	Réponses	OK	PCZ	SCZ	Commentaires
A	hernie postérolatérale L5-S1 gauche	✓			
B	hernie postérolatérale L3-L4 gauche				
C	fracture vertébrale L5				
D	tumeur intrarachidienne en L5				
E	coupes en pondération T2	✓			Le LCS est en hypersignal
Hernie discale en dépend du disque L5-S1 latéralisée à gauche					

Question 8

N°	Réponses	OK	PCZ	SCZ	Commentaires
A	lombosciatique commune sur hernie discale L5				
B	lombosciatique commune sur lombarthrose				
C	lombosciatique commune sur fracture vertébrale ostéoporotique				
D	lombosciatique commune sur hernie discale S1	✓			
E	lombosciatique sur tumeur intrarachidienne				

Question 9

N°	Réponses	OK	PCZ	SCZ	Commentaires
A	infiltration périradiculaire L3-L4			✓	
B	chirurgie rachidienne	✓			C'est le traitement
C	prise en charge active en rééducation fonctionnelle				
D	mise en place d'un corset plâtré antalgique			✓	
E	traitement par décontracturants musculaires				

Question 10

N°	Réponses	OK	PCZ	SCZ	Commentaires
A	l'épisode est survenu dans le cadre de l'exercice de sa profession	✓			
B	un médecin doit établir un certificat initial	✓			
C	l'employeur doit être averti dans les 24 heures	✓			
D	l'employeur doit déclarer l'accident dans les 48 heures après en avoir eu connaissance	✓			
E	le salarié envoie le certificat initial à sa mutuelle				

DP 8

Question 1

N°	Réponses	OK	PCZ	SCZ	Commentaires
A	rhumatisme psoriasique	✓			
B	pseudo-polyarthrite rhizomique				
C	artérite à cellules géantes			✓	Il n'y a pas d'atteinte céphalique
D	polyarthrite rhumatoïde				
E	goutte				
Vue l'atteinte des IPD et la répartition avec palpation d'« ostéophytes », le diagnostic le plus probable est le rhumatisme psoriasique					

Question 2

N°	Réponses	OK	PCZ	SCZ	Commentaires
A	dosage d'anticorps anti-peptides citrullinés	✓			
B	biopsie synoviale du poignet droit			✓	Aucun intérêt. Ne permet pas de discriminer les causes d'arthrite
C	radiographie standard des mains de face	✓			
D	radiographie standard des poignets de face	✓			
E	radiographie standard des pieds de trois-quarts	✓			

Question 3

N°	Réponses	OK	PCZ	SCZ	Commentaires
A	ils sont spécifiquement augmentés dans la polyarthrite rhumatoïde				
B	ils sont plus sensibles que les ACPA dans la polyarthrite rhumatoïde	✓			

N°	Réponses	OK	PCZ	SCZ	Commentaires
C	ils sont un critère de sévérité de la maladie lorsqu'ils sont fortement augmentés	✓			
D	ils sont équivalents aux ACPA				
E	ils sont exprimés en unité internationale	✓			

Question 4

N°	Réponses	OK	PCZ	SCZ	Commentaires
A	lupus érythémateux systémique			✓	Très peu probable chez une femme de plus de 50 ans
B	goutte	✓			Possible au vu des diurétiques
C	sarcoïdose				Très peu probable chez une femme de plus de 50 ans
D	chondrocalcinose familiale				Pas de notion familiale
E	arthrose isolée	✓			Possible

Question 5

N°	Réponses	OK	PCZ	SCZ	Commentaires
A	zones d'ostéolyses floues				
B	érosions osseuses	✓			
C	déminéralisation	✓			
D	Géodes	✓			
E	liseré calcique				

Question 6

N°	Réponses	OK	PCZ	SCZ	Commentaires
A	échographie articulaire des articulations atteintes	✓			
B	imagerie par résonance magnétique des poignets et des mains	✓			
C	scintigraphie osseuse corps entier au Tc99m				
D	TEP-scan corps entier			✓	
E	scanner thoraco-abdomino-pelvien			✓	
Le TEP et le TAP n'ont aucun intérêt à visée diagnostique					

Question 7

N°	Réponses	OK	PCZ	SCZ	Commentaires
A	est une insuffisance rénale aiguë fonctionnelle	✓			
B	est une insuffisance rénale aiguë organique				
C	est majorée par l'association sartan thiazidique et anti-inflammatoire non stéroïdien	✓			
D	peut évoluer vers une insuffisance rénale chronique	✓			
E	est toujours totalement régressive				

Question 8

N°	Réponses	OK	PCZ	SCZ	Commentaires
A	ionogramme sanguin	✓			
B	électroencéphalogramme				
C	échographie rénale	✓			
D	protidémie	✓			
E	bandelette urinaire	✓			

Question 9

N°	Réponses	OK	PCZ	SCZ	Commentaires
A	est de type AA	✓			
B	peut s'explorer par biopsie de la graisse ombilicale	✓			
C	est secondaire	✓			
D	peut se révéler par une macroglossie	✓			
E	peut s'explorer par une biopsie des glandes salivaires	✓			

Question 10

N°	Réponses	OK	PCZ	SCZ	Commentaires
A	a probablement un rôle physiopathologique	✓			
B	peut être un facteur de résistance à certains traitements	✓			
C	a la même toxicité sur l'évolution d'une polyarthrite rhumatoïde que l'alcool				
D	n'augmente pas le risque néoplasique				
E	n'a pas d'incidence sur le risque de développer la maladie				

DP 9

Question 1

N°	Réponses	OK	PCZ	SCZ	Commentaires
A	polyarthrite rhumatoïde	✓			
B	polyarthrite paranéoplasique	✓			
C	chondrocalcinose	✓			
D	pseudo-polyarthrite rhizomélique				N'est pas à évoquer car pas d'atteinte des ceintures
E	connectivite	✓			

Question 2

N°	Réponses	OK	PCZ	SCZ	Commentaires
A	radiographie des avant-pieds de trois-quarts	✓	✓		Doit être systématique devant un rhumatisme débutant
B	dosage d'anticorps anti-peptides citrullinés	✓	✓		Doit être systématique devant un rhumatisme débutant
C	scanner thoraco-abdomino-pelvien	✓	✓		À faire devant l'antécédent néoplasique

N°	Réponses	OK	PCZ	SCZ	Commentaires
D	dosage d'anticorps anti-ADN natif	✓			Doit être systématique devant un rhumatisme débutant
E	dosage d'anticorps anti-cardiolipine	✓			

Question 3

N°	Réponses	OK	PCZ	SCZ	Commentaires
A	antalgiques	✓			
B	méthotrexate	✓			
C	inhibiteur du TNFα				
D	azathioprine				
E	infiltration de corticoïdes dans le genou	✓			

Question 4

N°	Réponses	OK	PCZ	SCZ	Commentaires
A	l'apparition de nouveaux signes cliniques	✓			
B	la numération-formule sanguine, les plaquettes	✓			
C	les anticorps anti-nucléaires			✓	Aucun intérêt dans le suivi
D	le syndrome inflammatoire	✓			
E	le bilan hépatique : SGOT, SGPT, GGT	✓			

Question 5

N°	Réponses	OK	PCZ	SCZ	Commentaires
A	massages	✓			
B	thermothérapie	✓			
C	électrothérapie	✓			
D	ultrasons	✓			
E	mobilisation active				

Question 6

N°	Réponses	OK	PCZ	SCZ	Commentaires
A	les séances de rééducation réalisées par un kinésithérapeute sur prescription médicale sont remboursées par la Sécurité sociale	✓			
B	les séances d'ergothérapies réalisées par un ergothérapeute sur prescription médicale ne sont pas remboursées par la Sécurité sociale				
C	les séances de balnéothérapie réalisées par un kinésithérapeute sur prescription médicale sont remboursées par la Sécurité sociale	✓			
D	les séances de thalassothérapie réalisées par un kinésithérapeute sont remboursées par la Sécurité sociale				
E	les transports en lien avec les séances de rééducation fonctionnelle réalisées par un kinésithérapeute sur prescription médicale sont remboursés par la Sécurité sociale	✓			

Question 7

N°	Réponses	OK	PCZ	SCZ	Commentaires
A	séances de rééducation réalisées en mobilisation passive à sec	✓			
B	séances de rééducation réalisées en mobilisation active à sec	✓			
C	séances de rééducation réalisées en mobilisation active dans l'eau (balnéothérapie)	✓			
D	séances de renforcement des muscles périarticulaires	✓			
E	apprentissage au patient de l'auto-rééducation	✓			

DP 10

Question 1

N°	Réponses	OK	PCZ	SCZ	Commentaires
A	thrombose vasculaire				
B	paralysie crurale				
C	paralysie du sciatique poplité externe	✓			
D	gonarthrose			✓	La gonarthrose n'entraîne jamais de paralysie
E	kyste poplité				

Question 2

N°	Réponses	OK	PCZ	SCZ	Commentaires
A	le test au latex à 1/40e signe une polyarthrite rhumatoïde				Le diagnostic de PR est porté sur un faisceau d'arguments (*cf.* critère ACR/EULAR 2010)
B	le taux de facteurs anti-nucléaires a 1/160e signe un lupus érythémateux systémique débutant				Non, il faut des signes cliniques
C	le taux des anticorps anti-cytoplasme de polynucléaires neutrophiles a 1/10e signe une granulomatose avec polyangéite				Non significatif
D	la VS et la CRP augmentées signent une infection profonde				Non spécifiques
E	aucune conclusion diagnostique ne peut être faite	✓			

Question 3

N°	Réponses	OK	PCZ	SCZ	Commentaires
A	polyarthrite rhumatoïde				
B	lupus érythémateux systémique débutant				
C	granulomatose avec polyangéite				
D	périartérite noueuse	✓			À évoquer de principe devant toutes mononévrite fébrile
E	aucun de ces diagnostics				

Question 4

N°	Réponses	OK	PCZ	SCZ	Commentaires
A	polyarthrite distale asymétrique	✓			
B	paralysie du sciatique poplité externe	✓			
C	diminution d'un pouls	✓			
D	myalgies	✓			
E	altération de l'état général	✓			

Question 5

N°	Réponses	OK	PCZ	SCZ	Commentaires
A	AINS			✓	Peut aggraver l'insuffisance rénale
B	corticostéroïdes	✓			
C	immunosuppresseurs	✓			
D	inhibiteur du TNF				
E	sulfasalazine				

Question 6

N°	Réponses	OK	PCZ	SCZ	Commentaires
A	elle est de cause inconnue	✓			
B	elle est associée au virus de l'hépatite B	✓			
C	elle est une vascularite inflammatoire nécrosante	✓			
D	elle touche les petits et moyens vaisseaux	✓			
E	elle touche plusieurs organes	✓			

Question 7

N°	Réponses	OK	PCZ	SCZ	Commentaires
A	apparaît souvent après 40 ans	✓			
B	est une maladie auto-immune	✓			
C	apparaît sur un terrain génétique défini				
D	est fatale sans traitement	✓			
E	atteint en priorité les muscles				

Question 8

N°	Réponses	OK	PCZ	SCZ	Commentaires
A	bilan inflammatoire	✓			
B	artériographie rénale	✓			
C	artériographie mésentérique	✓			
D	biopsie musculaire	X			
E	sérologie hépatite C				Non, c'est l'hépatite B

Question 9

N°	Réponses	OK	PCZ	SCZ	Commentaires
A	arthromyalgies	✓			
B	orchite	✓			
C	hypertension artérielle	✓			

D	diabète non insulinodépendant			✓	Non, c'est la complication de la corticothérapie
E	douleurs digestives	✓			

Question 10

N°	Réponses	OK	PCZ	SCZ	Commentaires
A	le rein est un des organes le plus souvent atteint	✓			
B	des lésions artérielles micro-anévrismales sont présentes	✓			
C	une fièvre au long cours est un des signes de la maladie	✓			
D	une insuffisance rénale aiguë ou chronique doit être recherchée	✓	✓		
E	une pancréatite aiguë en est un des signes	✓			

DP 11

Question 1

N°	Réponses	OK	PCZ	SCZ	Commentaires
A	Pleurésie	✓			
B	pneumopathie interstitielle	✓			
C	péricardite	✓			
D	embolie	✓			
E	crise d'asthme				Car l'auscultation est normale

Question 2

N°	Réponses	OK	PCZ	SCZ	Commentaires
A	sous-décalage de PQ	✓			
B	tachycardie	✓			
C	bradycardie			✓	Non, fréquence autour de 100
D	sous-décalage de ST			✓	Non, infarctus en voie de constitution
E	onde Q			✓	Non, séquelle d'infarctus

Question 3

N°	Réponses	OK	PCZ	SCZ	Commentaires
A	épanchement pleural	✓			Comblement du cul-de-sac pleural gauche
B	hypertrophie ventriculaire gauche				
C	hypertrophie auriculaire droite				
D	pneumopathie basale droite				
E	infiltrats péribronchiques				

Question 4

N°	Réponses	OK	PCZ	SCZ	Commentaires
A	lupus érythémateux systémique avec syndrome des antiphospholipides (SAPL)	✓			
B	lupus érythémateux systémique sans syndrome des antiphospholipides (SAPL)				
C	syndrome des antiphospholipides (SAPL) sans lupus érythémateux systémique				
D	arthrite réactionnelle à mycoplasme				
E	asthme				

Question 5

N°	Réponses	OK	PCZ	SCZ	Commentaires
A	polyarthrite	✓			
B	trouble neurologique sous pilule	✓			
C	terrain (jeune femme)	✓			
D	psoriasis du cuir chevelu				
E	herpès récidivant				

Question 6

N°	Réponses	OK	PCZ	SCZ	Commentaires
A	TCA allongé	✓			
B	TCA raccourci			✓	
C	thrombopénie	✓			
D	éosinophilie				
E	VS élevée				

Question 7

N°	Réponses	OK	PCZ	SCZ	Commentaires
A	immunofluorescence sur cellules Hep-2	✓			
B	immunofluorescence sur cellules du patient				
C	immunofluorescence sur *Crithidia luciliae*				
D	test de Farr				
E	ELISA				

Question 8

N°	Réponses	OK	PCZ	SCZ	Commentaires
A	anti-centromères				
B	anti-cytoplasme de polynucléaires neutrophiles				
C	anti-Sm	✓			
D	anti-Mag				
E	anti-ADN double brin	✓			

Question 9

N°	Réponses	OK	PCZ	SCZ	Commentaires
A	cyclophosphamide				
B	méthotrexate				
C	mycophénolate mofétil				
D	hydroxychloroquine	✓			
E	azathioprine				

Question 10

N°	Réponses	OK	PCZ	SCZ	Commentaires
A	il y a un risque de poussée lupique	✓			
B	il y a un risque de problème cardiaque pour le fœtus lié à la présence d'anti-SSA	✓			
C	la grossesse est autorisée quel que soit le stade de la maladie à condition de prendre des précautions				
D	l'hydroxychloroquine (Plaquenil®) doit toujours être arrêté préalablement			✓	Non, car augmente le risque de poussée de la maladie
E	la cortisone doit toujours être arrêtée préalablement				

DP 12

Question 1

N°	Réponses	OK	PCZ	SCZ	Commentaires
A	arthrite réactionnelle	✓			
B	arthrite septique staphylococcique				
C	polyarthrite rhumatoïde				
D	lupus érythémateux systémique				
E	arthrite médicamenteuse à l'ampicilline				

Question 2

N°	Réponses	OK	PCZ	SCZ	Commentaires
A	polyarthrite gonococcique	✓			
B	primo-infection à VIH	✓			
C	arthrite tuberculeuse				
D	polyarthrite rhumatoïde				
E	lupus érythémateux systémique				

Question 3

N°	Réponses	OK	PCZ	SCZ	Commentaires
A	facteurs rhumatoïdes				
B	facteurs anti-nucléaires				
C	ponction articulaire	✓	✓		À faire devant toute suspicion d'arthrite
D	hémocultures	✓			
E	radiographie des avant-pieds				

Question 4

N°	Réponses	OK	PCZ	SCZ	Commentaires
A	prélèvement urétral ou des urines du matin	✓			
B	sérologie de la syphilis	✓			
C	sérologie VIH	✓			
D	sérologie hépatite B	✓			
E	sérologie mycoplasme				

Question 5

N°	Réponses	OK	PCZ	SCZ	Commentaires
A	*Enterococcus sexualis*				
B	*Mycoplasma hominis*	✓			
C	*Ureaplasma urealiticum*	✓			
D	*Chlamydiae trachomatis*	✓			
E	bacille de Döderlein				

Question 6

N°	Réponses	OK	PCZ	SCZ	Commentaires
A	enthésite inflammatoire	✓			
B	enthésite septique				
C	fissure osseuse				
D	rupture de l'aponévrose plantaire				
E	arthrite talonaviculaire				

Question 7

N°	Réponses	OK	PCZ	SCZ	Commentaires
A	anti-inflammatoire non stéroïdien	✓			
B	corticothérapie *per os*				
C	corticothérapie intraveineuse				
D	anti-TNF				
E	sulfasalazine				

Question 8

N°	Réponses	OK	PCZ	SCZ	Commentaires
A	après échec d'un AINS			✓	Non, au moins deux AINS
B	après réponse insuffisante à la sulfasalazine				
C	après échec des AINS et si la maladie est active (BASDAI ≥ 4)	✓			
D	après échec des AINS et si la maladie est active (ASDAS $\geq 2,1$)	✓			
E	après la prise en compte de l'existence de manifestations extra-articulaires : MICI, uvéite	✓			

Question 9

N°	Réponses	OK	PCZ	SCZ	Commentaires
A	méthotrexate				
B	infliximab	✓			
C	adalimumab	✓			
D	tocilizumab				
E	abatacept				

Question 10

N°	Réponses	OK	PCZ	SCZ	Commentaires
A	tocilizumab				
B	abatacept				
C	rituximab				
D	ustékinumab	✓			
E	secukinumab	✓			

DP 13

Question 1

N°	Réponses	OK	PCZ	SCZ	Commentaires
A	spondyloarthite axiale	✓			
B	polyarthrite rhumatoïde				
C	goutte			✓	Pas chez un jeune de 20 ans
D	chondrocalcinose			✓	Pas chez un jeune de 20 ans
E	lupus érythémateux systémique				

Question 2

N°	Réponses	OK	PCZ	SCZ	Commentaires
A	connectivites				
B	vascularites				
C	spondyloarthrites	✓			
D	spondylolisthésis				
E	spondylarthoses				

Question 3

N°	Réponses	OK	PCZ	SCZ	Commentaires
A	sexe masculin	✓			
B	atteinte des articulations des membres inférieurs	✓			
C	sacro-iliite	✓			
D	raideur rachidienne	✓			
E	enthésopathies	✓			

Question 4

N°	Réponses	OK	PCZ	SCZ	Commentaires
A	spondylarthrite ankylosante	✓			
B	arthrites des entérocolopathies	✓			
C	syndrome de Reiter	✓			
D	rhumatisme psoriasique	✓			
E	polyarthrite rhumatoïde				

Question 5

N°	Réponses	OK	PCZ	SCZ	Commentaires
A	HLA-B27	✓	✓		
B	radiographie lombaire	✓			
C	radiographie du bassin	✓	✓		
D	facteurs rhumatoïdes	✓			
E	sérodiagnostic de salmonelle				
L'HLA-B27 et la recherche d'une sacro-iliite font partie des critères diagnostiques					

Question 6

N°	Réponses	OK	PCZ	SCZ	Commentaires
A	AINS	✓			
B	kinésithérapie	✓			
C	traitement de fond par méthotrexate				
D	rituximab				
E	anti-récepteur de l'IL-6				

Question 7

N°	Réponses	OK	PCZ	SCZ	Commentaires
A	BASDAI	✓			
B	articulations gonflées	✓			
C	palpation des enthèses	✓			
D	recherche des signes extra-articulaires	✓			
E	test de Schöber	✓			

Question 8

N°	Réponses	OK	PCZ	SCZ	Commentaires
A	présence de syndesmophytes	✓			
B	absence de syndesmophytes				
C	présence d'ostéophytes				
D	absence d'ostéophytes	✓			
E	vertèbre borgne			✓	

Question 9

N°	Réponses	OK	PCZ	SCZ	Commentaires
A	sacro-iliite uniquement droite				
B	sacro-iliite uniquement gauche				
C	sacro-iliite bilatérale	✓			
D	coxopathie uniquement droite				
E	coxopathie uniquement gauche				

Question 10

N°	Réponses	OK	PCZ	SCZ	Commentaires
A	psoriasis	✓			
B	insuffisance aortique	✓			
C	amylose	✓			
D	maladie de Crohn	✓			
E	sclérodermie				
Les trois manifestations extra-articulaires sont les uvéites, le psoriasis et les MICI. Cependant, une insuffisance aortique est plus fréquente. L'amylose complique les formes sévères avec une inflammation chronique					

DP 14

Question 1

N°	Réponses	OK	PCZ	SCZ	Commentaires
A	monoarthrite aiguë septique hématogène	✓	✓		
B	arthrite microcristalline	✓	✓		
C	spondylarthrite ankylosante				
D	polyarthrite rhumatoïde				
E	rhumatisme psoriasique				

Question 2

N°	Réponses	OK	PCZ	SCZ	Commentaires
A	ponction articulaire	✓	✓		
B	facteurs rhumatoïdes				
C	uricémie				
D	hémocultures	✓	✓		
E	biopsie synoviale				

Question 3

N°	Réponses	OK	PCZ	SCZ	Commentaires
A	du fait du clopidogrel je ne fais pas de ponction			✓	
B	je fais un relais par aspirine et ponctionne demain			✓	
C	je fais un relais par aspirine et ponctionne dans 4 jours			✓	
D	je fais un relais par HBPM et ponctionne demain			✓	
E	je fais une ponction articulaire après explication de la balance bénéfice/risque	✓			
La ponction articulaire d'un genou est possible sous clopidogrel. Il est indispensable de rechercher un germe avant de débuter une antibiothérapie					

Question 4

N°	Réponses	OK	PCZ	SCZ	Commentaires
A	hospitalisation	✓			
B	immobilisation	✓			
C	antibiothérapie après ponction mais avant résultat	✓	✓		

N°	Réponses	OK	PCZ	SCZ	Commentaires
D	antibiothérapie seulement si examen direct positif			✓	Peut être négatif si le patient a reçu des antibiotiques avant la ponction
E	traitement d'épreuve par colchicine			✓	

Question 5

N°	Réponses	OK	PCZ	SCZ	Commentaires
A	*Staphylococcus aureus*	✓	✓		
B	*Streptococcus pneumoniae*				
C	*Escherichia coli*				
D	*Chlamydiae*				
E	*Mycoplasma*				

Question 6

N°	Réponses	OK	PCZ	SCZ	Commentaires
A	8 jours				
B	15 jours				
C	4 semaines				
D	6 semaines	✓	✓		
E	6 mois				

Question 7

N°	Réponses	OK	PCZ	SCZ	Commentaires
A	algodystrophie	✓	✓		
B	polyarthrite rhumatoïde post-traumatique				
C	arthrose post-arthritique	✓	✓		
D	spondyloarthrite post-traumatique				
E	lupus médicamenteux				

Question 8

N°	Réponses	OK	PCZ	SCZ	Commentaires
A	arthrose fémoropatellaire				
B	arthrose fémorotibiale interne	✓			
C	arthrose fémorotibiale externe				
D	arthrose biconpartimentale				
E	absence d'arthrose			✓	

Question 9

N°	Réponses	OK	PCZ	SCZ	Commentaires
A	Obésité	✓			
B	maigreur			✓	
C	chirurgie méniscale	✓			
D	pathologie méniscale non opérée	✓			
E	rupture du croisé antérieur	✓			

Question 10

N°	Réponses	OK	PCZ	SCZ	Commentaires
A	injection d'acide hyaluronique	✓			
B	greffe de cartilage			✓	
C	greffe de cellule souche			✓	
D	amaigrissement	✓			
E	infiltration de corticoïdes	✓			

DP 15

Question 1

N°	Réponses	OK	PCZ	SCZ	Commentaires
A	goutte articulaire	✓			
B	arthrite septique	✓			
C	sclérodermie			✓	Pas le terrain ni le mode de début
D	polyarthrite rhumatoïde				Pas d'atteinte polyarticulaire
E	chondrocalcinose				Pas la localisation d'une chondrocalcinose

Question 2

N°	Réponses	OK	PCZ	SCZ	Commentaires
A	surpoids	✓			
B	antécédent de colique hépatique				
C	antécédents de crises similaires résolutives sous AINS	✓	✓		
D	radiographie du pied	✓			
E	aspect cutané	✓			

Question 3

N°	Réponses	OK	PCZ	SCZ	Commentaires
A	hémocultures	✓			
B	prélèvement de l'ulcération cutanée si possible	✓			
C	ponction articulaire si possible	✓	✓		
D	uricémie				Peut être normale lors des poussées
E	IRM du pied				

Question 4

N°	Réponses	OK	PCZ	SCZ	Commentaires
A	frissons	✓	✓		
B	fièvre supérieure à 39 °C	✓	✓		
C	aspect puriforme du liquide de ponction	✓			
D	uricémie normale				
E	CRP élevée				
Pas d'hospitalisation sur des critères biologiques					

Question 5

N°	Réponses	OK	PCZ	SCZ	Commentaires
A	uricémie				
B	hémocultures				
C	prélèvement de l'ulcération cutanée				
D	ponction articulaire	✓	✓		
E	CRP élevée				

Question 6

N°	Réponses	OK	PCZ	SCZ	Commentaires
A	hypo-uricémiants				
B	uricolytique				
C	uricosurique				
D	antibiotique				
E	aucun	✓			

Question 7

N°	Réponses	OK	PCZ	SCZ	Commentaires
A	furosémide	✓			
B	alendronate				
C	colchicine				
D	allopurinol				
E	oméprazole				

Question 8

N°	Réponses	OK	PCZ	SCZ	Commentaires
A	apport excessif en crustacés	✓			
B	apport excessif en sodas	✓			
C	apport excessif en bière	✓	✓		
D	apport excessif en agrumes			✓	
E	apport excessif en viandes rouges	✓			

Question 9

N°	Réponses	OK	PCZ	SCZ	Commentaires
A	allopurinol	✓			
B	colchicine				
C	fébuxostat	✓			
D	léflunomide				
E	cyclophosphamide			✓	

Question 10

N°	Réponses	OK	PCZ	SCZ	Commentaires
A	1 jour				
B	10 jours				
C	1 mois				
D	6 mois	✓			
E	jamais			✓	

DP 16

Question 1

N°	Réponses	OK	PCZ	SCZ	Commentaires
A	fractures vertébrales ostéoporotiques	✓			
B	fractures vertébrales de myélome				
C	fracture vertébrale de métastase				
D	ostéoporose non fracturaire			✓	
E	spondylarthrite			✓	

Question 2

N°	Réponses	OK	PCZ	SCZ	Commentaires
A	femme ménopausée depuis plus de dix ans	✓			
B	début brutal	✓			
C	horaire inflammatoire			✓	
D	absence de signes neurologiques	✓			
E	diminution de taille	✓			

Question 3

N°	Réponses	OK	PCZ	SCZ	Commentaires
A	fracture au-dessous de T5	✓			
B	contour net	✓			
C	structure homogène	✓			
D	mur postérieur respecté	✓			
E	arc postérieur non respecté			✓	

Question 4

N°	Réponses	OK	PCZ	SCZ	Commentaires
A	sodium				
B	potassium				
C	électrophorèse des protéines plasmatiques	✓	✓		
D	CTX				
E	hydroxyprolinurie				

Question 5

N°	Réponses	OK	PCZ	SCZ	Commentaires
A	tabac	✓			
B	alcool	✓			
C	traitement hormonal substitutif			✓	
D	corticoïdes	✓			
E	nouveaux anticoagulants oraux				

Question 6

N°	Réponses	OK	PCZ	SCZ	Commentaires
A	mauvais état dentaire	✓			
B	insuffisance rénale	✓			
C	diabète				
D	fracture du col			✓	
E	allergie à l'iode			✓	

Question 7

N°	Réponses	OK	PCZ	SCZ	Commentaires
A	urticaire				
B	herpès				
C	zona monocentrique	✓	✓		
D	zona multicentrique				
E	psoriasis				

DP 17

Question 1

N°	Réponses	OK	PCZ	SCZ	Commentaires
A	algoneurodystrophie de la cheville droite	✓			
B	arthrite de la cheville droite				
C	nécrose de l'astragale				
D	fracture du tibia				
E	pathologie méniscale de cheville				

Question 2

N°	Réponses	OK	PCZ	SCZ	Commentaires
A	atteinte post-traumatique	✓	✓		
B	atteinte régionale clinique	✓			
C	atteinte régionale scintigraphique	✓			
D	déminéralisation régionale	✓			
E	condensation sous-chondrale				

Question 3

N°	Réponses	OK	PCZ	SCZ	Commentaires
A	oui, une IRM				
B	oui, un scanner				
C	oui, une ponction				
D	oui, une arthrographie				
E	non, aucun	✓			

Question 4

N°	Réponses	OK	PCZ	SCZ	Commentaires
A	phénobarbital	✓			
B	paracétamol				

C	aspirine				
D	héparine				
E	anti-inflammatoires locaux				

Question 5

N°	Réponses	OK	PCZ	SCZ	Commentaires
A	repos	✓			
B	rééducation douce	✓			
C	antalgique	✓			
D	calcitonine			✓	
E	pamidronate			✓	
Aucun traitement hormis les antalgiques n'a démontré un intérêt dans l'algodystrophie					

Question 6

N°	Réponses	OK	PCZ	SCZ	Commentaires
A	oui, pour rechercher une arthrose				
B	oui, pour rechercher une pathologie méniscale				
C	oui, pour rechercher une nécrose				
D	oui, pour rechercher une arthrite				
E	non	✓			

Question 7

N°	Réponses	OK	PCZ	SCZ	Commentaires
A	moins de deux mois				
B	moins de deux ans	✓			
C	plus de deux ans				
D	plus de quatre ans				
E	plus de dix ans				

Question 8

N°	Réponses	OK	PCZ	SCZ	Commentaires
A	carence en vitamine D				
B	hyperparathyroïdie primitive	✓			
C	hyperthyroïdie				
D	insuffisance rénale			✓	
E	hypercalcémie d'immobilisation			✓	

Question 9

N°	Réponses	OK	PCZ	SCZ	Commentaires
A	dosage de la PTH	✓			
B	dosage de la TSH				
C	dosage de la STH				
D	échographie parathyroïdienne				
E	scintigraphie des parathyroïdes				

Question 10

N°	Réponses	OK	PCZ	SCZ	Commentaires
A	os	✓			
B	tube digestif	✓			
C	reins	✓			
D	système nerveux	✓			
E	système musculaire	✓			

Question 11

N°	Réponses	OK	PCZ	SCZ	Commentaires
A	tachycardie	✓			
B	trouble du rythme	✓	✓		
C	QT court	✓			
D	extrasystole	✓			
E	sous-décalage de PR				

Question 12

N°	Réponses	OK	PCZ	SCZ	Commentaires
A	traitement par hydratation	✓			
B	traitement urgent par biphosphonate *per os*				
C	traitement urgent par biphosphonate IV				
D	traitement chirurgical exploratoire systématique			✓	
E	traitement chirurgical discuté après localisation par échographie	✓			

DP 18

Question 1

N°	Réponses	OK	PCZ	SCZ	Commentaires
A	repos au lit 24 h/24 h pendant 1 mois				
B	repos au lit 16 h/24 h pendant 1 mois				
C	repos au lit 24 h/24 h pendant 7 jours				
D	repos au lit 16 h/24 h pendant 7 jours				
E	repos relatif pendant quelques jours	✓			

Question 2

N°	Réponses	OK	PCZ	SCZ	Commentaires
A	lombosciatique biradiculaire L5 et S1 droite paralysante	✓			
B	lombosciatique L5 droite paralysante				
C	lombosciatique L5 droite non déficitaire				
D	lombosciatique S1 droite paralysante				
E	lombosciatique S1 droite non déficitaire				

Question 3

N°	Réponses	OK	PCZ	SCZ	Commentaires
A	horaire de la douleur				
B	impulsivité à la toux				
C	troubles sphinctériens	✓			
D	douleur sacrée				
E	impression du patient d'avoir une queue				

Question 4

N°	Réponses	OK	PCZ	SCZ	Commentaires
A	oui, car en cas de paralysie récente de moins de 48 heures les chances de récupération sont considérées supérieures	✓			
B	oui, mais c'est une urgence relative et il faut au moins se donner 48 heures d'essai du traitement médical				
C	non, car en cas de paralysie récente il faut se donner au moins 48 heures de délai pour juger des chances de guérison spontanées				
D	non, en cas de paralysie récente les chances de récupération ne sont considérées supérieures que dans les 4 premières heures				
E	non, la chirurgie ne fait jamais mieux que le traitement médical				

Question 5

N°	Réponses	OK	PCZ	SCZ	Commentaires
A	une IRM ou, à défaut, un scanner est indispensable le plus vite possible, dans les six heures	✓	✓		
B	une TDM ou, à défaut, une IRM est indispensable le plus vite possible, dans les six heures				
C	une saccoradiculographie ou, à défaut, une IRM est indispensable le plus vite possible, dans les six heures				
D	un électromyogramme dans les 48 heures			✓	Aucun intérêt
E	aucun				

Question 6

N°	Réponses	OK	PCZ	SCZ	Commentaires
A	infirmier	✓	✓		
B	kinésithérapeute	✓	✓		
C	orthophoniste				
D	psychomotricien				
E	ergothérapeute	✓			

Question 7

N°	Réponses	OK	PCZ	SCZ	Commentaires
A	la kinésithérapie ne sera pas remboursée par la Sécurité sociale car le patient bénéficie de la CMU				
B	le kinésithérapeute peut choisir librement ses techniques	✓			
C	vous prescrivez deux à trois séances de kinésithérapie par semaine	✓			
D	une physiothérapie antalgique est indispensable avant toute séance de kinésithérapie				
E	le travail d'assouplissement du rachis peut réduire les limitations d'activités de la patiente	✓			

Question 8

N°	Réponses	OK	PCZ	SCZ	Commentaires
A	il peut prescrire une canne pour faciliter la marche comme un kinésithérapeute				
B	les soins ne seront pas pris en charge par la Sécurité sociale	✓			
C	les orthèses qu'il peut réaliser sont utiles à cette patiente				
D	une visite à domicile est réalisable par l'ergothérapeute	✓			
E	l'ergothérapeute agit principalement sur le gain d'autonomie de la patiente	✓			

DP 19

Question 1

N°	Réponses	OK	PCZ	SCZ	Commentaires
A	ostéonécrose de la tête fémorale gauche	✓			
B	coxarthrose gauche	✓			
C	lombosciatique	✓			
D	lombocruralgie	✓			
E	lumbago	✓			

Question 2

N°	Réponses	OK	PCZ	SCZ	Commentaires
A	spondylodiscite	✓			
B	coxite gauche	✓			
C	sacro-iliite gauche	✓			
D	tumeur primitive de la fesse gauche	✓			
E	tumeur secondaire de la fesse gauche	✓			

Question 3

N°	Réponses	OK	PCZ	SCZ	Commentaires
A	lombalgie d'horaire inflammatoire	✓	✓		
B	talalgie bilatérale	✓	✓		
C	sacro-iliite gauche	✓	✓		
D	sensibilité aux anti-inflammatoires	✓	✓		
E	psoriasis et pustulose palmoplantaire	✓			

Question 4

N°	Réponses	OK	PCZ	SCZ	Commentaires
A	ostéonécrose de la tête fémorale gauche	✓			
B	coxarthrose gauche				
C	lombosciatique gauche				
D	lombocruralgie gauche				
E	lumbago				

Question 5

N°	Réponses	OK	PCZ	SCZ	Commentaires
A	lombosciatique L5	✓			
B	lombosciatique S1				
C	lombocruralgie L4				
D	lombocruralgie L3				
E	lombosciatique L4				

Question 6

N°	Réponses	OK	PCZ	SCZ	Commentaires
A	releveur du pied gauche	✓			
B	releveur du gros orteil gauche	✓			
C	fléchisseur plantaire gauche			✓	
D	releveur plantaire gauche			✓	
E	fléchisseur du gros orteil gauche			✓	

Question 7

N°	Réponses	OK	PCZ	SCZ	Commentaires
A	impulsivité			✓	
B	syndrome rachidien global				
C	trajet monoradiculaire			✓	
D	attitude antalgique				
E	signe du caddie	✓			

Question 8

N°	Réponses	OK	PCZ	SCZ	Commentaires
A	qu'elle n'est pas compatible car au mauvais étage				
B	qu'elle n'est pas compatible car trop petite				

N°	Réponses	OK	PCZ	SCZ	Commentaires
C	qu'elle est compatible et qu'il y a un probable conflit discoradiculaire	✓			
D	qu'elle est compatible car du bon côté et au bon étage mais non discale				
E	qu'il s'agit probablement d'un kyste interapophysaire postérieur L4-L5 gauche				

DP 20

Question 1

N°	Réponses	OK	PCZ	SCZ	Commentaires
A	Arthrose				
B	polyarthrite rhumatoïde	✓			
C	rhumatisme psoriasique	✓			
D	arthrite septique			✓	Pas d'atteinte polyarticulaire
E	goutte	✓			

Question 2

N°	Réponses	OK	PCZ	SCZ	Commentaires
A	atteinte dominante des articulations interphalangiennes proximales			✓	
B	respect des articulations métacarpophalangiennes	✓			
C	atteinte des articulations interphalangiennes distales	✓			
D	présence de géodes				
E	présence de calcifications vasculaires				

Question 3

N°	Réponses	OK	PCZ	SCZ	Commentaires
A	ponction d'une articulation gonflée	✓			
B	ponction d'un tophus pour rechercher des cristaux d'urate	✓			
C	dosage de l'uricémie				
D	dosage de l'uraturie				
E	biopsie d'artère temporale			✓	Hors sujet

Question 4

N°	Réponses	OK	PCZ	SCZ	Commentaires
A	on peut proposer un inhibiteur de synthèse de type fébuxostat au long cours	✓			
B	on peut proposer un inhibiteur de synthèse de type fébuxostat mais seulement en cas de crise				
C	on peut proposer un inhibiteur de synthèse de type allopurinol au long cours	✓			

N°	Réponses	OK	PCZ	SCZ	Commentaires
D	on peut proposer un inhibiteur de synthèse de type allopurinol mais seulement en cas de crise				
E	l'objectif est atteint en dessous du seuil de saturation de l'urate de sodium (360 µmol/L)			✓	L'objectif est inférieur au seuil de saturation de l'urate de sodium

Question 5

N°	Réponses	OK	PCZ	SCZ	Commentaires
A	mise en place d'un traitement par colchicine	✓	✓		
B	régime hyperuricémiant				
C	surveillance de l'uricémie	✓			
D	arrêt en cas d'éruption d'allure allergique	✓	✓		
E	arrêt définitif de tout apport en alcool				

Question 6

N°	Réponses	OK	PCZ	SCZ	Commentaires
A	ostéocondensation diffuse				
B	ostéocondensation localisée d'allure tumorale				
C	ostéolyse vertébrale				
D	fracture d'allure ostéoporotique				
E	aucune fracture vertébrale	✓			

Question 7

N°	Réponses	OK	PCZ	SCZ	Commentaires
A	oui, il y a une lombarthrose	✓			
B	oui, il y a une spondylodiscite				
C	oui, il y a une spondylarthrite				
D	oui, il a un spondylolisthésis	✓			
E	non, la radiographie est normale			✓	

Question 8

N°	Réponses	OK	PCZ	SCZ	Commentaires
A	corticothérapie	✓			
B	antécédent familial de fracture	✓			
C	hyperactivité physique			✓	
D	tabagisme	✓			
E	traitement par anti-inflammatoire au long cours				

Question 9

N°	Réponses	OK	PCZ	SCZ	Commentaires
A	hypergammapathie monoclonale évocatrice de myélome				
B	gammapathie monoclonale évocatrice de myélome	✓			
C	hypergammapathie monoclonale évocatrice d'ostéomalacie				

N°	Réponses	OK	PCZ	SCZ	Commentaires
D	hypogammaglobulinémie évocatrice d'ostéomalacie				
E	hypergammapathie monoclonale évocatrice de lupus				

Question 10

N°	Réponses	OK	PCZ	SCZ	Commentaires
A	cruralgie L4	✓			
B	cruralgie L3				
C	cruralgie L5				
D	cruralgie S1				
E	sciatique L4				

Question 11

N°	Réponses	OK	PCZ	SCZ	Commentaires
A	il s'agit d'une hernie discale L3-L4				
B	il s'agit d'une hernie discale L4-L5			✓	
C	il s'agit d'une hernie discale L5-S1			✓	
D	il s'agit probablement d'un hématome du psoas	✓	✓		
E	il s'agit probablement d'une métastase musculaire			✓	

DP 21

Question 1

N°	Réponses	OK	PCZ	SCZ	Commentaires
A	métastase du sacrum				
B	sacro-iliite infectieuse droite				
C	fracture de contrainte du sacrum	✓			
D	maladie de Paget du sacrum				
E	plasmocytome du sacrum				

Question 2

N°	Réponses	OK	PCZ	SCZ	Commentaires
A	elles résultent de contraintes mécaniques inhabituelles et répétées appliquées à un os sain				
B	elles résultent de contraintes mécaniques banales appliquées sur un squelette fragile dans son ensemble	✓			
C	elles résultent de contraintes mécaniques banales appliquées sur un os pathologique, le reste du squelette étant normal				
D	elles résultent d'une contrainte mécanique brutale et intense appliquée sur un os normal				
E	aucune des propositions précédentes n'est exacte				

Question 3

N°	Réponses	OK	PCZ	SCZ	Commentaires
A	traitement anti-inflammatoire non stéroïdien prolongé				
B	antécédent maternel d'ostéoporose	✓			
C	ménopause survenue à cinquante-deux ans			✓	
D	polyarthrite rhumatoïde	✓			
E	tabagisme actif	✓			

Question 4

N°	Réponses	OK	PCZ	SCZ	Commentaires
A	contrôle de la fonction rénale après une bonne hydratation	✓			
B	mesure de la calcémie et du taux de PTH	✓			
C	électrophorèse des protéines sériques	✓			
D	ostéodensitométrie	✓			
E	mesure du taux de 25-hydroxyvitamine D	✓			

Question 5

N°	Réponses	OK	PCZ	SCZ	Commentaires
A	repos relatif évitant la survenue de la douleur	✓			
B	arrêt du méthotrexate et du kétoprofène dans l'attente du résultat du contrôle de la fonction rénale	✓			
C	traitement de l'ostéoporose par un bisphosphonate (si le débit de filtration glomérulaire est > 30 mL/min)	✓			
D	infiltration intrarachidienne de corticoïdes				
E	supplémentation régulière en vitamine D	✓			

Question 6

N°	Réponses	OK	PCZ	SCZ	Commentaires
A	contrôle de la vitesse de sédimentation globulaire	✓			
B	nombre d'articulations douloureuses à la palpation	✓			
C	contrôle régulier du taux de facteur rhumatoïde			✓	Aucun intérêt dans le suivi
D	durée de la raideur articulaire matinale	✓			
E	nombre d'articulations gonflées	✓			

Question 7

N°	Réponses	OK	PCZ	SCZ	Commentaires
A	diététicienne				
B	kinésithérapeute	✓			
C	orthophoniste				
D	podologue-orthésiste	✓			
E	ergothérapeute	✓			

DP 22

Question 1

N°	Réponses	OK	PCZ	SCZ	Commentaires
A	syndrome de la queue de cheval			✓	Pas de troubles sphinctériens
B	sciatique « à bascule »				
C	spondylodiscite infectieuse			✓	Douleur non inflammatoire
D	syndrome du canal lombaire rétréci	✓			
E	coxarthrose bilatérale				

Question 2

N°	Réponses	OK	PCZ	SCZ	Commentaires
A	syndrome de la queue de cheval				
B	sciatique « à bascule »				
C	spondylodiscite infectieuse				
D	claudication vasculaire	✓			
E	coxarthrose bilatérale				

Question 3

N°	Réponses	OK	PCZ	SCZ	Commentaires
A	douleur lombaire impulsive à la toux				
B	douleurs dans les membres inférieurs majorées par l'exposition à la chaleur				
C	crampes dans les mollets après un certain périmètre de marche				
D	lors de la marche, diminution des symptômes par la flexion antérieure du tronc	✓	✓		
E	absence de douleurs dans les membres inférieurs lors de la pratique du vélo	✓			

Question 4

N°	Réponses	OK	PCZ	SCZ	Commentaires
A	signe de Lasègue	✓			
B	signe de Léri				
C	diminution ou abolition des pouls aux membres inférieurs	✓			
D	recherche de souffles vasculaires aux membres inférieurs	✓			
E	diminution des amplitudes articulaires des genoux				

Question 5

N°	Réponses	OK	PCZ	SCZ	Commentaires
A	radiographies des hanches et des genoux				
B	artériographie des membres inférieurs			✓	Geste invasif
C	radiographies du rachis lombaire	✓	✓		
D	IRM de l'ensemble du névraxe				
E	potentiels évoqués somesthésiques			✓	Pas d'intérêt ici

Question 6

N°	Réponses	OK	PCZ	SCZ	Commentaires
A	rééducation du rachis lombaire en lordose corrigée	✓	✓		
B	infiltration épidurale lombaire de corticoïdes	✓			
C	traitement antalgique	✓	✓		
D	intervention chirurgicale pour arthrodèse lombaire				Pas en première intention
E	corticothérapie orale continue à faible dose				

Question 7

N°	Réponses	OK	PCZ	SCZ	Commentaires
A	hernie discale médiane				
B	protrusion discale globale	✓			
C	image aérique dans le disque en faveur de la nature dégénérative de la discopathie	✓			
D	ostéolyse du plateau vertébral			✓	
E	hypertrophie dégénérative des massifs articulaires postérieurs	✓			
Les causes de canal lombaire étroit sont souvent multifactorielles					

Question 8

N°	Réponses	OK	PCZ	SCZ	Commentaires
A	infiltration épidurale lombaire de corticoïdes			✓	
B	IRM lombaire en urgence pour juger de l'étendue de la sténose canalaire	✓	✓		
C	nouvelle prescription de kinésithérapie lombaire			✓	
D	chirurgie en urgence pour décompression de la queue de cheval	✓	✓		
E	corticothérapie intraveineuse à forte dose				

DP 23

Question 1

N°	Réponses	OK	PCZ	SCZ	Commentaires
A	le patient a des antécédents de lombalgie commune et de lumbago	✓			
B	la douleur est impulsive à la toux	✓	✓		
C	la douleur suit un trajet radiculaire S1				
D	le patient a souffert d'un lumbago pendant quarante-huit heures, puis la douleur a irradié selon un trajet S1	✓			
E	le patient décrit des paresthésies le long du trajet douloureux				

Question 2

N°	Réponses	OK	PCZ	SCZ	Commentaires
A	la douleur suit un trajet S1 jusqu'au pied				
B	la douleur est déclenchée en hyperextension				
C	il existe une faiblesse des releveurs du pied			✓	Signe de gravité
D	il existe un signe de Lasègue à 25°	✓	✓		
E	le réflexe achilléen est aboli du côté droit			✓	Signe d'atteinte de la racine S1 droite

Question 3

N°	Réponses	OK	PCZ	SCZ	Commentaires
A	l'abolition du réflexe achilléen justifie la réalisation d'un scanner lombaire en urgence			✓	
B	des radiographies du rachis lombaire doivent être réalisées du fait de l'existence d'une attitude antalgique				
C	si le réflexe achilléen reste aboli après une semaine de traitement médical, un scanner lombaire devra être réalisé en vue d'une intervention chirurgicale			✓	
D	il est recommandé de ne pas réaliser d'explorations complémentaires	✓	✓		
E	la réalisation d'un électromyogramme des membres inférieurs est utile pour confirmer l'atteinte radiculaire S1 droite			✓	

Question 4

N°	Réponses	OK	PCZ	SCZ	Commentaires
A	vous réalisez en urgence une infiltration épidurale lombaire de dérivés cortisonés				
B	vous prescrivez une corticothérapie orale par prednisone 40 mg par jour et demandez à revoir le patient en consultation une semaine plus tard				
C	vous adressez le patient à un kinésithérapeute pour la réalisation d'une physiothérapie antalgique				
D	vous adressez le patient en urgence dans un service hospitalier ou dans un service d'urgences	✓			
E	vous prescrivez la réalisation d'un scanner lombaire en urgence et vous prenez rendez-vous dans le mois avec un correspondant neurochirurgien				

Question 5

N°	Réponses	OK	PCZ	SCZ	Commentaires
A	le scanner montre un rétrécissement du canal lombaire par arthrose postérieure				
B	le scanner lombaire est normal			✓	
C	le scanner montre une hernie discale postérolatérale droite en L5-S1	✓		✓	
D	la réalisation du scanner en urgence était justifiée par la survenue d'un déficit moteur évalué à 3/5	✓		✓	
E	le scanner doit toujours être réalisé après des radiographies standard du rachis lombaire				

DP 24

Question 1

N°	Réponses	OK	PCZ	SCZ	Commentaires
A	arthrite infectieuse de l'épaule gauche	✓	✓		De principe, même si le patient a un antécédent identique qui pourrait être d'une autre cause
B	névralgie cervicobrachiale C8 gauche			✓	Pas de raideur cervicale
C	capsulite rétractile de l'épaule gauche			✓	Rotation externe non limitée
D	fracture pathologique de l'humérus gauche			✓	Mouvements passifs non douloureux
E	tendinopathie aiguë de la coiffe des rotateurs	✓			

Question 2

N°	Réponses	OK	PCZ	SCZ	Commentaires
A	la rotation externe active coude au corps est peu douloureuse et non limitée	✓			
B	la manœuvre de Neer (abduction passive de l'épaule à 30° d'antépulsion) est douloureuse	✓	✓		
C	la manœuvre de Jobe (abduction contrariée de l'épaule à 30° d'antépulsion) est négative (le patient résiste à la pression de l'examinateur), bien que douloureuse	✓			
D	la douleur est identique à celle de l'épisode douloureux survenu un an plus tôt	✓			
E	la douleur cède en position assise coude au corps	✓			

Question 3

N°	Réponses	OK	PCZ	SCZ	Commentaires
A	radiographies du bras gauche	✓			
B	radiographies de l'épaule gauche	✓	✓		
C	hémocultures				
D	radiographie du thorax de face	✓	✓		
E	vitesse de sédimentation	✓			

Question 4

N°	Réponses	OK	PCZ	SCZ	Commentaires
A	épaule hyperalgique par migration calcique				
B	arthrite microcristalline post-infiltration				
C	réaction allergique au dérivé cortisoné				
D	hémarthrose de l'épaule compliquant la ponction articulaire				
E	arthrite septique de l'épaule	✓			

Question 5

N°	Réponses	OK	PCZ	SCZ	Commentaires
A	réalisation de nouvelles radiographies de l'épaule gauche				
B	ponction articulaire de l'épaule gauche	✓	✓		
C	hémocultures	✓	✓		
D	analyse bactériologique du liquide articulaire de l'épaule gauche	✓	✓		
E	biopsie synoviale de l'épaule gauche				

Question 6

N°	Réponses	OK	PCZ	SCZ	Commentaires
A	la présence de *Staphylococcus epidermidis* témoigne vraisemblablement d'une souillure et contre-indique une antibiothérapie immédiate				
B	l'antibiothérapie ne sera débutée que si les hémocultures sont également positives à *Staphylococcus epidermidis*				
C	l'infection à *Staphylococcus epidermidis* est fréquente en cas d'inoculation directe	✓			
D	le traitement antibiotique doit être débuté en urgence, par voie intraveineuse, en milieu hospitalier	✓	✓		
E	un « nettoyage articulaire » sous contrôle arthroscopique doit systématiquement être associé à l'antibiothérapie				

DP 25

Question 1

N°	Réponses	OK	PCZ	SCZ	Commentaires
A	gonarthrose bilatérale				
B	artérite oblitérante des membres inférieurs	✓	✓		
C	canal lombaire rétréci	✓	✓		
D	claudication médullaire	✓	✓		
E	cruralgie bilatérale				

Question 2

N°	Réponses	OK	PCZ	SCZ	Commentaires
A	palpation des pouls aux membres inférieurs	✓	✓		
B	percussion des réflexes aux membres inférieurs	✓	✓		
C	mesure des amplitudes articulaires des hanches			✓	
D	recherche du réflexe cutané plantaire	✓	✓		
E	manœuvre de Lasègue				

Question 3

N°	Réponses	OK	PCZ	SCZ	Commentaires
A	discarthrose étagée				
B	inclinaison lombaire dans le plan frontal				
C	arthrose étagée des articulations zygapophysaires				
D	spondylolisthésis L4-L5 par lyse isthmique bilatérale				
E	ostéophytes latéraux droits en L3-L4	✓			

Question 4

N°	Réponses	OK	PCZ	SCZ	Commentaires
A	hernie discale foraminale gauche				
B	ostéophytes marginaux du plateau vertébral	✓			
C	hypertrophie dégénérative des massifs articulaires postérieurs	✓			
D	important rétrécissement du canal rachidien	✓	✓		
E	image aérique intradiscale en faveur de la nature dégénérative de la discopathie	✓			

Question 5

N°	Réponses	OK	PCZ	SCZ	Commentaires
A	perte de poids en cas d'obésité	✓			
B	rééducation lombo-abdominale en lordose corrigée	✓			
C	prednisone, 60 mg par jour pendant deux semaines, puis à dose dégressive				
D	paracétamol, jusqu'à 4 g par jour en fonction de l'intensité des douleurs	✓			
E	injection par voie épidurale lombaire d'un dérivé cortisoné	✓			

DP 26

Question 1

N°	Réponses	OK	PCZ	SCZ	Commentaires
A	traitement par une statine				
B	traitement par fluoxétine	✓			
C	traitement par zolpidem	✓			
D	maladie de Parkinson	✓			
E	âge élevé	✓			

Question 2

N°	Réponses	OK	PCZ	SCZ	Commentaires
A	la consommation quotidienne d'au moins quatre produits laitiers couvre les besoins en calcium	✓			
B	le calcium médicamenteux est plus « efficace » que le calcium alimentaire pour couvrir les besoins				

N°	Réponses	OK	PCZ	SCZ	Commentaires
C	le calcium contenu dans l'eau de boisson est aussi « efficace » que le calcium contenu dans les laitages pour couvrir les besoins	✓			
D	le calcium contenu dans l'eau de boisson est aussi « efficace » que le calcium contenu dans les laitages pour couvrir les besoins	✓			
E	l'absorption intestinale du calcium diminuant avec l'âge, les apports quotidiens en calcium doivent être plus élevés chez le sujet âgé que chez le sujet jeune	✓			

Question 3

N°	Réponses	OK	PCZ	SCZ	Commentaires
A	500 mg				
B	800 mg				
C	1 000 mg				
D	1 200 mg	✓			
E	1 500 mg				

Question 4

N°	Réponses	OK	PCZ	SCZ	Commentaires
A	scintigraphie osseuse				
B	dosage de la calcémie et de la phosphatémie	✓			
C	radiographies du rachis dorsal et lombaire	✓			
D	dosage de la 25-hydroxyvitamine D	✓			
E	dosage de la créatininémie et évaluation du débit de filtration glomérulaire	✓			

Question 5

N°	Réponses	OK	PCZ	SCZ	Commentaires
A	profil d'hyperparathyroïdie primitive				
B	profil d'ostéomalacie par carence en vitamine D	✓			
C	profil d'hyperparathyroïdie secondaire à l'hypophosphatémie				
D	profil évocateur d'un myélome à chaînes légères				
E	profil d'hyperparathyroïdie secondaire à l'hypocalcémie chronique	✓			

Question 6

N°	Réponses	OK	PCZ	SCZ	Commentaires
A	traitement par phosphore *per os*				
B	traitement par calcium 1 g par jour *per os*	✓			
C	traitement par la 1,25-dihydroxyvitamine D (calcitriol) *per os*				
D	traitement par la vitamine D3 *per os*	✓			
E	traitement par perfusion intraveineuse de calcium				

DP 27

Question 1

N°	Réponses	OK	PCZ	SCZ	Commentaires
A	sciatique L5 gauche				
B	attitude en psoïtis	✓			
C	possible anémie	✓			
D	cruralgie L4 gauche	✓			
E	arthrite infectieuse de hanche gauche	✓			

Question 2

N°	Réponses	OK	PCZ	SCZ	Commentaires
A	il existe une abolition du réflexe rotulien gauche et une hypoesthésie de la face antérieure de la cuisse gauche	✓			
B	la patiente est traitée par Préviscan® (fluindione) depuis huit mois à la suite d'une embolie pulmonaire	✓			
C	la patiente a des antécédents de lombalgies communes et un antécédent de sciatique droite quinze ans auparavant				
D	les réflexes achilléens sont présents et symétriques				
E	l'examen du genou gauche est normal				

Question 3

N°	Réponses	OK	PCZ	SCZ	Commentaires
A	cruralgie gauche par hernie discale				
B	hématome du psoas favorisé par le traitement anticoagulant	✓			
C	arthrite microcristalline de la hanche gauche	✓			
D	anémie par saignement	✓			
E	cruralgie gauche par compression du nerf crural	✓			

Question 4

N°	Réponses	OK	PCZ	SCZ	Commentaires
A	radiographie du bassin et de la hanche gauche				
B	échographie abdominale	✓			
C	électromyogramme des membres inférieurs				
D	scintigraphie osseuse				
E	scanner abdominal et pelvien	✓			

Question 5

N°	Réponses	OK	PCZ	SCZ	Commentaires
A	métastase vertébrale condensante				
B	hernie discale foraminale gauche				
C	occlusion intestinale				
D	hypertrophie du psoas gauche	✓			
E	amyotrophie du psoas droit				

Question 6

N°	Réponses	OK	PCZ	SCZ	Commentaires
A	traitement par anti-inflammatoire non stéroïdien				
B	traitement par antalgique de palier II	✓			
C	arrêt du traitement anticoagulant				
D	évacuation chirurgicale de l'hématome du psoas	✓			
E	repos au lit	✓			

DP 28

Question 1

N°	Réponses	OK	PCZ	SCZ	Commentaires
A	eczéma				
B	psoriasis en plaques				
C	érythème				
D	pustulose	✓			
E	urticaire				

Question 2

N°	Réponses	OK	PCZ	SCZ	Commentaires
A	polyarthrite rhumatoïde				
B	rhumatisme psoriasique	✓			
C	SAPHO	✓			
D	rougeole				
E	maladie de Still				

Question 3

N°	Réponses	OK	PCZ	SCZ	Commentaires
A	radiographie du bassin	✓			
B	radiographie du thorax	✓			
C	scintigraphie osseuse				
D	radiographies des mains et des pieds	✓			
E	échographie des poignets et des mains	✓			

Question 4

N°	Réponses	OK	PCZ	SCZ	Commentaires
A	vitesse de sédimentation	✓			
B	sérologie des *Yersinia*				
C	facteur rhumatoïde	✓			
D	antigène HLA-B27	✓			
E	ANCA (anticorps anti-cytoplasme des polynucléaires neutrophiles)				

Question 5

N°	Réponses	OK	PCZ	SCZ	Commentaires
A	corticothérapie orale à forte dose				
B	remplacement du premier AINS par un second	✓			
C	léflunomide (Arava®)	✓			
D	méthotrexate	✓			
E	azathioprine (Imurel®)				

Question 6

N°	Réponses	OK	PCZ	SCZ	Commentaires
A	NFS-plaquettes	✓			
B	radiographie du thorax	✓			
C	bilan hépatique	✓			
D	échographie abdominale				
E	recherche de protéinurie				

Question 7

N°	Réponses	OK	PCZ	SCZ	Commentaires
A	vitesse de sédimentation	✓			
B	ferritinémie				
C	NFS-plaquettes	✓			
D	dosage des transaminases	✓			
E	ACPA (ou anticorps anti-CCP)				

Question 8

N°	Réponses	OK	PCZ	SCZ	Commentaires
A	hyperéosinophilie				
B	leuconeutropénie	✓			
C	hypertriglycéridémie				
D	augmentation des transaminases	✓			
E	pneumopathie allergique	✓			

DP 29

Question 1

N°	Réponses	OK	PCZ	SCZ	Commentaires
A	polyarthrite rhumatoïde	✓			
B	spondylarthrite ankylosante				
C	lupus érythémateux systémique				
D	pseudo-polyarthrite rhizomélique	✓			
E	artérite à cellules géantes				

Question 2

N°	Réponses	OK	PCZ	SCZ	Commentaires
A	céphalées	✓			
B	ptosis				
C	douleur au toucher du cuir chevelu	✓			
D	douleur à la mastication	✓			
E	hypoacousie bilatérale				

Question 3

N°	Réponses	OK	PCZ	SCZ	Commentaires
A	infarctus du myocarde	✓			
B	accident vasculaire cérébral	✓			
C	phlébite surale				
D	artérite oblitérante de l'artère ophtalmique	✓			
E	névrite optique ischémique	✓			

Question 4

N°	Réponses	OK	PCZ	SCZ	Commentaires
A	biopsie d'une artère temporale	✓			
B	échographie des épaules				
C	écho-Doppler des artères temporales	✓			
D	radiographies des épaules et des hanches				
E	tomographie par émission de positons (TEP)	✓			

Question 5

N°	Réponses	OK	PCZ	SCZ	Commentaires
A	traitement AVK				
B	prednisone 10 mg par jour *per os*				
C	prednisone 0,7 mg par kg par jour	✓			
D	régime hyperglucidique				
E	régime hyposodé	✓			

DP 30

Question 1

N°	Réponses	OK	PCZ	SCZ	Commentaires
A	ostéomalacie				
B	myélome condensant				
C	métastases osseuses condensantes	✓			
D	maladie de Paget				
E	hémochromatose				

Question 2

N°	Réponses	OK	PCZ	SCZ	Commentaires
A	elles prédominent aux diaphyses des membres				
B	elles ne concernent jamais les os courts				
C	elles prédominent dans les os riches en moelle hématopoïétique	✓			
D	elles concernent souvent un seul hémicorps				
E	elles prédominent au rachis et au bassin	✓			

Question 3

N°	Réponses	OK	PCZ	SCZ	Commentaires
A	dosage de l'antigène carcino-embryonnaire (ACE)				
B	échographie prostatique	✓			
C	scintigraphie osseuse	✓			
D	dosage de l'antigène spécifique de la prostate (PSA)	✓			
E	évaluation de la fonction rénale	✓			

Question 4

N°	Réponses	OK	PCZ	SCZ	Commentaires
A	coagulation intravasculaire disséminée (CIVD)	✓			
B	insuffisance rénale aiguë				
C	syndrome inflammatoire	✓			
D	thrombopénie immunoallergique				
E	lyse osseuse				

Question 5

N°	Réponses	OK	PCZ	SCZ	Commentaires
A	antalgique de palier II ou III, selon l'efficacité	✓			
B	castration chirurgicale	✓			
C	traitement par la testostérone				
D	traitement AINS associé au traitement antalgique	✓			
E	traitement anti-androgénique	✓			

DP 31

Question 1

N°	Réponses	OK	PCZ	SCZ	Commentaires
A	psoriasis				
B	eczéma				
C	vascularite distale	✓			
D	livedo	✓	✓		
E	réaction allergique				

Question 2

N°	Réponses	OK	PCZ	SCZ	Commentaires
A	vascularite cryoglobulinémique	✓			
B	polyarthrite rhumatoïde	✓			
C	pseudo-polyarthrite rhizomélique				
D	endocardite infectieuse	✓			
E	chondrocalcinose articulaire			✓	Pas de signes cutanés

Question 3

N°	Réponses	OK	PCZ	SCZ	Commentaires
A	glycémie à jeun				
B	ACPA (ou anticorps anti-CCP)	✓			
C	échographie des mains et poignets	✓			
D	recherche de cryoglobulinémie	✓			
E	sérologies des hépatites virales	✓			

Question 4

N°	Réponses	OK	PCZ	SCZ	Commentaires
A	corticothérapie orale	✓			
B	traitement antalgique	✓			
C	infiltration articulaire d'un dérivé cortisoné	✓			
D	hydroxychloroquine (Plaquénil®) en monothérapie				
E	cyclophosphamide associé à la corticothérapie	✓			

Question 5

N°	Réponses	OK	PCZ	SCZ	Commentaires
A	quantification de l'asthénie	✓			
B	nombre d'articulations gonflées	✓			
C	BASDAI				
D	durée de dérouillage articulaire matinal	✓			
E	taux du facteur rhumatoïde				

Question 6

N°	Réponses	OK	PCZ	SCZ	Commentaires
A	demande de mise en invalidité troisième catégorie				
B	demande d'allocation adulte handicapé				
C	demande de pension d'invalidité				
D	demande de prise en charge en ALD (affection de longue durée)	✓			
E	demande de congé longue maladie				

DP 32

Question 1

N°	Réponses	OK	PCZ	SCZ	Commentaires
A	ostéophytes latéraux du corps vertébral de L2	✓			
B	ostéocondensation de L1 et L2				
C	ostéolyse de T12	✓			
D	lyse partielle du pédicule gauche de T12	✓	✓		Vertèbre borgne
E	spondylodiscite L1-L2				

Question 2

N°	Réponses	OK	PCZ	SCZ	Commentaires
A	pneumothorax				
B	lyse costale droite				
C	cardiomégalie				
D	tumeur pulmonaire parenchymateuse du lobe inférieur gauche	✓			
E	élargissement du médiastin				

Question 3

N°	Réponses	OK	PCZ	SCZ	Commentaires
A	hyperparathyroïdie primitive				
B	métastases vertébrales	✓	✓		
C	cancer pulmonaire	✓			
D	hypercalcémie maligne	✓	✓		
E	spondylodiscite compliquant une pneumopathie infectieuse				

Question 4

N°	Réponses	OK	PCZ	SCZ	Commentaires
A	scintigraphie osseuse	✓			
B	biopsie osseuse	✓			
C	biopsie pulmonaire	✓			
D	scanner thoraco-abdomino-pelvien	✓			
E	électrocardiogramme	✓	✓		Indispensable devant l'hypercalcémie

Question 5

N°	Réponses	OK	PCZ	SCZ	Commentaires
A	réhydratation par voie veineuse	✓			
B	traitement digitalique			✓	Risque de trouble du rythme
C	traitement antalgique adapté à l'intensité des douleurs	✓			
D	traitement par la calcitonine			✓	Pas d'intérêt
E	traitement par la vitamine D3				

Question 6

N°	Réponses	OK	PCZ	SCZ	Commentaires
A	hypophosphatémie				
B	élévation du taux de PTH				
C	effondrement du taux de PTH	✓	✓		
D	taux bas de 25-hydroxyvitamine D	✓			
E	taux élevé de PTHrP	✓			

DP 33

Question 1

N°	Réponses	OK	PCZ	SCZ	Commentaires
A	uricémie à 372 µmol/L (N < 340)				
B	antécédent de goutte chez son père				
C	le patient est en surpoids (IMC = 29 kg/m^2)				
D	présence de cristaux d'urate de sodium dans le liquide articulaire	✓			
E	recherche de facteur rhumatoïde négative				

Question 2

N°	Réponses	OK	PCZ	SCZ	Commentaires
A	lésions prédominant aux premières articulations métatarsophalangiennes	✓			
B	lésions articulaires combinant des érosions et des appositions périostées périphériques	✓			
C	érosions des cinquièmes têtes métatarsiennes			✓	Non typique de la PR
D	hypertrophie des parties molles correspondant aux tophus	✓			
E	lésions respectant les articulations interphalangiennes				

Question 3

N°	Réponses	OK	PCZ	SCZ	Commentaires
A	l'insuffisance rénale chronique contre-indique le traitement par allopurinol				
B	du fait de l'insuffisance rénale, le seul traitement pouvant être prescrit est le fébuxostat				
C	le traitement par allopurinol doit être débuté à la dose de 100 mg par jour	✓	✓		
D	du fait de l'insuffisance rénale, le taux de l'uricémie ne peut être surveillé			✓	
E	le risque de réaction allergique existe avec l'allopurinol	✓	✓		

Question 4

N°	Réponses	OK	PCZ	SCZ	Commentaires
A	un traitement par AINS à dose pleine pendant deux semaines peut être prescrit			✓	Non, devant l'insuffisance rénale
B	le traitement par allopurinol doit être interrompu pendant la crise			✓	
C	une corticothérapie orale brève est indiquée dans cette situation	✓			
D	un traitement par le furosémide pourrait faire baisser l'uricémie				
E	du fait de l'insuffisance rénale, seul un traitement antalgique peut être prescrit				

Question 5

N°	Réponses	OK	PCZ	SCZ	Commentaires
A	limiter durablement les activités physiques et sportives			✓	Non, au contraire
B	suivre un régime hyperprotidique				
C	augmenter les apports alimentaires en charcuterie	✓	✓		
D	assurer une bonne hydratation	✓			
E	supprimer la consommation de sodas	✓	✓		

Index

D

E

Elsevier Masson S.A.S - 65, rue Camille-Desmoulins
92442 Issy-les-Moulineaux Cedex
Dépôt Légal : octobre 2018

Composition : SPI

Imprimé en Italie par Printer Trento